临床医学专业"十三五"规划教材/多媒体融合创新教材

供临床医学类、护理学类、相关医学技术类等专业使用

内科学

NEIKEXUE

主编 ⊙ 郭遂成　张志贤

郑州大学出版社

郑　州

图书在版编目(CIP)数据

内科学/郭遂成,张志贤主编. —郑州:郑州大学出版社,2020.7
ISBN 978-7-5645-6966-2

Ⅰ.①内… Ⅱ.①郭… ②张… Ⅲ.①内科学 Ⅳ.①R5

中国版本图书馆 CIP 数据核字(2020)第 064920 号

郑州大学出版社出版发行	
郑州市大学路 40 号	邮政编码:450052
出版人:孙保营	发行部电话:0371-66966070
全国新华书店经销	
河南龙华印务有限公司印制	
开本:850 mm×1 168 mm 1/16	
印张:31	
字数:878 千字	
版次:2020 年 7 月第 1 版	印次:2020 年 7 月第 1 次印刷
书号:ISBN 978-7-5645-6966-2	定价:79.00 元

本书如有印装质量问题,由本社负责调换

作者名单

主　审　秦贵军

主　编　郭遂成　张志贤

副主编　黄金珠　付　平　王亚丽
　　　　　董　吉　陈喜苹

编　者（按姓氏笔画排序）
　　　　　王亚丽（南阳医学高等专科学校）
　　　　　王献红（郑州澍青医学高等专科学校）
　　　　　石　佳（渭南职业技术学院）
　　　　　付　平（河南护理职业学院）
　　　　　吕晓龙（信阳职业技术学院）
　　　　　刘迎迎（漯河医学高等专科学校）
　　　　　孙长柏（郑州澍青医学高等专科学校）
　　　　　孙　丽（濮阳医学高等专科学校）
　　　　　芦　涛（南阳医学高等专科学校）
　　　　　张志贤（濮阳医学高等专科学校）
　　　　　陈喜苹（南阳医学高等专科学校）
　　　　　郭遂成（南阳医学高等专科学校）
　　　　　黄金珠（南阳医学高等专科学校）
　　　　　董　吉（河南医学高等专科学校）

临床医学专业"十三五"规划教材／多媒体融合创新教材

建设单位

(以单位名称首字拼音排序)

安徽医学高等专科学校	漯河医学高等专科学校
安徽中医药高等专科学校	南阳医学高等专科学校
安阳职业技术学院	平顶山学院
达州职业技术学院	濮阳医学高等专科学校
汉中职业技术学院	商丘医学高等专科学校
河南大学	三门峡职业技术学院
河南护理职业学院	山东医学高等专科学校
河南医学高等专科学校	邵阳学院
河南科技大学	襄阳职业技术学院
湖南医药学院	新乡医学院
黄河科技学院	新乡医学院三全学院
嘉应学院	信阳职业技术学院
金华职业技术学院	邢台医学高等专科学校
开封大学	永州职业技术学院
临汾职业技术学院	郑州澍青医学高等专科学校
洛阳职业技术学院	郑州大学

前言

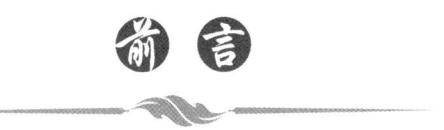

为贯彻落实国务院印发的《关于加快发展现代职业教育的决定》，创新高等职业教育人才培养模式，探索职业需求与专业教学有机结合的新模式，满足各高职医药院校对技能型、应用型人才培养的需要，我们遴选了全国高职院校的优秀教师，经多次协商论证、共同研讨、认真撰稿、反复修改，最终编写了本版《内科学》，供高职高专类临床医学、口腔医学、中医学、护理、助产、药学、康复治疗技术、医疗美容、眼视光、药品经营与管理、中医养生保健等医学专业学生学习使用。

本教材共分为十章，分别从呼吸系统、循环系统、消化系统、泌尿系统、血液系统、内分泌与代谢性疾病、风湿性疾病、理化因素及神经系统等，有序地介绍内科常见病、多发病。为方便学生和老师使用，每节后设置"助医考点""问题分析与能力提升"及"巩固练习题"，使学生能在学前有目的、学中能思考、学后可练习，真正将理论与实践充分结合在一起，以调动学生们主动学习的积极性，锻炼临床思维，尽早适应临床工作岗位。

本书具有以下特点：一是内容简洁扼要，注重实用，不拔高，不晦涩，以学生易理解、好掌握，基层工作足够用、用得上为准则，全面介绍每个疾病的基本知识，满足高职高专医学生学习需求。二是紧扣助理医师考试大纲，先拆分和细化每个疾病的知识点以便学生掌握，随后又通过问题分析与能力提升和巩固练习题将知识点凝炼成一体，让学生既看到点，又总览全局，保持思路清晰。

本书在编写过程中，参考、借鉴了部分同行的文献资料和研究成果，在此对各位同仁前辈表示崇高的敬意和衷心的感谢。因水平有限，书中难免存在疏漏和不足，恳请多提宝贵意见，以便我们不断修改，日臻完善。

编者

2020 年 5 月

目 录

第一章	绪论	1
	一、概述	1
	二、内科学的发展	1
	三、内科学的学习目标和方法	3

第二章 呼吸系统疾病 ... 5

第一节 总论 ... 5
一、呼吸系统的结构特点 ... 5
二、呼吸系统的功能特点 ... 6
三、呼吸系统疾病的常见病因 ... 6
四、呼吸系统疾病的主要临床表现 ... 6
五、呼吸系统疾病的诊断方法 ... 7
六、呼吸系统疾病的防治 ... 8

第二节 慢性支气管炎、慢性阻塞性肺疾病 ... 9
一、慢性支气管炎 ... 9
二、慢性阻塞性肺疾病 ... 11

第三节 慢性肺源性心脏病 ... 16

第四节 支气管哮喘 ... 22

第五节 支气管扩张症 ... 29

第六节 肺炎 ... 33
一、概述 ... 33
二、肺炎球菌肺炎 ... 35
三、葡萄球菌肺炎 ... 38
四、革兰氏阴性杆菌肺炎 ... 40
五、军团菌肺炎 ... 41
六、肺炎支原体肺炎 ... 42

第七节 肺结核 ... 44

第八节 肺癌 ... 52

第九节 胸膜疾病 ... 61
一、胸腔积液 ... 61

　　　　二、气胸 ··· 66
　　第十节　呼吸衰竭 ·· 71
　　　　一、概述 ··· 71
　　　　二、急性呼吸衰竭 ·· 74
　　　　三、慢性呼吸衰竭 ·· 76

第三章　循环系统疾病 79
第一节　总论 79
一、循环系统疾病的常见症状 ··· 79
二、循环系统疾病的辅助检查 ··· 80
三、循环系统疾病的诊断 ··· 81
四、循环系统疾病的防治和进展 ··· 82

第二节　心力衰竭 83
一、慢性心力衰竭 ··· 84
二、急性心力衰竭 ··· 91

第三节　心律失常 94
一、概述 ·· 94
二、快速性心律失常 ·· 96
三、缓慢性心律失常 ·· 108
四、心律失常的介入治疗和手术治疗 ··· 113

第四节　冠状动脉性心脏病 116
一、概述 ··· 116
二、稳定型心绞痛 ··· 117
三、急性 ST 段抬高型心肌梗死 ··· 121
四、不稳定型心绞痛和非 ST 段抬高型心肌梗死 ··· 131

第五节　原发性高血压 136

第六节　心脏瓣膜疾病 144
一、二尖瓣疾病 ·· 145
二、主动脉瓣疾病 ··· 150
三、联合瓣膜病 ·· 155

第七节　感染性心内膜炎 156

第八节　心肌疾病 162
一、原发性心肌病 ··· 163
二、病毒性心肌炎 ··· 166

第九节　心包炎 170
一、急性心包炎 ·· 170
二、缩窄性心包炎 ··· 174

第四章　消化系统疾病 178
第一节　总论 178
一、消化系统的解剖和功能特点 ··· 178
二、消化系统疾病的病因和分类 ··· 179

三、消化系统疾病的主要症状 …………………………………………………………… 180
　　　四、消化系统疾病的诊断 ………………………………………………………………… 181
　　　五、消化系统疾病的防治原则 …………………………………………………………… 182
　第二节　胃食管反流病 ………………………………………………………………………… 183
　第三节　食管癌 ………………………………………………………………………………… 187
　第四节　胃炎 …………………………………………………………………………………… 191
　　　一、急性胃炎 ……………………………………………………………………………… 191
　　　二、慢性胃炎 ……………………………………………………………………………… 193
　第五节　消化性溃疡 …………………………………………………………………………… 198
　第六节　胃癌 …………………………………………………………………………………… 205
　第七节　肠结核和结核性腹膜炎 ……………………………………………………………… 211
　　　一、肠结核 ………………………………………………………………………………… 211
　　　二、结核性腹膜炎 ………………………………………………………………………… 214
　第八节　溃疡性结肠炎 ………………………………………………………………………… 218
　第九节　肝硬化 ………………………………………………………………………………… 224
　第十节　肝性脑病 ……………………………………………………………………………… 232
　第十一节　原发性肝癌 ………………………………………………………………………… 238
　第十二节　胰腺炎 ……………………………………………………………………………… 244
　　　一、急性胰腺炎 …………………………………………………………………………… 244
　　　二、慢性胰腺炎 …………………………………………………………………………… 249
　第十三节　胰腺癌 ……………………………………………………………………………… 252
　第十四节　消化道出血 ………………………………………………………………………… 255

第五章　泌尿系统疾病 ……………………………………………………………………… 261
　第一节　总论 …………………………………………………………………………………… 261
　　　一、肾脏的解剖结构 ……………………………………………………………………… 261
　　　二、肾脏的生理功能 ……………………………………………………………………… 261
　　　三、肾脏疾病的主要临床症状 …………………………………………………………… 262
　　　四、肾脏疾病的诊断 ……………………………………………………………………… 262
　　　五、肾脏疾病的防治 ……………………………………………………………………… 262
　第二节　肾小球疾病 …………………………………………………………………………… 264
　　　一、概述 …………………………………………………………………………………… 264
　　　二、急性肾小球肾炎 ……………………………………………………………………… 265
　　　三、慢性肾小球肾炎 ……………………………………………………………………… 266
　　　四、肾病综合征 …………………………………………………………………………… 268
　第三节　尿路感染 ……………………………………………………………………………… 274
　第四节　急性肾损伤 …………………………………………………………………………… 280
　第五节　慢性肾衰竭 …………………………………………………………………………… 286

第六章　血液系统疾病 ……………………………………………………………………… 296
　第一节　总论 …………………………………………………………………………………… 296
　　　一、血液系统的解剖与生理功能 ………………………………………………………… 296

二、血液系统疾病的分类 …………………………………………………………… 297
　　三、血液系统疾病常见的症状和体征 ………………………………………………… 298
　　四、血液系统疾病的诊断 …………………………………………………………… 298
　　五、血液系统疾病的防治 …………………………………………………………… 299
　第二节　贫血 ………………………………………………………………………… 300
　　一、概述 …………………………………………………………………………… 300
　　二、缺铁性贫血 ……………………………………………………………………… 304
　　三、再生障碍性贫血 ………………………………………………………………… 308
　第三节　白血病 ……………………………………………………………………… 312
　　一、概述 …………………………………………………………………………… 312
　　二、急性白血病 ……………………………………………………………………… 313
　　三、慢性髓系白血病 ………………………………………………………………… 321
　第四节　白细胞减少和粒细胞缺乏症 ………………………………………………… 326
　第五节　出血性疾病 ………………………………………………………………… 328
　　一、概述 …………………………………………………………………………… 328
　　二、过敏性紫癜 ……………………………………………………………………… 333
　　三、特发性血小板减少性紫癜 ……………………………………………………… 335
　　四、弥散性血管内凝血 ……………………………………………………………… 338
　第六节　输血 ………………………………………………………………………… 341

第七章　内分泌与代谢性疾病 ………………………………………………………… 346
　第一节　总论 ………………………………………………………………………… 346
　　一、内分泌系统疾病 ………………………………………………………………… 346
　　二、代谢性疾病 ……………………………………………………………………… 350
　第二节　腺垂体功能减退症 …………………………………………………………… 352
　第三节　甲状腺功能亢进症 …………………………………………………………… 357
　第四节　甲状腺功能减退症 …………………………………………………………… 369
　第五节　甲状腺癌 …………………………………………………………………… 375
　第六节　糖尿病 ……………………………………………………………………… 380
　　一、概述 …………………………………………………………………………… 380
　　二、糖尿病酮症酸中毒 ……………………………………………………………… 391
　　三、高血糖高渗综合征 ……………………………………………………………… 393
　第七节　血脂异常和脂蛋白异常血症 ………………………………………………… 396

第八章　风湿性疾病 …………………………………………………………………… 401
　第一节　总论 ………………………………………………………………………… 401
　第二节　系统性红斑狼疮 …………………………………………………………… 404
　第三节　类风湿关节炎 ……………………………………………………………… 410
　第四节　痛风 ………………………………………………………………………… 417
　第五节　血清阴性脊柱关节病 ……………………………………………………… 422
　　一、强直性脊柱炎 …………………………………………………………………… 422
　　二、其他血清阴性脊柱关节病 ……………………………………………………… 426

第九章 理化因素所致疾病 ··· 429
第一节 中毒 ·· 429
一、概述 ·· 429
二、有机磷杀虫药中毒 ·· 431
三、急性一氧化碳中毒 ·· 433
第二节 中暑 ·· 436

第十章 神经系统疾病 ··· 440
第一节 总论 ·· 440
一、神经系统疾病的病因 ····································· 440
二、神经系统疾病的常见症状 ······························· 440
三、神经系统疾病的临床检查 ······························· 443
第二节 急性炎症性脱髓鞘性多发性神经病 ················ 446
第三节 偏头痛 ·· 449
第四节 面神经炎 ··· 452
第五节 急性脊髓炎 ·· 455
第六节 急性脑血管病 ··· 458
一、短暂性脑缺血发作 ·· 460
二、脑梗死 ··· 462
三、脑出血 ··· 468
四、蛛网膜下腔出血 ·· 471
第七节 癫痫 ·· 476

参考文献 ·· 484

第一章 绪论

一、概述

临床医学按照服务对象、疾病特征及治疗手段不同,分为内科、外科、儿科、妇产科、五官科等。内科学涉及面广、整体性强,不仅是临床各学科基础,而且与它们存在着密切的联系,有"临床医学之母"之称,在临床医学中占有及其重要的地位。

内科学的诊断思路是通过询问病史和体格检查后,结合实验室检查、影像学检查、器械检查等结果,排除众多可能性较低的诊断,获取最有可能的或最为确定的诊断结果。内科学的治疗方法是通过药物、物理方法、介入方法、放射线照射、追踪观察及干预饮食、运动等生活习惯,以去除原因、减轻痛苦、防治并发症。

内科学的范围涵盖呼吸系统、循环系统、消化系统、泌尿系统、血液系统、内分泌及代谢性疾病、风湿性疾病、神经系统。广义的内科学更包括了传染性疾病、精神病、皮肤及性病、环境及职业病、康复医学、放射医学等众多非外科手术治疗的学科。

内科学的内容涉及疾病的各个方面,如发病原因和机制、症状和体征、诊断和治疗的方法等。本教材紧贴执业助理医师考试大纲,设计介绍各个系统的常见病、多发病,从这些疾病的定义、流行病学特征、病因、发病机制、病理表现、临床表现、并发症、实验室及其他检查、诊断及鉴别诊断、治疗、预防及预后这几个方面进行描述。

二、内科学的发展

(一)观念的发展

1. 医学模式转变　19世纪的医学模式是生物医学模式,只重视生物学因素对人体的影响,从纯生物的角度去分析人体的生理病理学改变,只对躯体进行治疗。随着社会的发展、文明的进步,医学家们在诊治的过程中对疾病的认识也在不断提高,一方面一些由生物因素(如细菌、病毒、寄生虫等)所导致的疾病已很好地得以控制,另一方面社会学、心理学、生物学、基础医学等学科快速发展,使得医学界越来越清楚地看到,人不仅具有生物属性,也具有社会属性,疾病的发生不单单是躯体上的改变,人所处的环境、所发生的心理变化同样都影响着疾病的发生、发展及预后,并且变化复杂、作用巨大。有研究表明:人际关系良好、心理调适能力强的人,患各种疾病的概率明显低于人际关系差、心理调适能力差的人,而后者更容易患上心脏疾病、神经疾病、恶性肿瘤等。因此,到了20世纪后期,医学模式逐渐转变为"生物-心理-社会"医学模式,这种新的模式更加全面、综合,更体现出对人的尊重,同时也对医务人员提出了更高的要求,不仅要治疗患者的躯体,也要考虑到患者的心理和社会环境变化,采取个体化、多样化、全面化的综合治疗措施,服务的范围要从医院扩大到社会,从个体扩大到人群,治疗的目标也不再仅限于治愈某一个疾病,还在于要促进康复、减少残疾、提高生活质量。

2. 循证医学发展　传统医学是经验型医学,以个人经验为主,医生根据自己的实践经验、高年资医生的传授指导,以及书刊上的零散研究报告为依据来处理患者。这种情况下难免会出现一些实践无效甚至有害的诊疗方法,只是从理论上推测可能有效而被广泛使用,而一些真正有效的诊疗方法因传播范围有限而未被临床采用。因此,20世纪80年代,循证医学便应运而生。循证医学的核心思想是医疗决策应在现有的最好的临床研究依据上做出,同时结合个人的临床经验。其重点是采用前瞻性随机双盲对照及多中心研究的方法,系统地、大规模地收集、整理样本,对所获得的客观证据进行研究,其结果提供给临床,作为医疗决策的基础。目前,运用循证医学的方法研究出的结论,已经越来越多地成为临床医生对患者提出合理诊治方案的指导思想。近年来,国内外专家对一些疾病制定了防治指南,其中各种诊疗措施的推荐均标明其级别和证据水平,如该措施由多个大规模、前瞻性、双盲、对照研究得出一致性的结论,则证据水平最高,常被列为强烈推荐;如尚无循证医学证据,仅为逻辑推理,但已被临床实践接受的,则证据级别水平最低,常被列为专家共识或临床诊治参考。将循证医学、医疗经验与患者实际状况结合起来,使得临床诊疗疾病更加科学和缜密。

(二) 病因和发病机制的发展

病因和发病机制对于防治疾病来说至关重要。由于分子生物学、细胞生物学、遗传学、免疫学、内分泌学和物质代谢研究、计算机技术等方面的迅速发展,很多疾病的病因和发病机制已得到了进一步明确。如人类基因组测序有助于了解常见慢性疾病的遗传背景;先天性疾病多由单基因突变引起,而绝大多数慢性疾病则是与多基因变化有关;肺气肿、肺纤维化、肺癌分别是与α_1-抗胰蛋白酶基因突变、囊性纤维化跨膜调节蛋白基因缺陷、原癌基因活化和抑癌基因失活有关;遗传性疾病的发生与基因缺陷而导致的酶或其他蛋白质异常或缺乏有关;免疫系统异常会引起恶性肿瘤、肾小球疾病、类风湿关节炎和部分慢性活动性肝炎等疾病;某些消化系统、循环系统疾病的发病机制有可能与消化道激素、前列腺素、心房肽有关。

(三) 诊断技术的发展

1. 实验室技术　近年来市场上各种先进检测仪器和试剂层出不穷,不仅大大提高了实验室检查的速度和准确度,而且扩大了实验室检查的项目和范围。如多道生化分析仪、高效液相层析技术、PCR技术、分子克隆技术、生物芯片、病毒和细菌的DNA及RNA测定、酶联免疫吸附测定、放射免疫技术、酶学检查技术、免疫组化检测等,均极大提高了内科疾病的诊断水平,甚至还对某些传统疾病进行重新分类提供了依据。

2. 影像学技术　影像学设备的灵敏度和特异度不断提高,对内科疾病的诊断有很大帮助。如计算机断层成像(CT)、磁共振成像(MRI)、数字减影血管造影(DSA)、放射性核素检查已广泛应用于颅脑疾病、消化系统疾病、心血管疾病、内分泌疾病、肾疾病、肺疾病和血液病的诊断,尤其是提高了肿瘤诊断的准确率。超声诊断可实时三维成像,显示为脏器的立体图,方便医生进行多角度、多方位观察;多普勒超声可对脏器内流动的血液进行探测,多普勒彩色血流显像更可直观显示血流及其变化,均属无创性检查,既减轻患者痛苦,又为诊断心血管疾病提供了客观的、有价值的结果。

3. 器械检查技术　内镜是集光学、人体工程学、精密器械、计算机软件等多技术为一体的检测仪器,已经达到了"无孔不入"的境界。纤维内镜可进入消化道、呼吸道、泌尿道、胸腔和腹腔内,通过直接观察、电视、照相及采取脱落细胞和活组织检查等手段,提高疾病的早期诊断和确诊率,还可结合高频电刀、激光、微波及药物进行止血、切除息肉、取出结石等,有助于对消化、呼吸、心血管和泌尿系统疾病的诊疗。

4. 监护技术　心、肺、脑、血压的电子监护系统能连续监测病情,指导医生对危重患者采取有效措施,大大提高了抢救的成功率。

(四)药物的发展

新的有效的药物的不断涌现,提高了内科疾病的治疗效果。如应用基因重组技术,已能人工合成人胰岛素、人生长激素等,并已应用于临床;肾上腺素β-受体阻滞剂、H_2受体阻滞剂、多巴胺能受体阻滞剂均是针对发病机制研究出的新药;钙通道阻滞剂、血管紧张素转换酶抑制剂、新型溶栓剂等的出现,为治疗一些心血管疾病提供了更有效的手段;质子泵抑制剂的问世大大提高了消化性溃疡的疗效;第四代头孢菌素、第四代喹诺酮类等已问世,从而使感染性疾病的疗效不断提高;新型的免疫抑制剂如麦考酚酯等应用于临床,对预防肾移植排斥和狼疮肾炎的治疗,有可喜的进步;还有乙型肝炎疫苗、流行性出血热病毒疫苗、轮状病毒疫苗、狂犬病疫苗等基因工程疫苗的问世,为人类抗击传染性疾病带来了福音。

(五)治疗技术的发展

随着对病因和发病机制的研究逐步深入,一些传统治疗观念和方法也得到了改进。如消化性溃疡的治疗由以抗酸为主,转变为抗幽门螺杆菌结合抗酸、保护黏膜等多措施,明显提高了消化性溃疡的治疗效果,并降低了该病的复发率;白血病的治疗从化疗进展到诱导分化、靶基因治疗、造血干细胞移植等;类风湿关节炎的治疗采用了生物制剂(TNF-α拮抗药、IL-1拮抗药、IL-6拮抗药)靶向治疗(以肿瘤坏死因子为靶点),从而迅速改善病情;血液净化技术,使急、慢性肾功能衰竭、中毒等的治疗效果大为改观,提高了终末期患者的存活率和生活质量;肾移植、肝移植、心脏移植等脏器移植后长期存活率的提高,使脏器功能衰竭患者的寿命明显延长;埋藏式人工心脏起搏器可治疗缓慢型心律失常、快速型心律失常,甚至可用于除颤;溶栓、抗栓疗法有了较大进步;心血管疾病的介入治疗,如冠心病的球囊扩张加支架植入、心律失常的射频消融、先天性心脏病的封堵治疗等的发展已达到了较高的水平;以机械通气为主的呼吸支持技术的广泛应用,显著提高了呼吸衰竭的疗效;理化因素所致疾病的特殊解毒疗法日益增多;先进的心肺复苏技术;由基因突变而引发的许多疾病,可通过对缺陷的基因进行修复、更换或采用基因调控等基因疗法进行治疗;运用远程通信技术、全息影像技术和新电子多媒体技术而设计出的远程医疗技术,发挥了大型医疗机构的技术和设备优势,对医疗卫生条件和技术差或环境特殊的医疗单位提供远距离帮助和服务,极大地提高了我国基层医疗机构的诊疗水平,满足了广大人民群众的求医需求。

三、内科学的学习目标和方法

(一)学习目标

医学是维护人类健康、解除疾病痛苦的科学,医学生学习内科学不仅要掌握好基本知识、基本理论和基本技能,更要形成全面、科学、严谨的临床思维,提高灵活运用所学内容分析、处理临床实际问题的能力,树立全心全意为人民服务的思想观念,具备良好医德医风,以高度的责任感、同情心和实事求是的作风,满腔热情地对待患者。既要全面细致地收集病史资料、检查结果,也要探索患者的心理、行为和社会因素对疾病的影响,只有这样,才能正确而及时地对疾病做出诊断,并进行合理的预防和治疗,提高治愈率。

(二)学习方法

1.重视基础医学的学习 内科学在描述某一疾病时,是从本质到现象、从微观到宏观、从内在到外在,将各个基础学科有关该疾病的内容又重新系统化、综合化地整合到一起,给学习者带来该疾病的全貌,所以医学生需要经常复习、联系已学过的医学知识,如解剖学、生理学、病理学、药理学等,才能对这些整合在一起的知识有更清晰的理解。

2.强化基本功的训练 学习掌握好基础理论、基本知识、基本技能是学好内科学的根本,尤其是诊断学的内容和基本技能。要熟练掌握病史的采集方法,体格检查中视、触、叩、听的正确应用及基本操作技术。

3.注重培养临床思维 临床思维是指临床医生在诊治疾病的过程中,对病例进行信息获取、分析推理、判断决策、处理治疗、分析疗效的思维活动方式与过程。正确的临床思维的建立,需要医学生按照书上所叙述的原则和方法去反复实践体会。首先,要处理好共性与个性的关系,从书本上学到的关于疾病的描述带有普遍的共性,而每一个患者又有其生理、心理和社会环境的个性,所以医学生不能简单、机械地将书本知识套用在所有患者身上,而是要与患者不断接触,反复交流,灵活运用共性的知识,根据患者的实际情况进行诊断和个体化治疗。其次,应透过现象看到本质,患者的各项病史材料和检查结果都是疾病的现象,机体内部必定有相应的病理生理变化,这些变化是疾病的本质,医学生应透过这些现象看到本质,才能提高诊断的精准度,采取相应措施从根本上对疾病进行治疗。再次,医学生还应具备将局部与整体相联系的思维习惯,局部病变可以影响整个机体功能,某个部位的表现不一定就是该处组织、器官病变,有的全身性疾病的早期只表现在局部,因此只片面、孤立地对待症状和体征,而不能全面、整体地剖析和思考,势必造成严重误诊和漏诊,给患者带来更大痛苦。最后,注意正确看待辅助检查,虽然辅助检查的技术飞速发展,各项检查结果的敏感度和特异度也都在提高,但是无论哪一种辅助检查都不能替代医生的问诊、体格检查及灵活的思维,过分依赖辅助检查,不仅浪费金钱和医疗资源,也会延误诊断,使医生失去缜密思考的能力和习惯,更说明了医生对疾病认识的不够及知识的匮乏。

4.理论与实践相结合 医学是科学与经验相结合的一种实践性智慧,需要在临床实践中通过不断积累得来。这就要求医学生在学习的过程中,不断深入临床实践,勤于思考,发掘问题,虚心学习或请教他人,认真对每一个病例进行分析,找出成功的和存疑的地方,积极总结经验教训。

5.养成自学和独立的习惯 现代医学的发展日新月异,内科学领域的基础理论、诊断技术和防治方法也在不断更新和发展,这就要求医学生要善于利用现代网络资源和各种学习途径,不断更新知识,不要过分依赖上级医师的指导,锻炼自己独立思考和独立进行临床工作的能力,这样才能使业务知识和技术水平有较快的提高。

6.树立良好医德医风 患者就医的目的不仅是要求医生能解除痛苦,还希望医生能成为最可信赖的朋友。在当前医患关系比较紧张的环境下,患者通过诉诸法律来表达对医疗机构不满的情绪逐渐增多,这对医生是一种挑战。因此,医学生必须牢固树立"以患者为中心"的思想,重视培养良好的医德医风,始终保持"治病救人、事关生死"的高度责任感,既要具备仁心仁术的职业素养,也要具备哲学、心理学、人际关系学等多元知识,以建立起良好的医患关系,展现出高素质的医务工作者形象。

第二章 呼吸系统疾病

第一节 总论

呼吸系统疾病是临床常见病、多发病,主要病变在气管、支气管、肺及胸膜。病变轻者多表现为咳嗽、咳痰、胸痛,重者呼吸困难、缺氧,甚至呼吸衰竭而死亡。近年来肺癌、支气管哮喘的发病率明显增加;慢性阻塞性肺疾病居高不下;肺结核发病率虽有所控制,但又有增高趋势;肺血栓栓塞症、肺部弥漫性间质纤维化及免疫低下性肺部感染等疾病发病率日渐增多。所以呼吸系统疾病的防治是临床中的主要工作。

一、呼吸系统的结构特点

呼吸系统结构复杂,由呼吸道和肺两大部分组成。鼻、咽、喉称为上呼吸道,气管、主支气管及肺内的各级支气管称为下呼吸道。气管在胸骨角平面分为左、右主支气管,由肺门进入左、右肺。左主支气管分为上下两支,右主支气管分为上、中、下3支,进入相应肺叶,称肺叶支气管。肺叶支气管再逐级分支,形成肺段支气管、细支气管、终末细支气管、呼吸性细支气管、肺泡管、肺泡囊和肺泡。从气管到终末细支气管是气体传导的位置,从呼吸性细支气管到肺泡是气体交换的位置。

肺实质包括各级支气管和肺泡,肺间质包括实质周围的结缔组织、血管、淋巴管、淋巴结和神经等。肺内有两组血液循环:一组是肺循环的动静脉,是进行气体交换的功能血管;另一组是体循环的支气管动静脉,是呼吸系统的营养血管。肺循环具有低压(肺循环血压仅为体循环的1/10)、低阻及高容的特点,容易引起肺实质水肿、肺间质水肿、胸腔积液等问题。肺与全身各器官的血液及淋巴循环相通,所以菌栓、血栓、癌栓都可到达肺,分别引起继发性肺脓肿、肺血栓栓塞症和转移性肺癌。肺部病变亦可向全身播散或在肺本身发生播散。此外,全身免疫性疾病(如结节病、系统性红斑狼疮、类风湿关节炎)、肾病(如尿毒症)及血液病(如白血病)等均可累及肺。

肺的神经支配包括传入和传出两部分:传入神经主要为迷走神经的传入纤维,能感受各种刺激;传出神经包括交感和副交感两类神经纤维,交感神经传出冲动能舒张支气管平滑肌、收缩小血管、抑制腺体分泌,副交感神经传出冲动能收缩平滑肌、促进腺体分泌增加、使血管充血和黏膜肿胀。

二、呼吸系统的功能特点

呼吸系统的主要功能是进行气体交换,此外还具有防御功能。成人的总呼吸面积约有 100 m² (3亿~7.5亿肺泡),成人在静息状态下,每天约有 10 000 L 的气体进出呼吸道。在呼吸过程中,外界环境中的各种有害物质皆可进入呼吸道及肺引起各种疾病,因而呼吸系统的防御功能至关重要(表2-1)。当各种原因引起防御功能下降,即可引起呼吸系统的损伤及病变。

表 2-1 呼吸系统的防御功能

性质	防御功能
物理	鼻部加温过滤、喷嚏、咳嗽、支气管收缩、黏液纤毛运输系统
化学	溶菌酶、乳铁蛋白、蛋白酶抑制剂、抗氧化的谷胱甘肽、超氧化物歧化酶等
细胞	肺泡巨噬细胞、多形核粒细胞的吞噬作用
免疫	B 细胞分泌 IgA、IgM 等,T 细胞介导的迟发型变态反应,有杀死微生物和细胞毒性作用等

三、呼吸系统疾病的常见病因

1. 大气污染和吸烟 呼吸系统疾病的增加与空气污染、吸烟密切相关。大气污染会导致慢性支气管炎急性发作,尘肺病、肺癌发病率增高。吸烟是小环境的主要污染源,吸烟者慢性支气管炎的发病率较非吸烟者高 2~4 倍以上,肺癌发病率高 4~10 倍(重度吸烟者可高 20 倍)。

2. 吸入性变应原增加 地毯、窗帘的广泛应用使室内尘螨数量增多;宠物饲养(鸟、狗、猫)导致动物毛变应原增多;空调机的真菌、都市绿化的某些花粉孢子、有机或无机化工原料、药物及食物添加剂;吸烟(被动吸烟)、汽车排出的氮氧化物、燃煤产生的二氧化硫、细菌及病毒感染等,这些均为呼吸系统变应性疾病的变应原。

3. 肺部感染病原学的变异及耐药性的增加 感染是呼吸系统疾病的重要组成部分。我国感染耐多药的结核分枝杆菌的患者可达全部结核病患者的 17% 以上。病毒感染性疾病的发病率因无有效药物而未有明显降低;在 2003 年暴发的 SARS,即为 SARS 冠状病毒感染。虽广泛应用抗生素,但肺炎的发病率未见降低。在医院获得性肺部感染中,产 β 内酰胺酶(可分解 β 内酰胺类抗生素)细菌、耐甲氧西林的细菌明显增加;社区获得性肺炎除肺炎链球菌和流感嗜血杆菌为主要病原菌外,还有军团菌、支原体、衣原体、病毒等。此外,免疫功能低下或免疫缺陷者的呼吸系统感染,还会有特殊病原如真菌、肺孢子菌及非典型分枝杆菌感染。

四、呼吸系统疾病的主要临床表现

(一)常见症状

1. 咳嗽 分为干咳和湿咳。干咳常见于气管异物、急性喉炎、急性气管和支气管炎、支气管肺癌、特发性肺纤维化或胸膜炎;湿咳常见于慢性支气管炎、支气管扩张症、肺炎、肺脓肿和空洞型肺结核等。咳嗽的时间与规律、音色等也具有诊断意义,如发作性鸡鸣样咳嗽可见于百日咳,突发咳嗽声音嘶哑可能为肿瘤压迫。

2. 咳痰　痰的性状、量及气味对诊断有一定帮助。痰为白色泡沫或黏液状可能为慢性支气管炎,浆液性痰呈粉红色见于肺水肿,大量黄脓痰常见于肺脓肿或支气管扩张,铁锈色痰可能是肺炎链球菌感染,红棕色胶冻样痰可能是肺炎克雷伯杆菌感染。痰量的增减,反映感染的加剧或炎症的缓解,若痰量突然减少,且出现体温升高,可能与支气管引流不畅有关。

3. 咯血　痰中经常带血是肺结核、肺癌的常见症状。咯鲜血(特别是 24 h 达 300 mL 以上),多见于支气管扩张,也可见于肺结核、急性支气管炎、肺炎和肺血栓栓塞症;铁锈色多为肺炎球菌肺炎;暗红色可能为二尖瓣狭窄或肺栓塞。

4. 呼吸困难　是呼吸系统最常见的症状之一。按起病情况分为急性、慢性和反复发作性,如急性呼吸困难伴胸痛常提示肺炎、气胸和胸腔积液,不明原因的呼吸困难可能为肺血栓栓塞症,慢性进行性气促见于慢性阻塞性肺疾病、弥散性肺纤维化疾病,支气管哮喘的呼吸困难为反复发作性。按呼吸周期可分为吸气性、呼气性和混合性 3 种。如上气道狭窄,出现吸气性呼吸困难;下气道堵塞,则引起呼气性呼吸困难。此外,气管、支气管结核亦可产生不同程度的吸气相或双相呼吸困难,并呈进行性加重。

5. 胸痛　当呼吸系统疾病累及壁层胸膜时,方发生胸痛。胸痛伴高热,考虑肺炎。肺癌侵及壁层胸膜或骨,出现隐痛,持续加剧,乃至刀割样痛。突发性胸痛伴咯血和(或)呼吸困难,应考虑肺血栓栓塞症。自发性气胸可在剧咳或屏气时突然发生剧痛。特别注意胸痛发生时需要与心绞痛、纵隔、食管、膈和腹腔疾病相鉴别。

(二)体征

呼吸系统疾病常见体征有呼吸运动的改变、语音震颤的强弱、叩诊音改变、呼吸音改变及啰音和胸膜摩擦音的出现等,均对明确诊断有重要意义,故对呼吸系统疾病的患者应认真完整地进行视诊、触诊、叩诊和听诊检查。

五、呼吸系统疾病的诊断方法

详细的病史采集和体格检查是诊断呼吸系统疾病的基础,影像学检查对诊断肺部病变具有特殊重要的作用,由于呼吸系统疾病常为全身疾病的一种局部表现,还应结合常规化验及其他特殊检查结果,进行全面综合分析,力求做出病因、解剖、病理和功能的诊断。临床常用的辅助检查项目见表 2-2。

表 2-2　呼吸系统疾病常用的辅助检查项目

辅助检查	内容	意义
血液检查	血细胞数目和形态、血清抗体、病原体培养	判断感染性或免疫相关性疾病有一定价值
抗原皮肤试验	变应原	明确变应原,进行脱敏治疗
痰液检查	痰液性状、化学成分、细胞检查	明确病原体,判断病因,帮助诊断恶性疾病
胸水检查和胸膜活检	性状、化学成分、细胞检查、染色体分析	胸水检查有助于判断病因,胸膜活检可帮助直接确诊

续表 2-2

辅助检查	内容	意义
影像学检查	X射线、高电压体层摄片和CT、磁共振成像、肺血管造影、支气管动脉造影和栓塞术	用于明确病变位置、类型、范围、程度,鉴别疾病,以及帮助治疗
支气管镜和胸腔镜	手术、直接窥视、支气管肺泡灌洗、取出异物、气管插管、活检	既可帮助诊断又可直接治疗,是最直观的检查
放射性核素扫描	灌注、显像	可帮助诊断间质疾病、结节病、肺癌
肺活体组织检查	微生物和病理检查	明确病因
超声检查	探查肿瘤、积液、积气	鉴别疾病,指导穿刺
呼吸功能测定	通气和换气功能检查	明确病因,鉴别疾病,确定诊断,可对呼吸系统功能做出全面评价

六、呼吸系统疾病的防治

1. **控烟、减少大气污染** 是预防慢性阻塞性肺疾病、肺癌及职业性肺病发生、发展的关键。宣传吸烟有害,在全国取缔烟草广告,并采取切实有效的措施戒烟。同时必须严格执行国家环保部门制定的空气污染容许标准。改造工业及家用燃料,将工业废气及室内空气污染降至联合国世界卫生组织规定的标准(或以下)。

2. **控制呼吸道传染病的传播** 对于SARS、禽流感之类的急性呼吸道传染性疾病,要按照《中华人民共和国传染病防治法》进行管理,针对传染源、传播途径、易感人群3个环节采取措施。

3. **提高早期诊断率** 呼吸系统疾病出现明显症状时,往往已发展到中、晚期,而疾病早期的防治更加有效,因而早期诊断十分重要。对长期吸烟等高危人群及早进行胸部X射线、高分辨率螺旋CT、肺功能的检查将有助于诊断早期慢性阻塞性肺疾病。

4. **制定各种呼吸系统疾病的防治指南** 我国已制定了呼吸系统常见病多发病的防治指南,如慢性阻塞性肺疾病、支气管哮喘、肺血栓栓塞症、间质性肺疾病、医院及社区获得性肺炎等的防治指南,规范各种呼吸系统疾病的防治。

5. **不断改进和更新临床诊治手段** 分子生物学技术的发展,为呼吸系统疾病的诊断提供了广阔的前景,如聚合酶链反应(PCR)技术对肺结核、军团菌肺炎、支原体、肺孢子菌和病毒感染等的诊断有一定的价值。分子遗传学分析可确定遗传性 α_1-抗胰蛋白酶缺乏症、肺囊性纤维化等。在临床治疗上,呼吸生理和重症监护医学的创新,以及重症监护病房(ICU)组织及管理系统的建立,呼吸支持技术的发展与完善,极大地丰富了重症患者的抢救措施,降低了病死率。新一代的各种抗菌药物(如第四代头孢菌素、新一代喹诺酮类、碳青霉烯类等,对产超广谱β内酰胺酶的革兰氏阴性杆菌具有更强的治疗作用)、新一代的抗真菌药物(如两性霉素B脂质体、伏立康唑、卡泊芬净等),对各类感染疗效更佳,不良反应更少。

第二节　慢性支气管炎、慢性阻塞性肺疾病

一、慢性支气管炎

慢性支气管炎(chronic bronchitis)简称慢支,是由于多种因素引起的气管、支气管黏膜及其周围组织的慢性非特异性炎症。临床表现以咳嗽、咳痰、伴或不伴喘息及反复发作的慢性过程为特征。易并发慢性阻塞性肺气肿、慢性肺源性心脏病,是一种严重影响体力与健康的常见病,尤以老年人多见。

【病因和发病机制】

本病的病因较复杂,可能是多种因素长期综合作用所致。

1. 吸烟和大气污染　吸烟和大气中的有害气体及颗粒与慢支的发生有密切的关系。长期吸入可导致气道副交感神经兴奋,支气管上皮纤毛变短,纤毛运动受抑制,黏膜腺体增生、分泌增多,支气管痉挛,增加气道阻力。这些因素均可促使支气管产生非特异性炎症,降低局部抵抗力,从而更易受到病原微生物的侵袭。

2. 感染　感染是造成慢支发作的一个重要因素。引起发病的主要为病毒和细菌。病毒以流感病毒、鼻病毒、腺病毒和呼吸道合胞病毒为多见,细菌感染常继发于病毒感染,以肺炎链球菌、流感嗜血杆菌、甲型链球菌为多见。

3. 寒冷　寒冷常为慢支急性发作的重要诱因。寒冷空气刺激呼吸道,可使呼吸道局部小血管痉挛,黏膜缺血、循环障碍,支气管平滑肌收缩,气道净化清扫作用降低,使继发感染更易发生。

4. 其他因素

(1) 过敏因素　伴有喘息症状的慢支患者常有过敏史,变应原包括细菌、真菌、尘埃、花粉等。过敏反应可使支气管痉挛、组织损害并出现炎症反应,继而发生慢支。

(2) 气道局部防御和免疫功能低下　全身或者局部免疫功能下降时,呼吸道净化作用、吞噬功能、咳嗽反射等功能均下降,为慢支发病的重要内在条件。

(3) 自主神经功能失调　主要表现为副交感神经功能亢进,气道反应性比正常人高,微弱的刺激可引起支气管收缩痉挛、分泌物增多,产生咳嗽、咳痰、气喘等症状。

【病理】

慢支早期最为突出的病理变化为黏膜上皮细胞变性、坏死、脱落,杯状细胞增多和黏液腺肥大、增生、分泌旺盛,大量黏液潴留;后期出现鳞状上皮化生,纤毛变短、粘连、脱失;病变发展至晚期,黏膜萎缩,支气管周围组织增生,支气管壁中的软骨可发生不同程度萎缩变性,造成管腔僵硬或塌陷,最终可引起阻塞性肺气肿和慢性肺源性心脏病。

【临床表现】

(一) 症状

1. 咳嗽　慢支的一个主要特点是长期、反复、逐渐加重的咳嗽。多在寒冷季节、气温骤变时发

生,多为单声咳或间歇咳,早晚较明显。分泌物积聚、吸入刺激性气体均可诱发咳嗽。

2. 咳痰　多为白色黏痰或白色泡沫痰,合并感染时,痰液转为黏液脓性或黄色脓痰,且咳嗽加重,偶有咯血或痰中带血。清晨排痰较多。

3. 喘息　部分患者有支气管痉挛,可引起喘息,常伴哮鸣音,可因吸入刺激性气体而诱发,多在急性期发生。

(二) 体征

早期可无异常体征或仅有呼吸音粗糙。在急性发作期可有散在干、湿啰音,咳嗽、咳痰后啰音可减少。伴喘息症状者可听到哮鸣音。并发肺气肿者可有肺气肿体征。

【并发症】

1. 慢性阻塞性肺气肿及慢性肺源性心脏病　慢支最常见而严重的并发症之一就是慢性阻塞性肺气肿。当慢性阻塞性肺气肿发展到晚期,肺循环阻力增加,肺通气功能与换气功能障碍形成可导致慢性肺源性心脏病的发生。

2. 支气管肺炎　由于部分老年人抵抗力和肺功能较差,慢性支气管炎容易蔓延到支气管周围肺组织中,造成支气管肺炎。此时患者的症状有寒战、发热、咳嗽加剧、痰量增加且呈脓性。白细胞总数及中性粒细胞数增加。

【实验室和其他检查】

1. 血液检查　慢支急性发作期或并发肺部感染时,白细胞总数及中性粒细胞数增多。喘息型慢支患者可有嗜酸性粒细胞数增多。缓解期白细胞数多无明显变化。

2. 痰检查　急性发作期,痰量增多,呈黏液脓性或脓性。喘息型者可见嗜酸性粒细胞;革兰氏染色可观察到细菌。

3. X射线检查　早期无异常表现。随病情加重可见肺纹理增粗、紊乱、模糊或呈条索状及网状延伸到肺周围,以两肺中下野较为明显。晚期可合并有肺气肿的表现。

4. 肺功能检查　早期肺功能可正常。通气功能随病情发展可逐步下降,表现为第一秒用力呼气容积及最大通气量均下降。合并肺气肿时,肺残气量明显增高,残气量/肺总量百分比增大。

【诊断和鉴别诊断】

(一) 诊断

凡咳嗽、咳痰或伴有喘息,每年发病持续3个月,连续2年或2年以上,并排除其他慢性气道疾病,即可诊断。如每年发病不足3个月,但有明确的客观依据(如X射线检查、肺功能异常等)支持,亦可诊断。

(二) 鉴别诊断

1. 支气管哮喘　发病多在青少年时期,一般无慢性咳嗽、咳痰史,以发作性喘息为特征。发作时外周血嗜酸性粒细胞可增高,两肺可闻及哮鸣音,经平喘治疗或自然缓解后可恢复正常。喘息型慢性支气管炎多见于中、老年,一般以咳嗽、咳痰为主要症状,伴发喘息及哮鸣音。感染控制后症状可缓解。

2. 支气管扩张症　具有慢性咳嗽、大量脓痰、反复咯血等特点,肺部可闻及固定湿啰音。X射线胸片常见肺纹理粗乱或呈卷发状。高分辨螺旋CT检查有助于诊断。

3. 肺结核　多有较明显的低热、乏力、盗汗、消瘦等结核毒性症状,咳嗽、咳痰不如慢性支气管炎明显,而咯血较多见。经 X 射线检查和痰结核分枝杆菌检查,可以明确诊断。

4. 支气管肺癌　多发生于 40 岁以上成年人,吸烟者患病率明显高于非吸烟者。表现为刺激性咳嗽伴有痰中带血,或慢性咳嗽性质改变。X 射线检查发现肺野内孤立性圆形肿块,段、叶性肺不张,反复同一部位的肺炎,以及单侧肺门阴影增大均应高度怀疑肺癌。

【治疗】

1. 急性加重期治疗

(1) 控制感染　对有急性感染或脓痰者应及时选用敏感的抗生素治疗。抗菌药物治疗可选用喹诺酮类、大环内酯类、β-内酰胺类或磺胺类口服,病情严重时静脉给药。如左氧氟沙星 0.4 g,每日 1 次;罗红霉素 0.3 g,每日 2 次。如果能培养出致病菌,可按药敏试验选用抗菌药。

(2) 祛痰止咳　可用溴己新 8~16 mg,每日 3 次,亦可用鲜竹沥油 10 mL,每日 3 次,或氯化铵、棕色合剂等。干咳为主者可用镇咳药物,如右美沙芬或其合剂等。对老年体弱无力咳痰或痰量较多者,应以祛痰为主,不宜选用强镇咳剂,如可待因等。

(3) 解痉平喘　可用氨茶碱 100 mg 或沙丁胺醇 2~4 mg,每日 3 次。

2. 缓解期治疗

(1) 戒烟,避免有害气体和其他有害颗粒的吸入。

(2) 增强体质,预防感冒,也是防治慢性支气管炎的主要内容之一。

(3) 冬病夏治,多用中药扶正固本方药,可能有一定效果。

【预防】

主要措施包括戒烟,加强体育锻炼,提高抗病能力。寒冷季节及气候骤变时注意保暖,避免受凉,预防上呼吸道感染。改善环境卫生,减轻大气污染。加强个人劳动保护,避免烟雾、粉尘及刺激性气体对呼吸道的影响。

【预后】

慢性支气管炎如无并发症,消除诱发因素(如吸烟、寒冷、粉尘等),并积极进行治疗,防止复发,预后良好。如病因持续存在,治疗不彻底,迁延不愈或反复发作,使病情不断发展,易并发慢性阻塞性肺疾病、慢性肺源性心脏病,甚至危及生命。应监测慢性支气管炎的肺功能变化,以便及时选用有效的治疗方案,控制病情的发展。

二、慢性阻塞性肺疾病

慢性阻塞性肺疾病(chronic obstructive pulmonary disease,COPD)是一种可以预防和治疗的以持续性气流受限为特征的疾病,其气流受限不完全可逆,且呈进行性发展。近年来 COPD 患病率和病死率均居高不下,肺功能进行性减退严重影响患者劳动能力和生活质量,已造成巨大的社会和经济负担,是呼吸系统疾病的防治重点。

【病因和发病机制】

(一) 病因

COPD 的病因目前尚未完全阐明,已知的危险因素大致可以分为外因(即环境因素)与内因(即个体易患因素)两类。

1. 吸烟　吸烟是 COPD 最主要的危险因素,其危险性与吸烟量、起始吸烟年龄、总吸烟年数均相关。被动吸烟也可以导致 COPD 的发生。

2. 大气污染　有害气体二氧化硫、一氧化氮、氯气及臭氧等对气道黏膜上皮有刺激和细胞毒作用。用木材或煤炭做饭或取暖时通风不好,也是导致 COPD 的重要原因。

3. 遗传因素　导致 COPD 发生的主要环境因素是吸烟,但不是所有的吸烟者均患 COPD,说明个体对 COPD 的易感性不同,流行病学调查显示,COPD 存在家族聚集现象,提示遗传因素是构成 COPD 易感性的重要基础。现已证实遗传性 α_1-抗胰蛋白酶(α_1-AT)缺乏能增加 COPD 的发生。

4. 气道高反应性　气道高反应性是与 COPD 形成有关的危险因素。流行病学研究结果表明气道反应性增高者其 COPD 的发病率也明显增高,但是导致这种现象的机制尚待阐明。

5. 肺的发育　若肺功能仪测定肺功能有明显降低,则这些对象发展为 COPD 的可能性增高。

6. 呼吸道感染　呼吸道感染是 COPD 发病和加剧的重要因素,反复呼吸道感染可加速肺功能的下降。有研究显示儿童时期反复患呼吸疾病的人群,COPD 的患病率增高。

(二)发病机制

1. 气道炎症　大气中的有害物质与香烟烟雾能激活肺泡巨噬细胞,使其释放各种细胞因子,包括白细胞介素-8、干扰素诱导性蛋白-10、肿瘤坏死因子-α、单核细胞趋化肽-1 等。炎症细胞被募集到气道后,与组织细胞的相互作用下,发生了慢性炎症。气道炎症使气道狭窄,引起分泌物增多,气道平滑肌收缩并增生肥厚,黏膜下组织与上皮细胞损伤,其后的修复过程可使气道壁重塑与纤维化,最终导致阻塞性通气障碍。

2. 蛋白水解酶与抗蛋白酶的失平衡　蛋白水解酶对肺组织有损伤、破坏作用;抗蛋白酶对蛋白水解酶具有抑制功能,其中 α_1-抗胰蛋白酶(α_1-AT)是抗蛋白酶中活性最强的一种。α_1-AT 可以保护肺组织免受蛋白酶的溶解破坏作用。吸入有害气体和吸烟能诱发蛋白水解酶的释放增加。先天缺乏 α_1-AT 易患 COPD。

3. 其他　氧化应激、自主神经功能失调等机制均与 COPD 发生有关。

【病理】

COPD 的病理改变主要表现为慢性支气管炎及肺气肿的病理变化。

(一)慢性支气管炎病理表现

支气管黏膜上皮细胞变性、坏死,纤毛倒伏、变短、不齐、粘连,部分脱落,缓解期黏膜上皮修复、增生、鳞状上皮化生和肉芽肿形成;腺体增生肥大,分泌物增多;多种炎症细胞浸润。慢性炎症导致气管壁的反复损伤与修复,进而引起气管结构重塑、瘢痕形成、弹性下降,最终导致气流受限。

(二)肺气肿的病理表现

肺外观灰白或苍白,过度膨胀,表面可见多个大疱。镜检见肺泡破裂或形成大疱,血供减少,弹力纤维网破坏。细支气管壁有炎症细胞浸润,黏液腺及杯状细胞增生、肥大,纤毛上皮破损、纤毛减少。血管内膜可增厚或管腔闭塞。按累及肺小叶的部位,可将阻塞性肺气肿分为小叶中央型、全小叶型及混合型 3 类。

【临床表现】

(一) 症状

最为特征性的症状是逐渐加重的呼吸困难。早期活动后出现呼吸困难；中、晚期患者休息时也出现呼吸困难，并反复出现咳嗽、咳痰等症状；严重者表现为呼吸衰竭。急性发作期可出现低氧血症和高碳酸血症的症状，如呼吸困难、头痛、胸闷、嗜睡、精神恍惚等，甚至合并右心衰竭。

(二) 体征

随着病情的发展，出现桶状胸、呼吸运动减弱，叩诊呈过清音，触诊语音震颤减弱或消失，肺下界和肝浊音界下移。合并感染时可闻及干、湿啰音。

【并发症】

1. 自发性气胸　突发一侧剧烈胸痛，呼吸困难加重，发绀明显，肺叩诊为鼓音，听诊呼吸音减弱或消失，通过 X 射线检查可以确诊。

2. 慢性肺源性心脏病　COPD 引起肺血管床减少及缺氧致肺动脉痉挛、血管重塑，引起肺动脉高压、右心室肥厚扩大，最终发生右心功能不全。

3. 慢性呼吸衰竭　常在 COPD 急性加重时发生，其症状明显加重，可具有缺氧和二氧化碳潴留的临床表现。

【实验室和其他检查】

1. 肺功能检查　第一秒用力呼气容积占用力肺活量百分比（FEV_1/FVC）是评价气流受限的一项敏感指标。第一秒用力呼气容积占预计值百分比（FEV_1 占预计值%）是评估 COPD 严重程度的良好指标，其变异性小。吸入支气管舒张剂后 $FEV_1/FVC<70\%$ 及 FEV_1 占预计值% $<80\%$ 者，可确定为不完全可逆的气流受限。

2. 血气分析　平静时在海平面呼吸空气情况下，$PaO_2<60$ mmHg，$PaCO_2$ 降低或正常，表示 COPD 伴有 I 型呼吸衰竭；$PaO_2<60$ mmHg，$PaCO_2>50$ mmHg，表示伴有 II 型呼吸衰竭，pH 值的正常范围是 7.35~7.45，其测定可帮助判断有无酸碱失衡。

3. X 射线检查　表现为胸廓扩张，肋间隙增宽，肋骨平抬，活动减弱，膈肌低平。双肺透光度增加，肺纹理稀疏变直，肺门处血管增粗、紊乱，心脏呈垂直位，心影狭长。

4. 血和痰液检查　继发感染时，外周血白细胞可增加，在痰液中查找病原体，以指导选择合适的抗菌药。

【诊断与鉴别诊断】

(一) 诊断

不完全可逆的气流受限是诊断 COPD 的必备条件。COPD 的诊断主要根据临床症状、体征、肺功能检查和吸烟等高危因素综合分析确定。吸入支气管舒张剂后 $FEV_1/FVC<70\%$ 及 FEV_1 占预计值% $<80\%$ 者，可确定为不完全可逆的气流受限。

(二) 临床分期

1. 急性加重期　在其自然病程中咳嗽、咳痰、气短急性加重，并且痰量增加变为脓痰，肺部可出现哮鸣音或伴发热。

2. 稳定期　咳嗽、咳痰、气短症状轻微而稳定。

(三) 严重程度分级(表2-3)

表2-3　COPD严重程度分级(GOLD分级)

级别	肺功能指标	
1级(轻度)	$FEV_1/FVC<70\%$	$FEV_1 \geq 80\%$预计值
2级(中度)	$FEV_1/FVC<70\%$	$50\% \leq FEV_1<80\%$预计值
3级(重度)	$FEV_1/FVC<70\%$	$30\% \leq FEV_1<50\%$预计值
4级(极重度)	$FEV_1/FVC<70\%$	$FEV_1<30\%$预计值或$30\% \leq FEV_1<50\%$预计值,伴有慢性呼吸衰竭

(四) 鉴别诊断

1. 支气管哮喘　起病常在儿童时期,主要为可逆性的气流受限。每天的症状变化大,夜间或凌晨的症状明显,可伴有过敏症、鼻炎,有哮喘家族史。

2. 支气管扩张　咯血、大量脓痰,常与细菌感染相关,听诊可闻及啰音,有杵状指,胸部的X射线和CT显示支气管扩张、支气管壁增厚。

3. 肺结核　各种年龄均可发病,有低热、盗汗、乏力、消瘦等结核中毒的全身表现,胸部X射线表现为肺部浸润或结节样病灶。痰液中可找到结核杆菌。

【治疗】

治疗的目的在于预防疾病进展,改善活动耐受性,缓解症状,防治并发症,降低病死率。

(一) 稳定期的治疗

1. 戒烟　COPD患者戒烟以后咳嗽、咳痰的症状有很大程度上的好转,戒烟可以明显缓解病情发展,提高生存率。

2. 排痰　COPD患者的咳嗽因痰多而引起的,应帮助患者排痰而不是单纯镇咳,可口服沐舒坦、氯化铵或中药祛痰。也可以雾化吸入,并注意补充液体。

3. 预防感染　病毒与细菌感染是病情加重的诱因,肺炎球菌与流感嗜血杆菌寄生于COPD患者的下呼吸道,痰色变黄提示有细菌感染,可选用阿莫西林、头孢克洛、头孢唑肟等。

4. β_2受体激动药　刺激支气管上皮细胞纤毛运动,舒张支气管,预防各种刺激引起的支气管痉挛。常用的气雾剂有特布他林,每次吸入$250 \sim 500 \mu g$,每日$3 \sim 4$次,沙丁胺醇每次吸入$100 \sim 200 \mu g$,每日$3 \sim 4$次,吸入后起效时间为$5 \min$,$1 \mathrm{~h}$作用达到高峰,维持$4 \sim 6 \mathrm{~h}$。

5. 糖皮质激素　对$FEV_1<50\%$预计值,并有症状和反复发生急性加重的COPD患者,规则地每日干粉吸入布地奈德/福莫特罗$160 \mu g/4.5 \mu g$,或干粉吸入沙美特罗/氟地卡松联合剂$50 \mu g/250 \mu g$,每次$1 \sim 2$吸,每日2次。

6. 氧疗　COPD呼吸衰竭患者除低氧血症外常伴有二氧化碳潴留,吸入的氧浓度不宜过高,应控制性给氧,氧流量$1 \sim 2 \mathrm{~L/min}$。对COPD合并明显的低氧血症患者应首先给氧,目标是在静息状态下将PaO_2提高到$60 \sim 75 \mathrm{~mmHg}$,或使$SaO_2$升至$90\% \sim 92\%$。对COPD所致的慢性低氧血症患者使用长期的家庭氧疗,每天吸氧≥15 h,可提高生活质量和生存率。

(二)急性加重期的治疗

1. 一般治疗　卧床休息,给予易消化、高热量、高蛋白、高维生素饮食,必要时应用胃管饮食。

2. 氧疗　低流量氧吸入,每分钟氧流量不大于2 L,氧疗的目标是保持SaO_2 90%～92%,或PaO_2在60～75 mmHg,吸氧后30～60 min应再测血气,如果PaO_2>75 mmHg,就有可能加重二氧化碳潴留和酸中毒,如果PaO_2上升且pH值下降不明显,说明给氧适当。

3. 解痉平喘　有严重喘息症状者可给予较大剂量雾化吸入支气管舒张药治疗,如沙丁胺醇500 μg或异丙托溴铵500 μg,或沙丁胺醇1 000 μg加异丙托溴铵250～500 μg,通过小型雾化器吸入,以缓解症状。酌情静脉滴注氨茶碱500～750 mg/d,静脉滴注氨茶碱速度要慢,使氨茶碱血清浓度保持在6～15 mg/L。

4. 控制感染　感染较轻者可给予口服阿莫西林克拉维酸钾,重者可静脉滴注β-内酰胺酶类、大环内酯类、喹诺酮类抗生素。

5. 祛痰止咳　酌情选用溴己新8～16 mg,每日3次;盐酸氨溴索30 mg,每日3次。

6. 机械通气治疗　无创机械通气可以降低$PaCO_2$,减少呼吸频率和呼吸中毒,改善呼吸性酸中毒,缩短住院时间,避免并发症发生。但并不是适合所有患者。禁忌证:呼吸抑制或停止、循环系统功能不稳定、头面部有外伤、极度肥胖、严重胃肠胀气的患者。

【预防】

戒烟,防治呼吸道感染,控制空气污染,加强锻炼。

【预后】

与预后关系密切的是初始FEV_1值与年龄,年龄越大、初始FEV_1值越低,预后越差,长期家庭氧疗可以改善预后。

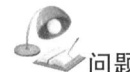 问题分析与能力提升

> **助医考点**
> 慢性阻塞性肺疾病的概述、病因和发病机制、临床表现、辅助检查、诊断与鉴别诊断、并发症及治疗。

患者,男,68岁,吸烟史30余年,慢性咳嗽、咳痰20余年,近几年来咳嗽咳痰明显加剧,长年不断,伴喘息和呼吸困难,冬、春季更甚。4 d前受凉后出现发热,咳嗽加重,伴有多量黄脓痰,气急,发绀。今晨起出现神志模糊、躁动不安,急送入院。体格检查:T 39.5 ℃,P 120次/min,R 38次/min,BP 155/90 mmHg;半卧位,意识模糊,发绀,球结膜水肿,杵状指,桶状胸,双肺语颤减弱,叩诊过清音,听诊双肺闻及哮鸣音及湿啰音,心尖搏动不明显,心律齐,肝肋下2 cm。实验室检查:RBC 5.3×10^{12}/L,Hb 150 g/L,WBC 14×10^9/L,N 94%,PaO_2 52 mmHg,$PaCO_2$ 63 mmHg。

该患者可能患了什么病?还需要做什么检查?请为患者制订一个初步治疗方案。

巩固练习题

1. 慢性支气管炎典型肺部X射线表现是　　　　　　　　　　　　　　　　　　　　　　　(　　)

　　A. 无特殊征象　　　　　　B. 双肺纹理增粗、紊乱　　　　　　C. 肺野透光度增高

　　D. 膈肌下降　　　　　　　E. 胸廓扩张,肋间隙增宽

2. 慢性支气管炎的诊断标准是　　　　　　　　　　　　　　　　　　　　　　　　　　(　　)

　　A. 每年发病持续3个月,连续3年或以上

B. 每年发病持续 3 个月,连续 2 年或以上
C. 每年发病持续 2 个月,连续 3 年或以上
D. 每年发病 2 个月,连续 2 年或以上
E. 发病连续 5 年以上

3. 慢性阻塞性肺疾病发生、发展的重要因素是 ( )
   A. 长期吸烟　　　　　　B. 感染　　　　　　　C. 理化刺激
   D. 寒冷气候　　　　　　E. 过敏因素

4. 慢性阻塞性肺疾病痰液的性状一般是 ( )
   A. 多为血丝　　　　　　B. 均为脓痰　　　　　C. 白色黏痰
   D. 粉红色痰　　　　　　E. 血性黏痰

5. 慢性阻塞性肺疾病祛痰镇咳,不宜选用的药物是 ( )
   A. 氯化铵　　　　　　　B. 溴己新　　　　　　C. 可待因
   D. 棕色合剂　　　　　　E. 甘草片

6. 慢性支气管炎伴小气道阻塞时最早出现的肺功能改变是 ( )
   A. MVV↓(<预计值 80%)　B. 流速-容量曲线降低(MEFV↓)　C. FEV_1/FVC<70%
   D. RV/TLC 明显↑　　　 E. PEF 明显↓

7. 诊断慢性支气管炎的主要依据是 ( )
   A. 病史和症状　　　　　B. 阳性体征　　　　　C. 胸部 X 射线检查
   D. 心电图改变　　　　　E. 肺功能检查

8. COPD 的酶系统改变,下面哪一项是正确的 ( )
   A. $α_1$-抗胰蛋白酶减少　B. 腺苷酸环化酶增多　C. 真性胆碱酯酶活性正常
   D. 磷酸二酯酶减少　　　E. 蛋白分解酶减少

9. COPD 的治疗目的是 ( )
   A. 控制感染　　　　　　B. 改善呼吸功能　　　C. 止咳平喘
   D. 使桶状胸消失　　　　E. 防止发生肺心病

第三节　慢性肺源性心脏病

慢性肺源性心脏病(chronic cor pulmonale,chronic pulmonary heart disease)简称慢性肺心病,是由于肺血管、肺组织或胸廓的慢性病变引起肺组织的结构和(或)功能的异常,导致肺循环阻力增加,肺动脉压力增高,使右心扩张、肥厚甚至出现右心衰竭的心脏病。在华北、东北、西南等地区,慢性肺源性心脏病的发病率高于其他类心脏病,发病年龄多在 40 岁以上,农村高于城市,年龄越大发病率越高。

【病因和发病机制】

(一)病因

1. 支气管和肺疾病　最为常见,占 80%~90%。如慢性支气管炎、慢性阻塞性肺疾病、支气管哮喘等阻塞性肺病,又如重症肺结核、支气管扩张、弥漫性肺间质纤维化、结节病和结缔组织病等限制性肺病,均可引起慢性肺源性心脏病。

2. 严重胸廓畸形　较少见,如脊柱后凸、侧凸、脊柱结核、类风湿性脊柱炎、广泛的胸膜增厚粘连、胸廓矫形术后,可发生肺不张、代偿性肺气肿等,引起通气不足,肺功能性受损,导致肺动脉高压

和慢性肺心病。

3.肺血管疾病 很少见,如原发性肺动脉血栓形成、肺小动脉炎、广泛或反复发生的多发性肺小动脉栓塞、结节性多动脉炎及原发性肺动脉高压等,使血管扩张度降低,血管内膜增厚或管腔狭窄、阻塞,导致肺循环高压,右心负荷加重发展成慢性肺心病。

4.神经肌肉疾病 较罕见,如肌营养不良、重症肌无力、脑炎和脊髓灰质炎等使呼吸活动减弱,导致肺泡通气不足。

5.其他 如高原性低氧血症、先天性口咽畸形以及原发性肺泡通气不足均可导致慢性肺心病。

(二)发病机制

不同病因发展至慢性肺心病的共同机制是由于肺循环阻力增加,肺动脉高压,右心负荷增加,右心室肥厚扩大,最终导致右心衰竭。

1.肺动脉高压 COPD患者肺动脉高压的形成主要与以下因素有关。

(1)缺氧 缺氧是导致肺动脉高压及肺源性心脏病的最重要原因。缺氧时收缩血管的活性物质(前列腺素、白三烯、5-羟色胺、血管紧张素Ⅱ、血小板活化因子等)增多,使肺血管收缩,血管阻力增加。

(2)肺血管结构重建 是肺动脉高压持续发展的重要因素及对血管扩张药物产生耐药性的主要原因。肺血管结构重建的两个主要成因是肺动脉平滑肌细胞(PASMCs)增殖和胶原等细胞外基质(ECM)在管壁内大量堆积。

(3)血液黏度增加和肺微动脉原位血栓形成 慢性缺氧导致促红细胞生成素分泌增加,红细胞生成增多,血液黏度增加,增加肺循环的阻力,加重肺动脉高压。另外,炎症反应、血液黏度增加及纤溶功能异常等引起肺微动脉中原位血栓形成,血栓属于机械因素参与肺动脉高压的形成。

2.心功能改变 肺动脉高压早期,右心室向心性肥大,导致心室舒张功能障碍,右心室尚能代偿。在急性加重期,肺动脉压力持续升高并且比较严重,导致右心室失代偿,发生右心室扩大和右心功能衰竭。

【病理】

(一)肺部原发病变

慢性肺源性心脏病肺部主要原发病变为慢性阻塞性肺疾病(COPD)。其基本病理变化为支气管黏膜细胞变性、坏死、增生、再生或鳞状化生,纤毛粘连倒伏以致脱落,纤毛运动功能减弱,杯状细胞明显增生,黏液腺肥大、增生,分泌过度旺盛。炎症细胞浸润管壁,管壁组织增生,平滑肌增多,管腔内黏液栓塞,导致支气管扭曲。COPD患者气流阻塞发生的主要部位是小气道,发生炎症时容易向肺组织扩散、肺泡间隔损伤断裂,肺泡壁弹力被破坏,易出现肺气肿。炎症还可以引起肺间质修复增生,造成弥散功能障碍。

(二)肺部血管病变

1.肺小动脉炎症 长期反复发作的COPD可引起血管炎,管壁增厚、管腔狭窄或纤维化,甚至完全闭塞。

2.肺血管重建 由慢性缺氧引起,是慢性缺氧性肺动脉高压最主要的原因。主要表现为肺动脉内膜增厚,中膜肥厚,肺小动脉出现明显肌层。

3.肺血管床受压迫 肺广泛纤维化时瘢痕组织收缩,肺气肿时肺泡含气量过多,均可导致血管变形、扭曲。

4. 肺泡血管床破坏和减少　肺气肿时肺泡间隔断裂、融合，使毛细血管损坏，血管床减少，导致肺循环阻力增大。

（三）心脏改变

心脏重量增加，心室腔扩大，右心室肌肉增厚，肺动脉圆锥膨隆。常见的心肌细胞肥大性变化表现为心肌增粗，核大深染，呈不规则形、长方形或方形；心肌纤维化、灶性肌浆溶解或心肌坏死，心肌间质水肿，小血管扩张。

【临床表现】

本病发展缓慢，临床上除原有肺、胸疾病的各种症状和体征外，主要是逐步出现肺、心功能衰竭及其他器官损害的征象。病程进展分为肺、心功能代偿期和失代偿期。

（一）肺、心功能代偿期

1. 症状　咳嗽、咳痰、气促，活动后可有心悸、呼吸困难、乏力和劳动耐力下降。急性感染可使上述症状加重。少有胸痛或咯血。

2. 体征　可有不同程度的发绀和肺气肿体征。肺部感染时有干、湿啰音，心音遥远，$P_2>A_2$，三尖瓣区出现收缩期杂音，剑突下心脏搏动增强提示有右心室肥厚。

（二）肺、心功能失代偿期

1. 呼吸衰竭

（1）症状　呼吸困难加重，夜间为甚。如出现头痛、失眠、白天嗜睡、表情淡漠、神志恍惚、谵妄等，称为肺性脑病，提示患者病情危重。

（2）体征　缺氧导致发绀，高碳酸血症使皮肤潮红、多汗、球结膜充血、水肿，严重时可有视网膜血管扩张、视盘水肿。腱反射减弱或消失，出现病理反射。

2. 右心衰竭

（1）症状　气促更明显，心悸、食欲不振、腹胀、恶心等。

（2）体征　发绀更明显，颈静脉怒张，心率增快，可出现心律失常，剑突下可闻及收缩期杂音，甚至出现舒张期杂音。肝大且有压痛，肝颈静脉回流征阳性，下肢水肿，重者可有腹水。少数患者可出现肺水肿及全心衰竭的体征。

【并发症】

1. 肺性脑病　是肺心病死亡的主要原因。临床常见神志淡漠、震颤、抽搐、嗜睡、昏迷等表现。还可见锥体束征阳性、腱反射减弱或消失等体征。

2. 酸碱平衡失调及电解质紊乱　呼吸衰竭时，普遍存在呼吸性酸中毒并发代谢性酸中毒及高钾血症。治疗后，则会出现呼吸性酸中毒并发代谢性碱中毒及低钾、低氯血症。

3. 心律失常　多为阵发性室上性心动过速及房性期前收缩，也可为心房扑动及心房颤动。少数患者还会出现心室颤动以至心搏骤停。

4. 休克　是肺心病常见的并发症及致死原因。感染中毒性休克、心源性休克及失血性休克是其常见的类型。

5. 消化道出血　缺氧和高碳酸血症时，会发生应激性溃疡出现呕血、便血。

6. 其他　弥散性血管内凝血、多脏器功能衰竭等。

【实验室和其他检查】

1. X射线检查　主要表现为肺部慢性病变、肺动脉高压及右心室肥大。

(1)肺部慢性病变　多为原发病的X射线表现,如慢性阻塞性肺疾病,详见前述。

(2)肺动脉高压征象　右下肺动脉横径≥15 mm,肺动脉段突出≥3 mm,中央肺动脉扩张,外周血管纤细。

(3)右心室肥大征　心前间隙缩小,心尖上翘。

2. 心电图检查　主要表现为右心室肥大的改变。如电轴右偏,额面平均电轴≥90°,重度顺钟向转位,R_{V1}≥1.0 mV,$R_{V1}+S_{V5}$>1.05 mV及肺性P波。也可见右束支传导阻滞及低电压图形,可作为诊断慢性肺心病的参考条件。

3. 超声心动图检查　通过测定右心室流出道内径(≥30 mm)、右心室内径(≥20 mm)、右心室前壁的厚度、左右心室内径比值(<2)、右肺动脉内径(≥18 mm)或右肺动脉干(≥20 mm)及右心室增大、多普勒超声心动图显示三尖瓣反流和右心室收缩压增高等指标,可诊断慢性肺心病。

4. 动脉血气分析　呼吸衰竭时,PaO_2<60 mmHg,伴或不伴$PaCO_2$>50 mmHg。

5. 血液检查　血常规检查可见血红蛋白、红细胞的升高,感染时,白细胞总数及中性粒细胞数升高;血电解质测定,可了解电解质紊乱;血液流变学检查可了解红细胞变形性、血液高凝状态。

6. 其他　痰细菌学检查可以作为急性加重期患者抗菌药物选用的指导。肺功能检查对早期及缓解期患者有意义。

【诊断和鉴别诊断】

(一)诊断

必须结合病史、体征及实验室检查结果,全面分析,综合判断。患者在慢性肺、胸疾病的基础上,出现肺动脉高压、右心功能不全的征象或右心室肥大的体征,排除其他心脏病,即可诊断本病。

(二)鉴别诊断

1. 冠状动脉粥样硬化性心脏病(冠心病)　肺心病与冠心病均多见于中、老年患者,都可出现肝大,心脏增大,下肢水肿及发绀。冠心病患者多有心绞痛、心肌梗死病史或心电图表现,若有原发性高血压、高脂血症、左心衰、糖尿病病史,更容易鉴别。体检、心电图、X射线、超声心动图检查可用来鉴别。值得注意的是肺心病伴发冠心病的患者临床并非罕见,应详细检查加以鉴别。

2. 原发性心肌病　该病右心衰竭与肺心病相似,易被误诊为肺心病。该病多见于中青年,心脏多呈普遍性增大,无明显肺气肿体征及慢性呼吸道感染史,心电图无明显顺钟向转位及电轴右偏,无突出的肺动脉高压征。可用超声心动图鉴别。

3. 风湿性心脏病　风湿性心脏病二尖瓣、主动脉瓣常有病变,可用X射线、心电图、超声心动图鉴别。风湿性心脏病的三尖瓣疾病,应与慢性肺心病的相对三尖瓣关闭不全相鉴别,前者有风湿性关节炎和心肌炎病史。

【治疗】

(一)失代偿期的治疗

治疗原则为积极控制感染;畅通气道,改善呼吸功能;纠正缺氧和二氧化碳潴留;控制呼吸衰竭和心力衰竭;积极处理并发症。

1. 控制感染　控制感染是治疗肺心病的关键,肺心病并发的感染多为混合性感染,故应采取联合用药。一般可首选青霉素类、氨基糖苷类、喹诺酮类及头孢菌素类。必须注意可能继发真菌感染。参考痰培养及药敏试验选择抗感染药物更为合理。

2. 氧疗　通畅呼吸道,纠正缺氧和二氧化碳潴留,可用鼻导管或面罩合理氧疗。必要时施行气管插管、气管切开和呼吸机辅助通气等。

3. 控制心力衰竭　多数患者一般在积极控制感染、改善通气后心力衰竭便能得到纠正。对于无效的重症患者,可适当选用利尿药、正性肌力药或血管扩张药。

(1) 利尿药　选用作用较轻的利尿药,小剂量使用。如氢氯噻嗪 25 mg,1~3 次/d;尿量多时加用保钾利尿药,如氨苯蝶啶 50~100 mg、1~3 次/d,或用 10% 氯化钾 10 mL、3 次/d。重症患者可选用呋塞米 20 mg,口服或肌内注射。

(2) 正性肌力药　应用指征:①感染被控制、呼吸功能改善、用利尿药后又反复水肿的心力衰竭患者;②合并急性左心衰竭的患者;③以右心衰竭为主要表现且无明显感染的患者。患者由于慢性缺氧及感染,对洋地黄类药物耐受性较低,疗效差,并且容易发生心律失常,所以正性肌力药的剂量宜小,一般为常规剂量的 1/2~2/3,并且选用作用快、排泄快的洋地黄类药物,如毒毛花苷 K 0.125~0.250 mg,或毛花苷 C 0.2~0.4 mg 加 10% 葡萄糖注射液静脉缓慢注射。用药前应注意纠正缺氧,预防低钾血症,以免发生药物毒性反应。由于低钾血症和感染等都可引起心率增快,故不宜以心率作为衡量洋地黄类药物疗效的指征。

(3) 血管扩张药　钙离子拮抗剂、一氧化氮、川芎嗪等有一定降肺动脉压的效果,对部分肺心病顽固心衰者有一定效果,但并不明显,而且往往造成血压下降、反射性心率加快、氧分压降低、二氧化碳分压升高等,故应慎用。

4. 抗凝治疗　应用普通肝素或低分子肝素防止肺微小动脉原位血栓形成。

5. 并发症的处理

(1) 肺性脑病　发现脑水肿时可快速静脉滴注 20% 甘露醇 250 mL,必要时 6~8 h 重复 1 次。肺性脑病出现兴奋、躁动时慎用镇静剂。

(2) 其他　心律失常、酸碱平衡失调和电解质紊乱、消化道出血、休克、肾功能衰竭等给予相应治疗。

(二) 代偿期的治疗

1. 呼吸锻炼　增强膈肌的活动,提高潮气量,减少呼吸频率,变浅速呼吸为深慢呼吸。可采用腹式呼吸、缩唇呼吸。

2. 增强机体免疫力　对延长缓解期,减少急性发作次数具有重要意义。

3. 对症处理　祛痰、镇咳、平喘等。

4. 其他　长期家庭氧疗。

【预防】

(1) 积极采取各种措施,必要时服用有效的戒烟药,使吸烟率逐步下降。

(2) 积极防治病因及诱因。

(3) 开展多种形式的群众性卫生宣教和体育活动,增强抗病能力。

【预后】

慢性肺心病常反复急性发作,病情随着肺功能的损害逐渐加重,多数预后不良,但经积极治疗可以延长寿命,提高患者生活质量。

助医考点

慢性肺源性心脏病的病因、发病机制、临床表现、辅助检查、诊断和鉴别诊断、治疗。

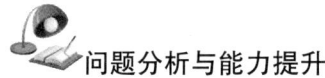问题分析与能力提升

患者,男,65岁,咳嗽、咳痰、喘憋20余年,每年发作3～4个月。5年前,出现劳累后心悸、呼吸困难,坐起可缓解。2周前因感冒发热、咳嗽、心悸加重,伴双下肢水肿,抗感染治疗效果不佳。后咳粉红色泡沫样痰。无高血压、冠心病、糖尿病病史。吸烟30年,平均每天2包。

查体:T 37.6 ℃,P 104次/min,R 26次/min,BP 120/80 mmHg。神清,皮肤无黄染,肝颈静脉回流征阳性。桶状胸,双肺叩诊过清音,呼吸音粗,两肺可闻及湿啰音,心率104次/min,律齐。腹部检查无异常,双下肢水肿。

肺功能:FEV_1/FVC 为52%,FEV_1占预计值43%。血常规:WBC $5.5\times10^9/L$,N 94%。尿常规(-)。

该患者可能的诊断是什么? 如何治疗?

巩固练习题

1. 引起慢性肺源性心脏病的主要病因是 ( )
   A. 慢支并发阻塞性肺气肿　　B. 重症肺结核　　C. 肺炎球菌肺炎
   D. 肺血管病变　　E. 胸廓疾病

2. 慢性肺心病的诊断主要依靠 ( )
   A. 长期吸烟　　B. 咳嗽、心率增快、心脏扩大　　C. 杵状指、口唇发绀
   D. 肺气肿体征　　E. 慢性胸肺疾病史、肺动脉高压、右心扩大等表现

3. 慢性肺心病肺动脉高压的主要形成机制是 ( )
   A. 肺小动脉闭塞　　B. 缺氧致肺小动脉收缩　　C. 肺泡壁毛细血管床减少
   D. 血容量增加,血液黏稠度增高　　E. 肺泡内压力增加,压迫肺泡壁毛细血管

4. 慢性肺心病呼吸衰竭时,下列哪项不正确 ( )
   A. 明显发绀　　B. $PaCO_2$为60 mmHg　　C. pH值为7.36
   D. 肺部明显湿啰音　　E. PaO_2为89 mmHg

5. 慢性肺心病死亡的主要原因是 ( )
   A. 肺部感染　　B. 呼吸衰竭　　C. 心力衰竭
   D. 酸碱平衡紊乱　　E. 肺性脑病

6. 肺性脑病的主要症状是 ( )
   A. 呼吸困难　　B. 咳嗽、咳痰　　C. 头痛、头晕
   D. 精神神经症状　　E. 心力衰竭

7. 肺心病心力衰竭时在哪种情况下使用强心剂 ( )
   A. 心率大于120次/min　　B. 两肺底湿啰音　　C. 气急发绀明显
   D. 肺动脉高压　　E. 感染控制,利尿剂无效

8. 女性,55岁,咳嗽、咳痰10余年,近2个月来症状加重,出现呼吸困难、发绀、腹胀、下肢水肿,诊断考虑是 ( )
   A. 肺结核　　B. 支气管哮喘　　C. 慢性肺源性心脏病
   D. 肾小球肾炎　　E. 肝硬化

9. 患者男性,67岁,肺心病病史多年。3 d前,受凉感冒后,咳嗽加重,大量脓痰、发热、烦躁,今日出现神志模糊、嗜睡,BP 100/60 mmHg,神经系统检查未见明显异常,患者最可能的诊断是 ( )
   A. 肺心病合并休克　　B. 肺心病、肺性脑病　　C. 肺心病并发DIC

D. 肺心病合并急性脑血管病　　　　E. 肺心病并发消化道出血

10. 慢性肺源性心脏病患者 X 射线片典型的心脏形态特征改变是　　　　　　　　　　（　　）

　　A. 心脏向右扩大　　　　　　B. 心腰部凹陷　　　　　　C. 心脏向左下扩大

　　D. 心脏普大　　　　　　　　E. 心尖上翘

第四节　支气管哮喘

支气管哮喘(bronchial asthma,简称哮喘)是由多种细胞(如嗜酸性粒细胞、肥大细胞、T 淋巴细胞、中性粒细胞、气道上皮细胞等)和细胞组分(组胺、白三烯、前列腺素、活性神经肽、血小板活化因子等)参与的气道慢性炎症性疾病。这种慢性炎症与气道高反应性相关,通常出现广泛多变的可逆性气流受限,并引起反复发作性的喘息、气急、胸闷或咳嗽等症状,常在夜间和(或)清晨发作、加剧,多数患者可自行缓解或经治疗得到缓解。

【病因和发病机制】

(一)病因

哮喘的病因目前还不十分清楚,大多数主张将引起哮喘的诸多因素分为遗传因素和环境因素。

1. 遗传因素　　许多调查资料表明,约 40% 患者有家族史,哮喘亲属患病率要比一般群体患病率高,并且亲缘关系越近,患病率越高。目前,已鉴定出多个哮喘易感基因位点,证明了哮喘是一种多基因遗传疾病。

2. 环境因素　　主要包括某些激发因素:①特异性吸入物如灰土、花粉、尘螨、真菌、动物毛屑等,非特异性吸入物如二氧化硫、氨气等;②感染,如细菌、病毒、原虫、寄生虫等;③食物,如鱼、虾、蟹、蛋类、牛奶等;④药物,如普奈洛尔(心得安)、阿司匹林等;⑤其他因素,如气候变化、运动、妊娠等。

(二)发病机制

哮喘的发病机制尚不完全清楚,多数人认为变态反应、气道炎症、气道反应性增高和神经机制等因素与哮喘有密切关系。

1. 变态反应　　当尘螨、花粉、真菌、动物毛屑等变应原进入机体,在 T 淋巴细胞的协助下,B 淋巴细胞转化为浆细胞产生 IgE 抗体。IgE 结合于支气管黏膜下肥大细胞和血液中的嗜碱性粒细胞表面的 IgE 受体(FcR1)上,当机体再次接触相同抗原时,抗原即以抗原桥联形式与效应细胞上的 IgE 结合,使该细胞合成并释放多种活性介质,导致气道平滑肌收缩、黏液分泌增加、血管通透性增高和炎症细胞浸润等。炎症细胞在介质的作用下又可分泌多种介质,使气道病变加重,炎症浸润增加,产生哮喘的临床症状。

2. 气道炎症　　表现为多种炎症细胞特别是肥大细胞、嗜酸性粒细胞和 T 淋巴细胞在气道的浸润和聚集。这些细胞相互作用可以分泌出多种炎症介质和细胞因子,它们和炎症细胞、结构细胞相互作用构成复杂的网络,使气道反应性增高,气道收缩,黏液分泌增加,血管渗出增多。

3. 气道高反应性(airway hyperreactivity,AHR)　　是哮喘发生和发展的另外一个重要机制,表现为气道对各种刺激因子出现过强或过早的收缩反应。当气道受到变应原或其他刺激后,由于多种炎症细胞、炎症介质和细胞因子的参与,气道上皮和上皮内神经的损害等而导致气道高反应性。AHR 有家族倾向,常受到遗传因素的影响。AHR 为支气管哮喘患者的共同病理生理特征,但并非出现 AHR 者都是支气管哮喘,长期吸烟、接触臭氧、病毒性上呼吸道感染、慢性阻塞性肺疾病等也可出现AHR。

4. 神经机制　支气管受复杂的自主神经支配,包括胆碱能神经、肾上腺素能神经、非肾上腺素能非胆碱能(NANC)神经系统。支气管哮喘与β-肾上腺素受体功能低下和迷走神经张力亢进有关,并可能存在有α-肾上腺素能神经的反应性增加。NANC能释放舒张支气管平滑肌的神经介质如血管活性肠肽(VIP)、一氧化氮(NO)及收缩支气管平滑肌的神经介质如P物质、神经激肽等,二者平衡失调,则可引起支气管平滑肌收缩。

【病理】

疾病早期,肉眼解剖学上无明显器质性改变。随着疾病发展,病理学变化逐渐明显,肉眼可见肺膨胀、肺气肿,肺疏松柔软有弹性,支气管和细支气管内含有黏稠痰液及黏液栓。显微镜下可见纤毛上皮剥离,气道上皮下有肥大细胞、肺巨噬细胞、嗜酸性粒细胞、淋巴细胞和中性粒细胞浸润。气道黏膜下组织水肿,微血管通透性增加,支气管内分泌物潴留,支气管平滑肌痉挛,杯状细胞增殖及支气管分泌物增加等。若哮喘长期反复发作,可表现为支气管平滑肌层肥厚,气道上皮细胞纤维化,基底膜增厚等,导致气道重构。

【临床表现】

(一)症状

1. 先兆症状　变应原引起的哮喘急性发作前常有喷嚏、流涕、咳嗽、眼痒、流泪、胸闷等症状。
2. 呼吸困难　表现为发作性呼气性呼吸困难或喘息。多为突然发作,短者持续数分钟,长者数小时甚至数天,可自然缓解或经治疗缓解;严重者呈端坐呼吸,伴有干咳或咳大量白色泡沫痰,甚至出现发绀等。

(二)体征

哮喘发作时可见肺部呈过度充气征象,双肺可闻及散在或广泛的哮鸣音,呼气相延长。哮喘严重发作的患者,听诊可无哮鸣音,但此时患者常有发绀、心率增快、奇脉、胸腹反常运动等临床表现。发作过后可无异常体征。

【并发症】

哮喘的并发症有肺气肿、肺心病、呼吸衰竭、气胸和纵隔气肿、肺不张、心律失常、休克等。

【实验室和其他检查】

1. 血液检查　哮喘发作时可有嗜酸性粒细胞增高,如并发感染可有白细胞总数和中性粒细胞数增高。
2. 痰液检查　涂片在显微镜下可见较多的嗜酸性粒细胞。
3. 肺功能检查

(1)通气功能检测　在哮喘发作时呈阻塞性通气功能改变,有关呼气流速的指标均显著下降。缓解期可逐渐恢复。发作期还可见用力肺活量减少、残气容积增加、功能残气量增加、肺总量增加。

(2)支气管激发试验(bronchial provocation test,BPT)　用以测定气道反应性。常用乙酰甲胆碱、组胺、甘露醇等作为吸入激发剂。吸入激发剂后其通气功能下降,气道阻力增加,如FEV_1下降≥20%,可诊断为BPT阳性。

(3) 支气管舒张试验(bronchial dilation test, BDT) 用以测定气道可逆性。常用沙丁胺醇、特布他林及异丙托溴铵等吸入剂,当 FEV_1 较用药前增加 12% 或以上,且其绝对值增加 200 mL 或以上,可诊断为 BDT 阳性。

(4) PEF 变异率 哮喘发作时 PEF 下降,且昼夜存在变异,若昼夜 PEF 日变异率>10%,或周变异率>20%,提示存在可逆性气道改变。

4. 动脉血气分析 哮喘严重发作时可有呼吸性碱中毒,表现为缺氧,过度通气使 $PaCO_2$ 下降,pH 值上升;病情恶化可同时出现呼吸性酸中毒。

5. 胸部 X 射线检查 哮喘发作时可见两肺透亮度增加,呈过度充气状态;缓解期恢复正常。如并发呼吸道感染时,可见肺纹理增粗及炎性浸润阴影。

6. 特异性变应原检测 哮喘患者大多数有过敏体质,对众多的变应原和刺激物敏感,特异性 IgE 可较正常人明显增高。通过皮肤和吸入变应原测试可查到相应的变应原。测定变应性指标有助于患者的病因诊断,脱离致敏因素。

【诊断和鉴别诊断】

(一) 诊断

1. 诊断依据 ①反复发作喘息、气急、胸闷或咳嗽,多与接触变应原、冷空气、物理、化学性刺激、病毒性上呼吸道感染、运动有关;②发作时双肺可闻及散在或弥漫性以呼气相为主的哮鸣音,呼气相延长;③上述症状可经治疗缓解或自行缓解;④除外其他疾病所引起的喘息、气急、胸闷和咳嗽。

2. 临床表现不典型者(如无明显喘息或体征) 应至少具备以下一项试验阳性:①支气管激发试验阳性;②支气管舒张试验阳性;③最大呼气流量(PEF)日内变异率或昼夜波动率>10% 或周变异率>20%。

(二) 分期与分级

1. 急性发作期 指喘息、气促、咳嗽、胸闷等症状突然发生,或原有症状急剧加重,常有呼吸困难,根据严重程度分为轻度、中度、重度和危重 4 级。

轻度:步行或上楼时气短,可有焦虑,呼吸频率轻度增加,呼吸末期有散在哮鸣音,肺通气功能和血气分析检查正常。

中度:稍活动即感到气短,喜坐位,讲话常有中断,时有焦虑或烦躁,呼吸频率增加,可有三凹征,闻及响亮、弥漫的哮鸣音,心率加快,可有奇脉,使用支气管舒张剂后 PEF 占预计值的 60%~80%,SaO_2 为 91%~95%。

重度:休息时感到气短,呈端坐呼吸,单字讲话,常有焦虑、烦躁状态,大汗淋漓,呼吸频率常>30/min,常有三凹征,可闻及响亮、弥漫的哮鸣音,心率>120/min,出现奇脉,使用支气管舒张剂后 PEF 占预计值<60%,或绝对值<100 L/min,或作用时间<2 h,PaO_2<60 mmHg,$PaCO_2$>45 mmHg,SaO_2≤90%,pH 值下降。

危重:患者不能讲话,嗜睡、意识模糊,胸腹矛盾运动,哮鸣音减弱乃至消失,脉率减慢或不规则,pH 值降低。

2. 非急性发作期(又称慢性持续期) 指相当长的时间内不同频度和(或)不同程度地出现喘息、气急、胸闷、咳嗽的症状,肺通气功能下降。根据临床特征将哮喘控制水平分为完全控制、部分控制和未控制 3 个等级。

(1) 完全控制　白天症状无或发作次数≤2次/周,肺功能正常。

(2) 部分控制　在1周内出现下列症状1~2项:①白天活动时发作次数>2次/周;②活动受限;③有夜间症状;④肺功能小于正常预计值或本人最佳值的80%;⑤每周需使用缓解药或急救治疗2次以上。

(3) 未控制　在1周内出现≥3项部分控制的表现。

(三) 鉴别诊断

1. 左心衰竭　呼吸困难发作时的症状与哮喘相似,但其多有高血压、冠状动脉粥样硬化性心脏病、风湿性心脏病、二尖瓣狭窄等病史和体征。临床表现为阵发性咳嗽,常咳出粉红色泡沫样痰,两肺可闻及广泛的湿啰音和哮鸣音,胸部检查可见心脏增大,肺淤血征。

2. 喘息型慢性支气管炎　多见于中老年人,以慢性咳嗽、咳痰为主,喘息可常年存在,寒冷季节加重,两肺可闻及湿啰音,可有肺气肿体征。

3. 支气管肺癌　肺癌的呼吸困难和喘鸣症状进行性加重,常无诱因,可有血痰,痰中可找到癌细胞,通过胸部X射线、CT、MRI检查或纤维支气管镜检查,可明确诊断。

【治疗】

目前尚无特效的根治疗法,但通过长期规范化治疗,可以使哮喘症状得到控制,有助于患者同正常人一样生活、工作和学习。

(一) 脱离变应原

部分患者通过找到引起哮喘发作的变应原或其他非特异刺激因素,脱离变应原的接触,有效防治哮喘的发作。

(二) 药物治疗

治疗哮喘的药物可分为缓解哮喘发作和控制哮喘发作两大类。

1. 缓解哮喘发作

(1) β_2肾上腺素受体激动剂(简称β_2受体激动剂)　是控制哮喘急性发作的首选药物。常用的短效β_2受体激动剂有沙丁胺醇、特布他林和非诺特罗,药效持续时间约为4~6 h。长效β_2受体激动剂有福莫特罗、沙美特罗及丙卡特罗,持续时间为10~12 h。长效β_2受体激动剂须与吸入激素联合应用,不可单独使用。首选吸入法,沙丁胺醇或特布他林气雾剂,每喷100 μg,每天3~4次,每次1~2喷。长效β_2受体激动剂如福莫特罗4.5 μg,每天2次,每次一喷。β_2受体激动剂的缓释型及控制型制剂疗效维持时间较长,用于防治反复发作性哮喘和夜间哮喘。

(2) 抗胆碱药　可降低迷走神经兴奋性而起舒张支气管作用,并可减少痰液分泌。与β_2受体激动剂联合吸入有协同作用,尤其适用于夜间哮喘及多痰的患者。可用异丙托溴铵气雾剂,每日3次,每次25~75 μg或用100~150 mg/L的溶液持续雾化吸入。约10 min起效,维持4~6 h。不良反应少。

(3) 茶碱类　茶碱类除能抑制磷酸二酯酶,拮抗腺苷受体,刺激肾上腺分泌肾上腺素,增强呼吸肌的收缩,增强气道纤毛清除功能和抗炎作用。茶碱与糖皮质激素合用具有协同作用。可口服控(缓)释茶碱,作用可维持12~24 h,可用于控制夜间哮喘,不良反应较少,适合轻至中度哮喘。危重症哮喘可静脉注射氨茶碱,首次剂量为4~6 mg/kg,注射速度不宜超过0.25 mg/(kg·min),静脉滴注维持量为0.6~0.8 mg/(kg·h),日注射量一般不超过1.0 g。主要不良反应为胃肠道症状,心血管症状及多尿,偶可兴奋呼吸中枢,严重者可引起抽搐乃至死亡。发热、妊娠、小儿或老年人,患有肝、心、肾功能障碍及甲状腺功能亢进者慎用。

2.控制或预防哮喘发作

(1)糖皮质激素 是当前控制哮喘发作最有效的药物。吸入治疗是目前推荐长期抗炎治疗哮喘的最常用方法。常用吸入药物有倍氯米松、布地奈德、氟替卡松等,需规律吸入一周以上方能生效。根据哮喘病情,吸入剂量在轻度持续者一般200~500 μg/d,中度持续者一般500~1 000 μg/d,重度持续者一般>1 000 μg/d(不宜超过2 000 μg/d)(氟替卡松剂量减半)。可引起口咽念珠菌感染、声音嘶哑或呼吸道不适,吸药后用清水漱口可减轻局部反应和胃肠吸收。可与长效 $β_2$ 受体激动剂、控释茶碱或白三烯受体拮抗剂联合使用。

也可口服泼尼松(强的松)、泼尼松龙(强的松龙),用于吸入糖皮质激素无效或需要短期加强的患者;严重哮喘发作时应及早静脉注射琥珀酸氢化可的松100~400 mg/d,症状缓解后逐渐减量,然后改口服和吸入制剂维持。

(2)白三烯调节剂 具有抗炎和舒张支气管平滑肌双重作用。可以作为轻度哮喘的一种控制药物的选择。如孟鲁司特10 mg,每天1次。

(3)其他药物 酮替芬、阿司咪唑、曲尼斯特、氯雷他定在轻症哮喘和季节性哮喘有一定效果,也可与 $β_2$ 受体激动剂联合用药。

(三)急性发作期的治疗(表2-4)

表2-4 急性发作期治疗方法

病情	首选方法	可以联合的药物	其他措施
轻度	定时吸入糖皮质激素200~500 μg BDP/d	吸入短效 $β_2$ 受体激动剂	口服 $β_2$ 受体激动剂控释片;或小量茶碱控释片(200 mg/d);或异丙托溴铵气雾剂吸入
中度	定时吸入糖皮质激素500~1 000 μg BDP/d	规则吸入 $β_2$ 激动剂;或联合抗胆碱药吸入;或口服长效 $β_2$ 受体激动剂	持续雾化吸入 $β_2$ 受体激动剂;或联合用抗胆碱药吸入;或口服糖皮质激素(<60 mg/d);必要时可用氨茶碱缓慢静脉注射
重度至危重	静脉滴注糖皮质激素,持续雾化吸入 $β_2$ 受体激动剂,或合并抗胆碱药;或静脉滴注氨茶碱或沙丁胺醇	口服白三烯拮抗剂	维持水、电解质平衡,纠正酸碱失衡;氧疗,必要时进行机械通气;预防呼吸道感染等

(四)非急性发作期的治疗

一般哮喘经过急性期的治疗症状得到控制,但其慢性炎症仍然存在,必须制订长期治疗方案(图2-1)。

对于未治疗的持续性哮喘患者,初始治疗应从第2级治疗方案开始,如若哮喘的初始评估提示其处于严重未控制,应从第3级治疗方案开始。当哮喘有效控制处于3个月以上,则可考虑降级治疗。若该级不能有效控制,则应升级直至哮喘控制。

(五)免疫疗法

1.特异性免疫疗法(亦称脱敏疗法) 即采用特异性变应原做定期反复皮下注射,剂量由低到高,以产生耐受性。

2. 非特异性免疫疗法 即注射卡介苗、转移因子、疫苗等生物制品抑制变应原反应的过程,具有一定的辅助疗效。

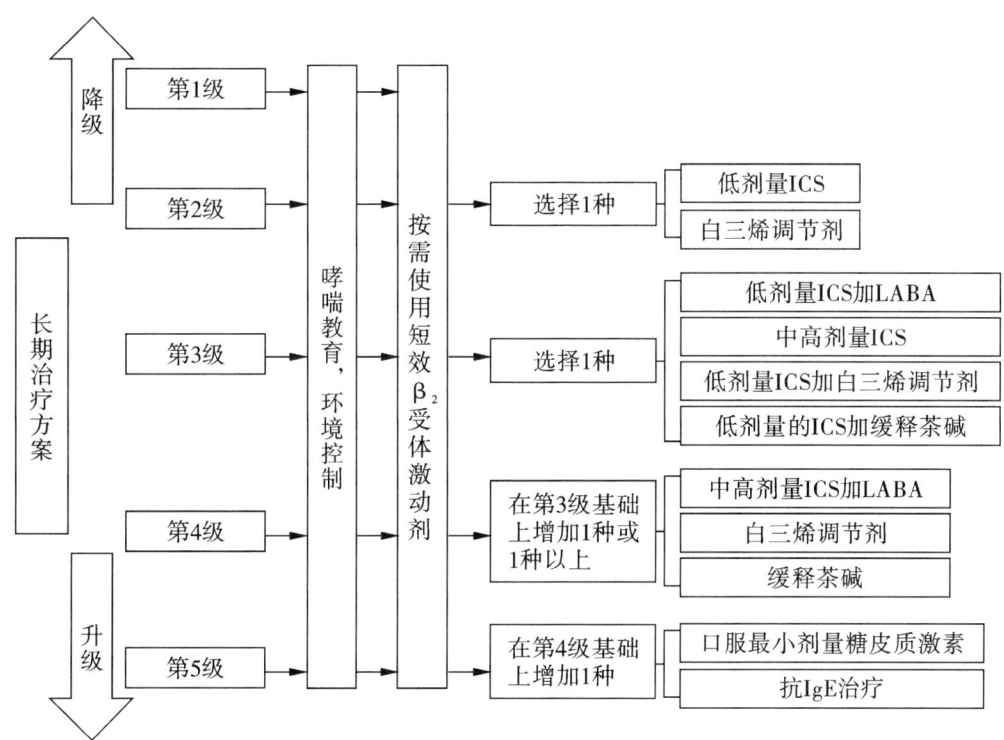

图2-1 哮喘长期治疗方案

注:ICS为吸入型糖皮质激素;LABA为长效β_2受体激动剂

【预防】

若患者能找到引起哮喘发作的变应原或其他非特异性刺激因素,通过脱离并避免这些因素,达到预防哮喘发作,这是预防哮喘的最有效方法。

【预后】

哮喘的转归和预后因人而异,与治疗是否及时、方案是否合理等密切相关。病情轻者容易恢复;病情重者,若其气道反应性增高明显或伴有其他过敏性疾病则不易控制。长期发作而并发COPD、肺源性心脏病者,预后不良。

> **助医考点**
>
> 支气管哮喘的病因及发病机制、临床表现、辅助检查、诊断与鉴别诊断、治疗。

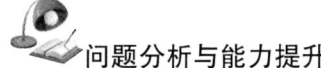问题分析与能力提升

患者,男性,33岁,发作性喘息2周。2周前受凉后出现喘息,伴有发热,最高38℃,咳嗽、咽痛、无痰,自觉呼吸时有"喘鸣音",以夜间为甚,常常憋醒,接触冷空气或烟味后症状加重,口服"感冒药"后发热缓解,但喘息、咳嗽改善不明显。既往患"变应性鼻炎"10年,经常服用"抗过敏药"。无烟酒嗜好,无药物过敏史。其父患"湿疹"多年。

查体：T 37 ℃，P 70 次/min，R 25 次/min，BP 110/86 mmHg，神志清，精神可，全身无皮疹及出血点，浅表淋巴结不大，巩膜无黄染，口唇无发绀，未见颈静脉怒张。两肺可闻及散在哮鸣音，心界叩诊不大，心率 70 次/min，律齐，未闻及杂音。腹平软，肝脾未触及，双下肢无水肿及杵状指。生理反射存在，病理反射未引出。

实验室检查：Hb 130 g/L，WBC $8.1×10^9$/L，N 79%，L 10%，E 12%，PLT $255×10^9$/L。胸部 X 射线片：未见明显异常。

请问：该患者初步诊断是什么？有哪些诊断依据？需要和哪些疾病鉴别？进一步还需做哪些检查？请为该患者拟订一个治疗方案。

巩固练习题

1. 支气管哮喘的典型表现是 （ ）
   A. 咳嗽、咳痰　　　　　　B. 夜间阵发性呼吸困难　　　　C. 呼气性呼吸困难
   D. 吸气性呼吸困难　　　　E. 咯血

2. 判定支气管哮喘疗效最有意义的指标是 （ ）
   A. 肺活量　　　　　　　　B. 嗜酸性粒细胞数　　　　　　C. 症状和体征
   D. 血气分析　　　　　　　E. X 射线肺野透亮度的变化

3. 支气管哮喘的主要体征是 （ ）
   A. 两肺广泛哮鸣音　　　　B. 两肺广泛湿啰音　　　　　　C. 心率增快
   D. 右心室肥大　　　　　　E. 气管移位

4. 血液检查对诊断支气管哮喘有价值的是 （ ）
   A. 白细胞总数增高　　　　B. 中性粒细胞增高　　　　　　C. 嗜碱性粒细胞增高
   D. 嗜酸性粒细胞增高　　　E. 红细胞降低

5. 支气管哮喘与心源性哮喘一时难以鉴别时可用下列哪种药物缓解 （ ）
   A. 普萘洛尔　　　　　　　B. 肾上腺素　　　　　　　　　C. 氨茶碱
   D. 去甲肾上腺素　　　　　E. 吗啡

6. 抑制气道炎症目前最常用的药物是 （ ）
   A. 糖皮质激素　　　　　　B. 沙丁胺醇　　　　　　　　　C. 氨茶碱
   D. 抗生素　　　　　　　　E. 酮替酚

7. 哮喘患者气道高反应性的最重要因素是 （ ）
   A. 变态反应　　　　　　　B. 气道炎症　　　　　　　　　C. 迷走神经功能亢进
   D. 遗传因素　　　　　　　E. 精神因素

8. 患者，女，23 岁，多种药物过敏史，1 周前上呼吸道感染使用红霉素治疗。发病当天去公园游玩时突然喘憋、端坐呼吸、大汗，两肺满布哮鸣音，此患者可能的诊断是 （ ）
   A. 气道异物　　　　　　　B. 急性喉炎　　　　　　　　　C. 药物过敏
   D. 急性左心衰竭　　　　　E. 支气管哮喘

9. 下列哪种白细胞可释放组胺引起哮喘等过敏反应 （ ）
   A. 中性粒细胞　　　　　　B. 单核细胞　　　　　　　　　C. 淋巴细胞
   D. 嗜酸性粒细胞　　　　　E. 嗜碱性粒细胞

10. 女，38 岁，间断咳嗽 4 年，无低热、咯血等，反复抗生素治疗无效。查体：胸部 X 射线片未见明显异常。最可能的诊断是 （ ）
    A. 慢性支气管炎　　　　　B. 支气管结核　　　　　　　　C. 咳嗽变异性哮喘
    D. 支气管扩张　　　　　　E. 支气管肺炎

第五节 支气管扩张症

支气管扩张症(bronchiectasis)是常见的慢性支气管化脓性疾病,临床表现为慢性咳嗽、大量脓痰、反复咯血及反复肺部感染。儿童和青年期发病较多。近年来随着急、慢性呼吸道感染的恰当治疗,该病发病率逐渐减少。

【病因与发病机制】

(一)支气管-肺的感染及阻塞

支气管扩张症的主要发病原因是支气管-肺组织的感染和支气管的阻塞。①支气管肺组织的反复感染,损害支气管壁的各层组织、平滑肌和弹力纤维,削弱了管壁的支撑作用,致弹性减弱,加上感染时,支气管炎性分泌物的增加,管壁充血、水肿,使管腔狭窄,造成支气管阻塞和肺不张,导致胸膜腔负压因肺组织萎缩而增大,在咳嗽时支气管内压力明显增高,胸膜腔负压的牵引作用明显加强,日久可逐渐形成支气管扩张。②婴幼儿时期支气管尚在发育阶段,管壁薄弱,管腔狭窄,在患麻疹、百日咳、流感等合并支气管炎时极易受损、阻塞,从而发生支气管扩张。③肺组织的慢性感染或结核病灶愈合后的纤维组织牵拉,也可形成支气管扩张。

(二)支气管先天性发育缺损

纤毛细胞发育不全会引起纤毛固定,纤毛-黏液排送系统的功能明显降低,故易发生支气管扩张。

【病理】

支气管扩张症好发于左肺下叶和舌叶。可见支气管弹力组织、肌层及软骨等陆续遭受破坏,管壁黏膜的纤毛上皮细胞被破坏,黏膜有炎症细胞和溃疡形成,纤毛柱状上皮鳞状化生或萎缩,管腔变形、扭曲、逐渐扩张。扩张按形态分为柱状和囊状两种,常合并存在,柱状扩张的管壁破坏较轻,随着病情发展逐渐严重,出现囊状扩张。扩张的支气管内积聚稠厚脓性分泌物,形成脓痰。毛细血管扩张、支气管动脉和肺动脉的终末支常有扩张及吻合,形成血管瘤,其破裂可引起反复大咯血。受累肺叶或肺段多见肺容积缩小甚至肺不张。临近的支气管虽无扩张,但常表现为慢性支气管炎症病理变化,随着反复感染,病变范围扩大,逐渐发展,可并发慢性阻塞性肺气肿及肺心病。

【临床表现】

本病多发生于儿童和青年,常继发于麻疹、百日咳引起的支气管肺炎后,少部分发生在肺结核之后。早期轻度的支气管扩张可无症状。随着病情发展,可出现慢性咳嗽、大量脓痰、反复咯血的临床表现。

(一)症状

1.慢性咳嗽、大量脓痰 多呈阵发性,每日痰量可达100~400 mL,常于体位变化时出现。脓痰久置后可出现分层现象:上层为泡沫,中层为浆液或浆液脓性,下层为坏死组织沉淀物。如有厌氧菌感染,痰为恶臭。

2.反复咯血 为本病常见症状,多数患者有反复咯血,咯血量多少不定,可为痰中带血或小量咯血,亦可表现为大咯血,呈间歇性。部分患者仅有咯血症状而无慢性咳嗽、大量脓痰病史,此类患者称为干性支气管扩张,常继发于肺结核病所致的上叶病变。

3. 反复肺部感染　同一肺段反复发生肺炎并迁延不愈是其特点。常由上呼吸道感染向下蔓延,支气管感染加重、引流不畅,炎症扩展至病变支气管周围的肺组织。

4. 全身表现　患者局部及全身抵抗力下降,易患感冒及呼吸道感染。早期轻症患者,一般情况良好,病情加重时除咳嗽、咳痰、咯血加重外还可出现发热、头痛、全身疼痛、乏力等。在疾病晚期多伴有营养不良、消瘦等,并发肺纤维化、肺气肿、肺心病者可出现气促、水肿等相应症状。

(二)体征

病变轻、无感染者,肺部可无明显体征。病变严重或继发感染,支气管内有渗出物时,病变部位可听到固定而持久的局限性湿啰音,痰咳出后湿啰音仅可暂时减少或消失。部分患者可出现杵状指(趾)、贫血,肺功能下降者可有发绀。若合并支气管肺炎、肺纤维化、肺气肿等则出现相应的体征。

【实验室和其他检查】

1. 血常规　白细胞总数与分类一般正常,急性感染时白细胞总数及中性粒细胞计数可增高。贫血者血红蛋白下降。红细胞沉降率可增快。

2. 痰检查　痰涂片可发现革兰氏阴性及阳性细菌;培养可检出致病菌,药敏试验结果对于临床正确选用抗生素具有指导价值。

3. X射线胸片　本病典型X射线改变为肺纹理增粗紊乱,出现多个不规则环状透光阴影或出现蜂窝状、卷发状阴影。合并急性感染时阴影内可见小的液平面,提示支气管囊状扩张。

4. CT　高分辨率CT可清楚显示扩张的支气管腔,无创伤、易重复、易接受,现已成为支气管扩张症的主要诊断方法。

5. 支气管碘油造影　对确诊有重要意义,并可确定病变部位、性质和范围。病变处支气管可呈柱状、囊状或囊柱状阴影。对诊断明确且不宜手术或心肺功能不全者,则不宜做此项检查。现已被高分辨率CT取代。

6. 肺功能检查　病变局限者,由于肺具有极大的储备力,肺功能一般无明显改变。柱状扩张对肺功能影响较轻微。囊状扩张的支气管破坏较严重,可并发阻塞性肺气肿。随着病情发展,功能性损害加重,可导致动脉血氧分压降低和动脉血氧饱和度下降。

7. 纤维支气管镜检查　对部分患者可发现出血部位及支气管阻塞的原因,对支扩的病因及定位诊断有一定帮助。经纤支镜取培养标本对于明确感染的病原菌有一定价值。

【诊断和鉴别诊断】

(一)诊断

根据慢性咳嗽、大量脓痰、反复咯血及肺部感染等病史,肺部闻及固定而持久的局限性湿啰音,X射线检查有肺纹理增粗、紊乱或呈蜂窝状、卷发状阴影可做出临床诊断。高分辨率CT可明确诊断。

(二)鉴别诊断

1. 慢性支气管炎　本病是中、老年人常见病,亦有慢性咳嗽、咳痰症状,在冬、春季多发,痰为白色泡沫样黏痰,感染急性发作时可呈脓性,痰量较少,无反复咯血史。两肺底部可闻及湿啰音,咳后可消失,不固定。

2. 肺结核　常有低热、盗汗、乏力、消瘦等结核毒性症状,干、湿啰音多位于上肺局部,X射线胸片和痰结核分枝杆菌检查可做出诊断。

3. 肺脓肿　有咳大量脓痰史,但起病较急,全身中毒症状明显,如畏寒、高热等。X射线检查肺部有大片密度增高的阴影,其中可见伴有液平面的脓腔。急性肺脓肿经有效抗生素治疗后,炎症可完全吸收消退。

4. 先天性肺囊肿　与支气管相通且合并感染时可有发热、咳嗽、咳痰及反复咯血。肺部X射线可见多个边缘清的圆形或椭圆形阴影,壁较薄,周围无浸润病变,高分辨率CT有助于诊断。

【治疗】

(一)一般治疗

合理安排休息,避免受凉,劝导戒烟,预防呼吸道感染。

(二)控制感染

出现痰量及其脓性成分增加等急性感染征象时需应用抗生素。病情较轻者可选用口服抗感染药物,病情较重者可静脉使用抗感染药物,如喹诺酮类、头孢菌素类等,怀疑有厌氧菌感染者可使用甲硝唑。疗程以控制感染为度,即全身中毒症状消失,体温降至正常,痰量明显减少后1周左右可考虑停药。不宜长期使用抗感染药物,以免发生真菌感染等副作用。

(三)祛除痰液

1. 体位引流　身体状况较好者可采取体位引流,促进脓痰排出,减轻中毒症状,有时较抗感染药物治疗更易见效。一般要求病变部位在上,扩张的支气管口朝下,促使痰液顺体位引流至气管排出体外。每日2~3次,每次10~15 min。

2. 祛痰剂　为了稀释痰液使其易于咳出,可选用氯化铵0.3~0.6 g、溴己新(必嗽平)16 mg、盐酸氨溴索片30 mg,每日3次;或雾化吸入重组脱氧核糖核酸酶。

(四)咯血处理

小量咯血,口服安络血、云南白药;中量咯血,静脉给予垂体后叶素、酚妥拉明;大量咯血,经内科治疗无效,可介入栓塞或手术。

(五)手术治疗

反复感染、大咯血,病变局限,内科治疗无效,全身状况尚好,可考虑肺段或肺叶切除术。

【预防】

积极预防呼吸道感染,保持呼吸道通畅,防止继发感染。寒冷天冷应注意保暖,避免感冒。戒烟,避免接触烟雾及刺激性气体。急性期应注意休息,缓解期可做呼吸操和适当的全身体育锻炼,以增强机体抵抗力和免疫力。平时饮食应多食蛋、肉、鱼、奶和新鲜蔬菜、瓜果。

【预后】

主要取决于支气管扩张的范围和有无并发症。支气管扩张范围局限者,积极治疗可很少影响生命质量。支气管扩张范围广泛者容易损害肺功能,甚至发展为呼吸衰竭,导致死亡。

助医考点

支气管扩张症的临床表现、辅助检查、诊断和鉴别诊断、治疗和预防。

问题分析与能力提升

患者,女,35岁。反复咳嗽、咳黄色脓痰8年,晨起明显,每日均咳出六七口黄痰,曾做胸部高分辨CT检查,诊断为"支气管扩张症"。4 d前感冒后咳嗽、咳痰加重,痰呈黄绿色,痰量明显增多。

查体:双肺呼吸音粗,右肺可闻及湿啰音。查血 WBC 13×10^9/L,N 90%,L 15%。青霉素皮试阴性。

请问:该患者的治疗措施有哪些?

巩固练习题

1. 确诊支气管扩张症的检查方法是 ( )
   A. 血常规　　　　　　　　B. B超　　　　　　　　C. 胸部X射线
   D. 支气管碘油造影　　　　E. 痰液检查

2. 支气管扩张症的临床特征是 ( )
   A. 慢性咳嗽、大量脓痰、高热　　B. 慢性咳嗽、大量咯血、严重贫血　　C. 大量咯血、大量脓痰、严重贫血
   D. 慢性咳嗽、大量脓痰、反复咯血　　E. 大量脓痰、反复咯血、消瘦

3. 支气管扩张症大咯血的原因是 ( )
   A. 动脉终末支扩张形成动脉瘤　　B. 病灶部位毛细血管通透性增高　　C. 支气管壁破坏
   D. 感染所致黏膜充血、水肿　　E. 慢性溃疡侵蚀肺小血管

4. 对判断支气管扩张症患者咯血部位最有价值的检查是 ( )
   A. 肺动脉造影　　　　　B. 胸部CT　　　　　　C. 支气管动脉造影
   D. 支气管镜　　　　　　E. 胸部X射线片

5. 患者男性,30岁,自幼体弱,反复发作呼吸道感染,近2个月来出现咳嗽、黄脓痰,并有咯血,每次数十毫升,每日数次,根据病史,此患者最可能的诊断是 ( )
   A. 原发性肺结核　　　　B. 支气管扩张症　　　　C. 原发性支气管肺癌
   D. 急性支气管炎　　　　E. 支气管哮喘

6. 支气管扩张症患者大咯血的首选的治疗药物是 ( )
   A. 立止血　　　　　　　B. 鱼精蛋白　　　　　　C. 生长抑素
   D. 凝血酶　　　　　　　E. 垂体加压素

7. 以下哪种病因最容易引起支气管扩张 ( )
   A. 遗传因素　　　　　　B. 免疫功能异常支气管阻塞　　C. 支气管肺组织反复感染
   D. 支气管阻塞　　　　　E. 支气管先天发育异常

8. 某男,35岁,支气管扩张症病史10余年,最有可能出现的肺外体征是 ( )
   A. 杵状指　　　　　　　B. 骨关节肥大　　　　　C. 反甲
   D. 脊柱强直　　　　　　E. 肥胖

9. 患者,男,36岁,2 h前突然咯鲜血,量达250 mL,既往有痰中带鲜血史。查体:T 37.4 ℃,双肺叩诊清音,左下肺可闻及水疱音,心尖部可闻及3/6级收缩期吹风样杂音,最可能的诊断为 ( )
   A. 肺梗死　　　　　　　B. 支气管扩张症　　　　C. 空洞型肺结核
   D. 大叶性肺炎　　　　　E. 风湿性心脏病

10. 支气管扩张患者反复大咯血时,首选的治疗方法是 ( )
    A. 长期口服抗生素　　　B. 切除病变肺组织　　　C. 长期口服钙通道阻滞剂
    D. 支气管动脉栓塞术　　E. 介入治疗

第六节 肺炎

一、概述

肺炎(pneumonia)是指终末气道、肺泡和肺间质的炎症,可由病原微生物、理化因素、免疫损伤、过敏及药物所致。

【发病机制和病理】

肺炎的发生大多与病原体的感染有关。如果病原体数量多、毒力强和(或)宿主呼吸道局部和全身免疫防御系统损害,即可发生肺炎。病原体可通过空气吸入、血行播散、邻近感染部位蔓延、上呼吸道定植菌的误吸这几个途径引起肺炎,还可因误吸胃肠道的定植菌和人工气道吸入环境中的致病菌引起。病原体在下呼吸道滋生繁殖,引起肺泡毛细血管充血、水肿,肺泡内纤维蛋白渗出及细胞浸润。金黄色葡萄球菌、铜绿假单胞菌和肺炎克雷伯杆菌等可引起肺组织的坏死性病变,肺炎链球菌引起的肺炎治愈后肺的结构与功能均可恢复。

【分类】

(一)解剖分类

1. 大叶性肺炎(肺泡肺炎) 病原体先在肺泡引起炎症,经肺泡间孔(Cohn孔)向其他肺泡扩散,导致肺段、肺叶发生炎症,通常不累及支气管。X线表现为肺叶或肺段的致密实变阴影。病原体多为肺炎链球菌。

2. 小叶性肺炎(支气管肺炎) 病原体经支气管入侵,引起细支气管、终末细支气管及肺泡发生炎症,肺下叶常受累。X射线表现为沿肺纹理分布的不规则斑片状阴影,边缘密度低而模糊,无实变征象。病原体有肺炎链球菌、葡萄球菌、病毒、肺炎支原体及军团菌等。

3. 间质性肺炎 以肺间质为主的炎症,累及支气管壁及支气管周围组织,有肺泡壁增生及间质水肿,因病变仅在肺间质,所以呼吸道症状轻,病变广泛时呼吸困难明显。X射线表现为一侧或双侧肺下部的不规则条索状阴影,从肺门向外伸展,可呈网状、毛玻璃状,其间可有小片肺不张阴影。病原体可有细菌、支原体、衣原体、病毒或肺孢子菌等。

(二)病因分类

1. 细菌性肺炎 细菌感染是肺炎最多见的原因。病原体有肺炎链球菌、金黄色葡萄球菌、甲型溶血性链球菌、肺炎克雷伯杆菌、流感嗜血杆菌、铜绿假单胞菌等。

2. 非典型病原体所致肺炎 病原体有军团菌、支原体和衣原体等。

3. 病毒性肺炎 病原体有冠状病毒、腺病毒、呼吸道合胞病毒、流感病毒、麻疹病毒、巨细胞病毒、单纯疱疹病毒等。

4. 肺真菌病 病原体有白念珠菌、曲霉菌、隐球菌、肺孢子菌、毛菌等。

5. 其他病原体所致肺炎 病原体有立克次体、弓形虫、寄生虫等。

6. 理化因素所致的肺炎 例如放射性肺炎、化学性肺炎,由吸入或内源性脂类物质产生炎症反应的类脂性肺炎等。

(三)患病环境分类

1. 社区获得性肺炎(community acquired pneumonia,CAP) 是指在医院外感染病原体而发生的肺实质炎症,包括在社区感染、尚在潜伏期,因其他原因住院后发病的肺炎,需排除在医院内感染而于出院后发病的肺炎。常见病原体为肺炎链球菌、支原体、衣原体、流感嗜血杆菌和呼吸道病毒等。

2. 医院获得性肺炎(hospital acquired pneumonia,HAP) 是指患者入院时不存在,也不处于潜伏期,入院48 h后在医院(包括老年护理院、康复院等)内发生的肺炎,包括呼吸机相关性肺炎(veritilator associated pneumonia, VAP)和医疗护理相关性肺炎(healthcare associated pneumonia, HCAP),也包括在医院内获得感染而于出院后48 h内发生的肺炎。无感染高危因素患者的常见病原体为肺炎链球菌、流感嗜血杆菌、金黄色葡萄球菌、大肠埃希菌、肺炎克雷伯杆菌等;有感染高危因素患者为金黄色葡萄球菌、铜绿假单胞菌、肠杆菌属、肺炎克雷伯杆菌、不动杆菌属等。

目前临床上多按肺炎的获得环境分类,便于选择经验性治疗药物。

【诊断步骤】

(一)确定肺炎诊断

可通过临床表现、胸部X射线、痰液检查等资料,排除上下呼吸道感染、其他类似肺炎的疾病及非感染性肺部疾病(如肺结核、肺癌、肺脓肿、肺栓塞等)。

(二)评价肺炎的严重程度

肺炎严重程度取决于局部炎症程度、肺部炎症的播散和全身反应程度。重症肺炎诊断的主要标准:①需要有创机械通气;②感染性休克需要血管收缩剂治疗。次要标准:①呼吸频率≥30次/min;②氧合指数(PaO_2/FiO_2)≤250;③多肺叶浸润;④意识障碍或定向障碍;⑤氮质血症(BUN≥20 mg/L);⑥白细胞减少(白细胞<$4.0×10^9$/L);⑦血小板减少(血小板<$10.0×10^9$/L);⑧低体温(<36 ℃);⑨低血压,需要强力的液体复苏。符合1项主要标准或3项次要标准以上者可诊断为重症肺炎。

(三)确定病原体

上呼吸道的正常菌群可污染痰液,或应用抗菌药物后影响病原体培养结果,故采集呼吸道标本应在抗菌药物应用前,注意避免污染,及时送检。

【治疗】

肺炎治疗的根本是抗感染治疗,包括经验性治疗和针对病原体治疗。经验治疗是根据本地区、本单位的肺炎病原体流行病学资料选择抗菌药,针对病原体治疗是根据细菌培养和药敏试验结果选择抗菌药。

对于青壮年和无基础疾病的CAP患者,常用青霉素类、第一代头孢菌素等,对耐药肺炎链球菌用氟喹诺酮类,如莫西沙星、吉米沙星和左氧氟沙星。老年人、有基础疾病或需要住院的CAP,常用氟喹诺酮类,第二、三代头孢菌素,β-内酰胺类/β-内酰胺酶抑制剂,或厄他培南,可联合大环内酯类。重症CAP患者常用β-内酰胺类联合大环内酯类或氟喹诺酮类;青霉素过敏者用氟喹诺酮类和氨曲南。

轻、中症HAP患者,常用第二、三代头孢菌素,β-内酰胺类/β-内酰胺酶抑制剂,氟喹诺酮类或碳青霉烯类。重症HAP用氟喹诺酮类或氨基糖苷类,联合抗假单胞菌的β-内酰胺类、广谱青霉素/

β-内酰胺酶抑制剂、碳青霉烯类的任何一种,若怀疑多耐药球菌感染时可联合万古霉素、替考拉宁或利奈唑胺。

抗菌药治疗肺炎应注意:尽早进行,一旦怀疑为肺炎即马上给予首剂抗菌药;待病情稳定后可从静脉给药转为口服治疗;疗程至少5 d,大多数患者需要7~10 d或更长,如体温正常48~72 h,无肺炎任何一项临床不稳定征象可停用抗菌药。

肺炎病情稳定标准为:①T≤37.8 ℃;②心率≤100次/min;③呼吸频率≤24次/min;④血压:收缩压≥90 mmHg;⑤呼吸室内空气条件下动脉血氧饱和度≥90%或PaO_2≥60 mmHg;⑥能够口服进食;⑦精神状态正常。

【预防】

加强体育锻炼,增强体质。减少危险因素如吸烟、酗酒。年龄大于65岁者可注射流感疫苗。对年龄大于65岁或不足65岁,但有心血管、肺疾病、糖尿病、酗酒、肝硬化和免疫抑制者(如HIV感染、肾功能衰竭、器官移植受者等)可注射肺炎疫苗。

二、肺炎球菌肺炎

肺炎球菌肺炎(streptococcus pneumoniae,SP)是由肺炎链球菌所引起的肺炎,是CAP中最常见的一类。常起病急骤,以寒战、高热、咳嗽、铁锈色痰及胸痛为特征,X射线胸片呈肺段或肺叶急性炎性实变。近年来因抗菌药的广泛使用,本病典型者已少见。本病冬季与初春多见,常伴发于呼吸道病毒感染。

【病因和发病机制】

(一)病因

肺炎链球菌多成双排列或短链排列,革兰氏染色阳性,致病力大小与菌体外层荚膜中的多糖结构及含量有关。目前肺炎链球菌分为86个血清型,以第3型致病力最强。肺炎链球菌在干燥痰中能存活数月,阳光直射1 h或加热至52 ℃ 10 min即可杀灭,对苯酚等消毒剂也很敏感。

(二)发病机制

肺炎链球菌正常寄居在口腔和鼻咽部,当机体免疫力低下时入侵人体致病。肺炎链球菌不产生毒素,不会引起组织坏死或形成空洞。菌体荚膜先引起肺泡壁水肿,白细胞与红细胞渗出,随痰咳出,可呈血痰,渗入肺泡内的红细胞被破坏,释放出含铁血黄素,使痰呈铁锈色。含菌的渗出液经肺泡间孔向周围扩展,可累及几个肺段或整个肺叶。因病变开始于肺的外周,故叶间分界清楚,并易累及胸膜而引起渗出性胸膜炎。肺炎链球菌除引起肺炎外,少数可发生菌血症或感染性休克,老年人及婴幼儿的病情较严重。

【病理】

分为充血期、红色肝样变期、灰色肝样变期和消散期。①充血期:表现为肺组织充血、水肿,肺泡内浆液渗出;②红色肝样变期:肺泡见大量红细胞浸润,病变肺叶明显肿大,质地如肝脏,切面灰红色;③灰色肝样变期:肺泡内红细胞溶解消失,纤维素大量渗出,同时有白细胞浸润,肺叶质地仍如肝脏,切面灰白色;④消散期:病原体被白细胞吞噬清除,纤维蛋白渗出物溶解、吸收,肺泡重新充气,肺组织质地变软。

实际上以上各期并无确切分界,经早期应用抗菌药治疗,典型的病理分期已少见。病变消散后肺组织结构多无损坏,不留瘢痕。极个别患者肺泡内纤维蛋白吸收不完全,甚至有成纤维细胞形成,形成机化性肺炎。

【临床表现】

发病前常有受凉、淋雨、疲劳、醉酒、精神创伤、病毒感染史,多有上呼吸道感染的前驱症状。

(一)症状

1. 全身症状 多急骤起病,寒战、高热,全身肌肉酸痛、乏力,体温在数小时内升至39~40 ℃,高峰在下午或傍晚,或呈稽留热,脉率增快,但早期应用抗菌药后热型可不典型。少数患者出现食欲下降、恶心、呕吐、腹泻等消化道症状,重症患者可有谵妄、嗜睡、昏迷等神经系统症状。

2. 呼吸系统症状 可有患侧胸痛,多为刺痛,放射到肩部或腹部,咳嗽或深呼吸时加剧。下叶肺炎可引起腹痛,易误诊为急腹症。初为干咳,1~2 d后可痰中带血或呈铁锈色,以后转为黏液脓性痰,最后为淡黄色痰。

(二)体征

1. 急性发热面容 面颊绯红,鼻翼扇动,皮肤灼热、干燥。
2. 单纯疱疹 多发生在口角及鼻周。
3. 皮肤、黏膜表现 病变广泛时可出现发绀;有败血症者,可出现皮肤、黏膜出血点,巩膜黄染。
4. 肺实变体征 早期无明显异常体征,典型实变体征有:患侧视诊呼吸运动度减小,触诊语音震颤增强,叩诊稍浊音或实音,听诊呼吸音减低,可闻及病理性支气管呼吸音及胸膜摩擦音,消散期可有湿啰音。

本病自然病程1~2周,发病5~10 d体温可自降,使用有效的抗菌药后可使体温在1~3 d内恢复正常,其他症状与体征亦随之逐渐消失。

【并发症】

严重败血症或毒血症患者,尤其是老年人,易发生感染性休克,表现为血压降低、四肢厥冷、大汗淋漓、面色苍白、少尿无尿、心动过速、心律失常等,有肺实变体征,而高热、胸痛、咳嗽等症状并不突出。另外也可并发胸膜炎、脓胸、心包炎、脑膜炎和关节炎等。

【实验室和其他检查】

1. 血液检查 白细胞总数可达$(10~20)\times10^9/L$,中性粒细胞比例≥80%,可伴核左移和中毒颗粒。

2. 痰液检查 取痰应在抗菌药使用之前,液涂片发现革兰氏染色阳性、带荚膜的双球菌或链球菌,痰液培养24~48 h即可确定病原体。聚合酶链反应(PCR)检测及荧光标记抗体检测可提高病原学诊断率。

3. X射线检查 早期仅见肺纹理增粗。典型肺实变表现为大片均匀高密度影,按肺叶或肺段分布,以叶间裂为界,故边界清晰,在其中可见支气管充气征,有少量胸腔积液时肋膈角变钝。消散期炎性浸润逐渐吸收,可有片状区域吸收较快,X射线上大片高密度影中出现小片状低密度影,即"假空洞"征,多数病例在起病3~4周后高密度影才能完全消散。

【诊断和鉴别诊断】

(一)诊断

根据典型症状如寒战、发热、咳铁锈色痰、胸痛,以及肺实变体征,结合胸部 X 射线大片均匀高密度影表现,易做出初步诊断。注意老年人、继发于其他疾病或呈灶性肺炎改变者,临床表现常不典型。确诊依靠病原菌检测。

(二)鉴别诊断

1. 其他细菌性肺炎 葡萄球菌肺炎患者的全身症状较重,可发生多部位脓肿,X 射线表现易变;克雷伯杆菌肺炎患者的毒血症状明显,多见于老年人。可依靠痰液或血液的病原学检查来鉴别。

2. 干酪性肺炎 是继发型肺结核的一种严重类型,临床表现有长期低热、乏力、盗汗等结核中毒症状,X 射线与肺炎相似,但病灶多在上叶,常有空洞和支气管播散,痰液结核分枝杆菌检查可帮助鉴别。

3. 支气管肺癌 肺癌伴有阻塞性肺炎时与本病相似,但肺癌常无全身毒血症状,抗菌治疗效果不理想,CT、MRI、纤维支气管镜检查和痰脱落细胞学检查可兹鉴别。

【治疗】

(一)一般支持治疗

患者卧床休息,给予高蛋白、高热量、高维生素饮食,每日饮水 1~2 L;轻症患者无须静脉输液,失水者可输液;若有发绀或 PaO_2 <60 mmHg 应吸氧;高热者给予物理降温,必要时给予解热药物;胸痛剧烈者,可酌用可待因 15 mg;若有明显麻痹性肠梗阻或胃扩张,应暂时禁食、禁饮和胃肠减压;烦躁不安、谵妄、失眠者酌用地西泮 5 mg 或水合氯醛 1.0~1.5 g,禁用抑制呼吸的镇静药。

(二)抗感染治疗

抗感染是肺炎治疗的关键。一经诊断,在留取标本做病原学检查后,不必等待结果立即给予抗菌药物治疗。首选青霉素 G,对于成年轻症患者,可用 240 万 U/d,分 3 次肌内注射,或普鲁卡因青霉素 60 万 U,每 12 h 肌内注射一次;病情稍重者,宜用青霉素 G 240 万~480 万 U/d,每 6~8 h 一次,分次静脉滴注;重症及并发脑膜炎者,用 1 000 万~3 000 万 U/d,分 4 次静脉滴注。对青霉素过敏者,可用红霉素 0.5 g,每日 4 次口服,或 1.5 g/d,静脉滴注。耐青霉素菌株感染者,可用氟喹诺酮类、头孢噻肟,多重耐药菌株感染者可用万古霉素、替考拉宁或利奈唑胺等。用药 2~3 d 病情无改变或继续恶化则根据药敏试验结果调换抗菌药物。疗程一般为 5~7 d,或退热后 3 d 停药。

(三)纠正感染性休克

1. 补充血容量 是抢救休克的关键措施。给予平衡盐溶液或低分子右旋糖酐,血容量补足的指标有:手足温暖;收缩压>90 mmHg,脉压>30 mmHg,脉率<100 次/min,尿量>30 mL/h。

2. 纠正酸中毒 给予 5% 碳酸氢钠 200~250 mL 静脉滴注。

3. 使用血管活性药物 经扩容、纠酸后血压仍不回升,可选用山莨菪碱、异丙肾上腺素、多巴胺等。

4. 应用糖皮质激素 重症者可加用糖皮质激素,如氢化可的松 100~200 mg/d,静脉滴注,3~5 d。

5. 其他 休克可并发肾功能不全或 DIC,应及时发现和抢救。

【预防】

加强锻炼,增强体质,戒烟限酒,避免受凉、淋雨、疲劳等诱因,对年龄较大并有心血管疾病、肺疾病、糖尿病、肝硬化等基础疾病者可进行肺炎疫苗接种。

【预后】

抗感染治疗合理和及时者预后良好,年老体弱、有慢性疾病、免疫缺陷或有并发症者预后较差。

三、葡萄球菌肺炎

葡萄球菌肺炎(staphylococcal pneumonia)是由葡萄球菌引起的急性肺化脓性炎症。临床特征为突然寒战、高热、胸痛、脓痰甚至循环衰竭,X射线阴影易变。若治疗不及时或不当,病死率甚高。

【病因和发病机制】

(一)病因

葡萄球菌为革兰氏染色阳性球菌,种类繁多,根据血浆凝固酶测定其致病力的结果,将葡萄球菌分为两大类:一是凝固酶阳性的葡萄球菌(如金黄色葡萄球菌,简称金葡菌),二是凝固酶阴性的葡萄球菌(如表皮葡萄球菌和腐生葡萄球菌等),阳性者致病力较强。金葡菌是化脓性感染的主要原因,但由凝固酶阴性葡萄球菌引起的肺炎也在不断增多。近年亦有耐甲氧西林金葡菌在医院内暴发流行的报道。

(二)发病机制

葡萄球菌可通过呼吸道吸入肺内,也可因皮肤感染和外伤经血液循环播散至肺。葡萄球菌能产生多种毒素与酶,如溶血毒素、杀白细胞素、肠毒素等,可导致机体溶血、组织坏死、白细胞减少及血管痉挛等作用。该种肺炎常发生于抵抗力低下、有基础疾病(如糖尿病、艾滋病、肝病、血液病或原有支气管肺疾病)的人群,以及儿童患流感或麻疹时。

【病理】

1.经呼吸道吸入的肺炎　病灶可呈大叶分布,肺组织出血、坏死、化脓。当气道壁和肺泡破溃,气体则可进入肺间质;当细支气管被坏死物或脓液堵塞,则形成单向活瓣,导致张力性肺气囊肿;若肺气囊肿破溃入胸膜腔,则形成气胸或脓气胸;另外可形成支气管胸膜瘘。

2.经皮肤感染灶播散的肺炎　可导致肺组织多发实变、化脓,形成单个或多个脓肿灶。

【临床表现】

(一)症状

1.全身症状　急骤起病,全身毒血症状明显,寒战、高热,体温可达39~40℃,全身酸痛,精神萎靡,危重者可较早出现周围循环衰竭。院内感染者通常起病隐匿,体温逐渐上升。老年人症状可不典型。

2.呼吸系统症状　胸痛,大量脓性血痰。

3.其他　血源性葡萄球菌肺炎患者常有皮肤化脓感染、中心静脉导管置入或静脉吸毒史等,咳脓性痰较少见。

(二)体征

体征常与严重的症状不相平行,早期可无体征,随后可出现散在湿啰音,也可有肺实变体征。

【并发症】

常并发脓胸、脓气胸,少数可并发肝脓肿、脑脓肿、化脓性心包炎及脑膜炎。

【实验室和其他检查】

1. 血液检查　白细胞总数可达$(30\sim50)\times10^9/L$,中性粒细胞比例显著增高,可有核左移和中毒颗粒。

2. X射线检查　可由小片状阴影快速发展为肺段或肺叶实变,其中有空洞形成,可有单个或多发的液气囊腔。一处阴影消失而在另一处出现新的病灶,或很小的单一病灶发展为大片阴影,这种阴影的易变性是葡萄球菌肺炎的特征。有效治疗后2~4周阴影可完全消失。

3. 细菌学检查　可行痰液、血液细菌培养,也可直接抽取胸腔积液或行肺穿刺进行细菌学检查。这是确诊的重要依据。

【诊断和鉴别诊断】

(一)诊断

根据显著的全身毒血症状,咳脓血痰,结合白细胞计数增高、中性粒细胞比例增加、核左移并有中毒颗粒及X射线片易变性表现,即可初步诊断,确诊依靠细菌学检查。

(二)鉴别诊断

1. 肺炎球菌肺炎　全身症状也较明显,但咳铁锈色痰,肺实变显著,X射线无易变性,无皮肤等其他部位的化脓病灶,细菌学检查可鉴别。

2. 肺脓肿　也可由金黄色葡萄球菌肺炎发展而来,肺组织坏死形成脓腔,排出大量脓臭痰,X射线显示为含气液平面的空洞。

【治疗】

1. 清除原发病灶　必须对原发化脓灶尽早清除引流。

2. 抗感染治疗　金黄色葡萄球菌肺炎可选用耐青霉素酶的半合成青霉素或头孢菌素,如苯唑西林钠2~6g,2次/d,静脉滴注,还可选用氯唑西林、头孢呋辛钠等,联合氨基糖苷类如阿米卡星等可提高疗效;产酶金黄色葡萄球菌感染可选用阿莫西林、氨苄西林与酶抑制剂组成的复方制剂;耐甲氧西林金黄色葡萄球菌感染则应选用万古霉素、替考拉宁、利奈唑胺等。可参考细菌培养的药敏试验结果来选择更为合适的抗菌药物。金黄色葡萄球菌治疗疗程较长,一般4~6周。

【预防】

对免疫功能低下者加强口腔、皮肤护理;防止院内感染,严格无菌操作。

【预后】

若并发于糖尿病、肝病、艾滋病等疾病,则预后极差。

四、革兰氏阴性杆菌肺炎

医院获得性肺炎的病原体除金黄色葡萄球菌外,还常由革兰氏阴性杆菌引起,如铜绿假单胞菌、肠杆菌属、肺炎克雷伯杆菌、流感嗜血杆菌、不动杆菌等。革兰氏阴性杆菌肺炎的共同特点是:肺内发生实变或病灶融合,组织坏死,多发脓肿,多在双肺下叶。

本节以克雷伯杆菌肺炎(Klebsiella pneumoniae,KP)为例进行介绍。本病是由克雷伯杆菌引起的急性肺部炎症,亦称肺炎杆菌肺炎。多见于中年以上男性,尤其是年老、营养不良、慢性酒精中毒、有慢性支气管-肺疾病和全身衰竭者,更易发生。KP虽只占细菌性肺炎的2%左右,但病死率却高达30%。

【病因和发病机制】

克雷伯杆菌常存在于人体上呼吸道和肠道,当机体免疫力降低时,经呼吸道入侵肺部。住院患者在使用机械通气、湿化器、雾化器和各种导管时也可引起克雷伯杆菌感染。此外,肺外感染灶可因形成菌血症而将病原体传播到肺部。细菌的荚膜具有致病性,可引起组织坏死,形成脓肿,故而病情较重,死亡率较高。

【病理】

表现为大叶或小叶融合性肺实变,渗出液黏稠厚重,导致叶间隙下坠。肺内常形成单个或多发性脓肿,累及胸膜、心包时,可引起渗出性或脓性积液。病灶内纤维组织大量增生,导致肺组织机化,或胸膜、心包粘连。

【临床表现】

起病急骤,典型表现有畏寒、高热、咳嗽、胸痛。痰量多而黏稠,呈灰绿色或红砖色、胶冻状。可有发绀、气促、心悸,较早出现休克。但并非全部病例皆如此典型。年老、白细胞减少、菌血症及原有严重疾病患者预后较差。当混合有其他革兰氏阴性菌感染时,预后更差。

【实验室和其他检查】

1. 细菌学检查 痰或血培养出致病菌做病原学确诊。采集痰液时,可用塑料导管经环甲膜从气管内吸痰,或用纤支镜从下呼吸道吸痰,能避免口腔常存菌的污染,采样后须在10 min内接种培养,多次培养出同一种细菌或做痰定量培养,则临床诊断意义更大。血清抗体测定也可做参考。
2. X射线检查 表现为肺大叶或小叶实变,叶间隙下坠,多发脓肿病灶呈蜂窝状。

【诊断和鉴别诊断】

老年体弱患者发生急性肺炎,有严重的全身中毒症状,咳黏稠血痰者须考虑本病。痰液细菌学检查可确诊。本病需与葡萄球菌、结核分枝杆菌及其他革兰氏阴性杆菌所引起的肺炎相鉴别。

【治疗】

首选氨基糖苷类,如庆大霉素、卡那霉素、妥布霉素、阿米卡星,可肌内注射、静脉滴注。重症者加用头孢菌素如头孢孟多、头孢西丁、头孢噻肟等。也可使用哌拉西林、美洛西林与氨基糖苷类联用。部分病例使用氯霉素、四环素及SMZ-TMP也有一定效果。慢性病例可考虑行肺叶切除。

五、军团菌肺炎

军团菌肺炎是由嗜肺军团杆菌(legionella pneumophila,LP)引起的一种以肺炎为主的全身性疾病。1976年美国费城召开退伍军人大会时暴发流行而得名。临床特征为肺炎伴全身性毒血症症状,严重者出现周围循环衰竭、呼吸衰竭。本病多散在发病,也可呈暴发流行。好发于中年男性。病原体存在于水和土壤中,常由供水系统、空调和雾化吸入而进入呼吸系统,病死率高达45%。

【病因和发病机制】

军团菌为革兰氏染色阴性杆菌,专性需氧,在含有L-半胱氨酸亚铁盐酵母浸膏和活性酵母浸液琼脂培养基(B-CYE培养基)上才能生长。加热、紫外线照射和氯化物均可杀灭军团菌。该病为机会感染,中老年人及有慢性心肺疾病、肾病、糖尿病、血液病、恶性肿瘤、艾滋病或接受抑制剂者易发本病。

【病理】

表现为化脓性支气管炎,亦可为大叶性肺炎,伴有小的脓肿。若与大肠埃希菌、肺炎杆菌、铜绿假单胞菌、念珠菌、卡氏肺孢子虫、新型隐球菌等感染混合,则形成"难治性肺炎"。

【临床表现】

缓慢起病,也可经2~10d潜伏期而急骤发病。反复寒战、高热,伴有乏力、肌痛、头痛,多有胸痛、咳嗽,咳少量黏痰,可带血,但一般不呈脓性。也可有恶心、呕吐、腹痛和水样大便。肺部可闻及湿啰音,触诊和叩诊可发现肺实变体征。部分患者会出现相对缓脉和胸膜摩擦音。重症者有呼吸困难、发绀、神经精神症状,如感觉迟钝、谵妄,并可出现呼吸衰竭和休克。

【实验室和其他检查】

1. 血液检查 血白细胞总数增高,中性粒细胞核左移,可出现肝、肾功能损害。特异性血清抗体滴度>1∶256,前后两次抗体滴度呈4倍增长。

2. 病原学检查 支气管抽吸物、胸腔积液、支气管肺泡灌洗液作Giemsa染色可以查见军团杆菌;这些标本用直接免疫荧光抗体和基因探针检测可呈阳性;应用PCR技术扩增杆菌基因片段,能够迅速查出病原体,做出诊断。

3. X射线检查 早期表现为单叶外周斑片状阴影,继而肺实变,迅速发展至多肺叶或段,可形成脓肿,还可伴有胸腔积液。

4. 其他检查 尿液ELISA法检测细菌可溶性抗原,亦具有较高特异性。动脉血气分析可提示低氧血症。

【诊断和鉴别诊断】

诊断需结合临床表现和X射线表现综合判断,但确诊依赖于特异性抗体的检查及在痰、胸腔积液、肺组织活检标本中分离出细菌。本病需与其他细菌性肺炎相鉴别。

【治疗】

首选红霉素,轻症者每日1~2g,分4次口服,疗程2~3周。重症者静脉滴注红霉素外还需加

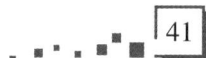

用利福平,每日 10 mg/kg 顿服;多西环素每日 200 mg,顿服;为避免复发,疗程应在 3 周以上。氨基糖苷类、青霉素、头孢菌素对本病无效。

六、肺炎支原体肺炎

肺炎支原体肺炎是由肺炎支原体(mycoplasma pneumoniae,MP)引起的咽、支气管和肺部的急性炎症病变。临床特征为缓慢起病,发热、咽痛、肌痛、耳痛、阵发刺激性干咳。支原体肺炎约占非细菌性肺炎的 1/3 以上,是比较常见的非细菌性肺炎,可散发亦可小流行。儿童及青年人发病居多,婴儿间质性肺炎亦应考虑本病的可能。

【病因和发病机制】

肺炎支原体是介于细菌和病毒之间、兼性厌氧、能独立生活的最小微生物。患者咳嗽、打喷嚏时喷出的口、鼻分泌物被健康人吸入呼吸道而引起感染,病原体通常存在于纤毛上皮之间,通过细胞膜上神经氨酸受体位点,吸附于宿主呼吸道上皮细胞表面,抑制纤毛活动,破坏上皮细胞。肺炎支原体的致病性目前不十分清楚,可能与患者对病原体或其代谢产物的过敏反应有关。

【病理】

可表现为支气管肺炎、间质性肺炎、细支气管炎,肺部病变呈片状。肺泡内有少量渗出液,可发生灶性肺不张;肺间质有中性粒细胞、单核细胞及浆细胞浸润;支气管黏膜充血,上皮细胞肿胀、坏死和脱落。胸腔可有纤维蛋白渗出和少量积液。

【临床表现】

经 2~3 周的潜伏期后缓慢起病,全身表现为发热、乏力、头痛、食欲不振等,发热可持续 2~3 周,体温恢复正常后仍有咳嗽。

呼吸系统表现有咽痛、阵发性刺激性呛咳,咳少量黏液痰,体格检查可见咽部充血。胸部体格检查可无明显体征,这与肺部病变程度常不相称。

肺外表现更为常见,如腹泻、肌痛、耳痛,偶有胸骨后疼痛,也可见皮炎(斑丘疹和多形红斑)等。儿童偶可并发鼓膜炎或中耳炎,引起颈淋巴结肿大。

【实验室和其他检查】

1. 血液检查 白细胞总数正常或略增高,以中性粒细胞为主。
2. X 射线检查 X 射线显示肺部浸润影多在下肺野,呈多种形态、节段性分布,部分患者出现少量胸腔积液。3~4 周后阴影消失。
3. 免疫学检查 血清支原体 IgM 抗体的测定可进一步确诊,酶联免疫吸附试验最敏感,免疫荧光法特异性强,间接血凝法较实用。直接检测标本中肺炎支原体抗原,可用于临床早期快速诊断。单克隆抗体免疫印迹法、核酸杂交技术及 PCR 技术等具有高效、特异而敏感等优点,易于推广,对诊断肺炎支原体感染有重要价值。
4. 病原学检查 培养分离出肺炎支原体虽可确定诊断,有决定性意义,但其技术条件要求高,检出率低,需时较长,所以限制了临床应用。

【诊断和鉴别诊断】

综合临床症状、X射线片表现及血清学检查结果可做出诊断,尤其血清抗体有4倍增高者,其诊断价值更高。本病应与病毒性肺炎、军团菌肺炎等鉴别。

【治疗】

本病有自限性,多数病例不经治疗可自愈。首选大环内酯类进行抗感染治疗,如红霉素、罗红霉素和阿奇霉素。氟喹诺酮类如左氧氟沙星,以及四环素类均可用于支原体肺炎的治疗。疗程2～3周。青霉素或头孢菌素类等无效。另外,剧烈呛咳者,应给予镇咳药对症处理。

> **助医考点**
> 肺炎的概述、病因和发病机制、临床表现、辅助检查、诊断和鉴别诊断、并发症、治疗。

问题分析与能力提升

患者,男,60岁,高热、咳嗽、咳痰3 d,伴胸闷、心悸、气促4 h。患者3 d前洗澡后出现发热,高达39.2 ℃,伴寒战、乏力、咳嗽、咳出铁锈色痰,左侧胸痛,咳嗽时加重。4 h前无明显原因出现胸闷、心悸、气促,不伴头痛、呕吐等,遂入院诊治。发病以来,神志清,精神差,饮食少,睡眠差,大便干燥,小便可,体重无明显变化。平素体健,既往无"高血压、糖尿病、心脏病"等病史。无食物、药物过敏史。无外伤、手术史。无烟酒嗜好。

查体:T 38.9 ℃,P 112次/min,R 28次/min,BP 80/58 mmHg,神志清,精神差,烦躁不安,推入病房,查体尚合作。皮肤潮湿,未见黄染、皮疹、出血点、蜘蛛痣及水肿。全身浅表淋巴结未触及肿大。鼻翼扇动,口唇发绀,舌红,伸舌居中,咽红,双侧扁桃体不肿大。颈软无抵抗,颈静脉无怒张。腹式呼吸为主,呼吸深大,节律规整。左侧呼吸运动稍弱,肋间隙正常。左下肺语颤增强,叩诊浊音,呼吸音减弱,可闻及支气管呼吸音,未闻及啰音,胸膜摩擦音阳性。心界不大,心率112次/min,心律齐,心尖区可闻及SM 2/6级吹风样杂音。腹平软,肝、脾未触及,生理反射存在,病理反射未引出。

血常规:WBC 18.7×10^9/L,RBC 4.8×10^{12}/L,Hb 102 g/L,PLT 414×10^9/L,N 88.5%。痰涂片:革兰氏染色阳性双球菌。血培养:无致病菌生长。血气分析:PaO$_2$ 68 mmHg,PaCO$_2$ 34 mmHg,SaO$_2$ 90%(参考范围95%～98%),pH值7.25,SB 19 mmol/L(参考范围22～27 mmol/L)。胸部X射线片:左肺多发斑片状阴影,右下肺实变阴影,少量胸腔积液。

请问:该患者初步诊断是什么?诊断依据?需要和哪些疾病鉴别?进一步还需做哪些检查?相应的治疗方案是什么?

巩固练习题

1.关于肺炎球菌性肺炎的治疗方法,下列各项中哪项不正确 ( )
 A.卧床休息,支持疗法   B.首选青霉素   C.青霉素过敏者选用红霉素
 D.抗菌疗程一般为5～7 d   E.X射线胸片示阴影消散后停用抗生素

2.肺炎球菌肺炎发热的热型多是 ( )
 A.弛张热   B.回归热   C.波状热
 D.不规则热   E.稽留热

3.肺炎球菌肺炎主要表现不包括 ( )
 A.寒战高热   B.咳粉红色泡沫样痰   C.胸痛
 D.咳嗽   E.痰中带血

4.肺炎球菌肺炎产生铁锈色痰的最主要的原因是 ( )
 A.痰内混有大量巨噬细胞   B.痰内有大量红细胞   C.大量白细胞的分解产物

D. 红细胞破坏后释放出的含铁血黄素　　E. 白细胞和红细胞混合的产物

5. 肺炎球菌肺炎的临床体征不包括　　　　　　　　　　　　　　　　　　　　　　　　（　　）
   A. 语颤增强　　　　　　　　B. 叩诊清音　　　　　　　　C. 呼吸音减弱
   D. 散在湿啰音　　　　　　　E. 可闻及支气管呼吸音

6. 肺炎球菌肺炎治疗首选抗生素是　　　　　　　　　　　　　　　　　　　　　　　　（　　）
   A. 庆大霉素　　　　　　　　B. 红霉素　　　　　　　　　C. 青霉素
   D. 林可霉素　　　　　　　　E. 磺胺药

7. 治疗金黄色葡萄球菌肺炎首选抗生素是　　　　　　　　　　　　　　　　　　　　　（　　）
   A. 苯唑西林　　　　　　　　B. 青霉素　　　　　　　　　C. 哌拉西林
   D. 丁胺卡那　　　　　　　　E. 红霉素

8. 肺炎球菌肺炎患者在抗生素治疗下,体温接近正常后又升高,白细胞增多,首先考虑是（　　）
   A. 细菌产生耐药　　　　　　B. 抗生素用量不足　　　　　C. 药物热
   D. 出现并发症　　　　　　　E. 加用退热药

9. 45岁男性,吸烟20年,近日高热、咳嗽、胸痛,X射线示左中肺大片均匀致密阴影,诊断首先考虑是（　　）
   A. 急性支气管炎　　　　　　B. 肺炎球菌肺炎　　　　　　C. 肺脓肿
   D. 浸润型肺结核　　　　　　E. 周围型肺癌

10. 患者,男性,26岁,2 d前受凉,突然畏寒、发热、右上腹痛、呕吐、气急、咳嗽、咳铁锈色痰、四肢厥冷。心率140次/min,BP 70/40 mmHg,最可能的诊断是（　　）
    A. 结核性胸膜炎　　　　　　B. 急性胰腺炎　　　　　　　C. 肺炎并发感染性休克
    D. 急性心肌梗死　　　　　　E. 胃溃疡穿孔

第七节　肺结核

肺结核(pulmonary tuberculosis)是由结核分枝杆菌引起的慢性肺部传染病,约占全身结核的80%。目前我国现有肺结核患者约590万,每年因结核病死亡人数高达25万。同时全球结核病的流行又出现了第3次回升,加之近年来耐多药结核病增多、人类免疫缺陷病毒和结核分枝杆菌的双重感染、流动人口中的结核病难以控制等,使肺结核已成为21世纪严重危害人类健康的主要传染病,其防治至今仍然是亟待解决的公共卫生问题。

【病因与发病机制】

(一)结核分枝杆菌

结核分枝杆菌属分枝杆菌,其抗酸染色阳性,又称抗酸杆菌,具有生长缓慢、抗酸性、耐药性和抵抗力强等特点。人肺结核90%以上的致病菌为人型结核分枝杆菌。结核分枝杆菌在阴湿环境下能生存5个月以上,但在阳光下暴晒2 h,紫外线照射10~20 min、煮沸1 min、接触70%乙醇2 min或5%~12%来苏水2~12 h均可被杀死,其中煮沸与高压消毒是最有效的消毒法,而将痰吐在纸上直接焚烧是最简易的灭菌方法。

(二)感染途径

1. 传染源　排菌的肺结核患者是主要的传染源。
2. 传播途径　呼吸道飞沫传播是肺结核最主要的传播途径。健康人吸入患者咳嗽、打喷嚏时喷出的带菌飞沫而引起感染。因此,通风换气是减少肺结核传播的有效措施。次要途径是经消化道传播。如今经皮肤、泌尿生殖系统等途径感染结核已不多见。

3. 易感人群　机体对结核分枝杆菌的易感性除遗传自然抵抗力外,还包括营养不良、生活贫困等社会因素。而年老体弱者、HIV 感染者、慢性疾病(如糖尿病、慢性肝病)患者、免疫抑制剂使用者等,都是结核病的易感人群。

(三)人体的反应性

1. 免疫和变态反应　结核分枝杆菌进入人体可引起机体发生两种反应,即免疫和变态反应。人体对结核分枝杆菌的免疫力具有非特异性的自然免疫力和特异性的后天免疫力(接种卡介苗或因感染结核分枝杆菌后获得)两种,后者明显强于前者。当人体感染结核分枝杆菌后,若机体免疫力强而不发病,称为结核感染;但若机体免疫力差或入侵结核分枝杆菌数量大且毒力强时,则易导致结核感染而发病。

结核病的免疫是细胞免疫,主要表现为淋巴细胞的致敏和巨噬细胞功能的增强。结核分枝杆菌进入机体后,经巨噬细胞的吞噬和淋巴细胞的致敏,释放出多种淋巴因子,吞噬并杀灭结核分枝杆菌,最终可形成结核结节,使病变局限。

当结核分枝杆菌侵入机体 4~8 周后,身体组织可对结核分枝杆菌及其代谢产物引起的敏感反应称为变态反应。主要表现为局部组织充血水肿、细胞坏死及干酪样坏死、液化后空洞形成,最后使病灶扩散。此时 PPD 试验呈阳性反应。

2. 初次感染与再次感染　结核分枝杆菌初次进入肺部时,因机体无特异性免疫,亦无变态反应而发病,此种肺结核为原发性肺结核。当机体已形成变态反应和特异性免疫时发病,称为继发性肺结核。这种机体对结核分枝杆菌初次感染与再次感染所表现出的不同反应的现象称为科赫(Koch)现象。

【病理】

1. 基本病理表现　是渗出、增生和干酪样坏死。3 种病理表现可同时存在、相互转化。渗出主要发生在结核炎症初期或病变恶化复发时,表现为局部炎症细胞浸润。增生多发生在机体抵抗力较强和病变恢复阶段,表现为典型的结核结节。干酪样坏死发生在机体抵抗力弱、感染结核分枝杆菌数量大、毒力强和机体超敏反应增强时,表现为肉眼观察呈淡黄色,状似奶酪,称干酪样坏死。

2. 病理变化转归　主要取决于机体免疫力和结核分枝杆菌致病力之间的力量对比。当机体抵抗力强,则病灶可缩小、吸收、纤维化、钙化,病情趋于稳定和治愈;相反,病灶可扩散、增多、坏死、液化和空洞形成。

【临床表现】

(一)症状

多数肺结核起病隐匿、慢性迁延,可有全身结核中毒症状和呼吸系统症状。

1. 全身结核中毒症状　是活动性肺结核患者的最常见表现。典型症状为午后低热、盗汗、乏力、食欲减退、消瘦等。发热的特点多为长期午后或傍晚低热,次晨降至正常,无畏寒、寒战,应用普通抗生素无效。当肺部病灶恶化(如双肺血行播散型肺结核)时,可有高热。育龄妇女有月经失调或闭经。

2. 呼吸系统症状

(1)咳嗽、咳痰　咳嗽较轻,为慢性咳嗽,若合并支气管结核,可表现为刺激性咳嗽;咳痰多为干咳或少量白色黏液痰,有空洞时痰量增多;如继发肺部感染,痰呈脓性且量增加。

(2)咯血　约有1/3患者有不同程度的咯血。当结核炎症病灶累及毛细血管时,可致痰中带血或小量咯血;若小血管损伤可引起中等量以上的咯血;若空洞壁动脉瘤或较大支气管动脉破裂,则可引起大咯血,甚至发生失血性休克或窒息。大多数患者为少量咯血,少数为大咯血。中、大量咯血常引起结核播散,出现持续高热。

(3)胸痛　为病变累及壁层胸膜时所致,患侧胸壁有固定部位刺痛,并随深呼吸和咳嗽而加重;若患侧卧位,症状可减轻。膈胸膜受刺激时,疼痛可放射至肩部或上腹部。

(4)呼吸困难　肺结核一般无呼吸困难,当病灶范围广、病情晚期或严重、血块阻塞大气道、并发大量胸腔积液或自发性气胸等,可引起呼吸困难伴发绀。

(二)体征

取决于病变性质、部位和范围。早期或病变范围小,多无明显异常体征。若病变范围较大而位置较浅时,则可见患侧呼吸运动减弱,语颤增强,叩诊呈浊音,听诊有异常支气管呼吸音和细湿啰音。若肺部病灶有广泛纤维化或胸膜粘连增厚者,可有气管向患侧移位,患侧胸壁下陷,叩诊浊音,听诊呼吸音减弱及湿啰音。若合并大量胸腔积液时,气管移向健侧,患侧视诊胸廓饱满,触诊语颤减弱,叩诊实音,听诊呼吸音消失。因肺结核好发于肺上叶尖后段及下叶背段,故在锁骨上下及肩胛间区闻及细湿啰音有重要的诊断价值。

(三)临床分型

1. 原发型肺结核　包括原发综合征和胸内淋巴结结核。多见于儿童。无症状或症状轻微而短暂,常有结核病接触史,结核菌素试验多强阳性。典型病变为肺部原发病灶、引流淋巴管炎及肿大肺门淋巴结炎,三者合称原发综合征,其X射线表现为哑铃形阴影。原发灶一般吸收快,90%以上患者不治自愈,不留任何痕迹。但仍有少量结核分枝杆菌长期处于休眠状态,成为继发型肺结核的潜在来源(图2-2)。

2. 血行播散型肺结核　包括急性血行播散型肺结核(急性粟粒型肺结核)、亚急性及慢性血行播散型肺结核。急性血行播散型肺结核是最严重的一种肺结核,婴幼儿和青少年多见,常由原发型结核发展而来。成人多由肺或肺外结核病灶破溃,结核分枝杆菌进入血管而引起,主要表现为高热、寒战、衰弱等严重的全身毒血症状。X射线胸片显示双肺布满大小、密度和分布均匀的粟粒状结节阴影。亚急性及慢性血行播散型肺结核起病缓,症状轻,X射线胸片显示双肺布满大小不一、密度不一致和分布不均匀的斑点状阴影(图2-3,图2-4)。

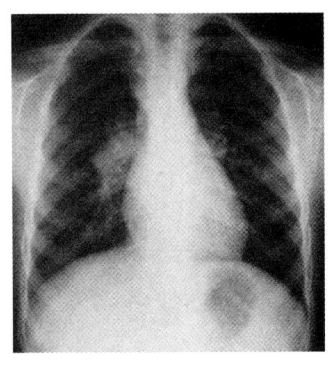
图2-2　原发型肺结核

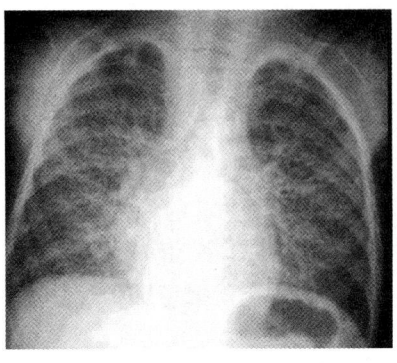
图2-3　急性粟粒型肺结核

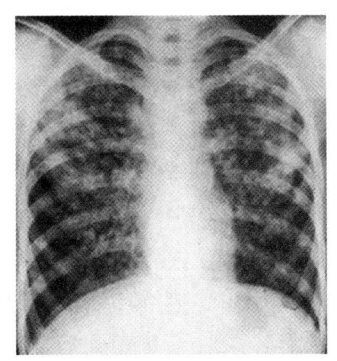
图2-4　亚急性或慢性血行播散型肺结核

3. 继发型肺结核 是肺结核中最常见的一种类型,包括浸润型肺结核、纤维空洞型肺结核、结核球和干酪性肺炎等。

(1)浸润型肺结核 为成人最常见的继发性肺结核。多因结核分枝杆菌大量繁殖侵入肺部,引起浸润渗出和干酪样结核病灶,伴有液化和空洞形成。一般均有典型的结核全身中毒症状和呼吸系统症状。X射线显示多位于肺尖和锁骨下的小片状或斑点状阴影。

(2)干酪性肺炎 多发生在机体免疫力低和入侵结核分枝杆菌量大的患者。病情重,进展快,可出现严重的细菌毒性症状。X射线显示为片状阴影,边缘模糊,若病灶干酪样坏死发生液化可形成空洞(图2-5)。

(3)结核球 如干酪样坏死物质不能排出,脱水凝成球形病灶,并由纤维增生形成包膜包绕,则形成"结核球"。X射线显示为球形病灶,直径多大于3 cm,周围可有卫星灶。

(4)纤维空洞型肺结核 为继发型肺结核的最晚期类型。多因肺结核未及时发现或治疗不当,空洞长期不愈合,空洞壁逐渐变厚,病灶吸收与恶化、修复与进展交替出现,最终形成慢性纤维空洞型肺结核。患者病程迁延,病情时好时坏,常有慢性咳嗽、咳痰、反复咯血及呼吸困难等。患者痰中常有大量结核分枝杆菌排出,是肺结核的主要传染源。X射线显示肺一侧或双侧有单个或多个厚壁空洞和广泛纤维增生,使肺门高抬和肺纹理呈垂柳状,纵隔向患侧牵拉等(图2-6)。

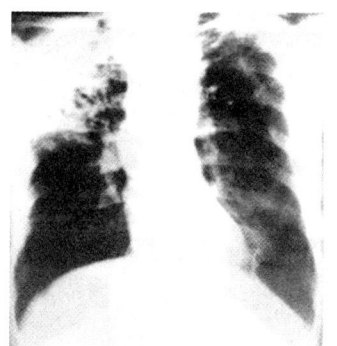 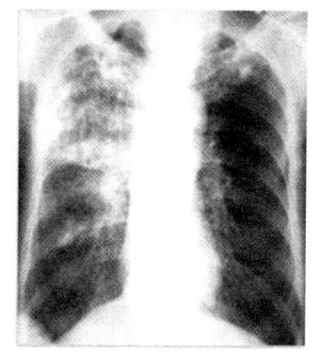

图2-5 干酪性肺炎　　　图2-6 慢性纤维空洞型肺结核

4. 结核性胸膜炎 包括结核性干性胸膜炎、结核性渗出性胸膜炎和结核性脓胸。结核性胸膜炎是机体处于高敏状态时,结核分枝杆菌侵入胸膜腔而引起的胸膜炎,临床主要表现为发热、胸痛、呼吸困难、胸膜摩擦音和胸腔积液征。

5. 其他肺外结核 按结核分枝杆菌感染的部位和脏器命名,如喉结核、骨关节结核、肾结核、肠结核等。

6. 菌阴肺结核 3次痰涂片及1次痰培养均为阴性的肺结核被称为菌阴肺结核。

【实验室和其他检查】

1. 痰结核分枝杆菌检查 痰中查到结核分枝杆菌是确诊肺结核的最主要方法,也是指导治疗、判断疗效的主要依据。痰结核分枝杆菌检查有涂片法、集菌法和培养法。涂片法简单、快速、易行和可靠,最常用,若痰中抗酸杆菌阳性,对诊断肺结核具有重要意义,但涂片阴性不能排除肺结核。也可留取24 h痰液做浓缩集菌检查。痰结核分枝杆菌培养更为准确可靠,常作为诊断肺结核的"金标准",一旦培养阳性即可确诊肺结核,同时还可进行药敏试验和为菌种鉴定提供菌株。但培养周期为4~6周,时间较长,随着痰结核分枝杆菌聚合酶链反应(PCR)技术的推广,临床上在结核病快速诊断方面有了很大提高。

2. 影像学检查　胸部X射线检查是诊断肺结核的常规首选方法,不仅可早期发现轻微结核病变,而且还可确定肺结核类型,判断结核病灶的部位、范围、性质、病情进展及治疗效果。肺结核X射线影像呈多样性,即浸润、增殖、干酪、纤维钙化、空洞等病灶可同时存在。X射线显示不良者也可行胸部CT扫描进行补充性诊断。

3. 纤维支气管镜检查　常用于支气管内膜结核的诊断,可通过吸取、刷检、冲洗和钳取进行细菌学检查,并获取活体组织做病理学检查。

4. 结核菌素纯蛋白衍生物(PPD)皮肤试验　主要用于检测结核分枝杆菌的感染,而非检出结核病。通常在左前臂内侧皮内注射PPD 0.1 mL(5 IU),72 h后测量皮肤硬结直径,硬结平均直径≥5 mm为阳性反应,≥20 mm或局部有水疱、坏死者为强阳性。结核菌素试验阳性仅表示曾经或现在有结核分枝杆菌感染,并不一定患病。强阳性表示机体处于超敏状态,对原发型肺结核、结核性浆膜炎有诊断参考价值,若3岁以下儿童呈强阳性反应,可视为有新近感染活动性肺结核,应予以治疗。但需注意,该试验不能区别卡介苗接种后反应与结核自然感染,在刚刚感染结核分枝杆菌4~8周内可呈阴性结果,少数活动性结核患者也呈阴性,例如免疫功能低下和重症肺结核患者。

5. 其他检查　可检测患者血液、体液中结核分枝杆菌抗原、抗体或免疫复合物、T细胞γ-干扰素释放反应,阳性者支持结核诊断,但特异性和敏感性欠佳。还可进行病理学检查证实结核病变的存在。活动性肺结核红细胞沉降率增快,少数重症患者可有贫血。

【诊断与鉴别诊断】

(一)诊断

根据病史(结核病接触史、有结核病的易感因素)、全身结核中毒症状和呼吸系统症状、肺部体征、胸部X射线检查及痰结核分枝杆菌检查等,较易做出肺结核的诊断。其中X射线检查是诊断肺结核的常规首选方法,而痰中查到结核分枝杆菌是确诊肺结核的最主要方法。

1. 肺结核诊断程序

(1)可疑症状患者筛选　利用痰抗酸杆菌和胸部X射线检查,对有以下症状者进行筛选:持续咳嗽2周以上、咯血、午后低热、盗汗、乏力、月经不调或闭经、有肺结核接触史或肺外结核。

(2)是否为肺结核　通过系统检查,确定肺部X射线异常阴影是否为肺结核。

(3)有无活动性　根据临床表现、X射线检查、痰菌结果及红细胞沉降率判断。其中胸片上显示为边缘模糊不清的斑片状阴影,可有中心溶解和空洞,或出现播散病灶者为活动性病变;胸片显示为钙化、硬结或纤维化,痰检查不排菌,无任何症状者为无活动性肺结核。

(4)是否排菌　主要依据痰菌检查结果。

(5)是否耐药　根据药敏试验确定。

(6)明确初治和复治　通过病史询问确定。

2. 肺结核记录　包括肺结核类型、病变范围、部位、痰菌检查和化疗史。

(1)肺结核类型　见前述。

(2)病变范围及部位　按左、右侧肺的上、中、下肺野记录。

(3)痰结核杆菌检查　痰菌阳性或阴性分别以涂(+)、涂(-)、培(+)、培(-)表示,若患者无痰或未查痰时,则注明"无痰"或"未查"。

(4)化疗史　分为初治和复治。

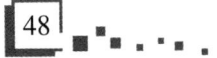

初治是具备以下之一者：①尚未开始抗结核治疗的患者；②正在进行标准化疗而未满疗程的患者；③不规则化疗未满1个月的患者。

复治是具备以下之一者：①初治失败患者；②规则用药满疗程后痰菌又复阳性者；③不规则化疗超过1个月者；④慢性排菌患者。

记录方式如：原发型肺结核左上涂（-），初治。继发型肺结核双上培（+），复治。若有并发症（自发性气胸）、伴发病（糖尿病）和手术（肺叶切除术后）等情况，可在化疗史后按并发症、伴发病和手术等顺序书写。

（二）鉴别诊断

1. 肺炎　肺炎多起病急，临床症状以高热、寒战和特异性痰液为主。痰中可查到致病菌，血中白细胞和中性粒细胞增高，X射线检查显示病变局限于肺叶或肺段的密度较淡的均匀片状阴影。有效抗生素治疗后多在3周左右肺部炎症消失。

2. 慢性阻塞性肺疾病　多见于老年人，好发于冬季。临床以慢性咳嗽、咳痰为主要表现，一般无咯血。肺功能检查和X射线检查可帮助诊断。

3. 肺癌　多见于40岁以上有长期吸烟史的男性患者。临床主要表现为刺激性咳嗽、痰中带血和进行性消瘦等，一般无全身结核中毒症状。通过多次痰脱落细胞检查、X射线检查和病灶活体组织检查可鉴别诊断。

4. 肺脓肿　起病急，临床以高热、寒战和咳大量脓臭痰为主要表现。血中白细胞和中性粒细胞明显增高。X射线检查显示为具有液平面的空洞伴周围浓密炎性阴影。抗生素治疗有效。

【治疗】

一旦确诊肺结核应立即转诊至结核病定点医院进行规范治疗，并在24 h内按规定上报。肺结核的治疗以化学药物治疗为主，而必要的休息和加强营养也是非常重要的。

（一）抗结核化学药物治疗

简称化疗，化疗对结核病病情的有效控制和尽快消灭传染源起着决定性作用。

1. 化疗原则　早期、联合、适量、规律和全程治疗。只有坚持化疗原则，才能及早、有效消灭结核分枝杆菌，同时减少耐药菌的产生，提高治愈率，降低复发率。

2. 抗结核药物

（1）杀菌药　对能杀灭细胞内、外结核分枝杆菌的药物，称为全杀菌剂，如异烟肼（INH）和利福平（RFP）；对只能杀灭细胞外或内结核分枝杆菌的药物，称为半杀菌剂，如链霉素（SM，只能杀灭细胞外碱性环境中的结核分枝杆菌）和吡嗪酰胺（PZA，只能杀灭细胞内酸性环境中的结核分枝杆菌）。

（2）抑菌药　对不能杀灭结核分枝杆菌，而只能抑制和干扰结核分枝杆菌生长的药物，称为抑菌药，如乙胺丁醇（EMB）、对氨基水杨酸钠（PAS）等。

临床常用抗结核药物见表2-5。

3. 化疗方法

（1）每日用药化疗　每日联合应用异烟肼、利福平等两种以上杀菌药，其优点是化疗周期短，多为6~9个月，也称为短程化疗。

（2）间歇用药化疗　先每天应用化疗药（强化阶段）、后每周3次间歇用药（巩固阶段），其具有易督导、费用低和药物不良反应少等优点。

表 2-5 临床常用抗结核药物使用说明

药物	缩写	杀/抑菌	常规用量（g/d）	间歇剂量（g/d）	周次（周/次）	主要不良反应
异烟肼	H,INH	杀菌	0.3	0.3~0.6	3	周围神经炎
利福平	R,RFP	杀菌	0.45~0.6	0.6~0.9	2~3	肝功能损害
链霉素	S,SM	杀菌	0.75	0.75~1	2~3	耳毒性和肾毒性
吡嗪酰胺	Z,PZA	杀菌	1.5	1.5~2	3	胃肠不适、肝损害、高尿酸血症
乙胺丁醇	E,EMB	抑菌	0.75~1	1~1.25	3	视神经炎

4. 化疗分期　每种方法均需分为强化治疗期和巩固治疗期 2 个阶段。强化治疗一般为 2 个月，巩固治疗需 4~10 个月不等。

5. 化疗方案

(1) 初治方案

1) 每日用药　①强化治疗：前 2 个月用异烟肼、利福平、吡嗪酰胺和乙胺丁醇，每日 1 次顿服；②巩固治疗：后 4 个月用异烟肼和利福平，每日 1 次顿服。简写为：2HRZE/4HR。

2) 间歇用药　①强化治疗：前 2 个月用异烟肼、利福平、吡嗪酰胺和乙胺丁醇，隔日 1 次或每周 3 次；②巩固治疗：后 4 个月用异烟肼、利福平，隔日 1 次或每周 3 次。简写为：$2H_3R_3Z_3E_3/4H_3R_3$。

(2) 复治方案　需根据药敏试验结果选用敏感药物。

1) 每日用药　①强化治疗：前 2 个月用异烟肼、利福平、吡嗪酰胺、链霉素和乙胺丁醇，每日 1 次；②巩固治疗：后 6~10 个月用异烟肼、利福平和乙胺丁醇，每日 1 次。简写为：2HRZSE/6~10HRE。

2) 间歇用药　①强化治疗：前 2 个月用异烟肼、利福平、吡嗪酰胺、链霉素和乙胺丁醇，隔日 1 次或每周 3 次；②巩固治疗：后 6~10 个月用异烟肼、利福平和乙胺丁醇，隔日 1 次或每周 3 次。简写为：$2H_3R_3Z_3S_3E_3/6~10H_3R_3E_3$。

6. 疗效判定　主要指标为痰结核分枝杆菌转阴持续 3 个月，次要指标为 X 射线检查显示结核病灶吸收、硬结。

(二) 对症治疗

1. 一般症状　如低热、盗汗、咳嗽、咳痰等，无须特殊处理，应用有效抗结核药物治疗后多很快消失。

2. 大咯血窒息　是致死的主要原因，需严加防范和紧急抢救。

(1) 一般治疗　取患侧卧位，吸氧，镇静，止咳，保持呼吸道通畅。

(2) 止血　①冷生理盐水灌洗；②利用支气管镜用肾上腺素或凝血酶局部止血；③垂体后叶素 5~10 U 加入 40 mL 25% 葡萄糖注射液中，缓慢静脉注射，然后将垂体后叶素 10 U 加入 5% 葡萄糖注射液中，按 0.1 U/(kg·h) 的速度静脉滴注。

(3) 输血　出血较多时，可考虑少量输血。

(4) 手术　必要时可考虑切除肺叶或肺段。

(三) 糖皮质激素治疗

主要用于急性粟粒型肺结核、干酪性肺炎、结核性脑膜炎和急性结核性渗出性胸膜炎者。但必须在有效抗结核药物使用的前提下加用糖皮质激素。可全身用药或雾化吸入,以减轻炎症反应,促进渗出液吸收,减少纤维组织形成及胸膜粘连,同时缓解支气管痉挛、改善肺通气。

(四)支气管镜介入治疗

用于治疗气管、支气管结核,可经支气管镜吸引清除气道分泌物,局部给予抗结核药,冷冻去除坏死物,或热消融增殖的肉芽组织,也可行球囊扩张术,或放入支气管支架。

(五)手术治疗

经合理化疗后无效、多重耐药的一侧或一叶肺组织广泛破坏、单侧纤维厚壁空洞、大块干酪灶、严重支气管扩张、已丧失其功能并有反复咯血等,可做肺叶或全肺切除。

【预防】

1. **健全防治机构** 健全各级防治结核管理系统,包括针对结核的治、管、防、查系统。
2. **制订防治原则** 积极控制和消灭排菌的肺结核患者,切断结核传播途径,增强机体免疫力。

(1)卡介苗接种 接种卡介苗后,可使人体产生对结核分枝杆菌的获得性免疫力。主要接种对象是未受结核感染者,尤其是新生儿、儿童或结核菌素试验阴性的青少年。

(2)化学药物预防 主要用于受结核分枝杆菌感染易发病的高危人群,如与排菌肺结核患者密切接触者、糖尿病患者、吸毒者、营养不良者及存在发病高危因素的结核菌素试验阳性者等。临床常用异烟肼 300 mg/d,儿童用量为 4~8 mg/kg,顿服,9~10 个月。

【预后】

多数患者经早期、合理、规范积极治疗均可治愈,但部分患者可转为慢性肺源性心脏病,甚至发展为呼吸衰竭而死亡。

> **助医考点**
> 肺结核的临床表现、辅助检查、诊断与鉴别诊断、治疗与预防。

问题分析与能力提升

男性,35岁,因咳嗽1个月余来诊。1个月来时常咳嗽,咳痰,量不多,无咯血,并感发热,多次试表体温不超过38.3℃,以午后为著,自觉乏力,盗汗,食欲较差,体重有所下降,口服消炎药治疗,效果不明显。既往:体健,无结核病接触史,无肝炎、肺结核病史,无药物过敏史。

查体:T 37.4 ℃,P 88 次/min,R 22 次/min,BP 120/70 mmHg,消瘦,浅表淋巴结未触及肿大,右上肺呼吸音粗,未闻及水泡音,心率88次/min,律齐,腹平软,肝脾未触及。

化验:Hb 128 g/L,WBC $9.1×10^9$/L,中性分叶 65%。胸片:右上肺絮状阴影,边缘模糊。

请结合以上病例给出初步诊断及诊断依据、鉴别诊断、进一步检查、治疗原则。

巩固练习题

1. 患者,女,45岁,咳嗽2个月余,偶有痰中带血,近来出现低热、消瘦、食欲减退,查体右上肺叩诊浊音,呼吸音减弱,红细胞沉降率43 mm/h,患者可能的诊断是 ( )
   A. 慢性支气管炎 B. 肺结核 C. 肺癌
   D. 肺炎球菌肺炎 E. 支气管扩张症

2. 肺结核的呼吸系统症状有 ( )
   A. 咳嗽、咳痰 B. 消瘦 C. 低热

D. 乏力　　　　　　　　　　E. 盗汗

3. 以下哪些检查对肺结核的诊断具有临床价值　　　　　　　　　　　　　　　　　（　）
   A. X 射线检查　　　　　　B. B 型超声检查　　　　　　C. 红细胞计数
   D. 血小板计数　　　　　　E. 白细胞计数

4. 抢救肺结核空洞大咯血窒息的关键措施是　　　　　　　　　　　　　　　　　（　）
   A. 静脉注射垂体后叶素　　B. 解除呼吸道梗阻　　　　　C. 吸氧
   D. 输血　　　　　　　　　E. 静脉滴注呼吸兴奋剂

5. 继发性肺结核最常见的类型是　　　　　　　　　　　　　　　　　　　　　　（　）
   A. 原发型肺结核　　　　　B. 浸润型肺结核　　　　　　C. 血行播散型肺结核
   D. 慢性纤维空洞型肺结核　E. 粟粒型肺结核

6. 下列各项中，哪种药物对早期结核的杀菌力作用最强　　　　　　　　　　　　（　）
   A. 异烟肼　　　　　　　　B. 利福平　　　　　　　　　C. 链霉素
   D. 吡嗪酰胺　　　　　　　E. 乙胺丁醇

7. 肺结核大咯血的处理，下列哪项不妥　　　　　　　　　　　　　　　　　　　（　）
   A. 呼吸兴奋剂　　　　　　B. 镇静止咳　　　　　　　　C. 吸氧、止血
   D. 输血　　　　　　　　　E. 保持呼吸道通畅

8. 肺结核大咯血应采取　　　　　　　　　　　　　　　　　　　　　　　　　　（　）
   A. 患侧卧位　　　　　　　B. 健侧卧位　　　　　　　　C. 仰卧位
   D. 坐位　　　　　　　　　E. 俯卧位

9. 肺结核传播的主要途径是　　　　　　　　　　　　　　　　　　　　　　　　（　）
   A. 饮用未消毒的水　　　　B. 呼吸道飞沫传播　　　　　C. 外伤
   D. 泌尿系统传播　　　　　E. 输血

10. 判断肺结核患者有无传染性，最主要的是　　　　　　　　　　　　　　　　　（　）
    A. 肺部有无空洞　　　　　B. 痰中带血　　　　　　　　C. 痰中找到结核分枝杆菌
    D. 结核菌素试验阳性　　　E. 消瘦、红细胞沉降率增快

第八节　肺癌

肺癌（lung cancer）又称原发性支气管肺癌（primary bronchogenic carcinoma），是原发于支气管黏膜或腺体的恶性肿瘤，无论是发病率还是病死率均居全球癌症首位，占癌症死因的 20%。在我国其发病率迅速增长。早期诊断和早期规范化治疗是延长生存时间的途径。

目前肺癌的病因及发病机制尚不明确，可能与以下因素有关。

【病因和发病机制】

1. **吸烟**　香烟中的苯并芘等致癌物质与鳞状上皮细胞癌和小细胞癌的发生关系密切。有资料表明肺癌患者中 75% 有吸烟史，吸烟者肺癌发生的危险性比不吸烟者高 4~10 倍，吸烟量越大，吸烟年限越长，开始吸烟年龄越早，肺癌发病率越高。被动吸烟也容易引起肺癌。

2. **空气污染**　包括室内小环境和室外大环境污染。如接触煤烟或其不完全燃烧物、烹调加热时所释放出的油烟雾，对腺癌的影响较大。汽车尾气、工业废气、公路沥青等都有致癌物质存在，其中主要是苯并芘。

3. **职业性或理化因素**　目前公认如石棉、铬、镍、煤焦油、芥子气、矿物油、沥青等及放射性物

质、铀均有致癌作用,可使肺癌发生的危险性增加 3~30 倍。其中石棉与肺癌的发生关系密切。

4. 其他因素　肺结核患者患肺癌的危险性是正常人群的 5~10 倍,主要组织学类型是腺癌。此外,病毒感染、黄曲霉素、维生素 A 缺乏、机体免疫功能降低、内分泌失调及家族遗传等因素与肺癌的发生有一定相关性。近年研究表明,肺癌的发生与原癌基因的活化及抑癌基因的失活密切相关。

【病理分类】

(一)按解剖学部位分类

1. 中央型肺癌　生长在段支气管至主支气管的肺癌,位于肺门附近,约占 3/4,以鳞癌和小细胞未分化癌多见。

2. 周围型肺癌　生长在段支气管以下的肺癌,约占 1/4,以腺癌多见。

(二)组织学分类

1. 非小细胞肺癌(non-small cell lung cancer,NSCLC)

(1)鳞状上皮细胞癌(简称鳞癌)　好发于老年男性,与吸烟关系密切。以中央型肺癌多见,并有向管腔内生长的倾向。鳞癌生长缓慢,转移晚,手术机会相对较多,5 年生存率较高,但对放疗、化疗不如小细胞癌敏感。镜下典型的鳞癌细胞大,呈多形性,胞质丰富,有角化倾向,核异形深染,常呈鳞状上皮样排列。

(2)腺癌　最常见,多见于女性,多为周围型。倾向于管外生长,但也可循肺泡壁蔓延,常在肺边缘形成直径 2~4 cm 的肿块。早期即可侵犯血管、淋巴管而发生远处转移。镜下腺癌呈管或乳头状结构,细胞大小比较一致,圆形或椭圆形,胞质丰富,常含有黏液,核大深染,核膜清楚。

(3)大细胞癌　可发生在肺门附近或肺周边,转移较小细胞癌晚,手术切除机会较大。癌细胞较大,常呈多角形或不规则形,胞质丰富,实性巢状排列,伴大片出血性坏死;核大,核仁明显,核分裂现象常见,可分为巨细胞型和透明细胞型,透明细胞型易误诊为转移性肾腺癌。

(4)其他　腺鳞癌、类癌、肉瘤样癌等。

2. 小细胞肺癌(small cell lung cancer,SCLC)　患者年龄较轻,多有吸烟史。以中央型肺癌多见,倾向于管壁浸润生长,常侵犯管外肺实质,易与肺门、纵隔淋巴结融合成团块。癌细胞生长快远处转移早,恶性程度最高,手术机会少,对放疗、化疗较敏感。癌细胞多为类圆形或菱形,胞质少,类似淋巴细胞。包括燕麦细胞型、中间细胞型和复合燕麦细胞型。

【临床表现】

肺癌的临床表现复杂多样,与肿瘤大小、类型、发展阶段、所在部位、有无并发症或转移有密切关系。有 5%~15% 的患者多无症状,仅在常规体检、胸部影像学检查时发现。其余的患者可表现或多或少与肺癌有关的症状和体征,按部位可分为原发肿瘤、肺外胸内扩展胸外转移和胸外表现 4 类。

(一)由原发肿瘤引起的表现

1. 咳嗽　为早期常见症状,呈刺激性干咳或少量泡沫痰,肺泡癌常有大量黏液痰。若肿瘤增大造成支气管狭窄加重,呈现带有高调金属音的阻塞性咳嗽,可伴有脓性痰。

2. 痰中带血或咯血　因癌组织血管丰富,可有痰中带血或间断血痰,常不易引起患者的重视。如累及大血管则引起大咯血。

3. 喘鸣　由于肿瘤部分阻塞支气管,约 2% 的患者可闻及局限性喘鸣。

4. 呼吸困难　肿瘤引起支气管狭窄,或肿瘤转移导致淋巴结肿大压迫主支气管可出现胸闷、气短,若大气道受阻则呈现典型的吸气性呼吸困难。此外,肿瘤转移至胸膜或心包膜发生大量积液、膈肌麻痹、上腔静脉阻塞及肺部广泛受累均可引起呼吸困难。

5. 体重下降　癌症晚期由于肿瘤毒素和消耗,以及合并感染、疼痛所致的食欲减退,可表现为消瘦或恶病质。

6. 发热　肿瘤组织坏死或继发感染均可引起发热,多数发热是由于肿瘤引起的阻塞性肺炎所致,抗菌药治疗效果不佳。

(二)肿瘤胸内扩展引起的表现

1. 胸痛　肿瘤侵犯胸膜、肋骨、胸壁、脊柱等,可造成顽固性胸痛。

2. 胸腔积液　约10%的患者有不同程度的胸腔积液,通常提示肿瘤转移累及胸膜或肺淋巴回流受阻。

3. 吞咽困难　肿瘤侵犯或压迫食管可引起吞咽困难,还可引起支气管-食管瘘,导致肺部感染。

4. 声音嘶哑　肿瘤直接压迫或转移至纵隔的淋巴结压迫喉返神经(多见于左侧),可致声音嘶哑。

5. 上腔静脉综合征　癌肿侵犯纵隔压迫上腔静脉时,上腔静脉回流受阻,产生头面部、颈部和上肢水肿及前胸部静脉曲张,可引起头痛、头晕。

6. 霍纳(Horner)综合征　位于肺尖部的肺癌称肺上沟瘤(Pancoast瘤),可压迫颈交感神经,引起患侧上睑下垂、瞳孔缩小、眼球内陷,同侧额部无汗或少汗。也常压迫臂丛神经造成以腋下为主、向上肢内侧放射的烧灼样疼痛,夜间尤甚。

(三)肿瘤胸外转移引起的表现

1. 浅表淋巴结肿大　多为锁骨上(右侧)和颈部无痛性淋巴结肿大。

2. 脑转移　较常见,可有头痛、头晕、呕吐等颅内压增高的表现,少数可有复视、偏瘫、共济失调、脑神经麻痹、一侧肢体无力等。

3. 骨转移　以肋骨转移多见,其次为脊柱、骨盆,常出现骨痛,局部有压痛点,易发生病理性骨折。

4. 肝转移　可有厌食、肝区疼痛、黄疸、肝大、腹水等。

5. 其他　少数皮肤转移表现为多发性皮下结节。

(四)胸外表现

肺外表现指肺癌非转移性胸外表现,亦称副癌综合征,主要有以下几方面的表现。

1. 肥大性肺性骨关节病　多侵犯上、下肢长骨远端。出现长骨端疼痛骨膜增生、关节肿胀疼痛,但无畸形。如同时伴有杵状指(趾)多见于鳞癌,表现为指端疼痛、甲床周围环绕红晕。切除肺癌后,症状可减轻或消失,肿瘤复发又可出现。

2. 分泌促肾上腺皮质激素样物　可引起库欣综合征,表现为肌力减弱、水肿、高血压、高血糖等,多见于小细胞肺癌或支气管类癌。

3. 分泌促性腺激素　引起男性乳房发育,常伴有肥大性肺性骨关节病,多见于大细胞肺癌。

4. 分泌抗利尿激素　表现为全身水肿、嗜睡、定向障碍、稀释性低钠血症,称为抗利尿激素分泌增多综合征(SIADHS)。

5. 神经肌肉综合征　包括小脑皮质变性、脊髓小脑变性、周围神经病变、重症肌无力和肌病,多见于小细胞未分化癌。

6. 高钙血症 癌肿转移至骨或异生性甲状旁腺样激素可引起高血钙,与呕吐、恶心、嗜睡、烦渴、多尿和精神错乱等症状同时发生,多见于鳞癌。

7. 类癌综合征 在燕麦细胞癌和腺癌患者,因5-羟色胺分泌过多,可造成哮喘样支气管痉挛、阵发性心动过速、水样腹泻、皮肤潮红等。

8. 其他 如黑色棘皮症、皮肌炎、掌跖皮肤过度角化症、硬皮症、非细菌性栓塞性心内膜炎、血小板减少性紫癜等肺外表现。

【实验室和其他检查】

(一) 胸部 X 射线

X 射线是发现肺癌的最重要的一种方法,可通过透视,正、侧位 X 射线胸片发现肺部阴影。

1. 中央型肺癌 多为一侧肺门类圆形阴影,边缘大多毛糙,有时有分叶表现,或为单侧不规则的肺门部肿块,为肺癌本身与转移肺门或纵隔淋巴结融合而成的表现,也可以与肺不张或阻塞性肺炎并存,形成楔形阴影的典型 X 射线征象。肺不张、阻塞性肺炎、局限性肺气肿均为癌肿完全或部分阻塞支气管所引起的间接征(图2-7)。

2. 周围型肺癌 早期常呈局限性小斑片状阴影,边缘不清、密度较淡,易误诊为炎症或结核。如动态观察,阴影渐增大。密度增高,呈圆形或类圆形,边缘清楚常呈分叶状,有切迹或毛刺(图2-8),尤其是细毛刺或长短不等的毛刺。

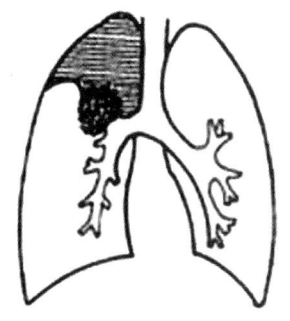
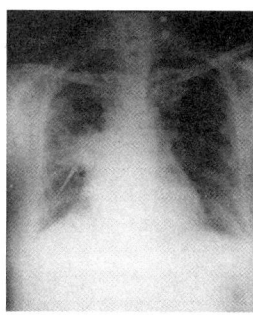

图2-7 中央型肺癌

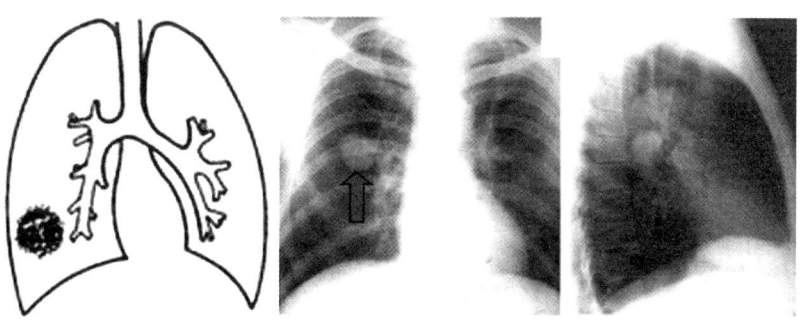

图2-8 周围型肺癌

3. 肺泡细胞癌 弥漫型可见两肺大小不等的结节播散病灶,边界清,密度高,常伴网状阴影,应与血行播散型肺结核鉴别。结节型肺泡癌与周围型肺癌相似。

(二) CT 和 MRI

CT 的优点在于能发现普通 X 射线检查不能显示的解剖结构,特别是位于心脏后、脊柱旁沟、肺尖及肋骨头等部位的病灶,还可以辨认有无肺门和纵隔淋巴结肿大,肿瘤是否直接侵犯邻近器官。螺旋 CT 可发现大于 3 mm 的小病灶,对于肺癌的早期诊断优于 X 射线胸片。MRI 在明确肿瘤与大血管的关系方面明显优于 CT,但在发现小病灶(<5 mm)方面则不如螺旋 CT 敏感。

(三) 痰脱落细胞检查

痰脱落法细胞学检查为最简单的早期诊断方法,而且能明确组织类型。但其阳性率取决于送检标本的质量和检查次数,如新鲜痰液多次送检(4~6次),其阳性率可达70%~80%。中央型肺癌较周围型肺癌阳性率高。

(四) 纤维支气管镜检查

纤维支气管镜检查是目前诊断肺癌的主要方法,它可窥视4~5级支气管,而且可刷检或活检可疑的黏膜组织,对中央型肺癌其诊断阳性率可达90%~93%,对肺癌的确诊及组织分型都具有决定性意义。

(五) 针吸细胞学检查

针吸细胞学检查包括浅表淋巴结针吸细胞学检查或经皮、经支气管镜针吸细胞学检查,对肺癌诊断的阳性率较高,且创伤小,也是临床常用的方法,但需注意有出现肿瘤沿穿刺针道扩散转移的可能。

(六) 血清肿瘤标志物检测

如癌胚抗原、神经特异性烯醇酶(NSE)和细胞角蛋白19片段等对肺癌的诊断和病情监测有一定作用,但缺乏特异性。

(七) 开胸探查

对高度怀疑肺癌的病例,经各种检查方法不能确诊,有切除条件又无手术禁忌者应及时开胸探查,既可术中取活检以明确诊断,又可不失时机切除肿物。

【诊断和鉴别诊断】

(一) 诊断

对于肺癌的诊断应强调早期发现、早期诊断。有以下可疑征象者进行排查。

1. 刺激性咳嗽持续2~3周治疗无效或原有慢性呼吸道疾病而咳嗽性质改变者。
2. 持续痰中带血而无其他原因可以解释。
3. 单侧局限性哮鸣音(不因咳嗽而改变)。
4. 反复在同一部位发生的肺炎。
5. 原因不明的肺脓肿而无中毒症状,无大量脓痰,无异物吸入史,抗感染治疗效果不佳。
6. 原因不明的四肢关节疼痛及杵状指(趾)。
7. X射线表现局限性肺气肿、肺不张、孤立性圆形病灶和单侧肺门阴影逐渐增大。
8. 原有的肺结核病灶已稳定,而形态或性质发生改变。
9. 无中毒症状的胸腔积液,为血性胸腔积液。
10. 出现前述肺外表现。同时要对高危人群定期体检并大力普及肺癌知识。

对于可疑病例需进一步进行胸部X射线、CT检查,根据肿块的形态学改变作出初步判断,然后根据病情及肿块位置,选择最适合的检查方法如纤维支气管镜检查等,以获取病理学诊断,并对其临床分期作出判断。目前广泛采用2009年国际肺癌研究学会(IASLC)公布的TNM分期标准,见表2-6。

临床分期与TNM分期的关系见表2-7。

表 2-6 肺癌 TNM 分期标准

原发肿瘤(T)	
T_X	原发肿瘤大小无法测量;或痰脱落细胞,或支气管冲洗液找到癌细胞,但影像学或支气管镜没有可视肿瘤
T_0	无原发肿瘤证据
T_{is}	原位癌
T_{1a}	原发肿瘤最大直径<2 cm,局限于肺和脏层胸膜内,镜下肿瘤没有累及叶支气管以上(即没有累及主支气管);或局限于气管壁的肿瘤,无论大小,无论是否累及主支气管
T_{1b}	肿瘤最大直径>2 cm,≤3 cm
T_{2a}	肿瘤大小或范围符合以下任何一点:肿瘤最大直径>3 cm,≤5 cm;累及主支气管,但距隆突≥2 cm;累及脏层胸膜;扩展到肺门的肺不张或阻塞性肺炎,但未累及全肺
T_{2b}	肿瘤最大直径>5 cm,≤7 cm
T_3	任何大小的肿瘤已直接侵犯下述结构之一者:原发肿瘤最大直径>7 cm,累及胸壁(上沟癌)、膈肌、纵隔胸膜或心包,肿瘤位于距隆突 2 cm 以内的主支气管但尚未累及隆突;全肺的肺不张或阻塞性炎症;原发肿瘤同一肺叶出现卫星结节
T_4	任何大小的肿瘤已直接侵犯下述结构之一者:纵隔、心脏、大血管、气管、食管、椎体或隆突;原发肿瘤同侧不同肺叶出现卫星结节
区域淋巴结(N)	
N_X	区域淋巴结转移不能评价
N_0	没有区域淋巴结转移
N_1	转移至同侧支气管周围淋巴结和(或)同侧肺门淋巴结,和原发肿瘤直接侵犯肺内淋巴结
N_2	转移至同侧纵隔和(或)隆突下淋巴结
N_3	转移至对侧纵隔和(或)对侧肺门淋巴结和(或)同侧或对侧斜角肌或锁骨上淋巴结
远处转移(M)	
Mx	远处转移不能评价
M_0	无远处转移
M_{1a}	原发肿瘤对侧肺叶出现卫星结节;胸膜播散(恶性胸腔积液*、心包积液或胸膜结节)
M_{1b}	有远处转移(肺/胸膜除外)

注:*大部分肺癌患者的胸腔积液是由肿瘤所引起的,但如果胸腔积液的多次细胞学检查未能找到癌细胞,胸腔积液又是非血性和非渗出性的,临床判断该胸腔积液与肿瘤无关,这种类型的胸腔积液不影响分期

表2-7 肺癌TNM与临床分期的关系

临床分期	TNM 分期
隐性癌	$T_x N_0 M_0$
0 期	$T_{is} N_0 M_0$
Ⅰa 期	$T_1 N_0 M_0$
Ⅰb 期	$T_{2a} N_0 M_0$
Ⅱa 期	$T_1 N_1 M_0;T_{2b} N_0 M_0;T_{2a} N_1 M_0$
Ⅱb 期	$T_{2b} N_1 M_0;T_3 N_0 M_0$
Ⅲa 期	$T_{1\sim3} N_2 M_0;T_3 N_{1\sim2} M_0;T_4 N_{0\sim1} M_0$
Ⅲb 期	$T_{1\sim4} N_3 M_0;T_4 N_{2\sim3} M_0$
Ⅳ 期	$T_{1\sim4} N_{0\sim3} M_1$

(二)鉴别诊断

1. 肺结核

(1)结核球 需与周围型肺癌鉴别,本病多发生于年轻患者,可有结核中毒症状,病灶多位于肺上叶后段或下叶背段,周围可见卫星病灶,边缘无分叶及毛刺,长期观察无增大。

(2)肺结核空洞 其内壁规则,多无液平,痰结核分枝杆菌检查常阳性,可与癌性空洞鉴别。

(3)肺门淋巴结结核 易与中央型肺癌混淆,但本病多见于儿童或青少年,有全身结核中毒症状,纯化蛋白衍生物(PPD)试验阳性,抗结核治疗后可缩小。

(4)急性粟粒型肺结核 需与弥漫型肺泡癌鉴别,结核多伴有明显的结核中毒症状,胸片上病灶细小,分布均匀,密度较淡,以中上肺野较多。

(5)其他 结核性胸膜炎与癌性胸腔积液的鉴别。

2. 肺炎 临床对反复同一部位发生的肺炎或肺炎经治疗后吸收缓慢者,应警惕阻塞性肺炎,进一步行纤维支气管镜、痰脱落细胞等检查。

3. 肺脓肿 癌性空洞继发感染应与肺脓肿鉴别。肺脓肿一般起病急、发热、咳大量脓臭痰,X射线病变多位于上叶后段或下叶背段,空洞呈圆形,内壁光滑,有液平面,抗感染治疗有效。痰脱落法细胞学、纤维支气管镜等检查可鉴别。

【治疗】

目前肺癌的治疗采取综合治疗,即根据患者的状况、肿瘤病理类型、分期等制订个体治疗方案。治疗原则为非小细胞肺癌的Ⅰ~Ⅲa期采用以手术为主的综合治疗,Ⅲb期以放疗为主的综合治疗,Ⅳ期以化疗为主;小细胞肺癌以化疗为主,辅以手术和(或)放疗。

1. 手术治疗 一般推荐肺叶切除术。对于可耐受手术的非小细胞肺癌Ⅰ期和Ⅱ期者,应行以治愈为目标的手术切除治疗。对以同侧纵隔淋巴结受累为特征的Ⅲ期患者,应行原发病灶及受累淋巴结手术切除治疗。小细胞肺癌90%以上在就诊时已有胸内或远处转移,常规不推手术治疗。

2. 化学药物治疗(简称化疗) 小细胞肺癌对化疗有高度的反应性,合理应用化疗可使其缓解率提高到50%~90%,常用的药物有依托泊苷、伊立替康、顺铂、卡铂等。常使用的联合方案是依托泊苷加顺铂或卡铂,3 周一次,共 4~6 个周期。化疗获得缓解后,有 25%~50% 出现局部复发,这是由于小细胞肺癌有 3 个亚型,即纯化小细胞肺癌型、小细胞-大细胞型和混合型,后两种混有非小细胞成分是造成复发的原因,此时可应用的治疗药物包括紫杉醇、多西他赛、环磷酰胺、多柔比星等。

对非小细胞肺癌化疗可增加生存率、缓慢症状、提高生活质量。1 年生存率可达 40%,生存期为 9~10 个月,有效率为 30%~40%。其中对于非鳞癌患者一线方案为培美曲塞联合卡铂或顺铂,二线方案多为多西他赛或培美曲塞单药治疗。鳞癌患者则首选吉西他滨或多西紫杉醇等联合顺铂或卡铂。其他常用的药物还有长春瑞滨、紫杉醇、异环磷酰胺等。

3. 放射治疗　放射治疗的疗效取决于放射敏感性,不同组织、器官及各种肿瘤组织在受到照射后出现变化的反应程度各不相同。放射敏感性与肿瘤细胞的增殖周期和病理分级有关,即增殖活跃的细胞比不增殖的细胞敏感,细胞分化程度越高则放射敏感性越低,反之愈高。放疗对小细胞肺癌效果较好,其次为鳞癌和腺癌,其放射剂量以腺癌最大,小细胞癌最小。放疗分为根治性和姑息性两种。根治性放疗用于病灶局限、因解剖原因不便手术或患者不愿意手术者,若辅以化疗,则可提高疗效。姑息性放疗目的在于抑制肿瘤的发展,延迟肿瘤扩散和缓解症状。对控制骨转移性疼痛、骨髓压迫、上腔静脉综合征和支气管阻塞及脑转移引起的症状有肯定疗效,可使 60%~80% 咯血症状和 90% 的脑转移症状得到缓解。放射治疗的不良反应有白细胞减少、放射性肺炎、放射性肺间质纤维化和放射性食管炎。放射性肺炎可用糖皮质激素治疗。

4. 靶向治疗　是以肿瘤细胞具有的特异性(或相对特异)的分子为靶点,应用分子靶向药物特异性阻断该靶点的生物学功能,达到抑制肿瘤生长甚至肿瘤消退的目的。主要在 NSCLC 的治疗中显示出较好的疗效。代表药物有表皮生长因子受体-酪氨酸激酶抑制剂(EGFR-TKI)和单克隆抗体(西妥昔单抗)。EGFR-TKI,如吉非替尼、厄洛替尼、埃克替尼等可考虑用于化疗失败或无法接受化疗的患者。对于 EGFR 基因突变检测阳性的患者,一线治疗也可选择 EGFR-TKI。

5. 生物缓解调节剂(BRM)　为小细胞癌提供了一种新的治疗手段,如小剂量干扰素、转移因子、左旋咪唑等在肺癌的治疗中都能增加机体对化疗、放疗的耐受性,提高疗效。

6. 中医药治疗　中医学有许多单方及配方在治疗肺癌时可以与西药起协同作用,减少患者对放疗、化疗的反应,提高机体抗病能力,在巩固疗效、促进机体功能恢复方面起到辅助作用。

7. 其他局部治疗方法　近年来许多局部治疗方法用于缓解患者的症状和控制肿瘤的发展。如经支气管动脉和(或)肋间动脉灌注加栓塞治疗、经纤支镜用电刀切割瘤体、激光烧灼等。经纤支镜引导腔内置入放疗仪器进行近距离照射也取得了较好的效果。

【预后】

肺癌的预后取决于早发现、早诊断、早治疗。隐性肺癌早期治疗可获痊愈。晚期肺癌 5 年生存率极低,一般认为鳞癌预后较好,腺癌次之,小细胞癌较差。随着以手术治疗、放疗、靶向治疗为基础的综合治疗进展,近 30 年肺癌总体 5 年生存率翻了 1 倍。

> 助医考点
> 原发性支气管肺癌的病因和发病机制、病理和分类、临床表现、辅助检查、诊断和鉴别诊断、治疗。

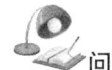
问题分析与能力提升

患者,女,65 岁,发现肺部阴影 2 年,胸闷 2 周。患者 2 年前体检摄胸片发现左下肺直径 1.5 cm 的结节影,边缘清晰,未按照医嘱行胸片、CT 检查及定期复查。2 周前自觉左侧胸闷,无发热、咳嗽、咯血、胸痛。于当地医院行胸片检查示左侧中等量胸腔积液,胸腔穿刺抽约 600 mL 血性液体。发病以来,大小便正常,体重无下降。无烟酒嗜好。子女身体健康,无遗传病家族史。

查体:T 36.7 ℃,P 85 次/min,R 21 次/min,BP 120/70 mmHg。皮肤未见出血点和皮疹,浅表淋巴结未触及肿大,巩膜无黄染,口唇无发绀。左侧肩胛骨第 8 肋间以下叩诊呈实音,呼吸音明显减弱,未闻及干、湿啰音,心界不大,心率 85 次/min,律齐,各瓣膜区未闻及杂音,腹平软,无压痛,肝脾肋下未触及,移动性浊音(-)。双手可见杵状指,双下肢无水肿。

实验室检查:胸水常规示比重1.026,细胞总数 $12\,000\times10^6$/L,有核细胞 $1\,700\times10^6$/L,多核细胞0.24,单核细胞0.76,胸水总蛋白 35 g/L,LDH 214 U/L,ADA 14 U/L。

该患者可能患了什么病?还需要做什么检查?请为患者制订一个初步的治疗方案。

巩固练习题

1. 早期出现肺门及纵隔多发淋巴结转移的肺癌类型是　　　　　　　　　　　　　　　　　　　　　　(　)
   A. 腺癌　　　　　　　　　　B. 鳞癌　　　　　　　　　　C. 类癌
   D. 大细胞肺癌　　　　　　　E. 小细胞肺癌

2. 肺癌患者出现声音嘶哑提示　　　　　　　　　　　　　　　　　　　　　　　　　　　　　　　　(　)
   A. 肿瘤侵犯喉返神经　　　　B. 肿瘤侵犯膈神经　　　　　C. 肿瘤侵犯隆突
   D. 肿瘤侵犯上腔静脉　　　　E. 肿瘤侵犯颈交感神经节

3. 肺癌患者出现"杵状指"提示　　　　　　　　　　　　　　　　　　　　　　　　　　　　　　　　(　)
   A. 肿瘤出现非转移性肺外表现　B. 肿瘤类型为鳞癌　　　　C. 肿瘤已经扩散转移
   D. 肿瘤类型为小细胞癌　　　　E. 肿瘤恶性程度高

4. 胸部 CT 疑诊中心型肺癌时,最有诊断价值的检查是　　　　　　　　　　　　　　　　　　　　　　(　)
   A. 痰找瘤细胞　　　　　　　B. 经皮肺穿刺　　　　　　　C. 支气管镜
   D. 血清肿瘤标志物　　　　　E. 纵隔镜

5. 男,62 岁。胸痛 2 个月。胸部 X 射线片检查发现右上肺外周 3.0 cm×2.5 cm 阴影,下述检查对确定诊断最有价值的是　　　(　)
   A. 肿瘤标志物检测　　　　　B. CT 或超声引导下经胸壁活检　C. 胸部 MRI
   D. 胸部 CT　　　　　　　　 E. 支气管动脉造影

6. 男,50 岁。干咳 2 周,既往吸烟史 20 余年,20 支/d。胸部 X 射线片检查示右上肺近胸膜处可见直径约1.5 cm的类圆形结节。为协助诊断,应首先采取的检查是　　　　　　　　　　　　　　　　　　　　　　　(　)
   A. 痰细胞学检查　　　　　　B. 血清肿瘤标志物　　　　　C. 支气管镜
   D. 胸部 MRI　　　　　　　　E. 胸部 CT

(7~8 题共用题干)

男,69 岁,刺激性咳嗽 1 个月,发现痰中带血丝 1 周,胸部 X 射线片示右肺上叶周围型结影,大小约 2.5 cm,边界不清,有短毛刺、既往体健,无肺部疾病病史,吸烟 20 年,10~20 支/d。

7. 该患者首选的检查是　　　　　　　　　　　　　　　　　　　　　　　　　　　　　　　　　　　(　)
   A. 胸部 B 超　　　　　　　　B. 支气管镜　　　　　　　　C. 胸腔镜
   D. 胸部 MRI　　　　　　　　E. 胸部 CT

8. 该患者最可能的诊断是　　　　　　　　　　　　　　　　　　　　　　　　　　　　　　　　　　(　)
   A. 肺脓肿　　　　　　　　　B. 肺炎性假瘤　　　　　　　C. 肺错构瘤
   D. 肺结核　　　　　　　　　E. 肺癌

9. 男,70 岁。咳嗽半年,声音嘶哑 1 个月。胸部 X 射线片示左肺门明显增大,胸部 CT 示左肺上叶可见直径 4 cm 的块状影,主动脉弓下及弓旁淋巴结明显肿大、融合。该患者最可能的诊断是　　　　　　　　　　　(　)
   A. 阻塞性肺炎　　　　　　　B. 肺脓肿　　　　　　　　　C. 肺结核
   D. 纵隔淋巴瘤　　　　　　　E. 肺癌

(10～11题共用题干)

男,67岁,刺激性咳嗽3个月。痰中带血2周,吸烟20年,30支/d,胸部X射线片见右肺门2.5 cm×3 cm团块影。血WBC 6.6×10⁹/L。

10.该患者初步诊断是 （ ）
　　A.肺脓肿　　　　　　　　B.肺结核　　　　　　　　C.肺癌
　　D.肺栓塞　　　　　　　　E.支气管扩张

11.为明确诊断,下列检查意义最大的是 （ ）
　　A.痰培养及药敏试验　　　B.痰结核菌检查　　　　　C.痰细胞学检查
　　D.血浆D-二聚体　　　　　E.纤维支气管镜

(12～13题共用题干)

患者,男,63岁。咳嗽、痰中带血丝半年余。吸烟40余年。胸部X射线片示右上肺近肺门处肿块影。

12.为明确病理诊断,首选的检查是 （ ）
　　A.开胸活检　　　　　　　B.胸腔镜活检　　　　　　C.纵隔镜活检
　　D.经胸壁肺穿刺活检　　　E.支气管镜活检

13.如拟手术治疗,下列不属于手术禁忌证的是 （ ）
　　A.对侧肺门淋巴结转移　　B.肝转移　　　　　　　　C.锁骨上淋巴结转移
　　D.同侧肺门淋巴结转移　　E.脑转移

14.男,73岁。右上肺癌根治术后第5天突发高热,胸腔闭式引流管内持续大量气体逸出。胸部X射线片示:右侧液气胸。最可能的原因是 （ ）
　　A.肺边缘漏气　　　　　　B.食管破裂　　　　　　　C.自发性气胸
　　D.支气管胸膜瘘　　　　　E.肺大疱破裂

第九节　胸膜疾病

一、胸腔积液

胸腔积液(pleural effusions)简称胸水,是各种病因导致胸膜腔内液体形成过快或吸收过缓而形成。正常情况下,胸膜腔是一个潜在的腔隙,脏层和壁层胸膜之间有少量液体,起润滑作用。胸膜腔内液体并非静止,而是在呼吸动作中压力变化的作用下持续滤出和吸收,处于动态平衡。如果在肺、胸膜和肺外疾病的影响下,这种平衡被打破则易形成积液。

【病因和发病机制】

1.渗出性胸腔积液

(1)胸膜毛细血管通透性增加　结核、胸膜炎症、胸膜肿瘤、肺梗死、肝脓肿、急性胰腺炎、系统性红斑狼疮、类风湿关节炎等导致毛细血管通透性增加,产生渗出液。

(2)胸膜淋巴回流障碍　癌症或发育异常导致淋巴管堵塞,引起淋巴回流障碍,产生渗出液。

2.漏出性胸腔积液

(1)胸膜毛细血管静水压增高　血容量增加、充血性心力衰竭、缩窄性心包炎、上腔静脉或奇静脉阻塞导致胸膜毛细血管静水压增高,产生漏出液。

(2)胸膜毛细血管内胶体渗透压降低　低蛋白血症、肝硬化、肾病综合征等导致白蛋白丢失,毛细血管内胶体渗透压降低,产生漏出液。

3. 损伤　主动脉瘤破裂、食管破裂、胸导管破裂等,使血液、乳糜液等流入胸膜腔,产生血胸和乳糜胸。

4. 其他　临床上的一些治疗措施(如放射治疗、内镜检查和治疗、支气管动脉栓塞术、冠状动脉搭桥术、骨髓移植、中心静脉置管穿破和腹膜透析),或不当治疗(如卵巢过度刺激、静脉补液量过多),以及药物(如甲氨蝶呤、胺碘酮、苯妥英钠),都可以引起渗出性或漏出性胸腔积液。

【临床表现】

(一)症状

病因不同其症状有所差别。症状的明显程度也与积液量呈正比,积液量少于 0.3～0.5 L 时,症状多不明显,大量积液时症状则更加明显。

1. 结核性胸膜炎所致胸腔积液　有低热、盗汗、乏力、消瘦等全身表现,也有干咳、胸痛等局部表现,虽然胸水量的增加可使胸痛缓解,但可出现胸闷、气促。

2. 恶性胸腔积液　多见于中、老年人,胸部隐痛,不伴发热,但有消瘦和呼吸道或原发部位肿瘤的症状。

3. 炎性积液　多有发热、呼吸困难伴咳嗽、咳痰及胸痛。

4. 心力衰竭所致胸腔积液　多为双侧少量胸腔积液。呼吸困难严重,有心功能不全的表现。

5. 肝脓肿所致右侧胸腔积液　发热等全身中毒症状明显,同时有肝区疼痛。

(二)体征

1. 少量积液　无明显体征,触诊可在侧下胸壁有胸膜摩擦感,听诊闻及胸膜摩擦音,与呼吸相关,积液量大时则消失。

2. 中至大量积液　视诊胸廓不对称,患侧饱满;触诊积液处语颤减弱,气管、纵隔向健侧移位;叩诊呈浊音,积液量大时也可呈实音,右侧积液时肝上界可被掩盖、下界下移;听诊呼吸音减弱或消失。

3. 原发病体征　肺外疾病多有原发病的体征,如胰腺炎可见腹膜刺激征、Gray-Turner 征和 Cullen 征等,类风湿关节炎可见关节畸形,肝硬化可见大量腹水等。

【实验室和其他检查】

(一)胸水检查

行胸腔穿刺术抽取胸水进行检查,对明确病因有重要的意义。胸水检查项目包括一般性状、化学检查、显微镜检查和细菌学检查,检查的目的在于区分胸水的性质是渗出还是漏出(表2-8),以查找病因,明确诊断。

近年研究表明,胸水总蛋白/血清、胸水 LDH/血清、LDH 这 3 项检查可帮助做出 100% 正确的胸水分类。有些胸水如恶性胸水,由于多种机制参与形成积液,故无法准确划分性质,但也可综合胸水各项目的检查结果做出诊断(表2-9)。

表2-8 渗出液与漏出液区别要点

项目	渗出液	漏出液
外观	色深,可为草黄色、棕黄色、血性、脓性、乳糜性	无色或淡黄
透明度	混浊	透明或微浊
凝固	自凝	不自凝
比重	>1.018	<1.018
黏蛋白定性	阳性	阴性
蛋白定量	>30 g/L	<30 g/L
葡萄糖	低于血糖	与血糖相近
细胞计数	>500×10^6/L	<100×10^6/L
细胞分类	以中性粒细胞或淋巴细胞为主	以淋巴细胞、间皮细胞为主
细菌学检查	可找到病原体	阴性
胸水/血清总蛋白	>0.5	<0.5
胸水/血清LDH	>0.6	<0.6
LDH	>200 U	<200 U

表2-9 胸水检查结果与疾病的关系

项目	检查结果	疾病
外观	洗肉水样	肿瘤、结核、肺栓塞
	乳状	乳糜胸
	巧克力色	阿米巴肝脓肿破溃入胸腔
	黑色	曲霉菌感染
	黄绿色	类风湿关节炎
	臭味	厌氧菌感染
细胞	白细胞>10 000×10^6/L	脓胸
	红细胞>5×10^9/L	恶性肿瘤或结核
	红细胞>100×10^9/L	创伤、肿瘤或肺梗死
	中性粒细胞增多	急性炎症
	淋巴细胞增多	结核或肿瘤
	嗜酸性粒细胞增多	寄生虫感染或结缔组织病
	间皮细胞<5%	结核
	查到癌细胞	恶性肿瘤

续表2-9

项目	检查结果	疾病
pH值	降低	脓胸、食管破裂、类风湿、结核、恶性肿瘤
葡萄糖	明显低于血液	脓胸、类风湿关节炎、系统性红斑狼疮、结核和恶性胸腔积液
病原体	阳性	感染性疾病
类脂	三酰甘油>1.24 mmol/L,胆固醇不高,脂蛋白电泳可见乳糜微粒	胸导管破裂
	胆固醇>5.18 mmol/L,三酰甘油正常	陈旧性结核性胸膜炎、肝硬化、类风湿、恶性肿瘤
酶	乳酸脱氢酶(LDH)>200 U/L,且胸水/血清LDH>0.6	炎性胸水,其值越高,表明炎症越明显
	LDH>500 U/L	恶性肿瘤或胸水已并发细菌感染
	淀粉酶升高	急性胰腺炎、恶性肿瘤
	腺苷脱氨酶(ADA)>45 U/L	结核性胸膜炎
免疫	γ干扰素>200 pg/mL	结核性胸膜炎
	补体C3、C4降低,免疫复合物增高	系统性红斑狼疮及类风湿关节炎
	抗核抗体滴度>1∶160	系统性红斑狼疮
	类风湿因子>1∶320	类风湿关节炎
肿瘤标志物	癌胚抗原(CEA)升高,胸水/血清CEA>1	恶性肿瘤

(二)X射线检查

1. 极小量积液　游离积液仅见肋膈角变钝;肺底积液有膈肌升高或形状改变。
2. 中等量积液　表现为弯向外上的弧形阴影;平卧时由于积液散开,整个肺野透亮度均降低。
3. 大量积液　大片致密影,纵隔向健侧移位;液气胸时可见气液平面(图2-9)。
4. 包裹性积液　边缘光滑饱满,多位于叶间或肺与膈之间,不随体位改变而变动。

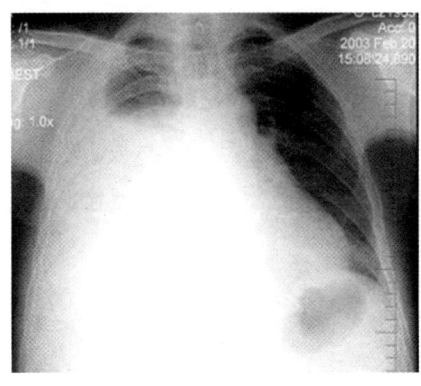

图2-9　右侧大量胸腔积液

(三) CT 检查

CT 检查不仅能准确显示胸腔积液的量,还可以显示出肺内原发病灶、胸膜间皮瘤、胸内转移性肿瘤、纵隔和气管旁淋巴结等病变,以及鉴别支气管肺癌是否侵犯胸膜、区分胸膜增厚的良、恶性,另外还能帮助判断肺癌分期与选择治疗方案。

(四) 超声检查

超声检查用于估计胸腔积液的深度和多少,协助确定胸腔穿刺部位。

(五) 胸膜活检

1. 经皮闭式胸膜活检　优点是简单、易行、损伤性较小,对病因诊断有重要意义。为提高成功率可在 CT 或 B 超引导下进行。但注意脓胸或有出血倾向者不宜作胸膜活检。

2. 胸腔镜或开胸活检　胸腔镜能全面而直观地检查胸膜腔,观察病变形态、分布及邻近器官情况,且可多处活检,故诊断率较高,肿瘤临床分期较准确。胸腔镜检查对恶性胸腔积液的病因诊断率最高,可达 70%～100%,少数胸腔积液经上述检查仍难以确定病因(如无特殊禁忌)可考虑开胸探查。

【诊断与鉴别诊断】

(一) 诊断

首先确定有无胸腔积液,其次区分积液的性质是渗出性还是漏出性,最后根据积液检查的结果结合临床表现和 X 射线等其他检查,综合判断,从而找出积液的病因,明确诊断。

(二) 鉴别诊断

1. 漏出液的各种常见病因鉴别　①充血性心力衰竭:为双侧积液,右侧量多于左侧;②肝硬化胸腔积液多伴有大量腹水;③肾病综合征胸腔积液为双侧肺底积液;④低蛋白血症的胸腔积液伴有全身水肿;⑤腹膜透析胸腔积液类似于腹透液,葡萄糖高,蛋白质<1.0 g/L。

2. 结核性胸膜炎　青壮年多发,胸痛明显,并常伴有低热、乏力、盗汗、消瘦等结核中毒表现。胸水中以淋巴细胞为主,间皮细胞<5%,蛋白质>40 g/L,ADA 及 γ 干扰素增高,胸膜活检查结核分枝杆菌阳性率较高,结核菌素试验(PPD)强阳性。

3. 类肺炎性胸腔积液　指肺炎、肺脓肿和支气管扩张症引起的胸腔积液,可并发脓胸。常见发热、咳嗽、咳痰、胸痛等症状,白细胞升高,中性粒细胞增加伴核左移。胸水呈草黄色甚或脓性,白细胞明显升高,以中性粒细胞为主,葡萄糖和 pH 值降低。X 射线先有原发病表现,然后出现少量胸腔积液表现。并发脓胸是由于未能有效控制肺部感染,致病菌侵袭入胸腔造成。急性脓胸表现为突发高热、胸痛等;慢性脓胸表现为胸膜增厚、胸廓塌陷、消瘦和杵状指(趾)等。胸水呈脓性、黏稠,细菌培养阳性。

4. 恶性肿瘤侵犯胸膜　45 岁以上中、老年人多见,常由肺癌、乳腺癌、淋巴瘤、胃肠道和泌尿生殖系统的癌症直接侵犯或转移至胸膜所致。临床表现为胸部钝痛、痰中带血和恶病质。大量胸水呈血性,发展迅速,CEA>20 μg/L,LDH>500 U/L,胸水脱落细胞检查、胸膜活检、胸部影像学、支气管镜及胸腔镜等检查,帮助诊断和鉴别。

【治疗】

胸腔积液只是疾病的一个表现,治疗措施以病因治疗为主。漏出液常在纠正病因后可自行吸收,无须特殊处理;渗出液常需抽液或引流,部分疾病还需冲洗胸腔,或外科手术。

(一) 抽液治疗

抽液为最常见的处理积液的方法,可解除心肺、血管受压,改善呼吸,使肺功能免受损伤。抽液后可减轻毒性症状,体温下降,有助于使被压迫的肺迅速复张。注意首次抽液不超过 700 mL,以后每次抽液量应小于 1000 mL,过快、过多抽液可使胸腔压力骤降,导致肺水肿或循环衰竭。若抽液时发生头晕、冷汗、心悸、面色苍白、脉细等表现应考虑"胸膜反应",应立即停止抽液,使患者平卧,必要时皮下注射 0.1% 肾上腺素 0.5 mL,密切观察病情。

(二) 肋间插管闭式引流

引流是治疗脓胸的最基本方法,目前多选用细管引流,具有创伤小、易固定、效果好、可随时胸腔内注入药物等优点。引流前可用 2% 碳酸氢钠或生理盐水反复冲洗胸腔,然后注入适量抗生素及链激酶,使脓液变稀便于引流。对有支气管胸膜瘘者不宜冲洗胸腔,以免引起细菌播散。

(三) 其他

对恶性胸腔积液者可采取化学性胸膜固定术,在抽吸胸水或胸腔插管引流后,胸腔内注入抗肿瘤药物,或胸膜粘连剂(滑石粉),减缓胸水的产生。也可胸腔内注入生物免疫调节剂,如短小棒状杆菌疫苗、白细胞介素-2、干扰素、淋巴因子激活的杀伤细胞、肿瘤浸润性淋巴细胞等,可抑制癌细胞增殖,并使胸膜粘连。此外,还有胸-腹腔分流术、胸膜切除术、胸膜剥脱术等。

二、气胸

气胸(pneumothorax)是指气体进入胸膜腔造成积气,是临床常见急症,多见于男性。临床特征是静脉回心血流受阻而产生程度不同的心肺功能障碍。根据原因分为自发性、外伤性和医源性三大类,其中外伤性是由胸壁损伤引起,医源性是由诊断和治疗操作导致。本节主要介绍自发性气胸。

【分类】

1. 按照病因分类

(1) 原发性自发性气胸(primary spontaneous pneumothorax, PSP)　多见于瘦高体型的男性青壮年,原因不明。

(2) 继发性自发性气胸(secondary spontaneous pneumothorax, SSP)　多见于有基础肺部疾病者,另外月经性气胸和妊娠期气胸也属继发性。

2. 按照胸膜破裂情况分类　见表 2-10。

表 2-10　气胸的分类及区别方法

项目	闭合性(单纯性)气胸	交通性(开放性)气胸	张力性(高压性)气胸
破裂口	小,可随肺萎缩闭合	较大,持续开放	单向活瓣或活塞
气体进出	口闭合后不再进入	自由进出	吸气时进入,呼气时不能出
胸膜腔内压	可正压也可负压	0 cmH_2O 上下波动	压力持续升高,常超过 10 cmH_2O,甚至高达 20 cmH_2O
抽气治疗后	压力下降不再升	可呈负压,但数分钟后,压力又复升至抽气前水平	内压可下降,但又迅速复升

3. 按临床表现分类 根据临床表现还可将自发性气胸分为稳定型和不稳定型,符合下列所有表现者为稳定型:呼吸频率<24 次/min;心率 60~120 次/min;血压正常;呼吸室内空气时 SaO_2 > 90%;两次呼吸间说话可成句。不符合者为不稳定型。

【病因和发病机制】

(一)病因

1. PSP 患者常无显著肺部疾病,但可在 X 射线中发现胸膜下肺大疱,原因不明,可能与吸烟、身高和小气道炎症有关,也可能是因为非特异性炎症留下的瘢痕,或弹性纤维先天发育不良。

2. SSP 患者多有肺部疾病基础,如肺结核、慢阻肺、肺癌、肺脓肿、尘肺病和淋巴管平滑肌瘤等。也有月经来潮前后 24~72 h 内发生的月经性气胸,可能是因子宫内膜异位症导致。妊娠期气胸可能因激素变化造成。

3. 其他 航空、潜水作业而无适当防护措施时,从高压环境突然进入低压环境,以及机械通气压力过高时,均可发生气胸。

(二)发病机制

由于病变引起细支气管不完全阻塞,形成肺大疱,当肺大疱破裂时肺泡与胸膜腔之间产生破口,气体从肺泡进入胸膜腔,直到压力差消失或破口闭合。胸膜腔的气体对肺产生压迫,发生限制性通气功能障碍,表现为肺容积缩小、肺活量减低、最大通气量降低。气胸初期通气/血流比例下降,导致动静脉分流,出现低氧血症;大量气胸时,静脉血回心减少,气体压迫血管和心脏,使心搏出量降低,引起反射性心率加快、血压下降,甚至休克。

张力性气胸是气胸中最严重的类型,由于气体持续进入胸膜腔内,导致压力越来越大,可引起纵隔移位,致呼吸、循环障碍,最终窒息死亡。若胸膜上的血管破裂,则可形成自发性血气胸。

【临床表现】

抬举重物用力过猛、剧咳、屏气、大笑等,均为气胸的诱因。也可在正常活动或安静休息时发生,偶有在睡眠中发病者。

(一)症状

起病急骤,突然发生一侧针刺样或刀割样胸痛,持续时间短,继之胸闷和呼吸困难,可伴刺激性咳嗽。少数患者可发生双侧气胸,表现为严重的呼吸困难。常采取健侧卧位以减轻呼吸困难。

张力性气胸表现更为迅速而严重,患者表情紧张、挣扎坐起、烦躁不安、胸闷、发绀、冷汗、虚脱、心律失常,甚至发生意识障碍、呼吸和循环衰竭。

(二)体征

少量气胸体征不明显,只有听诊呼吸音减弱。大量气胸时,视诊患侧胸部隆起,呼吸运动减弱;触诊气管向健侧移位,触觉语颤减弱;叩诊呈过清音或鼓音,心或肝浊音界缩小或消失;听诊呼吸音减弱或消失。

【并发症】

1. 脓气胸 是因为同时感染金黄色葡萄球菌、肺炎克雷伯杆菌、铜绿假单胞菌、结核分枝杆菌及多种厌氧菌造成坏死性肺炎、肺脓肿及干酪样肺炎,也可因胸穿或肋间插管引流所致,病情危重。

2. 血气胸 因胸膜粘连带内血管断裂造成。

3.皮下气肿 肺泡破裂逸出的气体入肺间质后,进入胸壁或腹壁皮下组织,导致皮下气肿。张力性气胸抽气或闭式引流后,可沿针孔或切口出现胸壁皮下气肿。颈部可因皮下积气而变粗。

4.纵隔气肿 气体沿血管鞘可进入纵隔,可因压迫大血管而出现干咳、呼吸困难、呕吐及胸骨后疼痛,向双肩或双臂放射,疼痛常因呼吸运动及吞咽动作而加剧;体检有发绀、颈静脉怒张、脉速、低血压、心浊音界缩小或消失、心音遥远、心尖部可听到与心跳同步的"卡嗒"声(Hamman 征)。X射线检查于纵隔旁或心缘旁发现透明带。

【影像学检查】

1.X射线检查 是诊断气胸的重要方法,典型表现为外凸弧形的细线条形阴影,称为气胸线。气胸线外透亮度增高,无肺纹理,线内为压缩的肺组织。肺压缩严重时,呈圆球形阴影。纵隔及心脏向健侧位移。纵隔气肿在纵隔旁和心缘旁可见透光带。

不典型表现有:慢性炎症胸膜粘连时,气胸多呈局限性包裹;气胸发生在胸腔下部会使肋膈角变锐利;合并胸腔积液时,显示气液平面,液面随体位移动;注意局限性气胸在侧位胸片更易发现,或胸透变换体位可发现。

气胸气体量的多少可依据X射线胸片判断。从侧胸壁到肺边缘的距离≥2 cm为大量气胸,<2 cm为小量气胸;也可从肺尖气胸线至胸腔顶部估计气胸大小,距离≥3 cm为大量气胸,<3 cm为小量气胸。

2.CT检查 CT对于小量气胸、局限性气胸、肺大疱与气胸的鉴别、发现原发疾病等方面比X射线胸片更敏感和准确。典型表现为胸膜腔内出现极低密度的气体影,伴有肺组织不同程度的萎缩改变(图2-10)。

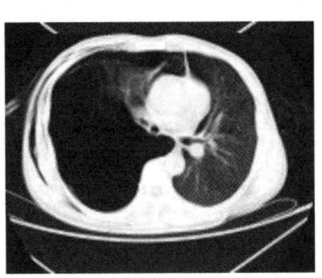

图2-10 右侧气胸并皮下气肿

【诊断和鉴别诊断】

(一)诊断

根据临床症状、体征及影像学表现,可确诊气胸。若病情危重无法做影像学检查时,应立即在患侧胸部体征最明显处试验穿刺,如抽出气体,可证实气胸的存在。

(二)鉴别诊断

1.肺大疱 位于肺周边的巨型肺大疱易被误认为气胸。肺大疱通常起病缓慢,而气胸症状多突然发生。影像学检查可见肺大疱呈圆形或卵圆形,疱内有细小的条纹,为肺小叶或血管的残遗物。肺大疱将肺压向周围。而气胸则呈胸外侧的透光带,其中无肺纹理可见。

2.支气管哮喘与COPD 支气管哮喘发作时气促、呼吸困难与自发性气胸相似,但患者常有反复哮喘发作史。COPD 患者的呼吸困难多呈长期缓慢进行性加重,影像学检查有助于鉴别。

3.肺血栓栓塞症　也可突然呼吸困难、胸痛、烦躁不安、惊恐甚至有濒死感,临床上酷似张力性气胸,但患者有下肢或盆腔血栓性静脉炎、骨折、手术后、脑卒中、心房颤动等病史,或长期卧床。体征和胸部 X 射线检查可鉴别。

4.急性心肌梗死　患者亦有突然胸痛、胸闷、呼吸困难、休克等临床表现,但有冠状动脉粥样硬化性心脏病史。心脏体征、心电图、X 射线检查、心肌坏死标志物检查有助于诊断。

【治疗】

自发性气胸的治疗目的是促进患侧肺复张、消除病因及减少复发。部分轻症者可经保守治疗治愈,多数需胸腔减压帮助患肺复张,10%~20%患者需手术。

(一)保守治疗

保守治疗适用于稳定型小量气胸和首次发生的闭合性气胸症状较轻者。若患者年龄偏大、有肺基础疾病、症状严重、愈合较慢,即使气胸量较小,原则上也不主张保守治疗。

1.一般处理　严格卧床休息,给予镇静、镇痛等药物。

2.吸氧　经鼻导管或面罩吸入 10 L/min 的氧。高浓度吸氧可加快胸膜腔内气体的吸收,可达到比较满意的疗效。

3.密切监测病情　注意观察患者呼吸困难有无加剧,是否出现呼吸循环障碍,监测血压、心电图、动脉血气变化等情况。

4.治疗肺基础疾病　肺结核并发气胸,应予抗结核药物;由肿瘤所致气胸者,可先作胸腔闭式引流,待明确肿瘤的类型及有无转移后再进一步治疗;COPD 合并气胸者应注意积极控制肺部感染,解除气道痉挛等。

(二)排气疗法

1.胸腔穿刺抽气　适用于小量气胸,症状较轻,心肺功能尚好的闭合性气胸患者。通常选择患侧胸部锁骨中线第 2 肋间为穿刺点,局限性气胸根据影像学检查结果选择穿刺部位。一次抽气量不宜超过 1 000 mL,每日或隔日抽气 1 次。张力性气胸病情危急,为了抢救生命,可用粗针头迅速刺入胸膜腔以达到暂时减压的目的。

2.胸腔闭式引流　适用于不稳定型气胸,症状明显、肺压缩程度较重,交通性或张力性气胸,反复发生气胸的患者。插管部位取锁骨中线外侧第 2 肋间,或腋前线第 4~5 肋间,如为局限性气胸或需引流胸腔积液,则应根据 X 射线胸片或在 X 射线透视下选择适当部位进行插管排气引流。导管插入并固定后另一端可连接 Heimlich 单向活瓣,或水封瓶。若插管成功,压缩的肺可在几小时至数天内复张。对肺压缩严重,时间较长的患者,应夹住引流管分次引流,避免胸腔内压力骤降产生肺复张后肺水肿。

PSP 经导管引流后,即可使肺完全复张;SSP 常因气胸分隔,单导管引流效果不佳,有时需在患侧胸腔插入多根导管。应用各式插管引流排气过程中,应注意严格消毒,防止发生感染。

(三)化学性胸膜固定术

化学性胸膜固定术适应于不宜手术或拒绝手术的下列患者:①持续性或复发性气胸;②双侧气胸;③合并肺大疱;④肺功能不全,不能耐受手术者。此方法是为了预防气胸复发,向胸腔内注入硬化剂使脏层和壁层胸膜粘连,从而消灭胸膜腔间隙。常用硬化剂有多西环素、滑石粉等,用生理盐水 60~100 mL 稀释后经胸腔导管注入,夹管 1~2 h 后引流;或经胸腔镜直视下喷洒粉剂。胸腔注入硬化剂前,尽可能使肺完全复张。观察1~3 d,经X射线透视或摄片证实气胸已吸收,可拔除引流管。此法成功率高,主要不良反应为胸痛、发热,滑石粉可引起急性呼吸窘迫综合征,应予注意。

(四)手术治疗

手术治疗适应于经内科治疗无效的气胸、长期气胸、血气胸、双侧气胸、复发性气胸、张力性气胸引流失败者、胸膜增厚致肺膨胀不全或影像学有多发性肺大疱者。方法有胸腔镜或开胸直视下粘连带烙断术、喷涂纤维蛋白胶或医用ZT胶、激光烧灼、结扎或肺叶切除。手术治疗成功率高,复发率低。

(五)处理并发症

脓气胸者积极给予抗生素治疗,插管引流,胸腔内生理盐水冲洗,必要时手术;血气胸的出血多能自行停止,若继续出血不止则应抽气排液,适当输血,或考虑开胸结扎出血部位;纵隔气肿与皮下气肿可自行吸收,吸入浓度较高的氧可有利于气肿消散,若纵隔气肿张力过高,可在胸骨上窝切开排气。

【预防】

积极治疗原发肺部疾病,避免搬重物、剧烈咳嗽、屏气、大笑等诱因。禁止乘坐飞机。

【预后】

老年人肺复张时间通常较长;交通性气胸较闭合性气胸需时长;有基础肺疾病、肺萎陷时间长者复张时间也长;单纯卧床休息比闭式引流或胸腔穿刺抽气复张时间为长;有支气管胸膜瘘、脏层胸膜增厚、支气管阻塞者,均可妨碍肺复张,并易演变为慢性持续性气胸。

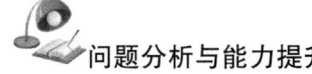
问题分析与能力提升

> **助医考点**
> 胸腔积液的病因和发病机制、临床表现、辅助检查、诊断与鉴别诊断、治疗;气胸的病因与发病机制、诊断、处理。

患者男,62岁,因"咳嗽咳痰20 d,加重伴胸闷气促5 d"入院。入院症见:胸闷、气促,活动后加重,咳嗽、咳痰,咳少量黄色黏痰,无胸痛、发热,无心悸、头晕、头痛,食欲不佳,二便正常。查体:气管居中,桶状胸,双下肺叩诊浊音,右侧呼吸音减弱,左肺可闻及散在湿啰音,心前区无隆起,心尖搏动未见异常,心率116次/min,心律绝对不齐。既往糖尿病史5年,自服二甲双胍,目前血糖控制可。否认肝炎、结核等传染病史,否认冠心病史。

胸部正侧位片示右肺中等量胸腔积液,伴右下肺压迫性肺不张,左侧少量胸腔积液;右肺门影增大,结构不清,伴右肺中叶密度增高、体积缩小,肺门区占位伴阻塞性肺不张可能,建议CT检查;左肺下叶支气管扩张伴少许炎症可能。

心电图示心房扑动伴快心室率,室内差异性传导。

血常规、肝肾功能、血气分析未见明显异常。

请讨论:该患者胸腔积液的原因可能有哪些?如果想要确诊,还需做哪些检查?

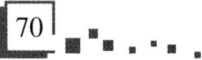
巩固练习题

1. 女性患者,46岁,风心病联合瓣膜病史8年,此次主因心衰加重入院,查体:颈静脉怒张,双肺呼吸音减弱,可闻及湿啰音,心界大,心率140次/min,房颤律,二尖瓣可闻及双期杂音,肝大肋下三横指,双下肢水肿,X射线示:双侧胸腔积液。此患者双侧胸腔积液产生机制是 ( )
   A. 心源性肝硬化   B. 胸膜静脉回流受阻   C. 营养不良

D. 毛细血管通透性增高　　　　　E. 水钠潴留
2. 鉴别结核性胸膜炎与恶性胸腔积液的主要指标是　　　　　　　　　　　　　　　　　　(　　)
   A. 是否为血性胸腔积液　　　B. 肺内有无结核病灶　　　C. 胸腔积液细胞学和细菌学检查
   D. 胸腔积液增长速度　　　　E. 全身中毒症状的轻重
3. 判断恶性胸腔积液的最重要根据是　　　　　　　　　　　　　　　　　　　　　　　　(　　)
   A. 血性胸液　　　　　　　　B. LDH 升高　　　　　　　C. ADA 不高
   D. 病理细胞学检查　　　　　E. 胸水蛋白质 34 g/L
4. 不属于气胸临床体征的是　　　　　　　　　　　　　　　　　　　　　　　　　　　　(　　)
   A. 患侧胸廓饱满、叩诊呈鼓音　B. 呼吸运动减弱　　　　　C. 语颤减弱
   D. 纵隔向健侧移位　　　　　E. 可闻及湿啰音
5. 气胸治疗主要方法是　　　　　　　　　　　　　　　　　　　　　　　　　　　　　　(　　)
   A. 抗感染　　　　　　　　　B. 止咳　　　　　　　　　C. 吸氧
   D. 镇静　　　　　　　　　　E. 排气
6. 关于胸腔积液形成的机制,下列哪项是错误的　　　　　　　　　　　　　　　　　　　(　　)
   A. 胸膜通透性增加　　　　　B. 胸膜毛细血管内静水压增高　C. 壁层胸膜淋巴引流障碍
   D. 胸膜毛细血管内胶体渗透压增高　E. 损伤导致胸腔内出血
7. 一气胸患者,胸部 X 射线显示肺压缩 80%,胸膜腔测压为 +3 cmH$_2$O,予以抽气后压力降至 0 cmH$_2$O,观察 10 min 后压力未变,考虑该患者气胸类型是　　　　　　　　　　　　　　　　　　(　　)
   A. 闭合性气胸　　　　　　　B. 张力性气胸　　　　　　C. 交通性气胸
   D. 创伤性气胸　　　　　　　E. 混合性气胸
8. 男,50 岁,胸闷气短 2 个月,左胸痛 20 多天,夜间重,查体颜面、颈部、胸壁略肿胀,胸壁静脉曲张,腋下有一拇指大小淋巴结,无压痛,活动尚好,心率 108 次/min,律齐,左肺呼吸音消失,应采取哪种措施缓解患者呼吸困难　　　　　　　　　　　　　　　　　　　　　　　　　　　　　　　　　　(　　)
   A. 静脉注射速效利尿剂　　　B. 缓慢静脉注射毛花苷 C　C. 静脉注射激素类药物
   D. 胸穿减压　　　　　　　　E. 合理吸氧
9. 根据胸膜破口的特点,气胸可分为　　　　　　　　　　　　　　　　　　　　　　　　(　　)
   A. 闭合性气胸、交通性气胸、张力性气胸
   B. 闭合性气胸、特发性气胸、自发性气胸
   C. 继发性气胸、特发性气胸、张力性气胸
   D. 闭合性气胸、交通性气胸、自发性气胸
   E. 自发性气胸、交通性气胸、张力性气胸
10. 女,38 岁,发热伴胸痛 7 d,气急 3 d,查体:右侧胸廓饱满,语颤减弱,叩诊呈浊音,呼吸音减弱,该患者最可能的诊断是　　　　　　　　　　　　　　　　　　　　　　　　　　　　　　　　　(　　)
    A. 肺癌　　　　　　　　　　B. 大叶性肺炎　　　　　　C. 肺气肿
    D. 右侧胸腔积液　　　　　　E. 右侧胸膜增厚

第十节　呼吸衰竭

一、概述

呼吸衰竭(respiratory failure)是指各种原因引起的肺通气和(或)换气功能严重障碍,以致在静息状态下也不能维持足够的气体交换,导致低氧血症伴(或不伴)高碳酸血症,进而引起一系列病理

生理改变和相应临床表现的综合征。动脉血气分析是确诊的最可靠方法：在海平面、静息状态、呼吸空气条件下，动脉血氧分压(PaO_2)<60 mmHg，伴或不伴二氧化碳分压($PaCO_2$)>50 mmHg，并排除心内解剖分流和原发于心排出量降低等因素，即可诊断为呼吸衰竭。

【分类】

1. 按动脉血气分析分类　见表2-11。

表2-11　呼吸衰竭按照动脉血气分析分类

类型	PaO_2	$PaCO_2$	原因	疾病
Ⅰ型	<60 mmHg	降低或正常	肺换气障碍	严重肺部感染性疾病、间质性肺疾病、急性肺栓塞等
Ⅱ型	<60 mmHg	>50 mmHg	肺泡通气不足	COPD

2. 按发病急缓分　见表2-12。

表2-12　呼吸衰竭按照发病急缓分类

类型	原因	时间	危险性
急性	严重肺疾病、创伤、休克、电击、急性气道阻塞	短	机体不能很快代偿，若不及时抢救，会危及患者生命
慢性	COPD、肺结核、间质性肺疾病、神经肌肉病变等	较长	机体通过代偿适应，生理功能障碍和代谢紊乱较轻，仍保持一定的生活活动能力，但也可出现急性加重

3. 按照发病机制分类　见表2-13。

表2-13　呼吸衰竭按照发病机制分类

类型	原因	对应类型
通气性（泵衰竭）	驱动或制约呼吸运动的中枢神经系统、外周神经系统、神经肌肉组织及胸廓的功能障碍而导致	Ⅱ型呼吸衰竭
换气性（肺衰竭）	肺组织、气道阻塞和肺血管病变造成	Ⅰ型呼吸衰竭/Ⅱ型呼吸衰竭

【病因】

1. 气道阻塞性病变　气管-支气管的炎症、痉挛、肿瘤、异物、纤维化瘢痕，如慢性阻塞性肺疾病（COPD）、重症哮喘等。

2. 肺组织病变　各种累及肺泡和（或）肺间质的病变，如肺炎、肺气肿、严重肺结核、弥漫性肺纤维化、肺水肿、硅肺等。

3. 肺血管疾病　通气/血流比例失调，或部分静脉血未经过氧合直接流入肺静脉，如肺栓塞、肺血管炎、肺动-静脉瘘。

4. 胸廓与胸膜病变 胸部外伤造成连枷胸、严重的自发性或外伤性气胸、脊柱畸形、大量胸腔积液或伴有胸膜肥厚与粘连、强直性脊柱炎、类风湿性脊柱炎等。

5. 神经肌肉疾病 脑血管疾病、颅脑外伤、脑炎、镇静催眠剂中毒、脊髓颈段或高位胸段损伤、脊髓灰质炎、多发性神经炎、重症肌无力、有机磷中毒、破伤风及严重的钾代谢紊乱。

【发病机制和病理生理】

(一) 低氧血症和高碳酸血症的发生机制

临床上单一机制引起的呼吸衰竭很少见,往往是多种机制共同参与或先后出现。

1. 通气不足 正常成人在静息状态下有效肺泡通气量约为 4 L/min,通气量减少会引起肺泡氧分压(PaO_2)下降和二氧化碳分压($PaCO_2$)上升,从而引起缺氧和 CO_2 潴留。

2. 弥散障碍 静息状态时,血液与肺泡接触的时间约为 0.27 s,而 O_2 完成气体交换的时间为 0.25～0.30 s,CO_2 则只需 0.13 s,并且 O_2 的弥散能力仅为 CO_2 的 1/20,故在弥散障碍时,通常发生低氧血症。

3. 通气/血流比例失调 正常成人静息状态下,通气血流比例约为 0.8。肺泡通气血流比例失调有两种主要形式:①通气不足,通气血流比例减小,常因肺泡萎陷、肺炎、肺不张、肺水肿等引起;②血流不足,通气血流比例增大,常因肺栓塞引起。通气/血流比例失调通常仅导致低氧血症,而无 CO_2 潴留,但严重的通气/血流比例失调亦可导致 CO_2 潴留。

4. 肺内动-静脉解剖分流增加 肺动脉内的静脉血未经氧合直接流入肺静脉,导致 PaO_2 降低。在这种情况下,提高吸氧浓度并不能提高分流静脉血的血氧分压。

5. 氧耗量增加 发热、寒战、呼吸困难和抽搐均增加氧耗量。氧耗量增加,肺泡氧分压下降,故氧耗量增加的患者,若同时伴有通气功能障碍,则会出现严重的低氧血症。

(二) 低氧血症和高碳酸血症对机体的影响

低氧血症和高碳酸血症,通常先引起各系统器官发生一系列代偿性反应,以改善组织的供氧,调节酸碱平衡和适应改变了的内环境;当病变严重机体不能代偿时,表现为全身各系统器官严重的功能和代谢紊乱,直至衰竭。

1. 对中枢神经系统的影响

(1) 缺氧 脑组织缺氧最为敏感。通常完全停止供氧 4～5 min 即可引起不可逆的脑损害。当 PaO_2 降至 60 mmHg 时,注意力不集中、智力和视力轻度减退;当 PaO_2 降至 50 mmHg 以下时,头痛、不安、定向与记忆障碍、精神错乱、嗜睡;当 PaO_2 低于 30 mmHg 时,神志丧失乃至昏迷;当 PaO_2 低于 20 mmHg 时,数分钟即可造成神经细胞不可逆性损伤。

(2) CO_2 潴留 轻度 CO_2 增加,引起皮质兴奋;重度 CO_2 潴留,引起脑细胞兴奋性降低,抑制皮质活动。

(3) 肺性脑病 头痛、头晕、烦躁不安、言语不清、精神错乱、扑翼样震颤、嗜睡、昏迷、抽搐和呼吸抑制,这种由缺氧和 CO_2 潴留导致的神经精神障碍症候群称为肺性脑病,又称 CO_2 麻醉,还可表现出木僵、视力障碍、球结膜水肿及发绀等。缺氧和 CO_2 潴留均会使脑血管扩张,血流量增加,血管通透性增高,导致脑间质和脑细胞水肿、颅内压增高,压迫脑血管,进一步加重脑缺血、缺氧,形成恶性循环,严重时出现脑疝。

2.对循环系统的影响

(1)轻度 PaO_2 降低和 $PaCO_2$ 升高 引起反射性心率加快、心肌收缩力增强,使心排出量增加;皮肤和腹腔器官血管收缩,而冠状血管扩张,心肌供血增加。

(2)严重的缺氧和 CO_2 潴留 可直接抑制心血管中枢,造成心脏活动受抑制和血管扩张、血压下降和心律失常,严重者导致心室颤动或心脏骤停。长期慢性缺氧可导致心肌纤维化、心肌硬化。

3.对呼吸系统的影响 呼吸衰竭患者的呼吸变化受到 PaO_2 降低和 $PaCO_2$ 升高所引起的反射活动及原发疾病的影响,因此呼吸改变比较复杂。

(1)缺氧 $PaO_2<60$ mmHg 时反射性兴奋呼吸中枢,增强呼吸运动,甚至出现呼吸窘迫;$PaO_2<30$ mmHg 时出现呼吸抑制。

(2)CO_2 潴留 $PaCO_2$ 急骤升高,呼吸加深加快;长时间严重的 CO_2 潴留,会造成中枢化学感受器对 CO_2 的刺激作用发生适应;当 $PaCO_2>80$ mmHg 时,会对呼吸中枢产生抑制和麻醉效应,此时呼吸运动主要靠 PaO_2 降低对外周化学感受器的刺激作用得以维持,因此对这种患者吸入高浓度氧,由于解除了低氧对呼吸的刺激作用,可造成呼吸抑制,应注意避免。

4.对肾功能的影响 常合并肾功能不全,若及时治疗,肾功能可以恢复。

5.对消化系统的影响 表现为消化不良、食欲不振,甚至出现胃肠黏膜糜烂、坏死、溃疡和出血,丙氨酸氨基转移酶上升。

6.呼吸性酸中毒及电解质紊乱 肺通气、弥散和肺循环功能障碍引起肺泡换气减少,导致呼吸性酸中毒,早期可出现血压增高、躁动、嗜睡、精神错乱、扑翼样震颤等。急性呼吸衰竭可引起代谢性酸中毒,患者出现呼吸性酸中毒合并代谢性酸中毒,表现为意识障碍,血压下降,心律失常,乃至心脏停搏。另外细胞内 K^+ 转移至血液,而 Na^+ 和 H^+ 进入细胞,造成细胞内酸中毒和高钾血症。慢性呼吸衰竭时早期出现代偿性呼吸性酸中毒合并代谢性碱中毒、低氯血症;当病情恶化,CO_2 潴留进一步加重时,呈现失代偿性呼吸性酸中毒合并代谢性碱中毒。

二、急性呼吸衰竭

【病因】

1.呼吸系统疾病 严重呼吸系统感染、急性呼吸道阻塞性病变、重度或危重哮喘、各种原因引起的急性肺水肿、肺血管疾病、胸廓外伤或手术损伤、自发性气胸和急剧增加的胸腔积液。

2.其他系统疾病 急性颅内感染、颅脑外伤、脑血管病变(脑出血、脑梗死)等直接或间接抑制呼吸中枢;脊髓灰质炎、重症肌无力、有机磷中毒及颈椎外伤等可损伤神经-肌肉传导系统,引起呼吸障碍。

【临床表现】

1.呼吸困难 是呼吸衰竭最早出现的症状。较早表现为呼吸频率增快,辅助呼吸肌活动加强,如三凹征。中枢性疾病或药物所致的呼吸衰竭,表现为呼吸节律改变,如潮式呼吸(Cheyne-stokes respiration)、比奥呼吸(Biot's respiration)等。

2.发绀 是缺氧的典型表现。红细胞增多者发绀更明显,贫血者则发绀不明显或不出现。

3.精神神经症状 急性缺氧可出现精神错乱、躁狂、昏迷、抽搐等症状。合并急性二氧化碳潴留,可出现嗜睡、淡漠、扑翼样震颤,甚至呼吸骤停。

4.循环系统表现 多数患者伴有心动过速,亦可引起周围循环衰竭、血压下降、心律失常,甚至心脏停搏。

5. 消化和泌尿系统表现　肝功能损害可出现丙氨酸氨基转移酶与血浆尿素氮升高;肾功能损害可出现尿蛋白、红细胞和管型;胃肠道黏膜充血水肿、糜烂渗血或应激性溃疡,引起上消化道出血。

【诊断】

呼吸衰竭的诊断主要依靠血气分析,但仍需结合肺功能、胸部影像学和纤维支气管镜等检查明确病因。

1. 动脉血气分析　用于判断呼吸衰竭和酸碱失衡的类型,以指导临床治疗。pH 值可反映机体的代偿状况,有助于对急性或慢性呼吸衰竭加以鉴别。当 $PaCO_2$ 升高、pH 值正常时,称为代偿性呼吸性酸中毒,若 $PaCO_2$ 升高、pH 值<7.35,则称为失代偿性呼吸性酸中毒。具体分析还需结合临床表现。

2. 肺功能检测　肺功能的检测能判断通气功能障碍的性质(阻塞性、限制性或混合性)及是否合并有换气功能障碍,而呼吸肌功能测试能够提示呼吸肌无力的原因和严重程度。

3. 胸部影像学检查　包括 X 射线胸片、胸部 CT 和放射性核素肺通气/灌注扫描、肺血管造影等,帮助明确呼吸衰竭的病因。

4. 纤维支气管镜检查　既可观察大气道情况,又可获取病理学证据。

【治疗】

(一) 保持呼吸道通畅

保持呼吸道通畅是最基本、最重要的治疗措施。方法主要有:①昏迷患者立即仰卧位,头后仰,托起下颌并将口打开;②清除气道内分泌物及异物;③若以上方法不能奏效,必要时应建立人工气道、气管插管及气管切开,气管内导管是重建呼吸通道最可靠的方法;④若患者有支气管痉挛,需扩张支气管,可静脉给予 $β_2$ 肾上腺素受体激动剂、抗胆碱药、糖皮质激素或茶碱类药物等。

(二) 氧疗

1. 吸氧浓度　Ⅰ型呼吸衰竭较高浓度(>35%)给氧可以迅速缓解低氧血症而不会引起 CO_2 潴留。对于Ⅱ型呼吸衰竭,往往需要低浓度给氧。吸入氧浓度与氧流量的关系:吸入氧浓度(%)= 21+4×氧流量(L/min)。

2. 吸氧装置

(1) 鼻导管或鼻塞　优点为简单、方便;不影响患者咳痰、进食。缺点为氧浓度不恒定,易受患者呼吸的影响,高流量时对局部黏膜有刺激,流量应<7 L/min。

(2) 面罩　主要包括简单面罩、带储气囊无重复呼吸面罩和文丘里面罩。优点为吸氧浓度相对稳定,可按需调节,对于鼻黏膜刺激小;缺点为影响患者咳痰、进食。

(三) 增加通气量、改善 CO_2 潴留

1. 呼吸兴奋剂　主要适用于以中枢抑制为主、通气量不足引起的呼吸衰竭,对以肺换气功能障碍为主所导致的呼吸衰竭患者,不宜使用。脑缺氧、水肿未纠正而出现频繁抽搐者慎用;患者的呼吸肌功能基本正常;不可突然停药。常用的药物有尼可刹米和洛贝林,以及近年来常用的多沙普仑,该药对于镇静催眠药过量引起的呼吸抑制和 COPD 并发急性呼吸衰竭有显著的呼吸兴奋效果。

2. 机械通气　是指以呼吸机来改善通气和(或)换气功能。急性呼吸衰竭患者昏迷逐渐加深,

呼吸不规则或出现暂停,呼吸道分泌物增多,咳嗽和吞咽反射明显减弱或消失时,应行气管插管使用机械通气。近年来,无创正压通气(Non-invasive positive pressure ventilation,NIPPV)用于急性呼吸衰竭效果较好,经鼻/面罩行无创正压通气,无须建立有创人工气道,简便易行,严重并发症的发生率低。

(四)病因治疗

针对不同病因采取适当的治疗措施是治疗呼吸衰竭的根本所在。

(五)一般支持疗法

纠正电解质紊乱和酸碱平衡失调,加强液体管理,防止血容量不足和液体负荷过大,保证充足的营养及热量供给。

(六)其他重要脏器功能的监测与支持

加强对重要脏器功能的监测与支持,预防和治疗肺动脉高压、肺源性心脏病、肺性脑病、肾功能不全、消化道功能障碍和弥散性血管内凝血等。

三、慢性呼吸衰竭

【病因】

1. 支气管-肺疾病　如COPD、严重肺结核、肺间质纤维化、肺尘埃沉着症等。
2. 胸廓和神经肌肉病变　胸部手术、外伤、广泛胸膜增厚、胸廓畸形、脊髓侧索硬化症等。

【临床表现】

慢性呼吸衰竭的临床表现与急性呼吸衰竭大致相似。但以下几个方面有所不同。

1. 呼吸困难　病情轻时呼吸费力伴呼气延长,严重时呼吸浅快。若并发严重CO_2潴留,可由呼吸过速转为浅慢呼吸或潮式呼吸。

2. 神经症状　随$PaCO_2$升高可表现为先兴奋后抑制现象。兴奋症状包括失眠、烦躁、夜间失眠而白天嗜睡(昼夜颠倒现象)。但此时切忌用镇静或催眠药,以免引起肺性脑病。肺性脑病表现为神志淡漠、肌肉震颤或扑翼样震颤、间歇抽搐、昏睡,甚至昏迷等。

3. 循环系统表现　CO_2潴留使外周体表静脉充盈、皮肤充血、温暖多汗、血压升高、心排出量增多而致脉搏洪大;多数患者有心率加快;因脑血管扩张产生搏动性头痛。

【诊断】

慢性呼吸衰竭的诊断依然依赖于动脉血气分析。

【治疗】

慢性呼吸衰竭在保持呼吸道通畅、病因治疗方面的原则与急性呼吸衰竭基本一致,不再赘述。

1. 氧疗　COPD是导致慢性呼吸衰竭的最常见疾病,患者常伴有CO_2潴留,高碳酸血症已经使呼吸中枢处于麻痹状态,氧疗时需注意保持低流量、低浓度持续吸氧,要注意防止高浓度吸氧引起的呼吸中枢抑制。每天持续吸氧15 h。

2. 机械通气　COPD急性加重早期给予无创机械通气可以防止病情加重,减少后期气管插管率,改善预后。

3. **抗感染** 感染会导致慢性呼吸衰竭急性加重,一些非感染性疾病也容易继发感染,所以应常规抗感染治疗。

4. **呼吸兴奋剂的应用** 口服阿米三嗪 50~100 mg,2 次/d,该药可刺激颈动脉体和主动脉体的化学感受器以兴奋呼吸。

5. **纠正酸碱平衡失调** 呼吸性酸中毒的发生多为慢性过程,机体常常以增加碱储备来代偿,当改善通气后快速纠正了呼吸性酸中毒时,原已增加的碱储备会对机体造成严重危害,故在纠正呼吸性酸中毒的同时,应当注意纠正代谢性碱中毒,给予患者盐酸精氨酸和补充氯化钾。其余措施同急性呼吸衰竭和 ARDS。

【预防】

应加强慢性胸肺疾病的防治,阻止肺功能逐渐恶化,以减少呼吸衰竭的发生。已有呼吸衰竭则应预防呼吸道感染,提高抵抗力。

【预后】

慢性呼吸衰竭患者的预后与原发病的严重程度和肺功能状态有关。

> **助医考点**
> 呼吸衰竭的概述、病因和发病机制、临床表现、辅助检查、诊断、治疗。

问题分析与能力提升

男性,70 岁,反复咳嗽、咳痰伴喘息 20 年,加重半月,意识障碍 3 d。患者于 20 年前开始间断出现咳嗽,咳白色泡沫痰或白、黄色黏痰,并渐感喘憋。冬季好发,受凉或感冒后加重,每年咳喘、咳痰加重约 3 个月。半月前受凉后上述症状复发并加重,痰量增多,双下肢明显水肿。在当地医院给予"青霉素"治疗约 10 d,疗效欠佳。3 d 前出现烦躁、谵妄,急诊入院。20 岁开始吸烟,现已戒烟 20 年,否认高血压、冠心病及糖尿病史。

查体:T 37.8 ℃,P 110 次/min,R 29 次/min,BP 135/80 mmHg,肥胖体型,神志恍惚,查体欠合作。全身无皮疹及出血点,浅表淋巴结不大,球结膜水肿明显,双侧瞳孔等大等圆,对光反射灵敏。口唇明显发绀,颈短粗,颈静脉怒张。桶状胸,肋间隙增宽,两肺叩诊呈过清音,两肺可闻及散在干、湿啰音。心音低钝,心脏各瓣膜区未闻及杂音。腹膨隆,肝脾未及。双下肢指凹性水肿,无杵状指。

血常规:Hb 161 g/L,WBC 10.6×10^9/L,N 76%,PLT 80×10^9/L。血气分析:鼻导管吸氧(2 L/min)时,pH 值 7.20,PaO_2 45 mmHg,PaCO_2 98 mmHg。

请问:该患者初步诊断是什么?有哪些诊断依据?需要和哪些疾病鉴别?进一步还需做哪些检查?请为该患者拟订一个治疗方案。

巩固练习题

1. 慢性呼吸衰竭最常见的病因是 （ ）
   A. 慢性阻塞性肺疾病　　　　B. 支气管哮喘　　　　　　C. 细菌性肺炎
   D. 肺结核　　　　　　　　　E. 原发性支气管肺癌

2. 对慢性呼吸衰竭,失代偿性呼吸性酸中毒的处理原则,最重要的是 （ ）
   A. 改善通气功能,增加通气量　B. 持续低流量给氧　　　　C. 积极控制感染
   D. 补充碳酸氢钠　　　　　　　E. 治疗原发病

3. 慢性呼吸衰竭患者,给氧 3 h 后出现呼吸变浅、变慢、暂停。首选的治疗措施是 （ ）
   A. 用人工呼吸机　　　　　　B. 使用呼吸兴奋剂　　　　C. 高频通气给氧

D. 广谱抗生素加大剂量　　　　　　E. 使用皮质激素

4. 患者患慢性肺源性心脏病10余年,现出现明显呼吸困难、发绀,考虑已发生慢性呼吸衰竭,最支持诊断的检查结果是　　　　　　　　　　　　　　　　　　　　　　　　　　　　　　　　　　　　　　(　　)
   A. 红细胞增多　　　　　　B. X射线提示肺气肿　　　　　　C. PaO_2低于60 mmHg
   D. 血pH值<7.35　　　　　E. 二氧化碳结合力增高

5. 诊断呼吸衰竭主要依靠　　　　　　　　　　　　　　　　　　　　　　　　　　　　　(　　)
   A. 血常规　　　　　　　　B. 心电图　　　　　　　　　　　C. 肺功能检查
   D. 胸部X射线　　　　　　E. 血气分析

6. 慢性肺源性心脏病合并呼吸衰竭时,维持呼吸中枢兴奋的主要原因是　　　　　　　　　(　　)
   A. 缺氧刺激　　　　　　　B. 二氧化碳潴留刺激　　　　　　C. 酸中毒氢离子刺激
   D. 胸膜牵张反射　　　　　E. 自主神经调节

7. I型呼吸衰竭应该给予　　　　　　　　　　　　　　　　　　　　　　　　　　　　　(　　)
   A. 高压给氧　　　　　　　B. 较高浓度给氧　　　　　　　　C. 乙醇湿化给氧
   D. 持续给氧　　　　　　　E. 低浓度持续给氧

8. 呼吸衰竭患者最早、最突出的表现为　　　　　　　　　　　　　　　　　　　　　　　(　　)
   A. 躁狂　　　　　　　　　B. 呼吸困难　　　　　　　　　　C. 血压下降
   D. 心律失常　　　　　　　E. 肝肾功能损害

9. 呼吸衰竭患者应用机械通气的目的,下列说法错误的是　　　　　　　　　　　　　　　(　　)
   A. 增加通气　　　　　　　B. 减少耗氧量　　　　　　　　　C. 改善换气功能
   D. 对心衰低血压患者有益　E. 纠正缺氧、二氧化碳潴留

10. 呼吸衰竭患者的病情观察,对发现肺性脑病极为重要的是　　　　　　　　　　　　　(　　)
    A. 呼吸变化　　　　　　　B. 神志与精神变化　　　　　　　C. 皮肤面色变化
    D. 心率、血压变化　　　　E. 瞳孔变化

本章选择题参考答案:
第二节正确答案:BBBCC　BAAB
第三节正确答案:AEBEE　DECBE
第四节正确答案:CCADC　ABEEC
第五节正确答案:DDACB　ECABD
第六节正确答案:EEBDB　CADBC
第七节正确答案:BAABB　AAABC
第八节正确答案:EAACB　EEEEC　EEDD
第九节正确答案:BCDEE　DADAD
第十节正确答案:AABCE　ABBDB

第三章 循环系统疾病

第一节 总论

循环系统由心脏、血管、冠状动脉循环、传导系统和调节血液循环的神经体液装置组成,对保证人体正常新陈代谢起着重要的作用。其功能是为全身组织、器官输送血液,通过血液将氧、营养物质和激素等供给组织,并将组织代谢废物运走。心肌细胞和血管内皮细胞具有分泌心钠素、内皮素、内皮舒张因子等活性物质的功能,对血管舒缩、高血压发生及血管增殖具有重要意义。

循环系统疾病包括心脏和血管疾病,合称心血管疾病,是现代社会严重威胁人类健康的重大疾病。分为先天性心血管病(简称先心病)和后天性心血管病两大类。后者的主要病因有:①冠状动脉粥样硬化性心脏病(简称冠心病);②高血压心脏病(简称高心病);③肺源性心脏病(简称肺心病);④风湿性心肌炎和风湿性心瓣膜病(简称风心病);⑤病毒性心肌炎、感染性心内膜炎等。其他有内分泌紊乱、营养代谢障碍、贫血、自主神经功能失调等累及心脏引起心血管疾病。在我国心血管病为常见病,死亡率占首位,严重危害着人民的身体健康。因此,掌握循环系统疾病的防治知识具有重要意义。

一、循环系统疾病的常见症状

(一)主要症状

1. 呼吸困难 心血管疾病引起的呼吸困难,称为心源性呼吸困难,主要由心力衰竭引起。左心衰竭引起的呼吸困难最常见,亦较严重。可表现为劳力性呼吸困难、端坐呼吸、阵发性夜间呼吸困难和肺水肿引起的呼吸困难。常见于高心病、冠心病、风心病、心肌病等。详见第二节"心力衰竭"。

2. 胸痛 引起胸痛的心血管疾病主要有:冠心病(心绞痛、心肌梗死)、心包炎、主动脉夹层分离等。①心绞痛由心肌缺血、缺氧引起;②心肌梗死是在冠状动脉病变的基础上,发生冠状动脉血供急剧减少或中断,使相应的心肌严重而持久地缺血、损伤和坏死所致;③急性非特异性心包炎和感染性心包炎心包腔内纤维蛋白增多时出现胸痛;④主动脉夹层多发生在长期高血压、有明显动脉粥样硬化的患者,发病时突感呈刀割样或撕裂样胸部剧痛。

3. 心悸 是一种自觉心脏跳动的不适感。心脏搏动增强时可引起心悸,由心律失常所致,包括生理性和病理性。

4. **晕厥** 是突然发生的、短暂的意识丧失的一种状态,是由于大脑一时性广泛性供血不足所致。心血管疾病所致的晕厥常见于以下两种情况:①心源性晕厥是由于心排血量急剧减少引起急性脑缺血所致,主要见于快速型或缓慢型心律失常;②血管舒缩功能障碍所致的晕厥包括血管抑制性晕厥(又称血管迷走神经性晕厥,是最常见的晕厥)、直立性低血压性晕厥(又称体位性低血压晕厥)、颈动脉窦性晕厥(又称颈动脉窦综合征)、生理反射性晕厥(包括排尿、排便、咳嗽等发生于相应动作时引起的晕厥)。

5. **咯血** 心血管疾病引起的咯血系因肺淤血所致。主要见于风湿性心瓣膜病二尖瓣狭窄,表现为痰中带血、小量咯血、大咯血,急性肺水肿时咯粉红色泡沫样血痰,系肺泡壁或支气管内膜毛细血管破裂所致。

6. **水肿** 心源性水肿是右心衰竭的表现。其特点是:①首先出现于身体下垂部位,非卧床的患者早期以足背、踝部、小腿为显著,长期卧床者以腰骶部、大腿后侧为重;②严重者可发生全身性水肿合并胸、腹腔及心包积液;③心力衰竭出现面部水肿,常提示营养不良或肝受损所致的低蛋白血症。

慢性缩窄性心包炎引起的水肿,常伴有淤血性肝大、腹水、静脉压升高等表现,易误诊为肝硬化,应注意鉴别。

7. **发绀** 当毛细血管血液中还原血红蛋白超过 50 g/L,皮肤黏膜呈现青紫色,称为发绀。口唇、鼻尖、颊部、耳垂及指(趾)等部位明显。发绀分 3 类:①中心性发绀是由于肺淤血、右向左分流的先天性心脏病引起肺换气障碍所致,其特点是发绀分布于周身皮肤黏膜,皮肤温暖;②周围性发绀是由于血液通过毛细血管时血流速度缓慢,组织从血液中摄取氧过多所引起,分为淤血性发绀(常见于右心衰竭)和缺血性发绀(常见于严重休克),周围性发绀见于肢体末梢与下垂部位,皮温低,经按摩使局部温度增高发绀可消失;③混合性发绀指既有中心性发绀又有周围性发绀,如二尖瓣狭窄患者平时因肺淤血表现为中心性发绀,发生右心衰竭后周围性发绀占重要地位。

(二)主要体征

在进行全面的体格检查时,要重视心血管疾病的体征,因为心脏病常是全身性疾病的一部分,而心脏病又可伴有全身性疾病,体征对诊断心血管疾病多数具有特异性。

视诊:可见发绀、颈静脉怒张或异常搏动、心尖搏动向左下移位或弥散、水肿等。

触诊:可触及心尖搏动、收缩期或舒张期震颤,肝大或搏动、肝颈静脉反流征等,震颤是器质性心脏病的表现,如二尖瓣狭窄时心尖区触及舒张期震颤。

叩诊:心脏增大、浆膜腔积液等。

听诊:包括心音、心率、心律、额外心音、心脏杂音和心包摩擦音等内容,心脏听诊有特征性的心脏杂音是诊断先天性心脏病和风湿心脏瓣膜病的重要依据。

二、循环系统疾病的辅助检查

1. **实验室检查** ①血、尿常规;②多种生化、微生物和免疫学检查,如各种脂质检查、血清心肌酶学检查、体液微生物培养、血清抗体检查、病毒 RNA 检查、链球菌抗体和炎症反应的血液检查等。

2. **器械检查** 心血管疾病传统的器械检查包括动脉血压测定、静脉压测定、循环时间测定、心脏 X 射线透视和摄片、心电图、超声心动图检查等,其中心电图对诊断心律失常、心肌梗死具有重要价值,彩色多普勒超声心动图对心脏瓣膜狭窄和反流、心内异常引流的定性与定量的诊断具有重要意义。随着科学技术的发展,新的侵入性和非侵入性检查技术不断推出。

(1)侵入性检查　主要有冠状动脉造影(TIMI)、选择性指示剂稀释曲线的测定、心脏电生理检查、心内膜心肌活检、心脏和血管腔内超声显像、心血管内镜检查等。这些检查虽给患者带来一些创伤,但诊断价值较大。

(2)非侵入性检查　包括各种类型的心电检查、动态血压监测、CT、放射性核素心肌和血池显像、正电子发射计算机体层扫描(PET)、单光子发射体层显像(SPECT)、磁共振成像(MRI)等。这些检查对患者无创伤、易接受,但得到的资料较间接。

三、循环系统疾病的诊断

心血管疾病的诊断,依赖于病史、临床症状、体征、实验室检查和器械检查等资料做出综合判断。

(一)病史的采集

准确地询问和记录症状的发生、发展及经过,对正确诊断心血管疾病十分重要。临床经验证明,有时仅仅依据准确的病史即可做出初步诊断。正确的采集、记录病史和认真、全面的体格检查是心血管疾病诊断的基础。

(二)综合分析判断

通过对病史、查体、实验室和器械检查结果综合分析,得出一个比较切合实际的诊断,这是诊断心血管疾病的重要步骤。心血管疾病的诊断,病史、症状及物理检查非常重要,尤其在基层医院无先进设备的情况下,并非器械检查所能代替。

(三)心血管疾病诊断要求

心血管疾病的诊断应力求完整、全面。包括以下五部分。

1. 病因诊断　引起心脏病的基本病因有高心病、冠心病和风心病等。
2. 病理解剖诊断　即病理解剖改变。如风心病引起的二尖瓣狭窄伴关闭不全等。
3. 病理生理诊断　指有无肺水肿、心力衰竭、高血压、心律失常、阿-斯综合征、休克、乳头肌功能不全、心脏神经症等。
4. 心功能诊断　根据引起心脏病症状所需体力活动程度判断心功能。心功能的分级可反映病情严重程度,对治疗措施的选择、劳动能力的评定及预后的判断等均有实用价值。

(1)美国纽约心脏病学会(NYHA)　1928年首先制定出应用于心力衰竭所致心功能受损程度的分级方法,将心功能分为以下4级。

Ⅰ级:患者患有心脏病,但活动量不受限制,平时一般活动不引起疲乏、心悸、呼吸困难或心绞痛。即:日常活动无心力衰竭症状。

Ⅱ级:心脏病患者的体力活动受到轻度限制,休息时无自觉症状,但平时一般活动下可出现疲乏、心悸、呼吸困难或心绞痛。即:日常活动出现心力衰竭症状。

Ⅲ级:心脏病患者体力活动明显受到限制,休息时仍无症状,但小于平时一般活动即引起上述症状。即:低于日常活动出现心力衰竭症状。

Ⅳ级:心脏病患者不能从事任何体力活动,休息时亦有症状,体力活动后加重。即:休息时亦出现心力衰竭症状。

(2)美国心力衰竭诊断指南　2001年美国心力衰竭诊断治疗指南中,编写委员会决定将心力衰竭分为以下4期。

A期:有发生心力衰竭高度危险,但是无心脏器质性疾病。

B期:有心脏器质性疾病,但从来未出现心力衰竭症状。

C期:过去或目前有心力衰竭症状并有心脏器质性疾病。

D期:有严重心脏器质性疾病,属于终末期患者需特殊治疗,如机械循环支持、持续静脉滴注正性肌力药物、心脏移植、临终关怀等。

5. 并发症诊断　指心力衰竭时并发肺部感染、脑动脉栓塞、感染性心内膜炎等疾病。

(四)心脏病诊断举例

1. 风湿性心脏病(病因诊断)。
2. 二尖瓣狭窄(病理解剖诊断)。
3. 心脏增大(病理解剖诊断)。
4. 右心衰竭(病理生理诊断)。
5. 心功能Ⅳ级(心功能诊断)。
6. 心房颤动(并发症诊断)。

四、循环系统疾病的防治和进展

(一)循环系统疾病的防治原则

1. 心血管疾病的预防原则

(1)去除病因　对预防心脏病的发生十分重要。积极控制血压、调节血脂、禁烟、保持血糖正常等危险因素的措施,可降低冠心病的发病率;积极治疗高血压,可预防高心病的发生;防止心肌初始损伤(心肌梗死、心肌炎),能阻断心室重塑,预防心衰发生。

(2)已患心血管疾病的患者　应采取措施防止病情进展和预防并发症。如心力衰竭患者,应正确、长期服用 ACEI、利尿剂、β受体阻滞剂等,可减慢心衰的进展速度。

2. 心血管疾病的治疗原则

(1)病因治疗　对于贫血性心脏病、甲亢性心脏病、高心病等病因已明确者,应进行病因治疗,可收到良好效果。近年来采用电能、冷冻或激光消融心肌内折返或异位兴奋灶的方法治疗异位快速心律失常,可起到根治作用。

(2)矫治解剖病变　对于某些心血管疾病,可采用介入或外科手术治疗。

(3)病理生理治疗　对目前尚无法或难以根治的心血管疾病,主要是纠正其病理生理变化,防止发生严重休克、严重失律失常、急性心力衰竭等并发症。

(4)康复治疗　在恢复期,应根据心脏病变程度、症状、年龄、体力等情况,在医生指导下,采用动、静结合的办法,尽早适当体力活动,可改善心功能,促进身体康复。同时,应解除患者的思想顾虑、消除紧张、保持乐观、树立信心,合理安排工作、学习和生活,促进患者恢复身心健康。

(二)循环系统疾病的主要进展

1. 基础研究　近年来,在心血管疾病的基础研究方面取得了很大进展,如阐明了器官和组织中肾素-血管紧张素-醛固酮系统的作用;研究了内皮素和内皮舒张因子(NO);认识到神经激素系统的激活、β受体密度对心肌梗死和心力衰竭的利弊;揭示了氧自由基和脂质过氧化反应对心肌的损害;提出了心肌重构和血管重塑的理论等。

目前明确,心力衰竭发生、发展的基本机制是心室重塑。认为原发性高血压是一种全身性多基因、多因素疾病,心肌肥厚是心肌及其间质细胞对生长因子的一种应答反应,是体内一系列基因异常表达的结果等。因此,基因治疗是治疗心血管疾病的又一新途径。

2. 临床诊断技术的进展 如新的超声诊断仪器和技术、核素体层显像、磁共振成像、血管镜检查及聚合酶链反应检测手段的广泛临床应用、细胞和血中病毒及细菌的 DNA 和 RNA 的测定等新的诊断方法的临床应用,提高了诊断水平。

3. 临床治疗的进展

(1) 介入治疗 介入治疗已经成为心脏疾病非常重要的治疗手段,能够极大地改善患者预后和生活质量。冠心病、心肌梗死可行经皮穿刺腔内冠状动脉成形术(PTCA)及支架置入术,粥样斑块的激光或超声消融、旋切或研磨术;射频消融术创伤小、成功率极高,已成为根治房室旁道及房室结双径路引起的折返性心动过速、房性心动过速、心房扑动、室性心动过速等快速心律失常的首选方法,随着三维标测系统的出现,射频消融术对于治疗心房颤动非常有效;经皮穿刺球囊瓣膜狭窄的扩张术、经皮瓣膜置入术或修补术,为心脏瓣膜病的治疗开辟了一条新途径。

(2) 心律失常的体外消融治疗 高强度聚焦超声(HIFU)是新发展和开展的理想的无创伤消融技术。

(3) 药物治疗 药物治疗心血管疾病是最重要和首选的方法之一。近年来,心血管疾病新的治疗方法不断涌现,如溶栓疗法,调节血脂、降血压、扩血管、抗心律失常、抗血小板、溶栓药物不断有新品种问世,ACEI、钙通道阻滞剂、β受体阻滞剂、血管紧张素Ⅱ受体拮抗剂等新型制剂层出不穷,对心血管疾病的防治起到了重要的推动作用。

(4) 外科治疗 包括冠状动脉搭桥手术、心脏瓣膜病修补术或置换术、心包剥离术、先天性心脏病矫治术、心脏移植等。

(5) 基因治疗 基因治疗是应用基因工程和转基因的细胞生物技术治疗疾病的一种新方法和新途径已取得了可喜的成果,也是心血管疾病治疗的重大变革。

第二节 心力衰竭

心力衰竭(heart failure,HF)简称心衰,是各种心脏疾病导致心脏舒缩功能障碍或负荷过重,引起静脉系统淤血、动脉系统缺血的一组临床综合征。分为收缩性心衰和舒张性心衰,临床以收缩性心衰最常见。收缩性心衰是指因心肌收缩力下降,导致心排血量减少不能满足机体代谢的需要,引起全身器官、组织血液灌注不足,临床上以肺循环和(或)体循环淤血为主要特征。舒张性心衰是指心脏舒张功能障碍,引起左室充盈压升高,肺静脉回流受阻,导致肺循环淤血而发生的心衰。舒张性心衰心肌收缩力尚能维持正常的心排出量。两种心衰可同时存在,亦可单独发生。由于心力衰竭时通常伴有肺循环和(或)体循环的被动性充血,故又称为充血性心衰,是各种病因所致心脏病的终末阶段。

心衰按发病缓急分为急性心衰和慢性心衰;按主要累及部位分为左心衰、右心衰或全心衰;按心排血量的多少分为低排血量型心衰和高排血量型心衰。

临床上"心功能不全"一词的概念更广泛,心衰是指伴有临床症状的心功能不全,而心功能不全不一定会有心衰。目前临床"心功能不全"常用以表示经器械检查如超声心动图等提示心脏舒缩功能已不正常,但尚未出现临床症状的状态。

一、慢性心力衰竭

【病因和发病机制】

(一) 基本病因

1. 原发性心肌损害
(1) 缺血性心肌损害　如冠心病心肌缺血和(或)心肌梗死是引起心衰最常见的原因。
(2) 心肌炎、心肌病　以病毒性心肌炎及原发性扩张型心肌病导致的心衰最常见。
(3) 心肌代谢障碍　以糖尿病心肌病最为常见。

2. 心脏负荷过重
(1) 压力负荷(后负荷)过重　左室压力负荷过重常见于高血压、主动脉瓣狭窄等；右室压力负荷过重常见于肺动脉高压、肺动脉瓣狭窄、肺栓塞等。
(2) 容量负荷(前负荷)过重　左室容量负荷过重常见于主动脉瓣关闭不全、二尖瓣关闭不全等；右室容量负荷过重常见于肺动脉瓣或三尖瓣关闭不全及房、室间隔缺损和动脉导管未闭等。

(二) 诱因

大多数心力衰竭的发生都有明确的诱因，主要诱因如下。

1. 感染　呼吸道感染是最常见、最重要的诱因。心衰时肺部淤血易发生呼吸道感染。
2. 心律失常　快速室率的心房颤动是诱发心衰的最重要的因素。
3. 血容量增加　如摄盐过多，静脉输血、输液速度过快、过多等。
4. 过劳或情绪激动　如妊娠后期及分娩过程、暴怒等。
5. 治疗不当　如不恰当停用利尿剂、洋地黄制剂或降压药等。

(三) 代偿机制

当心肌收缩力减弱时，机体可通过多种代偿机制，使心功能在一定时间内维持在相对正常水平，这属于代偿期。随病情进展，代偿超过限度，即到达心功能失代偿期。急性情况下，代偿机制不能及时有效发挥，即引起急性心衰。代偿机制包括以下3个方面。

1. Frank-Starling 机制　即增加心脏前负荷，使心室舒张末期容量增加，从而使心室肌纤维适当延长。根据 Frank-Starling 机制，心室肌纤维在最佳长度 $2.2~\mu m$ 内，伸展越长，心肌收缩时肌纤维缩短也越明显，心排血量增加。
2. 心肌肥厚　是心脏后负荷增高时的主要代偿机制。以心肌纤维增粗为主，心排血量增加。
3. 神经-体液机制　交感神经兴奋性增强，心排出量降低，肾血流量减少，肾素-血管紧张素-醛固酮系统(RAAS)被激活。有利的一面是心肌收缩力增强，周围血管收缩维持血压，调节血液的再分配，保证心、脑等重要脏器的血液供应；促进了醛固酮分泌，水钠潴留，增加了总体液量及心脏前负荷，对心衰起到代偿作用。不利的一面是促进心室重塑。

(四) 发病机制

心衰发生、发展的基本机制是心室重塑，是由于各种原因的初始心肌损伤(心肌梗死、负荷过重、炎症)引起心肌结构、功能和表达的变化，包括心肌细胞肥大、凋亡，胚胎基因和蛋白质的再表达，心肌细胞外基质量和组成的变化，临床表现为心肌质量、心室容量的增加和心室横径增加呈球状改变，导致心室泵血功能降低而发生心衰。

初始心肌损伤后,有多种内源性神经内分泌和细胞因子如去甲肾上腺素(NE)、血管紧张素Ⅱ(AngⅡ)、醛固酮(ALD)、内皮素(ET)、加压素(AVP)、肿瘤坏死因子(TNF)等参与心肌重塑的过程。神经内分泌细胞因子长期、慢性激活促进心肌重塑,加重心肌损伤和心功能恶化,并形成恶性循环。所以治疗心衰的关键是阻断神经内分泌系统的激活,阻断心室重塑,改善患者预后。

【临床表现】

(一) 左心衰竭

左心衰竭主要表现为肺淤血和心排血量降低。

1. 症状

(1) 呼吸困难 由肺淤血和肺活量减少所致,是左心衰竭最基本的临床表现。

劳力性呼吸困难:劳力时出现或加重,休息时减轻或缓解。

端坐呼吸:是肺淤血达到一定程度时的表现。呼吸困难在卧位时发生,患者被迫采取高枕卧位、半卧位甚至端坐位,方可减轻症状,称为端坐呼吸。坐位时因重力作用可使15%的血容量转移到身体下垂部位,使肺淤血减轻;膈肌下降使肺活量增加,使呼吸困难减轻。所以,在抢救急性心力衰竭时,取坐位、双腿下垂是治疗措施之一。

夜间阵发性呼吸困难:患者于入睡1~2h后突然憋气而惊醒,被迫坐起,呼吸深快,重症者有哮鸣音,类似哮喘发作,故称为"心源性哮喘"。患者于端坐休息后可逐渐自行缓解。

急、慢性心包炎大量积液时压迫支气管或肺亦可引起呼吸困难。

急性肺水肿:是心源性哮喘的进一步发展,是左心衰最严重的类型(详见"急性心衰")。发病机制是由于睡眠时迷走神经兴奋性增高、冠状动脉收缩、心肌供血不足、心功能降低和平卧位四肢静脉回心血量增加使肺淤血加重所致。

(2) 咳嗽、咳痰、咯血 系支气管和肺泡黏膜淤血所致。咳嗽多在夜间发生,为浆液性白色泡沫状痰,有时痰中带血或大咯血。长期慢性肺淤血肺静脉压力升高,在肺和支气管之间形成侧支循环,支气管黏膜下血管扩张,支气管静脉曲张破裂引起大咯血。

(3) 乏力、疲倦、嗜睡、心慌 是心排出量降低导致器官、组织灌注不足和代偿性心率加快的症状。

2. 体征

(1) 心脏体征 除原有心脏病体征外,主要有心脏扩大、心率增快、心尖区舒张期奔马律及肺动脉瓣区第二心音亢进。

(2) 肺部体征 两肺底湿啰音是左心衰的重要体征,患者侧卧时下垂的一侧湿啰音较多。湿啰音系左心衰竭时肺毛细血管压升高,液体渗入肺泡引起。

(二) 右心衰竭

右心衰竭以体静脉淤血的表现为主。

1. 症状 胃肠道淤血表现为食欲减退、恶心、呕吐、腹胀;肝淤血引起急剧的肝大牵扯肝包膜,致上腹及右季肋部疼痛;肾淤血可引起尿少、夜尿增多。右心衰竭时因体循环淤血、右房与上腔静脉压升高、代谢性酸性产物增多刺激压力感受器反射性兴奋呼吸中枢可引起呼吸困难。

2. 体征

(1) 颈静脉征 是右心衰竭最早出现的体征。患者取30°斜卧或坐位时,可见锁骨上方的颈外静脉充盈、怒张、搏动。压迫肝可见颈静脉充盈或怒张加重,即肝颈静脉反流征阳性。肝颈静脉返回征阳性是鉴别门脉性肝硬化与右心衰竭腹水的可靠指标,也是诊断右心衰最可靠的体征。

(2)肝大　多发生于右心衰竭的早期或心衰急性加重时。持续慢性右心衰引起心源性肝硬化,晚期出现黄疸和大量腹水。

(3)水肿　因体静脉压力升高导致皮肤及软组织出现水肿,为右心衰的重要体征。其特征为:①出现于身体最低垂部位,如两踝关节以下,随病情发展,水肿向上扩展至全身及阴囊;②仰卧位者,水肿以骶部为明显;③水肿呈对称性和指凹性;④因胸膜的静脉大部分回流到体静脉,右心衰时可出现右侧胸腔积液,偶见双侧。

(4)心脏体征　除原有心脏病体征外,主要有右心奔马律、发绀,三尖瓣听诊区听到收缩期吹风样杂音(右心衰竭时右室扩大导致三尖瓣相对性关闭不全)。

(三)全心衰竭

同时具有左、右心衰的临床表现。由于右心排出量减少,可使左心衰竭的肺淤血减轻,呼吸困难较左心衰竭时有所减轻。

【实验室和其他检查】

1. 常规检查　血常规、血清电解质(钾、钠、钙、镁)、血脂、血糖、糖化血红蛋白、肝肾功能检查可发现引起和加重心衰的病因或诱因。

2. 心电图　心衰患者一般有心电图异常,但无特异性的表现,有助于诊断既往心肌梗死等。

3. 生物标志物　利钠肽、心肌肌钙蛋白等。

4. X射线检查　可见心影增大、肺淤血、肺水肿表现。

5. 超声心动图　超声心动图是临床上判断心脏舒缩功能的最实用而简便的方法。以左室收缩末及舒张末的容量差计算射血分数(LVEF),可反映心脏收缩功能。正常LVEF>50%,左心衰竭时LVEF<40%。舒张功能降低可表现为二尖瓣血流图E峰下降、A峰增高及E/A比值降低,正常≥1.2。

【诊断和鉴别诊断】

(一)诊断

首先应明确器质性心脏病的诊断,结合左心衰竭肺淤血和(或)右心衰竭体静脉系统淤血的症状体征和实验室检查可做出诊断。

1. 临床类型的诊断

(1)收缩性心衰　多因心肌本身病变或心肌代谢障碍所致。特点:①心肌收缩力减退、心室腔扩大、心排出量下降;②左室射血分数<40%。

(2)舒张性心衰　多因肥厚型或限制型心肌病、冠心病和高心病心功能不全的早期所致。特点为心肌显著肥厚、左心室内径正常、左房增大、左室射血分数(EF)正常、左室舒张期功能减低(二尖瓣血流图E峰下降、A峰增高、E/A比值<1.2)。

2. 心衰程度的诊断　详见"循环系统疾病总论"。

(二)鉴别诊断

1. 支气管哮喘　左心衰竭的夜间阵发性呼吸困难常称之为"心源性哮喘",应与支气管哮喘相鉴别(表3-1)。"心源性哮喘"与支气管哮喘不易鉴别时,可使用氨茶碱,但不宜用吗啡。

表 3-1 心源性哮喘与急性支气管哮喘的鉴别

分类	心源性哮喘	支气管哮喘
病史	老年人多见 有心脏病史(高血压、心肌梗死等)	青年人多见 有过敏史
症状	常在夜间发生,坐起或站立后可缓解 严重时咳白色或粉红色泡沫样痰	冬春季易发 咳白色黏痰
体征	心脏病的体征、奔马律、肺干湿啰音	心脏正常,肺哮鸣音,桶状胸
X射线检查	心脏大,肺淤血	心脏正常,肺气肿征(发作时)
治疗	强心、利尿、扩管有效	氨茶碱、糖皮质激素

2. 心包积液、缩窄性心包炎、肝硬化、肾源性水肿 这些疾病可引起水肿和腹水,右心衰竭应与之鉴别。心包积液、缩窄性心包炎心尖搏动减弱、有奇脉,超声心动图检查等有助鉴别。肝硬化腹水和肾源性水肿时无颈静脉充盈,无左、右心衰竭的其他症状和体征。

【治疗】

(一)慢性心衰的治疗原则和目的

①改善症状,提高运动耐量和生活质量;②防止和缓解心室重塑的发展,纠正血流动力学;③防止心肌损害加重,降低死亡率。

(二)病因治疗

①治疗基本病因,如采用药物、介入或手术治疗改善冠心病心肌缺血,高心病的降压治疗,慢性心脏瓣膜病的手术治疗,先心病的手术矫治等;②消除诱因如控制呼吸道感染、抗心律失常、避免过劳及情绪激动等。

(三)一般治疗

1. 休息 控制体力活动,避免精神刺激,降低心脏负荷,有利于心功能恢复,鼓励心衰患者做动态运动。重症需静卧的心衰患者,应帮助四肢进行被动运动,可在床边小坐;其他不同程度的心衰患者,可每天多次散步,每次 3~5 min;心衰稳定心功能较好者,可在专业人员监护下进行症状限制性有氧运动,如步行,每周 3~5 次,每次 20~30 min。

2. 改善生活方式、降低心脏损害的危险性 ①戒烟酒、减肥;②控制高血压、高脂血症、糖尿病;③低脂低钠饮食等。

3. 其他 保持心情舒畅,消除患者精神紧张,必要时可给予小量镇静剂,如地西泮(安定),保证患者足够的睡眠。

(四)标准治疗药物

心衰患者常规应用的四类药物有利尿剂、ACEI、β受体阻滞剂和洋地黄制剂。

1. 利尿剂 是唯一可以控制心衰液体潴留并治疗心衰的药物。恰当使用利尿剂是其他治疗心衰药物取得成功的关键因素之一。其作用机制是通过抑制肾小管特定部位的钠、氯重吸收,遏制水钠潴留,减少静脉回流,减轻肺淤血,降低前负荷而改善心功能。适用于所有心衰患者,是治疗心衰的一线药物。常用制剂有以下 3 种。

(1)袢利尿剂 以呋塞米(速尿)为代表。作用于 Henle 袢升支,在排钠的同时也排钾,为强效利尿剂。用法为20~40 mg口服,3次/d,2~4 h作用达高峰。重症者可增至100 mg口服,2次/d,或20~100 mg稀释后静脉注射。主要不良反应是低血钾,应注意补钾;袢利尿剂与ACEI或保钾药物(如螺内酯)合用治疗心衰,可防止低钾血症的发生,不需长期口服补钾。

(2) 噻嗪类利尿剂 以氢氯噻嗪(双氢克尿塞)为代表,作用于肾远曲小管近端。用法:轻度心衰25 mg口服,每周2次或隔日1次,此法不必补充钾盐。较重患者可增量至每日75~100 mg口服,2次/d,此时需补钾盐。噻嗪类利尿剂可引起低血钾外,还可引起尿酸及血糖升高,应注意监测。

(3) 保钾利尿剂 作用于肾远曲小管远端,排钠保钾,利尿作用不强,多与噻嗪类或袢利尿剂合用,起到保钾作用。①螺内酯(安体舒通)20~40 mg口服,3次/d;②氨苯蝶啶50~100 mg口服,3次/d,常与排钾利尿剂合用起到保钾作用;③阿米洛利作用机制与氨苯蝶啶相似,利尿作用较强而保钾作用较弱,可单独用于轻型心衰患者,5~10 mg口服,2次/d。

(4) 利尿剂使用时注意事项 ①利尿剂应从最低剂量开始,最好间断用药、排钾利尿剂与保钾利尿剂合用;②排钾利尿剂易间歇用,保钾利尿剂易持续用;③排钾利尿剂与保钾利尿剂合用时,为避免发生高钾血症,一般不同时服用钾盐;④轻度患者选噻嗪类或袢利尿剂,中度患者选保钾利尿剂持续应用或联合噻嗪类或袢利尿剂间歇应用,重度患者保钾利尿剂与一种排钾利尿剂合并持续应用,或加用氨茶碱加强利尿;⑤肾功能不全时选择袢利尿剂,禁用保钾利尿剂;⑥急性心肌梗死伴低血压或心源性休克者,不用快速利尿剂;⑦右室心肌梗死,尽管有心衰表现,但不应使用利尿剂,相反应适当补充血容量。

2. ACEI 临床证明,ACEI是治疗心衰药物的基石,是标准治疗的药物,可改善远期预后,降低死亡率。主要机制是:①抑制RAS;②提高缓激肽水平,引起有扩血管作用的前列腺素生成增多和抗增生作用;③抑制心室及血管的重塑,维护心肌功能。适用于各种轻、中、重度心衰的患者。ACEI对双侧肾动脉狭窄、低血压(收缩压<90 mmHg)、血肌酐水平显著升高(>265 μmol/L)、高钾血症(>5.5 mmol/L)及肾疾病伴肾功能衰竭者禁用。

(1) 常用制剂 根据其半衰期的长短确定ACEI用药剂量及每天用药次数。应从小剂量开始,如能耐受则每隔3~7 d剂量加倍,直至目标剂量。长效制剂1次/d可提高患者的依从性。ACEI目前种类繁多,常用制剂有:卡托普利(captopril,开博通),12.5~25 mg,2次/d;依那普利(enalapril 悦宁定)5~10 mg,2次/d;苯那普利(benazpril 洛丁新),2.5~10 mg,1次/d;其他还有雷米普利、赖诺普利等长效制剂(表3-2)。

表3-2 ACEI常用制剂、起始剂量、目标剂量一览表

药物	起始剂量	目标剂量
卡托普利(captopril)	6.25 mg,3次/d	25~50 mg,3次/d
依那普利(enalapril)	2.5 mg,1次/d	10 mg,2次/d
培哚普利(perindopril)	2 mg,1次/d	4 mg,1次/d
雷米普利(ramipril)	1.25~2.5 mg,1次/d	2.5~5 mg,2次/d
贝那普利(benazepril)	2.5 mg,1次/d	5~10 mg,2次/d
福辛普利(fosinopril)	10 mg,1次/d	20~40 mg,1次/d
西拉普利(cilazapril)	0.5 mg,1次/d	1~2.5 mg,1次/d
赖诺普利(lisinopril)	2.5 mg,1次/d	5~20 mg,1次/d

(2)不良反应　ACEI用于治疗心衰是安全的。其不良反应主要有以下几种：①刺激性干咳最常见，是部分患者不能耐受治疗的一个原因，停药后咳嗽消失再服药后咳嗽又出现，与本药抑制缓激肽降解，使其蓄积激惹支气管黏膜有关；②低血压；③肾功能恶化；④高血钾；⑤血管神经性水肿（最严重的并发症）。

3. β受体阻滞剂

(1)作用机制　①能够阻断交感神经儿茶酚胺对心肌的毒性作用；②减慢心率，降低心肌耗氧量；③减少心律失常；④对抗β受体下调。临床试验证明，如长期服用β受体阻滞剂可改善症状、运动能力、血流动力学和神经体液等指标，使心力衰竭的猝死率下降47%。适用于所有慢性收缩性心衰NYHA心功能Ⅱ、Ⅲ级患者病情稳定，左室射血分数<40%者。但对支气管哮喘、心动过缓（<60次/min）、二度及以上房室传导阻滞（除非已安装心脏起搏器）、有明显液体潴留需大量利尿者、急性心衰和难治性心衰需静脉给药者应禁用。

(2)常用制剂　目前有证据用于心衰治疗的β受体阻滞剂有选择性$β_1$受体阻滞剂（如美托洛尔、比索洛尔）和兼有$β_1$、$β_2$和$α_1$受体阻滞作用的制剂（如卡维地洛）。

因β受体阻滞剂具有负性肌力作用，应待心衰稳定后在使用利尿剂、ACEI的基础上应用，要十分慎重。用法：需从极低量（常用剂量的1/8～1/4）开始，如美托洛尔12.5 mg口服，1次/d；比索洛尔1.25 mg口服，1次/d；卡维地洛3.125 mg口服，2次/d。如患者能耐受上述剂量，每隔2～4周将剂量加倍；用药时以清醒时静息心率不低于55次/min为宜，一旦达到目标心率或最大耐受量可长期维持。突然停药可导致心衰显著恶化，应注意。

(3)不良反应　①开始使用β受体阻滞剂1～2个月时可导致液体潴留与心衰恶化，应首先调整利尿剂和ACEI的用量，以达到临床稳定，病情恶化要减量或停用，病情稳定后再加量或继续应用；②心动过缓和传导阻滞，可考虑安装心脏起搏器后再应用β受体阻滞剂。

4. 洋地黄制剂　洋地黄类药物治疗心衰已有200余年历史，目前仍是治疗心衰的主要药物之一。

(1)主要药理作用　①正性肌力作用，洋地黄通过抑制心衰患者心肌细胞膜上的Na^+-K^+-ATP酶，使内流的钙离子增多，促进钠钙交换，发挥正性肌力作用；②迷走神经兴奋作用，通过直接兴奋迷走神经间接降低窦房结自律性和传导性，而具有负性频率和负性传导作用；③与非心肌组织Na^+-K^+-ATP酶的抑制有关，通过降低神经内分泌系统的活性起到重要治疗作用。

(2)适应证　①NYHA心功能Ⅱ～Ⅳ级的收缩性心衰；②室上性快速心律失常，如室上性心动过速、房扑和房颤。

(3)禁忌证　①肥厚型心肌病；②二度或高度、三度房室传导阻滞无永久性心脏起搏器保护者；③预激综合征伴房颤或房扑者。

(4)制剂的选择　最常用的洋地黄制剂为地高辛、毛花苷C（西地兰）。①地高辛：是目前能有效治疗慢性心衰最常用的洋地黄制剂，应用目的是改善收缩性心衰的临床症状。尤其适用于伴有快速室率的房颤患者，应与利尿剂、ACEI和β受体阻滞剂联合应用。目前多采用维持量疗法，0.125～0.25 mg口服，1次/d；70岁以上或肾功能损害者，宜用小剂量口服（0.125 mg，1次/d或隔日1次）。②毛花苷C：为静脉注射制剂。注射后10 min起效，1～2 h达高峰，半衰期33 h，90%经肾排出。每次0.2～0.4 mg稀释后静脉注射，24 h总量0.8～1.2 mg。适用于急性心衰或慢性心衰加重时，尤其适用于心衰伴快速室率的房颤者。

(5)洋地黄中毒的表现和处理　影响洋地黄中毒的因素有电解质紊乱（低血钾、低血镁）、心肌缺血缺氧、肾功能不全及一些药物[如奎尼丁、普罗帕酮（心律平）、维拉帕米（异搏定）、胺碘酮（乙胺碘呋酮)及阿司匹林等]联合应用,降低了地高辛经肾的排泄率,增加血清浓度,因而增加了洋地黄中毒的可能性。

洋地黄中毒的表现:①心律失常是洋地黄中毒最重要、最常见的特征性表现,见于室性期前收缩二联律和快速性心律失常伴有传导阻滞;②胃肠道症状有厌食、恶心、呕吐等;③神经系统症状,如视力模糊、黄视、倦怠、定向障碍和意识错乱等。

洋地黄中毒的处理:①立即停用洋地黄制剂;②对快速心律失常如血钾低可予静脉补钾,如血钾不低可用利多卡因50~100 mg,溶于葡萄糖溶液20 mL中静脉注射,每5~10 min 1次,总量不超过300 mg,然后以1~4 mg/min的速度静脉滴注维持,适用于室性心律失常,亦可用苯妥英钠100 mg溶于注射用水20 mL中静脉注射,5~10 min,直至室性心律失常控制,总量不超过250~300 mg,以后改为0.1~0.2 g口服,3次/d;③对缓慢性心律失常,应用阿托品0.5~1 mg,皮下或静脉注射,完全性房室传导阻滞,出现心源性晕厥、低血压时安装临时性心脏起搏器;④严重地高辛中毒时应用地高辛抗体治疗。

(五) 其他药物

1. 醛固酮拮抗剂　在ACEI基础上加用醛固酮受体拮抗剂,能抑制醛固酮的有害作用,加强对肾素-血管紧张素-醛固酮系统通路的作用,对重度心衰病人有益。近年来临床研究证明,小剂量(20 mg,1~2次/d)的螺内酯对抑制心血管的重塑,改善慢性心衰的远期预后有很好的作用。

2. 血管紧张素Ⅱ(AngⅡ)受体拮抗剂　AngⅡ抑制心衰时RAS的长期激活,抑制心室重塑,治疗心衰有益。常用制剂如缬沙坦40 mg口服,2次/d,可逐渐增量至160 mg口服,2次/d。本药能引起低血压、高血钾及肾功能恶化等。

3. 血管扩张剂　目前仅用于急性心衰或慢性心衰急性加重时的短期应用。①小静脉扩张剂:通过扩张小静脉,减少回心血量,心脏的前负荷得以减轻,左室舒张末压及肺循环压下降,使肺淤血减轻,常用药有硝酸甘油、硝酸异山梨酯(消心痛)、单硝酸异山梨酯等;②小动脉扩张剂:通过扩张外周阻力血管,使左室射血功能改善,心排血量增加及肺淤血减轻,常用药物有α_1受体阻滞剂[哌唑嗪、乌拉地尔(urapidil)等]、直接舒张血管平滑肌制剂[肼屈嗪(hydrolazine)]、钙通道阻滞剂及ACEI等;③硝普钠具有小静脉、小动脉双重扩张作用,常用于急性心衰或慢性心衰加重时(见本节"急性心衰")。注意对于那些依赖升高的左室充盈压来维持心排血量的阻塞性心脏瓣膜病,如二尖瓣狭窄、主动脉瓣狭窄及左室流出道梗阻的患者不宜应用强效血管扩张剂,以防血压过低。

慢性心力衰竭运用扩管剂适应证:①ACEI为基础;②不主张常规应用ACEI以外的扩管剂,更不能取代ACEI;③ACEI不能耐受者可考虑联合使用肼屈嗪和硝酸异山梨酯;④可以考虑用于瓣膜反流性心脏病、室间隔缺损以减少反流或分流;⑤避免使用大多数钙通道阻滞剂,即使用于心绞痛或高血压的治疗;⑥特别禁用有负性肌力作用的钙通道阻滞剂;⑦如用于治疗心衰合并心绞痛或高血压时,可选用氨氯地平和非洛地平。

4. 环腺苷酸依赖性正性肌力药　此类药物主要适用于:心脏移植前的终末期心衰、心脏手术后心肌抑制所致的急性心衰、难治性心衰。不主张长期应用,可短期支持应用3~5 d。制剂有β肾上腺素能激动剂(多巴胺、多巴酚丁胺)和磷酸二酯酶抑制剂[米力农(milrinone)]。

5. 抗凝和抗血小板药物　预防心衰时血栓栓塞事件,应给予抗凝治疗和抗血小板治疗(如肠溶阿司匹林每天100~300 mg,或双嘧达莫50 mg,3次/d,或噻氯匹啶,1次/d)。

(六) 舒张性心力衰竭的治疗

1. 寻找和治疗基本病因　如控制高血压、积极改善心肌缺血、逆转左心室肥厚、改善舒张功能等。

2. 治疗肺淤血 如限制钠盐摄入,使用利尿剂、硝酸酯类药物,降低前负荷,缓解肺淤血。

3. 控制调整心室率和心律 β受体阻滞剂改善心肌顺应性使容量-压力曲线下移,维持适宜的心室率、心律和心室充盈时间。适用于冠心病伴活动心肌缺血患者,可改善舒张功能,减慢心率,增加舒张期充盈。

4. 钙通道阻滞剂 降低心肌细胞内钙浓度,改善心肌主动舒张功能,主要用于肥厚型心肌病。

5. ACEI 有效控制高血压,改善心肌及小血管重构,有利改善舒缩功能,尤其适应于高心病及冠心病。

6. 其他 在原收缩功能障碍的情况下禁用正性肌力药。

【预防】

1. 防止初始心肌损伤、消除心血管疾病病因 积极控制血压、血糖、血脂和戒烟酒等。

2. 防止心肌进一步损伤 ①急性心肌梗死期间,成功的溶栓治疗或冠状动脉血管成形术,可有效地防止心肌损伤,降低心衰的发生率和死亡率;②心肌梗死恢复期应用ACEI或β受体阻滞剂,可降低再梗死或死亡的危险性。

3. 防止心肌损伤后的恶化 凡已有左室功能不全者,不论是否出现症状,均应给予ACEI治疗,以降低发展成严重心衰的危险性。

【预后】

心衰是各种心脏病的严重阶段,其预后与病因、诱发因素是否得到及时控制、心衰的程度、治疗是否及时、正确等有关。

二、急性心力衰竭

急性心力衰竭是指急性心脏病变在短时间内发生心肌收缩力明显减低,或心室负荷急剧加重,致使心排血量显著、急骤降低引起组织、器官灌注不足和急性淤血综合征。临床以急性左心衰竭较为常见,表现为急性肺水肿,甚至可发生心源性休克或心搏骤停。急性右心衰竭少见,见于大块肺梗死引起的急性肺心病。本节主要讨论急性左心衰竭。

【病因和发病机制】

(一)病因

1. 急性弥漫性心肌损害 如急性广泛性心肌梗死、急性重症心肌炎、围生期心肌病等使急性心肌收缩力减退。

2. 急性机械性阻塞 如严重的二尖瓣或主动脉瓣狭窄、左室流出道梗阻等使心脏压力负荷过重,心排血受阻。

3. 急性容量负荷过重 如由急性心肌梗死所致乳头肌或腱索断裂,输血或输液过多、过快等。

4. 急性心室舒张受限 急性大量心包渗液或积血所致的急性心脏压塞等。

5. 严重心律失常 在原有心脏病基础上出现快速心律失常(房颤、房速、室速、室上速、室颤)、严重缓慢心律失常等。

6. 其他促发因素 严重感染、大手术后、酗酒、吸毒、甲状腺危象、重度贫血等。

(二)发病机制

心脏收缩力突然严重减弱,心排血量急剧减少,左室舒张末期压迅速升高,肺静脉压及肺毛细血管压升高,使肺毛细血管内液体渗入到肺间质和肺泡内形成急性肺水肿。

【临床表现】

患者突发严重呼吸困难,端坐位、大汗、烦躁,面色苍白、发绀,伴恐惧、窒息感,咳粉红色泡沫样血痰。呼吸频率可达30~40次/min,脉搏、心率增快。早期可有血压一度升高,病情发展,血压下降直至心源性休克。听诊两肺布满湿啰音和哮鸣音,心尖部第一心音减弱,频率快,可闻及舒张期奔马律及肺动脉瓣第二心音亢进。

【诊断和鉴别诊断】

依据典型症状和体征,结合急性心脏病变史、咯粉红色泡沫样血痰及心尖部舒张期奔马律,可做出诊断。应与支气管哮喘相鉴别。

【治疗】

急性左心衰竭时缺氧和高度呼吸困难是致命威胁,属内科危重急症,应分秒必争,迅速抢救,必须使之尽快缓解。

1. 体位 取坐位,两腿下垂,以减少静脉回流。

2. 吸氧 立即鼻导管高流量(6~8 L/min)吸氧,严重者面罩麻醉机加压给氧,持续起到正压通气(CPAP)或无创正压机械通气(NIPPV),使肺泡内压力增加,加强气体交换,阻止组织液向肺泡内渗透。用50%乙醇置于氧气的滤瓶内随氧气吸入使肺泡内泡沫消失、增加气体交换面积。

3. 吗啡 对烦躁不安的患者给予吗啡3~5 mg稀释后缓慢静脉注射或肌内注射,必要时每隔15 min重复1次,共2~3次,起到镇静、扩张外周静脉与小动脉的作用,减轻心脏负担。

4. 快速利尿 呋塞米20~40 mg稀释后静脉注射,于2 min内注完。10 min内起效,可持续3~4 h,必要时4 h后可重复1次。可快速大量利尿、降低心脏前负荷和扩张静脉,有利于肺水肿缓解。应注意发生低血容量和低血钾。

5. 血管扩张剂 ①硝普钠:本药为强力血管平滑肌松弛剂,可扩张小动脉和静脉,有效降低心室前、后负荷,作用快速、短暂。开始以12.5~25 mg/min静脉滴注,根据血压调整剂量,维持在50~100 mg/min,保持收缩压不低于100 mmHg,静脉滴注时需避光,4~8 h滴完;②硝酸甘油:可先从10 μg/min开始静脉滴注,然后每10 min调整1次,每次增加5~10 mg/min,维持量50~100 mg/min。低血压时应与多巴胺合用。

6. 洋地黄 发病2周内未用过洋地黄者,可给予毛花苷C 0.4 mg加入25%葡萄糖注射液20 mL内缓慢静脉注射(5 min),2 h后可再用0.2~0.4 mg。适用于房颤伴快速心室率、原有心脏增大伴左室收缩功能不全者。重度二尖瓣狭窄伴窦性心律者禁用。

7. 氨茶碱 可解除支气管痉挛,并有一定的正性肌力和扩血管利尿作用。0.25 g加25%葡萄糖注射液40 mL缓慢静脉注射。

8. 减少静脉回流 应用橡胶止血带或血压计袖带四肢轮流三肢结扎法以减少静脉回心血量(结扎于四肢近躯干部),每15~20 min按顺钟向或逆钟向将一肢止血带放松,即每个肢体加压45 min放松15 min。

9. 地塞米松 10~20 mg静脉注射,可降低周围血管阻力,减少回心血量和解除支气管痉挛。

第三章 循环系统疾病

问题分析与能力提升

孙某,男,38岁。心悸、气短反复发作7年,近半年加重,有时双下肢水肿,未经诊治。入院前1d,因"急性胃肠炎"在社区门诊静脉输液,当输液3h,进液量约1 000 mL时,患者突然呼吸困难,心悸伴频繁咳嗽,咯白色泡沫痰,且痰中带血,不能平卧急诊来院。既往史:15年前有风湿热病史。

体格检查:T 37.5 ℃,P 94次/min,R 30次/min,BP 120/75 mmHg。明显发绀,大汗,端坐呼吸。双肺布满中小水泡音及哮鸣音,心率130次/min,心律不规整,第一心音强弱不等,心脏杂音听不清,心尖部可听到舒张期奔马律。肝脾未触及,双下肢无水肿。

辅助检查:WBC 13.0×10^9/L,N 80%,L 20%。大便常规 WBC 10个/HP,余未见异常。血清 K^+ 3.5 mmol/L,Na^+ 110 mmol/L,Cl^- 103 mol/L。胸部X射线检查示心脏外形呈梨形增大,肺淤血。超声心动图显示左心房增大,右心室增大,二尖瓣前叶呈城垛样改变。

请分析该患者最可能的诊断及诊断依据是什么并制订抢救措施。

助医考点

心力衰竭:①概述:基本病因及诱因、心力衰竭的类型、心功能分级;②急性左心衰竭:病因、临床表现、诊断、治疗;③慢性心力衰竭:基本病因及诱因、临床表现、辅助检查、诊断与鉴别诊断、并发症、治疗原则。

巩固练习题

1. 对诊断左心室衰竭最有价值的体征是　　　　　　　　　　　　　　　　　　　　　　　　(　)
   A. 第一心音减弱　　　　B. 肺部湿啰音　　　　C. 收缩中期喀喇音
   D. 舒张期奔马律

2. 诊断右心衰最可靠的体征　　　　　　　　　　　　　　　　　　　　　　　　　　　　(　)
   A. 下肢水肿　　　　　　B. 肝大　　　　　　　C. 腹水
   D. 肝颈静脉反流征阳性

3. 夜间阵发性呼吸困难发生的机制与下列哪项关系不大　　　　　　　　　　　　　　(　)
   A. 颈静脉回流增加　　　B. 外周小动脉扩张　　C. 膈肌上升
   D. 肺活量减少

4. 70岁,男性,原有心脏病,夜间突然睡眠中憋醒,坐起、气急、烦躁不安咳嗽,咯粉红色泡沫样痰,听诊两肺有湿啰音。最可能的诊断是　　　　　　　　　　　　　　　　　　　　　　　　(　)
   A. 肺炎　　　　　　　　B. 支气管哮喘　　　　C. 急性气胸
   D. 急性左心衰竭

5. 利尿剂治疗新功能不全的作用是通过　　　　　　　　　　　　　　　　　　　　　　(　)
   A. 排水排钠　　　　　　B. 减轻心排血量　　　C. 减轻水肿
   D. 降低动脉压

6. 从左心衰竭发展到右心衰竭可使表现减轻的是　　　　　　　　　　　　　　　　　(　)
   A. 发绀　　　　　　　　B. 呼吸困难　　　　　C. 下肢水肿
   D. 心脏扩大

7. 对降低慢性心力衰竭患者总死亡率较为肯定的药物是　　　　　　　　　　　　　　(　)
   A. 利尿剂类　　　　　　B. 硝酸酯类　　　　　C. 血管紧张素转化酶抑制剂类
   D. 钙离子拮抗剂类

8. 女性,60岁,患心力衰竭,在洋地黄治疗过程中,下列那一项不是其中毒反应　　　(　)
   A. 室早呈二联律　　　　B. 厌食、恶心呕吐　　C. 黄视
   D. 呼吸困难

9. 洋地黄中治疗心力衰竭的机制下列哪项不正确 （　　）
   A. 促进 Na^+-Ca^{2+} 交换　　　　B. 提高细胞内水平
   C. 具有正性肌力作用及正性松弛作用
   D. 抑制心肌细胞 Na^+-K^+-ATP 酶
10. 张某,70岁,稍事活动后即可有心悸、气短,其心功能诊断为 （　　）
    A. 心功能Ⅱ级　　　　B. 心功能Ⅰ级　　　　C. 心功能Ⅲ级
    D. 心功能Ⅳ级

第三节　心律失常

一、概述

心脏的电冲动由窦房结发出沿传导系统按正常频率、节律、途径和速度下传,先后引起心房和心室节律性舒缩,以正常心输出量向全身供血,维持机体生命活动。心律失常(cardiac arrhythmia)是指心脏电冲动的频率、节律、起源部位、传导途径、速度与激动次序的异常。

【病因】

1. 生理性　见于紧张、疲劳、失眠、吸烟、饮酒、喝茶、咖啡等。
2. 病理性　多见于各种器质性心血管病(如冠心病、心肌炎、心肌病、心脏瓣膜疾病和高心病等)、感染、炎症、贫血、缺氧、药物、电解质紊乱与酸碱失衡、心脏手术等。

【发病机制】

发病机制包括冲动形成异常和冲动传导异常。

1. 自律性的改变　①具有自律性的心肌细胞因功能和器质性病变使自律性增高或降低;②原来无自律性的心房肌、心室肌细胞在病理状态下产生自律性。
2. 触发激动　有正常的动作电位后产生的除极活动(后除极)达到阈值而触发一次新的动作电位甚至产生持续性快速心律失常。
3. 折返　是快速心律失常最常见的发生机制。指冲动从某处一条径路传出后,又从另一条径路返回原处,使该处再发生激动,如此反复,形成快速性心律失常。常见折返激动有窦房结、心房内、房室交界区双径路、预激综合征旁路与心室内折返等。期前收缩、室上性与室性心动过速大多数是折返引起。
4. 传导功能障碍　由于心脏的传导系统发生生理和病理改变使冲动的传导速度减慢或不能传到,导致传到功能障碍。
5. 房-室间传导途经异常　因遗传或先天机制,在心房和心室间存在不正常的传导径路形成预激和冲动的折返。

【分类】

根据心律失常的发生机制可分为以下3种类型。

1. 冲动形成异常

(1) 窦性心律失常　①窦性心动过速;②窦性心动过缓;③窦性心律不齐;④窦性停搏。

(2) 异位心律　分为被动性异位心律和主动性异位心律。

被动性异位心律:①逸搏(房性、房室交界性、室性);②逸搏心律(房性、房室交界性、室性)。

主动性异位心律:①期前收缩;②阵发性心动过速;③心房扑动、心房颤动;④心室扑动、心室颤动。

2. 冲动传导异常

(1) 生理性　干扰及房室分离。心脏两个不同起搏点并行产生激动引起的系列干扰成为干扰性脱节。可发生在心脏的各个部位。

(2) 病理性　①窦房传导阻滞;②房内传导阻滞;③房室传导阻滞;④束支及分支传导阻滞(左右束支及左束支分支传导阻滞)或室内阻滞。

3. 冲动形成异常伴传导异常　①并行心律;②异位心律伴传导阻滞。

【诊断】

诊断和确定心律失常的类型主要依靠心电图。结合病史、诱发因素、症状、体征及 X 射线、超声心动图、信息平均技术、心脏电生理检查有助于心律失常的诊断。

(一) 症状

通过仔细询问发作时的症状及病史,可初步判断心律失常和心律失常的类型。重点了解心悸等症状发作时的诱因、发作方式、持续时间、终止方式、发作频率、治疗经过、疗效及心律失常对患者的影响等。

(二) 体格检查

通过心脏听诊了解心率的快慢,节律是否规则,有助于初步诊断。①心率缓慢(<60 次/min)而规则多见于窦性心动过缓、房室传导阻滞等;②心室率快速(>100 次/min)而规则常为窦性心动过速、室上性心动过速、心房扑动、室性心动过速等。

了解心音的变化有助于心律失常的诊断,尤其第一心音和第四心音最重要。①第一心音减弱见于一度房室传导阻滞;②第一心音强弱不等多见于房颤、室性心动过速;③第四心音与第一心音的关系不固定、并闻及房室同步收缩产生的特别响亮的第一心音(大炮音)则为三度房室传导阻滞。

(三) 实验室和其他检查

1. 心电图

(1) 常规心电图　是诊断心律失常最重要的检查。发作时描记心电图既可以确定心律失常的存在,又可确定心律失常的类型。通常选择Ⅱ导联或V记录足够长的能清楚显示 P 波导联的心电图。食管心电图能清楚显示 P 波,有助于心律失常的分析。

(2) 动态心电图　是诊断心律失常的重要手段。使用一种小型便携式记录器,连续记录 24 h 或更长时间的心电图,可发现短暂的及常规不易发现的心律失常,能够评价抗心律失常药物及心脏起搏器的疗效。

(3) 心电图负荷试验　靠运动或药物增加心肌耗氧量诱发心律失常的发生以便做出诊断。

2. 心室晚电位采用信号平均技术　用来检查心室晚电位,预测心脏性猝死发生率。

3. 心脏电生理检查　通过纪录心腔内不同部位的电活动,以确定心律失常的类型,定性诊断复杂心律失常,如房室传导阻滞的程度,室上性和室性快速性心律失常。

【治疗】

治疗目的是缓解和消除心律失常引起的症状,纠正血流动力学障碍,降低猝死率和病死率,延长寿命。

(一)病因治疗

采取病因治疗后,大部分心律失常可消失。

(二)药物治疗

1. 快速心律失常的药物治疗　治疗目的:①消除快速心律失常的诱因和预防发作;②终止持续性快速心律失常;③控制心室率在适当范围,改善血流动力学。

目前常用的抗快速心律失常药物根据药物对心肌细胞动作电位的作用,可分四大类。

Ⅰ类:钠通道阻滞剂,通过抑制快钠通道,影响除极(0相)速率和复极(1、2、3相)时程,达到抗心律失常目的,分为 I_A、I_B、I_C 3个亚类。①I_A:减慢除极速率(Vmax),延长复极时程,故延长PR、QRS和QT间期,代表药物有奎尼丁、普鲁卡因胺、丙吡胺;②I_B:不影响除极速率,缩短复极时程,故可缩短QT间期,代表药物有利多卡因、美西律、苯妥英钠、妥卡尼、莫雷西嗪;③I_C:减慢除极速率,轻度延长复极时程,故可减慢传导,代表药物有普罗帕酮、氟卡尼。

Ⅱ类:β受体阻滞剂,抑制自律性和传导性。阻断β肾上腺素能受体,抑制4相自动除极,减慢0相除极速率。代表药物有普萘洛尔、美托洛尔、阿替洛尔。

Ⅲ类:延长复极时程是延长QT间期的药物,代表药物有胺碘酮、溴苄胺。

Ⅳ类:钙通道阻滞剂,主要通过抑制4相自动除极减慢自律性,可减慢传导。代表药物有维拉帕米、地尔硫䓬。

其他抗快速心律失常的药物:洋地黄类、肌苷、硫酸镁等。

应用抗快速心律失常药物应注意适应证、禁忌证、不良反应、用法和药代动力学等。①自律性增高引起者选择具有负性频率作用的β受体阻滞剂和钙通道阻滞剂;②有折返引起者应选用能够延长或缩短不应期的Ⅰ类或Ⅲ类抗心律失常药物;③有触发激动引起者应选用钙通道阻滞剂。

2. 缓慢心律失常的药物治疗　选用增强自律性和(或)加速传导的药物:①拟交感神经药(异丙肾上腺素、沙丁胺醇等);②迷走神经抑制药(阿托品、山莨菪碱);③碱化剂(乳酸钠、碳酸氢钠)。

3. 电学治疗　详见第四节心脏起搏器及电复律。

4. 手术治疗　如切断附加传导途径(旁路)治疗预激综合征经旁路引起的室上性心动过速;切除室壁瘤治疗室性快速心律失常;心内膜环状或楔状切除治疗室性心动过速;冠状动脉旁路移植术防治因心肌缺血引起的心律失常等。

二、快速性心律失常

(一)窦性心动过速

正常成人频率为60~100次/min。若成人窦性心律的频率>100次/min,称为窦性心动过速。可见于健康人生理性,如运动、紧张、吸烟、饮酒、咖啡、浓茶等;病理性如发热、贫血、甲亢、心肌缺血、休克、心衰及应用肾上腺素、阿托品等。

1. 心电图表现　窦性心律的P波在Ⅰ、Ⅱ、aVF导联直立,aVR导联倒置。PP间期<0.60 s,即P波频率>100次/min。PR间期0.12~0.20 s(图3-1)。

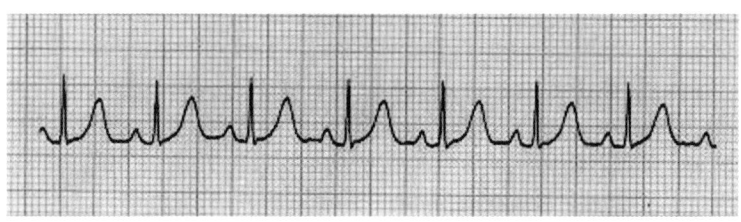

图3-1 窦性心动过速

2. 治疗 窦性心动过速治疗应针对病因和去除诱因,如心衰、发热、甲亢等,必要时应用β受体阻滞剂如普萘洛尔、美托洛尔或维拉帕米、地尔硫䓬、地西泮等,如美托洛尔12.5~50 mg,2次/d,口服;地西泮2.5 mg,3次/d。

(二)房性期前收缩

房性期前收缩(premature atrial beats)激动起源于窦房结以外心房任何部位的期前收缩。可见于正常人(60%),如情绪激动、疲劳、失眠、焦虑等;可由各种器质性心脏病及心脏手术、甲亢、洋地黄中毒及运用肾上腺素药物引起自律性增高、触发激动、折返及房性并行心律而发病。

1. 临床表现 有些患者可无症状,典型患者表现为心悸,可有胸闷、恶心、乏力、头晕症状,自觉心脏停搏感。心脏听诊S_1增强,S_2减弱或消失,伴一长代偿间歇。

2. 心电图表现

(1)提前出现房性异位P′波,其形态与窦性P波不同(图3-2)。

(2)P′-R间期>0.12 s。

(3)P′波后的QRS波群有3种情况:①与窦性心律相同;②增宽或畸形(室内差异传导);③P′波后无QRS波(未下传)。

(4)不完全代偿间歇。

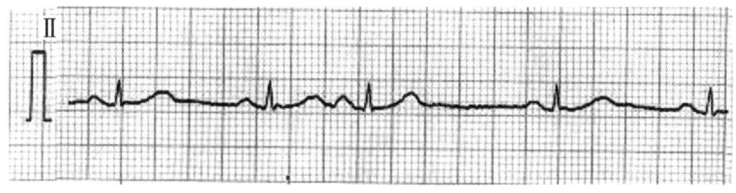

图3-2 房性期前收缩

3. 治疗

(1)通常无须治疗,去除吸烟、饮酒、咖啡、浓茶等诱因可消失。

(2)对于频发、症状明显或有器质性心脏病,尤其可触发室上性心动过速时,应选用镇静剂(地西泮2.5 mg口服,3次/d)、β受体阻滞剂(普萘洛尔10 mg口服,3次/d,或阿替洛尔12.5~25 mg,2~3次/d;如合并心力衰竭、传导阻滞、休克、支气管哮喘则禁用β受体阻滞剂)、洋地黄类(地高辛0.125~0.25 mg,1次/d,适用于心力衰竭伴有房性期前收缩者)、普罗帕酮、维拉帕米等药物。

(三)室性期前收缩

室性期前收缩(premature ventricular beats)是起源于心室异位节律点提前发生的异位搏动,使整个心室提前除极,简称室性早搏。临床最常见。单源性起源于单个异位起搏点;多源性起源于多个异位起搏点;可偶尔出现,亦可频繁出现;可规律出现,亦可在一个或两个正常心搏之后规律的出现而呈二联律或三联律。

1. 病因和发病机制　常见于高血压及冠心病、心肌病、风心病与二尖瓣脱垂等各种心脏病患者。亦可见于心肌炎、缺血、缺氧、麻醉、手术;奎尼丁、洋地黄、三环类抗抑郁药、肾上腺素及低血钾、低血钙均可引起;情绪激动、疲劳、饮酒、吸烟、饮茶、咖啡等情况均可发生。发生机制为心室异位节律点自律性增高、心室内折返激动和触发激动等。

2. 临床表现

(1) 症状　①偶发(<5次/min)或频发(≥5次/min)患者适应时可无症状;②发病初期患者未适应时可有心悸、心前区不适感、心跳间歇感、悬空感、咽喉部堵塞感或短阵咳嗽感;③老年人或原有心脏病者可致心排血量减低,出现头晕、乏力,诱发或加重心绞痛或心力衰竭。

(2) 体征　心音和脉搏节律紊乱是最常见体征。①听诊可发现心律不规则,提前出现心跳,其后出现较长间歇;②室性期前收缩时S_1增强,S_2消失,桡动脉搏动减弱或消失,形成短绌脉;③颈静脉可见正常或巨大的α波;④上述体征功能性心脏病者活动后减少或消失,器质性心脏病者活动后室性期前收缩增多。

3. 心电图表现　心电图特征见图3-3。

(1) 提前发生的QRS波群。

(2) QRS波群宽大畸形,时限≥0.12s,继发ST-T改变。

(3) QRS波前无相关P波。

(4) ST段、T波方向与QRS主波方向相反。

(5) 室性期前收缩后有完全代偿间歇。

(6) 室性期前收缩与期前的窦性搏动的间期(配对间期)恒定。

(7) 可有二联律、三联律、成对、R-on-T等多种类型。①二联律:是指每个窦性搏动后跟随一个室性期前收缩。②三联律:是指每两个窦性搏动后跟随一个室性期前收缩。③成对室性期前收缩:是指连续发生两个室性期前收缩。④室性心动过速:是指连续3个或以上的室性期前收缩。⑤单源性与多源性室性期前收缩:前者是指同一导联内室性期前收缩形态相同,后者是指同一导联内室性期前收缩形态不同。⑥R-on-T现象:是指室性期前收缩落在前一心搏的T波上(易损期)时(R在T波上),常是心室颤动的先兆。

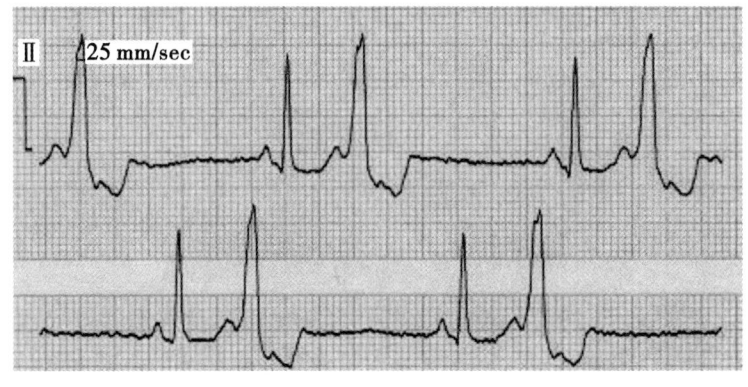

图3-3　室性期前收缩

4. 治疗　应首先明确室性期前收缩系功能性或器质性,根据不同的临床状况决定治疗方针。

治疗目的是改善症状和预后,预防心脏性猝死。

(1) 无器质性心脏病　一般无须特殊治疗。对心悸等症状明显者,应减少诱因,给予精神安慰、镇静剂、β 受体阻滞剂、胺碘酮或美西律。

(2) 急性心肌缺血　目前不主张预防性应用抗心律失常药物。若不稳定型心绞痛、急性心肌梗死出现早期频发(>5 次/min 或>30 次/min 时)、多源性、多形性、成对、R-on-T 征象往往是室性心动过速或室颤的先兆,须迅速给予抗心律失常药物。①首选利多卡因 100 mg 静脉注射,1~2 min 注完,无效时 5~10 min 静脉注射 50 mg,直至室性期前收缩消失或总量达 300 mg 为止,有效以 2~4 mg/min 持续静脉滴注;②利多卡因无效时可改普鲁卡因胺 100 mg 稀释后静脉注射,1/5 min,总量 500~750 mg,有效后 2~6 mg/min 持续静脉滴注;③病情稳定后改美西律、胺碘酮或普罗帕酮口服。

(3) 慢性心脏疾病　根据心脏病类型选用不同的药物。心肌梗死后室性期前收缩首选 β 受体阻滞剂,能降低心肌梗死后猝死发生率。应避免使用 I 类抗心律失常药物(抗心律失常药物治疗心肌梗死后室性期前收缩有促发心律失常的作用。因此,在使用过程中应密切观察不良反应的发生,有心衰者应谨慎)。

4. 预防

(1) 积极防治引起室性期前收缩的心脏病及全身性疾病,如冠心病、甲亢等。

(2) 去除诱发因素。

(3) 密切观察奎尼丁、洋地黄、普鲁卡因胺及三环类抗抑郁药等药物的不良反应。

(四) 房性心动过速

房性心动过速(atrial tachycardia)简称房速,是起搏点在心房的异位性心动过速,属室上性心动过速的一种。根据发生机制可分为自律性、折返性与紊乱性 3 种。

1. 病因　常见病因有:①器质性,如肺心病、心脏瓣膜疾病、冠心病、高心病、心肌病等;②洋地黄中毒,如房性心动过速伴有房室传导阻滞常见;③甲状腺功能亢进等;④功能性,如大量饮酒、情绪激动、浓茶、饱餐等诱发。

2. 临床表现　呈短暂、间歇或持续发作。发作时常有心悸、头晕、头颈部胀感、胸痛、憋气、乏力等症状。体检除发现原有心脏病体征外,主要体征有:①快而规则的心律,多为 160~200 次/min,紊乱性心率为 100~130 次/min;②听诊心律不恒定,第一心音强度变化,房室传导比率发生变动所致;③颈静脉见到 α 波数目超过听诊心搏次数;④最终发展为房颤。

3. 心电图表现　心电图特征见图 3-4。

(1) 心房率 150~200 次/min,节律规整。

(2) P 波形态与窦性不同,通常在 Ⅱ、Ⅲ、aVF 导联直立。

(3) 常出现二度 I 型或 Ⅱ 型房室传导阻滞与 2:1 房室传导。

(4) P 波之间等电线仍存在。

(5) 刺激迷走神经不能终止心动过速,加重房室传导阻滞。

(6) 发作开始心率逐渐加速。

(7) 可继发性 ST、T 改变。

4. 诊断　既往发作病史。主要依靠常规心电图、24 h 动态心电图、平板或踏车运动负荷试验记录到自发或诱发的房性心动过速可确诊。

5. 治疗　治疗原则为终止发作、预防复发和积极治疗病因。

(1) 病因治疗　积极治疗引起房性心动过速的各种心脏病,去除诱因。

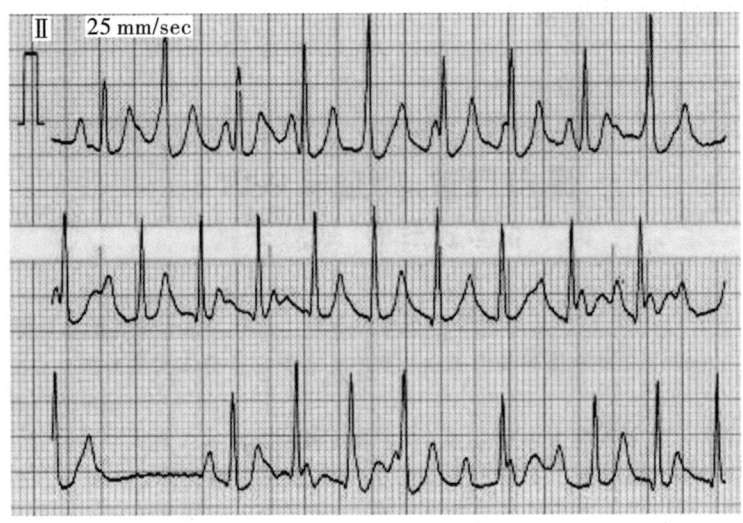

图3-4 房性心动过速

（2）发作时治疗

1）首选治疗 ①普罗帕酮70 mg稀释于5%葡萄糖注射液20 mL内静脉注射，3~5 min注完，如无效10 min后可重复1次；②毛花苷C 0.4 mg稀释于5%葡萄糖注射液20 mL内缓慢静脉注射，如无效2 h后可再静脉注射0.2~0.4 mg，24 h总量不超过1.2 mg。适用于器质性心脏病尤其伴有心功能不全，且两周内未用过洋地黄者；③洋地黄中毒引起者立即停用洋地黄；④如血清钾高，氯化钾2~3 g溶于5%葡萄糖注射液500 mL内静脉滴注，2 h滴完，同时监测心电图及血钾，避免发生高钾血症；⑤维拉帕米或胺碘酮对紊乱性房速有效。

2）次选治疗 ①普鲁卡因胺；②上述药物无效时，可行同步直流电复律，洋地黄中毒除外；③对折返性房性心动过速用心房程序电刺激终止发作。

（3）发作间歇期治疗 ①如频繁发作，可口服I_A、I_C、Ⅱ、Ⅲ类抗心律失常药物预防；②补充钾盐或镁盐；③若用药无效，可行射频消融术。

（五）阵发性室上性心动过速

室上性心动过速（supraventricular tachycardia，SVT）是指发生在窦房结、心房及房室交界区的触发激动、自律性增强、房室结折返或房室折返引起的心动过速的总称，简称室上速。多数室上速呈阵发性发作，约持续数分钟、数小时或数天可自行转复为窦性心律，故称阵发性室上性心动过速（PSVT）。90%以上由房室结折返和房室折返引起，最明显的特点是突发突停，心律规整。本节重点介绍房室结折返性心动过速（AVNRT）。房室折返性心动过速见预激综合征。

1．病因和发病机制 患者多无器质性心脏病。房室结内有两条传导通路（双径路），即快（β）径路和慢（α）径路，两端相互连接形成闭合环路，这是房室结折返性心动过速的结构基础。快径路传导速度快，不应期长；慢径路传导速度慢，不应期短，分别构成折返环路的前向支和逆向支。

2．临床表现 折返引起者最典型的特征是突发突停，持续时间长短不一。体检心率和脉搏增快，150~250次/min，节律整；心尖区第一心音强度恒定，心律绝对规则。有严重器质性心脏病者常感乏力、头晕，重者发生心源性晕厥。原有冠心病者可诱发心绞痛发作，甚至低血压或休克发生。

3．特殊检查

（1）心电图特征 ①心率150~250次/min，节律规则；②QRS波时限与形态一般正常；但发生室内差异性传导或原有束支传导阻滞时,QRS 波群可宽大畸形;③逆行 P'波常埋于 QRS 波群内或位于其终末部分,P 波与 QRS 波保持固定关系;④起始突然,通常由一个房性期前收缩触发,下传的 PR 间期显著延长,随之引起心动过速发作(图 3-5)。

(2)心电生理检查 ①房室交界区存在双径路或多径路;②心房期前刺激能诱发与终止发作;③折返环路位于房室结,存在跳跃现象,且随之发生心动过速;④心动过速开始伴随房室结传导延缓;⑤希斯束临近部位的电极能记录到快径路逆传的心房电活动。

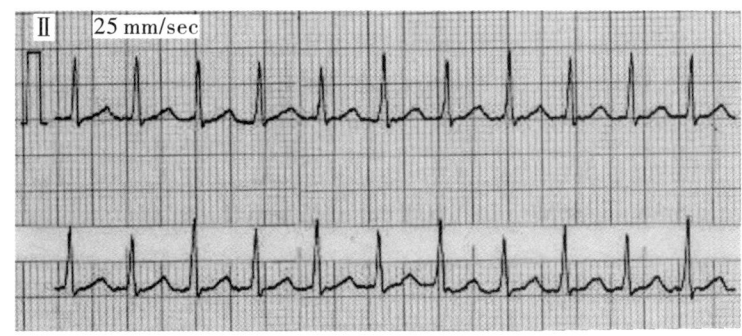

图 3-5 阵发性室上性心动过速

4. 治疗

(1)发作时治疗

1)首选治疗

机械刺激迷走神经的方法:通过机械刺激迷走神经终止发作。①刺激咽部诱发恶心、呕吐。②Valsalva 动作:深吸气后屏气,再用力作呼气动作。③颈动脉窦按摩:患者取仰卧位,在颈动脉搏动最明显处用拇指向颈椎方向按摩,先按右侧 5~10 s,无效再按左侧。

颈动脉窦按摩应注意:①切勿双侧同时按压颈动脉窦按摩,而且边按摩边听心率,一旦心率突然减慢则停止按摩;②既往使用的压迫眼球法,由于可引起视网膜剥离,现已不再采用。

药物治疗:若刺激迷走神经不能终止心动过速发作,可选用药物治疗。①维拉帕米:首次 5 mg 稀释于 5% 葡萄糖注射液 20 mL 内缓慢静脉注射,无效时隔 10 min 重复 1 次。本药在心电监护下应用,以防引起窦性心动过缓或心脏停搏。②三磷腺苷:通过结合房室交界区细胞膜上的腺苷受体发挥作用。可采用小剂量 10~15 mg(有人提出 0.15~0.3 mg/kg)静脉注射,如无效 2 min 后重复 1 次。应注意:本药系生物制剂需在心电监护下使用,病窦综合征尤其老年人合并冠心病者或有过敏史者禁用;③普罗帕酮:用法用量见"房性心动过速"的治疗。④毛花苷 C:伴有心功能不全的室上速应首选(见"房性心动过速")。

食管心房调搏术:常能有效终止发作,有条件者,可作为首选。

2)次选治疗 ①药物选用普鲁卡因胺、胺碘酮、普萘洛尔等静脉注射,临床应用较少。②电学治疗:药物不能控制的室上速,可考虑同步直流电复律、应用具备抗心动过速功能的起搏器治疗和考虑施行射频消融术。

(2)预防发作 患者是否需长期服药预防,取决于室上速发作频度及发作的严重程度。可选用:①地高辛 0.25 mg 口服,1 次/d;②长效钙拮抗剂:缓释维拉帕米 120 mg 或长效地尔硫䓬 90 mg 口服,2 次/d;③长效普萘洛尔 80~120 mg 口服,1 次/d;④普罗帕酮 150 mg 口服,3 次/d。

(六)室性心动过速

室性心动过速(ventricular tachycardia)简称室速,是发生于希氏束分叉以下的异位性心动过速。

一般认为3个以上室性期前收缩连续发生称为室性心动过速。

1. 病因　绝大多数发生于各种器质性心脏病患者。尤其是冠心病(特别是急性心肌梗死)、心肌病(如扩张型及肥厚型心肌病、严重心肌炎等)、心力衰竭、心脏瓣膜疾病、二尖瓣脱垂等。其他有洋地黄中毒、QT间期延长综合征、低温麻醉、心肺手术等。发生于无器质性心脏病的室速,称特发性室速。

2. 发病机制　室速的冲动起源点位于心室,与心室自律性升高,某些病理、生理状态有助于折返形成及触发激动。

3. 临床表现

(1) 症状　室速症状轻重取决心室率、持续时间和有无器质性心脏病及心功能障碍。①非持续性室速:通常无症状,发作时间<30 s或心室率较慢;②持续性室速:发作时间>30 s、心室率过快或原有严重心脏病者,常引起明显血流动力学障碍与心肌缺血,出现乏力、眩晕、心悸、心绞痛,严重者低血压、晕厥、休克、急性肺水肿,甚至发展为室扑、室颤而猝死。

(2) 体征　①颈静脉搏动强弱不等,可见较强的颈静脉波(大炮波);②听诊心尖第一心音(S_1)分裂,心律轻度不齐,第一心音(S_1)强度经常变化。

4. 心电图表现

(1) 心电图特征　①3个或3个以上的室性期前收缩连续出现;②QRS波宽大畸形,时限>0.12 s,ST-T波与QRS波主波方向相反;③心室率为100~250次/min,心律规则,亦可略不规则;④当室率快于房率时,QRS波与P波无关,即形成干扰性房室分离;⑤个别心室激动逆传入心房,出现逆行性P波;⑥心室夺获:室速发作时少数窦性冲动下传心室,表现为P波之后顺序发生一次正常QRS波;⑦室性融合波:室速发作时少数窦性冲动下传心室时恰遇室性异位冲动发生,二者共同形成QRS波(图3-6)。

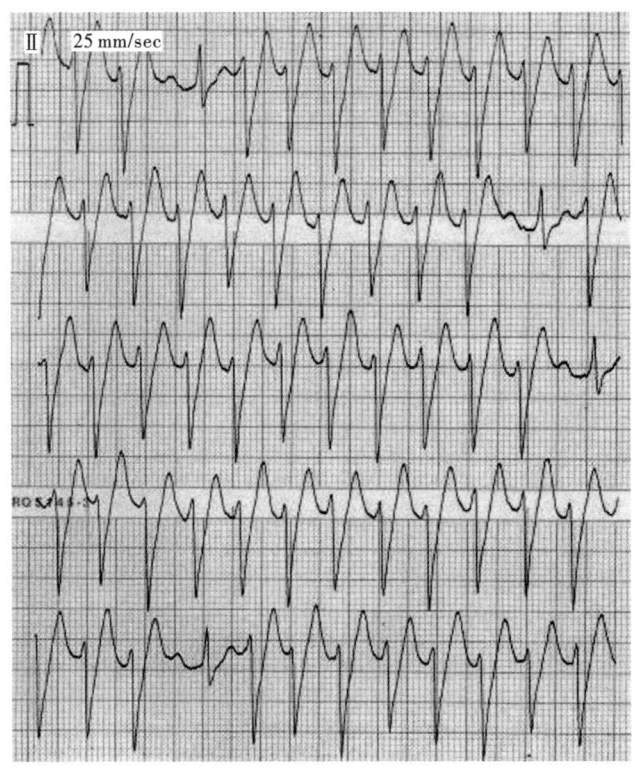

图3-6　室性心动过速

2. 室速 QRS 波形态分类　①单形性室速为 QRS 波形态恒定不变;②多形性室速为 QRS 波形态多变;③双向性室速是指若室速发作时 QRS 波方向呈交替性向上与向下者;④多形性室速(尖端扭转型室速)若室速 QRS 波振幅和波峰围绕等电位线呈周期性"扭转"者,易进展为室颤,室速最严重(图 3-7)。

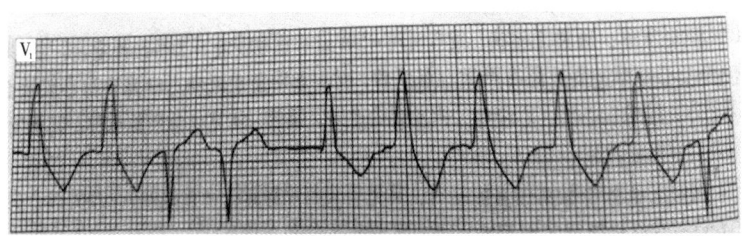

图 3-7　室性加速性自主心律

5. 诊断和鉴别诊断

(1) 诊断　根据室速发作时的心电图特征,诊断室速的有力证据是心动过速发作时出现心室夺获或室性融合波。

(2) 鉴别诊断

1) 室上速伴室内差异性传导　室速与室上速伴室内差异性传导的心电图酷似,均为宽 QRS 波群心动过速,应加以鉴别。室上速伴室内差异性传导的心电图特征:①P 波与 QRS 波群相关,通常呈 1∶1 房室比例;②每次心动过速均由期前发生的 P 波开始;③刺激迷走神经可使心动过速发作终止;④QRS 波群至逆传 P 波的时间(RP 间期)≤0.10 s;⑤在长 RR 间期后跟随 RR 间期后易发生室内差异性传到。

在具有宽大 QRS 波群的心动过速中出现室性融合波、心室夺获、房室分离、全部心前区导联 QRS 波群主波方向呈同向性(即全部向上或向下)者常为室性心动过速。室性差异性传导是指室上性心律失常时如果异位激动过早,前一个心动周期除极后的心肌未完全复极,异位激动已传入心室,不按正常途径传导,先传复极早的心肌,后传复极晚的心肌,引起 QRS 增宽变形。

2) 预激综合征伴房颤　预激综合征发生房颤,冲动沿旁道下传预激心室表现为宽 QRS 波,沿房室结下传表现为窄 QRS 波,可融合 QRS 波介于二者之间。预激综合征伴房颤的诊断为:①房颤发作前后有预激综合征的心电图形;②QRS 波时限 >0.20 s,QRS 时限可有差异;③心率多 >200 次/min,心律明显不整;④心动过速 QRS 波中有预激综合征心电图形时,有利于诊断预激综合征伴房颤。

6. 治疗　室速多发生于器质性心脏病患者,持续性室速往往导致血流动力学障碍,甚或发展为室颤,应严密观察,紧急处理,终止发作。

(1) 终止室速发作

1) 首选治疗　①首选利多卡因(剂量及用药方法参见室性期前收缩的治疗)。②普罗帕酮(参见房性心动过速的治疗)。③苯妥英钠及钾盐,适用于洋地黄中毒引起的室速,苯妥英钠 125 ~ 250 mg 溶解于 20 ~ 40 mL 注射用水中静脉注射,5 ~ 10 min 注入,必要时每隔 10 min 静脉注射 100 mg,总量不超过 1 000 mg;氯化钾 3 g 加入 5% 葡萄糖注射液 500 mL 中静脉滴注。④多形性室速(尖端扭转型室速)可试用 I_B 类药和静脉注射镁盐(硫酸镁 2 g 稀释至 40 mL,缓慢静脉注射,然后 8 mg/min 静脉滴注),先天性长 QT 间期综合征伴多形性室速的治疗应选用 β 受体阻滞剂、苯妥英钠,亦可用临时心室起搏治疗。低血钾引起者补钾盐。⑤如伴严重血流动力学障碍,出现低血压、休克、心绞痛、心力衰竭或脑血流灌注不足时,应立即选用同步直流电复律(洋地黄中毒者禁用)。

2)次选治疗 选用美西律、胺碘酮、普鲁卡因胺和埋藏式自动复律除颤器(AICD)等。自动复律或除颤已成为室速和室颤的重要治疗措施之一。

(2)预防复发

1)防治病因 预防室速关键是积极防治原发病和去除引起室速的诱因。如解除急性心肌缺血、纠正低钾血症等,缓慢室性心律失常给予阿托品治疗,治疗多形性室速的病因(如低钙、低镁、I_A 或 I_c 类药物、酚噻嗪和三环类抗抑郁药、心动过速、三度房室传导阻滞等)。

2)药物预防 预防室速复发的药物有利多卡因静脉滴注、美西律(150～200 mg 口服,3～4次/d,QT 间期延长者预防室速优先应用)、普罗帕酮(150 mg 口服,3～4次/d)、胺碘酮(200 mg 口服,3次/d,1周后2次/d,2周后1次/d 维持),心肌梗死患者可选用 β 受体阻滞剂。

3)外科手术或射频消融术 手术切除心室内折返途径治疗室速疗效肯定;射频消融术适用于治疗特发性室速、束支折返性室速等。

4)埋藏式心脏复律除颤器(ICD) 对于心肌梗死、心搏骤停、遗传性心律失常等室速反复发作患者能够迅速高效终止室速。该治疗方法价格昂贵,部分患者清醒状态下植入 ICD 因遭受电击而导致恐惧感。

(七)心房颤动

心房颤动(atrial fibrillation)简称房颤,是指心房发生350～600 次/min 不规则的冲动,引起不协调的心房肌颤动。是最常见的心律失常之一,与房扑、房性心动过速构成快速房性心律失常。

快速室率的房颤心室率为100～160 次/min;缓率性房颤心室率低于100 次/min。根据发生持续状况房颤可分为:①阵发性房颤即能自行终止的房颤;②持续性房颤(慢性房颤)即不能自行终止的房颤;③持久性房颤即持续性房颤经复律及维持窦律无效者;④孤立性房颤即无器质性心脏病基础的房颤。

1.病因 阵发性房颤可见于健康者如激动、酒精中毒时。持续性或持久性房颤多见于各种器质性心血管病,最常见于冠心病、风心病、高心病、甲亢性心脏病。心肌病、缩窄性心包炎、感染性心内膜炎、肺心病亦可发生。

2.临床表现

(1)症状 房颤症状的轻重受心室率快慢影响。心室率正常或慢时可无症状;心室率快时可有心悸、胸闷、头晕或心前区不适,可引起心力衰竭、心绞痛。部分患者可引起体循环栓塞,临床脑栓塞最常见。

(2)体征 ①心律绝对不齐;②第一心音强弱不等;③脉搏短绌(心率快于脉率)。

3.心电图表现 心房颤动心电图特征:①P 波消失,取而代之以大小不等、形态不一、间距不均的 f 波(350～600 次/min);②R-R 间期极不规则;③QRS 波群形态通常正常(图3-8)。

4.诊断和鉴别诊断

(1)诊断 听诊心律绝对不齐,第一心音强弱不等,伴脉搏短绌,可初步诊断房颤。心电图可确诊。

(2)鉴别诊断

1)心房扑动(房扑) 房颤与房扑发生率之比为(10～20):1。房扑均见于器质性心脏病患者,可为阵发性或持续性。

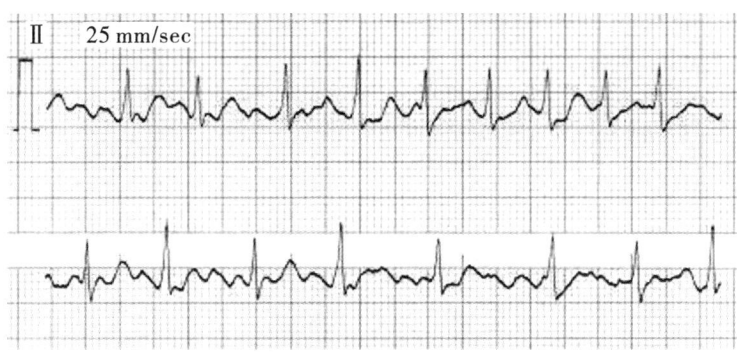

图3-8 心房颤动

临床表现：①心房扑动时心房率通常为300次/min，如果2∶1或4∶1下传，心室率则为150次/min或75次/min，节律规整。②若房室传导比例不规则时，则心律不齐。③房室传导为1∶1时，心室率显著增快。④房扑时按压颈动脉窦能突然减慢心室率，停止按压又恢复至原来水平。

体格检查：①有快速的颈静脉扑动。②心室率整齐（下传比例固定）或不齐（下传比例不固定）。

心电图特征：①P波消失，代之以形态、振幅、间距完全规则呈锯齿状的扑动波（F波）。扑动波之间的等电位线消失，在Ⅱ、Ⅲ、aVF或V_1导联最明显（250~350次/min）。②心室率规则或不规则。③QRS波群形态多正常（图3-9）。

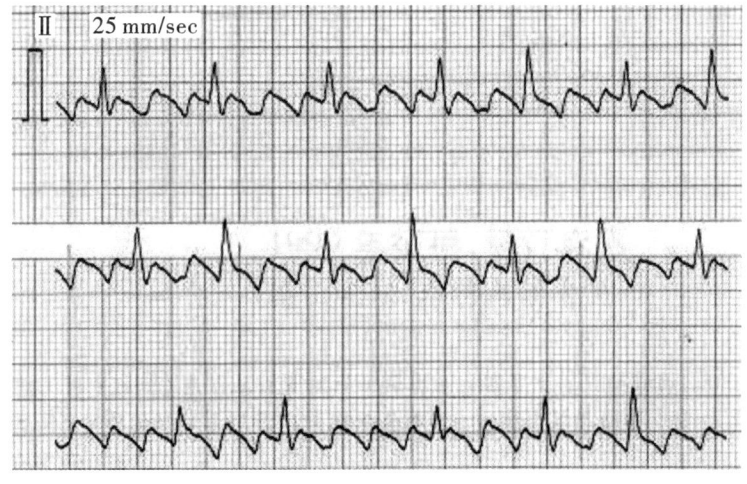

图3-9 心房扑动

房扑的治疗要点：①应使其恢复窦性心律或变为房颤。②首选同步直流电复律治疗。③药物转复可选用I_A（奎尼丁）或I_c（普罗帕酮）类抗心律失常药物。

2）房颤伴室内差异性传导与室性期前收缩的鉴别　房颤伴室内差异性传导的特征是：①在一个较长的R-R间期后第一个提早的QRS波，其后无长间歇；②在心室率增快时易发生畸形的QRS波，与前一次心搏联律间期不等；③畸形的QRS波在V_1导联呈三相波即rsR′形（图3-10）。

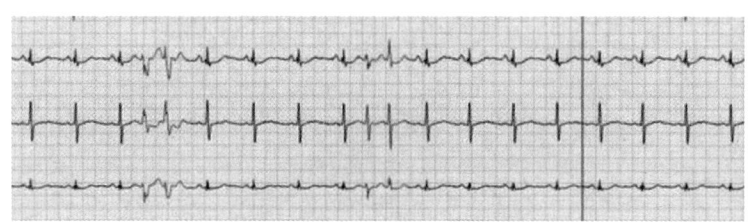

图 3-10 房颤伴室内差异性传导

5. 治疗 治疗原则是:①积极治疗房颤的病因和诱因;②有复律指征者,应尽早行药物或电复律;③不能复律者应控制心室率。

(1) 急性房颤 初发房颤在 24~48 h 以内者,称急性房颤。最初治疗目标是控制心室率。症状显著且心室率>100 次/min 者,首选毛花苷 C(西地兰 0.4 mg 静脉注射);亦可选用 β 受体阻滞剂、维拉帕米、胺碘酮静脉注射,尽快使其恢复窦律。待心室率降至 100 次/min 以下时,口服地高辛维持。调整剂量,使休息时心室率维持在 60~80 次/min,轻微活动时不超过 90 次/min。如药物复律不理想或伴血流动力学改变者可行电击复律(详见第四节心脏起搏及电复律)。

(2) 慢性房颤 可选择药物复律或电复律。①药物复律选用胺碘酮 0.2 g 口服,3 次/d;用 5~7 d,2 次/d;再用 5~7 d,1 次/d;再用 5~7 d 以后每天 200 mg,每周 5 次维持窦律;②电复律(详见第四节)。

(3) 永久性房颤 一方面口服地高辛维持心室率,另一方面长期抗凝防止血栓栓塞的发生。

(4) 预防复发和血栓栓塞 ①预防房颤的复发,可选用奎尼丁、普罗帕酮或胺碘酮等药物;②预防心房内血栓形成和栓塞并发症可长期抗凝治疗,尤其既往有栓塞病史,超声检查左房内有血栓、严重二尖瓣狭窄、糖尿病、冠心病等高危人群,可选用华法林、服用阿司匹林(300 mg/d);③长期抗凝治疗,要注意个体化,充分考虑药物增加潜在性出血的危险。

(八) 预激综合征

预激综合征(preexcitation syndrome,WPW)是指心电图呈预激表现,临床上有心动过速发作。前者是指心房冲动经附加传导路下传提前激动部分或全部心室肌,或心室的冲动逆传提前激动心房的一部分或全部时,这种现象称为预激综合征。

1. 病因和发病机制

(1) 病因 预激综合征患者大多无器质性心脏病,发生于任何年龄,男性多见;某些先天性或后天性心脏病,如三尖瓣下移畸形、二尖瓣脱垂及心肌病等可并发。

(2) 发病机制 是由于存在所谓的房室旁道(Kent 束)连接心房与心室之间,发生预激是由于冲动传导异常所致,而房颤、室颤、窦性心律不齐、结性心律属于冲动形成异常所致的心律失常。

2. 临床表现 预激综合征本身无症状。最常见的心动过速是反复性心动过速,通常是房室结折返性,当出现室上速、房扑或房颤时,可出现相应症状。室率 150~250 次/min,规则,以突发、突止为特征。

3. 心电图表现 典型心电图表现为:①P-R 间期缩短<0.12 s;②QRS 波起始部粗钝,终末部分正常,即所谓预激波或 δ 波;③QRS 波群超过>0.12 s;④继发性 ST-T 改变,T 波与 QRS 波群主波方向相反。根据胸导联 QRS 波主波的方向,常分为 A、B 两型。A 型 V_1 导联主波向上,预激发生于左室或右室的后底部;B 型 V_1 导联主波向下,预激发生在右室前侧壁(图 3-11)。

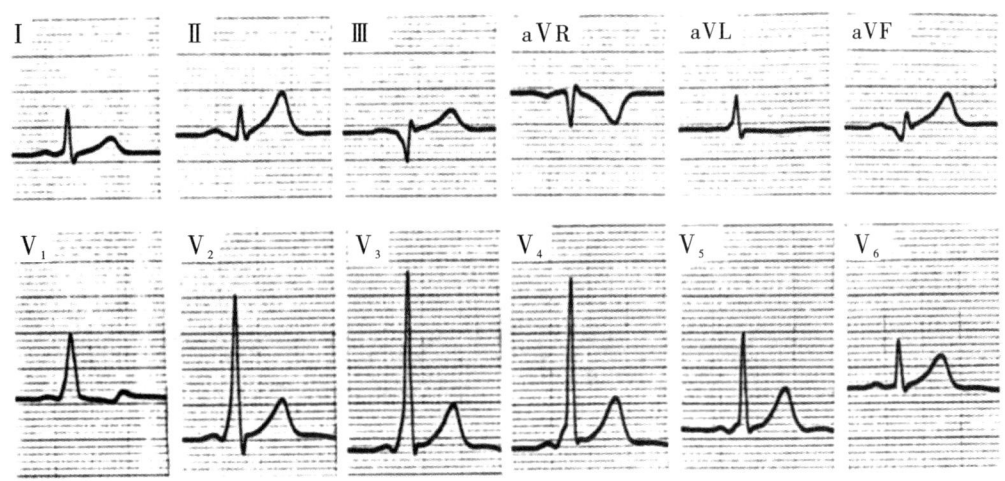

图 3-11 预激综合征(A 型)

4. 治疗 预激综合征患者无心动过速发作或偶有发作且症状轻微者无须治疗。如发生室上速、房扑或房颤时,可选下列方法治疗。

(1)药物治疗

1)预激综合征发作房室折返性室上速 首选三磷酸腺苷或维拉帕米,治疗无效改普萘洛尔(参见阵发性室上性心动过速)。

2)预激综合征伴房颤 可使用普鲁卡因胺、普罗帕酮、胺碘酮等,可延长旁道不应期,减慢旁道传导,使心室率减慢或使房扑或房颤转为窦性心律。禁用洋地黄制剂,因其能缩短旁道不应期,使大量心房冲动经旁道下传心室引起室颤。

(2)电学治疗

1)同步直流电复律 预激综合征伴房颤时,如发作时心室率快速且伴血流动力学障碍者(如晕厥或低血压),首选同步直流电复律。

2)射频消融术 对于经常发生室上速或房颤的预激综合征,行射频消融术,可消融旁路,切断折返环,达根治目的。

(九)心室扑动和心室颤动

心室扑动和心室颤动(ventricular flutter and ventricular fibrillation)是最严重的致命性室性心律失常。前者心室快而微弱的无效收缩,后者各部位心室肌不协调颤动,心脏完全失去泵血功能,相当于心室停搏。室扑多为室颤的前奏,常为器质性心脏病(如冠心病)及其他疾病临终前的表现。

1. 临床表现 室颤导致严重血流动力学的障碍,一旦发生患者迅速出现阿-斯综合征,表现为晕厥、意识丧失、抽搐、呼吸停止,无心音,无脉搏,血压测不到,如不及时抢救,患者在 3~5 min 内致命。

2. 心电图表现

(1)室颤的心电图表现 P、QRS、T 波消失,代之以波形、振幅与频率均不规则的颤动波(室颤波),频率 150~500 次/min。可出现粗颤和细颤,前者颤动波大,后者颤动波纤细(图 3-12)。

(2)室扑的心电图表现 P、QRS、T 波群消失,代之以 150~300 次/min 波幅大而规则、向上与向下的波幅几乎相等(正弦波)的图形(室扑波),相邻两波之间等电位线消失(图 3-13)。

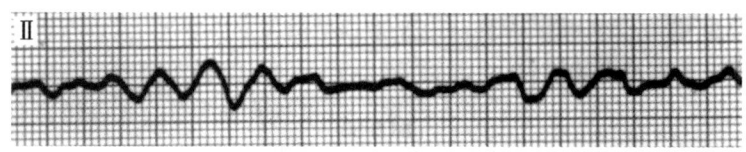

图 3-12 心室颤动

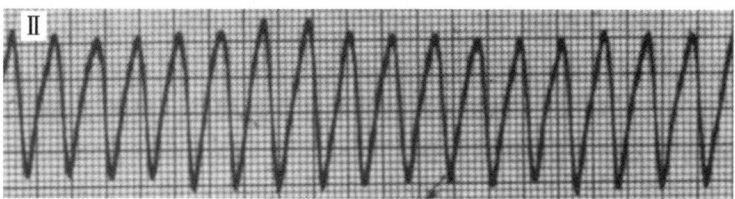

图 3-13 心室扑动

3. 治疗　见"猝死性冠心病"一节。

三、缓慢性心律失常

(一) 窦性心动过缓

成人窦性心律的频率<60 次/min 时,称为窦性心动过缓(sinus bradycardia)。

1. 病因　窦性心动过缓见于健康青年人、运动员及睡眠状态等,病理状态见于颅内疾病、甲状腺功能减退症、窦房结病变、急性下壁心肌梗死、阻塞性黄疸等及应用对心肌有负性频率作用的药物或高钾血症等。

2. 心电图表现　符合窦性心律心电图特征,PP 间期>1.0 s,即 P 波频率<60 次/min。常伴窦性心律不齐,即最长的 PP 间期与最短 PP 间期相差 0.12 s 以上(图 3-14)。

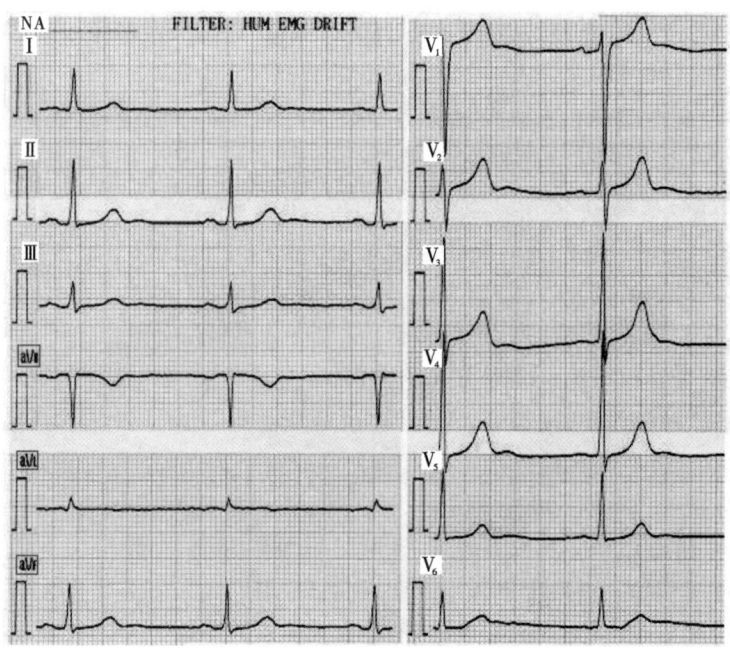

图 3-14　窦性心动过缓

3. 治疗　无症状者无须治疗；出现头晕、乏力时，可用阿托品、山莨菪碱、沙丁胺醇（舒喘灵）、麻黄碱或异丙肾上腺素治疗。因病态窦房结综合征引起者安装永久性心脏起搏器。

（二）病态窦房结综合征

病态窦房结综合征（sick sinus syndrome，SSS）简称病窦综合征，是窦房结及其周围组织发生病变导致窦房结功能障碍，产生以心动过缓为主要特征的多种心律失常的临床综合征。

1. 病因　见于急性心肌炎、心肌病、结缔组织病、代谢病、浸润性疾病、急性心肌梗死等，可导致窦房结及其邻近组织发生炎症、缺血、纤维化和退行性变。尸检资料表明，心脏传导系统原因不明的退行性病变是最常见的病因。

2. 临床表现　主要表现为心动过缓、心排出量过少所致的脑、心、肾供血不足症状，脑供血不足症状最为突出，出现头晕、黑矇、乏力等，严重者发生心源性晕厥。呈急性发作。部分患者在心动过缓的基础上合并短阵室上性心动过速、心房颤动或扑动等，称为心动过缓-心动过速综合征（慢-快综合征），严重者可使原有心脏病加重，引起心绞痛或心力衰竭。

3. 实验室和其他检查

（1）心电图　①持续而显著的心动过缓（<50次/min）；②窦性停搏或（和）窦房阻滞；③严重的心动过缓与室上速、房颤或房扑交替发生，即慢-快综合征；④交界性逸搏；⑤房室传导阻滞、室性逸搏（图3-15）。

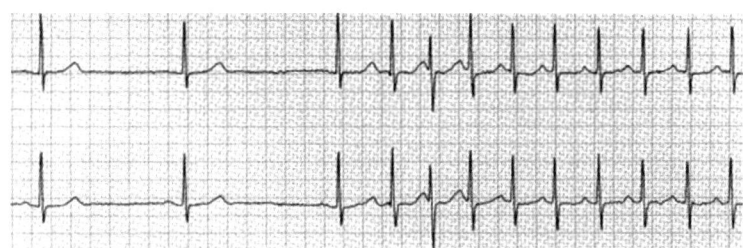

图3-15　病窦综合征（慢-快综合征）

窦性停搏心电图显示较正常PP间期显著延长的时间内没有P波，长的PP间期与基本的窦性PP间期无倍数关系。可出现交界性逸搏、室性逸搏或逸搏心律（图3-16）。

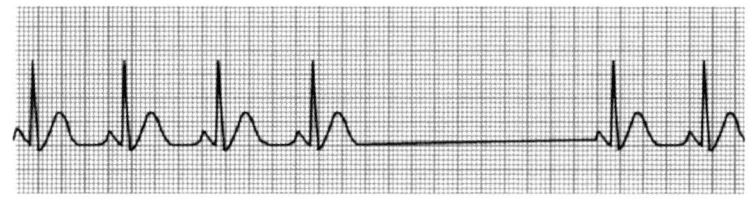

图3-16　窦性停搏

（2）动态心电图　见上述心律失常。

（3）阿托品试验　阿托品2 mg用生理盐水2 mL稀释后快速静脉注射，注射前、注射后1、3、5、7、10、15 min观察心率或描记心电图，阳性者窦性心率<90次/min，提示窦房结功能减退；阴性者心率增快至≥90次/min，但阴性结果不能排除本征。

（4）固有心率测定　固有心率（IHR）是指窦房结在没有交感与副交感神经作用下的自身频率，

是检测窦房结功能的重要方法,原理是应用药物完全阻断自主神经系统对心脏的支配后,测定窦房结产生冲动的频率。用普萘洛尔 0.2 mg/kg,1 mg/min 的速度静脉注射,10 min 后再用阿托品 0.04 mg/kg 静脉注射,在 2 min 内注完。3~5 min 后测得的心率即为固有心率。固有心率(IHRp)正常值可参照下列公式计算:IHRp=118.1-(0.57×年龄)。结果判定:<45 岁者若 IHR<IHRp×86% 为阳性;>45 岁者,IHR<IHRp×82% 为阳性,提示窦房结功能减退。病窦综合征患者的固有心率低于正常值。

(5)窦房结恢复时间及窦房传导时间的测定方法　应用心内电生理检查技术或食管心房电刺激的方法。正常人窦房结恢复时间(SNRT)<1 500 ms;窦房传导时间(SACT)<150 ms。测定结果在正常范围不能否定诊断;结果>2 000 ms 者有诊断价值。

4. 诊断　依据心电图和动态心电图的典型表现,结合头晕、晕厥及心力衰竭表现和固有心率、窦房结恢复时间和窦房传导时间测定结果,可确定诊断。

5. 治疗

(1)若未出现由心动过缓引起的头晕、晕厥或心力衰竭等症状,不必治疗;仅需治疗原发病,定期随诊观察。禁用减慢心率的药物。

(2)对于有症状的病窦综合征,应安装永久性心脏起搏器。由急性心肌炎、急性心肌梗死引起者,可置入临时起搏器。

(3)疗效不佳,但对于无条件安装心脏起搏器或起搏器安装前的患者,可试用阿托品、异丙肾上腺素、麻黄碱、氨茶碱等药物以提高心率。

慢-快综合征的药物治疗尤为棘手,使用终止心动过速的药物常使转复后的心率更缓慢,而提高心率的药物又易引发快速室上性心律失常。①当快速室上性心律失常发作时,仅可选用小剂量洋地黄减慢心室率,因小剂量洋地黄对窦房结抑制作用较弱。②应用起搏治疗后,患者仍有心动过速者,可同时应用抗心律失常药物。

(三)房室传导阻滞

房室传导阻滞(atrioventricular block,AVB)是指冲动从心房传到心室的过程中,冲动传导的延迟或中断。房室阻滞可发生在房室结、希氏束或束支等部位。按阻滞程度分一、二、三度。

1. 病因　正常人或运动员可发生文氏型房室阻滞,夜间迷走神经兴奋型增高引起。心肌炎、心肌缺血或急性下壁或前壁心肌梗死等心脏器质性病变是引起房室传导阻滞的主要原因。退行性变、传导系统损伤、先心病(如室间隔缺损)、电解质紊乱(如高钾血症)、洋地黄中毒等亦是常见病因。

2. 临床表现　一度无任何症状,听诊第一心音可略减弱。二度因心搏脱漏,出现心脏停顿或心悸感;脱漏频繁心室率缓慢者可有乏力、头晕或短暂晕厥,听诊心律不齐。三度房室传导阻滞因心室率过慢,每分钟输出量减少,可引起脑、心供血不足,可表现为头晕、智力减退、心力衰竭等。

3. 心电图表现

(1)一度房室传导阻滞　每个 P 波后均有 QRS 波群,成人 PR 间期>0.20 s,老年人 PR 间期>0.21 s(图 3-17)。

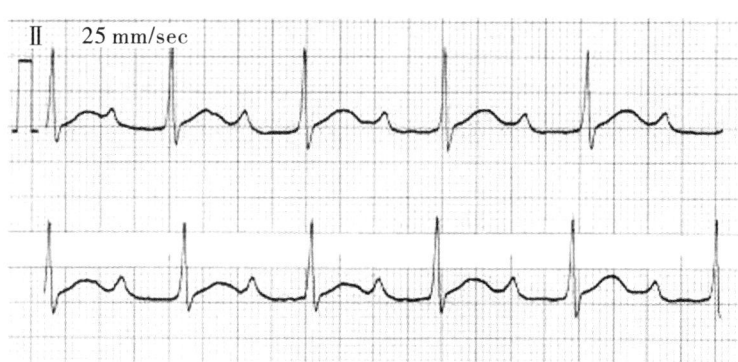

图 3-17　一度房室传导阻滞

(2)二度房室传导阻滞　包括莫氏Ⅰ型(文氏型)、莫氏Ⅱ型。

1)Ⅰ型(莫氏Ⅰ型,文氏型)心电图特征　①PR 间隔逐渐延长,RR 间期逐渐缩短,直至 QRS 波脱漏,周而复始;②脱漏后的第一个 PR 间期最短;③心室脱漏造成的长 RR 间距小于两个 PP 间距之和(图 3-18)。

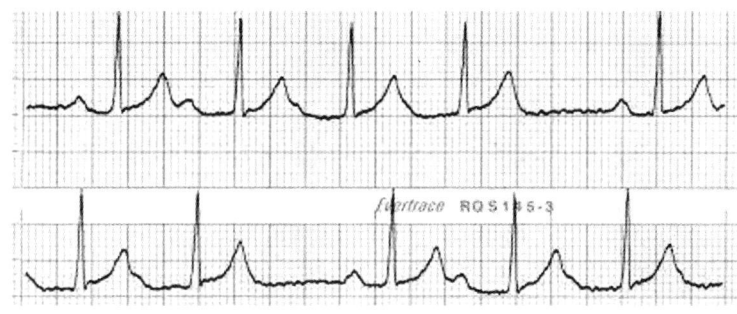

图 3-18　二度Ⅰ型房室传导阻滞(莫氏Ⅰ型)

2)Ⅱ型(莫氏Ⅱ型)心电图特征　①PR 间期恒定;②数个 P 波之后有一个 QRS 波脱漏,形成 2∶1,3∶1 等不同比例之房室传导阻滞;③当发生 2 个或 2 个以上 QRS 波脱漏时,称为高度房室传导阻滞(图 3-19)。

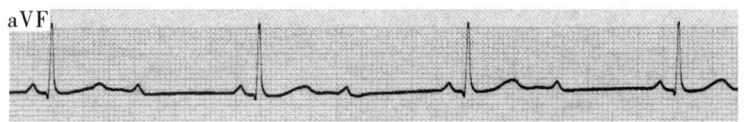

图 3-19　二度Ⅱ型房室传导阻滞(莫氏Ⅱ型)

(3)三度房室传导阻滞心电图特征　①P 波与 QRS 波互不相关,心房(P 波)率>心室(QRS 波)率;②QRS 波群的形态和时限取决于阻滞的部位,阻滞发生在房室结,心室起搏点来自希氏束分叉以上,则 QRS 波群正常,频率 40~60 次/min;若阻滞发生在希氏束分叉以下,心室起搏点来自心室内,则 QRS 波群宽大畸形,频率 20~40 次/min(图 3-20)。

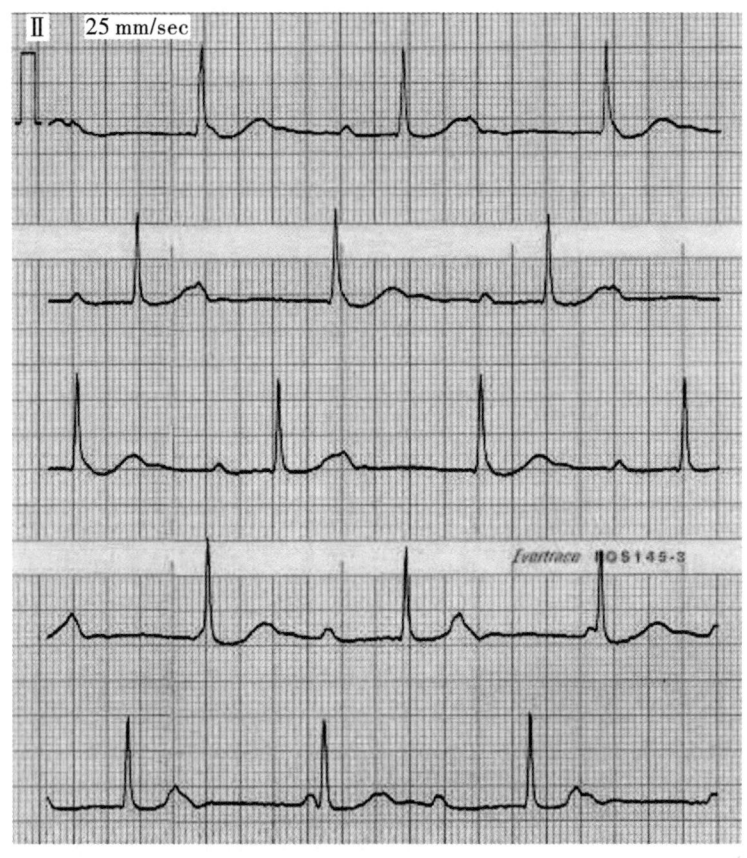

图3-20 三度房室传导阻滞

4. 诊断　根据心电图和临床表现,应明确:①有无房室传导阻滞;②几度房室传导阻滞;③阻滞部位,若三度房室传导阻滞,其部位在希氏束分叉以上还是以下;④病因。

5. 治疗　治疗原则:一度和二度Ⅰ型房室传导阻滞心室率>50次/min,无须治疗;二度Ⅱ型及三度房室传导阻滞应积极治疗。

(1) 病因治疗　首先应针对病因治疗。如积极治疗引起房室传导阻滞的各种心脏病、纠正电解质紊乱、停用β受体阻滞剂和某些钙拮抗剂、解除迷走神经张力过高等。

(2) 拟交感神经药物　适用于二度Ⅱ型及三度房室传导阻滞。①选用异丙肾上腺素片5～10 mg,每4～6 h舌下含服;②症状明显或心室率<40次/min者,为预防阿-斯综合征发作,可使用异丙肾上腺素1～4 μg/min持续静脉滴注,使心室率维持在60～70次/min,该药过量可引起室性心律失常,因明显增快心房率可加重二度房室传导阻滞。亦可用麻黄碱0.03 g口服,3～4次/d;③阿托品试用于希氏束分叉以上的阻滞,0.5～2.0 mg,静脉注射,可提高心室率。

(3) 人工心脏起搏　对于症状明显、心室率过缓尤其QRS波群宽大畸形(希氏束分叉以下阻滞)且发生过心源性晕厥者,应及时安装临时性或永久性心脏起搏器。

四、心律失常的介入治疗和手术治疗

(一)心脏起搏

人工心脏起搏(artificial cardiac pacing)是通过心脏起搏器发放低能量脉冲电流刺激心脏激动和收缩,使心脏搏动的治疗方法。心脏起搏技术是介入治疗心律失常的重要方法之一,主要用于治疗缓慢性心律失常,亦用于治疗快速性心律失常。

心脏起搏器是一种电子医疗仪器,它包括脉冲发生器(即起搏器本身)及电极-导管两部分。其基本功能是由脉冲发生器发放电脉冲,通过电极管的传导,刺激电极所接触的心肌,以维持正常的心脏节律。

1. 起搏器的功能类型　根据起搏电极所处位置及不同的起搏方式,临床上常用国际NBG编码用五位字码表达。自左向右,各个位置字母代表的意义为:

第一位:表示起搏的心腔。0代表无,A、V和D分别代表心房、心室和双心腔。

第二位:表示感知的心腔。亦分别由A、V、D代表,另用0代表无感知功能。

第三位:表示起搏器感知心脏自身电活动后的反应方式。有T(触发型)、I(抑制型)、D(兼有触发抑制型)和0(无感知反映)。

2. 心脏起搏器的起搏方式　心脏起搏分两类即临时性心脏起搏和永久性心脏起搏。

(1)临时性心脏起搏器　要求电极安置、撤除方便,起搏脉冲发生器佩戴于体外。

(2)永久性心脏起搏器　整个起搏系统长期埋藏于体内,对脉冲发生器和电极-导管质量及精密度要求很高。临床均是经静脉心内膜起搏方式,电极-导管从头静脉(切开)或锁骨下静脉(穿刺)插入,电极头固定于心室肌小梁间及(或)心房壁,脉冲发生器埋置于皮肤与胸大肌外之间。

3. 起搏器的适应证

(1)永久性心脏起搏器　①凡慢性或间歇发作的严重缓慢性心律失常,包括窦房结功能低下,慢-快综合征和各种类型的心脏阻滞只要有心室率过缓、心输出量减少而导致脑供血不足,出现头昏、眩晕、黑矇、晕厥等;周身供血不足产生疲乏、体力活动耐力降低;②心肌供血不足产生心绞痛、充血性心力衰竭等表现,且无法从病因上解决,为永久性心脏起搏器的适应证。

(2)临时性心脏起搏器

1)急救性临时起搏　①急性心肌炎、心肌缺血或梗死合并有症状的二度Ⅱ型、三度房室传导阻滞或心室率低于40次/min;②高血钾引起的窦房结功能异常或严重的房室传导阻滞;③药物过量或中毒引起严重缓慢性心律失常。

2)保护性或预防性临时起搏　①永久性心脏起搏器安装前和更换前的过渡措施;②严重心脏病者需行大手术、心血管造影、冠心病介入性诊断和治疗、射频消融术等。

4. 临床常用起搏器类型

(1)心室按需起搏器(VVI)　电极置于右心室心尖部,起搏器按设定的频率发放脉冲刺激心室。临床应用最广,其优点是简单、方便、可靠、经济;缺点是起搏器的心搏房室不协调(属非生理性起搏方式)、可使血压下降20 mmHg以上,因此,不适用于心功能代偿不良或已知有起搏器综合征的患者。

(2)心房按需起搏器(AAI)　电极置于心房,起搏器起搏心房、下传心室,起搏器能感知心房自身激动(P波)而重整脉冲周期。该起搏器能保持房室激动的协调性,是生理性起搏方式之一。其特点为简单、方便、经济、可靠等。房室传导阻滞者禁用。生理性起搏是接近生理状态的起搏方式,如双腔起搏是心房和心室顺序地起搏,获得较好的血流动力学效果。

(3)房室全能型起搏器(DDD)　是双腔起搏器功能最完备的方式。具有房室双腔顺序起搏、房室双重感知和触发、抑制双重反应的生理起搏器。DDD起搏器总能保持心房和心室的顺序同步、协调的搏动,是一种生理性起搏方式。但不适用慢性房颤、房扑的患者。(最佳起搏方式选用原则:①窦房结功能障碍而房室传导功能正常者,最好选AAI方式;②窦房结和房室传导功能障碍者,最好选DDD方式。)

5. 并发症　可引起感染、囊袋积血、电极脱位、心肌穿孔、导管损坏或断裂、肌肉激惹、起搏感知障碍、心律失常、起搏器综合征等并发症。

6. 随访检查　患者出院后应每1~3个月随访一次,稳定后每半年随访一次。采用常规心电图和动态心电图检查了解起搏器的起搏阈值、起搏功能、感知功能、电池耗竭和起搏电极情况等。

(二)心脏电复律

心脏电复律(cardioversion)是用较强的脉冲电流通过心脏以清除心律失常,恢复窦性心律的方法。最早用于心脏电除颤(defibrillation)。目前电复律已成为治疗心律失常的重要手段之一,尤其用于抢救危重患者。

1. 作用机制　在瞬间经胸壁或直接向心脏释放高压强电流,人为地使心脏各部分的心肌纤维同时除极,中断各种折返途径和消除异位兴奋灶,消除异位心律,使自律性最高的窦房结重新控制心脏搏动,从而恢复窦性心律。

根据电复律时发放的电脉冲是否与心电图R波同步,将电复律分为两种。①同步电复律是利用患者心电图中R波来触发放电,即电流仅在心动周期的绝对不应期中发放,避免诱发室颤,用于转复室颤、室扑以外的各种类型异位性快速心律失常;②非同步电复律是指在任何时间均放电,用于转复室颤、室扑。

2. 适应证　①非同步电复律用于室颤、室扑的紧急抢救;②同步电复律用于快速房颤、房扑及室速、室上速伴有血流动力学改变者;③择期电复律用于房扑、药物治疗无效的室速、持续时间较短(<1年)的房颤、性质未明或并发预激综合征的异位性快速心律失常。

3. 禁忌证　①病史长(>1年)、心脏左房明显增大、伴高度或完全性房室传导阻滞房颤,伴完全性房室传导阻滞房扑;②反复发作药物无法维持疗效或伴病窦综合征的异位性快速心律失常;③洋地黄中毒和低血钾时(电复律易引发室)颤;④复律后不能用药物维持治疗或药物维持下反复发生房颤者;⑤平素窦房结功能低下者(电击消除快速异位心律后可造成窦性停搏)。

4. 操作步骤

(1)非同步电复律　将两个电极板涂示电糊或垫以生理盐水浸湿的纱布分别置于胸骨右缘第2~3肋间和胸前心尖区,充电功率一般用300J左右,按非同步放电钮放电,患者身躯和四肢抽动一下,观察心电示波器患者的心律是否转为窦性心律。

(2)同步电复律　①患者取平卧位,行心电监测,将电极连于除颤器上,并检测除颤器的同步性能,建立静脉通道。②静脉缓慢注射地西泮(安定)0.3~0.5mg/kg或氯胺酮0.5~1mg/kg进行麻醉,令患者数数,以判断意识状态。③当患者进入朦胧状态或触睫反射消失时,放置电极板(部位同前),打开同步放电开关,充电到150~200J按同步放电钮放电。如果心电图显示未能转复为窦性心律,可增加电功率,再次复律。

5. 注意事项　①非选择情况的选择性电复律应做好术前准备如停用洋地黄药物至少24h以上和抗凝治疗;②房扑所需电能50~100J、房颤和室上速100~150J、室速100~200J、室颤200~360J;③使两个电极板的连线通过心脏;④放电时术者及其他人不得接触患者及病床。

6. **并发症** 可有心律失常、血压下降、周围动脉血栓栓塞等。对房颤已持续2~3 d以上、栓塞高危患者、无禁忌证者,电复律前2~3周应给予抗凝治疗。

7. **术后处理** 心律转复后应立即进行心电监测24 h,密切观察患者的呼吸、心律、血压和神志,直到苏醒,让患者活动四肢,以观察有无动脉栓塞现象。

(三)心导管射频消融术

心导管射频消融术是经皮穿刺将电极导管插入心腔,输入射频能量后转变为热能,通过干燥和热损伤使心肌局部发生凝固性坏死,从而根治心律失常。

1. 射频消融方法
(1)必须首先明确心律失常的诊断。
(2)经心内电生理检查确定准确的消融靶点。
(3)经股静脉或股动脉植入消融导管,使之到达不同的靶点位置。
(4)根据心律失常类型及消融部位进行不同的放电消融。
(5)检测是否已经达到消融成功标准,如原有心律失常用各种方法不能诱发,旁路逆转已不存在等。

2. **射频消融的适应证** 适用于快速性心律失常如心房扑动、心房颤动、房室折返性心动过速、室性心动过速、顽固性室性期前收缩等。

导管消融术可出现误伤希氏束,造成二度或三度房室传导阻滞,心脏穿孔致心脏压塞等并发症。

(四)快速性心律失常的手术治疗

外科治疗方法包括直接针对心律失常本身及室壁瘤切除术、冠状动脉旁路移植术、瓣膜狭窄或关闭不全手术矫正、左颈胸交感神经切断术等。

问题分析与能力提升

患者,女性,69岁,已婚。心悸3 d。患者于3 d前无明显诱因出现心悸,不伴胸骨后疼痛,无气短、发热、咳嗽、咳痰等,无恶心、呕吐,也无腹痛、腹泻。无多食、消瘦。发病以来,食欲睡眠尚可,大小便如常。既往高血压病史20年,间断服用"复方降压片"。无药物过敏史。

查体:T 36.9 ℃,P 88次/min,R 16次/min,BP 160/90 mmHg。颈静脉无怒张,唇无发绀。双肺呼吸音清晰,未闻及干、湿啰音。心界不大,心率88次/min,心音低钝,节律不整,每分钟可闻及7~8个期前收缩,各瓣膜听诊区未闻及心脏杂音。全腹平软,无压痛,肝脾肋下未触及,病理反射未引出。

辅助检查:心电图示多个导联间歇出现提前的宽大畸形的QRS波。

请结合以上病例给出初步诊断及诊断依据、鉴别诊断、进一步检查、治疗原则。

> **助医考点**
> ①房性期前收缩:常见病因、心电图特点、治疗。②阵发性室上性心动过速:常见病因、心电图特点、治疗原则。③心房颤动:常见病因、心电图特点、治疗原则。④室性期前收缩:常见病因、心电图特点、治疗。⑤室性心动过速:常见病因、心电图特点、治疗原则。⑥心室颤动:常见病因、心电图特点、治疗原则。⑦房室传导阻滞:常见病因、心电图特点、治疗原则。

巩固练习题

1. 慢性心房纤颤伴快速心室率,首选治疗措施是 ( )
   A. 药物复律,使之恢复为窦性节律
   B. 积极治疗,预防栓塞并发症

C. 减慢心室率,使心室率控制在 60~80 次/min
D. 积极治疗原发病因
E. 控制诱发因素

2. 确诊室性心动过速的最重要心电图诊断依据是　　　　　　　　　　　　　　　　　　　　(　　)
   A. P 与 QRS 波无关　　　　B. QRS 宽大畸形　　　　C. R-R 间期相等
   D. 心室率在 100~250 次/min　　E. 可见心室夺获与室性融合波

3. 下列哪项不是心房纤颤的心电图特征　　　　　　　　　　　　　　　　　　　　　　　(　　)
   A. P 波消失　　　　B. f 波频率为 350~600 次/min　　C. R-R 间期规则
   D. 心率通常 100~160 次/min　　E. QRS 波形态通常正常

4. 鉴别室性心动过速与室上性心动过速的是　　　　　　　　　　　　　　　　　　　　　(　　)
   A. 心室率 160 次/min　　B. 心电图 QRS 波宽大畸形　　C. 心电图有心室夺获及室性融合波
   D. 过去发现室性期前收缩　　E. 心脏增大

5. 56 岁,女性,早餐后感上腹部疼痛,伴恶心、呕吐、出汗、烦躁不安就诊,测血压 80/50 mmHg,,心率 45 次/min,心电图示急性下壁心肌梗死,三度房室传导阻滞。此种严重心律失常首要措施是　　(　　)
   A. 激素　　　　B. 预置临时人工心脏起搏器　　　　C. 强心剂
   D. 升压药　　　E. 溶栓治疗

6. 67 岁,男性,急性下壁、正后壁心肌梗死,当晚意识突然丧失,抽搐,心电图发现有窦性停搏和三度房室传导阻滞,此时应首要治疗措施是　　　　　　　　　　　　　　　　　　　　　　　　(　　)
   A. 扩血管药物　　B. 异丙肾上腺素　　　　C. 安装临时起搏器
   D. 抗凝治疗　　　E. 阿托品

7. 66 岁,男性,近来心悸,心电图检查:提前出现的正常 QRS 波群,其前 P 波形态与窦性 P 波略不相同,代偿不完全,应诊断为　　　　　　　　　　　　　　　　　　　　　　　　　　　　(　　)
   A. 房性期前收缩　　B. 室性期前收缩　　　　C. 交界性期前收缩
   D. 窦性心律不齐　　E. 二度 I 型房室传导阻滞

第四节　冠状动脉性心脏病

一、概述

冠状动脉粥样硬化性心脏病(coronary atherosclerotic heart disease)指冠状动脉发生粥样硬化使管腔狭窄或闭塞,和(或)因冠状动脉功能性改变(包括冠状动脉痉挛、冠状动脉微血管功能障碍)导致心肌缺血、缺氧或坏死而引起的心脏病,简称冠心病(coronary heart disease,CHD),也称为缺血性心脏病(ischemic heart disease,IHD)。

【病因和发病机制】

(一)病因

本病病因尚未完全确定,主要的危险因素有以下几种。

1. 血脂异常　近年研究发现,总胆固醇(TC)、三酰甘油(TAG)、低密度脂蛋白胆固醇(LDL-C)、极低密度脂蛋白(VLDL)、载脂蛋白 B(ApoB)增高,高密度脂蛋白(HDL)和载脂蛋白 A(ApoA)降低,都被认为是危险因素。在临床实践中,以 TC 及 LDL-C 增高最受关注。脂质代谢异常是动脉粥样硬化最重要的危险因素。

2. 年龄、性别　年龄和性别属于不可改变的危险因素。临床发病年龄有年轻化趋势。40岁以上随年龄增长发病率增加，男性发病率高于女性，女性绝经期发病率迅速增加。

3. 高血压　收缩压和舒张压增高都与本病密切相关。高血压患者患病率较血压正常者高3～4倍。

4. 糖尿病和糖耐量异常　糖尿病患者中本病发病率较非糖尿病者高2倍，且病变进展迅速。

5. 吸烟　与比较，冠心病的发病率和病死率较不吸烟者增高2～6倍，且与每日吸烟的支数呈正比。被动吸烟也是危险因素，主要是烟中尼古丁的作用所致。

6. 其他　①肥胖；②不良饮食方式（常进食高热量、高动物脂肪、高胆固醇、高碳水化合物、高糖饮食及蔬菜和水果摄入过少）；③有高血压病、冠心病及糖尿病家族史等遗传因素者；④A型性格者，精神过度紧张。

(二) 发病机制

曾有多种学说从不同角度阐述本病发病机制，如脂质浸润学说、血小板聚集和血栓形成假说等。近年来，多数学者支持"内皮损伤学说"，认为本病各种危险因素如高脂血症、高血压、糖尿病、肥胖、吸烟等最终都导致动脉内膜损伤并促进了脂质在内膜的积聚，导致动脉壁的慢性炎症反应，而粥样硬化病变的形成是动脉对内膜损伤做出的炎症-纤维增生性反应的结果。

【临床分型】

1979年世界卫生组织将冠心病分为5型：隐匿型或无症状型冠心病、心绞痛、心肌梗死、缺血性心肌病、猝死。近年，根据发病特点和治疗原则不同分为以下两大类。

1. 慢性心肌缺血综合征（chronic ischemic syndrome）　包括稳定型心绞痛、隐匿型冠心病、缺血性心肌病等。

2. 急性冠脉综合征（acute coronary syndrome, ACS）　包括不稳定型心绞痛、非ST段抬高型心肌梗死、ST段抬高型心肌梗死。

本节重点讨论"稳定型心绞痛""ST段抬高型心肌梗死"。

二、稳定型心绞痛

稳定型心绞痛（stable angina pectoris）也称劳力性心绞痛，是慢性心肌缺血综合征最常见的类型，其特点为劳力性负荷增加时，引起阵发性左前胸或胸骨后榨性疼痛或憋闷感，可向肩背部、左臂及左手指内侧放射，持续数分钟，经休息或硝酸酯剂后迅速缓解，且数周至数月内疼痛发作的程度、频率、性质及诱发因素没有显著变化。

【病因和发病机制】

(一) 病因

冠状动脉粥样硬化致管腔狭窄是最重要和最常见的因素。约15%的患者冠脉造影无显著狭窄，其心绞痛的发生原因可能与冠状动脉痉挛或内皮功能障碍等有关。也可见于瓣膜病、未控制的高血压、甲状腺功能亢进等患者。

(二) 发病机制

1. 在正常情况下，冠状动脉循环有很强大的储备力，其血流量在剧烈体力活动时通过冠状动脉的扩张可比静息时增加6~7倍。冠状动脉粥样硬化使管腔存在显著的固定狭窄或部分分支闭塞时,冠脉血流量减少,对心肌的供血量相对比较固定。心肌的血供尚能应付心脏平时的需要,则休息时可无症状。当体力或精神应激时,心肌耗氧量超过固定狭窄的冠状动脉最大供血能力,即可引起心肌缺血缺氧,引发心绞痛。

2. 冠状动脉痉挛(如过度吸烟等)、冠状循环小动脉病变、血红蛋白和氧解离异常、心肌代谢异常可引起心肌血供和氧供不足,引发心绞痛。

【临床表现】

(一)症状

心绞痛以发作性胸痛为主要临床表现,疼痛的特点如下。

1. 部位　主要在胸骨体后,可波及心前区,有手掌大小范围,甚至横贯前胸,界限不清。常放射至左肩、左臂内侧达环指和小指,或颈、咽、下颌部。

2. 性质　常为紧缩感、绞榨感、压迫感、闷胀感,也可有烧灼感,但一般不会是针刺或刀扎样疼痛,偶伴濒死感。

3. 持续时间　呈阵发性发作,,持续时间多为3~5 min,很少超过30 min。一日内可多次发作,也可数天或数星期发作一次。

4. 诱因及缓解方式　诱发因素常为体力劳动或情绪激动,饱食、寒冷、吸烟、心动过速、休克等亦可诱发。疼痛多发生于劳力当时,而不是之后。有时同样的劳力早晨可引起发作而下午不引起。心绞痛发作时,患者往往不自觉地停止原来的活动,一般休息或停止诱发症状的活动后即可缓解;舌下含化硝酸甘油也能在数分钟内缓解。

(二)体征

心绞痛缓解期间一般无异常体征。发作时常见心率增快、血压升高、表情焦虑,皮肤冷或出汗,有时出现第四心音、第三心音或奔马律,暂时性心尖部收缩期杂音。

【实验室和其他检查】

1. 实验室检查　空腹血糖、血脂检查;血常规注意有无贫血;胸痛明显者需查血清心肌损伤标志物(心肌肌钙蛋白、肌酸激酶、同工酶);必要时检查检查甲状腺功能。

2. 心电图检查

(1)静息心电图　约半数以上患者心电图可在正常范围。静息心电图最常见的是ST-T改变,包括T波低平或倒置、ST段水平型或下斜型压低。部分正常人也可能出现ST-T改变。

(2)发作时心电图　大多数患者心绞痛发作时可出现暂时性心肌缺血引起的ST段压低(≥0.1 mV),发作缓解后逐渐恢复。也可有T波倒置或静息心电图T波倒置但胸痛发作时变为直立。

(3)心电图负荷试验　对于未处于发作状态或静息心电图正常者,可通过运动增加心脏负荷以激发心肌缺血。运动方式主要为分级活动平板或踏车,其运动强度可逐步分期升级。目前国内常以达到按年龄预计的最大心率或该最大心率的85%~90%作为负荷目标,前者称为极量运动试验,后者称为次极量运动试验(目标心率相当于195减去受检者年龄),后者更常用。运动中应持续监测心电和血压变化。终止指征:①出现明显症状(胸痛、乏力、气短或步态不稳),症状伴有意义的ST段改变;②ST段明显压低(压低≥0.2 mV为相对指征,≥0.4 mV为绝对指征);③ST段抬高≥0.1 mV;④出现有意义的心律失常(如室性心动过速等),收缩压持续降低>10 mmHg或收缩压明显升高(≥250 mmHg,或舒张压≥115 mmHg);⑤已达到目标心率者。阳性标准为运动中出现典型心绞痛,运动中或运动后出现 ST 段水平型或下斜型压低≥0.1 mV,持续 2 分钟。心肌梗死急性期、不稳定型心绞痛、明显心力衰竭、严重心率失常或急性疾病禁用本试验。

(4)动态心电图　连续记录 24 h 的心电图,将其与患者的症状和活动情况进行对照分析,心电图显示缺血性 ST-T 改变与疼痛发作时一致,则有助于确定心绞痛的诊断。

3. 放射性核素检查　现常采用 ^{99m}Tc-MIBI,静脉注射做心肌灌注显像,结合运动或药物负荷试验,可显示灌注缺损心肌缺血区,有助于诊断出静息时心肌无明显缺血的患者。

4. 冠状动脉造影　该检查有确诊价值,可全面了解血管病变情况并决定治疗策略和预后。

5. 其他检查　超声心动图可通过观察室壁运动、心腔形态改变情况及心室射血分数等判断是否存在心肌缺血,X 射线检查多无异常发现。

【诊断和鉴别诊断】

(一)诊断

1. 典型心绞痛症状和发作时心电图暂时性 ST-T 改变,结合存在的冠心病危险因素,除外其他原因所致的心绞痛,一般可做出诊断。如不能确诊可行心电图负荷试验或动态心电图以助诊断。诊断仍有困难者,可考虑行冠状动脉 CTA 检查,考虑介入或外科治疗者须做选择性冠状动脉造影检查。

2. 心绞痛严重程度分级　见表 3-3。

表 3-3　加拿大心血管病学会(CCS)关于劳力性心绞痛严重度的分级

分级	特点
Ⅰ级	一般体力活动(如步行和上楼)不受限,仅在强、快或持续用力是发生心绞痛
Ⅱ级	日常体力活动稍受限制,快步、登高、饭后行走,或寒冷、风中行走、情绪激动可发作心绞痛或仅在睡醒后数小时内发作。在正常情况下一般速度平地步行 200 m 以上或登一层以上的楼梯受限
Ⅲ级	日常体力活动明显受限,以一般速度平地步行 100~200 m、登楼一层引起心绞痛
Ⅳ级	休息或轻微活动时即可出现心绞痛

(二)鉴别诊断

1. 急性心肌梗死　疼痛部位与心绞痛相似,但程度更剧烈,持续时间多超过 30 min,常伴有心律失常、心力衰竭和(或)休克,含用硝酸甘油多不能使之缓解。实验室检查示心肌坏死标志物升高,心电图常有典型的动态演变过程。

2. 心脏神经症　本病胸痛部位常变动,呈持久隐痛或短暂刺痛,多于疲劳之后出现,而非疲劳的当时;作轻度体力活动反觉舒适,有时可耐受较重的体力活动而不发生胸痛或胸闷。含用硝酸甘油无明显效果或较长时间才"起效"。常伴心悸、失眠、疲乏等神经衰弱的症状。

3. 其他疾病引起的心绞痛　包括风湿性冠脉炎、肥厚型心肌病、严重的主动脉瓣狭窄或关闭不全、X 综合征等,需要根据相关临床表现进行鉴别。

4. 消化道疾病　消化性溃疡、反流性食管炎、肠道疾病等进行鉴别。

【治疗】

治疗目的:预防心肌梗死和猝死;改善症状和减少缺血发作,提高生活质量,同时治疗冠脉粥样硬化。

(一)发作时的治疗

1. 休息　发作时立即停止活动、休息,症状即可逐渐消失。

2. 药物治疗

(1)硝酸酯类药物　发作较重者,可使用硝酸酯制剂。可减少心肌需氧、改善心肌灌注,缓解心绞痛症状。常用硝酸酯类药物如下硝酸甘油 0.3~0.6 mg,置于舌下含化,1~2 min 起作用,约 30 min 后作用消失。延迟见效或完全无效时提示患者并非患冠心病或病情严重,以及是否药物失效。第一次含服硝酸甘油时应注意可能发生体位性低血压。同时应注意因用药次数过频而产生耐药性,停用 10 h 以上,即可恢复。

(2)硝酸异山梨酯　5~10 mg,舌下含化,2~5 min 后起效,作用可维持 2~3 h。

不良反应主要包括头痛、面色潮红、心率反射性加快和低血压。

(二)缓解期治疗

1. 改善生活方式　尽量避免心绞痛发作因素。一次进食不宜过饱,一般无须卧床休息,宜保持适当的运动锻炼;严格戒烟限酒,也应避免被动吸烟,冬天注意防寒保暖;调整日常工作量等。

2. 药物治疗

(1)改善缺血、减轻症状、减少发作的药物

1)硝酸酯类药　缓解期常用以下两种:二硝酸异山梨酯(普通片 5~20 mg,3~4 次/d;缓释片 20~40 mg,1~2 次/d)和单硝酸异山梨酯(普通片 20 mg,2 次/d;缓释片 40~60 mg,1 次/d)等。

2)β受体阻滞剂　β受体阻滞剂即能减轻症状、改善缺血,又可减少恶性心律失常,降低死亡率,故只要无禁忌证,应作为稳定型心绞痛的初始治疗药物。其机制是通过抑制心脏β肾上腺素能受体,减慢心率、降低血压、减弱心肌收缩力而降低心肌耗氧量,可以减少心绞痛发作。推荐使用无内在拟交感活性的选择性 β_1 受体阻滞剂。用药后要求静息心率降至 55~60 次/min,严重心绞痛患者如无心动过缓症状,可降至 50 次/min。常用美托洛尔 25~100 mg,2~3 次/d,缓释片 47.5~190 mg,1 次/d;比索洛尔 5~10 mg,1 次/d。

3)钙通道阻滞剂　本类药物抑制钙离子进入细胞内,抑制心肌细胞兴奋收缩偶联中钙离子的利用,从而抑制心肌收缩,减少心肌氧耗;扩张冠脉,解除冠脉痉挛,改善心内膜下心肌的供血;扩张周围血管,降低动脉压,减轻心脏负荷;还降低血黏度,抗血小板聚集,改善心肌的微循环。同时患有高血压者更适合使用。

常用制剂:硝苯地平 10~20 mg,3 次/d,或缓释制剂 20~40 mg,2 次/d;维拉帕米 40~80 mg,3 次/d,或缓释制剂 120~240 mg/d;地尔硫䓬 30~90 mg,3 次/d,或缓释制剂 45~90 mg,1~2 次/d;氨氯地平 5~10 mg,1 次/d。地尔硫䓬和维拉帕米能减慢房室传导,常用于伴有房颤或房扑的心绞痛患者。

(2)改善预后的药物

1)抗血小板治疗　稳定性心绞痛患者需要服用至少一种抗血小板药物,常用药物如下。

阿司匹林:阿司匹林不仅能抑制血小板在动脉粥样硬化斑块上聚集形成血栓,还能通过抑制 TXA_2 避免其介导的血管痉挛,稳定型心绞痛患者长期服用可使心、脑血管事件风险性明显降低,只

要没有禁忌证,所有患者都应使用。阿司匹林的最佳剂量范围为 75～100 mg/d。其主要不良反应为胃肠道症状和出血。

氯吡格雷:不能耐受阿司匹林者,可改用氯吡格雷作为替代治疗。通常,PCI 术后者常应用阿司匹林与氯吡格雷联合抗血小板治疗。氯吡格雷常用维持剂量为 75 mg,1 次/d。

2)他汀类药物 他汀类药物除有明确的调脂作用外,还具有稳定斑块、延缓斑块进展和抗炎等作用,能降低不良缺血事件的风险。所有冠心病患者,无论其血脂水平如何,均应给予他汀类药物。常用阿托伐他汀 10～80 mg,每日 1 次;瑞舒伐他汀 5～20 mg,每晚 1 次;辛伐他汀 20～40 mg,每晚 1 次;普伐他汀 20～40 mg,每晚 1 次;氟伐他汀 40～80 mg,每晚 1 次。

他汀类药物的总体安全性很高,常见不良反应与用药剂量密切相关,主要警惕肝损害和肌病,在应用时应注意监测转氨酶及肌酸激酶等生化指标。

3)ACEI 或 ARB ACEI 能延缓动脉粥样硬化进展,减少斑块破裂和血栓形成;逆转血管壁增厚;改善血流动力学;降低交感神经活性。冠心病患者均能从 ACEI 的治疗中获益,特别是合并糖尿病、高血压、心力衰竭或左室收缩功能不全、慢性肾病的高危患者,心血管事件的发生率可显著降低。因此,稳定型心绞痛患者只要无禁忌,均应常规接受 ACEI 治疗。常用卡托普利 12.5～50 mg,3 次/d;依那普利 5～10 mg,2 次/d;贝那普利 10～20 mg,1 次/d;雷米普利 5～10 mg,1 次/d;赖诺普利 10～20 mg,1 次/d 等。不能耐受 ACEI 者可改用 ARB。

4)β 受体阻滞剂 除降低心肌氧耗、改善心肌缺血、减少心绞痛发作外,冠心病患者长期接受 β 受体阻滞剂治疗,可显著降低死亡等心血管事件。

3. 相关疾病的治疗 高血压患者应予降压治疗,一般患者降压目标为血压<140/90 mmHg,合并糖尿病或慢性肾病应<130/80 mmHg,药物优先选择 β 受体阻滞剂、ACEI 或 ARB。血糖尿病患者改善生活方式及使用降糖治疗,通常应将糖化血红蛋白控制在正常范围(≤7%)。

(三)血运重建治疗

稳定型心绞痛主要的血运重建治疗主要包括 PCI 和 CABG。

1. 经皮冠状动脉介入治疗(percutaneous coronary intervention,PCI) PCI 已成为冠心病治疗的重要手段。PCI 与内科药物保守疗法相比可以提高患者的生活质量,但对远期心肌梗死的发生率和死亡率无明显影响。但随着新技术的出现,尤其是新型药物洗脱支架的出现,远期疗效明显提高等。

2. 冠状动脉旁路移植术(coronary artery bypass grafting,CABG) CABG 对缓解心绞痛有较好效果,在冠心病发病率高的国家已成为最普通的择期手术。微创 CABG 采用心脏不停跳的方式进行手术,并发症少,患者康复快。

【预后】

稳定型心绞痛患者大多数能生存很多年,但有发生急性心肌梗死或猝死的危险。决定预后的主要因素为冠状动脉病变范围和心功能。

三、急性 ST 段抬高型心肌梗死

急性 ST 段抬高型心肌梗死(ST-segment elevation myocardial infarction,STEMI)是在冠状动脉病变基础上,发生冠脉血供急剧减少或血流中断,使相应心肌发生严重持久的急性缺血导致心肌坏死。心电图具有典型的 ST 段抬高。

STEMI 在欧美较常见,美国每年大约有 150 万人发生急性心肌梗死,我国不如欧美国家多发,但其发病率也在逐渐增加。近些年来,由于冠心病监护病房的设立、再灌注治疗及药物治疗的进展,该类患者的死亡率已明显下降。

【病因和发病机制】

STEMI 的基本病因是冠状动脉粥样硬化。绝大多数情况下,在动脉粥样硬化基础上,富含脂质的易损斑块纤维帽损伤或破损,导致斑块破溃、出血,继而管腔内血栓形成,引起冠状动脉急性闭塞,而在侧支循环又未充分建立,导致心肌严重持久地急性缺血达 20~30 min 以上,即可发生急性心肌梗死。STEMI 可发生在频发心绞痛的患者,也可发生在原来从无症状的患者中。约 14% 的 STEMI 的患者冠状动脉造影中未见到明显的阻塞,其原因主要是除冠状动脉病变外其他情形引起心肌供氧与需氧失衡,如冠状动脉痉挛或栓塞、自发性冠状动脉夹层等,对于这部分患者应早期发现,根据不同病因给予个体化治疗。

【病理和病理生理】

(一)冠状动脉病变

大多数心肌梗死患者在冠状动脉粥样斑块的基础上有血栓形成导致管腔闭塞,但是冠状动脉痉挛引起的管腔闭塞,个别患者可无明显粥样硬化病变。冠状动脉闭塞的部位、程度、速度和侧支循环建立的状况决定了心肌梗死的范围和严重程度。

1. 左前降支闭塞　最多见,引起左室前壁、心尖部、下侧壁、前间隔和二尖瓣前乳头肌梗死。
2. 左回旋支闭塞　引起左心室高侧壁、膈面(左冠状动脉占优势时)和左心房梗死,可能累及房室结。
3. 左主干闭塞　引起左心室广泛梗死。
4. 右冠状动脉闭塞　引起左心室膈面(右冠状动脉占优势时)、后间隔和右心室梗死,并可累及窦房结和房室结。

(二)心肌病变

冠状动脉闭塞后 20~30 min,相应心肌即开始出现少数坏死,大部分心肌 1~2 h 内呈凝固性坏死,心肌间质充血水肿,伴炎症细胞浸润。以后,坏死心肌纤维逐渐溶解,形成肌溶灶,随后形成肉芽组织。坏死的心肌组织 1~2 周后逐渐溶解吸收并逐渐纤维化,在 6~8 周形成瘢痕而愈合,称为陈旧性心肌梗死。在心腔内压力的作用下,坏死的心室壁向外膨出,可导致心脏破裂(心室游离壁破裂、室间隔穿孔或乳头肌断裂)或形成室壁瘤。

大块的梗死累及心室壁的全层或大部分者,心电图上相继出现 ST 段抬高和 T 波倒置、Q 波,称 Q 波性心肌梗死,或称为透壁性心梗,是临床上常见的典型 AMI。小范围的心肌梗死呈灶性分布或坏死仅累及心室壁的内层,不到心室壁厚度的一半甚至范围更小的心肌梗死,心电图上仅出现 ST 段抬高或压低、T 波倒置,不出现 Q 波的称非 Q 波性心肌梗死。

(三)心脏功能障碍

主要出现左心室收缩、舒张功能障碍,其严重程度和持续时间取决于梗死的部位、范围和程度。当发生严重缺血、缺氧时,心室做功减低,低血压、心律失常、酸中毒等进一步的影响心脏功能,导致心功能衰竭。多先发生左心衰然后右心衰。左心室代偿性扩张或二尖瓣乳头肌梗死可致乳头肌功能障碍,引起二尖瓣关闭不全,加重心功能衰竭。右心室梗死在 AMI 患者中少见,其主要病理生理改变是急性右心衰竭的血流动力学变化,右心房压力增高超过左心室舒张末压,心排血量减低,血压下降。

心肌梗死的后续改变是心室重塑,包括:梗死区室壁扩张和变薄、形状改变;非梗死区心肌出现代偿性肥厚,最终导致左心室进行性扩张、变形并伴心功能进行性减退。早期应用 ACEI 等药物对 STEMI 患者十分重要,可抑制心室重塑,改善心脏功能。

【临床表现】

(一) 先兆

半数以上患者在发病前数日有乏力,胸部不适、气急、心悸、烦躁、心绞痛等前驱症状,其中以新发生的心绞痛或原有心绞痛加重最为突出。若及时住院,可使部分患者避免发生心肌梗死。

(二) 症状

1. 疼痛　是最先出现的症状,疼痛多发生于清晨或安静时,疼痛部位和性质与心绞痛相同,但诱因多不明显,程度较重,持续时间一般较长,可达数小时或更长,休息和含用硝酸甘油多不能缓解。患者常胸闷、出汗、恐惧、烦躁不安或有濒死感。少数患者可无疼痛,一开始即表现为休克或急性心力衰竭。一部分患者疼痛位于上腹部,易被误认为急腹症。

2. 全身症状和胃肠道症状　疼痛发生后 24～48 h 出现持续约 1 周的发热,一般为 38 ℃左右,很少超过 39 ℃。其他全身症状还有心动过速、白细胞增高和红细胞沉降率增快等。疼痛剧烈时常伴胃肠道症状如频繁的恶心、呕吐和上腹胀痛、肠胀气亦等,重症者可发生呃逆。

3. 心律失常　75%～95% 的患者有心律失常,多在起病 1～2 d 发生,以 24 h 内最多见。多为室心律失常,尤其是室性期前收缩最多。室颤是急性心肌梗死早期主要的死因,心室颤动的先兆表现为室性期前收缩频发、成对出现或呈短阵室性心动过速,多源出现或落在前一心搏的易损期时(R 在 T 波上)。另外房室传导阻滞和束支传导阻滞也较多见。完全性房室传导阻滞多见于下壁心肌梗死。前壁心肌梗死如发生房室传导阻滞表明梗死范围广泛,情况严重。

4. 心力衰竭　主要是急性左心衰竭,为梗死后心脏舒缩力显著减弱或不协调所致。表现呼吸困难、咳嗽、发绀、烦躁等症状,严重者出现肺水肿,随后可出现颈静脉怒张、肝大、水肿等右心衰竭的表现。右心室梗死者可一开始即出现右心衰竭表现,伴血压下降。

急性心肌梗死引起的心力衰竭又称泵衰竭,按 Killip 分级法可分为 4 级。

Ⅰ级:尚无明显心力衰竭。

Ⅱ级:有左心衰竭,肺部啰音<50% 肺野。

Ⅲ级:有急性肺水肿,肺部啰音>50% 肺野。

Ⅳ级:有心源性休克等不同程度的血流动力学变化。

5. 低血压和休克　疼痛期血压下降常见。约 20% 的患者在起病后数小时至 1 周内,出现休克,表现为疼痛缓解而收缩压仍低于 80 mmHg,有烦躁不安、面色苍白、皮肤湿冷或脉搏细速、大汗淋漓、尿量减少(≤20 mL/h),甚至晕厥,主要是心源性,为心肌广泛(40% 以上)坏死,心排血量急剧下降所致。

(三) 体征

1. 心脏体征　心脏浊音界可正常也可轻度至中度增大;心率多增快,少数也可减慢;心尖区第一心音减弱;可出现第四心音奔马律,少数有第三心音奔马律;心尖区可出现粗糙的收缩期杂音或伴收缩中、晚期喀喇音,是由于二尖瓣乳头肌功能失调或断裂所致;部分患者在起病第 2～3 天出现心包摩擦音;可有各种心律失常。

2. 血压　除极早期血压可增高外,几乎所有患者都有血压降低。起病前有高血压者,血压可降至正常;起病前无高血压者,血压可降至正常以下,且可能不再恢复到起病前的水平。

3. 其他　可有与心律失常、休克或心力衰竭相关的体征。

【并发症】

1. 乳头肌功能失调或断裂　二尖瓣乳头肌缺血、坏死,收缩功能发生障碍,造成不同程度的二尖瓣脱垂并关闭不全,心尖区听诊出现收缩中晚期喀喇音和吹风样收缩期杂音。发生率可高达50%。乳头肌断裂极少见,多见于下壁心肌梗死,可迅速发生肺水肿,导致患者数日内死亡。

2. 室壁瘤　主要见于左心室,发生率5%~20%。室壁瘤可导致室性心律失常和心衰。格检查显示左侧心界扩大,心脏搏动范围较广,可有收缩期杂音。心电图 ST 段持续抬高提示室壁瘤的可能性;超声心动图及左心室造影可见局部心缘突出,搏动减弱或有反常搏动。

3. 栓塞　发生率为1%~6%,见于起病后1~2周。可因下肢静脉血栓形成,部分脱落导致肺动脉栓塞。也可为左心室附壁血栓脱落所致,引起脑、肾、脾或四肢等动脉栓塞。

4. 心脏破裂　少见,心脏破裂常在起病1周内出现。多为心室游离壁破裂,可造成心包积血,迅速引起急性心脏压塞而猝死。偶为心室间隔破裂造成穿孔,胸骨左缘第3~4肋间有响亮的全收缩期杂音,常有收缩期震颤,可引起心力衰竭和休克,在数日内死亡。心脏破裂偶可为亚急性,患者能存活数月。

5. 心肌梗死后综合征　发生率为1%~5%。于心肌梗死后数周至数月内出现,可反复发生,可能为自身免疫反应。表现为心包炎、胸膜炎或肺炎,有发热、胸痛、白细胞增多等。

【实验室和其他检查】

(一)心电图

心肌梗死时心电图常有进行性改变,对其诊断、定位、定范围、估计病情演变和预后都有帮助。

1. 特征性改变　见图3-21。

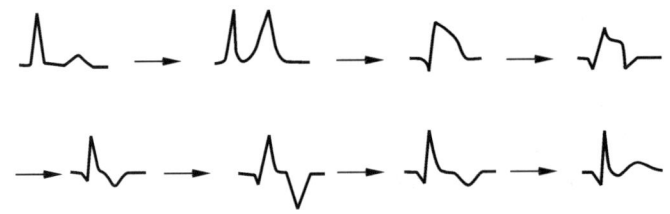

图3-21　心肌梗死心电图演变

(1)在面向损伤区周围心肌缺血区的导联上出现 T 波倒置。
(2)在面向坏死区周围心肌损伤区的导联上出现 ST 段呈弓背向上型抬高。
(3)在面向透壁心肌坏死区的导联上出现宽而深的 Q 波(病理性 Q 波)。
在背向梗死区的导联出现相反的变化,即 R 波增高、ST 段压低和 T 波直立增高。

2. 动态性演变　下述演变可因早期实施有效治疗而改变,不再出现典型的心电图改变。
(1)超急性期(起病数分钟至数小时内)　可出现异常高大两肢不对称的 T 波。
(2)急性期(起病后数小时至数日)　ST 段呈弓背向上明显抬高,与直立的 T 波连接形成单相曲线;数小时至 2 d 内出现病理性 Q 波。

(3)亚急性期(起病数日至两周左右) 早期若未经治疗干预,ST 段持续抬高数日到 2 周左右,逐渐回到基线水平,T 波变为平坦或倒置。

(4)慢性期(数周至数月后) T 波呈 V 形倒置,两肢对称,波谷尖锐。倒置 T 波可逐渐恢复,也可能永久存在。

3. 心电图定位诊断　心肌梗死部位和范围可依据出现特征性改变的导联数进行判断。右室心肌梗死特征性改变出现在 $V_{3R} \sim V_{5R}$,该表中未显示。表 3-4 所示为广泛前壁和下壁急性心肌梗死的心电图表现。

表 3-4　心肌梗死的心电图定位诊断

导联	前间壁	前壁	前侧壁	广泛前壁	下壁	高侧壁	正后壁	后侧壁	后下壁
V_1	+			+					
V_2	+			+					
V_3	+	+		+					
V_4		+		+					
V_5		+	+	+					
V_6			+						
V_7			+				+	+	+
V_8							+	+	+
V_9							+	+	+
aVR									
aVL						+		+	
aVF					+				+
I						+			
II					+				+
III					+				+

(二)超声心动图

能较准确地诊断室壁瘤和乳头肌功能失调等并发症;有助于了解心室壁的运动,评估左心室功能。

(三)实验室检查

1. 心肌坏死标志物

(1)肌红蛋白　有助于心肌梗死的早期诊断,但特异性较差。一般于病后 2 h 内升高,12 h 内达高峰,24~48 h 内恢复正常。

(2)肌钙蛋白 I(cTnI)或肌钙蛋白 T(cTnT)　是诊断心肌损伤和坏死最特异性和敏感性的指标。起病 3~6 h 后升高,cTnI 于 11~24 h 达高峰,7~10 d 降至正常;cTnT 于 24~48 h 达高峰,

10~14 d 降至正常。cTnI 和 cTnT 出现时间早,持续时间长,诊断时间窗较长,故期间不利于判断是否再发新的梗死。

(3) 肌酸激酶同工酶(CK-MB) 在起病后 4 h 内增高,16~24 h 达高峰,3~4 d 恢复正常。CK-MB 对于断心肌梗死敏感性达 100%、特异性达 99%,其增高的程度能较准确地反映梗死的范围,且其高峰出现时间是否提前有助于判断溶栓治疗是否成功。

2. 白细胞 在起病 24~48 h 后增至 $(10~20) \times 10^9$/L,其中以中性粒细胞增多为主,嗜酸性粒细胞减少或消失;C 反应蛋白(CRP)增高,红细胞沉降率增快,可持续 1~3 周。

(四) 放射性核素检查

正电子发射计算机断层扫描可观察心肌代谢变化,是目前唯一能直接评价心肌存活性的影像技术。用 ^{99m}Tc 标计细胞行心脏血池显像,有助于判断心室功能、诊断梗死后的室壁运动失调和室壁瘤。

【诊断和鉴别诊断】

(一) 诊断

根据典型的临床表现、特征性的心电图动态变化及实验室检查诊断本病并不困难。急性 ST 段抬高型心肌梗死和非 ST 段抬高型心肌梗死在处理原则上有区别,二者的鉴别非常重要,后者以血清肌钙蛋白和 CK-MB 测定的诊断价值更大。

(二) 鉴别诊断

1. 心绞痛 心绞痛与 AMI 疼痛性质及部位相似,但心绞痛疼痛程度不如 AMI 严重,其疼痛续时间多为 1~5 min,一般不超过 30 min,含服硝酸甘油多可缓解,很少发生心律失常、休克或心力衰竭等;心电图表现无变化或暂时性 ST 段和 T 波改变,缺乏心肌梗死特征性的改变和动态演变;心肌坏死标志物不升高。

2. 急性心包炎 其中急性非特异性心包炎,心前区疼痛且较剧烈,与发热同时出现,呼吸和咳嗽时加重;早期即出现心包摩擦音;但全身症状一般不如心肌梗死严重。心电图除 aVR 外,其余导联均有 ST 段弓背向下的抬高,无异常 Q 波出现。

3. 主动脉夹层 胸痛一开始即达到高峰,常放射到背、肋、腰、腹和下肢等处,双上肢血压和脉搏可有明显差别。血清心肌坏死标记物不升高。胸主动脉 CTA 或 MRI 有助于诊断。

4. 急性肺动脉栓塞 患者多有长期卧床、下肢静脉血栓史,可发生胸痛、咯血、呼吸困难和休克,常有发绀、肺动脉瓣区第二心音亢进、颈静脉充盈、肝大、下肢水肿等右心负荷急剧增加的表现。心电图有 I 导联 S 波加深,III 导联 Q 波显著,T 波倒置,胸导联过渡区左移,右胸导联 T 波倒置等改变。CTA 对肺动脉较大分支栓塞的诊断价值大。

5. 急腹症 消化性溃疡穿孔、急性胰腺炎等,均有上腹部疼痛,可能伴休克。详细的病史询问、体格检查、心电图检查、心肌坏死标志物测定及腹部超声等有助于鉴别。

【治疗】

强调早发现、早住院、加强住院前的就地处理。治疗原则是尽快恢复心肌的血流灌注(到达医院后 30 min 内溶栓或 90 min 内介入治疗),以尽可能挽救濒死的心肌,防止梗死范围扩大,保护和维持心脏功能,及时处理各种并发症。使患者不但能渡过急性期,且康复后还能保持尽可能多的有功能的心肌。

(一)一般治疗

1. 监测　持续进行心电图、血压、呼吸和血氧饱和度等的监测,除颤仪应随时处于备用状态。对于严重泵衰竭者还应监测肺毛细血管楔压和静脉压。

2. 休息　急性期卧床休息,保持环境安静,防止不良刺激,解除焦虑和紧张,减轻心脏负担。

3. 吸氧　有明确低氧血症(血氧饱和度<92%)或存在左心室功能衰竭时予以吸氧。

4. 护理　急性期 12 h 卧床休息;若无并发症,24 h 内应鼓励患者在床上行肢体活动;若无低血压,第 3 天就可在病房内走动;梗死后第 4~5 天,逐步增加活动直至每天 3 次步行 100~150 m。食物以易消化,含脂肪少而产气少者为宜,不宜过饱。保持大便通畅,避免便时用力,便秘者可予缓泻剂。

5. 建立静脉通路　保持给药途径通畅。

(二)解除疼痛

快速且充分地缓解疼痛对于 STEMI 患者十分重要。因为疼痛可以加重斑块破裂,同时使心率和心肌耗氧量增加,降低室颤阈值,易于出现心律失常。缓解疼痛最有效的方法是及时进行心肌再灌注治疗,但在再灌注治疗前可选用下列药物尽快解除疼痛。

1. 吗啡或哌替啶　吗啡 2~4 mg 静脉推注或予以哌替啶 50~100 mg 肌内注射。必要时 5~10 min 后可重复。注意低血压、呼吸抑制的不良反应。吗啡是最常用于 STEMI 的麻醉剂,特别适合于合并肺水肿时,它可在缓解疼痛和焦虑的同时,扩张外周静脉和小动脉,减轻肺水肿和呼吸困难,并通过兴奋迷走神经减慢心率。

2. 硝酸酯类药物　主要作用是扩张外周动脉、外周静脉、冠状动脉及其侧支循环,降低心的前、后负荷并增加心肌的血流,从而改善心内膜下心肌缺血。该药对于少部分因冠状动脉痉挛导致的心肌梗死能有效地减少其严重程度。大多数 AMI 患者有应用硝酸酯类药物的指征,而在下壁 MI、可疑右室 MI 或明显低血压的患者(收缩压<90 mmhg)不应使用硝酸酯类药物。静脉滴注硝酸甘油应从低剂量开始(5~10 μg/min),可酌情每 5~10 min 增加 5~10 μg,直至症状控制、血压正常者动脉收缩压降低 10 mmHg 或高血压患者动脉收缩压降低 30 mmHg 为有效治疗剂量。

3. β受体阻滞剂　在发病早期若无禁忌证应尽早使用β受体阻滞剂,β受体阻滞剂能减少心肌耗氧量和改善缺血区的氧供需失衡,缩小心肌梗死面积,减少再梗死、室颤及其他恶性心律失常,对降低急性期病死率有肯定疗效;可用于急性心肌梗死后的二级预防,可以降低发病率与死亡率。一般首选心脏选择性的药物,如阿替洛尔、美托洛尔和比索洛尔。

(三)抗凝治疗

除有禁忌,无论是否进行再灌注治疗,所有 STEMI 患者,均应予以抗凝药物。

1. 普通肝素　重组组织型纤溶酶原激活剂(r-tPA)和葡激酶溶栓治疗前后均应予充分的肝素治疗。溶栓前先予肝素 5 000 IU 冲击治疗,然后以 700~1 000 IU/h 持续静脉滴注 24~48 h。使用普通肝素者应每天监测凝血常规和血小板,以出血时间延长 2 倍为基准,调整肝素用量。亦可用低分子肝素替代普通肝素。

2. 低分子肝素　使用尿激酶和链激酶溶栓有效的患者,可于溶栓 6~12 h 后开始皮下注射低分子肝素。低分子肝素与普通肝素相比较,具有更合理的抗 Xa 因子及 Ⅱa 因子活性比例的作用,制剂包括依诺肝素、那曲肝素和达肝素。其使用无须监测凝血象和血小板,具有安全、方便和有效的优点,但肾功能不全者应用时需谨慎。

STEMI 成功行介入治疗后,无须常规肝素抗凝。但术后卧床时间延长者,抗凝治疗能预防深静脉血栓形成和肺栓塞。

（四）抗血小板治疗

抗血小板治疗：冠状动脉内斑块破裂诱发局部血栓形成是导致 AMI 的主要原因。在急性血栓形成中血小板活化又起着十分重要的作用，因此抗血小板治疗已成为 AMI 的常规治疗。常用药物如下。①阿司匹林：通过抑制血小板内的环氧化酶使血栓素 A_2 合成减少，达到抑制血小板聚集的作用。对于未使用过阿司匹林的 STEMI 患者，建议首剂嚼服，剂量至少为 300 mg，以后 100 mg/d 长期维持。②氯吡格雷：为新型二磷酸腺苷（ADP）受体拮抗剂，主要抑制 ADP 诱导的血小板聚集。氯吡格雷首次剂量 300 mg，其后 75 mg/d 长期维持。对于 STEMI 患者，推荐上述药物同时使用，最好维持 1 年；而对于植入了药物支架的患者，上述双重抗血小板治疗至少维持 1 年。

（五）再灌注治疗

再灌注方法包括药物（溶栓治疗）、PCI 及 CABG。在起病 3～6 h，最多 12 h 内开通闭塞的冠状动脉，使缺血心肌得到再灌注，挽救濒临坏死的心肌，使坏死范围缩小，减轻梗死后心肌重塑，是 STEMI 重要的治疗措施之一。需要根据 AMI 发病时间、接诊单位施行直接 PCI 的能力、患者的危险性等综合考虑选择相应的再灌注策略。

1. 溶栓疗法　溶栓药物能减少冠状动脉内血栓的形成，早期应用能减少梗死面积，提高 STEMI 患者的生存率，溶栓越早效果越好。如不具备进行 PCI 条件又不能及时转院，对有适应证 STEMI 患者，溶栓治疗仍是较好的选择。对发病 3 h 内的患者，溶栓治疗的即刻效果与直接 PCI 基本相似。

（1）适应证　①发病 12 h 以内，预期首次医疗接触（FMC）至 PCI 时间延迟大于 120 min；②发病 12～24 h 仍有进行性缺血性胸痛和至少 2 个胸前导联或肢体导联 ST 段抬高>0.1 mV，或血流动力学不稳定且无直接 PCI 条件；③年龄>75 岁，ST 段显著抬高的心肌梗死患者，经慎重权衡利弊后可考虑。

（2）禁忌证　①近期（2～4 周）有活动性出血；②严重且未控制的高血压>180/110 mmHg，未排除的主动脉夹层分离；③既往脑出血病史，或半年内有缺血性卒中（包括 TIA）病史；④对扩容和升压药无反应的休克；⑤2 周内有在不能压迫部位的大血管行穿刺术；⑥2～4 周内有创伤史如头部外伤、长时间的心肺复苏（>10 min）；⑦出血性疾病或有出血倾向，严重肝功能障碍及进展性疾病（如恶性肿瘤），或者目前正在使用治疗剂量的抗凝药；⑧已知的脑血管结构异常；⑨近期（<3 周）外科大手术。

（3）溶栓药物　以纤维蛋白溶酶激活剂激活血栓中纤溶酶原，使之转变为纤溶酶而溶解冠状动脉内的血栓。国内常用制剂如下。①尿激酶（UK）：150 万～200 万 U，30 min 内静脉滴注。非选择性溶栓药，对血栓部位或循环中纤溶系统均有作用。②链激酶（SK）：60 min 内静脉滴注 150 万 U。应进行皮试，过敏者治疗前半小时肌内注射异丙嗪 25 mg，同时静脉滴注地塞米松 2.5～5 mg，可防止发热、寒战等过敏反应。非选择性溶栓药，对血栓部位或循环中纤溶系统均有作用。③重组组织型纤溶酶原激活剂（rt-PA）：是目前最常用的溶栓剂。100 mg 在 90 min 内给予，先静脉注入 15 mg，继而 30 min 内滴注 50 mg，其后 60 min 内滴注 35 mg。为选择性激活纤溶酶原，对全身纤溶活性影响较小，建议优先选用。但阿替普酶半衰期较短，为防止梗死相关动脉再阻塞需要联合应用肝素。

（4）血管再通的判断　血管再通间接判断指征如下：①抬高的 ST 段于 60～90 min 内至少回落 50%。②2～3 h 内出现再灌注性心律失常（短暂的加速性室性自主心律、房室或束支传导阻滞突然改善，或下壁心梗者出现一过性窦性心动过缓、窦房传导阻滞），伴或不伴低血压状态。③2 h 内胸痛明显缓解。④cTn 峰值提前至发病 12 h 内、CK-MB 酶峰值提前至发病 14 h 内出现。另外，也根据冠状动脉造影结果进行直接判断。

2. 经皮冠状动脉介入治疗(PCI)　未经溶栓治疗直接进行 PCI 术已被公认为首选的、最安全有效的心肌再灌注治疗手段,对梗死相关血管的开通率高于药物溶栓,尽早应用,能降低 AMI 患者近、远期病死率和心衰的发生,尤其对非早期发病(发病时间已超过 3 h)或溶栓治疗有禁忌的患者。患者在可行 PCI 的医院,力争 60 min 内完成再灌注,对已到达无 PCI 能力的医院,若能在 FMC 后 120 min 内转运至有 PCI 条件的医院病完成 PCI,则首选直接 PCI。

(1)直接 PCI　①发病 12 h 内或伴有新出现左束支传导阻滞;②伴心源性休克或心力衰竭者,即使发病超过 12 h;③常规支架植入;④发病 12~24 h 内具有临床和(或)心电图进行性缺血证据;⑤有溶栓禁忌证;⑥不能完全确定 STEMI 患者。发病超过 24 h、无心肌缺血、血流动力学和心电稳定的患者不宜直接 PCI。

(2)补救性 PCI　溶栓后 1 h ST 段下降<50% 或仍有明显胸痛,应尽快施行补救性 PCI,能显著改善患者预后。

(3)溶栓后 PCI　溶栓治疗成功的患者建议送至有 PCI 条件的医院,在溶栓后 3~24 h 内行冠状动脉造影和血运重建,可减少心肌缺血及降低再梗死的发生。

3. 紧急冠状动脉旁路移植术　对于 STEMI 患者,若出现持续或反复缺血、心源性休克、严重心力衰竭,而冠状动脉不适宜行 PCI 或出现心肌梗死机械性并发症需外科手术修复时可考虑紧急 CABG,争取在短时间(6~8 h)内达到血管再通的目的,但需根据地方医疗水平和转运风险等情况具体实施。

(六)他汀类药物

患者在没有禁忌的情况下,宜尽早使用他汀类药物治疗,无须考虑胆固醇水平。他汀类药物除了具有调脂作用而外,还具有抗炎、改善血管内皮功能、稳定斑块的作用,可以减少心血管事件的发生,能明显改善患者的预后。

(七)血管紧张素转换酶抑制剂(ACEI)或血管紧张素受体拮抗剂(ARB)

除有禁忌的患者外,STEMI 患者都应全部选用,ACEI 可以影响心肌重构,减少充血性心力衰竭的发生和死亡率。在 24 h 内,从小剂量开始并逐渐增加至目标剂量。对于不能耐受 ACEI 的患者可选用 ARB。

(八)抗心律失常治疗

心律失常必须及时消除,以免演变为严重心律失常甚至猝死。

1. 室性心律失常

(1)同步直流电复律　持续性单形室速,或伴低血压、肺水肿、心绞痛等血流动力学不稳定的任何室速,予以同步直流电复律治疗。

(2)药物治疗

1)β受体阻滞剂　在 MI 早期予静脉注射治疗β受体阻滞剂,继而口服维持,可降低室性心律失常(包括室颤)发生率;不推荐常规预防性应用其他抗心律失常药物(如利多卡因)。

2)利多卡因　无血流动力学障碍的室速或有症状的室性期前收缩,利多卡因 50~100 mg 静脉注射,每 5~10 分钟重复 1 次,至期前收缩消失或总量已达 300 mg,继以 1~3 mg/min 的速度静脉滴注维持(100 mg 加入 5% 葡萄糖注射液 100 mL 中,滴注 1~3 mL/min)。也可予 Ia 类普鲁卡因胺。

3)胺碘酮　如室性心律失常反复可用胺碘酮治疗。

(3)非同步直流电复律　发生持续性多形室速、室颤时,立即非同步直流电复律。

对无症状的室性期前收缩、非持续性室速在最初24~48 h内和加速性室性自主心律一般无须预防性应用抗心律失常药,但长期口服β受体阻滞剂能改善患者远期生存率。

2. 室上性快速心律失常　如窦性心动过速、频发房性期前收缩、房颤、房扑和阵发性室上速等,可选用β受体阻滞剂、洋地黄、维拉帕米、胺碘酮等药物治疗。若后3种药物治疗无效,应考虑同步直流电复律或人工心脏起搏器复律。

3. 缓慢性心律失常　对缓慢性心律失常,若存在低血压或心率<50次/min,可用阿托品0.5~1 mg静脉注射。药物无效或发生明显不良反应可考虑人工心脏起搏治疗。

4. 房室传导阻滞　房室传导阻滞发展到二度或三度,伴有血流动力学障碍者,宜人工心脏起搏器临时起搏治疗,待传导阻滞消失后撤除。

(九) 抗休克治疗

根据休克纯属心源性,抑或尚有周围血管舒缩障碍或血容量不足等因素存在,而分别处理。

1. 补充血容量　估计有血容量不足或中心静脉压和肺毛细血管楔压低者,用5%~10%葡萄糖注射液或右旋糖酐40静脉滴注。当中心静脉压上升>18 cmH$_2$O,肺小动脉楔压>18 mmHg应停止。在右心室梗死时的中心静脉压升高不一定是补充血容量的禁忌。

2. 应用升压药　补充血容量后肺毛细血管楔压和心排血量正常,但血压仍不升时,提示周围血管张力不足。可用多巴酚丁胺3~10 μg/(kg·min)静脉滴注;或多巴胺[起始剂量3~5 μg/(kg·min)]。大剂量多巴胺无效时也可静脉滴注去甲肾上腺素2~8 μg/min。

3. 应用血管扩张剂　经以上处理后,血压仍不升高,而肺动脉楔压增高,心排血量低或周围血管显著收缩,出现四肢厥冷、发绀时,可在严密监测血流动力学下使用如硝酸甘油、硝普钠等扩血管药物降低直至左心室充盈压下降。药物治疗无效的情况下,有条件的医院主张用动脉内球囊反搏(IABP),然后做择性冠状动脉造影,随即施行PCI或CABG,可挽救一些患者的生命。

(十) 治疗心力衰竭

在心肌梗死后24 h内尽量避免使用洋地黄制剂,且洋地黄制剂能引起室性心律失常,宜慎用。治疗急性左心衰竭以吗啡和利尿剂为主,亦可选用血管扩张剂减轻左心室的负荷,或用多巴酚丁胺10 μg/(kg·min)静脉滴注,或用短效ACEI从小剂量开始治疗等。右心室梗死的患者应慎用利尿剂。

(十一) 其他治疗

下列疗法疗效仍有争议,可能有助于挽救患者濒死心肌,缩小缺血范围,防止梗死范围扩大。可根据患者具体情况考虑选用。如极化液疗法:氯化钾1.5 g、胰岛素10 U加入10%葡萄糖注射液500 mL中,1~2次/d,静脉滴注,7~14 d为一疗程。可促进心肌细胞膜的恢复极化状态,以利心脏的正常收缩、减少心律失常。如无禁忌证可尽早使用阿替洛尔、美托洛尔或卡维地洛等β受体阻滞剂,尤其是前壁MI伴有交感神经功能亢进的患者,但应注意其对心脏收缩功能的抑制。钙通道阻滞剂中的地尔硫䓬可能有类似效果,如有β受体阻滞剂禁忌者可考虑应用。不推荐AMI患者常规使用钙通道阻滞剂。

(十二) 康复和出院后治疗

近年提倡急性心肌梗死恢复后,进行康复治疗。逐步进行适当的锻炼,以利于体力和工作能力的改善。2~4个月的体力锻炼后,酌情恢复工作,避免过重劳动及精神过度紧张。

【预后】

预后与梗死范围的大小、侧支循环产生的情况以及治疗是否及时有关。死亡多发生在第一周内,尤其在数小时内,发生休克或心力衰竭者、严重心律失常者病死率高。急性期住院病死率过去一般为30%左右,住院90 min内实施介入治疗后降至4%左右。

四、不稳定型心绞痛和非ST段抬高型心肌梗死

不稳定型心绞痛(unstable angina,UA)是指介于稳定性心绞痛和急性心肌梗死之间的一种临床状态,包括初发型劳力性心绞痛、恶化型劳力性心绞痛和自发性心绞痛。若UA伴有心肌标志物的明显升高,则可诊断为非ST段抬高型心肌梗死(NSTEMI)。UA和NSTEMI具有相似病因及病理生理基础,都是在冠状动脉粥样硬化的基础上,发生斑块破裂或糜烂、溃疡,并发血栓形成、血管收缩、微血管栓塞等,进而导致心肌供氧减少所表现出的一组临床综合征,统称为非ST段抬高型ACS(NSTE-ACS)(表3-5)。

表3-5 不稳定型心绞痛的分类与临床表现

分类	临床表现
静息型心绞痛	发作于休息时,持续时间通常>20 min
初发型心绞痛	通常在首发症状1~2月内,很轻的体力活动即可诱发
恶化型心绞痛	在相对稳定的劳力性心绞痛基础上,心绞痛症状逐渐加重,包括疼痛更加剧烈、时间更长或更频繁

【病因和发病机制】

UA/NSTEMI主要是由于不稳定粥样硬化斑块破裂、糜烂或出血,在此基础上继发血小板聚集和血栓形成、冠状动脉发生痉挛及微血管阻塞等多因素作用下导致心肌急性和亚急性缺血、缺氧。NSTEMI则由于心肌严重、持续性缺血导致出现灶性或心内膜下心肌坏死。

【临床表现】

UA/NSTEMI病因、病理生理基础及临床表现相似,不同之处主要在于缺血引起心肌坏死的严重程度。

(一)症状

UA/NSTEMI临床表现与典型的稳定型心绞痛相似,主要表现为胸痛,但程度有所加重,持续时间更长,可达30 min,也可在休息时发生。此时胸痛可于静息或夜间发生,也可因劳力诱发,但劳力负荷停止后疼痛并不缓解。硝酸甘油舌下含服只能暂时甚至不能完全缓解症状。UA/NSTEMI临床表现一般具有以下3个特征之一:①静息时或夜间发生心绞痛,常持续20 min以上;②新近发生的心绞痛(病程在2个月内)且程度严重;③近期心绞痛逐渐加重(包括发作的频度、持续时间、严重程度和疼痛放射到新的部位)。发作时可有出汗、恶心、呕吐、心悸或呼吸困难等表现,而原来可以缓解心绞痛的措施此时变得无效或不完全有效。但对于老年人、糖尿病患者、女性患者临床症状可能

不典型。

(二)体征

大部分 UA/NSTEMI 可无明显体征。胸痛发作时可出现面色苍白、皮肤湿冷,高危患者可引起心功能不全,出现肺部啰音或原有啰音增加,或出现第三心音、心动过速或心动过缓,以及心尖部新出现的二尖瓣关闭不全所致的收缩期杂音。详细的体格检查可以发现某些潜在的加重因素,并可称为判断预后的依据。

【实验室和其他检查】

1. 心电图 心电图表现出的 ST-T 的动态改变对 UA/NSTEMI 的诊断有着重要意义,另外其改变程度及范围对预后判断具有一定意义。大多数患者在急性发作时有一过性的 ST 段(抬高或压低)和 T 波(倒置或低平)改变,其中 ST 段的动态改变(≥0.1 mV 的抬高或压低)常常提示严重冠状动脉病变。部分患者还可表现出 U 波的倒置。一般情况下,随着心绞痛临床症状的缓解,心电图改变可改善或消失,但如果心电图改变持续 12 h 以上,则提示 NSTEMI 的可能。

2. 连续心电监护 一过性急性心肌缺血并不一定表现为胸痛,可能在胸痛发作前已出现心肌缺血。连续心电监护可捕捉到无症状或急性发作时的 ST 段改变。在应用阿司匹林和肝素之前,60% 以上的患者曾有无症状性的 ST 段压低;应用阿司匹林和肝素治疗后,短暂的 ST 段偏移检出率降至 5%~20%。而连续 24 h 心电监护结果显示,85%~90% 的心肌缺血发作可不伴有心绞痛症状。

3. 心肌损伤标志物 心肌标志物检查是鉴别 UA 与 NSTEMI 的主要标准,常用指标包括肌红蛋白、肌酸激酶同工酶(CK-MB)、肌钙蛋白(cTn)。肌钙蛋白较传统的 CK 和 CK-MB 更为敏感和可靠。根据欧美共识内容,在症状发生后 24 h 内,cTn 峰值超过正常对照值的 99 个百分位需考虑 NSTEMI 诊断。临床上 UA 的诊断主要依靠临床表现以及心电图 ST-T 的动态改变情况。

4. 冠状动脉造影或其他侵入性检查 考虑血运重建术者,尤其是经积极药物治疗症状控制不佳或高危患者,应尽早行冠状动脉造影以提供详细的血管相关信息,帮助指导治疗和评价预后。此外,冠状动脉内超声显像和光学相干断层显像可以准确提供斑块分布、性质、大小及斑块破溃情况或血栓形成等情况,为临床诊断提供一定帮助。

【诊断和鉴别诊断】

(一)诊断

根据病史、典型的心绞痛症状、典型的心电图改变及心肌损伤标志物测定结果,确立 NSTE-ACS 诊断并不困难,而 UA 与 NSTEMI 的鉴别则主要参考心电图 ST-T 改变持续的时间及血清心肌标志物升高与否。诊断未明确的不典型的患者而病情稳定者,可以考虑性负荷心电图或负荷超声心动图、核素心肌灌注显像、冠状动脉造影等检查。冠脉造影仍是诊断刚下班的重要方法,可以直接显示冠状动脉狭窄程度,对决定治疗策略具有意义。

(二)鉴别诊断

UA/NSTEMI 需考虑与急性心包炎、急性肺动脉栓塞、主动脉夹层等能引起胸痛的常见疾病进行鉴别。

(三)UA/NSTEMI 危险程度分级

由于 UA/NSTEMI 患者的严重程度不同,其处理和预后也有很大的差别。根据美国心脏病学会/美国心脏协会(ACC/AHA)非 ST 段抬高型 ACS 危险分层评判标准分为高度危险、中度危险和低度危险 3 种情况(表3-6)。

表3-6 NSTE-ACS 危险性分层

项目	高度危险性(至少具备下列一条)	中度危险性(无高度危险特征,但具备下列任一条)	低度危险性(无高、中度危险但具备下列任何一条)
病史	48 h 内缺血症状恶化	既往心肌梗死、脑血管疾病、CAGB 或使用阿司匹林	
胸痛特点	长时间(>20 min)静息性胸痛	长时间(>20 min)静息胸痛目前缓解,并有高度或中度冠心病可能。静息胸痛(<20 min)或因休息或舌下含化硝酸甘油缓解	过去 2 周内新发 CCS 分级Ⅲ性胸痛或Ⅳ级心绞痛,但无长时间,但无长时间(>20 min)静息胸痛,有中度或高度冠心病可能
临床表现	缺血引起肺水肿,新出现二尖瓣关闭不全杂音或原杂音加重,S3 或新出现啰音或原啰音加重,低血压、心动过缓、心动过速,年龄>75 岁	年龄>70 岁	
心电图	静息心绞痛伴一过性 ST 段改变(>0.05 mV),新出现束支传导阻滞或新出现的持续性心动过速	T 波倒置>0.2 mV,病理性 Q 波	胸痛期间 ECG 正常或无变化
心脏标志物	明显升高(即 cTnT>0.1 μg/L)	轻度升高(即 cTn>0.01 μg/L 但<0.1 μg/L)	正常

【治疗】

UA/NSTEMI 有发生心肌梗死或死亡等心血管事件的潜在危险性,治疗目的主要是即刻缓解缺血和预防严重不良心血管事件;其治疗措施包括抗缺血治疗、抗血栓治疗和根据危险度分层进行有创治疗。

(一)一般处理

急性发作时应立即卧床休息,目的在于消除紧张情绪,减轻顾虑,保持环境安静,必要时可适当给予小剂量镇静剂和抗焦虑药物,一般通过处理,半数以上患者可减轻或缓解胸痛症状。对于存在发绀、呼吸困难或其他高危表现患者,需同时给予吸氧、心电监护,维持生命体征平稳。后续治疗包括积极处理可能引起心肌耗氧量增加的疾病,如感染、发热、甲亢、贫血、低血压、心衰发作、心律失常等。

(二)抗缺血治疗

1.硝酸酯类药物 硝酸酯类药物能够扩张静脉,减轻心脏前负荷,并可降低左室舒张末压、降低心肌耗氧量,改善左室功能。此外,还可扩张冠状动脉,缓解心肌缺血。常用的口服硝酸酯类药物包括硝酸异山梨酯和5-单硝酸异山梨酯。急性发作时,可舌下含化硝酸甘油 0.5 mg,必要时可间断服用,若效果不佳,可改为静脉应用。因药物扩血管作用,可能引起颅内血管扩张导致头痛或出现血压下降等副作用。

2. 镇痛　硝酸甘油不能即刻缓解症状或出现肺淤血时,可考虑静脉注射吗啡 5~10 mg。存在吗啡使用禁忌时可用哌替啶代替。疼痛较轻可用罂粟碱 30~60 mg 肌内注射或口服。

3. β受体阻滞剂　β受体阻滞剂对改善 UA/NSTEM 患者近、远期预后有着重要作用。所有患者若无禁忌,均应尽早使用。建议选用高选择性的 $β_1$ 受体阻滞剂如美托洛尔、比索洛尔等,剂量应个体化,必要时静脉注射。

4. 钙通道阻滞剂　CCB 能够有效减轻心绞痛症状,作为治疗血管痉挛性心绞痛的首选药物,也可作为持续性心肌缺血的次选药物。研究显示,CCB 与 β 受体阻滞剂联合应用可以减少近期死亡率,并减少急性心梗和急诊冠状动脉手术的需要。用药时需注意某些药物的副作用问题,排除禁忌后方可使用。

(三) 改善预后治疗

1. ACEI/ARB　研究显示,长期应用 ACEI 能够降低心血管事件发生率,若无明确禁忌证,均应早期使用,对于不能耐受 ACEI 者可予 ARB 替代。

2. 他汀类药物　他汀类药物具有远期抗炎和稳定斑块的作用,可以改善预后,降低终点事件。因此,UA/NSTEMI 患者无论其血脂水平,尽早在入院 24 h 内应用他汀类药物。部分患者可能出现肝酶和肌酶升高等副作用,注意监测。

(四) 抗栓治疗

抗栓治疗可预防冠状动脉内血栓进一步形成、增强进内源性纤溶活性导致血栓溶解,并可减轻冠状动脉狭窄程度,从而延缓冠状动脉进一步阻塞的进展和减少事件进展的风险,它包括抗血小板及抗凝治疗两部分。

1. 抗血小板治疗

(1) 阿司匹林　所有患者若无禁忌,均应尽早应用阿司匹林,首次口服剂量 300 mg,随后 75~100 mg,1 次/d 长期维持。对于不能耐受或存在禁忌者可选用氯吡格雷替代维持治疗。

(2) ADP 受体拮抗剂　通过抑制 ADP 诱导的血小板活化发挥抗血小板聚集作用,所有 NSTE-ACS 患者,只要无禁忌,均应在阿司匹林基础上联合应用 ADP 受体拮抗剂治疗 12 个月。常用药物包括氯吡格雷、替格瑞洛、普拉格雷等,与氯吡格雷相比,后两种药物起效更快、作用更强、持续效应更持久。常用氯吡格雷首剂 300~60 mg,以后 75 mg,1 次/d 维持;替格瑞洛首剂 180 mg,之后 90 mg,2 次/d 维持;对于中、高危(cTn 升高)患者,用药优先选择替格瑞洛。接受 PCI 且出血风险不高者,在氯吡格雷与普拉格雷之间宜优选后者,普拉格雷首剂 60 mg,维持剂量 10 mg/d,但需注意既往有卒中或短暂性脑缺血发作病史的患者禁忌使用。

(3) 血小板糖蛋白Ⅱb/Ⅲa(GPⅡb/Ⅲa)受体拮抗剂　血小板激活后通过 GPⅡb/Ⅲa 与纤维蛋白原的结合,导致血小板形成,而血小板糖蛋白Ⅱb/Ⅲa(GPⅡb/Ⅲa)受体拮抗剂可以迅速抑制血小板聚集,也是影响血小板聚集的最后和唯一途径。常用药物包括阿昔单抗、替罗非班、依替巴肽和拉米非班,国内目前最常用替罗非班。其静脉制剂主要用于拟接受 PCI 治疗的 UA/NSTEMI 患者。

2. 抗凝治疗　所有中危和高危的 UA/NSTEMI 患者,除非有禁忌,均应在抗血小板基础上常规进行抗凝治疗。常用抗凝药物有普通肝素、低分子肝素、磺达肝癸钠和比伐卢定。具体可参看

"STEMI"章节。

(五) UA/NSTEMI 患者的血运重建治疗

UA/NSTEMI 的治疗包括"早期保守治疗"(即早期采用药物强化治疗)和"早期侵入性治疗"两种策略。研究显示,中、高危的 UA/NSTEMI 患者能从早期侵入性治疗策略中获益。

1. PCI 对于非 ST 段抬高的高危 ACS 患者,选择紧急 PCI(120 min 内)较保守治疗具有更良好的疗效。对于血流动力学极不稳定(如合并肺水肿、低血压和致命性恶性心律失常)的患者,推荐在 IABP 支持下进行冠状动脉造影及支架置入术。中危患者有持续性心肌缺血,宜早期(入院 48~72 h 内)PCI。

2. CABG 以下患者适宜首选 CABG:① 3 支血管病变合并左心功能不全(LVEF<50%)或合并糖尿病患者;②严重左主干病变,特别是左主干分叉病变。

【预后】

约30%的 UA 在发病 3 个月内发生心肌梗死,但猝死较少见;UA 的近期死亡率低于 NSTEMI 或 STEMI,但 UA/NSTEMI 的远期死亡率和非致死性事件的发生率高于 STEMI,随访 1 年 UA/NSTEMI 患者与 STEMI 患者生存率相似。

问题分析与能力提升

陈某,女,70岁,活动后出现胸骨后压榨性疼痛,伴后背部疼痛、大汗淋漓,持续 1 h,休息和含用硝酸甘油无缓解,既往高血压 10 余年,血压最高 170/110 mmHg,长期口服"利血平"。

体格检查:T 36.5 ℃,P 109 次/min,R 19 次/min,BP 110/79 mmHg,心前区无异常隆起及异常搏动,心前区未触及震颤,心界叩诊范围增大。

辅助检查:肌红蛋白 A 133.01 μg/L(增高),肌钙蛋白 I 4.04 μg/L(增高),中性粒细胞 77.7%;心电图检查结果示窦性心动过速,心率 109 次/min,Ⅱ、Ⅲ、aVF、$V_7 \sim V_9$ ST 段抬高。

请分析该患者最可能的诊断及诊断依据是什么并制订抢救措施。

> **助医考点**
> 冠状动脉性心脏病:①概述:主要危险因素、血脂紊乱的分类、诊断及治疗;②心绞痛:分类、典型临床表现、典型心电图变化、诊断与鉴别诊断、治疗;③急性心肌梗死:临床表现、心电图及心肌损伤标志物变化、诊断与鉴别诊断、并发症、治疗与预防。

巩固练习题

1. 下列哪项不是冠心病的危险因素 (　　)
   A. 血脂异常 B. 糖尿病 C. 吸烟
   D. 女性绝经期前

2. 急性心肌梗死早期最重要的治疗措施是 (　　)
   A. 抗心绞痛 B. 消除心律失常 C. 补充血容量
   D. 心肌再灌注

3. 心肌梗死 24 h 内并发急性左心衰竭时,最不宜应用 (　　)
   A. 吗啡 B. 洋地黄 C. 利尿剂
   D. 硝酸甘油

4. 确定冠状动脉狭窄部位和严重程度的最佳检查是 (　　)
   A. 心电图 B. 胸部 X 射线 C. 超声心动图

D. 冠状动脉造影
5. 左冠状动脉前降支闭塞最可能引起以下什么部位心梗 （　　）
   A. 左室广泛前壁　　　　B. 左室前壁、心尖部、前间隔　　　　C. 左室高侧壁
   D. 左室隔面
6. 李某，女，52岁，高血压病史6年，近半年常有劳累时心前区闷痛，常规心电图检查3次均无异常，为明确诊断，以下哪项检查最恰当 （　　）
   A. 心电图负荷试验　　　　B. 胸部X射线　　　　C. 超声心动图
   D. 血清心肌酶测定
7. 男性，60岁，因急性心肌梗死收入院。住院第2天心尖部出现2/6～3/6级粗糙的收缩期杂音，间断伴喀喇音，经抗缺血治疗后心脏杂音消失。该患者最可能的诊断为 （　　）
   A. 心脏乳头肌功能失调　　　　B. 心脏乳头肌断裂　　　　C. 心脏游离壁破裂
   D. 心脏二尖瓣穿孔
8. 男，60岁，胸骨后剧烈疼痛2 h，舌下含化硝酸甘油不缓解急诊入院，心电图Ⅱ、Ⅲ、aVF出现ST段抬高。下列治疗措施最有价值的是 （　　）
   A. 吗啡肌内注射
   B. 硝酸甘油静脉滴注
   C. 葡萄糖、胰岛素、氯化钾静脉滴注
   D. 大剂量尿激酶溶栓治疗

第五节　原发性高血压

高血压(hypertension)是以体循环动脉压增高[收缩压≥140 mmHg和(或)舒张压≥90 mmHg]为主要表现的临床综合征，是最常见的心血管疾病。可分为原发性和继发性两类。高血压的病因不明，称原发性高血压，亦称高血压病，占95%以上；占5%的患者高血压是某种疾病的一种表现，有明确而独立的病因，称继发性高血压(表3-7)。高血压是多种心、脑血管疾病的重要病因和危险因素，可引起有害的血管重塑和脑、心、肾等重要器官的结构与功能障碍，最终导致这些器官的功能衰竭。

表3-7　高血压的定义和分类

类别	收缩压(mmHg)		舒张压(mmHg)
正常血压	<120	和	<80
正常高值	120～139	和(或)	80～89
高血压	≥140	和(或)	≥90
1级高血压(轻度)	140～159	和(或)	90～99
2级高血压(中度)	160～179	和(或)	100～109
3级高血压(重度)	≥180或110	和(或)	≥110
单纯收缩期高血压	≥140	和	<90

注：若收缩压与舒张压分属不同的级别时，则以较高的分级为标准，以上标准适用于任何年龄的成年人。

【病因和发病机制】

原发性高血压病因尚未明确,可能与交感神经系统活性亢进、肾性水钠潴留、RAAS系统激活、细胞膜离子转运异常、胰岛素抵抗等因素有关。

1. 遗传因素　本病家族群集性发病现象较明显,有遗传学基础,遗传因子与内外环境相互作用导致血压升高。

2. 精神、情绪、神经与体液因素

(1) 长期精神紧张、情绪压抑等心理因素使大脑皮质兴奋和抑制过程平衡失调,皮质兴奋致皮质下血管运动中枢失衡,节后交感神经释放去甲肾上腺素增多。

(2) 肾上腺髓质释放肾上腺素增加,血浓度升高,神经与体液因素同时导致外周血管阻力增高,血管平滑肌细胞增生肥大、中层增厚和阻力增加形成高血压。

3. 膳食因素　①高钠饮食可使血压升高,低钠饮食可使血压降低;②高钠低钾摄入可致高血压,限钠补钾则可降低血压;③低钙低镁饮食、吸烟、过量饮酒可致高血压。

4. 肥胖与胰岛素抵抗　肥胖是指体重指数[体重(kg)/身高(m^2)]大于24,血压常随体重指数的增大而增高,向心性肥胖者常伴有高血压。肥胖引起高血压与血容量增加、心排血量增高有关,常出现胰岛素抵抗,胰岛素受体功能和降解障碍,使血胰岛素增高,糖代谢紊乱,血糖升高。

高胰岛素血症引起血压升高的机制:①增加交感神经活动;②使肾小管对钠的重吸收增加;③使细胞内钠、钙浓度增加;④胰岛素的生长因子作用使血管中层平滑肌增生,血管壁增厚。近年发现高胰岛素血症常与高血压、高血脂、高血糖及向心性肥胖等征象并存于同一患者,被称为胰岛素抵抗综合征。

5. 肾素-血管紧张素系统(RAS)　研究证实,脑、心、肾尤其是血管壁可分泌肾素、血管紧张素,引起上述组织中的小动脉收缩,刺激血管平滑肌细胞和心肌细胞增生,血管壁及心肌肥厚。局部形成的RAS,被称为组织肾素-血管紧张素系统。血管紧张素Ⅱ(ATⅡ)的作用:①通过其效应受体使小动脉平滑肌收缩,外周阻力增加;②刺激肾上腺皮质球状带分泌醛固酮,使水钠潴留,血容量增加;③通过交感神经末梢突触前膜的正反馈使去甲肾上腺素分泌增加。这些作用是参与高血压发病并使之持续发展的重要机制。

6. 血管内皮功能异常　内皮细胞分泌血管舒张和收缩物质,前者包括一氧化氮(NO)、前列素(PGI_2)和内皮源性舒张因子(EDRF)等;后者包括血管收缩因子(EDCF)和内皮素(ET)、血管紧张素Ⅱ等。正常两类物质保持生理平衡。若内皮损伤导致失衡,NO减少而ET增加,血管收缩反应增强,舒张因子反应减弱,高血压形成。

7. 自身免疫学说　在部分难治性高血压患者体液中发现血管紧张素ⅡAT1受体抗体和$α_1$肾上腺素能受体抗体,与相应受体结合起到类似血管紧张素Ⅱ和肾上腺素的作用,使血压升高。

【临床表现和临床特殊类型】

(一) 症状

1. 缓进性高血压　占大多数,起病进展缓慢;原发性高血压缓进者初期常无症状,仅早期精神紧张或劳累时血压升高,休息后恢复正常,以后血压可逐渐升高出现头晕、头痛、眼花、耳鸣、失眠、健忘、烦闷、心悸、乏力等症状。症状轻重与血压升高程度可不一致。

2. 急进性高血压　少数年轻人多见,血压极高进展快,常在一至两年内发生靶器官损害。

(二)体征

体检时心尖抬举样搏动,心界向左下扩大,可在主动脉瓣听诊区听到第二心音亢进,呈金属音。部分在主动脉听诊区听到收缩早期喷射音和收缩期杂音,长期高血压可有左室肥厚并听到第四心音。

(三)临床特殊类型

1. 恶性高血压 发病机制不清,临床特点:①发病急骤,进展快,中青年多见;②血压显著增高,舒张压持续在130 mmHg以上;③肾损害突出,表现持续性蛋白尿、血尿、管型尿,伴肾功能衰竭;④若不及时治疗常因脑(脑卒中)、眼(眼底出血、渗出和视神经盘水肿)、心(心力衰竭)、严重损害而死亡。眼底检查无视神经盘水肿称急进性高血压,有视神经盘水肿称恶性高血压。

2. 老年人高血压 60岁以上达高血压诊断标准者称老年高血压,临床特点:①半数为单纯收缩期高血压,脉压明显增大(SBP≥140 mmHg,DBP<90 mmHg);②半数为收缩压及舒张压均升高的混合型;③极易产生体位性低血压;④老年人高血压患者心、脑、肾常有不同程度损害,常见脑卒中、心肌梗死、心力衰竭(急性肺水肿)和肾功能不全等并发症。

3. 高血压危重症 包括高血压危象和高血压脑病,均需紧急处理。

(1)高血压危象 由于某种诱因过度刺激,交感神经活性亢进,血儿茶酚胺增高,血压在短期内明显升高,SBP可达到260 mmHg,DBP可达120 mmHg,出现烦躁、头痛、面色苍白或潮红、视力模糊、心悸、多汗、恶心、呕吐等征象,称为高血压危象。①上述征象是儿茶酚胺释放增多引起;②伴靶器官损害者可出现心绞痛、肺水肿或高血压脑病;③发作历时短暂,血压控制迅速好转,但易复发。

(2)高血压脑病 在血压急剧过度升高,超过脑血管自身调节能力时,脑灌注过多,大量液体通过血脑屏障漏出血管造成脑水肿和颅内压升高,引起严重头痛、烦躁、恶心、呕吐,轻者烦躁、意识模糊,重者抽搐、癫痫样发作,甚至昏迷。特点为:①突然增高的高血压突破了脑血管自身的调节机制;②血压突然或短期内显著升高;③有典型的中枢神经功能障碍表现。

【并发症】

长期高血压,可引起心、脑、肾、视网膜、主动脉等靶器官损害。

1. 心 长期高血压致左室后负荷加重、肥厚、扩大,形成高心病,最终导致充血性心力衰竭。部分患者合并冠心病出现心绞痛、心肌梗死、心律失常及猝死表现。

2. 脑 ①长期高血压脑小动脉硬化形成小动脉瘤,常致脑出血;②急性脑血管痉挛致脑水肿,颅内压增高,发生高血压脑病;③一过性脑血管痉挛致短暂时性脑缺血发作;④高血压促进脑动脉粥样硬化,脑血栓形成。

3. 肾 血压长期增高,肾细、小动脉硬化,肾单位萎缩或消失,常致多尿、夜尿、蛋白尿;进而尿量减少,甚至发生肾功能衰竭。

4. 主动脉夹层 严重高血压驱使血液突破主动脉粥样硬化不稳定斑块进入夹层,突发性胸部剧痛,向上可蔓延至颈部,向下可蔓延至会阴,常可致命;可导致血管阻塞性病变。

5. 视网膜 上述动脉病变反映在眼底血管变化分4级:①Ⅰ级,视网膜动脉变细;②Ⅱ级,视网膜动脉狭窄,动静脉交叉压迫;③Ⅲ级,眼底出血或絮状渗出;④Ⅳ级,眼底出血、渗出伴视盘水肿。

【实验室和其他检查】

1. 心电图 可见左室肥大兼劳损图形,可有左房肥大表现。

2. X 射线检查　主动脉迂曲延长,其升、弓、降部扩张;高心病时左室肥大,左心衰时明显扩大和肺淤血征象(肺门充血呈蝴蝶形模糊影),全心衰时全心扩大。

3. 实验室检查　①血脂可有血清总胆固醇、三酰甘油和低密度脂蛋白升高,高密度脂蛋白降低;②空腹血糖和(或)胰岛素升高;③肾功能早期无异常,后期肾实质损害有蛋白、红细胞和管型,尿比重降低,血肌酐、尿素氮和尿酸增高,内生肌酐清除率降低。

4. 动态血压(ABPM)　每隔 10～30 min 自动测量血压,连续 24 h 或更长,分析血压数据,对于诊断高血压、判断严重程度、检测降血压药物疗效有明确意义。

5. 超声心动图　二维超声可见主动脉内径增大、左房肥大、左室肥大。

6. 眼底检查　目前采用 Keith-Wgener 眼底分析法。

7. 特殊检查　24 小时动态血压检测、踝/肱血压比值、心率变异、颈动脉内膜中层厚度、动脉弹性功能测定、血浆肾素活性等容。

【诊断和鉴别诊断】

(一)诊断

非同日休息 15 min 后测血压 3 次,均达到或超过成人高血压标准,排除继发性高血压者,可诊断为原发性高血压。高血压定义为收缩压≥140 mmHg 和(或)舒张压≥90 mmHg。

根据血压水平将血压分为:①理想血压,<120/80 mmHg。②正常血压,<130/85 mmHg。③正常高值,(130～139)/(85～89) mmHg。④高血压:1 级(轻度)(140～159)/(90～99) mmHg,临界高血压(140～149)/(90～94) mmHg;2 级(中度)(160～179)/(100～109) mmHg;3 级(重度)≥180/110 mmHg。⑤单纯收缩期高血压≥140 mmHg(舒张压<90 mmHg),临界收缩期高血压(收缩压 140～149 mmHg,舒张压<90 mmHg)。

上述标准适用于男、女任何年龄的成人。

(二)鉴别诊断

本病与以下继发性高血压鉴别。

1. 肾性高血压

(1)肾实质性高血压　常见于急、慢性肾小球肾炎,慢性肾盂肾炎,糖尿病肾病、多囊肾和肾移植后等。发病机制:①肾单位大量丢失,导致水钠潴留和细胞外容量增加;②RAAS 激活与排钠激素减少;③高血压又加重肾小球囊内压,加重肾病变(表 3-8)。

表 3-8　原发性高血压伴肾损害与肾实质性高血压的鉴别

原发性高血压伴肾损害	肾实质性高血压
长时间高血压控制不佳后出现肾功能异常	肾功能不良后出现高血压
肾小管浓缩功能障碍(夜尿、低比重尿)	肾小球滤过功能障碍(蛋白尿)
面色红润	面色苍白(合并贫血)
血压较容易控制	血压高且难以控制

(2)肾血管性高血压　是单侧或双侧肾动脉主干或分支狭窄引起的高血压。常见于多发性大动脉炎、肾动脉纤维肌性发育不良、肾动脉粥样硬化等导致单侧或双侧肾动脉主干或分支狭窄,肾

血流减少或肾缺血激活 RAS 引起血压升高;后期降压药不易控制。诊断:临床表现为迅速进展或突然加重的高血压,多有舒张压中、重度升高;查体上腹部或背部肋脊角可闻及血管杂音;静脉肾盂造影、多普勒超声、放射核素肾图有助于诊断;肾动脉造影可明确狭窄部位、范围及程度。

2. 内分泌代谢病高血压

(1) 原发性醛固酮增多症 基本的病理改变为肾上腺皮质增生或腺瘤,分泌醛固酮增多,致肾脏潴钠排钾,血压升高。最突出的特点为高血压伴低血钾,表现为:①轻、中度高血压;②周期性肌无力或麻痹,重者可有呼吸及吞咽困难;③患者有多尿、口渴和多饮;④实验室检查低血钾、高血钠、代谢性碱中毒,血浆肾素活性降低,血尿醛固酮增多(醛固酮/肾素);⑤心电图可有 QT 间期延长,ST-T 改变,室性期前收缩等明显低血钾表现;⑥超声、放射性核素、CT 可确定病变性质和部位。

(2) 皮质醇增多症 因肾上腺皮质增生糖皮质激素分泌增多,水钠潴留致高血压。可出现满月脸、向心性肥胖、多毛、皮肤细薄等表现。

3. 嗜铬细胞瘤 多为肾上腺髓质肿瘤,瘤体为成熟的嗜铬细胞,可持续或间断地释放大量的儿茶酚胺(肾上腺素、去甲肾上腺素、多巴胺)而引起持续性或阵发性高血压。①患者多表现为阵发性血压骤升,出现心动过速、头痛、出汗、面色苍白等儿茶酚胺增高的表现;②严重者可有心绞痛、心律失常,甚至急性肺水肿或脑血管意外;③实验室检查:尿儿茶酚胺及 3-甲氧基-4-羟基苦杏仁酸(VMA)等增高(提示嗜铬细胞瘤)。超声、放射性核素、CT 和 MRI 可定位诊断。

4. 主动脉缩窄 先天性或多发性大动脉炎是主要病因。临床表现:①上肢血压增高而下肢血压不高或反而降低;②腹部听诊血管杂音;③胸片见肋骨受侧支动脉侵蚀引起的切迹;④主动脉造影可确定诊断。

5. 其他 需与颅内高压、妊娠高血压等鉴别。

(三)原发性高血压的危险度分层

原发性高血压患者发生生命危险的概率,常因高血压的分级(1、2、3级、老年高血压),伴心、脑、肾、周围动脉疾病和糖尿病等危险因素有关(表3-9)。危险度分层是选择治疗措施、方法和药物的主要依据。

表3-9 高血压患者心血管危险分层

其他危险因素和病史	高血压		
	1级高血压	2级高血压	3级高血压
无其他危险因素	低危	中危	高危
1~2个危险因素	中危	中危	极高危
≥3个危险因素或靶器官损害或糖尿病	高危	高危	极高危
临床并发症或合并糖尿病	极高危	极高危	极高危

【治疗】

(一)治疗目的

①将血压降到正常或接近正常的水平;②延缓、减轻和防止脑、心、肾、眼等靶器官损害;③减少

病残率和病死率。

(二)治疗基本原则

保持患者良好心情,纠正心血管危险因素,确定合理的治疗方案。①低危组首先改善生活方式,如6个月无效时再药物治疗;②中危组改善生活方式的同时服用药物;③高危组在必须给予药物治疗;④极高危组必须对高血压、并存的危险因素和临床情况等尽快给予强化治疗;⑤绝大多数患者需长期或终生服用降压药。

(三)降压目标

①老年患者降至正常范围<140/90 mmHg;②中青年高血压患者降至130/85 mmHg;③合并有靶器官损害和(或)糖尿病时降至<130/80 mmHg;④高血压和并肾功能不全、尿蛋白超过1 g/24 h,至少降至130/80 mmHg,甚至125/75 mmHg以下。

(四)高血压的非药物治疗

适应于所有高血压患者和使用降压药物治疗的患者。内容包括:①减轻体重:体重指数($1 kg/m^2$)应控制在24以下,可改善胰岛素抵抗、糖尿病、高血脂和左心室肥厚,有利于血压下降;②限制钠盐摄入,每日不超过6 g;③少食脂肪;④补充钙和钾盐,多食蔬菜,水果,喝牛奶;⑤限制饮酒,每日饮酒量<50 g乙醇量;⑥必要时补充叶酸制剂;⑦心理行为治疗:包括松弛疗法、生物反馈疗法、运动疗法和气功疗法(如六字诀养气功、太极拳等);⑧注重心理养生保健:包括调养情志、调养情绪、调养心态和心理平衡,保持最优心态、心理健康、快乐生活。

(五)高血压的药物治疗

1. 降压药治疗对象 ①高血压2级及以上;②高血压合并糖尿病,或已经有心、脑、肾靶器官损害和并发症;③血压持续升高6月以上,改善生活行为后血压仍未获得有效控制;④高危和极高危患者。

2. 药物治疗原则 ①自最小有效剂量开始,减少不良反应;②使用每日长效制剂,保证24 h内降压稳定,能防止靶器官损害和血压突然升高而导致脑卒中、心脏病发作和猝死;③单一药物疗效不佳时,应及早采用两种或两种以上药物联合治疗;④高血压是一种终身性疾病,一旦确诊应坚持终身治疗。

3. 降压药物的应用与选择

(1)轻、中型高血压 选用一种药物从小剂量或一般剂量开始,2~3周疗效不理想时,可2或3种药物联合应用。

(2)降压药物的优化联用方法 ①ACEI/ARB+二氢吡啶类CCB;②ARB/ACEI+噻嗪类利尿剂;③二氢吡啶类CCB+噻嗪类利尿剂;④二氢吡啶类CCB+β受体阻滞剂;⑤3种降压药物联合应用一般必须包含利尿剂。其优点是减少每种药物剂量和降低不良反应。

4. 临床常用降压药物 ①利尿剂;②β受体阻滞剂;③钙通道阻滞剂(CCB);④血管紧张素转换酶抑制剂(ACEI);⑤血管紧张素Ⅱ受体拮抗剂(ARB);⑥$α_1$受体阻滞剂。

(1)利尿剂 主要通过利钠使血容量和血管组织内钠离子含量减少降低血压。常用药物有:①噻嗪类:氢氯噻嗪12.5~25 mg或氯噻酮25~50 mg口服,1~2次/d。②袢利尿剂:呋塞米20 mg口服,1次/d或1次/2 d。③保钾利尿剂:氨苯喋啶50~100 mg口服,2~3次/d;螺内酯20~80 mg口服,2~3次/d。④磺胺类利尿剂:吲哒帕胺2.5 mg口服,1次/d,一周可达血压高峰。要定期检测尿常规、血清电解质、血尿酸、血糖、血脂。

(2)β受体阻滞剂 通过减慢心率、减低心肌收缩力、降低心排血量、抑制肾素释放而降血压。

①目前常用支气管收缩作用较弱的选择性 β_1 受体阻滞剂。美托洛尔 25～50 mg 口服,2 次/d;阿替洛尔 12.5～50 mg 口服,2 次/d。②广泛应用的非选择性 β 受体阻滞剂卡维地洛 5～10 mg 口服,2 次/d,并具有 α 受体阻滞作用,降压效果良好。此类药物适用于轻、中度高血压,可使血浆三酰甘油增加、高密度脂蛋白下降和胰岛素敏感性减低,因此,严重心动过缓、心脏传导阻滞、哮喘、慢性阻塞性肺病与周围血管病患者禁用。

(3) 钙通道阻滞剂(CCB) 通过减少 Ca^{2+} 跨膜内流,使血管平滑肌松弛、心肌收缩力减低,起到降压作用。临床常用药物:①二氢吡啶类,硝苯地平 10 mg 口服,3 次/d,或用其缓释剂 20 mg 口服,2 次/d(开始治疗阶段可反射性交感活性增强,尤其是短效制剂,可引起心率增快、面色潮红、头痛、下肢水肿)。氨氯地平 5 mg 口服,1～2 次/d。其他尚有尼群地平、尼卡地平、非洛地平等(此类药物扩张肾小球入球小动脉的作用强,可提高肾小球滤过压)。②苯烷胺类,维拉帕米 40～80 mg 口服,3 次/d(非二氢吡啶类抑制心肌收缩及自律性和传导性,不宜在心力衰竭、窦房结功能低下或心脏传导阻滞患者中应用)。钙通道阻滞剂降压迅速、稳定,适用于中、重度高血压患者的治疗。

(4) ACEI 主要通过抑制血管紧张素Ⅱ生成减少,同时抑制激肽酶使缓激肽降解减少,从而使血管扩张、血压下降;ACEI 可逆转左室肥厚,改善左室重塑,具有保护心脏作用。特别适用于伴有心力衰竭、左室肥厚、心肌梗死后、糖耐量减低或糖尿病肾病的高血压患者。常用药物有:①卡托普利,可 12.5 mg 口服,2 次/d 开始,逐渐增至 25 mg,2～3 次/d。②依那普利或贝那普利 2.5 mg 口服,2 次/d 开始,可增至 10 mg,2 次/d。还可选用咪达普利、赖诺普利、福辛普利等。最常见不良反应是刺激性干咳(系因阻断缓激肽降解,使血浓度增高作用于呼吸道黏膜所致)和血管性水肿。此类药物有较强的扩张肾小球出球小动脉的作用,可降低肾小球滤过压,肾性高血压者应慎用;具有潴钾作用,与潴钾利尿剂合用时可致血钾升高,高血钾、妊娠妇女和双侧肾动脉狭窄患者禁用;血肌酐超过 3 mg/dL 患者慎用。

(5) 血管紧张素Ⅱ受体拮抗剂(ARB) 通过阻滞血管紧张素ⅡAT 受体松弛血管平滑肌,减低血管张力而发挥降压作用,还具有逆转左室肥厚和血管中层肥厚的作用。起效缓慢,持久而平稳,6～8 周达最大作用,作用持续时间能达到 24 h 以上,低盐饮食或与利尿剂联合使用能明显增强疗效。常用药有缬沙坦 80 mg 或氯沙坦 50 mg 口服,1 次/d,降压作用好。治疗对象和禁忌与 ACEI 相同,不引起刺激性干咳。主要适用于 ACEI 不能耐受者。

(6) α_1 受体阻滞剂 通过阻滞突触后 α_1 受体使动、静脉血管均扩张,周围血管阻力下降而降压。常用药物为哌唑嗪,首剂 1 mg 口服,若无明显的体位性低血压,6 h 后 2 mg 口服,2 次/d。此类药物兼有降血脂作用,可改善胰岛素抵抗。

5. 顽固性高血压治疗 是指使用了 3 种以上合适剂量降压药物联合治疗,血压仍未能达到目标血压者。使用 4 种或 4 种以上降压药血压达标仍应可考虑顽固性高血压。常见原因有血压测量错误、降压治疗方案不合理(如无利尿剂)、药物干预降压作用、容量超负荷、胰岛素抵抗、继发性高血压等,应针对具体病因进行治疗。

6. 高血压危重症的处理

(1) 降压原则 ①应迅速降血压;②处理靶器官损害和功能障碍;③在短时间内将血压降至安全水平。

(2) 降压标准 应采取逐步控制性降压,即在开始的 24 h 内将平均动脉压降低 20%～25% 或舒张压降至 100～120 mmHg 即可,不必完全降至正常。对主动脉夹层者,若无禁忌,收缩压应降至 120 mmHg 以下。

(3) 降压药 紧急情况可首先舌下含化硝苯地平 10 mg。

硝普钠：通过直接扩张动脉和静脉使血压迅速下降。以25 mg加入250 mL液体静脉滴注，开始每分钟10～25 μg，密切观察血压反应调整滴速，逐渐增至每分钟200～300 μg。该药适用于各种高血压急症。硝普钠在红细胞内代谢为氰化物，长期大剂量应用可致氰化物中毒，因此，静脉滴注时间不超过72 h。

硝酸甘油：以扩张周围静脉为主，并扩张冠状动脉；较大剂量使动脉扩张降血压。以10～20 mg加入250 mL或500 mL液体静脉滴注，开始每分钟5～10 mg，以后根据血压逐渐增加至每分钟30～50 mg。主要用于急性心力衰竭或急性冠脉综合征时的高血压急症。

酚妥拉明：通过阻滞血管平滑肌α₁受体使血管扩张降血压。5～10 mg加入5%葡萄糖注射液20 mL中静脉注射，血压下降后，10～20 mg加入5%葡萄糖注射液250 mL静脉滴注。根据血压调整滴速，开始每分钟0.1 mg，可增至每分钟20～200 μg。

尼卡地平：二氢吡啶类钙通道阻滞剂，开始每分钟0.5 μg/kg，逐步增加剂量至每分钟6 μg/kg。主要用于高血压危象和急性脑血管病时高血压急症。不良反应有心动过速、面部潮红、恶心等。

地尔硫䓬：50 mg加入5%葡萄糖注射液250 mL中，以5 μg/kg的速度静脉滴注，逐渐增加剂量至每分钟5～20 μg/kg。

7. 几种常见继发性高血压的治疗

（1）肾实质性高血压　①严格控制钠盐摄入，<3 g/d；②通常需要3种以上降压药物联用，将血压控制在130/80 mmHg以下；③联合治疗方案应包括ACEI或ARB。

（2）肾血管性高血压　①经皮肾动脉成形术；②手术治疗：血运重建，肾移植，肾切除；③药物治疗：不适宜上述治疗的可采用药物治疗；④双侧肾动脉狭窄、肾功能已受损或非狭窄侧肾功能较差的患者禁用ACEI或ARB。

（3）原发性醛固酮增多症　①首选手术治疗；②肾上腺皮质增生术后仍需降压治疗，宜选择螺内酯和长效钙拮抗剂。

（4）嗜铬细胞瘤　①首选手术治疗；②不能手术者选用α和β受体阻滞剂联合降压。

（5）主动脉缩窄　首选血管手术疗法。

（六）有并发症与合并症的降压治疗

①脑血管病：降压缓慢、平稳，选用利尿剂、ACEI、ARB和长效钙拮抗剂（CCB），单药小剂量开始，再缓慢增加剂量或联合治疗；②冠心病：高血压病伴劳力性心绞痛患者选用β受体阻滞剂和长效钙通道阻滞剂，伴自发性心绞痛者用钙通道阻滞剂为佳，急性心肌梗死时血压仍高者选用利尿剂、ACEI、ARB和β受体阻滞剂为好；③心力衰竭：无症状心力衰竭者应选择β受体阻滞剂和ACEI，从小剂量开始；有心力衰竭症状者应采用ACEI或ARB、利尿剂和β受体阻滞剂联合治疗；④轻度肾功能衰竭选用ACEI，重度肾功能衰竭选用利尿剂、氨氯地平和α₁受体阻滞剂为佳，常需要3种或3种以上降压药物；⑤糖尿病：选用ACEI、ARB、长效CCB和小剂量利尿剂，ACEI或ARB能有效减轻和延缓糖尿病肾病的进展，改善血糖控制；⑥因口服ACEI而咳嗽者可换用ARB或其他降血压药。

【预防】

原发性高血压的预防尽可能减少易感人群与不良环境之间的相互作用。①一级预防的基本措施是改善生活方式；②二级预防是对已患高血压的患者预防并发症和靶器官损害。通过宣传高血压的危害，提高患者的知晓率、治疗率和控制率。

助医考点

原发性高血压的概念和分类、临床表现、诊断和鉴别诊断、治疗、主要降压药物的作用特点及副作用、特殊人群的降压问题。

问题分析与能力提升

李某,男,65岁,因头疼、头晕就诊。患者于10年前发现血压升高,高于140/90 mmHg,之后多次测血压示高于正常,血压最高达200/120 mmHg,诊断为"高血压病3级",但一直未经正规服药治疗,时感头昏不适。近2 d无明显诱因出现头昏,在家多次测量血压,波动在200/120 mmHg左右,恶心、呕吐2次,量少,为胃内容物,无肢体麻木和活动障碍。为进一步诊断治疗入院。

既往史:10年前有高血压病史。

体格检查:T 37 ℃,P 88次/min,R 20次/min,BP 230/120 mmHg。头、颈、双肺未见异常,心尖搏动位于左锁中线外2 cm,心音有力,心率88次/min,律齐,A2亢进,呈金属音,腹部及四肢未见异常。

分析思考:①最可能的诊断及诊断依据是什么?②还需要做哪些检查?

巩固练习题

1. 高血压早期病理变化主要是 （ ）
   A. 出现动脉内膜增生,管腔变窄 B. 高血压出现即有各脏器缺血改变 C. 动脉内膜钙化
   D. 细小动脉痉挛 E. 动脉内膜粥样硬化斑块的出现

2. 42岁,男性,血压为148/96 mmHg,其父在45岁时查出高血压。该患者危险分层为 （ ）
   A. 无危险组 B. 极高危组 C. 高危组
   D. 中危组 E. 低危组

3. 50岁,男,突然头痛、恶心、呕吐,测血压220/130 mmHg,治疗应首选 （ ）
   A. 口服依那普利 B. 静脉使用呋塞米 C. 静脉使用硝普钠
   D. 口服美托洛尔 E. 口服厄贝沙坦

4. 常见高血压的并发症为 （ ）
   A. 眼底血管痉挛 B. 心、脑、肾和周围血管病变 C. 夹层动脉瘤
   D. 糖尿病 E. 慢性肾炎

5. 高血压伴有低钾首先应考虑 （ ）
   A. 皮质醇增多症 B. 继于慢性肾炎的高血压 C. 原发性醛固酮增多症
   D. 嗜铬细胞瘤 E. 肾动脉狭窄

6. 高血压病伴劳力性心绞痛患者,并伴自发性心绞痛者选用以下哪种药物为佳 （ ）
   A. β受体阻滞剂 B. 钙通道阻滞剂 C. 利尿剂
   D. ACEI E. ARB

7. 高血压伴重度肾功能衰竭应选用以下降压药物 （ ）
   A. 利尿剂 B. 氨氯地平 C. α_1受体阻滞剂
   D. 氨氯地平和α_1受体阻滞剂 E. 常需要3种或3种以上降压药物

8. 高血压伴由糖尿病应选用以下降压药物 （ ）
   A. α_1受体阻滞剂 B. 美托洛尔 C. 哌唑嗪
   D. ACEI 或 ARB E. 卡维地洛

第六节　心脏瓣膜疾病

心脏瓣膜疾病(valvular heart disease)是由于炎症、黏液样变性、退行性变、先天性畸形、缺血性

坏死、创伤等原因引起单个或多个瓣膜结构的功能或结构异常,导致瓣膜狭窄和(或)关闭不全。心室和主、肺动脉根部严重扩张也可产生相应房室瓣和半月瓣的相对性关闭不全。二尖瓣最常受累,其次为主动脉瓣。病变可累及一个瓣膜,也可累及两个以上瓣膜,后者称多瓣膜病。

风湿性心瓣膜病(rheumatic valvular heart disease),简称风心病,是由风湿性炎症所致的瓣膜损害。主要累及40岁以下人群。心脏瓣膜疾病是我国最常见的心脏病之一。黏液样变性及老年瓣膜钙化所致的心脏瓣膜疾病在我国日益增多。

一、二尖瓣疾病

(一)二尖瓣狭窄

1. 病因和病理　二尖瓣狭窄(mitral stenosis)的最常见病因为风湿热。2/3为女性。约半数无急性风湿热史,但多有反复链球菌扁桃体炎或咽峡炎。单纯二尖瓣狭窄占风心病患者的25%,合并二尖瓣关闭不全占40%,主动脉瓣常同时受累。

风湿热导致二尖瓣装置不同部位的粘连融合,使二尖瓣狭窄,二尖瓣瓣叶常出现纤维化、增厚、粗糙、钙化、僵硬。①瓣膜交界处粘连;②瓣膜前、后叶游离缘相互粘连、融合约占15%;③腱索和乳头肌缩短、粘连、增厚及融合占10%;导致瓣口变形狭窄,影响开放,严重时可出现二尖瓣关闭不全。按病变程度可分为隔膜型和漏斗型。前者病变较轻,活动尚可;后者瓣叶明显增厚、纤维化,腱索和乳头肌明显粘连、缩短,使整个瓣膜变硬呈漏斗状,活动受限,可引起二尖瓣关闭不全。

长期二尖瓣狭窄可导致左心房扩大与左心房壁钙化、附壁血栓形成,可引起血栓形成或栓塞;肺血管壁增厚、右室扩大与肥厚等。

2. 病理生理　正常二尖瓣瓣口面积$4\sim6~cm^2$。轻度狭窄瓣膜口面积为$1.5\sim2.0~cm^2$;中度狭窄$<1.5~cm^2$;重度狭窄$<1.0~cm^2$。测量跨瓣压差可判断二尖瓣狭窄程度。二尖瓣狭窄主要引起肺循环淤血及肺动脉压增高,将其血流动力学改变分为3期。

(1)肺静脉与肺毛细血管高压期　二尖瓣狭窄致左房排血明显受阻,左房压升高致肺静脉压、肺毛细血管压和肺动脉压升高。引起肺血管扩张、淤血和肺间质水肿,肺顺应性下降及小气道阻力增加,出现呼吸困难。此期休息时可无症状,劳累后肺循环血量增加出现劳力性呼吸困难。

(2)肺动脉高压期　当肺静脉压长期升高超过30 mmHg时肺小动脉发生反射性痉挛与收缩、内膜增生、中层平滑肌增厚及动脉内径变小,肺血管阻力增高可导致肺泡水肿,出现呼吸困难、咳嗽、发绀等临床表现。

(3)右心衰竭期　长期肺动脉高压,引起肺小动脉痉挛,中层增厚硬化,管腔狭窄,右室后负荷增高,引起右室肥厚和扩张,终致右心衰竭。此时肺动脉压力有所降低,肺循环血液有所减少,肺淤血一定程度缓解。

因左房扩大,心电活动不能正常维持,左房压升高,易发生房颤。快速房颤使肺毛细血管压力上升,出现肺淤血或诱发肺水肿。

3. 临床表现

(1)症状　二尖瓣中度狭窄即瓣口面积$<1.5~cm^2$有明显症状。

1)呼吸困难　为最常见的早期症状。先有劳力性呼吸困难,随狭窄加重,出现静息时呼吸困难、端坐呼吸和夜间阵发性呼吸困难,甚至诱发急性肺水肿。

2)咯血　①夜间阵发性呼吸困难伴痰中带血或血丝痰;晚期出现肺梗死时咯胶冻状暗红色痰。②突然大咯血为二尖瓣狭窄首发症状。因严重二尖瓣狭窄,左房压力突然升高、肺静脉压增高、支气管静脉破裂出血所致,咯血后肺静脉压减低,咯血自止;发展为右心衰时咯血减少。③急性肺水肿时咳大量粉红色泡沫样痰。④晚期并发慢性心衰可引起肺梗死伴咯血。

3) 咳嗽　常见冬季明显。因支气管黏膜淤血和肺淤血或扩大的左心房压迫支气管引起。在夜间睡眠或劳动后出现,多为干咳。并发感染时咳黏液痰或脓痰。

4) 其他症状　①声音嘶哑,左房扩大、左肺动脉扩张压迫左喉返神经所致;②吞咽困难,左房显著扩大压迫食管引起;③出现食欲减退、腹胀、恶心等症状,右心衰竭时消化道淤血所致。

(2) 体征

1) 视诊　重度二尖瓣狭窄常有"二尖瓣面容",双颧绀红。右心衰时可见颈静脉怒张、肝大、下肢水肿。

2) 触诊　心尖区触及舒张期震颤,即"猫喘"。

3) 叩诊　心界早期向左、后期向右扩大,心腰膨出呈梨形。

4) 听诊　①心尖区第一心音亢进,呈拍击样(二尖瓣位置低,心腔内压迅速上升引起)。②心尖区内侧可闻及二尖瓣开瓣音,提示前叶柔顺、活动度好。如瓣叶钙化僵硬,则第一心音减弱,开瓣音消失。③心尖区舒张中晚期有低调的隆隆样杂音,局限,呈递增型,左侧卧位明显,运动或用力呼气可增强。是二尖瓣狭窄最重要体征,房颤时,杂音不典型。④肺动脉瓣区第二心音亢进、分裂,肺动脉高压和右心室扩大引起。⑤胸骨左缘第2~4肋间可闻及短促收缩期喷射性杂音和递减型高调叹气样舒张早期杂音(Graham-Steell 杂音),肺动脉扩张,造成相对肺动脉瓣狭窄及相对关闭不全所致。⑥胸骨左缘第4、5肋间闻及全收缩期吹风样杂音,吸气时明显,右室扩大三尖瓣相对关闭不全所致。

4. 并发症

(1) 心房颤动　50%的二尖瓣狭窄患者可发生房颤,是二尖瓣狭窄最常见的心律失常,亦是就诊的首发症状。房颤时因舒张期变短、心房收缩功能丧失,左室充盈减少,心排血量减少20%,常致心衰加重。

(2) 急性肺水肿　是重度二尖瓣狭窄最严重的并发症。常因剧烈体力活动或情绪激动、感染、心律失常等诱发,表现为突然出现重度呼吸困难和发绀,不能平卧,咳粉红色泡沫样痰,双肺满布干、湿啰音。若不及时抢救,可致死。

(3) 血栓栓塞　20%的患者可发生体循环栓塞,可为首发症状。2/3 为脑栓塞,亦可发生于四肢、肠、脾和肾等脏器动脉栓塞,栓子多来自扩大的左心房伴房颤。右心房的栓子可引起肺栓塞。80%的体循环栓塞患者有心房颤动。

(4) 右心衰竭　为晚期常见并发症,是二尖瓣狭窄晚期患者的主要死因。右心衰时,右心排出量减少致肺循环血量减少,肺淤血减轻,呼吸困难减轻,表现为右心衰竭的症状和体征。

(5) 肺部感染　常见。因肺静脉压力增高及肺淤血,易合并肺部感染,常诱发或加重心衰。

5. 实验室和其他检查

(1) X 射线检查　双心房影,梨形心脏。左房扩大是二尖瓣狭窄的典型表现;增大的左房压迫食管下段后移。其次有右室增大、肺动脉主干突出、肺静脉增宽、肺淤血、间质肺水肿(可见 kerleyB 线)和含铁血黄素沉着等征象。

(2) 心电图　重度二尖瓣狭窄 P 波增宽,有切迹,呈"二尖瓣型 P 波",提示左房扩大。QRS 波示电轴右偏和右心室肥厚。

(3) 超声心动图　是最敏感和可靠的无创性诊断方法。M 型超声心动图示 EF 斜率降低,A 峰消失,二尖瓣前后叶同向运动呈"城垛样"改变,左房扩大,右室肥大及右室流出道增宽等。多普勒超声示二尖瓣瓣口血流加速等,二维超声(UCG)可显示狭窄瓣膜的形态和活动度,测绘二尖瓣口面积。

6. 诊断和鉴别诊断　①中青年既往有风湿热病史;②心尖区听到隆隆样舒张期杂音;③X射线或心电图示左房增大;④超声心动图有二尖瓣增厚、粘连,瓣口面积缩小;⑤M型超声心动图有典型特征。

如下情况应注意鉴别。①Austin-Flint杂音:见于严重主动脉瓣关闭不全。②左房黏液瘤:瘤体阻塞二尖瓣口,心尖区听到舒张期杂音,有肿瘤扑落音,无开瓣音,超声心动图可见左心房团块状回声反射。③二尖瓣口的血流增加,心尖区可有短促的隆隆样舒张中期杂音,见于先心病、室间隔缺损、动脉导管未闭和甲亢等。④高血压、冠心病、心肌病等有左房扩大,二尖瓣相对狭窄,心尖区听到舒张期杂音。

7. 治疗

(1) 防治风湿活动　内科治疗应积极预防链球菌感染与风湿活动复发,预防感染性心内膜炎;避免剧烈运动与强体力劳动,减轻心脏负荷,保护心功能。

1) 控制链球菌感染　青霉素160万U,1次/d,肌内注射,连用10 d;或林可霉素每次300~600 mg,3次/d,肌内注射或静脉滴注,共用10 d;或卞星青霉素,每次120 U,每4周注射一次,冬、春季应用,或长期终身应用。

2) 控制风湿活动　在应用抗生素的基础上,给予阿司匹林每天300~450 mg,分3次口服。无症状者避免剧烈体育活动,定期(6~12个月)复查1次,有临床症状者对症处理。

(2) 大量咯血的处理　坐位,镇静剂,利尿及降低肺静脉压。

(3) 心力衰竭的治疗　限制钠盐,运用利尿剂、扩血管药等(见"心力衰竭"章),应避免使用小动脉扩张剂。

(4) 房颤的治疗　应用洋地黄控制心室率,目标:控制静息时的心室率在70次/min左右,日常活动时的心率在90次/min左右。长期心衰伴房颤者给予阿司匹林、华法林等抗凝或抗血小板药物,预防血栓形成及栓塞。

(5) 介入和手术治疗　目前没有药物可以改善生存率,介入和手术治疗是本病最有效治疗方法。常用方法:

1) 经皮球囊二尖瓣成形术(PBMV)　是治疗单纯二尖瓣狭窄的首选方法,还适用于:①高龄伴有严重冠心病或严重的肺、肾、肿瘤等疾病不宜手术或拒绝手术;②妊娠伴严重呼吸困难;③外科分离术后的再狭窄。可引起二尖瓣关闭不全、脑栓塞、心房穿孔所致心脏压塞等并发症。

2) 二尖瓣分离术　有闭式和直视式两种,前者适用于瓣叶严重钙化、病变累及腱索和乳头肌、左心房内有血栓者,常用;后者临床已少用。

3) 人工瓣膜置换术　适用于瓣膜严重钙化、畸形、不能分离修补或合并严重二尖瓣关闭不全者。

8. 预后　在未开展手术治疗的年代,确诊本病而无症状的患者10年存活率为84%;发生严重肺动脉高压后其生存期约为3年,主要死因为心力衰竭(62%)、血栓栓塞(22%)和感染性心内膜炎(8%);手术及介入治疗可明显提高患者的生活质量和存活率,运用抗凝治疗可降低栓塞的发生率。

(二)二尖瓣关闭不全

单纯二尖瓣关闭不全临床多见,其发病率约为二尖瓣狭窄的50%。

1. 病因和病理　收缩期二尖瓣关闭取决于二尖瓣结构(瓣叶、瓣环、腱索、乳头肌)及左心室等因素结构和功能的完整性。其中任何一项发生异常或功能失调均可导致二尖瓣关闭不全。

(1) 慢性二尖瓣关闭不全

1) 风心病　在我国最多见,占全部二尖瓣关闭不全患者的1/3,女性多见。风湿性炎症和纤维化使瓣叶变硬、增厚、变形、缩短,伴腱索和乳头肌纤维化与粘连,加重二尖瓣关闭不全。常伴二尖瓣狭窄及主动脉瓣病变。

2) 二尖瓣脱垂　常见于欧美国家。因瓣环、腱索、瓣叶黏液样变性引起腱索过长、瓣环扩大、瓣叶松弛、冗长,收缩时二尖瓣瓣叶脱入左心房所致,后叶多见。

3) 冠心病　冠心病引起左室乳头肌及邻近心肌缺血、坏死或纤维化,导致乳头肌功能失常,收缩无力,造成二尖瓣关闭不全。

4) 二尖瓣环及环下部钙化　多见于老年女性,为特发性退化性病变。

5) 左心室显著扩大　可使瓣环扩张和乳头肌侧移,继发相对二尖瓣关闭不全。

6) 其他　先天性二尖瓣前叶裂缺、系统性红斑狼疮、类风湿关节炎、梗阻性肥厚型心肌病等。

(2) 急性二尖瓣关闭不全　①腱索断裂;②急性心肌梗死致乳头肌急性缺血、坏死或断裂;③感染性心内膜炎损伤瓣叶或致腱索断裂;④创伤损害二尖瓣结构;⑤人工瓣膜开裂。

2.病理生理　二尖瓣关闭不全的主要病理生理改变是二尖瓣反流使左房负荷和左室舒张期负荷加重引起一系列血流动力学变化。

(1) 急性二尖瓣关闭不全　因收缩期左室部分血液反流左房,左房血流突然增加,舒张期左室充盈和容量骤增,左室扩张程度有限,左室总搏出量增加,来不及代偿,使左室舒张末压力急剧上升,同时左房和肺静脉压力急剧上升,引起肺淤血甚至肺水肿。

(2) 慢性二尖瓣关闭不全　因左室慢性代偿性扩张,左房扩张,使左房压力及左室舒张末期压力无明显升高,较晚出现肺淤血。

3.临床表现

(1) 症状

1) 急性二尖瓣关闭不全　轻者仅有轻微劳力性呼吸困难、乏力等心输出量降低表现;重者可很快出现急性左心衰竭、急性肺水肿甚至心源性休克。

2) 慢性二尖瓣关闭不全　轻度可无明显症状或长期无症状。严重者晚期可出现劳力性呼吸困难、端坐呼吸等表现,活动耐力显著下降。二尖瓣关闭不全的症状主要取决于二尖瓣反流的严重程度、关闭不全的进展速度及严重反流使心排出量降低和肺静脉压力升高。

(2) 体征

1) 视诊　心尖搏动呈高动力型,左室增大时向左下移位。肺动脉高压和右心衰时可见颈静脉怒张、肝大、下肢水肿等。

2) 触诊　心尖搏动向左下移位,呈高动力抬举性。

3) 叩诊　心界向左下扩大,后期向右扩大。

4) 听诊

急性二尖瓣关闭不全:①肺动脉瓣区第二心音分裂;②心尖区出现第四心音(左房强力收缩所致);③心尖区反流性杂音于第二心音前终止(非全收缩期杂音);④严重返流出现心尖区第三心音和短促舒张期隆隆样杂音。

慢性二尖瓣关闭不全:①心脏杂音,主要体征为心尖区全收缩期吹风样高调一贯型杂音≥3/6级,向左腋下或左肩胛下传导或向心底部传导,吸气时减弱;累及腱索、乳头肌时可出现"海鸥"样或音乐性杂音;二尖瓣脱垂为粗糙、响亮的收缩中、晚期杂音;严重反流心尖区可闻及短促舒张期隆隆样杂音(相对二尖瓣狭窄所致)后叶异常者杂音向胸骨左缘和心底部传导。②心音,心尖区第一心音减弱(瓣叶缩短导致重度二尖瓣不全),第二心音分裂(主动脉瓣提前关闭所致),严重反流可听到低调第三心音,肺动脉高压时可听到肺动脉瓣区第二心音亢进及分裂,二尖瓣脱垂可听到高音调的收缩中期喀喇音。

【并发症】

①心房颤动见于75%的慢性重度二尖瓣关闭不全者;②感染性心内膜炎多见;③充血性心力衰竭急性者出现较早,慢性者晚期出现(当发生腱索断裂时短期内可发生急性左心衰竭甚至急性肺水肿,预后差);④栓塞少见,左房扩大伴房颤者可出现体循环动脉栓塞;⑤猝死,见于二尖瓣脱垂并关闭不全的患者。

【实验室和其他检查】

1. X射线 急性者左房轻度扩大、肺淤血和肺水肿征。慢性重度反流者常见左房、室扩大。左心衰者可见肺淤血及急性肺水肿征象。二尖瓣环钙化者可见致密而粗的C形阴影。

2. 心电图 急性者心电图正常或有窦性心动过速。慢性重度者主要表现为左房增大(如P波增宽)、半数左室肥厚劳损、左房增大者多伴房颤。

3. 超声心动图 彩色多普勒血流显像或脉冲多普勒超声诊断二尖瓣关闭不全的敏感性可达100%,对确定二尖瓣有无反流有决定性意义。二维和M型超声心动图不能确定二尖瓣关闭不全。前者可显示二尖瓣结构的形态特征,有助于明确病因;后者可见左房扩大、二尖瓣前叶舒张期EF斜率增大、瓣叶活动幅度增大、左室扩大及室间隔搏动增强。

4. 放射性核素心室造影 测定左心室收缩、舒张末容量和静息、运动时EF,以判断左心室收缩功能。左心室/右心室心搏出量>2.5提示严重反流。

5. 左心室造影 观察收缩期造影剂由左心室反流入左心房的量,为半定量反流程度的"金标准"。根据所探测的左房收缩期最大射流面积估测返流程度:轻度,反流局限二尖瓣环附近,射流面积<4 cm^2;中度,反流达到左房中部,射流面积4~8 cm^2;重度,直达心房顶部,射流面积>8 cm^2。

【诊断和鉴别诊断】

急性者可根据明确病因(如二尖瓣脱垂、急性心肌梗死和人工瓣膜置换术后等)、突然出现心尖区收缩期杂音、呼吸困难、超声心动图发现二尖瓣收缩期不能有效闭合及血液反流入左房、X射线心影正常而肺淤血明显等可做出诊断。慢性者根据心尖区典型收缩期吹风样杂音与左房左室扩大,彩色多普勒超声检查可确诊,结合病史及超声心动图检查可确定性质和病因。

在心尖区听到收缩期杂音应与下列情况鉴别。

1. 三尖瓣关闭不全 在胸骨左缘第4、5肋间全收缩期杂音最响亮,右室显著扩大时传至心尖区,吸气时增强,伴颈静脉收缩期搏动或肝大。

2. 室间隔缺损 在胸骨左缘第4~6肋间全收缩期杂音最响亮,常伴胸骨左缘收缩期震颤。

3. 主、肺动脉瓣狭窄 ①主动脉瓣狭窄杂音—胸骨右缘第2肋间;②肺动脉瓣狭窄—胸骨左缘第2肋间;③肥厚型梗阻型心肌病杂音—胸骨左缘第3、4肋间。超声心动图(UCG)可确诊。

【治疗】

1. 急性 治疗目的是降低肺静脉压,增加心排血量和纠正病因。内科治疗常作为术前过渡措施,在床旁Swan-Ganz导管血流动力学监测指导下。①静脉滴注硝普钠、硝酸甘油、利尿剂(呋塞米)等,以扩张小动、静脉,减轻心脏前后负荷与肺淤血,减少反流,增加心排血量。②药物治疗控制症状后采取紧急或择期行人工瓣膜置换术或修复术。

2. 慢性

(1) 内科治疗 无症状者无须治疗,应积极预防感染性心内膜炎和风湿活动。慢性心衰者应限制钠盐,合理应用 ACEI、利尿剂和洋地黄;重度心衰者可静脉滴注硝普钠、硝酸甘油、利尿剂等。合并房颤者,应控制心室率,预防栓塞,长期应用抗凝剂。

(2) 手术治疗 是治疗二尖瓣关闭不全最有效的根本方法,包括瓣膜修补术和人工瓣膜置换术。常用二尖瓣修补术和二尖瓣置换术。手术适应证:① 重度二尖瓣关闭不全伴心功能 NYHA Ⅲ 或Ⅳ级;② 心功能 NYHA Ⅱ级伴心脏大,左室收缩末期容量指数(LVESVI)>30 mL/m^2;③ 重度二尖瓣关闭不全,LVEF 降低,左室收缩及舒张末期内径增大,LVESVI≥60 mL/m^2,无症状者也应考虑手术治疗。

【预后】

急性严重反流伴血流动力学不稳定者,如不及时手术干预,死亡率极高。年龄>50 岁,有明显收缩期杂音和二尖瓣反流、瓣叶冗长增厚、左心房增大者预后较差。

二、主动脉瓣疾病

(一)主动脉瓣狭窄

主动脉狭窄由风湿热后遗症、先天性狭窄或老年主动脉瓣钙化引起,80% 为男性。

1. 病因和病理

(1) 风心病 风湿性炎症导致主动脉瓣叶交界处融合、纤维化、钙化、僵硬和挛缩导致狭窄。常伴关闭不全和二尖瓣病变。

(2) 退行性老年钙化性病变 老年患者主动脉瓣叶面钙化、结节、赘生物形成,瓣叶活动受限,引起主动脉口狭窄,常伴二尖瓣环钙化。

(3) 先天性主动脉畸形 先天性单叶瓣、二叶瓣结构畸形在幼年即表现瓣口狭窄;血液湍流长期损害瓣叶引起纤维化、钙化导致瓣口狭窄。

(4) 大的赘生物阻塞瓣口 如真菌性感染性心内膜炎、系统性红斑狼疮、类风湿关节炎引起瓣叶结节样增厚。

2. 病理生理 成人主动脉瓣瓣口面积≥3.0 cm^2。轻度狭窄 1.5 cm^2;中度狭窄<1.5 cm^2;重度狭窄<1.0 cm^2。其主要病理生理改变是收缩期左室压力负荷增高。瓣口≤1.0 cm^2 时,左心室收缩压明显升高,跨瓣压差显著。左室壁发生代偿性的向心性肥厚以平衡左室收缩压的升高,维持正常收缩期室壁应力和左心室心排出量。左室肥厚降低了顺应性,致左室舒张末压升高,使左房后负荷增加、代偿性肥厚和有力收缩,利于僵硬左室充盈,以维持正常的心排血量。长期狭窄引起心室壁张力增高、心肌纤维化和心肌缺血最终导致左心衰。

严重瓣口狭窄引起心肌缺血缺氧,心绞痛发作。心绞痛发病机制:①左室壁增厚、心室收缩压升高和射血时间延长,心肌耗氧增加;②左室肥厚,心肌毛细血管密度相对减少;③舒张期心腔内压力升高压迫心内膜下冠状动脉;④左室舒张末压升高致舒张期主动脉-左室压差降低,使冠状动脉灌注压降低。

3. 临床表现

（1）症状 瓣口面积小于 1.0 cm² 时才出现临床症状。呼吸困难、心绞痛和晕厥为典型主动脉瓣狭窄常见的三联征。

1）呼吸困难 劳力性呼吸困难见于 95% 有症状者，可出现夜间阵发性呼吸困难、端坐呼吸及急性肺水肿。

2）心绞痛 见于 60% 有症状者。运动诱发，休息后缓解。心肌缺血所致。

3）晕厥 见于 1/3 有症状者。轻者黑矇，为首发症状。晕厥多在直立、体力活动中或其后立即发作。少数在休息时发生，由于脑缺血引起。机制为：①运动时外周血管扩张，而狭窄的主动脉瓣口引起心排出量明显降低；②运动致心肌缺血加重致心肌收缩功能减弱，心排出量进一步减少；③运动时左心室收缩压急剧升高，过度激活室内压力感受器，导致外周血管阻力降低；④运动后即刻发生者，为突然体循环静脉回心血量（左室充盈量）下降，左心室心排出量急剧下降；⑤休息时晕厥多因心律失常（如房颤、房室传导阻滞或室颤等）引起心排出量骤减。均造成脑供血不足。

4）猝死 见于本病 20% 的患者，由左室明显肥厚及主动脉瓣口严重狭窄引起。

（2）体征

1）视诊 心尖搏动向左下移位并增强。

2）触诊 胸骨右缘第 2 肋间及心尖区可触及收缩期抬举样搏动和收缩期震颤。

3）叩诊 心界向左下扩大。

4）听诊

杂音：主动脉瓣区听到粗糙、高音调的喷射性收缩期杂音是主动脉狭窄的重要体征之一。①杂音≥3/6 级，在第一心音稍后或紧随喷射音开始，止于第二心音前，为吹风样、粗糙、递增-递减型，胸骨右缘第 2 肋间最响，主要向颈动脉传导，常伴震颤；②老年性钙化主动脉瓣狭窄者，杂音在心底部，向心尖区传导；③狭窄愈重，杂音持时越长；④合并左心衰时，杂音减弱或消失。

心音：①第一心音正常；②主动脉瓣钙化僵硬则主动脉瓣第二心音减弱或消失，严重者可出现第二心音（A2）逆分裂；③左房肥厚收缩有力可产生明显的第四心音。

5）脉搏 脉搏平而缓，振幅降低，呈细脉或迟脉；收缩压和脉压均下降。

4. 并发症

（1）充血性心力衰竭 多在晚期出现左心衰竭，发生后自然病程缩短。50%~70% 的患者死于心力衰竭。

（2）心律失常 10% 患者可发生房颤。主动脉瓣钙化侵及传导系统引起房室传导阻滞。左室肥厚引起室性心律失常。

（3）心脏性猝死 主要见于既往有临床症状者。约见于 1%~3% 的患者。

（4）其他 可发生体循环栓塞、感染性心内膜炎、胃肠道出血等并发症。

5. 实验室和其他检查

（1）X 射线 心影正常或左室、左房轻度增大。升主动脉根部见狭窄后扩张。侧位透视可见主动脉钙化。晚期有肺淤血征象。

（2）心电图 轻者心电图正常。重度狭窄者有左室肥厚伴 ST、T 继发性改变及左房增大。主动脉瓣钙化严重时可有房室或室内传导阻滞，部分患者可伴房颤或室性心律失常等。

（3）超声心动图 M 型超声可见主动脉瓣叶增厚、活动幅度小、开放幅度小，主动脉根部扩张，左室后壁和室间隔对称性肥厚。二维超声探测主动脉瓣显示瓣叶数目、大小、增厚、钙化、活动度、交界处融合、瓣口大小和形状及瓣环大小等瓣膜结构，有助于确定狭窄的病因，可见主动脉瓣收缩期向心性弯形运动,明确先天性瓣膜畸形。用连续多普勒测定通过主动脉瓣的最大血流速度,可见流经主动脉瓣的血流缓慢,可计算出峰跨瓣压差及瓣口面积。

(4)心导管 可直接测定左房、左室和主动脉的压力。当UCG不能确定狭窄程度并考虑人工瓣膜置换时,应行心导管检查。常以左心室——主动脉收缩期压差判断狭窄程度,平均压差>50 mmHg或峰压差≥70 mmHg为重度狭窄。

6. 诊断和鉴别诊断 根据典型主动脉瓣狭窄的杂音、伴收缩期震颤、第二心音减弱或消失及脉搏细小而上升缓慢,结合超声心动图可确诊。合并关闭不全和二尖瓣病变者多为风心病;年轻、单纯主动脉瓣病变者多为先天畸形;年龄大、超过65岁者多见于老年退行性病变。

临床上主动脉瓣区收缩期杂音应与下列情况鉴别。

(1)梗阻性肥厚型心肌病 伴有收缩期二尖瓣前叶前移,可有中、晚期收缩期喷射性杂音,胸骨左缘第4肋间最响,不向颈部传导,有快速上升的重搏脉。

(2)主动脉扩张 各种原因如高血压、梅毒所致的主动脉扩张在主动脉瓣区听到短促的收缩期杂音,主动脉瓣区第二心音正常或亢进,无第二心音分裂。

(3)其他 应与先天性主动脉瓣上、下狭窄相鉴别。

上述疾病可通过超声心动图确诊。

7. 治疗

(1)内科治疗

1)目的 ①确定狭窄程度;②观察狭窄进展情况;③选择合理手术时间(有手术指征患者)。

2)治疗措施 ① 主要限制体力活动;②预防风湿与感染性心内膜炎;③定期复查随访(包括UCG定量测定);④抗心律失常;⑤治疗心绞痛;⑥治疗心力衰竭;⑦防治并发症。

(2)介入和手术治疗 手术治疗没有药物可以代替。

1)经皮球囊主动脉瓣成形术 能解除主动脉瓣狭窄,降低跨瓣压力阶差,增加心排血量,改善症状,系单纯先天性非钙化性主动脉瓣狭窄的婴儿、青少年患者首选的治疗方法,但大部分患者术后6~12个月出现再狭窄。主要适用于高龄、有心衰和手术高危、不能接受外科手术或手术前过渡的患者。适应证:①严重主动脉瓣狭窄的心源性休克者;②严重主动脉瓣狭窄需急诊非心脏手术,因有心力衰竭具有极高手术危险性,可作为过渡治疗措施;③严重主动脉瓣狭窄的妊娠妇女;④严重主动脉瓣狭窄拒绝手术治疗者。

2)手术治疗 ①直视下主动脉瓣分离术,适用儿童、青少年非钙化性先天性主动脉瓣严重狭窄者和无症状者;②人工瓣膜置换术:为治疗成人主动脉瓣狭窄的主要方法。主要治疗成人主动脉瓣狭窄,手术死亡率≤5%。重度狭窄(平均跨瓣压差>50 mmHg)伴心绞痛、晕厥或心力衰竭症状为手术指征。无症状的重度狭窄患者,伴有进行性心脏增大和(或)明显左心室功能不全,也应考虑手术。术后的远期预后优于二尖瓣疾病和主动脉瓣关闭不全的换瓣患者。

8. 预后 可多年无症状,一旦出现症状,预后不良,出现症状后的平均寿命仅3年左右,人工瓣膜置换术后存活患者的生活质量和远期存活率显著优于内科治疗的患者。

(二)主动脉瓣关闭不全

主动脉瓣关闭不全由于主动脉瓣、瓣环及主动脉根部(升主动脉)疾病所致。

1. 病因和病理

(1)慢性

1)主动脉瓣疾病 ①风心病:约60%主动脉瓣关闭不全由风心病所致,常伴狭窄和二尖瓣损害。主要是炎症和纤维化引起瓣叶增厚、变硬、缩短、畸形等病理变化,导致瓣叶在收缩期开放和舒张期关闭异常。②先天性畸形：二叶式主动脉瓣占25%，主动脉瓣穿孔、室间隔缺损伴主动脉瓣脱垂等。③感染性心内膜炎：感染导致瓣叶破损或穿孔，瓣膜赘生物或瓣叶脱垂介于瓣叶间影响闭合引起关闭不全。为单纯主动脉瓣关闭不全的常见病因。④主动脉瓣黏液性变性：使瓣叶舒张期脱垂入左心室。⑤其他：见于强直性脊柱炎、创伤及人工心脏瓣膜破裂等。

2）主动脉根部病变 ①马方综合征：为遗传性结缔组织病。常引起主动脉中层囊性坏死、中层弹性纤维变性或缺如，导致升主动脉呈梭形瘤样扩张及主动脉瓣关闭不全。常伴二尖瓣脱垂。②梅毒性主动脉：炎症致主动脉根部扩张与主动脉瓣关闭不全。③其他：常见于严重高血压、升主动脉粥样硬化、主动脉窦动脉瘤与夹层、特发性主动脉扩张及强直性脊柱炎（致升主动脉弥漫性扩张）等。

（2）急性 ①感染性心内膜炎致主动脉瓣瓣膜穿孔或瓣周脓肿。②外伤：因穿通或钝挫性胸部创伤致升主动脉根部、瓣叶支持结构破损或瓣叶急性脱垂。③主动脉夹层：夹层血肿致主动脉瓣环扩大；一个瓣叶被夹层血肿下压，瓣叶或瓣环被夹层血肿撕裂。④人工瓣膜撕裂。

2. 病理生理

（1）急性 舒张期左室同时接纳左心房与主动脉反流入左室的血流，使左室容量负荷急增，左室舒张末期压力迅速上升，致左房压力增高，引起肺淤血、肺水肿。由于左室急性代偿性扩张能力有限，舒张末容量增加有限，左室舒张末压升高引起心肌缺血导致心肌收缩力降低，心排血量减少。

（2）慢性 左室慢性容量负荷增加，早期代偿为左室舒张末容量增加，左室扩张，舒张末压力可正常，总的左室心排血量增加。病情发展，反流量增加，左室进一步扩张、肥厚，左室舒张末容积和压力显著增加，收缩压明显升高。当左室心肌收缩力减弱时，心排血量减少（运动更明显）。晚期出现左房压力、肺静脉压及肺毛细血管压力升高导致肺淤血、肺水肿。

左室心肌肥厚使其耗氧量增加，主动脉血反流致舒张压降低引起冠状动脉灌注压降低，致心肌缺血，诱发心绞痛。

3. 临床表现

（1）症状

1）急性 轻者无任何症状；重者急性左心衰竭和低血压。

2）慢性 长时间无症状，能胜任一般体力活动。最早症状为心悸、心前区不适、头部强烈搏动感等（主动脉血返流量与心排血量增大所致）。晚期出现左心衰竭表现。晕厥少见，常出现体位性头晕，心绞痛较主动脉狭窄少见。

（2）体征

1）慢性

视诊：面色苍白，心尖搏动向左下移位，搏动弥散有力。

触诊：触及心底部收缩期震颤、胸骨左缘舒张期震颤及抬举样心尖搏动。

叩诊：心界向左下扩大，心腰明显，呈靴形。

听诊：心脏杂音。①主动脉瓣区舒张早期递减型、高调叹气样杂音，胸骨左缘3、4肋间坐位前倾位呼气末明显，向心尖区传导；中、重度反流者听到全舒张期较粗糙的杂音；如瓣叶脱垂、撕裂或穿孔为音乐性杂音。②重度反流者在心尖区听到柔和低调的隆隆样舒张期杂音（Anstin-Flint杂音）。该杂音是由于主动脉大量反流，冲击二尖瓣前叶引起震动和移位，导致相对性二尖瓣狭窄；同时主动脉瓣返流血与左房回流血发生冲击、混合，产生涡流所致。③心尖区可听到全收缩期吹风样杂音，向左腋下传导（左室明显扩大时因乳头肌外移引起功能性二尖瓣关闭不全）。④心底部可听到主动脉瓣收缩期粗糙的喷射性杂音（左室心排血量增加和主动脉根部扩大引起）。

心音:①第一心音减弱(舒张期左室充盈过度、二尖瓣位置升高所致)。②主动脉瓣区第二心音减弱或消失。③心尖区常可听到第三心音(舒张早期左室快速充盈增加所致)。

周围血管征象:①收缩压升高,舒张压降低,脉压增宽。②周围血管征包括:随心脏搏动的点头征、水冲脉、股动脉枪击音,听诊器轻压股动脉可听到双期杂音(Duroziez 双重音)及毛细血管搏动征等。

2)急性　①主动脉瓣区听到柔和短促的舒张期杂音;②心尖区第一心音减弱或消失,可听到第三心音;③肺动脉瓣区第二心音成分加强;④收缩压、舒张压和脉压正常或舒张压稍低,脉压稍增大,无明显周围血管征,心尖搏动正常。

4. 并发症　①充血性心力衰竭为慢性主动脉瓣关闭不全的主要死因,慢性者晚期出现,急性者出现较早;②常见室性心律失常;③感染性心内膜炎较常见;④猝死少见。

5. 实验室和其他检查

(1) X 射线　慢性者左室左房扩大,升主动脉扩张,主动脉结突出,心影呈靴形;左心衰竭时有肺淤血征。急性者心影正常,常有肺淤血和肺水肿征。

(2) 心电图　慢性者常见左室肥厚、电轴左偏、房性和室性期前收缩。急性者常见窦性心动过速。

(3) 超声心动图　①M 型超声示舒张期二尖瓣前叶或室间隔纤细震颤,是主动脉瓣关闭不全的可靠征象,敏感率为43%。②脉冲和彩色多普勒血流显像在主动脉瓣的心室侧可探及全舒张期高速射流,为确定主动脉瓣关闭不全反流最敏感的方法;采用半定量方法可计算返流量与搏出量的比例,判断严重程度。③二维超声可发现瓣膜和主动脉根部有无畸形、赘生物、钙化及扩张等形态改变,有助确定病因。④经食管超声有助于感染性心内膜炎和主动脉夹层的诊断。

(4) 主动脉造影　当无创技术不能确定返流程度、外科治疗时可选择性主动脉造影,半定量返流程度。

(5) 磁共振成像　可发现主动脉夹层、观察主动脉瓣反流射流、进行半定量返流程度计算。

6. 诊断和鉴别诊断　在胸骨左缘3、4肋间听到典型的舒张早、中期或全舒张期递减型哈气样杂音伴周围血管征,为诊断主动脉瓣关闭不全的重要依据。超声心动图可确诊。

主动脉瓣关闭不全舒张期杂音应与下列情况鉴别。

(1) Graham-Steell 杂音　见于严重肺动脉高压伴肺动脉扩张引起的肺动脉瓣关闭不全,常有肺动脉高压体征如肺动脉瓣区第二心音亢进(吸气时杂音增强)、胸骨左缘抬举样搏动等。

(2) 主动脉窦瘤破裂　为先心病主动脉瘤破裂血经瘤体流入右室、右房或肺动脉,发生肺动脉高压。表现为突发性胸痛、进行性右心衰竭等。

7. 治疗

(1) 慢性

1)内科治疗　主要预防并发症和对症治疗。①预防控制感染。给抗生素预防感染性心内膜炎、风湿病和梅毒性主动脉炎(给予一疗程青霉素治疗);②舒张压>90 mmHg 者应用血管扩张剂降低血压;③治疗心力衰竭,应用利尿剂、洋地黄及血管扩张剂;④积极预防和治疗室性心律失常和房颤;⑤伴心绞痛者应用硝酸异山梨酯等药物。

2)手术治疗　人工瓣膜置换术为严重主动脉瓣关闭不全的主要治疗方法,对于手术适应证明确者,应考虑尽早行主动脉瓣置换术以改善预后。适应证:①有症状和左心室功能不全;②无症状伴左心室功能低下;③有症状而左心室功能正常者,先试行内科治疗,如无改善,应尽早手术治疗。禁忌证:LVEF≤0.15~0.20,LVEDD≥80 mmHg 或 LVEDVI≥300 mL/m^2,如创伤、感染性心内膜炎致瓣叶穿孔者可行瓣叶修复术。

(2) 急性　外科人工瓣膜置换术或主动脉修复术为根本措施。内科治疗一般为术前准备过渡措施。应在 Swan-Ganz 导管床旁血流动力学监测下进行,主要目的是降低肺静脉压、增加心排血量、稳定血流动力学。可酌选硝普钠、利尿剂和正性肌力药物。

8. 预后　急性重度主动脉瓣关闭不全如不及时手术治疗,常死于左心室衰竭。慢性者无症状期长,症状出现后,病情常迅速恶化。

三、联合瓣膜病

联合瓣膜病(muhivalvular heart disease)又称多瓣膜病,是指两个或两个以上瓣膜病变同时发生的心脏瓣膜疾病。

【病因】

①最常见的是风心病,50%有多瓣膜损害;②黏液样变性同时累及二尖瓣和三尖瓣,并发生脱垂;③感染性心内膜炎累及多瓣膜;④先天性肺动脉瓣狭窄伴风湿性二尖瓣病变导致不同瓣膜损害。

【病理生理和临床表现】

常见多瓣膜病如下。

1. 二尖瓣狭窄伴主动脉瓣关闭不全　是最常见的组合形式。二尖瓣狭窄使左室血流灌注量减少和充盈不足,左室扩张减轻,周围血管征缺如,听诊二尖瓣舒张期杂音减弱或消失。

2. 二尖瓣狭窄伴主动脉瓣狭窄　①二尖瓣狭窄重于主动脉瓣狭窄,左室充盈压与收缩压降低,延缓左室肥厚和减少心肌耗氧,心绞痛不明显;②主动脉瓣狭窄较重,左室舒张压升高,舒张期跨瓣压下降,左房衰竭极易发生。

3. 主动脉瓣狭窄伴二尖瓣关闭不全　因左室充盈量大,二尖瓣反流增加,心排血量明显降低,早期发生肺淤血,短期内出现左心衰竭。

4. 二尖瓣关闭不全伴主动脉瓣关闭不全　二者大量反流,左室舒张期负荷过重,使左室舒张期压力明显升高,较早发生左室衰竭。

5. 二尖瓣狭窄伴三尖瓣和(或)肺动脉瓣关闭不全　常见于晚期二尖瓣狭窄。

【治疗】

内科治疗主要纠正心力衰竭,应用洋地黄、利尿及血管扩张药。手术为主要措施,方式有瓣膜分离术、瓣膜置换术和瓣环成形术。

问题分析与能力提升

魏某,患者,女性,26岁,主诉间断心悸、气促6年,因受凉感冒加重,伴咳嗽、咯血、不能平卧2周。既往10年前患"扁桃体炎"。

查体:半卧位,双面颊暗红,口唇发绀,颈静脉无怒张,双下肺闻少许湿啰音和哮鸣音;心尖区触及舒张期震颤,叩诊心界扩大,心腰膨出呈梨形;听诊:心率120次/min,律不齐,快慢强弱不等;心尖区可闻及第一心音亢进和开瓣音,心尖区

> **助医考点**
> 心脏瓣膜疾病的二尖瓣狭窄的临床表现、治疗原则,二尖瓣关闭不全的临床表现、治疗原则,主动脉瓣狭窄的临床表现、治疗原则,主动脉瓣关闭不全的临床表现、治疗原则。

舒张中、晚期有低调的隆隆样杂音,左侧卧位明显,运动或用力呼气可增强。心尖区全收缩期吹风样杂音,向左腋下、心底部传导,吸气时减弱。肝肋下未及,下肢无水肿。辅助检查:WBC 11.2×10^9/L,N 90%,L 10%。心电图示心房微颤。

分析思考:①最可能的诊断及诊断依据是什么?②还需要做哪些检查?③制订治疗措施。

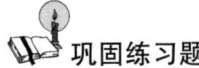巩固练习题

1. 心脏瓣膜疾病的常见病因有哪些?
2. 二尖瓣狭窄、主动脉瓣关闭不全的典型体征是什么?

第七节 感染性心内膜炎

感染性心内膜炎(infective endocarditis,IE)是由病原微生物感染心内膜、心瓣膜及邻近大动脉内膜并伴赘生物形成的感染性疾病。赘生物为大小不等、形状不一的血小板和纤维素团块,内含大量微生物和少量炎症细胞。瓣膜为最常受累部位,也可发生在间隔缺损部位、腱索或心壁内膜、邻近动脉内膜。

大多数感染性心内膜炎发生于有器质性心脏病者,我国患者中,半数以上有风湿性心脏病,8%~15%有先天性心脏病,其他心脏疾病占10%。无器质性心脏病者近年发病趋势明显增加,约占10%。

近年来,感染性心内膜炎呈现平均发病年龄增大趋势,大于40岁的患者明显增加。风湿性瓣膜病比例下降,人工瓣膜、老年退行性变、经静脉吸毒、无器质性心脏病患者明显增多,医源性获得性感染性心内膜炎更为常见。

【分类】

传统分类中,依据病情和病程将感染性心内膜炎分为急性和亚急性,前者病原体主要为金黄色葡萄球菌,多发生于正常瓣膜,中毒症状明显,未经治疗多数天至数周内死亡;后者病原体以草绿色链球菌多见,主要发生于有器质性心脏病者,中毒症状轻,病程数周至数月。另外,依据瓣膜类型分为自体瓣膜心内膜炎和人工瓣膜心内膜炎。

目前,沿用多年的急性、亚急性和慢性心内膜炎的分类方法已被临床摒弃。据欧洲心脏病学会(ESC)提出的新的分类方法,感染性心内膜炎分类如下。

1. **临床按照感染部位及是否存在心内异物分类** ①左心自体瓣膜 IE;②左心人工瓣膜 IE(瓣膜置换术后<1年发生称为早期人工瓣膜心内膜炎,术后>1年发生称为晚期人工瓣膜心内膜炎);③右心 IE;④器械相关性IE(包括发生在起搏器或除颤器导线上的感染性心内膜炎,可伴或不伴有瓣膜受累)。

2. **根据感染来源分类** ①医疗相关性 IE;②社区获得性 IE;③经静脉吸毒者的 IE。

【病因】

感染性心内膜炎的病因主要包括基础心血管病变及病原微生物两方面。

(一) 心脏基础疾病

感染性心内膜炎患者中60%~80%有原发瓣膜病变,如风湿性心脏病、主动脉瓣狭窄、主动脉

瓣和二尖瓣的脱垂或退行性变、先天性心脏病等。

(二) 病原微生物

几乎所有的致病性微生物,如细菌、真菌、病毒、立克次体、衣原体、支原体、螺旋体等都可引起感染性心内膜炎,且同种病原体既可引起急性病程,也可引起亚急性病程表现。由于广谱抗生素的广泛和过度使用,过去认为的本病病原体,尤其是亚急性病程者的主要致病菌草绿色链球菌,目前感染比例有所下降,但链球菌包括不同类型的变异体及葡萄球菌仍是最常见、毒性最强的致病菌。葡萄球菌感染是医源性和静脉内药瘾者的 IE 最主要原因。医疗相关性 IE 中的院内感染所致 IE 以金黄色葡萄球菌和肠球菌为主要感染病原体,社区获得性 IE 感染病原体仍以链球菌为主。近年来,由贝纳柯克斯体感染引起的 Q 热 IE 引起人们关注。

【发病机制】

心脏器质性病变,血液从高压腔室分流至低压腔室,产生高速射流和湍流,冲击心脏、大血管内膜,内皮受损、胶原暴露,促使血小板和纤维蛋白聚集形成血凝块,形成无菌性血栓性赘生物,成为细菌定居瓣膜表面的重要因素。当发生短暂菌血症(感染、拔牙、器械检查或静脉注射毒品等)时,细菌侵入上述赘生物定居并迅速生长繁殖,进一步促使血小板聚集和纤维蛋白沉积,将细菌包裹于赘生物中,使得病原体得以逃避宿主的免疫防御,最终形成一种多层的感染性赘生物。反复的感染导致免疫系统的激活,从而引起关节炎、肾小球肾炎、心包炎和微血管炎等一系列并发症。

【临床表现】

从短暂性菌血症的发生至症状出现之间的时间间隔长短不一,多在 2 周以内,但不少患者无明确的细菌进入途径可循。

1. 发热 发热是感染性心内膜炎最常见的症状,见于 95% 以上的患者,多为弛张热。部分患者热型不典型,甚至没有超过 38.5 ℃ 的发热。

2. 心脏杂音 90% 的患者可闻及心脏杂音,可由基础心脏疾病和(或)心内膜炎导致瓣膜损害所致。最具特征性的是新出现的病理性杂音或原有杂音性质和强度的改变。瓣膜或瓣膜支持结构损害所致的新的或增强的杂音主要为关闭不全的杂音,以主动脉瓣关闭不全多见。

3. 动脉栓塞 发生率约 5%~30%。可发生于机体的任何部位,临床常见脑、心脏、脾、肾、肠系膜和四肢的动脉。在有右侧心内膜炎时,肺栓塞常见,可突然出现咳嗽、呼吸困难、咯血或胸痛。肺栓塞可发展为肺坏死、空洞,甚至脓气胸。

4. 周围体征 近年来发生率明显下降,主要由感染后免疫性微血管炎或微血管栓塞所致。①瘀点:最常见的外周表现,多见于锁骨以上皮肤、口腔黏膜和睑结膜。可持续数天,消失后可再现。②指和趾甲下线状出血:呈暗红色、条纹状,远端不达到甲床前缘,压之疼痛。③Roth 斑:约 5% 的患者于视网膜可见中心发白的椭圆形出血斑。④Osler 结节:出现于指或趾垫的豌豆大的红或紫色痛性结节,微隆起,有明显压痛。⑤Janeway 损害:位于手掌或足底,直径 1~4 mm,无痛性出血性红斑,为化脓性栓塞所致。上述周围体征以瘀点、线状出血、Roth 斑、Osler 结节较多见于亚急性病程,Janeway 损害主要见于急性病程。

5. 感染的非特异症状

(1) 贫血 70%~90% 的患者出现贫血,是本病较为常见症状之一,常表现为轻、中度贫血,多见于亚急性病程者。

(2) 脾大 约 30% 的患者可出现脾大,以亚急性病程者(>6 周)常见。

【并发症】

1. 心脏

(1) 心力衰竭　是 IE 患者最常见的并发症及首位死亡原因。主要由瓣膜关闭不全所致,主动脉瓣受损者最常发生,其次为二尖瓣和三尖瓣。随瓣膜损害的加重,患者心功能逐渐减退。瓣膜穿孔或腱索断裂导致急性瓣膜关闭不全时可诱发急性左心衰竭。

(2) 心肌脓肿　多见于急性病程者,常为金黄色葡萄球菌和肠球菌感染所致,多发生于瓣周组织特别是主动脉瓣环,可致房室和室内的传导阻滞。心肌脓肿偶可穿破导致化脓性心包炎。

(3) 急性心肌梗死　大多由冠状动脉栓塞引起,以主动脉瓣感染时多见,少见的原因为冠状动脉细菌性动脉瘤。

(4) 化脓性心包炎　不多见,主要发生于急性病程者。

(5) 心肌炎　细菌毒素损害或免疫复合物所致。

2. 肾脏

(1) 肾动脉栓塞和肾梗死　多见于急性病程者。

(2) 肾小球肾炎　免疫复合物沉积所致的肾损害,可进展为肾功能不全,常见于亚急性病程者。

(3) 肾脓肿　不多见。

3. 神经系统　约 1/3 患者有神经系统受累的表现。①脑栓塞:占 1/2,大脑中动脉及其分支最常受累。②脑出血或蛛网膜下隙出血:由脑栓塞或细菌性动脉瘤破裂所致,表现头痛、呕吐等。③脑细菌性动脉瘤:除非破裂出血,多无症状。④弥漫性脑膜脑炎:系小动脉或毛细血管的多发性散在性细菌性栓塞所致。⑤中毒性脑病:可有脑膜刺激征。⑥脑脓肿:不常见。⑦化脓性脑膜炎:不常见。

后 3 种情况主要见于急性病程者,尤其是金黄色葡萄球菌性心内膜炎。

4. 细菌性动脉瘤　较少见,占 3%~5%,多见于亚急病程者,以真菌性动脉瘤最为常见。

5. 转移性脓肿　金黄色葡萄球菌及念珠菌感染常见。

【实验室和其他检查】

1. 常规检验

(1) 血液　亚急性病程者常见正常色素型正常细胞性贫血,白细胞计数正常或轻度升高,分类计数轻度左移。急性病程者常有血白细胞计数增高和明显核左移。红细胞沉降率几乎均有升高。

(2) 尿液　常有显微镜下血尿和轻度蛋白尿。肉眼血尿提示肾梗死。红细胞管型和大量蛋白尿提示弥漫性肾小球肾炎。

2. 血培养　是诊断菌血症和感染性心内膜炎的最重要方法,75%~85% 患者血培养阳性。阳性结果不仅可以明确诊断,还可指导抗生素的选用。急性患者应在入院后 3 h,每隔 1 h 1 次共取 3 个血标本后开始治疗。对于未经治疗的亚急性患者,应在第 1 日间隔 1 h 采血 1 次,共 3 次。如次日未见细菌生长,重复采血 3 次后,开始抗生素治疗。已用过抗生素者,应至少每天抽取血培养共 3 d。本病的菌血症为持续性,无须在体温升高时采血。每次取静脉血 10~20 mL,分别做需氧菌和厌氧菌培养,至少应培养 3 周。血培养阴性者,应加强对真菌的培养。血培养阴性率 2.5%~31.0%,培养之前用过抗生素是其最常见原因,非典型病原体如贝纳柯克斯体等的感染为另一常见原因。

3. 免疫学检查　约 90% 的患者循环血中出现免疫复合物,病程长达 6 周以上的亚急性病程患者中 50% 类风湿因子试验阳性,25% 的患者有高丙种球蛋白血症,血清补体降低见于弥漫性肾小球肾炎。上述异常在感染治愈后消失。

4. 心电图　偶可见急性心肌梗死或房室、室内传导阻滞,后者提示主动脉瓣环或室间隔脓肿。

5. X射线检查　X射线检查对并发症的诊断有一定帮助。左心衰竭时有肺淤血或肺水肿征。肺部多处小片状浸润阴影提示脓毒性肺栓塞所致肺炎。主动脉细菌性动脉瘤可致主动脉增宽。细菌性动脉瘤有时需经血管造影诊断,CT扫描有助于脑梗死、脓肿和出血的诊断。

6. 超声心动图　如果超声心动图发现赘生物、瓣周并发症等支持心内膜炎的证据,可帮助明确感染性心内膜炎的诊断,对血培养阴性者很有价值。经胸壁超声检查可检出50%~75%的赘生物,经食管超声(TE)可检出直径>2 mm的赘生物,敏感性高达90%。超声心动图未发现赘生物时并不能除外IE,必须密切结合临床。感染治愈后,赘生物可持续存在。超声心动图和多普勒超声还可明确基础心脏病和IE的心内并发症。

【诊断与鉴别诊断】

(一)诊断

IE的临床表现缺乏特异性,诊断主要依靠血培养和超声心动图。主张对患有基础心脏疾病、人工瓣膜置换术和安置心脏起搏器的患者,发热1周以上而原因未明时,应怀疑本病的可能,若有贫血、周围栓塞和杂音出现,应考虑诊断。

目前诊断推荐参考改良的Duke诊断标准(表3-10)。具备下列3条之一为明确诊断:①符合2条主要标准;②符合1条主要标准和3条次要标准;③符合5条次要标准。具备下列2条之一为疑似诊断:①符合1条主要标准和1条次要标准;②符合3条次要标准。

表3-10　改良的Duck诊断标准

主要标准
1. 血培养阳性(符合以下至少一项标准)
(1)两次不同时间血培养检出同一典型病原菌(如草绿色链球菌、牛链球菌、金黄色葡萄球菌)
(2)多次血培养检出同一IE致病微生物,即间隔12 h以上的2次血培养阳性,或所有3次均阳性,或≥4次以上的多数血培养阳性
(3)1次血培养Q热病原体阳性或其IgG抗体滴度>1:800
2. 心内膜受累的证据(符合以下至少一项标准)
(1)超声心动图阳性(发现赘生物、脓肿或人工膜裂开)
(2)有新的膜反流
次要标准
(1)易感性:基础心脏病或静脉滥用药物史
(2)发热:体温≥38 ℃
(3)血管征象:主要动脉栓塞、真菌性动脉瘤、感染性肺梗死、颅内出血、结膜出血及Janeway损害
(4)免疫反应:肾小球肾炎、Osler结节、Roth斑及类风湿因子阳性
(5)血培养阳性,但不符合主要诊断标准,或缺乏与IE病原体感染相符的血清学证据
(6)超声心动图发现符合感染性心内膜炎,但不符合主要诊断标准

(二)鉴别诊断

本病的临床表现涉及全身多脏器,既多样化又缺乏特异性,需与之鉴别的病较多。急性病程者应与金黄色葡萄球菌、淋球菌、肺炎球菌和革兰氏阴性杆菌败血症鉴别。亚急性病程者应与急性风湿热、系统性红斑狼疮、左心房黏液瘤、淋巴瘤腹腔内感染、结核病等鉴别。

【治疗】

(一)抗生素治疗

有效的抗菌治疗为感染性心内膜炎最重要的治疗措施,抗感染治疗原则为:①早期治疗,在连续3~5次血培养后即可开始治疗;②首选杀菌剂;③静脉给药;④大剂量和长疗程,维持较高的血药浓度和足够长的疗程,一般为4~6周以上,人工瓣膜IE需6~8周或更长,旨在完全消灭藏于赘生物中的病原体,降低复发率;⑤联合用药,协同发挥抗菌作用。

1. 经验性治疗　在未培养出病原菌时,病情较重的患者,可予青霉素1 200万~1 800万U/d,分次静脉滴注,同时联合庆大霉素12万~24万U/d,静脉滴注。若疗效欠佳宜改为如苯唑西林、羟氨苄西林、哌拉西林等静脉滴注,6~12 g/d。

2. 已知致病性微生物的治疗

(1)链球菌性心内膜炎

1)对青霉素相对敏感菌株　草绿色链球菌、牛链球菌或肺炎球菌等,首选青霉素400万U,每4 h 1次,静脉滴注4~6周;同时联合静脉滴注庆大霉素1 mg/kg,每12 h 1次,疗程不超过2周。

2)耐药菌株、青霉素过敏患者　万古霉素1 g,每12 h 1次,静脉滴注4~6周;联合庆大霉素1 mg/kg,每12 h 1次,静脉滴注≥2周。肾毒性高危者首选替考拉宁10 mg/kg,每12 h 1次,连续使用3剂,继以10 mg/kg、每天1次,静脉滴注4~6周,并与上述剂量及疗程的庆大霉素联合应用。

(2)葡萄球菌性心内膜炎　人工瓣膜心内膜炎、甲氧西林耐药或青霉素过敏者,万古霉素1 g,每12 h 1次,静脉滴注6周;联合利福平300~600 mg,每12 h 1次,口服6周;并联合庆大霉素1 mg/kg,每12 h 1次,静脉滴注≥2周。万古霉素耐药,则更换为达托霉素6 mg/kg,每天1次,静脉滴注6周。

万古霉素据肾功能调整剂量。肌酐清除率若<30 mL/min,利福平则采用小剂量。如无毒性症状及体征,庆大霉素继续完整疗程。如肌酐清除率<30 mL/min,达托霉素延长给药间隔时间至48 h 1次。

(3)肠球菌性心内膜炎

1)阿莫西林、青霉素和庆大霉素敏感菌株　阿莫西林2 g或青霉素400万U,均为每4 h 1次,静脉滴注4~6周。联合庆大霉素1 mg/kg,每12 h 1次,静脉滴注4~6周。

2)青霉素过敏、阿莫西林或青霉素耐药菌株　万古霉素1 g,每12 h 1次,静脉滴注;联合庆大霉素1 mg/kg,每12 h 1次,静脉滴注,疗程均为4~6周。也可将万古霉素换为替考拉宁10 mg/kg,每天1次,静脉滴注。

3)阿莫西林敏感和高水平庆大霉素耐药　阿莫西林2 g,每4 h 1次,静脉滴注≥6周。

(4)需氧革兰氏阴性杆菌心内膜炎　应选择抗假单胞菌活性的青霉素类或头孢菌素类联合抗假单胞菌氨基糖苷类,如哌拉西林2 g,每4 h 1次静脉滴注,联合庆大霉素或妥布霉素;或头孢他啶2 g,每8 h 1次静脉滴注,联合氨基糖苷类。疗程至少6周,常需6~8周或更长。

(5)真菌性心内膜炎

药物治疗首选两性霉素B静脉滴注,第1日1 mg,继而每日递增3~5 mg,直到25~30 mg/d。两性霉素B不良反应包括发热、头痛、胃肠道反应、局部血栓性静脉炎、肾功能损害、神经系统和精神系统损害。真菌性心内膜炎药物通常难治愈,应在药物治疗7~10 d后行病灶清除术及瓣膜置换术,术后继续用药 6~8 周。

(二)外科治疗

感染性心内膜炎被认为"致命的感染性综合征"之一,总病死率为 20%~25%。约半数患者须接受手术治疗改善预后,外科手术主要适用于左心 IE。对于高危患者,抗生素治疗预期疗效不佳,早期手术干预切除感染物、引流脓肿、修复受损组织,避免心衰进行性恶化和不可逆性结构破坏,预防栓塞事件。但疾病活跃期手术存在很大风险,需要个体化评估患者情况权衡手术治疗的获益与风险。自体瓣膜 IE 外科手术的适应证如下。

1. **主要适应证** ①因瓣膜功能不全致心力衰竭;②尽管积极抗生素治疗情况下仍有持续败血症;③反复发生动脉栓塞。

2. **次要适应证** ①脓肿、假性动脉瘤以及 1 个或多个瓣叶破裂或瘘引起异常交通的征象表明局部感染扩散(局部感染未能控制);②不容易治愈(如真菌、布鲁菌和 Q 热病原体)或对心脏结构破坏力大的病原体感染;③伴有心衰的左侧急性金黄色葡萄球菌性 IE;④抗生素治疗后致病微生物仍不明确;⑤血培养阴性,足够抗生素治疗,持续发热 10 d 以上的再发。

二尖瓣赘生物>10 mm 或抗生素治疗下赘生物体积增大或赘生物位于二尖瓣口边缘者尽早考虑手术治疗。

【预防】

器质性心脏病为 IE 高危易感人群,菌血症是 IE 发生的必要条件。预防措施主要针对基础心脏病和菌血症两个环节。预防措施为强调口腔、牙齿、皮肤卫生,有创检查和操作应严格遵循无菌原则,行器械操作前宜预防性使用抗生素。

> **助医考点**
> 感染性心内膜炎的常见致病微生物、临床表现、诊断、防治原则。

问题分析与能力提升

女性,38 岁,因"持续发热 3 个月"入院。患者 3 个月前拔牙后出现发热,体温波动于 37.5~38.3 ℃之间,间断自行服用"消炎药"体温时高时低,并感全身乏力、多汗、食欲减退。既往发现"动脉导管未闭"病史 13 年,未予治疗。查体:体温 37.8 ℃,睑结膜苍白并见瘀点,胸骨左缘第 2 肋间可闻及收缩期及舒张期连续性机器样杂音,脾肋下 2 cm,双上肢皮肤散在分布少许瘀点,左侧手掌示指和小鱼际肌可见豌豆大的紫色结节。血红蛋白 100 g/L,白细胞 13×10⁹/L,中性粒细胞 78%,血小板 130×10⁹/L。

请分析:①患者目前的诊断可能是什么?②应进一步完善哪些检查?③应该如何治疗?

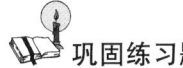巩固练习题

A1 型题

1. Janeway 损害见于 ( )
   A. 急性风湿热   B. 感染性心内膜炎   C. 急性病毒性心肌炎
   D. 系统性红斑狼疮 E. 结核性胸膜炎

2. 感染性心内膜炎体格检查时,下列哪个体征不可能出现 ( )
   A. 心脏杂音无变化 B. 瘀点   C. 环形红斑
   D. 贫血   E. 脾大伴脾区摩擦音

3. 最有助于感染性心内膜炎诊断的实验室检查是 ( )
   A. B 超   B. 血常规   C. 尿常规

D. 血培养　　　　　　　　　　　E. 红细胞沉降率
4. 感染性心内膜炎叙述不正确的是　　　　　　　　　　　　　　　　　　　　　　　　　　（　）
   A. 血培养阳性有确诊价值　　B. B超发现心内赘生物有助于诊断　　C. 充血性心力衰竭为主要致死原因
   D. 皮肤瘀点因微血管炎或微栓塞所致　　E. 抗生素疗程10～14 d

A2 型题

5. 男,30岁。既往1年来有注射毒品史,现高热1周。查体见眼结合膜有瘀点,心界不大,心率110次/min,律齐,各瓣膜区未闻及杂音,两肺听诊阴性,足底可见紫红色结节,有压痛。白细胞计数12×10⁹/L,血红蛋白70 g/L。尿常规蛋白(+),红细胞8～10个/HP。最可能的诊断　　　　　　　　　　　　　　　（　）
   A. 风湿热　　　　　　　　　B. 感染性心内膜炎　　　　　　　　C. 急性肾小球肾炎
   D. 斑疹伤寒　　　　　　　　E. 获得性免疫缺陷综合征(AIDS)

6. 女,28岁,不明原因发热2周,既往风心病史6年,拟诊合并感染性心内膜炎,需抽血培养。应抽取静脉血量至少　　　　　　　　　　　　　　　　　　　　　　　　　　　　　　　　　　　　　　　（　）
   A. 10 mL　　　　　　　　　B. 4 mL　　　　　　　　　　　　　C. 2 mL
   D. 8 mL　　　　　　　　　　E. 6 mL

A3/A4 型题

(7～9共用题干)

女,31岁,间断发热2月,伴心悸、胸闷、下肢水肿1周入院。查体:体温38.2 ℃,心界扩大,心尖部闻及3/6级收缩期杂音,肝肋下3 cm、压痛,双下肢水肿。超声见二尖瓣前叶有一直径约4 mm赘生物。

7. 最可能的诊断是　　　　　　　　　　　　　　　　　　　　　　　　　　　　　　　　　（　）
   A. 感染性心内膜炎　　　　　B. 慢性活动性肝炎　　　　　　　　C. 急性心包炎
   D. 病毒性心肌炎　　　　　　E. 扩张型心肌病

8. 关于本病最常见的临床表现是　　　　　　　　　　　　　　　　　　　　　　　　　　（　）
   A. 脾大　　　　　　　　　　B. 贫血　　　　　　　　　　　　　C. 发热
   D. 全身肌肉、关节疼痛　　　E. 杵状指

9. 有关本病抗生素治疗原则不恰当的是　　　　　　　　　　　　　　　　　　　　　　　（　）
   A. 早期应用　　　　　　　　B. 选用杀菌剂　　　　　　　　　　C. 选用抑菌剂
   D. 大剂量长疗程(一般4～6周)　　E. 联合用药

B 型题

(10～11共用备选答案)
   A. Janeway 损害　　　　　　B. Roth 斑　　　　　　　　　　　　C. 瘀点
   D. Osler 结节　　　　　　　E. 脾大

10. 主要见于感染性心内膜炎急性病程　　　　　　　　　　　　　　　　　　　　　　　（　）
11. 持续性菌血症刺激细胞和体液介导的免疫反应引起　　　　　　　　　　　　　　　　（　）

第八节　心肌疾病

具备对扩张型心肌病、肥厚型心肌病及病毒性心肌炎进行初步诊断、正确选择辅助检查方法和合理治疗的能力。

利用所学知识进行医患沟通,对扩张型心肌病、肥厚型心肌病及病毒性心肌炎患者的治疗和预防进行正确指导。

心肌病是一组异质性心肌疾病,由不同病因引起心肌病变导致心肌机械和(或)心电活动障碍,常表现为心室的肥厚和扩张。病变可局限于心脏本身,也可为全身系统性疾病伴心脏受累。

2006年美国心脏协会(AHA)将心肌病分为两类:原发性心肌病,主要累及心脏,包括遗传性(如肥厚型心肌病、右心室发育不良心肌病等)、混合性(如扩张型心肌病、限制型心肌病等)和获得性心肌病(如感染性心肌病、围生期心肌病等);继发性心肌病,即以往所指的病因已明确或伴有其他器官系统受累的心肌病。许多归类为原发性心肌病病例同时存在其他脏器严重受累(如糖原累积症等),因此也归为继发性心肌病,因而此种分类存在一定主观性。

2007年欧洲心脏病学会依据心室形态和功能将心肌病分为扩张型心肌病、肥厚型心肌病、限制型心肌病、致心律失常型右室心肌病和未定型心肌病五大类,每一类心肌病又包含家族/遗传性和非家族/非遗传性两种病因。

本节重点介绍临床上常见的扩张型心肌病、肥厚型心肌病及病毒性心肌炎。

一、原发性心肌病

(一)扩张型心肌病

扩张型心肌病(dilated cardiomyopathy,DCM)是指以单侧或双侧心腔扩大伴心肌收缩功能减退为特征的心肌病。本病是临床最常见的心肌病,我国发病率(13~84)/10万,表现为心脏扩大、充血性心力衰竭、心律失常、血栓栓塞及猝死。一般男性患本病多于女性,病死率较高。

1. 病因和发病机制　病因尚不明确。目前认为约15%的病毒性心肌炎可演变为扩张型心肌病,可能是其主要原因之一。自身免疫功能异常也可导致扩张型心肌病。25%~50%患者证实有家族遗传背景。其他尚有中毒、内分泌和代谢异常等诸多因素也可引起本病。

2. 临床表现　本病中年发病居多,不同患者临床表现差异大。主要表现为心脏扩大、充血性心力衰竭、心律失常、血栓栓塞及猝死。

(1)症状　起病多隐匿,患者常先被发现有心脏扩大,心功能代偿而无自觉症状。经过一段时间后逐渐出现充血性心力衰竭症状,临床主要表现为不断加重的呼吸困难、水肿和肝大等。患者可有各种心律失常,常为首见或主要表现。因心律失常可发生心悸、头晕、黑矇甚至猝死。晚期患者可出现栓塞。

(2)体征　主要为心界向两侧扩大,左侧更明显,心尖搏动左下移位。第一心音减弱,常可听到第三或第四心音,心率增快时可出现奔马律,常合并各种类型的心律失常。因心腔扩大,可于二、三尖区闻及相对性收缩期吹风样杂音,此杂音可随心功能的改善减轻或消失。

3. 实验室和其他检查

(1)胸部X射线检查　心影通常明显增大,呈普大型,心胸比>50%,可有肺淤血、肺间质水肿及肺动脉压力增高的表现。

(2)心电图检查　缺乏诊断特异性。可见R波递增不良,各心律失常如期前收缩、房颤、传导阻滞等存在,ST-T改变常见,少数可有病理性Q波。

(3)超声心动图　扩张型心肌病超声心动图具有一"大"、二"薄"、三"弱"、四"小"的特征,其中"大"为早期仅左心室轻度增大,后期各心腔均扩大,但以左心室扩大明显,左室流出道也扩大;"薄"为室间隔和左心室后壁多变薄;"弱"为心室壁运动普遍减弱,提示心肌收缩功能下降;"小"为二尖瓣口开放幅度相对变小,其原因为左心室充盈压升高引起二尖瓣前叶舒张期活动振幅降低。心腔扩大致二、三尖瓣收缩期不能退至瓣环水平,彩色血流多普勒显示二、三尖瓣反流。

(4)心脏磁共振成像　扩张型心肌病常见左室心腔扩大、室壁变薄及运动功能减低伴室间隔壁间强化征象。

(5)冠状动脉 CT 通过静脉注射造影剂,同时进行冠状动脉 CT 检查,可发现或除外冠状动脉明显狭窄,有助于鉴别冠状动脉狭窄造成的缺血性心肌病。

(6)冠状动脉造影 扩张型心肌病冠状动脉造影多无明显狭窄,此项检查有助于除外冠状动脉病变引起的缺血性心肌病。

(7)心内膜心肌活检 可见心肌细胞肥大、变性、间质纤维化等,其改变缺乏特异性,不能据此单独作为诊断扩张型心肌病的依据,但可作为评价病变程度及预后的参考,并有助于特异性心肌病及急性心肌炎的排除。

4.诊断和鉴别诊断

(1)诊断 本病诊断缺乏特异性指标。对于临床表现有慢性充血性心力衰竭,超声心动图检查发现心腔扩大及心脏收缩功能减低的患者,应考虑有本病的可能。

(2)鉴别诊断

1)风湿性心脏病 扩张型心肌病在二、三尖瓣听诊区可听到收缩期杂音,与风湿性心瓣膜病相似。但后者杂音性质粗糙,心衰控制后杂音反而增强,多伴有舒张期杂音。超声心动图有助于二者的鉴别。

2)冠心病(缺血性心肌病型) 因冠状动脉病变导致心肌长期广泛缺血而纤维化,最终出现心脏扩大的缺血性心肌病型冠心病,与扩张型心肌病相似,两者在治疗方法上有差别,需要进行鉴别。冠心病有高血脂、高血压、吸烟或糖尿病等易患因素,多有心绞痛或心肌梗死病史,超声心动图发现节段性室壁运动异常,冠状动脉造影可明确诊断。

3)心包积液 心包大量积液时,心脏外形扩大和扩张型心肌病相似。心包积液时多有病因可查,心尖搏动常不明显或位于心浊音界左缘的内侧(与心浊音界外缘不符),心音遥远而无杂音,心影多呈烧瓶状且随体位变化而改变,超声心动图发现心包腔内液性暗区等可资鉴别。

5.治疗 部分病例由病毒性心肌炎演变而来,因此,病毒感染时及时治疗并密切注意心脏情况具有实际意义。治疗原则主要是阻断心衰加重的神经体液机制、纠正心律失常和预防猝死,预防栓塞。

(1)针对心力衰竭的治疗 当发现患者有心脏扩大,即使临床无症状,亦需要积极进行药物干预以延缓心室重塑、减轻心肌损害,可及时予以血管紧张素转换酶抑制剂或血管紧张素Ⅱ受体拮抗剂、β受体阻滞剂治疗。随着病情进展,出现心力衰竭临床表现时,除休息、低盐饮食等一般治疗外,主张应用利尿剂、β受体阻滞剂、血管紧张素转换酶抑制剂或血管紧张素Ⅱ受体拮抗剂以及螺内酯,若上述治疗后仍有症状或不能耐受β受体阻滞剂的患者,可使用洋地黄。也可应用血管扩张药物,改善临床症状。具体用药及剂量见本章"心力衰竭"。

(2)防治心律失常和心脏猝死 对于有心律失常,应积极予抗心律失常药物或电学方法治疗。具体用药及剂量见本章"心律失常"。

(3)抗凝治疗 本病血栓栓塞是常见并发症,对于有血栓栓塞病史、有房颤或有附壁血栓形成的患者,须长期使用华法林等进行抗凝。

(4)改心肌代谢药物 可应用维生素 C、1,6-二磷酸果糖、辅酶 Q10、三磷腺苷、辅酶 A、曲美他嗪、极化液和能量合剂等作为辅助治疗。

(5)中药治疗 中药黄芪、牛磺酸、生脉制剂等有调节免疫、抗病毒、改善心功能等作用,长期使用对改善症状及预后有一定辅助作用。

(6)心脏再同步化治疗 对重症晚期、心室收缩不同步的部分心衰患者,通过心脏再同步化治疗(CRT),调整左右心室同步收缩,对改善心功能、缓解症状,有一定疗效。

(7) 心脏移植及左心室成形术　对长期严重心力衰竭,内科治疗无效的病例,可考虑进行心脏移植。也可行左心室成形术,但疗效尚不确定。

(二) 肥厚型心肌病

肥厚型心肌病(hypertrophic cardiomyopathy,HCM)是一种遗传性心肌病,以左心室心肌,尤其室间隔为甚的非对称性心肌肥厚为解剖特点,出现心室腔变小、左心室充盈受阻、舒张期顺应性下降。根据左心室流出道有无梗阻可分为梗阻性和非梗阻性肥厚型心肌病。本病常发生在青年人,是青少年和运动猝死的主要原因之一,也是心力衰竭的重要病因。

1. 病因和发病机制　目前认为本病有明显家族性发病倾向,约1/3有家族史,遗传因素是其主要病因,为常染色体显性遗传。与心脏肌原纤维蛋白,包括β肌球蛋白重链、心肌球蛋白结合蛋白及肌钙蛋白等基因突变有关。

2. 临床表现

(1) 症状　部分患者无自觉症状,在常规体检或死时被发现。常见症状如下。

1) 呼吸困难　为最常见症状,多在劳累后出现,乃因左心室舒张末压增高导致肺淤血引起,与室间隔伴存的二尖瓣关闭不全可使之加重。

2) 心绞痛　有1/3患者出现劳力性胸痛,似心绞痛,但可不典型。

3) 乏力、头晕与晕厥　多在活动或情绪激动时发生,是由于心率加快加重了心室充盈不足和心肌收缩力增加而加重左室流出道梗阻的程度,最终导致心输出量的明显减少而供血不足。

4) 猝死　多见于儿童和青年患者,与体力活动有关,与有无症状或流出道梗阻有关,心肌增厚明显、猝死家族史和持续性室速患者更易发生。

5) 心力衰竭　晚期患者,因心肌顺应性降低,心室舒张末压显著升高,以及广泛的心肌纤维化至心肌收缩能力减弱,易发生心力衰竭。

(2) 体征　心脏轻度增大,能听到第四心音。左心室流出道梗阻时可在胸骨左缘第3~4肋间听到收缩期较粗糙的喷射性杂音,此杂音在站立位、含服硝酸甘油和使用强心药物后可增强;应用β受体阻滞剂及采取下蹲位杂音减弱。因为二尖瓣前叶移向室间隔导致其关闭不全,心尖部也可常可听到收缩期杂音。

3. 实验室和其他检查

(1) 胸部X射线检查　心影大小可正常或显示左心室增大。

(2) 心电图　以左心室肥厚及左束支传导阻滞为主,伴有心肌损伤,其他各类心律失常如房颤也较常见。ST-T改变多见于Ⅰ、aVL、V_4~V_6导联,少数患者Ⅱ、Ⅲ、aVF、V_1、V_2导联可见深而不宽的病理性Q波。

(3) 超声心动图　是诊断肥厚型心肌病最主要的手段。呈现为非对称性室间隔肥厚而无心室腔扩大,舒张末期室间隔厚度与左心室后壁的厚度之比≥1.3,室间隔运动减弱。另一特征为伴有流出道梗阻的患者,可见室间隔流出道部分向左心室内突出、二尖瓣前叶在心室收缩期前移。左心室舒张功能障碍。

(4) 心脏磁共振(CMR)　能清晰显示心室壁和(或)室间隔普遍性或局限性增厚,梗阻性肥厚型心肌病可见左室流出道狭窄、二尖瓣前叶或腱索在收缩期前移、二尖瓣关闭不全。

(5) 心导管检查和心血管造影　心导管检查可见左心室舒张末期压增高,有左心室流出道梗阻者,在左心室腔与左心室流出道之间存在收缩期压力阶差。心室造影显示左心室腔变形、缩小,呈香蕉状。冠状动脉造影多无异常,但对疑似心绞痛症状和心电图ST-T改变者有鉴别诊断价值。

(6) 心内膜心肌活检　心肌活检通常不用于肥厚型心肌病的诊断。活检可见心肌细胞肥大、排列紊乱、局限性或弥散性间质纤维化。

4. 诊断和鉴别诊断

（1）诊断　本病阳性家族史者（猝死、心肌肥厚等）有助于提供诊断线索。对于较年轻患者，出现心绞痛、ST-T 改变和异常 Q 波等类似于冠心病的表现，而诊断冠心病的依据不足，又不能用其他心脏疾病解释时要想到本病的可能，可结合超声心动图、心室造影及心导管检查进行诊断。

（2）鉴别诊断

1）高血压心脏病　本病多为中、老年患者，有长期高血压病史，超声心动图显示室间隔和左室后壁呈对称性肥厚，即舒张末期室间隔厚度与左心室后壁的厚度之比<1.3。

2）冠心病　本病患者多有易患因素如高血脂、高血压、吸烟和糖尿病等，发病以中、老年居多，超声心动图检查呈节段性室壁运动异常，冠状动造影可明确诊断。

3）室间隔缺损和主动脉瓣狭窄　超声心动图和心血管造影检查可资鉴别。

5. 治疗　对明确诊断的患者进行生活指导，避免剧烈运动、屏气和持重等，可减少猝死的发生。本病的治疗目标为改善症状、减少合并症和预防猝死。

（1）减轻左室流出道梗阻，改善舒张功能　推荐使用β受体阻滞剂减慢心率、降低心肌收缩力，改善舒张功能，减少室性及室上性心动过速。不能耐受或禁忌使用β受体阻滞剂的患者，可予非二氢吡啶类钙通道阻滞剂。上述两药一般不宜联合。为避免加重左室流出道梗阻，禁用洋地黄和硝酸酯类制剂等增加心肌收缩力和减少心脏容量负荷的药物。严重流出道梗阻可考虑行室间隔切除术或酒精消融术。对于药物治疗效果差而又不适于手术或消融治疗的患者，选择双腔起搏治疗可望减轻左室流出道梗阻。

室间隔减容术：对于梗阻性肥厚型心肌病左心室流出道压力阶差>50 mmHg，经充分药物治疗下仍存在严重症状（纽约心脏协会心功能Ⅲ~Ⅳ级）和/或反复发作性晕厥的患者，需要考虑侵入性治疗来改善流出道梗阻，包括外科室间隔切除术（surgical myectomy, SM）和室间隔酒精消融术（alcohol septal ablation, ASA）。通常，年轻患者常选择 SM，晚期病例及合并有严重并发症者更适合于选择 ASA。相对于 SM 组，ASA 组术后植入永久性起搏器、早期持续性室速、室颤以及再干预等并发症的发生率较高。总的来说，两种技术在大多数情况下都是安全有效的，因此应根据患者的情况进行个体化治疗。近年来，也报道了一些新兴替代方法，包括非乙醇室间隔栓塞技术（线圈、聚乙烯醇泡沫颗粒和氰基丙烯醇酯）和射频消融（射频和冷冻疗法），疗效尚有待大规模临床研究证实。

（2）合并心力衰竭的治疗　晚期病例多合并有心力衰竭，药物治疗包括利尿剂、ACEI/ARB、β受体阻滞剂、螺内酯，甚至包括洋地黄的使用。

（3）房颤治疗　减少阵发性房颤发作可用胺碘酮。持续性房颤减慢心室率可予β受体阻滞剂。房颤患者，除非禁忌，均需长期抗凝治疗。

二、病毒性心肌炎

心肌炎（myocarditis）是指心肌的局限性或弥漫性炎性病变。按病因可分为 2 种：①感染性心肌炎，细菌、真菌、病毒、螺旋体等多种病原体均可引起，其中以病毒性心肌炎最为常见；②非感染性心肌炎,病因包括药物、毒物、放射、结缔组织病等。以下重点介绍病毒性心肌炎。

【病因和发病机制】

多种病毒都能引起心肌炎,包括肠道病毒(柯萨奇病毒A、B组/埃可病毒/脊髓灰质炎病毒)、流感病毒、腺病毒、风疹病毒、EB病毒、巨细胞病毒、丙肝病毒、细小病毒B19等,其中以柯萨奇B组病毒引起的心肌炎最为常见。近年,腺病毒、细小病毒B19、丙肝病毒和疱疹病毒6型等其他病毒也已成为心肌炎的重要病原体。

病毒性心肌炎的主要发病机制为:病毒的直接作用,包括急性病毒感染及持续病毒感染对心肌的损伤;此外,还有多种细胞因子和一氧化氮等介导的心肌损害和微血管损伤。心肌炎症长期不愈,体内抗体与心肌自身抗原作用,心肌组织慢性持续性损伤而成为慢性心肌炎,甚至最终演变为扩张型心肌病。

【临床表现】

本病多见于儿童和40岁以下成人,表现的轻重取决于病变广泛程度与部位,轻者可完全无症状,重者心源性休克,甚至猝死。

(一)症状

约半数患者病前1~3周有上呼吸道感染或肠道感染病史,如发热、全身酸痛、咽痛,或恶心、呕吐、腹泻等症状。随后出现心悸、胸闷、心前区隐痛、呼吸困难、头晕、乏力等表现。病情严重者出现心力衰竭、严重心律失常、心源性休克或猝死。

临床上90%的病毒性心肌炎患者以心律失常为主诉就诊。

(二)体征

1. 心脏增大　病情轻者心界无增大,重症者由于病变广泛心界可明显增大。
2. 心率改变　可有与发热不平行的心动过速,或表现心率异常缓慢。
3. 心律失常　可出现各种心律失常,其中以房性及室性期前收缩最常见,其次为房室传导阻滞。
4. 心音变化　心尖区第一心音减弱,可闻及第三、四心音或奔马律。可有胎心律。
5. 心脏杂音　部分患者心尖区可有收缩期吹风样杂音。
6. 心力衰竭体征　病变弥漫的重症患者可出现急性心力衰竭,表现为颈静脉怒张、肺部湿啰音、肝大、水肿等,甚至低血压、四肢湿冷等心源性休克体征。

【实验室和其他检查】

1. 化验检查　急性期可出现白细胞计数升高、红细胞沉降率增快、C反应蛋白增加,部分患者血清心肌标志物增高。
2. 心电图　病毒性心肌炎心电图改变缺乏特异性。常见ST-T改变,表现为ST段压低、T波低平或倒置。可出现各种心律失常,特别是室性心律失常和房室传导阻滞。少数可出现病理性Q波。
3. X射线检查　病情轻者心影可正常,病变广泛者心影增大,严重时可见肺淤血或肺水肿。
4. 病毒学检查

(1)病毒血清学 对病因诊断有提示作用,不能作为诊断依据。包括:①血清病毒中和抗体滴定,早期或恢复期血清柯萨奇B组病毒中和抗体效价上升≥4倍或1次≥1:640为阳性;②血清中特异性病毒抗体测定IgM≥1:320为阳性。

(2) 病毒病原学　①咽拭子、粪便或心肌组织中可分离出病毒；②应用聚合酶链反应（PCR）技术从血清、心肌组织中可检出病毒 RNA；③心内膜、心肌活检出病毒、病毒抗原、病毒基因片段或病毒蛋白。上述检查，特别是心内膜、心肌活检对本病有确诊价值并有助于评估病情及预后，但一般不作为常规检查。

5. 超声心动图　病情轻者可完全正常，病情严重者可显示心脏形态和功能异常。主要表现为：①节段性或区域性室壁运动异常；②心肌收缩或舒张功能异常；③心室充盈异常；④心脏扩大以左心室多见。

6. 心脏磁共振　对心肌炎有较大诊断价值。表现 T_1 加权成像心肌组织早期强化，T_2 加权成像局部或整体心肌信号强度增加、非缺血区域心肌组织钆剂延迟增强。

【诊断和鉴别诊断】

1. 诊断　根据前驱感染史，感染之后 1～3 周出现心脏受累的症状、体征，结合心电图、血清心肌标志物或超声心动图、心脏磁共振显示心肌损伤，可考虑做出临床诊断。心肌活检可确诊。

2. 鉴别诊断　在考虑病毒性心肌炎诊断时，应除外甲状腺功能亢进症、β 受体功能亢进、二尖瓣脱垂综合征及影响心肌的其他疾病如冠心病、中毒性心肌炎、风湿性心肌炎、结缔组织病、代谢性疾病及克山病（克山病地区）等。

【治疗】

病毒性心肌炎至今无特效治疗。一般都采用对症及支持疗法，减轻心脏负担，注意休息避免疲劳、增加营养等。

1. 一般治疗　本病一经确诊，应立即卧床休息，直至体温、心率、心律、心脏大小及心功能恢复正常。应进食易消化、富含维生素和蛋白质的食物。

2. 抗病毒治疗　为阻断病毒复制，可在发病早期给予抗病毒治疗，如可应用 α 干扰素 300 IU/mL，每日 1 次肌内注射，一周为 1 个疗程；或可应用中药如板蓝根、大青叶等治疗。

3. 调节细胞免疫功能　可应用中药黄芪口服或静脉滴注，有改善临床症状、减少感冒发生次数、改善心脏功能、提高机体免疫力的作用。此外，转移因子、免疫核糖核酸、胸腺素等对预防病毒性心肌炎也有一定作用。

4. 促进心肌炎症修复

(1) 促进心肌代谢的药物　目前常用的有辅酶 Q10、肌苷、三磷酸腺苷、辅酶 A、1,6-二磷酸果糖等，或可用极化液（10% 葡萄糖注射液 500 mL、胰岛素 8～12 U、10% 氯化钾 10～15 mL）静脉滴注，1 次/d，10～14 d 为一疗程。还可应用维生素 C 5～10 g，加入 10% 葡萄糖注射液 100 mL 中，静脉滴注，1 次/d，10 d 为一疗程。

(2) 糖皮质激素　激素治疗一直存有争议。多数学者认为感染早期不宜应用激素，因为激素可抑制干扰素的合成与释放，促进病毒繁殖与扩散，使病情加重。但如果病情严重，如出现高度或完全性房室传导阻滞、严重心力衰竭、心源性休克、持续性室速及其他恶性室性心律失常等，应用糖皮质激素可抑制抗原抗体反应，利于消除心肌局部的炎症和水肿并减轻毒血症状，帮助患者度过危险期。激素总疗程不宜超过 1 个月，若病情反复发作、迁延不愈，可适当延长治疗时间。

(3) 抗自由基治疗　病毒性心肌炎急性期氧自由基增多，加重心肌损伤，临床上常用的抗脂质氧化、降低自由基的药物有维生素 C、维生素 E、辅酶 Q10 等，对心肌细胞具有保护作用。

5. 心力衰竭治疗　应及时控制心力衰竭，可酌情使用利尿剂、血管扩张剂、血管紧张素转换酶抑制剂,洋地黄应用需谨慎,宜从小剂量开始。近年,对急性病毒性心肌炎合并心功能不全,已有应用曲美他嗪治疗。

6.控制心律失常　出现期前收缩或其他快速心律失常者,可应用抗心律失常药物,高度或完全性房室传导阻滞、反复发生阿-斯综合征者,可安装临时人工心脏起搏器,以帮助患者平安度过急性期。

【预防】

平时注意加强身体素质的锻炼,避免受凉感冒,如有感冒及早服药,可预防本病发生。

> **助医考点**
> 心肌病的分类、主要临床表现、治疗原则;病毒性心肌炎的临床表现、辅助检查、诊断、治疗。

问题分析与能力提升

男,17岁。3周前曾有发热、流涕、咽痛,体温37.5~38.5℃,持续约1周后热退。近1周出现心慌、气短、胸闷。既往体健。查体:T 36.4℃,P 115次/min,R 25次/min,BP 90/60 mmHg,面色苍白,双肺呼吸音清晰,心界向两侧扩大,心率115次/min,律不齐,闻及期前收缩3~4次/min。心音低钝,心尖区闻及3/6级全收缩期杂音。腹部检查无异常,双下肢无水肿,神经系统阴性。心电图示ST段下移0.1 mV,T波低平,偶发室性期前收缩。

请分析:①该患初步诊断何病？诊断依据是什么？②应进一步做哪些检查？③请写出治疗原则。

巩固练习题

A1型题

1. 下列哪项是扩张型心肌病最常见的临床表现　　　　　　　　　　　　　　　　　　(　　)
　A.心力衰竭
　B.肺部感染
　C.胸骨左缘3~4肋间收缩期喷射性杂音
　D.心肌缺血
　E.休克

2. 扩张型心肌病最主要的体征是　　　　　　　　　　　　　　　　　　　　　　　　(　　)
　A.颈静脉怒张　　　　　B.心尖区奔马律　　　　　C.心律不齐
　D.心脏扩大　　　　　　E.肺部湿啰音

3. 下列哪项对诊断肥厚型心肌病最可靠　　　　　　　　　　　　　　　　　　　　　(　　)
　A.心肌病家族史　　　　B.心电图示有异常Q波　　C.劳力性呼吸困难
　D.胸骨左缘3~4肋间收缩期喷射性杂音
　E.超声心动图示室间隔非对称性肥厚

4. 引起病毒性心肌炎最为常见的病毒是　　　　　　　　　　　　　　　　　　　　　(　　)
　A.流感病毒　　　　　　B.呼吸道合胞病毒　　　　C.柯萨奇B组病毒
　D.肠道病毒　　　　　　E.EB病毒

5. 病毒性心肌炎最常见的心律失常是　　　　　　　　　　　　　　　　　　　　　　(　　)
　A.心房颤动　　　　　　B.室性期前收缩　　　　　C.室性心动过速
　D.房室传导阻滞　　　　E.病态窦房节综合征

A2型题

6. 男,58岁,劳力性呼吸困难近3年,近来时有夜间憋闷感。查体:心尖搏动减弱,搏动范围弥散,心界两侧扩大,心尖部可闻及2/6级收缩期吹风样杂音。最可能的诊断是　　　　　　(　　)
　A.缺血性心肌病　　　　B.心包积液　　　　　　　C.扩张型心肌病

D. 肺源性心脏病　　　　　　　　E. 风湿性心脏病

7. 男,42 岁,反复劳力性胸痛发作伴呼吸困难 5 月。查体:心界稍向左侧扩大,胸骨左缘 3~4 肋间收缩期响亮粗糙杂音。心电图示左心室肥大,Ⅱ、Ⅲ、aVL、aVF 见异常 Q 波。超声心动图示室间隔流出道部分向左心室内突出,二尖瓣前叶收缩期前移。可能的诊断是　　　　　　　　　　　　　　　　　　　　　　　　　　　　(　　)
　A. 风湿性心脏病主动脉瓣狭窄　　B. 室间隔缺损　　　　　　C. 急性心肌梗死
　D. 肥厚型心肌病　　　　　　　　E. 劳力性心绞痛

8. 女,32 岁,3 周前咳嗽、流涕,近 2 d 自觉心悸、胸闷不适、呼吸困难。查体:心律不齐。心电图示频发室性期前收缩。为进一步明确诊断,应积极考虑下列哪项检查　　　　　　　　　　　　　　　(　　)
　A. 冠状动脉造影　　　　　　　B. 24 h Holter　　　　　　C. 心肌活检
　D. 心肌断层显像　　　　　　　E. 心脏电生理检查

A3/A4 型题

(9~11 共用题干)

男,46 岁。反复胸闷、劳累后胸痛 4 年,胸骨左缘第 3、4 肋间可闻及 3/6 级收期喷射性杂音,心电图示左心室高电压及Ⅰ、aVL 见病理性 Q 波。

9. 可能的诊断是　　　　　　　　　　　　　　　　　　　　　　　　　　　　　　(　　)
　A. 扩张型心肌病　　　　　　　B. 肥厚型心肌病　　　　　　C. 未定型心肌病
　D. 限制型心肌病　　　　　　　E. 特异性心肌病

10. 有助于诊断的最常用辅助检查是　　　　　　　　　　　　　　　　　　　　　(　　)
　A. 心电图　　　　　　　　　　B. 冠状动脉造影　　　　　　C. 超声心动图
　D. 心内膜心肌活检　　　　　　E. 胸部 X 射线检查

11. 能使本病杂音减轻的药物是　　　　　　　　　　　　　　　　　　　　　　　(　　)
　A. 氢氯噻嗪　　　　　　　　　B. 硝酸甘油　　　　　　　　C. 地高辛
　D. 美托洛尔　　　　　　　　　E. 多巴胺

B 型题

(12~14 共用备选答案)

A. 心室扩大,室壁运动普遍减弱　　B. 主要表现舒张功能障碍　　C. 心室充盈受限和舒张期容量下降
D. 使用硝酸甘油后心脏杂音增强　　E. 心率增快与体温升高不呈比例

12. 肥厚型心肌病　　　　　　　　　　　　　　　　　　　　　　　　　　　　　(　　)
13. 扩张型心肌病　　　　　　　　　　　　　　　　　　　　　　　　　　　　　(　　)
14. 病毒性心肌炎　　　　　　　　　　　　　　　　　　　　　　　　　　　　　(　　)

第九节　心包炎

一、急性心包炎

急性心包炎(acute pericarditis)是心包脏层和壁层的急性炎症,可由细菌、病毒、自身免疫、物理化学等因素引起,可单独存在或因某种全身疾病而累及。

【病因】

急性心包炎病因如下:

1. 急性非特异性(特发性)　经常规检查仍无法明确病因称为特发性急性心包炎或急性非特异

性心包炎,其实不少可能属于病毒感染,但常规检查往往无法明确何种病毒。急性心包炎最常见病因为特发性,一般认为占80%～90%。

2. 感染性　包括病毒性、细菌性(化脓性)、结核性、真菌性及其他病原微生物感染。

3. 肿瘤性　包括原发性(如间皮瘤及肉瘤等)和继发性(乳腺癌、肺癌、多发性骨髓瘤和淋巴瘤等)。

4. 自身免疫　风湿热及其他风湿性疾病,如系统性红斑狼疮、结节多动脉炎、类风湿关节炎、心肌梗死后综合征、心包切开后综合征等。

5. 药物性　如肼屈嗪、普鲁卡因胺、青霉素等。

6. 代谢性疾病　常见的有尿毒症、痛风、甲状腺功能减退症和乳糜性心包积液等。

7. 物理因素　损伤性、放射性等。

8. 邻近器官疾病　胸膜炎、急性心肌梗死、主动脉夹层、肺梗死等。

【病理】

心包炎病理变化有纤维蛋白性和渗出性两种,前者可发展成后者。渗出液可为浆液纤维蛋白性、浆液血性、出血性或化脓性等。炎症反应可累及心包下表层心肌,少数可累及深部心肌。急性纤维素性心包炎炎症渗出物多可在2～3周内完全溶解吸收,也可长期存在(结核性渗液存在时间可长达数月),或机化形成瘢痕,甚至钙化,有的最终发展成为缩窄性心包炎。

【病理生理】

渗出性心包炎,心包腔内少量积液一般不影响血流动力学。当渗液急速或大量积聚,心包腔内压力上升,限制了心脏的扩张,导致心室舒张期充盈减少,心排血量下降,如上述改变已超出了机体的代偿能力,则静脉压升高、心输出量显著降低,出现动脉血压下降、循环衰竭而产生休克,此即心脏压塞。液体积聚迅速增多,即使心包腔内渗液量仅达100 mL,仍可产生急性心脏压塞,表现为急性循环衰竭和休克。若心包积液缓慢积聚,心包逐渐牵拉伸展适应,积液量甚至可达2 000 mL,出现亚急性心脏压塞,主要表现为体循环静脉淤血,还可出现奇脉,即吸气期间因动脉血压较吸气前下降>10 mmHg,出现周围脉搏在吸气时明显减弱甚至消失。

【临床表现】

(一)症状

1. 胸骨后、心前区疼痛　急性心包炎特征性症状,主要见于纤维蛋白渗出阶段。疼痛性质尖锐,可表现刀割样疼痛、剧烈疼痛,也可为压榨样或钝痛,常于体位改变、咳嗽、深呼吸或吞咽时加重。疼痛可放射至左肩、左臂、背部、颈部或上腹部。有的心包炎疼痛轻微或完全无疼痛,急性非特异性心包炎疼痛较剧烈。

2. 心脏压塞症状　呼吸困难是心包积液最突出的症状,严重时呈端坐呼吸、呼吸浅速。患者尚有面色苍白或发绀、烦躁不安、乏力、上腹部胀痛、水肿甚至休克的表现。心包积液可压迫邻近器官产生咳嗽、声音嘶哑、吞咽困难等。

(二)体征

1. 心包摩擦音　是急性纤维蛋白性心包炎的典型体征,因炎症而变得粗糙的脏层和壁层心包在心脏活动时相互摩擦而产生,有60%～85%的患者可闻及。呈抓刮样粗糙音,在心脏收缩期和舒张期均可听到,于胸骨左缘第3、4肋间听诊最为清楚。坐位身体前倾、深吸气或将听诊器胸件紧压胸壁更易听到。心包摩擦音可出现数小时、数天或数周。当渗液增多使壁层和脏层心包完全分开时,心包摩擦音即消失,但如果两层心包有部分粘连时仍可听到心包摩擦音。

2. 心包积液体征 积液量>300 mL或渗液迅速积聚时产生以下体征。

（1）心脏体征 心浊音界向两侧扩大,相对浊音界消失,由坐位变卧位时第2、3肋间心浊音界增宽。心尖搏动减弱,位于心浊音界左缘内侧或不能触及。心音遥远、低弱,少数患者于胸骨左缘第3、4肋间可闻及响亮呈拍击样的心包叩击音。

（2）Ewart征 大量心包积液时可压迫左侧肺部,在左肩胛下区可出现浊音区及闻及支气管呼吸音,称心包积液征。

（3）心脏压塞征象 ①循环衰竭：快速心包积液引起急性心脏压塞时,表现为动脉收缩压下降、脉压变小,脉搏细弱,严重时可发生休克。②体循环静脉淤血：心包腔渗液积聚缓慢导致亚急性心脏压塞,表现为颈静脉怒张且吸气时尤为明显（Kussmaul征）、静脉压升高、肝大伴压痛、腹水、皮下水肿,多同时伴有奇脉。

上述中的低血压、心音低弱、颈静脉怒张称为Beck三联征,此为心脏压塞的临床特征。

【实验室和其他检查】

1. 实验检查
（1）血常规 细菌感染所致者白细胞及中性粒细胞计数增加。
（2）红细胞沉降率和C反应蛋白（CRP） 炎症多有红细胞沉降率增快和CRP升高。
（3）肌钙蛋白 少数病例cTnT/cTnI明显升高,提示可能心肌同时受累。
（4）其他 如血培养、抗酸杆菌检查、类风湿因子测定、抗核抗体及抗DNA抗体等检查。

2. X射线检查 当心包积液>250 mL时,可见心影增大,心影可随体位改变而变化,立位呈水滴状或烧瓶状,卧位时心底部增宽。X射线显示心影增大并伴有肺野清晰,或对比短期内几次X射线片发现心影迅速扩大,是早期诊断心包积液的可靠线索。

3. 超声心动图 超声心动图检查对明确有无心包积液简便且迅速可靠。正常心包腔内可有20～30 mL液体起润滑作用,超声心动图常难以发现。如在整个心动周期均有心脏后液性暗区,则心包腔内液体至少达到50 mL,可确定心包积液。舒张末期右房和右室游离壁塌陷是诊断心脏压塞的最敏感而特异的征象。心脏压塞还可观察到吸气时右心室内径增大,左心室内径减小,室间隔左移。

4. 心电图 除aVR和V_1导联中ST段压低外,所有其他常规导联可能出现ST段呈弓背向下型抬高,持续一至数日。待ST段一天至数天后恢复到基线,T波逐渐出现低平及倒置,数周至数月后此改变渐恢复正常或长期存在。可有肢导联QRS低电压,当大量积液时可见电交替,常伴有窦性心动过速。

5. 心脏磁共振成像 能清晰显示心包积液的量和分布情况,并能分辨积液的性质。

6. 心包穿刺 对诊断困难或有心脏压塞征象者可行心包穿刺,此法对心包炎性质的鉴别、解除心脏压塞及治疗心包炎均有重要价值,可将穿刺液做涂片、细菌培养,查找脱落细胞和渗液的细胞分类等,有助于确定病原体。如心包积液腺苷脱氨基酶（ADA）活性≥30 U/L,对诊断结核性心包炎具有较高价值。

7. 心包镜心包活检 通过心包镜直接窥视心包,于可疑区域取材进行心包活检与组织学检查,对明确病因有价值。

【诊断和鉴别诊断】

（一）诊断

急性心包炎诊断可分为两步进行。首先，明确急性心包炎存在，即以下表现中具备2项即确诊急性心包炎：①心包炎性胸痛；②心包摩擦音；③特征性心电图表现广泛导联ST段弓背向下型抬高；④超声心动图显示心包积液或心脏压塞表现。其次，依据病史和全身表现特点，结合相应的辅助检查如X射线胸片、心脏磁共振、心包穿刺积液检查等帮助确定病因。当难以作出病因诊断时，甚至可考虑心包镜及心包活检。

（二）鉴别诊断

1. 急性心肌梗死　胸痛伴ST段抬高需要与急性心肌梗死相鉴别。急性心肌梗死多有冠心病危险因素；ST段呈弓背向上抬高，ST-T改变的演进在数小时内发生，改变导联与梗死血管相对应，通常范围不如心包炎时广泛；血清心肌坏死标志物升高明显。

2. 主动脉夹层瘤破裂　多有高血压病史，胸痛呈撕裂样且程度较剧烈，超声心动图可见剥脱的内膜片，磁共振成像及CT血管造影均有鉴别价值。

3. 扩张型心肌病　心包积液导致心界扩大，心尖搏动弱等需与扩张型心肌病鉴别，详见相关章节。

4. 右心功能不全　右心功能不全的表现与渗出性心包炎亚急性心脏压塞表现相似，超声心动图可资鉴别。

【治疗】

包括病因治疗、解除心脏压塞和对症治疗。

1. 病因治疗

（1）急性非特异性心包炎　给予大剂量非甾体抗炎药物治疗，症状控制后缓慢减量直至停药。无效则可给予糖皮质激素治疗。

（2）结核性心包炎　应尽早抗结核治疗，给予足够的剂量及疗程，直至结核活动停止后1年左右再停药。

（3）化脓性心包炎　针对病原菌选择敏感、足量的抗生素，并反复心包穿刺抽脓，同时心包腔内注入抗生素治疗。若疗效不佳，及早考虑心包切开引流脓液。

2. 解除心脏压塞　心脏压塞一经确立，需立即进行心包穿刺抽液或外科心包开窗引流（如化脓性心包炎穿刺排脓困难时）减压治疗。穿刺前先做超声心动图确定穿刺部位和方向，必要时预防性使用阿托品，避免迷走性低血压的发生。抽液速度不宜过快，每次抽液量数百至1 000 mL，必要时穿刺完毕后可向心包腔内注入药物治疗。

3. 对症及营养支持治疗　卧床休息，直至胸痛消失和发热消退。胸痛时予以非甾体抗炎药止痛，常首选布洛芬，或可应用阿司匹林、吲哚美辛，疼痛严重时使用吗啡类药物。通过限盐及使用利尿剂等减轻水肿，缓解呼吸困难可坐位并吸氧。加强营养支持治疗。

4. 心包切除术　顽固性复发性心包炎伴严重胸痛的患者可考虑外科心包切除术治疗。

【预防】

积极进行病因防治，是预防心包炎的最重要措施，如积极防治风湿热、结核病、败血症及病毒感染等。

二、缩窄性心包炎

缩窄性心包炎(constrictive pericarditis)是指心脏被致密增厚的纤维化或钙化心包所包裹,导致心室舒张期充盈受限而产生一系列循环障碍的疾病。缩窄性心包炎多为慢性。

【病因和发病机制】

我国缩窄性心包炎的病因以结核性最为常见,其次为急性非特异性心包炎、化脓性心包炎或创伤性心包炎。现在放射性心包炎和心脏手术后引起者在逐渐增多。其他少见的病因包括自身免疫性疾病、尿毒症、恶性肿瘤、阿米巴病、心包异物等。

【病理生理】

心包缩窄失去弹性,形成一个大小固定的心脏外壳,使心室舒张期扩张受阻、充盈减少、心搏量下降,机体通过代偿性心率增加以维持有效心排血量。由于回流受阻造成静脉压升高、体循环淤血,出现颈静脉怒张、肝大、腹腔积液、下肢水肿等。因吸气时周围静脉回流增多,心室的适应性扩张受到缩窄心包的限制,致使吸气时颈静压进一步升高,颈静脉扩张更明显,称 Kussmaul 征。

【临床表现】

患者常有急性心包炎、复发性心包炎或心包积液等病史,多于急性心包炎后数月或数年内形成。主要表现与心输出量下降和体循环淤血有关。

1. 症状　劳力性呼吸困难常为缩窄性心包炎最早出现的症状,后期可因大量胸、腹水导致休息时也可发生呼吸困难,甚至端坐呼吸。患者有腹胀、上腹痛、食欲减退、活动耐量下降、疲乏,以及心悸、头晕等。

2. 体征　①心浊音界正常或稍增大,心尖搏动减弱或消失,多数患者收缩期呈负性心尖搏动;②心音轻而遥远,部分患者可闻及心包叩击音。常有心率增快,为窦性或心房颤动、心房扑动,或有期前收缩;③可见颈静脉怒张、肝大、腹腔积液,下肢水肿等。缩窄性心包炎的腹腔积液常较下肢水肿出现得早且程度重;④少数出现 Kussmaul 征。

【实验室和其他检查】

1. 胸部 X 射线检查　心影可偏小、正常或轻度增大。左右心缘变直,心包可有钙化影。主动脉结缩小或隐蔽不见。上腔静脉常有扩张。

2. 心电图　QRS 波群低电压、T 波低平或倒置。1/3 患者可见心房颤动等心律失常。

3. 超声心动图　可见心包增厚、粘连、反射增强,心房增大,室壁舒张受限,室间隔舒张期矛盾运动,下腔静脉增宽且不随呼吸变化。

4. CT 和磁共振成像　是识别心包增厚和钙化敏感而可靠的检查,可分辨有无心包缩窄存在。能定量心包增厚部位和程度(>4 mm),可显示右心室变形、室间隔扭曲。

5. 右心导管检查　右心导管检查可明确诊断。可发现肺毛细血管压、肺动脉舒张末压、右心室舒张末压、右心房压和下腔静脉压在心脏舒张末期趋于同一水平。右心室舒张末压明显升高≥1/3 收缩压。右心室压力曲线呈"平方根征",即舒张早期压力下陷,然后迅速升高到高原平台。此特征也可见于限制型心肌病。与限制型心肌病不同的是因受僵硬心包的限制,呼吸时缩窄性心包炎左、右心室压力曲线变化呈矛盾性。

【诊断与鉴别诊断】

(一)诊断

据颈静脉怒张、肝大、腹水、Kussmaul 征和静脉压明显升高等体循环淤血的体征,而无心脏扩大及心瓣膜杂音,应考虑缩窄性心包炎的可能。结合既往病史以及 X 射线、心电图、超声、CT 或磁共振成像常可诊断。个别不典型病例需进行右心导管检查。

(二)鉴别诊断

1. 限制型心肌病　二者鉴别较困难。限制型心肌病通常呼吸困难出现较早,常能触及心尖搏动,吸气时颈静脉无怒张,常有二、三尖瓣关闭不全杂音。心脏 CT 和磁共振成像无心包增厚,血脑钠肽升高,呼吸时左、右心压力曲线变化一致,心内膜心肌活检有异常等。

2. 心力衰竭　常有心界扩大,双下肺湿啰音等体征;胸部 X 射线可见心影增大、肺淤血。脑钠肽测定和心脏超声可以帮助明诊断。

3. 肝硬化、结核性腹膜炎　结合病史、体检以及 X 射线、心电图、超声心动图、腹部超声检查等不难鉴别。

【治疗】

尽早实施心包剥离术是本病治疗关键。通常在感染被控制、结核活动已静止后考虑手术。约 75% 患者术后可获得持久症状改善和血流动力学改善。结核性缩窄性心包炎术后应继续用药 1 年。由于萎缩的心肌恢复较慢,手术成功者常在术后 4~6 个月才逐渐出现疗效。

【预后】

如能及早进行心包彻底的剥离术,大部分病例可取得满意的效果。少部分病程较久的患者,有明显心肌萎缩和心源性肝硬化等严重病变,则预后较差。

> **助医考点**
> 急性心包炎的主要病因、临床表现、典型心电图和超声心动图表现、诊断和鉴别诊断、治疗。

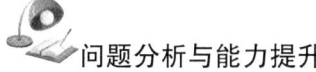
问题分析与能力提升

男,31 岁。胸痛伴发热 2 周,气促、腹胀、不能平卧 1 周。患者 2 周前出现胸痛,疼痛较重,位于心前区,向左肩放射,吸气时疼痛加重,伴发热,最高体温 38.7 ℃,院外自服"消炎痛",胸痛似有一定程度减轻。1 周前开始出现活动后气促,自觉腹胀,伴乏力、食欲减退。既往史无特殊。体检:T 38 ℃,P 110 次/min,R 25 次/min,BP 90/70 mmHg,端坐位,颈静脉怒张,心界两侧扩大,心率 110 次/min,规则,心音低钝,心脏无杂音,两肺未见异常,肝肋下 4 cm,移动性浊音阳性,双下肢轻度凹陷性水肿,奇脉(+)。心电图示窦性心动过速,除 aVR 导联 ST 段压低,余导联 ST 段凹面向上抬高,未见病理性 Q 波。

请分析:①初步诊断是什么?②应与哪些疾病鉴别?③进一步做哪些检查?④治疗原则是什么?

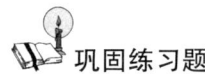
巩固练习题

A1 型题

1. 下列哪一项是纤维蛋白性心包炎的典型体征　　　　　　　　　　　　　　　　　　　　(　)

　　A. 奇脉　　　　　　　　　　B. 心包摩擦音　　　　　　　　　C. Ewart 征

D. 心界扩大　　　　　　　　　E. Kussmaul 征
2. 不符合急性心包炎的心电图变化的是　　　　　　　　　　　　　　　　　　　　　　　（　）
   A. QRS 波呈低电压　　　　　B. T 波平坦或倒置　　　　C. ST 段弓背向下抬高
   D. ST 段弓背向上抬高　　　　E. 电交替
3. 急性心包炎心包积液最突出的症状是　　　　　　　　　　　　　　　　　　　　　　　（　）
   A. 发热　　　　　　　　　　B. 奇脉　　　　　　　　　C. 心前区疼痛
   D. 颈静脉怒张　　　　　　　E. 呼吸困难

A2 型题

4. 女,36 岁,低热伴胸闷、气急 3 周入院,查体:颈静脉怒张,心音遥远,肝大,下肢水肿。心电图 ST 段弓背向下型抬高,X 射线胸片显示心脏两侧扩大,肺野清晰。最可能的诊断是　　　　　　　　（　）
   A. 急性心包炎　　　　　　　B. 扩张型心肌病　　　　　C. 充血性心力衰竭
   D. 病毒性心肌炎　　　　　　E. 肺心病
5. 男,42 岁,因气急伴腹胀 2 月,近 1 周症状加重入院。查体:半卧位,呼吸急促,血压 95/80 mmHg。心界两侧扩大,心尖搏动不明显,心音低钝,心率 100 次/min,律齐。各瓣膜区无杂音。颈静脉怒张,肝颈静脉反流征阳性。肝肋下 4 cm,有压痛,腹水征(+)。心电图示低电压,胸导 T 波低平。最可能的诊断是（　）
   A. 肝硬化腹水　　　　　　　B. 扩张型心肌病　　　　　C. 限制型心肌病
   D. 急性心包炎　　　　　　　E. 充血性心力衰竭

A3/A4 型题

(6~7 共用题干)

男,28 岁,胸痛伴发热、气急 1 周。查体:颈静脉怒张,心界明显扩大,心尖搏动位于心浊音界左缘内侧约 2 cm,肝肋下 5 cm。心电图示窦性心动过速,低电压。

6. 最可能的诊断是　　　　　　　　　　　　　　　　　　　　　　　　　　　　　　　（　）
   A. 急性心肌梗死　　　　　　B. 急性心包炎　　　　　　C. 感染性心内膜炎
   D. 扩张型心肌病　　　　　　E. 病毒性心肌炎
7. 诊断本病简便而可靠的方法是　　　　　　　　　　　　　　　　　　　　　　　　　（　）
   A. 心电图　　　　　　　　　B. 核素心肌显像　　　　　C. 超声心动图
   D. 心包穿刺　　　　　　　　E. 冠状动脉造影

(8~9 共用题干)

男,25 岁,心前区疼痛伴发热 5 d,气急不能平卧 2 d。查体:BP 90/75 mmHg,体温 38 ℃,心率 110 次/min,规则,心脏无杂音。心电图示除 aVR 外各导联 ST 段抬高,考虑心包积液心脏压塞可能。

8. 心脏压塞的特征性体征是　　　　　　　　　　　　　　　　　　　　　　　　　　　（　）
   A. 心包摩擦音　　　　　　　B. 肝颈静脉反流征阳性　　C. 心音低钝
   D. 奇脉　　　　　　　　　　E. Ewart 征
9. 心脏压塞不出现的体征是　　　　　　　　　　　　　　　　　　　　　　　　　　　（　）
   A. 声音嘶哑　　　　　　　　B. 肝颈静脉反流征阳性　　C. 心音低钝
   D. 双肺满布干、湿啰音　　　E. 奇脉

B 型题

(10~11 共用备选答案)

A. 急性非特异性心包炎　　　B. 急性化脓性心包炎　　　C. 结核性心包炎
D. 肿瘤性心包炎　　　　　　E. 尿毒症性心包炎

10. 最常见的急性心包炎为　　　　　　　　　　　　　　　　　　　　　　　　　　　（　）
11. 我国缩窄性心包炎最常见原因为　　　　　　　　　　　　　　　　　　　　　　　（　）

本章选择题参考答案：
第二节正确答案：DDBDA　CCDCC
第三节正确答案：CECCB　CA
第四节正确答案：DDBDB　AAD
第五节正确答案：EDCBC　BED
第七节正确答案：BCDEB　AACCAE
第八节正确答案：ABECB　CDCBC　DDAE
第九节正确答案：BDEAD　BCEDAC

第四章 消化系统疾病

第一节 总 论

消化系统疾病主要包括食管、胃、肠、肝、胆、胰以及腹膜等器官的器质性和功能性疾病,在临床上十分常见。在我国,胃癌和肝癌的病死率在恶性肿瘤病死率排名中分别位于第2和第3位,大肠癌、胰腺癌患病率也有明显上升趋势。消化性溃疡是最常见的消化系统疾病之一,慢性乙型病毒性肝炎和肝炎后肝硬化在我国一直相当普遍。酒精性肝病和酒精性肝硬化在西方国家相当常见,而近年来在我国也有增加趋势。近年调查表明非酒精性脂肪性肝病已成为我国常见慢性肝病之一。

一、消化系统的解剖和功能特点

消化系统包括的器官最多,由食管、胃、十二指肠、小肠、结肠、直肠、肝、胆、胰等脏器组成。其主要功能是对食物进行摄取、转运、消化、吸收和排泄,为机体新陈代谢提供物质和能量来源,以维持生命活动。

(一) 食管

食管是一条长约 25 cm 的肌性管。它的上端在环状软骨处与咽部相连,下端穿过膈肌后与贲门相接。食管有 3 个生理狭窄,是食管异物容易停留的部位,也是食管癌好发部位。

食管壁由黏膜层、黏膜下层、固有肌层组成,缺乏浆膜层,因此食管病变容易波及纵隔。食管上括约肌和下括约肌在静息时均呈收缩状态,并形成一高压带。

食管的功能是不仅能将食物运送到胃内,而且有防止呼吸时空气进入食管,还能阻止胃内容物反流入食管的作用,其功能失调将引起吞咽困难和胃食管反流病。

(二) 胃

分为贲门、胃底、胃体、胃窦四部分。胃体与胃窦在小弯的分界部称角状切迹,这是在内镜检查中做定位的重要标记;它相当于胃小弯垂直与水平段相交处,是溃疡、胃癌好发部位。

胃壁黏膜中含有大量腺体,可分泌胃液。胃底、胃体腺由 3 种细胞组成:①壁细胞分泌盐酸和内因子;②主细胞分泌胃蛋白酶原,在酸性环境下转化为有活性的胃蛋白酶;③黏液细胞分泌碱性黏液,起中和胃酸和保护胃黏膜的作用;④G 细胞分泌促胃液素。胃的主要功能是容纳和消化食物。由食管进入胃内的食团,经胃内机械性消化和化学性消化后形成食糜,食糜借助胃的运动被排入十二指肠。

（三）十二指肠

十二指肠长约 25 cm，呈 C 形弯曲，包绕胰头，可分为球部、降部、水平部和升部四部分，其主要功能是分泌黏液、刺激胰消化酶和胆汁的分泌，为蛋白质消化的重要场所。

（四）小肠

小肠分为空肠和回肠两部分，空肠与十二指肠连接处被 Treitz 韧带固定，是上消化道和下消化道的分界点。空肠下连回肠，回肠连接盲肠。空肠、回肠无明显界限。小肠是消化和吸收食物的主要场所。

（五）大肠

大肠分为盲肠、阑尾、结肠和直肠四部分。回肠末端向盲肠突出，形成上、下两片唇状瓣即回盲瓣。回盲瓣不仅能防止结肠内容物包括细菌逆流入小肠，同时也有控制食糜间歇地进入结肠的作用。大肠的主要功能是进一步吸收水分和电解质，形成、储存和排泄粪便。如肠内容物停留时间过长、水分吸收过多可引起便秘。

（六）肝脏与胆道

肝脏是人体最大的腺体，以镰状韧带为界，将肝分为右叶和左叶，并由此韧带把肝连于腹前壁和膈肌。肝的功能极为复杂，主要有：①代谢功能；②形成和排泄胆汁；③血液凝固功能；④免疫功能。肝有门静脉和肝动脉双重血液供应。

胆道系统由肝细胞间的毛细胆管开始，毛细胆管集合成小叶间胆管，继之汇合成为左、右肝管。左右肝管在肝门处结合成肝总管，肝总管与胆囊管汇合成为胆总管，续至十二指肠大乳头处注入十二指肠。

（七）胰腺

位于上腹部深处，为腹膜后器官。自右至左分为头、颈、体及尾四部分。胰管与胆总管汇合（或单独）开口于十二指大肠乳头。若该处有梗阻，胆汁可逆流入胰管，引起急性胰腺炎。

胰腺是兼有内、外分泌功能的腺体。外分泌部分分泌碳酸氢盐和多种消化酶（如淀粉水解酶、脂肪水解酶、胰蛋白酶、糜蛋白酶、弹性硬蛋白酶、核酸水解酶）。胰蛋白酶、糜蛋白酶和其他许多酶在分泌入肠时呈无活性的酶原状态，经肠激酶激活后才能将蛋白质分解成肽与胨，有活性的胰蛋白酶也能激活多种其他无活性的胰酶原。胰液是人体最重要的消化液。内分泌部分是散在于外分泌腺泡之间的细胞团，称为胰岛。胰岛可分泌多种激素，包括胰高血糖素、胰岛素、生长抑素和促胃液素。

二、消化系统疾病的病因和分类

1. **病因** 消化系统疾病的病因较复杂，同一疾病可由多种因素引起，而同一因素也可以是多种疾病的病因。常见的病因有感染、理化因素、营养缺乏、代谢紊乱、吸收障碍、肿瘤、神经系统功能失调、自身免疫障碍、变态反应、外伤、先天性畸形和遗传因素等。

2. **分类** 按病变器官分类如下。

(1) 食管疾病　常见疾病有食管炎、贲门失弛缓症、食管癌和胃食管反流病等。

(2) 胃、十二指肠疾病　常见疾病有胃炎、消化性溃疡、十二指肠炎、胃癌和功能性消化不良等。

(3) 小肠疾病　常见疾病有急性肠炎、肠结核、吸收不良综合征、克罗恩病和肠梗阻等。

(4) 大肠疾病 常见疾病有细菌性痢疾、结肠炎、结肠癌、阑尾炎和肠易激综合征等。

(5) 肝胆疾病 常见疾病有肝炎、肝硬化、肝癌、肝脓肿和脂肪肝等；胆石症、肝内胆管结石、胆囊炎、胆管炎、胆道蛔虫症和胆道系统肿瘤等。

(6) 胰腺疾病 常见疾病有胰腺炎、胰腺癌等。

(7) 腹膜、肠系膜疾病 常见疾病的有腹膜炎、腹膜转移癌、肠系膜淋巴结结核和原发性腹膜肿瘤等。

三、消化系统疾病的主要症状

1. 食欲不振或厌食 食欲不振是指进食的欲望减低,严重的食欲不振则称为厌食。常见于消化系统疾病,如胃癌、慢性胃炎、病毒性肝炎、肝硬化、胰腺癌等,也可见于全身性感染和其他系统疾病,如肺结核、维生素 B_1 缺乏症和神经性厌食等。

2. 嗳气与反酸 嗳气是胃腔内的气体过多自口腔溢出的现象。频繁嗳气多因精神神经因素、饮食习惯不良(如进食、饮水过急)、吞咽动作过多等引起,也可由胃食管反流病,胃、十二指肠疾病,胆道疾病所致。

反酸是由于胃酸分泌过多或食管括约肌、贲门功能不全,胃的逆蠕动致酸性胃内容物反流至口腔的现象,多见于消化性溃疡和胃食管反流病。

3. 吞咽困难 吞咽困难是指在咽下食物或饮水时,感到费力或有哽噎感,可伴有吞咽痛,严重时不能咽下食物、甚至水。多见于咽、食管或食管周围的器质性疾病,如咽部脓肿、反流性食管炎、食管癌、食管裂孔疝、纵隔肿瘤、主动脉瘤等,也可由于神经功能障碍所引起,如贲门失弛缓症等。

4. 胃灼热感 是一种胸骨或剑突后的烧灼感,可因炎症或酸性反流物刺激食管黏膜引起,是食管疾病的特征性症状。多常见于胃食管反流病,消化性溃疡。

5. 恶心和呕吐 多在恶心后出现呕吐,也可单独发生,多因反射性或流出道受阻引起,常见于胃癌、胃炎、幽门梗阻、肝胆胰急性炎症、肠梗阻等疾病。

6. 胸痛 为非心源性胸痛,是胃食管反流病或食管裂孔疝的临床表现之一。

7. 腹胀 是全腹性或局限性的腹部胀满,可以是患者的主观感觉和(或)客观检查所见。多见于腹水、胃肠道胀气、积食、胃肠道梗阻、气腹、腹内肿物、便秘及胃肠道运动功能障碍等疾病。

8. 腹痛 腹痛可表现为不同性质的疼痛和腹部不适感,多由于消化器官的膨胀、肌肉痉挛、腹膜刺激、血供不足等因素牵拉腹膜或压迫神经所致,如溃疡、阑尾炎等。空腔脏器痉挛常产生剧烈疼痛,即所谓腹绞痛,如胆绞痛、肠梗阻等。

腹痛也可见于胃肠道外和功能性疾病,如泌尿-生殖道炎症或梗阻、肺部疾病、心肌梗死等。

9. 腹泻 由肠分泌增多、吸收障碍或肠蠕动加速所致。水样腹泻多提示小肠疾病或胃肠道激素分泌过多;脓血和黏液便见于结肠疾病,如炎症、溃疡和肿瘤等。

10. 呕血与黑便 上消化道和肝脏、胆系、胰腺出血,表现为呕血和黑便,如溃疡、食管静脉曲张破裂等;出血量过大且消化道运动加速时,可出现血便。下消化道出血常为暗红色或果酱样便,离肛门越近,色泽越红,如痔疮等。

11. 里急后重 是直肠受刺激的征象,多由局部炎症或肿瘤引起。

12. 便秘 多因以下因素引起:①缺乏驱动性蠕动;②直肠反射减弱或消失;③肠腔内机械性阻塞;④肠腔外肿瘤压迫。

13. 黄疸 各种原因造成的血胆红素浓度增高时可出现巩膜、皮肤黄染,即黄疸。常分为溶血性、肝细胞性、胆汁淤积性及先天性非溶血性黄疸。

四、消化系统疾病的诊断

影像学检查在消化系统疾病的诊断中起着关键性的作用,但是,为了对疾病做出正确全面的诊断,详细的询问病史、症状、系统的体格检查、必要的实验室及其他检查依然非常重要。

(一)病史与症状

病史是疾病诊断的主要依据。不少疾病根据其典型的症状即可做出初步诊断。如长期反复发作的周期性、节律性上腹痛,伴有呕吐、反酸可做出消化性溃疡的初步诊断。病史采集要详细了解其发病时间、诱因、发病情况、发展过程、就医及曾诊断过的情况等。对于主要症状,要问清部位、性质、程度、时间、加剧和缓解的因素、有无伴随症状。此外,还要注意患者的年龄、性别、职业、饮食习惯、烟酒嗜好、性格、遗传因素等,在诊断上也有一定意义。

(二)体征

体征是医生在体格检查中发现的异常表现。除重视腹部检查外,还须注意全身系统检查,如检查皮肤黏膜时,应注意色泽、黄疸、瘀点、蜘蛛痣、肝掌等是诊断肝病的重要线索。腹部检查对消化系统疾病的诊断尤为重要,检查时应注意腹部外形、蠕动波、腹壁静脉曲张及其分布与血流方向、压痛点、反跳痛、腹肌紧张、肝脾大、腹内肿块、移动性浊音、振水声、肠鸣音等。对便秘、慢性腹泻、便血的患者,直肠指检是必要的常规检查,常可及时地诊断或排除直肠癌等。

(三)实验室和其他检查

1. 实验室检查 血液常规检查可反映有无脾功能亢进、恶性贫血等;粪便常规检查、培养和隐血试验,对肠道感染、寄生虫病、腹泻和消化道出血的诊断提供重要资料。胃液分析对胃病、消化性溃疡、胃泌素瘤的诊断与鉴别诊断有一定价值。血尿胆红素检查可初步鉴别黄疸的性质。血、尿和胸腹水淀粉酶测定对急性胰腺炎诊断有重要价值。腹水检查对确定腹水的性质和病因有实用价值。甲胎蛋白测定对原发性肝癌有较特异的诊断价值。

2. X射线检查 普通的X射线检查依然是诊断胃肠道疾病的常用手段。腹部平片可判断腹腔内有无游离气体,钙化的结石或组织及肠曲内气体和液体的情况。通过胃肠钡剂造影、小肠钡灌造影、钡剂灌肠造影等X射线检查,可观察全胃肠道;气-钡双重对比造影技术能更清楚地显示黏膜表面的细小结构,从而提高微小病变的发现率。通过这些检查可发现胃肠道的溃疡、肿瘤、炎症、静脉曲张、结构畸形以及运动异常等,对于膈疝和胃黏膜脱垂的诊断优于内镜检查。口服及静脉注射X射线胆系造影剂可显示胆系结石和肿瘤、胆囊浓缩和排空功能障碍,以及其他胆道病变,但黄疸明显者显影不佳,因此应用受到限制。经皮肝穿刺胆管造影术,在肝外梗阻性黄疸时可鉴别胆管的梗阻部位和病因,尤其适用于黄疸较深者。近年数字减影血管造影技术的应用提高了消化系疾病的诊断水平,如门静脉、下腔静脉造影有助于门静脉高压的诊断及鉴别诊断,选择性腹腔动脉造影有助于肝和胰腺肿瘤的诊断和鉴别诊断及判断肿瘤范围,并可时进行介入治疗,此外,对不明原因消化道出血的诊断也有相当重要的价值。

3. 计算机断层成像(CT)和磁共振成像(MRI) 该类检查因其敏感度和分辨力高,可反映轻微的密度改变,对病灶的定位和定性效果较佳,因此在消化系病的诊断上越来越重要。CT对腹腔内脏器,尤其是肝、胰的占位性病变诊断有重要作用,对脂肪肝、肝硬化、胰腺炎等也有诊断价值。磁共振显像(MRI)对占位性病变的定性诊断较CT为佳。放射性核素肝显像的使用最广,对肝癌和其他占位性病变的定位诊断有较高价值。

4. 超声检查 B型实时超声普遍用于腹腔内实体脏器检查,因为无创性且检查费用较低,在我国被用作首选的初筛检查。B超可显示肝、胆囊、脾、胰腺的大小和轮廓,对肝病特别是肝癌和肝脓肿的诊断帮助较大,对腹水和腹内实质性肿块的诊断也有一定价值。此外,B超还能监视或引导各种经皮穿刺,进行诊断和治疗。彩色多普勒超声可观察肝静脉、门静脉、下腔静脉,有助于门静脉高压的诊断与鉴别诊断。

5. 内镜检查　可以直接观察消化道内腔的病变,并可取活组织病理检查,因此已成为胃肠病诊断极为重要的检查手段。

(1)纤维胃镜和十二指肠镜　能观察食管、胃、十二指肠的病变;应用十二指肠镜,进行逆行胰、胆管造影,对胰、胆疾病的诊断有很高的价值。

(2)纤维结肠镜　主要用于观察从肛门到回盲瓣的所有结直肠的病变。

(3)腹腔镜　对了解腹腔肿块的性质,确定腹水的病因,尤其对肝胆疾病的诊断和鉴别诊断很有帮助。

(4)胶囊内镜　由胶囊、信号接收系统及工作站构成。检查时,患者吞下一个含有微型照相装置的胶囊,随胃肠道蠕动,以2帧/s的速度不间断拍摄,所获取的消化道腔内图像信息被同时传给信号接收系统,然后在工作站上读片。胶囊内镜能动态、清晰地显示小肠腔内病变,突破了原有的小肠检查盲区,且具有无痛苦、安全等优点,成为疑诊小肠疾病的一线检查方法。

(5)推进式小肠镜　与胶囊内镜不同的是,推进式小肠镜因具有吸引及注气的功能,对病变的观察更清晰,发现病变后可以取活检及内镜下治疗;但推进式小肠镜难以观察整个小肠,小肠病变的阳性检出率低于胶囊内镜;且由于检查耗时长,患者较痛苦。因此,多在胶囊内镜初筛发现小肠病变后,需要活检或内镜治疗时才采用推进式小肠镜。

6. 脱落细胞检查　在内镜直视下冲洗或擦刷胃肠道、胆道和胰管黏膜,检查所收集的脱落细胞,有助于癌瘤的诊断。

7. 活组织检查　取活组织做组织病理学检查具有确诊价值,对诊断有疑问者应尽可能做活检。消化系统的活组织检查主要是内镜窥视下直接取材,或腹腔镜下对病灶取材,超声或CT引导下细针经皮穿刺取材也是常用的方法,如对肝、胰或腹腔肿块的穿刺。取活组织做细胞学检查,还可通过外科手术进行活组织检查。

五、消化系统疾病的防治原则

1. 一般治疗

(1)饮食治疗　消化系统是食物摄取、转运、消化、吸收及代谢的重要场所,消化系统病变影响上述生理功能,而不当的饮食又会加重疾病过程,因此饮食和营养在治疗中占相当重要地位。应视疾病部位、性质及严重程度决定限制饮食甚至禁食,有梗阻病变的还要给予胃肠减压。故强调饮食、生活规律,注意饮食卫生,给予高营养而且易消化吸收的食物,必要时静脉补液及补充营养物质,甚至全胃肠外营养或全胃肠内营养。节制烟酒和辛辣饮食是防治消化系统疾病的重要环节,要贯彻预防为主的方针。

(2)生活安排与精神心理治疗　由于功能性胃肠疾病非常常见,而器质性消化系统疾病在疾病过程中亦会引起功能性症状,精神因素又会加重或诱发器质性疾病。因此,精神心理治疗非常重要,措施包括向患者解释病情,消除紧张心理,树立战胜疾病的勇气和信心,必要时使用镇静药等。还要教育患者注意劳逸结合、合理安排作息生活。

2. 药物治疗　必须掌握药物及各种治疗的适应证、禁忌证、并发症、不良反应及不良反应。要针对每位患者的具体情况,进行具体分析,根据不同病情,选择药物及治疗方法。避免乱用药,否则影响疗效判断,延误病情。如急腹症在病因未明确前,禁止用止痛药。结肠癌禁用止泻药。

3. 手术治疗或介入治疗　手术治疗是消化系统疾病治疗的重要手段。对经内科治疗无效、疗效不佳或出现严重并发症的疾病及肿瘤,手术切除常是疾病治疗的根本办法或最终途径。手术指征的掌握,应从病情出发,结合患者手术耐受的能力,考虑手术可能引起并发症和术后复发的风险,权衡利弊,综合考虑。

巩固练习题

1. 体格检查中发现患者有胃肠型和蠕动波,提示　　　　　　　　　　　　　　　　　　（　）
   A. 胃、肠梗阻　　　　　　　　B. 胃炎　　　　　　　　　　C. 肝硬化
   D. 胰腺炎　　　　　　　　　　E. 溃疡性结肠炎
2. 胃癌的确诊依靠　　　　　　　　　　　　　　　　　　　　　　　　　　　　　　　（　）
   A. 超声检查　　　　　　　　　B. X射线检查　　　　　　　C. 活组织病理学检查
   D. CT检查　　　　　　　　　　E. MRI检查
3. 对便血、腹泻、便秘、下腹痛的患者,应首选进行　　　　　　　　　　　　　　　　　（　）
   A. 肠镜检查　　　　　　　　　B. X射线检查　　　　　　　C. 活组织病理学检查
   D. 肛门指诊检查　　　　　　　E. 胃镜检查
4. 食管异物容易停留的部位是　　　　　　　　　　　　　　　　　　　　　　　　　　（　）
   A. 食管开始处　　　　　　　　B. 连接贲门处　　　　　　　C. 食管上段
   D. 食管下段　　　　　　　　　E. 食管的3个生理狭窄处
5. 消化系统的主要生理功能是除外下列哪一项　　　　　　　　　　　　　　　　　　　（　）
   A. 对食物进行摄取、转运、消化　B. 对食物进行吸收和排泄　　C. 为机体提供氧气
   D. 为机体新陈代谢提供物质和能量来源　E. 维持生命活动
6. 消化系统疾病的主要症状除外哪项　　　　　　　　　　　　　　　　　　　　　　　（　）
   A. 腹痛　　　　　　　　　　　B. 食欲不振　　　　　　　　C. 咳嗽、咳痰
   D. 腹胀、腹泻　　　　　　　　E. 恶心、呕吐
7. 消化系统疾病的常见病因有哪些　　　　　　　　　　　　　　　　　　　　　　　　（　）
   A. 感染　　　　　　　　　　　B. 理化因素　　　　　　　　C. 代谢紊乱
   D. 吸收障碍　　　　　　　　　E. 以上都是
8. 常见的食管疾病下列哪项除外　　　　　　　　　　　　　　　　　　　　　　　　　（　）
   A. 食管炎　　　　　　　　　　B. 贲门失弛缓症　　　　　　C. 食管癌
   D. 消化性溃疡　　　　　　　　E. 胃食管反流病

第二节　胃食管反流病

胃食管反流病(gastroesophageal reflux disease,GERD)是指胃十二指肠内容物反流入食管引起胃灼热等症状,根据是否导致食管黏膜糜烂、溃疡,分为反流性食管炎(reflux esophagitis,RE)及非糜烂性反流病(nonerosive reflux disease,NERD,又称为内镜阴性的胃食管反流病),GERD也可引起咽喉、气道等食管邻近的组织损害,出现食管外症状。

【病因和发病机制】

胃食管反流病是多种因素造成的以食管下端括约肌(LES)功能障碍为主的胃食管动力障碍性

疾病,发病是抗反流防御机制下降和反流物对食管黏膜攻击作用的结果。

1. 抗反流屏障结构与功能异常　贲门失弛缓症手术后、食管裂孔疝、腹内压增高(如妊娠、肥胖、腹水、呕吐、负重劳动等)及长期胃内压增高(如胃扩张、胃排空延迟等)均可引起LES结构受损;某些激素(如缩胆囊素、胰高血糖素、血管活性肠肽等)、食物(如高脂肪、巧克力等)、药物(如钙拮抗剂、地西泮)等可引起LES功能障碍或一过性LES松弛延长;当食管的清除能力和黏膜屏障不足以抵抗反流物的损伤时,则可致病。

2. 食管清除作用降低　常见于导致食管蠕动和唾液分泌异常的疾病或病理生理过程,如干燥综合征等。食管裂孔疝时,部分胃经膈食管裂孔进入胸腔的疾病,除改变LES结构,也可降低食管对反流物清除,导致胃食管反流病。

3. 食管黏膜屏障功能降低　长期吸烟、饮酒等刺激性食物或药物将使食管黏膜不能抵御反流物的损害。

4. 反流物对食管黏膜的攻击作用　在食管抗反流防御机制下降的基础上,反流物刺激和损害食管黏膜,其受损程度与反流物的质和量有关,也与反流物与黏膜的接触时间、部位有关。胃酸和胃蛋白酶是反流物中损害食管黏膜的主要成分。

5. 胃排空延迟　胃食管反流在饱餐后、幽门梗阻时发生较多,主要与胃排空延迟有关。

【病理】

在有反流性食管炎的胃食管反流病患者,其病理组织学基本改变可有:①复层鳞状上皮细胞层增生;②黏膜固有层乳头向上皮腔面延长;③固有层内炎症细胞主要是中性粒细胞浸润;④糜烂及溃疡;⑤食管下段鳞状上皮被化生的柱状上皮所替代称之为Barrett食管,多发生于胃食管连接处的齿状线近端,可为环形、舌形或岛状。

【临床表现】

胃食管反流病的临床表现多样,轻重不一,主要表现有:

(一) 食管症状

1. 典型症状　烧心和反流是该病最常见的症状,而且具有特征性,因此被称为典型症状。反流是指胃内容物在无恶心和不用力的情况下涌入咽部或口腔的感觉,含酸味或仅为酸水时称反酸。烧心是指胸骨后或剑突下烧灼感,常由胸骨下段向上延伸。烧心和反流常在餐后1 h出现,卧位、弯腰或腹压增高时可加重,部分患者烧心和反流症状可在夜间入睡时发生。

2. 非典型症状　指除烧心和反流之外的食管症状。胸痛由反流物刺激食管引起,发生在胸骨后。严重时可为剧烈刺痛,可放射到后背、胸部、肩部、颈部、耳后,有时酷似心绞痛,可伴有或不伴有烧心和反流。由GERD引起的胸痛是非心源性胸痛的常见病因。吞咽困难或胸骨后异物感见于部分患者,可能是由于食管痉挛或功能紊乱所致,症状呈间歇性,进食固体或液体食物均可发生。少数患者吞咽困难是由食管狭窄引起,呈持续性或进行性加重。

(二) 食管外症状

由反流物刺激或损伤食管以外的组织或器官引起,如咽喉炎、慢性咳嗽和哮喘。对一些病因不明、久治不愈的上述症状患者,要注意是否存在GERD,伴有烧心和反流症状有提示作用,但少部分患者以咽喉炎、慢性咳嗽或哮喘为首发或主要表现。严重者可发生吸入性肺炎,甚至出现肺间质纤维化。一些患者诉咽部不适,有异物感、棉团感或堵塞感,但无真正吞咽困难,称为癔球症,目前认为也与 GERD 相关。

【并发症】

1. 上消化道出血　食管黏膜糜烂及溃疡可以导致上消化道出血,可有呕血和(或)黑便及不同程度的缺铁性贫血。

2. 食管狭窄　是严重食管炎表现,食管炎反复发作致使纤维组织增生,最终导致瘢痕狭窄。

3. Barrett 食管　Barrett 食管是食管下段鳞状上皮被化生的柱状上皮所替代。Barrett 食管可发生消化性溃疡,是食管腺癌的癌前病变。

【实验室和其他检查】

1. 胃镜　胃镜检查是诊断反流性食管炎最准确的方法,并能判断反流性食管炎的严重程度和有无并发症,结合活检可与其他原因引起的食管炎和其他食管病变(如食管癌等)作鉴别。内镜下无反流性食管炎不能排除胃食管反流病。

正常食管黏膜在胃镜下呈现均匀粉红色,而 Barrett 食管内镜下的表现为橘红色。

2. 24 h 食管 pH 值监测　是诊断胃食管反流病的重要检查方法。应用便携式 pH 记录仪监测患者 24 h 食管 pH 值,可提供食管是否存在过度酸反流的客观证据,并了解酸反流的程度及其与症状发生的关系。

3. 食管 X 射线钡餐　该检查对诊断反流性食管炎敏感性不高,对不愿接受或不能耐受胃镜检查者行该检查,有助于排除食管癌等其他食管疾病。

4. 食管测压　可测定 LES 的压力,显示频繁的一过性 LES 松弛和评价食管体部的功能。当胃食管反流病内科治疗效果不好时可作为辅助性诊断方法。

【诊断与鉴别诊断】

(一)诊断

胃食管反流病的诊断是基于:①有明显的反流症状;②内镜下可能有反流性食管炎的表现;③食管过度酸反流的客观证据。如患者有典型的烧心和反酸症状,可做出胃食管反流病的初步临床诊断。胃镜检查如发现有反流性食管炎并能排除其他原因引起的食管病变,本病诊断可成立。对有典型症状而内镜检查阴性者,24 h 食管 pH 值监测提示有食管过度酸反流或质子泵抑制剂(PPI)做试验性治疗(如奥美拉唑每次 20 mg,每天 2 次,连用 7~14 d),如有明显效果,本病诊断一般可成立。

(二)鉴别诊断

该病应与其他原因的食管病变(如真菌性食管炎、药物性食管炎、食管癌和食管贲门失弛缓症等)、消化性溃疡、胆道疾病等相鉴别。胸痛为主要表现者,应与心源性胸痛及其他原因引起的非心源性胸痛进行鉴别。

【治疗】

胃食管反流病的治疗目的是控制症状、治愈食管炎、减少复发和防治并发症。

(一)一般治疗

改变生活方式与饮食习惯:①为了减少卧位及夜间反流,可将床头抬高 10~20 cm;②避免睡前

2 h 内进食,白天进餐后亦不宜立即卧床;③注意减少一切引起腹压增高的因素,如肥胖、便秘、紧束腰带等;④应避免进食使 LES 压降低的食物,如高脂肪、巧克力、咖啡、浓茶等;⑤应戒烟及禁酒;⑥避免应用降低 LES 压的药物及引起胃排空延迟的药物。

(二)药物治疗

1. 促胃肠动力药　如多潘立酮、莫沙必利、依托必利等,这类药物可能通过增加 LES 压力、改善食管蠕动功能、促进胃排空,从而达到减少胃内容物食管反流及减少其在食管的暴露时间。由于这类药物疗效有限且不确定,因此只适用于轻症患者,或作为与抑酸药合用的辅助治疗。

2. 抑酸药　有效降低损伤因素的作用,是目前治疗本病的主要措施,对初次接受治疗的患者或有食管炎的患者宜以 PPI 治疗,以求迅速控制症状、治愈食管炎。

(1)H_2 受体拮抗剂(H_2RA)　如西咪替丁、雷尼替丁、法莫替丁等(详见本章第五节)。H_2RA 能减少 24 h 胃酸分泌 50% ~70%,但不能有效抑制进食刺激引起的胃酸分泌,因此适用于轻、中症患者。可按治疗消化性溃疡常规用量,分次服用,疗程 8~12 周。增加剂量可提高疗效,同时亦增加不良反应。

(2)质子泵抑制剂(PPI)　包括奥美拉唑、兰索拉唑、泮托拉唑、雷贝拉唑和埃索美拉唑等(详见本章第五节)。这类药物抑酸作用强,疗效优于 H_2RA,适用于症状重、有严重食管炎的患者。一般按治疗消化性溃疡常规用量,疗程 4~8 周。对个别疗效不佳者可加倍剂量或与促胃肠动力药联合使用,并适当延长疗程。

(3)抗酸药　仅用于症状轻、间歇发作的患者作为临时缓解症状用。

(三)抗反流手术治疗

抗反流手术是不同术式的胃底折叠术,目的是阻止胃内容物反流入食管。

(四)并发症的治疗

1. 食管狭窄　除极少数严重瘢痕性狭窄需行手术切除外,多数狭窄是行胃镜下食管扩张术。扩张术后给予长程 PPI 维持治疗可防止狭窄复发,对年轻患者可考虑抗反流手术。

2. Barrett 食管　应使用 PPI 治疗及长程维持治疗。定期随访是目前预防 Barrett 食管癌变的唯一方法。早期识别不典型增生,发现重度不典型增生或早期食管癌及时手术切除。

【预防】

改变生活方式,纠正不良的生活习惯。避免摄入促进反流的高脂肪食物,减轻体重;少吃多餐,避免睡前 2 h 内进食;避免在生活中长久增加腹压的各种动作和姿势,包括穿紧身衣及束紧腰带;戒烟、戒酒,少食巧克力和咖啡。

【预后】

该病绝大多数预后良好,当并发 Barrett 食管及食管腺癌时,预后差。

> **助医考点**
> 胃食管反流病的临床表现、诊断、治疗与预防。

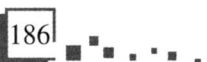
问题分析与能力提升

患者,男,43 岁。3 个月来反酸、反食和烧心,多于餐后明显,平卧或身体前倾时易出现,近 1 周来加重,有时伴胸骨后疼痛,ECG 未见明显异常,内镜检查见食管黏膜破损有融合。

请结合以上病例给出初步诊断及诊断依据、鉴别诊断、进一步检查、治疗原则。

巩固练习题

1. 下列胃食管反流病的临床表现中,不属于食管外刺激症状的是 （　　）
   A. 胸痛　　　　　　　　B. 声嘶　　　　　　　　C. 哮喘
   D. 咳嗽　　　　　　　　E. 咽喉炎
2. 诊断胃食管反流病最准确的方法是 （　　）
   A. 食管吞钡 X 射线检查　　B. 胃镜检查　　　　　　C. 24 h 食管 ph 监测
   D. 食管测压　　　　　　E. 食管滴酸试验
3. 治疗胃食管反流病,下列最佳药物为 （　　）
   A. 雷尼替丁　　　　　　B. 奥美拉唑　　　　　　C. 枸橼酸铋钾
   D. 莫沙必利　　　　　　E. 多潘立酮
4. 下列关于胃食管反流病胸痛的叙述,错误的是 （　　）
   A. 反流物刺激食管痉挛所致　　B. 疼痛可发生在胸骨后　　C. 疼痛不向其他地方放射
   D. 疼痛可为剧烈刺痛　　E. 疼痛可放射到后背、胸部、肩部、颈部、耳后等部位,有时酷似心绞痛
5. 与幽门螺杆菌感染无关的疾病是 （　　）
   A. 胃炎　　　　　　　　B. 胃溃疡　　　　　　　C. 十二指肠溃疡
   D. 胃食管反流病　　　　E. 消化性溃疡
6. 治疗重症胃食管反流病的首选药物是 （　　）
   A. 雷尼替丁　　　　　　B. 西沙必利　　　　　　C. 奥美拉唑
   D. 氢氧化铝　　　　　　E. 丙谷胺
7. 下列用于胃食管反流病维持治疗的药物中效果最好的是 （　　）
   A. 西沙必利　　　　　　B. 吗丁啉(多潘立酮)　　C. 氢氧化铝
   D. 西咪替丁　　　　　　E. 奥美拉唑

(8～10 题共用题干)

女性,55 岁。2 个月来反复发作夜间入睡时胸骨下段疼痛,性质呈刺痛、烧灼样,向后背、胸部、颈部放射,持续 30 min 以上,坐起后症状可有减轻,偶在饱餐后 1 h 左右发生,口含硝酸甘油无效。既往有高血压、胃病史,否认糖尿病史。父有冠心病史。

8. 该患者发作性胸痛最可能的病因是 （　　）
   A. 心绞痛　　　　　　　B. 胆囊炎　　　　　　　C. 主动脉夹层
   D. 胃食管反流病　　　　E. 心肌梗死
9. 该患者胸痛的类型属于 （　　）
   A. 胸膜性胸痛　　　　　B. 纵隔性胸痛　　　　　C. 胸壁性胸痛
   D. 心因性胸痛　　　　　E. 呼吸性胸痛
10. 若治疗该患者,最佳的药物是 （　　）
    A. 雷尼替丁　　　　　　B. 西沙必利　　　　　　C. 奥美拉唑
    D. 氢氧化铝　　　　　　E. 丙谷胺

第三节　食管癌

食管癌(carcinoma of the esophagus)是常见的原发于食管上皮的恶性肿瘤,临床上以进行性吞咽困难为其典型的症状。

食管癌是常见的恶性肿瘤。中国是世界上的高发国家,也是世界上食管癌高死亡率的国家之一,男性食管癌列为恶性肿瘤死亡的第2位,仅次于胃癌;女性食管癌则占第3位,次于胃癌和宫颈癌。

【病因和发病机制】

食管癌的确切病因目前尚不清楚。它的发生与患者的生活条件、饮食习惯、食物中的致癌物及遗传易感性等有关。

1. 亚硝胺类化合物和真菌毒素
(1)亚硝胺　在高发区的粮食和饮水中亚硝胺含量显著增高,且与当地食管癌和食管上皮重度增生的患病率呈正相关。
(2)真菌毒素的致癌作用　各种霉变食物能产生致癌物质。黄曲霉菌和黑曲霉菌等真菌能将硝酸盐还原为亚硝酸盐,还能促进亚硝胺的合成。霉菌常与亚硝胺协同致癌。

2. 慢性理化刺激及炎症　粗糙、坚硬的食物,进食过烫、过快,咀嚼槟榔,饮用浓茶、烈酒,摄食辣椒、蒜、醋等刺激性食物及吸烟等,造成对食管黏膜的慢性理化刺激,可致局限性或弥漫性上皮增生,形成食管癌的癌前病变。慢性食管疾病如腐蚀性食管灼伤和狭窄、胃食管反流病、贲门失弛缓症或食管憩室等患者食管癌发生率增高,可能是由于食管内容物滞留而引起的慢性炎症所致。

3. 营养因素　饮食缺乏动物蛋白、新鲜蔬菜和水果,摄入的维生素 A、B_2、C、E、核黄素、烟酸缺乏,也是食管癌的危险因素。流行病学调查表明,食物、饮水和土壤内的元素钼、硼、锌、镁和铁含量较低,可能与食管癌的发生间接相关。

4. 遗传因素　食管癌的发病常表现家族性聚集现象。食管癌高发家族的外周血淋巴细胞染色体畸变率较高,可能是决定高发区食管癌易感性的遗传因素。

5. 癌基因　在环境与遗传双重因素的作用下,癌基因激活或抑癌基因失活与食管癌发生有关。

【病理】

食管癌的病变部位以中段居多,下段次之,上段最少。部分胃贲门癌延伸至食管下段,常与食管下段癌在临床上不易区别,故又称食管贲门癌。

1. 大体病理
(1)早期食管癌　在胃镜下可见充血型、糜烂型、斑块型和乳头型。充血型是食管癌最早期的表现,多是原位癌;而斑块型是最多见的,癌细胞分化较好;糜烂型次之,癌细胞分化较差;乳头型癌病变较晚,但细胞分化一般较好。
(2)中、晚期食管癌　可分为髓质型、蕈伞型、溃疡型、缩窄型和未定型。

2. 组织学分类　我国约90%的食管癌为鳞状细胞癌,少数为腺癌,多与 Barrett 食管恶变或食管异位胃黏膜的柱状上皮有关。

3. 食管癌的扩散和转移方式　①直接扩散:早、中期食管癌主要为壁内扩散,因食管无浆膜层,容易直接侵犯其邻近器官;②淋巴转移是食管癌转移的主要方式;③晚期血行转移至肝、肺、骨、肾、肾上腺、脑等处。

【临床表现】

(一)早期症状

早期食管癌症状多不典型,易被忽略。主要症状为胸骨后不适、烧灼感、针刺样或牵拉样痛,进食通过缓慢并有滞留的感觉或轻度哽噎感。早期症状时轻时重,症状持续时间长短不一,甚至可无症状。

(二) 中、晚期症状

1. 进行性咽下困难　是多数患者就诊时的主要症状,但却是该病的较晚期表现。由不能咽下固体食物发展至液体食物亦不能咽下。

2. 食物反流　因食管梗阻的近段有扩张与潴留,可发生食物反流,反流物含黏液,混杂宿食,可呈血性或可见坏死脱落组织块。

3. 咽下疼痛　因癌糜烂、溃疡、外侵或近段伴有食管炎所致,进食时尤其是进热食或酸性食物后更明显,疼痛可涉及颈、肩胛、前胸和后背等处。

4. 其他症状　长期摄食不足可导致慢性脱水、营养不良、消瘦与恶病质。有左锁骨上淋巴结肿大,或因癌肿扩散转移引起的其他表现,如压迫喉返神经所致的声嘶、骨转移引起的疼痛、肝转移引起的黄疸等。当肿瘤侵及相邻器官并发生穿孔时,可发生食管支气管瘘、纵隔脓肿、肺炎、肺脓肿及主动脉穿破大出血,导致死亡。

(三) 体征

早期可无明显体征,晚期则可出现消瘦、贫血、营养不良、失水或恶病质等体征。当癌转移时,可触及肿大而坚硬的浅表淋巴结,或肿大而有结节的肝等。

【实验室和其他检查】

1. 食管黏膜脱落细胞检查　主要用于食管癌高发区现场普查,阳性率可达90%以上,常能发现一些早期病例。

2. 内镜检查与活组织检查　是发现与诊断食管癌的首选方法。可直接观察病灶的形态,并可在直视下做活组织病理学检查,以确定诊断。内镜下食管黏膜染色法有助于提高早期食管癌的检出率。用甲苯胺蓝染色,食管黏膜不着色,但癌组织可染成蓝色;碘液染色,正常鳞状细胞因含糖原而呈棕褐色,病变黏膜则不着色。

3. 食管钡剂造影　早期食管癌X射线钡餐造影的征象有:①黏膜皱襞增粗,迂曲及中断;②食管边缘毛刺状;③小充盈缺损与小龛影;④局限性管壁僵硬或有钡剂滞留。中、晚期病例可见病变处管腔不规则狭窄、充盈缺损、管壁蠕动消失、黏膜紊乱、软组织影及腔内型的巨大充盈缺损。

4. 胸部CT检查　可清晰显示食管与邻近纵隔器官的关系。如食管壁厚度>5 mm,与周围器官分界模糊,提示有食管病变存在。CT有助于制订外科手术方式,放疗的靶区及放疗计划。但CT扫描难以发现早期食管癌。

5. 超声内镜　能准确判断食管癌的壁内浸润深度、异常肿大的淋巴结及明确肿瘤对周围器官的浸润情况。对肿瘤分期、治疗方案的选择及预后判断有重要意义。

【诊断与鉴别诊断】

食管癌的早期发现和早期诊断十分重要。凡年龄在50岁以上(高发区在40岁以上),出现进食后胸骨后停滞感或咽下困难者,应及时做有关检查,以明确诊断。

鉴别诊断主要包括下列疾病:食管贲门失弛缓症、胃食管反流病、食管良性狭窄及需与食管平滑肌瘤、食管裂孔疝、食管静脉曲张、纵隔肿瘤、食管周围淋巴结肿大、左心房明显增大、主动脉瘤外压食管造成狭窄而产生的吞咽困难相鉴别。

【治疗】

本病的根治关键在于对食管癌的早期诊断。早期食管癌可在胃镜下切除,可达到根治效果;

中、晚期食管癌治疗方法包括手术、放疗、化疗、内镜下治疗和综合治疗。

1. 手术治疗　食管癌手术切除率已达80%~90%，而早期切除常可达到根治效果。

2. 放射治疗　主要适用于手术难度大的上段食管癌和不能切除的中、下段食管癌。上段食管癌放疗效果不亚于手术，故放疗作为首选。手术前放疗可使癌块缩小，提高切除率和存活率。

3. 化疗　一般用于食管癌切除术后2~4周内进行，常用联合化疗方案。

4. 内镜介入治疗

（1）早期食管癌　内镜治疗是一有效的治疗手段。①内镜下黏膜切除术：适用于病灶<2 cm，无淋巴转移的黏膜内癌；②内镜下消融术：Nd:YAG激光、微波等亦有一定疗效，缺点是治疗后不能得到标本用于病理检查。

（2）进展期食管癌　①单纯扩张：方法简单，但作用时间短且需反复扩张；对病变范围广泛者常无法应用；②食管内支架置放术：是在内镜直视下放置支架，是治疗食管癌性狭窄的一种姑息疗法，可达到较长时间缓解梗阻、提高生活质量的目的；但上端食管癌与食管胃连接部肿瘤不易放置；③内镜下实施癌肿消融术等。

【预防】

我国不少地区特别在食管癌高发区建立了防治基地，进行了肿瘤一级预防（病因学预防），包括改良饮水、防霉去毒，改变不良的生活习惯等。发病学预防（二级预防或称化学预防）是对食管癌高发地区进行普查，对高危人群进行化学药物干预治疗。

【预后】

早期食管癌及时根治预后良好，手术切除5年生存率>90%。症状出现后未经治疗的食管癌患者一般在1年内死亡。食管癌位于食管上段、病变长度超过5 cm、已侵犯食管肌层、癌细胞分化程度差及已有转移者，预后不良。

> **助医考点**
> 食管癌的病理、临床表现、诊断与鉴别诊断、治疗。

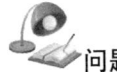
问题分析与能力提升

患者，男性，60岁。胸骨后不适、吞咽哽噎感半年，加重1个月。患者半年前无明显诱因出现胸骨后不适、吞咽干硬食物时有轻度哽噎停滞感，偶有反酸、胸骨后刺痛，自服"达喜"后症状可缓解。近1个月上述症状逐渐加重。发病以来睡眠可，小便正常，偶有"黑色"大便，体重下降4 kg。既往体健。否认传染病接触史。平时喜食滚烫食物。无遗传病家族史。

实验室检查：血常规 Hb 96 g/L，RBC $3.3×10^{12}$/L，WBC $5.9×10^9$/L，N 63%，PLT $205×10^9$/L。肝肾功能正常。粪常规：镜检（-），隐血（+）。

请结合以上病例给出初步诊断及诊断依据、鉴别诊断、进一步检查、治疗原则。

巩固练习题

1. 男，60岁，进食哽噎，烧灼感2个月，食管钡餐造影检查见：食管下段黏膜紊乱、断裂，管壁僵硬，应该考虑　　　　　　　　　　　　　　　　　　　　　　　　　　　　　　　　　　　　　　（　　）

　　A. 食管炎　　　　　　　　B. 食管癌　　　　　　　　C. 贲门失弛缓症
　　D. 食管静脉曲张　　　　　E. 食管平滑肌瘤

2. 食管癌大多是 ( )
   A. 腺癌　　　　　　　　B. 鳞状细胞癌　　　　　　C. 印戒细胞癌
   D. 黏液腺癌　　　　　　E. 小细胞未分化癌
3. 食管癌分型不包括 ( )
   A. 髓质型　　　　　　　B. 缩窄、硬化型　　　　　　C. 蕈伞形
   D. 溃疡型　　　　　　　E. 梗阻型
4. 典型的食管癌症状是 ( )
   A. 进行性吞咽困难　　　B. 进餐后上腹痛,至下一餐前缓解　C. 不洁饮食后上腹痛,伴呕吐、腹泻
   D. 空腹及夜间上腹痛,进食后可缓解　　E. 反酸、烧心伴胸骨后烧灼样痛
5. 关于食管癌的描述中,哪项是错误的 ( )
   A. 食管上段最常见　　　B. 鳞状细胞癌多见　　　　C. 可见原位癌
   D. 亚硝胺与食管癌发生有关　　E. 可以多灶发生
6. 下列哪项不是早期食管癌的临床表现 ( )
   A. 食管内异物感　　　　B. 食物停滞感　　　　　　C. 进行性吞咽困难
   D. 进食时胸骨后不适或疼痛　　E. 进食时胸骨后烧灼感
7. 下列哪项不是晚期食管癌的临床表现 ( )
   A. 声音嘶哑　　　　　　B. 进食时呛咳　　　　　　C. 胸骨后烧灼感
   D. 持续性胸背痛　　　　E. 进行性吞咽困难

(8~10题共用题干)
男性,55岁,进行性吞咽困难3个月,体重下降5 kg,查体无阳性所见。
8. 对该患者最可能的诊断是 ( )
   A. 食管灼伤狭窄　　　　B. 食管癌　　　　　　　　C. 食管平滑肌瘤
   D. 贲门失弛缓症　　　　E. 食管憩室
9. 首选检查方式是 ( )
   A. 胸部CT　　　　　　　B. 食管超声波检查　　　　C. 食管拉网
   D. 食管镜检查活检　　　E. 胸部MRI
10. 食管吞钡X射线片描述下列哪项是错误的 ( )
    A. 食管呈鸟嘴样改变　　B. 食管充盈缺损　　　　　C. 食管管壁僵硬
    D. 龛影　　　　　　　　E. 食管黏膜断裂

第四节　胃炎

胃炎(gastritis)是指各种刺激因素引起的胃黏膜炎症,常伴有上皮损伤和细胞再生。
根据其常见的病理生理和临床表现,将胃炎分为急性胃炎、慢性胃炎和特殊类型胃炎,本章重点介绍急性、慢性胃炎。

一、急性胃炎

急性胃炎(acute gastritis)是指由多种病因引起的急性胃黏膜炎症或糜烂、出血。临床上急性发病,常表现为上腹部症状。内镜检查可见胃黏膜充血、水肿、出血、糜烂(可伴有浅表溃疡)等一过性病变。急性胃炎主要包括急性糜烂出血性胃炎(以胃黏膜多发性糜烂为特征,又称为急性胃黏膜病变)和急性单纯性胃炎。

【病因和发病机制】

(一) 急性应激

严重创伤、大手术、大面积烧伤、脑血管意外和严重脏器功能衰竭、精神紧张、休克、败血症等急性应激,均可导致胃黏膜微循环障碍、缺氧、黏液和碳酸氢盐分泌减少、局部前列腺素合成不足、胃黏膜屏障受损;也可因胃酸分泌增加引起胃黏膜糜烂、出血,严重者发生急性溃疡并大量出血,如烧伤所致者称 Curling 溃疡、中枢神经系统病变所致者称 Cushing 溃疡。主要病损是胃黏膜糜烂和出血,属于急性糜烂出血性胃炎。

(二) 理化因素刺激

1. 药物 常见的有非甾体抗炎药(non-steroidal anti-inflammatory drug, NSAID)如阿司匹林、吲哚美辛等,某些抗肿瘤药、口服氯化钾或铁剂等。这些药物直接损伤胃黏膜上皮层,引起黏膜糜烂和出血。

2. 乙醇 具亲酯性和溶脂能力,高浓度乙醇可直接引起上皮细胞损伤和破坏,导致黏膜水肿、糜烂和出血。

3. 其他 食物过冷、过热、粗糙、辛辣或暴饮暴食、浓茶、咖啡、胃内异物、留置胃管等因素刺激也可引起胃黏膜损伤,导致炎症性改变。

(三) 感染或毒素摄入

急性细菌或病毒感染,或某些细菌毒素摄入可引起急性胃炎。致病菌多为沙门菌属、副溶血弧菌及某些流感病毒和肠道病毒等。毒素中以金黄色葡萄球菌毒素最常见。幽门螺杆菌(Hp)感染也可引起急性 Hp 性胃炎。

(四) 十二指肠液反流

胆汁和胰液中的胆盐、溶血卵磷脂、磷脂酶 A 和其他胰酶可破坏胃黏膜屏障,在反流性胃炎的发病中起主要作用。

【临床表现】

1. 症状 本病的临床表现因病因不同而有所不同。

感染或细菌毒素所致的急性胃肠炎多见于夏、秋季节,一般起病较急,常于进食污染食物后数小时至 24 h 内发病,同食者可集体发病。主要症状为上腹部不适、腹痛、恶心、呕吐,常伴有急性水样腹泻,严重者可伴有发冷、发热、脱水、电解质紊乱、酸中毒、甚至休克等中毒症状。若同时合并肠炎,则称为急性胃肠炎。一般患者病程短,1~3 d 内症状消失痊愈。

急性应激或摄入非甾体抗炎药、肾上腺糖皮质激素所致的急性糜烂出血性胃炎患者,常以突然呕血和(或)黑便为首发症状,但一般出血量较少,在短期内可恢复正常。

由刺激性食物或药物、酗酒等所致的急性单纯性胃炎,多有上腹部不适、疼痛、厌食、恶心、呕吐等,症状一般不很严重。

多数急性幽门螺杆菌性胃炎无症状,有症状亦缺乏特异性。

2. 体征 体征大多不明显,可有中上腹部及脐周轻压痛,上腹胀气,肠鸣音活跃等。

【实验室和其他检查】

1. 血常规 多数患者白细胞在正常范围内或轻度增高,沙门氏菌属感染者可轻度减少。呕吐物或可疑食物培养可能发现致病菌,血培养阴性。

2. 胃镜检查　胃镜检查是确诊的依据,但对急性胃炎一般不必进行。当病因不明或有上消化道出血,临床表现提示本病时,应尽早进行胃镜检查,应在出血后 24～48 h 内进行,因病变(特别是 NSAID 或乙醇引起者)可在短期内消失,延迟胃镜检查可能无法确定出血的原因。

【诊断与鉴别诊断】

1. 诊断　有明确的病因,出现上腹部不适、疼痛、恶心、呕吐、上腹部压痛等,不难做出诊断。一般无须胃镜、钡餐等特殊检查。少数病例,特别是症状不明显而以上消化道出血为主者,一般在大出血后 24～48 h 内做急诊纤维胃镜检查,以明确诊断。

2. 鉴别诊断　以上消化道出血为主要表现的急性胃炎,应与消化性溃疡、肝硬化合并食管胃底静脉曲张破裂等其他引起上消化道出血的疾病相鉴别。有急性剧烈腹痛时,须与消化性溃疡急性穿孔、急性胰腺炎、急性胆囊炎、胆石症、急性阑尾炎、急性心肌梗死等疾病相鉴别。

【治疗】

本病治疗以去除病因,对症治疗为原则。治疗要点包括:

1. 一般治疗　去除病因,卧床休息,给予清淡易消化的流食,少食多餐,急性出血或呕吐严重者应暂时禁食。

2. 病因治疗　①理化因素、急性应激状态致病者:应立即终止诱发因素积极治疗原发病,并给予抑制胃酸分泌的药物如 H_2 受体拮抗剂、质子泵抑制剂及保护胃黏膜的药物如硫糖铝作为预防措施。②细菌感染引起者:应抗菌治疗,如口服链霉素 0.5 g,4 次/d,或小檗碱 0.3 g,3 次/d;伴腹泻者可用吡哌酸或庆大霉素。

3. 对症支持治疗　①腹痛明显者:可用解痉剂,呕吐频繁者给予止吐治疗,如甲氧氯普胺 10 mg,3 次/d,或多潘立酮 10 mg,4 次/d;亦可针刺足三里和内关,有镇痛、止吐效果。②纠正水电解质紊乱:口服葡萄糖盐水或补液盐(ORS)。③上消化道出血者:应止血治疗,必要时补充血容量。

【预防】

日常应注意饮食卫生,不吃过烫、过冷、过硬、不洁食物,不暴饮暴食,饮食要规律;忌烟酒,避免损坏胃黏膜的理化因素,慎用或不用对胃黏膜有损坏的药物。

【预后】

本病是一种自限性、可逆性的病理过程,去除病因后可自愈或治愈。

二、慢性胃炎

慢性胃炎是由各种病因引起的胃黏膜慢性炎性病变,是一种常见病,发病率随年龄增长而逐渐增高。

【分类】

慢性胃炎的分类方法很多,我国 2006 年达成的中国慢性胃炎共识意见中采纳了国际上新悉尼系统(update Sydney system)的分类方法,根据病理组织学改变和病变部位的不同,结合病因,将慢性胃炎分成非萎缩性(以往称浅表性)、萎缩性和特殊类型三大类。

1. 慢性非萎缩性胃炎　是指不伴有胃黏膜萎缩性改变、胃黏膜层以淋巴细胞和浆细胞为主的慢性炎症细胞浸润的慢性胃炎。

2. 慢性萎缩性胃炎　是指胃黏膜已发生了萎缩性改变的慢性胃炎。慢性萎缩性胃炎又可分为多灶萎缩性(rnultifocal atrophic)胃炎和自身免疫性(autoimmune)胃炎两大类。前者萎缩性改变在胃内呈多灶性分布,以胃窦为主,多由幽门螺杆菌感染引起的慢性非萎缩性胃炎发展而来;后者萎缩改变主要位于胃体部,多由自身免疫引起的胃体胃炎发展而来。

3. 特殊类型胃炎　种类很多,由不同病因所致,临床上较少见。

【病因和发病机制】

慢性胃炎的病因尚未完全阐明,目前认为主要有以下因素:

(一) 幽门螺杆菌(Hp)感染

1983年澳大利亚科学家巴里·马歇尔(Barry J. Marshall)和罗宾·沃伦(J. Robin Warren)发现慢性胃炎患者在胃窦黏液层接近上皮细胞表面有大量幽门螺杆菌存在,其阳性率高达80%~95%,目前认为Hp感染是慢性胃炎最主要的病因。依据如下:①绝大多数慢性活动性胃炎患者的胃黏膜中可检出Hp。②Hp在胃黏膜的分布与胃黏膜炎症的分布一致。③根除Hp可消除胃黏膜炎症。④在志愿者和动物模型中可复制Hp感染引起的慢性胃炎。

(二) 自身免疫因素

慢性萎缩性胃炎患者的血液、胃液或萎缩的胃黏膜内可查到自身抗体,如壁细胞抗体(PCA)和内因子抗体(IFA),还可伴有其他自身免疫病如桥本甲状腺炎等,这类胃炎称自身免疫性胃炎,或称A型萎缩性胃炎。壁细胞抗体攻击壁细胞,使壁细胞总数减少,导致胃酸分泌减少或丧失;内因子抗体与内因子结合,引起维生素B_{12}吸收不良,从而导致恶性贫血。

(三) 饮食因素

长期服用对胃黏膜有刺激的食物或药物,如浓茶、咖啡、烈酒、辛辣食品、非甾体抗炎药(NSAID),或经常进食过冷、过热、过酸、过于粗糙的食物及高盐饮食,反复损伤胃黏膜,或急性胃炎未经治疗等,均可引起慢性胃炎。

(四) 其他因素

1. 十二指肠液反流　由于幽门括约肌功能不全,胃肠动力异常等,可使含胆汁和胰液的十二指肠液反流入胃,削弱胃黏膜屏障功能,使黏膜遭到消化液的作用,产生炎症、糜烂、出血和黏膜上皮化生性变化等。

2. 胃黏膜损伤因子　口腔、咽部的慢性感染,长期吸烟、酗酒,长期精神紧张、生活不规律等均可与Hp感染协同作用而引起或加重胃黏膜的慢性炎症。

3. 其他　长期消化吸收不良、营养缺乏或老年人胃黏膜小血管变性、狭窄等均可使胃黏膜修复再生功能降低。

【病理】

慢性胃炎是胃黏膜损伤与修复的慢性过程,主要组织病理学特征是胃黏膜慢性炎症、固有腺体萎缩和肠腺化生。炎症表现为黏膜层以淋巴细胞和浆细胞为主的慢性炎症细胞浸润,幽门螺杆菌引起的慢性胃炎常见淋巴滤泡形成。当见有中性粒细胞浸润时显示有活动性炎症,称为慢性活动性胃炎,多提示存在幽门螺杆菌感染。

慢性炎症过程中出现胃黏膜萎缩,主要表现为胃黏膜固有腺体(幽门腺或泌酸腺)数量减少甚至消失,组织学上有两种萎缩类型:①非化生性萎缩:胃黏膜固有腺体被纤维组织或纤维肌性组织代替或炎症细胞浸润引起固有腺体数量减少;②化生性萎缩:胃黏膜固有腺体被肠化生或假幽门腺化生所替代。

慢性胃炎进一步发展,胃上皮或化生的肠上皮在再生过程中发生发育异常,可形成异型增生(dysplasia),表现为细胞异型性和腺体结构的紊乱,异型增生可认为是胃癌的癌前病变。

【临床表现】

本病起病隐匿,进展缓慢,常反复发作。

1. 症状　由幽门螺杆菌引起的慢性胃炎多数患者无明显症状,有症状者常表现为上腹隐痛,饱胀不适、以餐后为甚;可伴有反酸、嗳气、早饱、恶心、呕吐、食欲减退等消化不良症状。少数患者可出现明显厌食、疼痛、体重减轻,类似胃癌的表现。有胆汁反流时,常表现为持续性上腹部疼痛,于进食后加重,可伴有含胆汁的呕吐物和胸骨后疼痛及烧灼感。自身免疫性胃炎患者可伴有贫血及维生素 B_{12} 缺乏的其他临床表现,如舌炎、舌乳头萎缩等;胃黏膜糜烂者可有上消化道出血的表现,如呕血和黑便。

2. 体征　慢性胃炎大多体征不明显,有时为上腹部轻压痛。

【实验室和其他检查】

(一)胃镜及活组织病理学检查

胃镜及活组织病理学检查是诊断慢性胃炎最可靠的确诊方法。内镜下非萎缩性胃炎以胃窦部最为明显,多为弥漫性胃黏膜表面黏液增多,有灰白色或黄白色渗出物,病变处黏膜红白相间或花斑状,以红为主,有时有糜烂;萎缩性胃炎有两种类型,即单纯萎缩性胃炎和萎缩性胃炎伴增生。前者主要表现为黏膜红白相间,以白相为主,血管显露,色泽灰暗,皱襞变平甚至消失;后者主要表现为黏膜呈颗粒状或结节状。

(二)幽门螺杆菌检测

幽门螺杆菌检测是诊断有无 Hp 感染的"金标准"。检测方法分为侵入法和非侵入法。①侵入法:包括快速尿素酶法、组织学检查法、Hp 培养法;②非侵入法:有 ^{13}C 或 ^{14}C 尿素呼气试验、血清学检测、聚合酶链反应等。其中,快速尿素酶法操作简便、费用低,是侵入性检查的首选方法;尿素呼气试验不依赖内镜,患者易接受,敏感性及特异性较高,已被医院广泛应用。

应注意的是,如近期应用抗生素、质子泵抑制剂、铋剂等药物,可暂时抑制 Hp,会使上述检查(血清学检查除外)呈假阴性。

(三)自身免疫性胃炎的相关检查

疑为自身免疫性胃炎者应检测血 PCA 和 IFA。血清维生素 B_{12} 浓度测定及维生素 B_{12} 吸收试验有助恶性贫血诊断。

(四)血清胃泌素 G17、胃蛋白酶原Ⅰ和Ⅱ测定

胃体萎缩者血清胃泌素 G17 显著升高,胃蛋白酶原Ⅰ和(或)胃蛋白酶原Ⅰ/Ⅱ比值下降;胃窦萎缩者血清胃泌素 G17 下降,胃蛋白酶原Ⅰ和胃蛋白酶原Ⅰ/Ⅱ比值正常;全胃萎缩者两项均降低。

【诊断和鉴别诊断】

(一) 诊断

慢性胃炎症状无特异性,体征很少,X射线检查一般只有助于排除其他胃部疾病,故依据病史及临床表现可给予初步诊断,确诊必须依靠胃镜检查及胃黏膜活组织检查。幽门螺杆菌检测有助于病因诊断和指导治疗。怀疑自身免疫性胃炎时应检测相关自身抗体及血清胃泌素。

(二) 鉴别诊断

1. 消化性溃疡　两者均有慢性上腹痛,但消化性溃疡以上腹部规律性、周期性疼痛为主,而慢性胃炎的疼痛很少有规律性并以消化不良为主。鉴别依靠X射线钡餐透视及胃镜检查。

2. 其他　还应该与胃癌、功能性消化不良、慢性胆囊炎、胆石症、肝炎、肝癌及胰腺炎、心绞痛、不典型心肌梗死等疾病相鉴别。这些疾病均可表现为上腹不适,胃镜和B超等可鉴别。

【治疗】

1. 一般治疗　①去除各种可能致病的因素:如避免进食对胃黏膜有强刺激的饮食及药品,戒烟忌酒。②注意饮食卫生:饮食应以易消化无刺激的食物为主,多吃新鲜蔬菜、水果,避免过酸、过甜或过于辛辣、刺激的食物和饮料,防止暴饮暴食。还要保持口腔清洁,保持乐观情绪。

2. 药物治疗

(1) 解痉止痛　疼痛发作时可用阿托品、颠茄合剂等。

(2) 有反酸、嗳气、上腹疼痛等胃酸过多表现者,可给予质子泵抑制剂(奥美拉唑等)或H_2受体拮抗剂(雷尼替丁等)。

(3) 助消化、促胃动力药　胃动力改变或伴有消化不良者可给予抑酸或抗酸药、促胃肠动力药(甲氧氯普胺、多潘立酮、西沙比利等)促进胃肠蠕动,加用胰酶片、多酶片等助消化药。

(4) 根除Hp　Hp阳性者,建议根除,详见本章第五节消化性溃疡。

(5) 减少胆汁反流药　胆汁反流明显者可用胃复安和多潘立酮以增强胃蠕动,考来烯胺、硫糖铝可与胆汁酸结合,减轻症状。

(6) 贫血治疗　缺铁性贫血患者可口服硫酸亚铁或肌内注射右旋糖酐铁;自身免疫性胃炎有恶性贫血者,需补充维生素B_{12}和叶酸。

3. 手术治疗　慢性萎缩性胃炎伴异型增生在目前多认为系癌前病变,重度异型增生可行内镜下胃黏膜下剥离术,并应视病情定期随访;对药物不能逆转的重度异型增生伴局部淋巴结肿大时,应考虑手术治疗。

【预防】

加强健康教育,养成良好的生活习惯,注意饮食卫生,尽量避免损坏胃黏膜的药物和其他各种刺激因素。

【预后】

感染幽门螺杆菌后少有自发清除,因此慢性胃炎常长期持续存在,慢性非萎缩性胃炎预后良好。少部分可发展为慢性多灶萎缩性胃炎。极少数慢性多灶萎缩性胃炎经长期演变可发展为胃癌。有胃癌家族史、常食熏蒸或腌制食品、食物营养单一的患者,应警惕肠上皮化生、萎缩及异型增生向胃癌进展。由 Hp 感染引起的胃炎 15%～20% 可发展为消化性溃疡。

> **助医考点**
> 急性胃炎的病因、诊断、治疗；慢性胃炎的病因、病理分类、临床表现、辅助检查、诊断与鉴别诊断、治疗。

问题分析与能力提升

患者，女，45岁。发作性上腹胀痛不适6年。患者于6年前过量进食后出现上腹部胀痛，伴恶心，无发热、呕吐及腹泻，自服中成药后症状缓解。此后每饮食不当即感上腹隐痛，胀满，症状时轻时重，可伴嗳气，偶有胃灼热、反酸。患病以来，食欲正常，无剧烈腹痛发作，也无呕血、黑便及体重下降等症状。既往体健，无慢性肝炎、糖尿病和高血压病史，无手术史，无烟酒嗜好。

查体：T 36.9 ℃，P 70 次/min，R 14 次/min，BP 135/80 mmHg。一般情况好，浅表淋巴结无肿大，睑结膜无苍白，巩膜无黄染。心肺未见异常。腹部平坦，无胃型及蠕动波，腹壁柔软，剑突下偏左轻压痛，无反跳痛，胆囊区无压痛，肝脾肋下未触及，移动性浊音阴性，肝浊音界存在，肠鸣音正常。

辅助检查：胃镜检查示胃窦黏膜充血，色泽红白相间，以红相为主，可见散在出血点和少量糜烂面。腹部超声检查：肝、胆、胰、脾、肾大致正常。

请结合以上病例给出初步诊断及诊断依据、鉴别诊断、进一步检查、治疗原则。

巩固练习题

1. 确诊慢性胃炎最好的方法 （ ）
   A. 详细的病史和体征　　　B. 钡餐检查　　　C. 胃液分析
   D. 胃镜及黏膜活检　　　　E. 血管造影

2. 对于胃黏膜有肠腺化生和轻度不典型增生的患者，哪项治疗措施不必采取 （ ）
   A. β胡萝卜素　　　　　　B. 维生素C和叶酸　　　C. 定期随访
   D. 预防性胃切除手术　　　E. 耐心解释消除恐癌心理

3. 下属病理变化哪项不常见于萎缩性胃炎 （ ）
   A. 胃腺体部分或全部消失　B. 仅见黏膜浅层炎症细胞浸润　C. 幽门腺化生
   D. 重度肠上皮化生　　　　E. 黏膜上皮不典型增生

4. 萎缩性胃炎的预后判断那项是错误的 （ ）
   A. 萎缩性胃炎的胃癌发病率较高　B. 萎缩性胃炎不可能逆转为浅表性胃炎　C. 慢性胃炎患者溃疡病发病率高
   D. 慢性胃窦炎迟早要发生癌变　　E. 胃黏膜肠腺化生并非癌前病变

5. 有关慢性胃体胃炎(A型胃炎)的临床表现哪项不正确 （ ）
   A. 胃酸分泌可减少或增加　B. 无规律性上腹隐痛和消化不良　C. 可出现恶性贫血
   D. 可并发甲状腺炎　　　　E. 可并发肾上腺皮质功能减退

6. 慢性胃窦胃炎(B型胃炎)的临床表现哪项是错误的 （ ）
   A. 易出现嗳气、反酸、腹胀等症状　B. 有时症状酷似消化性溃疡　C. 消化性溃疡的发病率增高
   D. 胃酸偏低　　　　　　　　　　　E. 可以引起恶性贫血

7. 血清壁细胞抗体阳性多见于 （ ）
   A. 慢性萎缩性胃窦胃炎　　B. 慢性萎缩性胃体胃炎　　C. 胃溃疡
   D. 胃癌　　　　　　　　　E. 急性糜烂性胃炎

8. 判断慢性胃炎是否属活动性的病理依据是 （ ）
   A. 幽门螺杆菌感染的程度　B. 黏膜糜烂的程度　　C. 脓性分泌物的多少
   D. 黏膜充血水肿的程度　　E. 黏膜有无中性粒细胞浸润

9. 慢性萎缩性胃炎有那种情况应考虑手术 ( )
   A. 经内科治疗1个月症状未缓解　　B. 伴有假幽门腺化生　　C. 胃酸分泌量偏低
   D. 血清胃泌素浓度降低　　E. 胃黏膜有重度异型增生

10. 慢性胃窦胃炎最主要的原因是 ( )
    A. 胆汁反流　　B. 非甾体抗炎药　　C. 吸烟
    D. 饮酒　　E. 幽门螺杆菌感染

11. 胃黏膜中分泌盐酸的细胞是 ( )
    A. 主细胞　　B. 壁细胞　　C. 黏液细胞
    D. G细胞　　E. 肥大细胞

12. 下列哪项不符合急性胃炎的治疗原则 ( )
    A. 停止服用非甾体抗炎药　　B. 止血并补充血容量　　C. 阿托品缓解释放
    D. 应用制酸和硫酸铝　　E. 对病程持续数年反复发生者行全胃切除

13. 关于急性糜烂出血性胃炎，下列哪项是错误的 ( )
    A. 以上消化道出血为主要表现　　B. 出血时间长难以自止　　C. 发病前可无明显症状
    D. 急性胃镜检查须在出血后24~48 h内进行　　E. 急性胃镜检查是最有效的检查方法

14. 女，22岁，因服吲哚美辛数片后觉胃痛，今晨呕咖啡样胃内容物400 mL来诊。既往无胃病史。首选的检查是 ( )
    A. 血清胃泌素测定　　B. B型超声检查　　C. X射线胃肠钡餐
    D. 急诊胃镜检查　　E. 胃液分析

15. 男，36岁。车祸致胸腹复合伤4 d，呕血1 d，共3次，每次50~100 mL。呕血前无不适症状。既往无腹痛史。呕血的原因是 ( )
    A. 食管胃底静脉曲张破裂出血　　B. 急性胃黏膜病变出血　　C. 胃癌出血
    D. 胃溃疡出血　　E. 十二指肠溃疡出血

第五节　消化性溃疡

消化性溃疡(peptic ulcer,PU)是指主要发生在胃和十二指肠的溃疡，因溃疡的形成与胃酸及胃蛋白酶的自身消化作用有关，故称消化性溃疡。PU包括胃溃疡(gastric ulcer,GU)和十二指肠溃疡(duodenal ulcer,DU)，是消化系统的常见疾病。临床主要特点为慢性过程、周期性发作和节律性腹痛。

本病可发生于任何年龄，但DU多见于青壮年，而GU多见于中老年。男性患病率高于女性。临床上十二指肠溃疡较胃溃疡多见。

【病因和发病机制】

正常情况下，胃十二指肠黏膜经常接触有强侵蚀力的胃酸和胃蛋白酶，而且还受到微生物、胆盐、乙醇、药物等各种有害物质的侵袭，但却能抵御这些侵袭因素的损害，维持黏膜的完整性，这是因为胃、十二指肠黏膜具有完整而有效的自身防御和修复机制。消化性溃疡的形成是因胃、十二指肠黏膜的自身防御和修复因素与侵袭因素之间的平衡失调所致，这种失平衡可能是侵袭因素增强，也可能是防御和修复因素减弱，或两种因素都有。GU和DU发病机制不完全相同，一般来说，GU的形成以自身防御和修复因素减弱为主，DU则为侵袭因素增强为主。

近年的研究已经明确，幽门螺杆菌和非甾体抗炎药是损害胃十二指肠黏膜屏障从而导致消化性溃疡发病的最常见病因。现将这些病因及其导致溃疡发生的机制分述如下。

(一)幽门螺杆菌

大量研究表明幽门螺杆菌感染是消化性溃疡的主要病因。主要基于两方面的证据:①消化性溃疡患者的幽门螺杆菌检出率显著高于普通人群,十二指肠球部溃疡患者的 Hp 检出率为 90%~100%,胃溃疡为 80%~90%;②成功根除幽门螺杆菌后溃疡复发率明显下降,用常规抑酸治疗后愈合的溃疡年复发率 50%~70%,而根除幽门螺杆菌可使溃疡复发率降至 5% 以下。

幽门螺杆菌感染导致溃疡发病的机制尚未完全阐明,一般认为,这是幽门螺杆菌、宿主和环境因素三者相互作用的结果。十二指肠球部酸负荷的增加是 Hp 感染的重要环节,而胃溃疡的发生与 Hp 感染引起的胃黏膜炎症削弱了胃黏膜的屏障作用有关。

(二)非甾体抗炎药

非甾体抗炎药(NSAID)是引起消化性溃疡的另一个常见病因。长期服用 NSAID 的患者消化性溃疡的发生率 10%~20%。NSAID 可削弱黏膜的防御和修复功能。NSAID 主要通过抑制 COX-2 的生成而减轻炎症反应,但药物的特异性差,因同时抑制 COX-1,导致维持黏膜正常再生的前列腺素 E 生成不足,黏膜糜烂、出血、修复障碍。NSAID 引起的溃疡中 GU 较 DU 多见。

(三)胃酸和胃蛋白酶

消化性溃疡的最终形成是由于胃酸和胃蛋白酶对黏膜自身消化所致。因胃蛋白酶的活性依赖于 pH 值,在 pH 值>4 时便失去活性。无酸情况下罕有溃疡发生及抑制胃酸分泌的药物能促进溃疡愈合的事实均能证明胃酸在溃疡形成中的决定性作用,是溃疡形成的直接原因。胃酸的这一损害作用一般只在正常黏膜防御和修复功能遭受破坏时才能发生。

(四)其他

1. 吸烟 吸烟者消化性溃疡发生率比不吸烟者高,吸烟影响溃疡愈合和促进溃疡复发。可能与吸烟增加胃酸的分泌,影响胃、十二指肠运动有关。

2. 急性应激和心理因素 长期精神紧张、过劳、过量饮酒和焦虑等急性应激可诱发溃疡发作或使其加重,这可能与通过神经内分泌途径影响胃十二指肠分泌、运动和黏膜血流的调节有关。

3. 胃十二指肠运动异常 部分十二指肠溃疡患者胃排空增快,这可使十二指肠球部酸负荷增大;部分胃溃疡患者有胃排空延迟,这可刺激胃蛋白酶分泌和增加十二指肠液反流入胃,加重胃黏膜屏障损害,都可引起溃疡的发生。

4. 遗传因素 消化性溃疡的遗传倾向,与幽门螺杆菌感染的家庭聚集现象和 O 型血胃上皮细胞表面更多的黏附受体有利于幽门螺杆菌感染有关。

【病理生理】

胃溃疡多发生在胃角和胃窦小弯,十二指肠溃疡多发生在球部,前壁比较常见。溃疡可为单个或多个,呈圆形或椭圆形。十二指肠溃疡直径一般小于 1.0 cm,胃溃疡小于 2 cm。大于 2 cm 者,称巨大溃疡。溃疡边缘光整,底部洁净,上面覆盖灰白色或灰黄色纤维渗出物,周围常有炎性水肿。溃疡一般累及黏膜肌层,深者可累及固有肌层,甚至浆膜层,累及血管时可引起出血,穿破浆膜层时引起穿孔。溃疡愈合时周围炎症、水肿消退,边缘上皮细胞增生覆盖溃疡面,底部的肉芽组织纤维化,形成瘢痕。瘢痕收缩或与浆膜及周围组织粘连可引起病变部位畸形及幽门狭窄或梗阻。

【临床表现】

多数消化性溃疡患者具有典型临床表现,以上腹痛为主要症状,症状主要特点是:慢性、周期性、节律性上腹痛,体征不明显。也有少部分患者平时缺乏典型临床表现,可无症状或症状轻微,而以大出血、急性穿孔为其首发症状。少数特殊类型溃疡其临床表现又各有特点。

(一)症状

1. 上腹痛

(1)典型的疼痛具有以下特点　①慢性过程:溃疡多反复发作,病史可达数年至数十年;②周期性发作:发作与缓解交替,常有季节性,多在秋冬季或冬春季发生,可因精神紧张或过度劳累诱发;③节律性:发作性的上腹痛呈节律性,十二指肠溃疡多在餐后3~4 h或午夜出现,进食后缓解,为饥饿痛;胃溃疡常在进食后1 h出现,下次餐前缓解,即餐后痛。

(2)疼痛部位　胃溃疡多位于上腹中部稍偏左,十二指肠溃疡多位于上腹中部稍偏右。突然发生疼痛或疼痛持续加重,并向全腹蔓延,应警惕溃疡穿孔。

(3)疼痛性质　腹痛可为钝痛、灼痛、胀痛、剧痛或饥饿样不适等,可能与胃酸刺激溃疡壁的神经末梢有关。

2. 其他症状　部分患者无上述典型的疼痛,仅表现为反酸、嗳气、上腹胀、食欲减退等消化不良症状。

(二)体征

溃疡缓解期多无明显体征,发作期可有上腹部局限性轻压痛,穿孔时有腹膜炎体征。

(三)特殊类型的溃疡

1. 复合溃疡　是指胃和十二指肠均有活动性的溃疡,易发生幽门梗阻。

2. 幽门管溃疡　位于胃远端的幽门管,与十二指肠交界。幽门管溃疡的上腹痛节律性不明显,对药物反应性差,易发生幽门梗阻、出血、穿孔等并发症。

3. 球后溃疡　是指发生在十二指肠降段、水平段的溃疡。多位于十二指肠降段的初始部及乳头附近,溃疡多在后内侧壁,可穿透入胰腺。疼痛可向右上腹及背部放射。易出血,严重的炎症反应可导致胆总管引流障碍,出现梗阻性黄疸或引发急性胰腺炎。

4. 巨大溃疡　指直径>2 cm的溃疡,常见于有NSAID服用史及老年患者。十二指肠的巨大溃疡疼痛剧烈,多在后壁,易发生穿透性,向背部放射;胃的巨大溃疡应与恶性溃疡鉴别。

5. 老年人溃疡　部分患者临床表现多不典型,常无症状或症状不明显,疼痛多无规律,较易出现体重减轻和贫血。多见于服用NSAID者的老年人。

6. 无症状性溃疡　部分患者无腹痛、消化不良等症状,多以上消化道出血和穿孔等并发症为首发症状,可见于任何年龄,以长期服用NSAID患者和老年人多见。

【并发症】

1. 出血　溃疡侵蚀血管可引起出血,消化性溃疡是上消化道出血中最常见的病因,约占所有病因的50%,十二指肠球部溃疡较胃溃疡易发生。出血量多少不等,可表现为黑便和呕血。有慢性腹痛的患者,出血后腹痛可暂时减轻。

2. 穿孔　溃疡向深部发展,可穿透浆膜层,可有3种后果:①如进入游离腹腔引起急性腹膜炎,患者突发上腹部剧烈疼痛,并迅速向全腹蔓延,伴恶心、呕吐、发热,多数患者烦躁不安,体征有腹壁板样僵直,压痛、反跳痛,肝浊音界缩小或叩不出,肠鸣音减弱或消失。②穿孔与邻近器官发生粘连,胃肠内容物不流入腹腔,称为穿透性溃疡,疼痛顽固而持续,若穿透至胰腺,腹痛放射至背部,血淀粉酶可升高。③邻近后壁的穿孔,穿透空腔器官如胆总管、结肠,可形成瘘管。

3. 幽门梗阻　主要由十二指肠球部溃疡和幽门管溃疡引起。①暂时性梗阻:因炎症水肿和幽门平滑肌痉挛引起,可随炎症好转和溃疡愈合而缓解;②持续性梗阻:因瘢痕收缩或与周围组织粘连引起,需手术治疗。幽门梗阻临床表现为:明显上腹胀痛,餐后加重,伴恶心、呕吐,呕吐物为宿食,呕吐后症状减轻。严重呕吐可致失水、低钾、低氯性碱中毒,可见胃型、蠕动波及振水音,胃镜检查和 X 射线检查可确诊。

4. 癌变　约1%的胃溃疡可发生癌变,十二指肠球部溃疡罕有癌变发生。对于有长期胃溃疡病史、年龄较大、溃疡顽固不愈者,应警惕癌变可能,可在胃镜下取多点活组织进行病理检查,并坚持复诊直至溃疡完全愈合,必要时定期复查。

【实验室和其他检查】

1. 胃镜及黏膜活检　胃镜是确诊消化性溃疡的首选检查。①可直接观察胃及十二指肠黏膜,确定有无病变、部位及分期;②并可摄像、取活组织做病理学检查及 Hp 检测;③对合并出血者可直接给予止血治疗。

2. X 射线钡餐检查　X 射线钡餐检查适用于:①了解胃的运动情况;②胃镜检查禁忌者;③不愿接受胃镜检查者和没有胃镜时。溃疡的 X 射线直接征象为龛影,间接征象为胃大弯侧痉挛性切迹、十二指肠球部激惹及球部畸形等。

3. Hp 检测　为消化性溃疡的常规检查项目。因 Hp 的检查结果决定治疗方案的选择,故对有消化性溃疡病史,无论是活动期还是缓解期,均应进行 Hp 检测。

4. 胃液分析和血清胃泌素测定　胃液分析对消化性溃疡的诊断价值不大,主要用于胃泌素瘤的鉴别诊断。

5. 粪便隐血试验　了解溃疡有无合并出血。

【诊断和鉴别诊断】

(一) 诊断

慢性病史、周期性发作和节律性上腹疼痛可提示本病,确诊依赖胃镜检查。不能做胃镜检查的患者,X 射线钡餐检查发现龛影亦有确诊价值。

(二) 鉴别诊断

1. 胃溃疡需与恶性溃疡(胃癌)鉴别　癌性溃疡形态不规则,直径常>2 cm,底部凹凸不平、苔污秽,边缘呈结节状隆起,胃壁僵硬、蠕动减弱,活组织检查可确诊。对中老年患者溃疡迁延不愈,应多点活检,并在正规治疗6～8周后复查胃镜,直至溃疡完全愈合。具体鉴别要点详见表4-1。

2. Zollinger-Ellison 综合征　当溃疡多发或位于不典型部位、对正规抗溃疡药物疗效差、病理检查已除外胃癌时,应考虑 Zollinger-Ellison 综合征。该综合征由促胃液素瘤(gastrinoma)或促胃液素细胞增生所致,临床以高胃酸分泌,血促胃液素水平升高,多发、顽固及不典型部位消化性溃疡及腹泻为特征。促胃液素瘤是一种胃肠胰神经内分泌肿瘤,多位于胰腺和十二指肠,也可位于胃窦部、大网膜及腹腔其他部位,一般<1 cm,生长缓慢。肿瘤病理性分泌大量促胃液素,刺激胃酸过度分泌,致严重而顽固的溃疡。临床可通过检测胃泌素水平和血清铬粒素 A 鉴别,增强 CT 有助于发现肿瘤。

表4-1 良性胃溃疡与恶性胃溃疡的鉴别

项目	良性胃溃疡	恶性胃溃疡
年龄	青中年多见	中年以上多见
病史	较长,多数年、数十年	较短
临床特征	周期性节律性上腹痛,无上腹包块,全身表现轻,抑酸药可缓解疼痛,内科治疗效果良好	呈进行性发展,可有上腹包块,全身表现明显,抑酸药缓解疼痛效果差,内科治疗无效或仅短时有效
大便隐血试验	暂时阳性,活动期多阳性	持续阳性
胃液分析	胃酸正常或偏低,无真性缺酸	缺酸者较多见
X射线钡餐检查	龛影直径<2.5 cm,壁光滑,位于胃腔轮廓之外,龛影周围胃壁柔软,可呈星状聚合征	龛影直径>2.5 cm,边缘不整齐,位于胃腔轮廓之内,龛影周围胃壁强直,呈结节状,向溃疡聚集的皱襞有融合中断现象
胃镜检查	溃疡呈圆形或椭圆形,底平滑,边缘光滑,表面附有白或灰白苔,溃疡周围黏膜柔软,可见皱襞向溃疡集中	溃疡形状不规则,底凸凹不平,结节隆起,污秽苔,溃疡周围黏膜增厚、强直,可有结节、糜烂,易出血

3. 其他 消化性溃疡应与其他引起慢性上腹痛的疾病鉴别,如肝、胆、胰腺、肠道疾病和慢性胃炎等,应结合病史、临床表现、超声、胃镜等确定诊断。

【治疗】

消化性溃疡的治疗目的:消除病因、控制症状、促进愈合、防止复发和避免并发症。

(一)一般治疗

适当休息,生活、饮食要有规律,避免过度劳累和精神紧张,戒烟、酒,谨慎服用NSAID。

(二)药物治疗

目前药物治疗消化性溃疡的目的主要包括抑制胃酸分泌、保护胃黏膜和根除Hp。

1. 抑制胃酸分泌

(1) H_2 受体拮抗剂 是治疗消化性溃疡的主要药物之一,其作用机制为选择性地竞争结合壁细胞膜上的 H_2 受体,从而抑制胃酸分泌。常用药物有西咪替丁、雷尼替丁、法莫替丁、尼扎替丁等,其中西咪替丁可通过血脑屏障,偶有精神异常不良反应;另外与雄性受体结合可影响性功能,影响华法林、苯妥英钠、茶碱等药物的肝内代谢。其他 H_2 受体拮抗剂上述不良反应少。常用药物常规治疗剂量如下:西咪替丁每晚800 mg或400 mg,每日2次;雷尼替丁每晚300 mg或150 mg,每日2次;法莫替丁每晚40 mg或20 mg,每日2次;尼扎替丁每晚300 mg或150 mg,每日2次。现已证明,H_2 受体拮抗剂全日剂量睡前顿服的疗效与每日2次分服的疗效相仿。

(2)质子泵抑制剂(PPI) PPI作用机制是使 H^+-K^+-ATP 酶失去活性,抑制胃酸的作用较 H_2 受体拮抗剂强且持久,促进溃疡愈合的速度也较 H_2 受体拮抗剂快,溃疡愈合率较高。特别是难治性溃疡或NSAID溃疡,效果优于 H_2 受体拮抗剂,也是根除Hp治疗方案中的基础药物,可增强抗Hp抗生素的杀菌作用。常用药物及常规治疗剂量如下:奥美拉唑20 mg,每日1次;兰索拉唑30 mg,每日1次;泮托拉唑40 mg,每日1次;雷贝拉唑20 mg,每日1次;埃索美拉唑40 mg,每日1次。

2. 保护胃黏膜

(1) 硫糖铝、氢氧化铝凝胶等弱碱性抗酸药 能中和胃酸,缓解疼痛症状,但难以使溃疡愈合,又因其能促进前列腺素合成,增加黏膜血流量,刺激胃黏膜分泌 HCO_3^- 和黏液,可保护胃黏膜。

(2) 铋剂 胶体铋枸橼酸铋钾、果胶铋等这类药物分子量较大,在酸性溶液中呈胶体状,与溃疡基底面的蛋白形成蛋白-铋复合物,覆盖于溃疡表面,从而阻断胃酸和胃蛋白酶的自身消化。另外,还可通过包裹 Hp 菌体,干扰 Hp 代谢,发挥杀菌作用。

(3) 前列腺素 有抑制胃酸分泌和增加胃十二指肠黏膜的黏液及碳酸氢盐分泌和增加黏膜血流等作用,主要用于 NSAID 溃疡的预防,每次 200 μg,4 次/d,4~6 周一疗程,不良反应有轻度腹泻、腹痛。因能引起子宫收缩,故孕妇忌服。

3. 根除 Hp 根除 Hp 为消化性溃疡的基本治疗,不但能促进溃疡的愈合,还能减少溃疡的复发。目前临床上没有一种药物可单独有效根除 Hp,常用方案为:以 PPI 或铋剂为基础加上两种抗生素的三联疗法及 PPI 和铋剂加上两种抗生素的四联疗法,常用药物、剂量和疗程详见表 4-2。

(1) 首次根除 一般采用三联疗法,疗程 7~14 d。

(2) 四联疗法 首次根除失败或复发者选用四联疗法,疗程 10 或 14 d。

(3) 序贯疗法 具有疗效高、耐受性和依从性好等优点。推荐 10 d 疗法:前 5 d,PPI+阿莫西林,后 5 d,PPI+克拉霉素+替硝唑;或前 5 d,PPI+克拉霉素,后 5 d,PPI+阿莫西林+呋喃唑酮。有效率达 90% 以上,且对耐药菌株根除率较其他方案为高。

(4) 根除幽门螺杆菌治疗后复查 治疗后应常规复查幽门螺杆菌是否已被根除,复查应在根除幽门螺杆菌治疗结束至少 4 周后进行,且在检查前停用 PPI 或铋剂 2 周,否则会出现假阴性。可采用非侵入性的 ^{13}C 或 ^{14}C 尿素呼气试验,也可通过胃镜检查溃疡是否愈合的同时取活检做尿素酶及(或)组织学检查。对未排除胃恶性溃疡或有并发症的消化性溃疡应常规进行胃镜复查。

表 4-2 根除 Hp 的三联疗法方案

PPI 或胶体铋剂(选择一种)	抗菌药(选择两种)
奥美拉唑 20 mg	克拉霉素 500 mg
兰索拉唑 30 mg	阿莫西林 1 000 mg
枸橼酸铋钾 240 mg	甲硝唑 400 mg
	呋喃唑酮 100 mg
	左氧氟沙星 200 mg
按上述剂量,2 次/d,疗程 7~14 d	

(三) 外科手术

目前内科治疗溃疡取得了很好的疗效,外科手术主要用于以下情况:①大量出血内科治疗无效;②急性穿孔;③瘢痕性幽门梗阻;④胃溃疡癌变;⑤严格内科治疗无效的顽固性溃疡。手术不单只切除溃疡病灶,而且能彻底减少胃酸和胃蛋白酶的分泌能力。常用的手术方式为胃大部切除术和迷走神经切断术。

【预防】

停用 NSAID 和根除 Hp 可有效预防溃疡的复发。但针对下列情况应注意预防复发:NSAID 不能停用的患者;Hp相关性溃疡,Hp阳性及Hp阴性但曾有严重并发症和伴随病患者,均应长期维持治疗,一般以H_2受体拮抗剂和PPI常规剂量的半量维持。而NASID所致溃疡复发的患者,应选用PPI治疗(H_2RA疗效差)或米索前列醇长程维持治疗。还需加强健康教育,养成良好的生活习惯,注意饮食卫生,尽量避免损坏胃黏膜的药物和其他各种刺激因素。

【预后】

有效的药物治疗,其溃疡的愈合率可高达95%,死亡率显著下降。本病的死亡原因主要为大出血和穿孔。

> **助医考点**
> 消化性溃疡的概述、发病机制、病理、临床表现、辅助检查、诊断与鉴别诊断、并发症、非手术治疗、手术治疗。

问题分析与能力提升

男性,52岁。反复上腹痛8年,复发半月,黑便1 d。8年前开始,于季节变化时出现上腹痛,以夜间痛为主,向腰背部放射,伴反酸、嗳气,进食后症状可以暂时缓解。半月前受凉后上述症状再次出现,自服胃苏冲剂等中药,症状无明显改善。1 d前开始反复排黑色不成形便共4次,总量约1 000 mL,感头晕、心悸、全身无力。发病以来,食欲不佳,近2 d尿量减少,睡眠尚可,体重无明显减轻。否认肝胆疾病史,无近期服药史,无药物过敏及手术、外伤史。饮酒10年,平均100 mL/d,吸烟8年,1包/d。

查体:T 36.8 ℃,P 108次/min,R 18次/min,BP 95/60 mmHg。神志清,表情自然,自主体位,轻度贫血貌,皮肤巩膜无黄染,未见肝掌及蜘蛛痣,浅表淋巴结未触及。双肺呼吸音清,心界不大,心率108次/min,律齐,各瓣膜区未闻及杂音。腹平软,剑突下压痛阳性,无反跳痛,腹部未及包块,无移动性浊音,肠鸣音9次/min,双下肢不肿。

实验室检查:Hb 98 g/L,WBC $9.8×10^9$/L,N 70%,L 30%,PLT $150×10^9$/L。

该患者可能患了什么病?还需要做什么检查?请为患者制订一个初步的治疗方案。

巩固练习题

1. 男,53岁。上腹胀痛10余年,多于饭后约30 min加重。半年来上腹痛加重,伴反酸,间断呕吐胃内容物。吸烟15年饮白酒10年,每日约半斤。患者的病变最可能位于 （ ）
   A. 十二指肠球部　　　　B. 胃窦　　　　　　C. 胃体
   D. 贲门　　　　　　　　E. 胃底

2. 女,32岁。大量呕血1 d。伴恶心,之后出现黑便。既往有饥饿性上腹痛,伴烧心、反酸,进食后可缓解。最可能的诊断是 （ ）
   A. 食管胃底静脉曲张破裂出血　　B. 急性胃黏膜病变出血　　C. 胃癌出血
   D. 胃溃疡出血　　　　　　　　　E. 十二指肠溃疡出血

3. 下列哪一项不能作为幽门梗阻的诊断依据 （ ）
   A. 上腹部胀痛　　　　　B. 呕吐酸宿食　　　　C. 胃型和蠕动波
   D. 清晨空腹震水声　　　E. 代谢性酸中毒

4. 下列哪种药物不能治疗消化性溃疡 （ ）
   A. 枸橼酸铋钾　　　　　B. 诺氟沙星(氟哌酸)　　C. 奥美拉唑
   D. 硫糖铝　　　　　　　E. 前列腺素

5. 下列哪项不是消化性溃疡的主要并发症 （ ）
   A. 穿孔　　　　　　　　B. 幽门梗阻　　　　　　C. 出血
   D. 吸收不良综合征　　　E. 癌变

6. 消化性溃疡可发生于下列部位,但哪项除外 （ ）

A. 胃和十二指肠　　　　　　B. 胃与空肠的术后吻合口周围　　　C. 食管下端
D. Meckel 憩室　　　　　　　E. 食管上端

7. 关于十二指肠溃疡的治疗,最重要的是　　　　　　　　　　　　　　　　　　(　)
A. 卧床休息　　　　　　　　B. 及早做胃大部切除术　　　　　　C. 制止胃酸并清除幽门螺杆菌
D. 睡前再加一餐饮食　　　　E. 氢氧化铝凝胶口服

8. 消化性溃疡并发急性穿孔时,不可能出现　　　　　　　　　　　　　　　　　(　)
A. 板状腹　　　　　　　　　B. 全腹压痛、反跳痛　　　　　　　C. 肝浊音界扩大
D. 肠鸣音减弱或消失　　　　E. 膈下游离气体

9. 上消化道出血最常见的原因是　　　　　　　　　　　　　　　　　　　　　(　)
A. 胃癌　　　　　　　　　　B. 消化性溃疡　　　　　　　　　　C. 胃黏膜脱垂
D. 急性糜烂出血性胃炎　　　E. 肝硬化并食管胃底静脉曲张

10. 下列治疗溃疡病的药物中易引起腹泻的是　　　　　　　　　　　　　　　　(　)
A. 西咪替丁(甲氰咪胍)　　　B. 枸橼酸铋钾　　　　　　　　　　C. 奥美拉唑
D. 前列腺素 E　　　　　　　E. 氢氧化铝

11. 与幽门螺杆菌密切相关的疾病是　　　　　　　　　　　　　　　　　　　　(　)
A. 十二指肠球溃疡　　　　　B. 急性胃肠炎　　　　　　　　　　C. 急性胰腺炎
D. 溃疡性结肠炎　　　　　　E. 慢性胆囊炎

12. 溃疡病活动期患者不宜服用　　　　　　　　　　　　　　　　　　　　　　(　)
A. 胶体铋　　　　　　　　　B. 前列腺素制剂　　　　　　　　　C. 呋喃唑酮
D. 硫糖铝　　　　　　　　　E. 布洛芬

13. 对消化性溃疡并发幽门梗阻最有诊断价值的临床表现的是　　　　　　　　　(　)
A. 进餐后上腹饱胀不适　　　B. 呕吐物量大　　　　　　　　　　C. 呕吐物内含有酸酵宿食
D. 呕吐物内无胆汁　　　　　E. 呕吐后症状可暂时缓解

14. 消化性溃疡最主要的症状是　　　　　　　　　　　　　　　　　　　　　　(　)
A. 嗳气反酸　　　　　　　　B. 恶心、呕吐　　　　　　　　　　C. 节律性上腹痛
D. 无规律性上腹痛　　　　　E. 粪便黑色

15. 男,45 岁,反复上腹部节律性疼痛 2 年,加重 3 个月,X 射线钡透检查胃角龛影,直径 2 cm,制酸剂应用,病情无明显好转,进一步处理方案是　　　　　　　　　　　　　　　　　　　　　　　(　)
A. 加大制酸剂应用　　　　　B. 反复大便潜血试验　　　　　　　C. 重复钡餐造影
D. 胃镜检查和活检　　　　　E. 手术治疗

第六节　胃癌

胃癌(gastric carcinoma)是起源于胃黏膜上皮细胞的恶性肿瘤,约占胃部恶性肿瘤的 95% 以上。每年新诊断的癌症患者中,胃癌位居第 4 位,在癌症病死率中胃癌排列第 2 位。虽然近年来胃癌全球总发病率有所下降,但 2/3 胃癌病例分布在发展中国家,尤以日本、中国及其他东亚国家高发。胃癌在我国仍是最常见的恶性肿瘤之一,其发病率在不同地区之间有很大差异,北方高于南方,农村高于城市。男性胃癌的发病率和死亡率高于女性,发病年龄以中老年居多,55~70 岁为高发年龄段。

【病因和发病机制】

胃癌病因与发病机制尚未完全阐明,研究资料表明胃癌的发生是多因素综合作用的结果。目前认为下列因素与胃癌的发生关系密切。

(一)环境和饮食习惯

流行病学调查胃癌的发病与环境因素有关。日本是胃癌高发区,而美国则发病率很低,第一代到美国的日本移民胃癌发病率下降约25%,第二代下降约50%,至第三代发生胃癌的危险性与当地美国居民相当。在我国病死率最高的青海与最低的广西之间,相差很多倍,这些均显示环境因素与胃癌发病有关。

流行病学研究提示,多吃新鲜水果和蔬菜,可降低胃癌的发生。长期摄入霉变食品、熏制品及腌制品等,胃癌发生率较高,因这些食物中较高浓度的硝酸盐在胃内细菌还原酶作用下变成亚硝酸盐,再与胺结合成致癌物亚硝胺。此外,慢性胃炎及胃部分切除者胃酸分泌减少有利于胃内细菌繁殖。老年人因泌酸腺体萎缩常有胃酸分泌不足,有利于细菌生长。胃内增加的细菌可促进亚硝酸盐类致癌物质产生,长期作用于胃黏膜将导致癌变。

吸烟者胃癌的发病危险性提高1.5~3倍,近端胃癌,特别是胃食管连接处的肿瘤可能与吸烟有关。饮酒与胃癌之间无明显相关性。一些抗氧化的维生素,如维生素A、C、E和β胡萝卜素及绿茶中的茶多酚有一定的防癌作用。

(二)感染因素

Hp感染,尤其是儿童期Hp感染与胃癌发病呈正相关,已被世界卫生组织(WHO)下属的国际癌肿研究机构(IRAC)列为Ⅰ类(即肯定的)致癌物。另外,EB病毒和其他感染因素也与胃癌的发生有一定的关系。

(三)遗传因素

胃癌的发病有明显的家族性聚集倾向,阳性家族史人群发病率增高2~3倍。尤以同卵双生多发;A型血者胃癌发生率高于其他血型。一般认为遗传素质使致癌物质对易感者更易致癌。

(四)癌前状态

胃癌的癌前状态分为癌前疾病和癌前病变,前者是指与胃癌相关的胃良性疾病,有发生胃癌的危险性,后者是指较易转变为癌组织的病理学变化,主要是指异型增生。

1. 癌前疾病包括

(1) 慢性萎缩性胃炎 患者常有胃酸低下或缺乏,使胃内硝酸盐还原酶阳性菌的检出率较正常人高2倍,促进了胃内亚硝胺类化合物的合成。同时,患者的胃排空时间延长,增加了胃黏膜与致癌物质的接触时间。

(2) 胃息肉 炎性息肉发生在胃黏膜慢性炎症基础上,直径多在2 cm以下,约占胃良性息肉的80%,但很少癌变;腺瘤性息肉是真性肿瘤,癌变率较高,特别是直径>2 cm的广基息肉。

(3) 胃溃疡 胃溃疡癌变问题意见不一,目前多认为可能发生癌变,但其癌变率不高约在1%左右。癌变多从溃疡边缘发生,多因溃疡边缘的炎症、糜烂、再生及异型增生所致。

(4) 残胃炎 毕Ⅱ式胃切除术后,残胃可发生腺癌,多在术后10~15年发生。

2. 癌前病变包括

(1) 肠化生 是指胃黏膜上出现类似肠腺上皮,有相对不成熟性及向肠和胃双向分化的特点。肠化生分为两型:①小肠型(完全型)具有小肠黏膜的特征,分化较好;②大肠型(不完全型)与大肠黏膜相似,其中Ⅱb型肠化生分化不成熟,与胃癌发生有一定关系。

(2) 异型增生 又称上皮内瘤变,病理表现为胃固有腺或化生的肠上皮在不断衰亡和增殖过程中不正常分化和增殖,出现明显的细胞异型和结构异常,具有较高的癌变倾向,组织学上介于良、恶性之间。

因此，对上述癌前病变应注意密切随访。

【病理】

胃癌可发生于胃的任何部位，半数以上发生于胃窦部，胃大弯、胃小弯及前后壁均可受累，其次在贲门部，胃体部及累及全胃者相对较少。根据胃癌的进程可分为早期和进展期胃癌。早期胃癌是指病灶局限且深度不超过黏膜下层，不论范围大小和有无淋巴结转移。原位癌是指未突破固有层或黏膜下层的癌肿，也属早期胃癌。进展型胃癌深度超过黏膜下层，已侵入肌层者称中期；侵及浆膜或浆膜外者称晚期胃癌。

(一) 组织病理学

根据组织病理学特点将胃癌分为腺癌（多见，占90%~95%）、腺鳞癌、鳞癌和未分化癌等。按组织结构不同，腺癌又包括管状腺癌、乳头状腺癌、黏液腺癌、印戒细胞癌等多种；根据其分化程度又可分为高分化、中分化与低分化3种。根据组织起源可分为肠型和弥散型。

(二) 侵袭与转移

1. 直接播散　侵袭至相邻器官：胃底贲门癌侵犯食管、肝及大网膜，胃体癌侵犯大网膜、肝及胰腺。
2. 淋巴结转移　一般先转移到局部淋巴结，再到远处淋巴结，胃的淋巴系统与左锁骨上淋巴结相连接，转移到该处时称为 Virchow 淋巴结。淋巴结转移占胃癌转移的70%。
3. 血行转移　晚期患者可占60%以上，最常转移到肝脏，其次是肺、腹膜及肾上腺，也可转移到肾、脑、骨髓、皮肤等处。
4. 种植转移　癌细胞侵及浆膜层脱落时也可种植于腹腔、盆腔、卵巢与直肠膀胱陷窝等处，如种植于卵巢，称为 Krukenberg 瘤。

【临床表现】

(一) 症状

早期胃癌多无症状，病情发展到一定程度可出现上腹饱胀、嗳气、反酸、恶心等非特异性消化不良症状。进展期胃癌常见症状如下。

1. 上腹部疼痛　最常见，腹痛可急可缓，开始仅为上腹饱胀不适，餐后更甚，以后疼痛逐渐加重，当癌肿侵及胰腺或横结肠系膜时可呈持续性剧痛，向腰背部放射。极少数癌性溃疡穿孔时可出现腹膜刺激征。
2. 食欲缺乏、厌食和消瘦　多见，往往进行性加重，晚期呈恶病质状态。
3. 呕血和黑便　溃疡型胃癌出血时可引起呕血或黑粪，继之出现贫血。
4. 进食梗阻感或吞咽困难　位于贲门附近的胃癌，可有剑突下不适、疼痛或胸骨后疼痛，伴进食梗阻感或吞咽困难。
5. 恶心呕吐　位于幽门附近的胃癌易发生幽门梗阻，可有恶心、呕吐。
6. 癌肿扩散转移引起的症状　如胃癌转移至肝脏可引起右上腹痛，黄疸和(或)发热；转移至肺可引起咳嗽、呃逆、咯血，累及胸膜可产生胸腔积液而发生呼吸困难。

(二) 体征

早期胃癌可无任何体征，进展期胃癌以上腹压痛最为常见。部分患者可在上腹部扪及肿块，常固定而不能推动，质硬而不规则。如肿瘤转移至肝脏可致肝大及出现黄疸，甚至出现腹水。腹膜有转移时也可发生腹水，移动性浊音阳性。侵犯门静脉或脾静脉时有脾大。有远处淋巴结转移时可扪及 Virchow 淋巴结,质硬不活动。肛门指诊在直肠膀胱凹陷可扪及肿块。

一些胃癌患者可以出现副癌综合征(Paraneoplastic syndromes),包括反复发作的表浅性血栓静脉炎(Trousseau 征)及过度色素沉着;黑棘皮症,皮肤褶皱处有过度色素沉着,尤其是双腋下;皮肌炎、膜性肾病、累及感觉和运动通路的神经肌肉病变等。

【并发症】

胃癌可发生出血、梗阻、穿孔、胃肠瘘管、胃周围粘连及脓肿形成等并发症。

【实验室和其他检查】

(一)胃镜检查

胃镜及黏膜活检是目前诊断胃癌最重要、最可靠的方法。

1. 早期胃癌　内镜下早期胃癌可表现为小的息肉样隆起或凹陷,也可呈平坦样,但黏膜粗糙、触之易出血,斑片状充血及糜烂。早期胃癌有时难以辨认,可在内镜下对可疑病灶行亚甲蓝染色,癌性病变处将着色,有助于指导活检部位。新近的放大内镜,能更仔细观察细微病变,提高早期胃癌的诊断率。

2. 进展期胃癌　胃镜下大多可拟诊,肿瘤表面多凹凸不平,糜烂,有污秽苔,活检时易出血;也可呈深大溃疡,底部覆有污秽灰白苔,溃疡边缘呈结节状隆起,无聚合皱襞,病变处无蠕动。病变如累及胃窦,可造成胃流出道狭窄;如累及全胃,可使整个胃壁增厚、变硬,称为皮革胃(linitis plastica)。临床疑诊时,可行大块黏膜切除,提高诊断的阳性率。

胃癌病灶处的超声内镜(EUS:是指将超声探头引入内镜的一种检查)检查能发现腔外生长的肿瘤,可较准确地判断肿瘤侵犯的深度,有助于区分早期和进展期胃癌;还能了解有无局部淋巴结转移,可作为 CT 检查的重要补充。此外,超声内镜还可以引导对淋巴结的针吸活检,进一步明确肿瘤性质。

(二)影像学检查

1. X 射线检查　X 射线钡餐检查是诊断胃癌的另一重要方法,上消化道气钡双重对比造影可提高诊断的准确性和敏感性,X 射线钡餐可能发现胃内的溃疡及隆起型病灶,前者呈龛影,后者呈充盈缺损,但难以鉴别其良、恶性;特别适用于高度怀疑而胃镜检查阴性的弥漫浸润型癌(皮革胃)和胃镜检查有禁忌证时。

2. 腹部超声　主要用于观察胃的邻近脏器(特别是肝、胰)受浸润及淋巴结转移的情况。

3. CT 检查　已常规应用于胃癌患者术前临床分期。

(三)实验室检查

缺铁性贫血较常见,若伴有粪便隐血试验阳性,提示肿瘤有长期小量出血。

【诊断和鉴别诊断】

(一)诊断

胃镜和 X 射线钡餐检查可对胃癌做出初步诊断,确诊有赖于组织病理学检查。凡有下列情况者,应高度警惕,并及时进行胃镜和活组织病理检查,以明确诊断。

1. 40 岁以后出现中上腹不适或疼痛,无明显节律性并伴明显食欲缺乏和消瘦者。

2. 胃溃疡患者,经严格内科治疗而症状仍无好转者。

3. 慢性萎缩性胃炎伴有肠上皮化生及不典型增生,经内科治疗无效者。

4. X 射线检查显示胃息肉>2 cm 者。

5. 中年以上患者,出现不明原因贫血、消瘦和粪便隐血试验持续阳性者。

(二) 鉴别诊断

1. 胃溃疡 胃溃疡与胃癌的鉴别见本章第五节。

2. 慢性胃炎 慢性胃炎的症状与胃癌很相似,加之胃窦胃炎的 X 射线征象如黏膜粗乱、充盈缺损等更易混淆。胃镜检查及活检有助于最后鉴别。

3. 胃部其他恶性肿瘤 还需与原发性恶性淋巴瘤、胃肉瘤等胃部其他恶性肿瘤相鉴别,胃镜及活检可鉴别。

4. 邻近器官的肿瘤 如肝脏、胰腺、结肠、肾脏等脏器的肿瘤,亦可在上腹部扪到包块,并因包块压迫胃而出现一系列食欲不振、幽门梗阻等症状,加之 X 射线钡透亦可有假象,酷似胃癌,可通过胃镜检查予以鉴别。

【治疗】

早期胃癌没有淋巴转移时,可采取内镜治疗;进展期胃癌在没有全身转移时,可行手术治疗;肿瘤切除后,应尽可能清除残胃的 Hp 感染。

1. 治疗原则

(1) 早期治疗 早发现、早诊断、早治疗是提高胃癌疗效的关键。

(2) 手术为主的综合治疗 以手术为中心,开展化疗、放疗、靶向治疗、中医药治疗等疗法,是改善胃癌预后的重要手段。

2. 内镜治疗 早期胃癌特别是黏膜内癌,可在内镜下行黏膜切除术(EMR)或内镜黏膜下剥离切除术(ESD)。适应于高或中分化、无溃疡、直径小于 2 cm 且无淋巴结转移者。应对切除的癌变组织进行病理检查,如切缘发现癌变或表浅型癌肿侵袭到黏膜下层,需追加手术治疗。

3. 手术治疗 外科手术切除加区域淋巴结清扫是目前治疗进展期癌的主要手段。进展期胃癌如无远处转移,尽可能根治性切除;对伴有远处转移者或梗阻者,则可行姑息性手术,保持消化道通畅。胃切除范围可分为近端胃切除、远端胃切除及全胃切除,切除后分别用 Billroth-I、Billroth-II 及 Roux-en-Y 式重建消化道连续性。

手术效果取决于胃癌的分期、浸润的深度和扩散范围。对那些无法通过手术治愈的患者,部分切除仍然是缓解症状最有效的手段,特别是有梗阻的患者,术后有 50% 的患者症状能缓解。

4. 化学治疗 化学治疗用以辅助手术治疗,主要用于 3 个方面:①术前化疗可使原发灶缩小,降低分期,增加手术根治及治愈机会。②术后化疗可杀伤残存的癌细胞,清除隐匿性微转移灶,防止复发。③肿瘤播散者可以控制症状,延长生存。

一般情况下,早期胃癌且不伴有任何转移灶者,术后不需要化疗,进展期胃癌术后须给予化疗,多在术后 2~4 周开始,2 年内间断地多次进行。术后化疗方式主要包括静脉化疗、腹腔内化疗、持续性腹腔温热灌注和淋巴靶向化疗等。单一药物化疗只适合于早期需要化疗的患者或不能承受联合化疗者。联合化疗可提高疗效。常用药物有:5-氟尿嘧啶(5-FU)、阿糖胞苷(Ara-c)、阿霉素(ADM)、丝裂霉素(MMC)等。

5. 放射治疗 主要用于胃癌术后辅助治疗,不可手术的局部晚期胃癌的综合治疗,以及晚期胃癌的姑息治疗,可使用常规放疗技术。

6. 其他治疗 其他治疗主要包括中医中药治疗、介入治疗和营养支持治疗。

【预防】

1. 注意饮食卫生,避免或减少摄入可能的致癌物质,多进食富含维生素 C 的蔬菜、水果等。
2. Hp 感染是胃癌发生的重要病因之一,对于有癌前病变者,应该根除 Hp。
3. 积极治疗癌前病变。
4. 对癌前病变要密切随访,以便早期发现,及时治疗。

【预后】

胃癌的预后取决于肿瘤的部位与范围、组织类型、浸润胃壁的深度、转移情况、宿主反应、手术方式等。5 年生存率约 7%~34%。

> **助医考点**
> 胃癌的病理、临床表现、诊断、治疗与预防。

问题分析与能力提升

男性,66 岁。上腹部隐痛伴消瘦 5 月,进食后明显,伴饱胀感,无明显恶心、呕吐及呕血,体重较 5 个月前下降 5 kg,近日大便色发黑。既往胃部不适 10 年。

该患者可能患了什么病? 依据是什么? 还需要做什么检查? 请为患者制订一个初步的治疗方案。

巩固练习题

1. 表现为上腹饱胀、呕吐宿食,者可能是胃窦癌可造成了 ( )
   A. 门梗阻 B. 幽门梗阻 C. 胃底梗阻
   D. 胃窦梗阻 E. 手术治疗

2. 下列哪项是胃癌确诊后首选的治疗方案 ( )
   A. 足量放疗 B. 积极化疗 C. 放射介入治方
   D. 内种保守治方 E. 及时手术治疗

3. 早期胃癌的概念是指 ( )
   A. 癌肿小于 1.0 cm B. 癌肿小于 0.5 cm C. 癌肿仅侵犯黏膜层
   D. 癌肿未超过黏膜下层 E. 病程小于 1 月

4. 胃癌最常见的转移途径是 ( )
   A. 直接转移 B. 血行转移 C. 淋巴转移
   D. 腹腔内种植 E. 胃肠道播散

5. 胃癌转移到下列何处称为 Krukenberg 瘤 ( )
   A. 卵巢 B. 脑 C. 肾
   D. 肺 E. 锁骨上淋巴结

6. 男性,50 岁,反复上腹痛 8 年,X 射线钡餐检查发现胃窦呈持续向心性狭窄,充盈缺损。你认为下列哪项处理为首选 ( )
   A. 手术探查 B. 胃镜、超声检查 C. 胃镜及活检
   D. 胃液分析 E. 化疗后复查

7. 男性,50 岁,上腹部持续闷痛半年,伴食欲减退,半月来持续黑便 2 次/d,量不多,血压正常,胃镜见窦部有直径约 4.0 cm 不规则溃疡,底不平。最可能的诊断是 ( )
   A. 克罗恩病 B. 胃溃疡 C. 复合性溃疡
   D. 胃癌 E. 卓-艾综合征

8. 最能确诊早期胃癌的检查方法是 ( )
   A. 胃癌相关抗原测定　　　　B. 粪便潜血试验　　　　　　C. 胃镜肉眼观察
   D. X射线气钡双重造影检查　　E. 胃镜检查结合活检

9. 胃癌最好的治疗方法是 ( )
   A. 化疗　　　　　　　　　　B. 加强营养　　　　　　　　C. 早期手术
   D. 放疗　　　　　　　　　　E. 解痉药物

10. 胃癌血行转移最早受累的是 ( )
    A. 肺　　　　　　　　　　　B. 肾　　　　　　　　　　　C. 肝
    D. 脾　　　　　　　　　　　E. 胰

11. 胃癌好发于 ( )
    A. 胃小弯　　　　　　　　　B. 胃大弯　　　　　　　　　C. 胃窦
    D. 胃底　　　　　　　　　　E. 胃体

12. 提高胃癌治愈率的关键是 ( )
    A. 早期诊断　　　　　　　　B. 根治性手术　　　　　　　C. 早期应用抗癌药物
    D. 术后放疗　　　　　　　　E. 综合治疗

13. 男性,50岁,消瘦无力3个月,呕吐宿食,X射线钡餐见胃小弯侧胃窦部有充盈缺损,应诊断为 ( )
    A. 胃溃疡　　　　　　　　　B. 十二指肠溃疡　　　　　　C. 胃癌
    D. 胃溃疡并幽门梗阻　　　　E. 胃癌幽门梗阻

14. 男性,42岁,上腹隐痛不适,近1个多月来逐渐加重,服用制酸剂后有所改善,食欲尚可,粪便隐血(++),胃肠钡餐摄片见胃小弯水平部黏膜纹理紊乱,胃壁僵直不规则,应考虑的诊断是 ( )
    A. 胃溃疡　　　　　　　　　B. 胃窦炎　　　　　　　　　C. 慢性萎缩性胃炎
    D. 胃黏膜脱垂　　　　　　　E. 胃癌

15. 男性,46岁,胃痛10余年,近半年症状加重持续上腹痛,尚能进食,上腹部偏右可扪及5 cm×6 cm肿块,移动性浊音阳性,肛诊检查,直肠前壁触及质坚硬节,临床诊断胃癌,下列哪种治疗是合理的 ( )
    A. 胃癌根治术　　　　　　　B. 胃大部切除术　　　　　　C. 姑息性胃癌切除术
    D. 空肠吻合术　　　　　　　E. 不宜手术

第七节　肠结核和结核性腹膜炎

一、肠结核

肠结核(intestinal tuberculosis)是结核分枝杆菌引起的肠道慢性特异性感染。常继发于肺结核,临床上常有腹痛、排便异常、腹部肿块和全身结核中毒症状。本病多见于中、青年,女性稍多于男性,约为1.85:1。

【病因和发病机制】

肠结核主要由人型结核分枝杆菌引起。少数地区因饮用未经消毒的带菌牛奶或乳制品而发生牛型结核分枝杆菌肠结核。

结核分枝杆菌侵犯肠道主要是经口感染。患者多有开放性肺结核或喉结核,因经常吞下含结核分枝杆菌的痰液而引起本病。经常和开放性肺结核患者密切接触,也可被感染。结核分枝杆菌进入肠道后,多在回盲部引起结核病变,可能和下列因素有关:①含结核分枝杆菌的肠内容物在回盲部停留较久,增加了局部肠黏膜的感染机会;②结核分枝杆菌易侵犯淋巴组织,而回盲部有丰富的淋巴组织,因此成为肠结核的好发部位。但胃肠道其他部位有时亦可受累。

肠结核也可由血行播散引起,见于粟粒性结核;或由腹腔内结核病灶如女性生殖器结核直接蔓延至肠壁引起。

结核病的发病是人体和结核分枝杆菌相互作用的结果。经上述途径而获得感染仅是致病的条件,只有当侵入的结核分枝杆菌数量较多、毒力较大,并有人体免疫功能低下、肠功能紊乱引起局部抵抗力削弱时,才会发病。

【病理】

肠结核主要位于回盲部,也可累及结肠及直肠。结核分枝杆菌数量和毒力与人体对结核分枝杆菌的免疫反应程度影响本病的病理性质。本病病理变化主要分3型。

1. 溃疡型肠结核 肠壁的淋巴组织首先受累,充血、水肿及炎症渗出,进一步发展为干酪样坏死,随后形成溃疡。病灶可累及周围腹膜或邻近肠系膜淋巴结,引起局限性结核性腹膜炎或淋巴结结核。因病变肠段常与周围组织紧密粘连,所以溃疡一般不发生急性穿孔,因慢性穿孔而形成腹腔脓肿或肠瘘比克罗恩病少见。在病变修复过程中,大量纤维组织增生和瘢痕形成可导致肠管狭窄。

2. 增生型肠结核 病变多局限在回盲部,黏膜下层及浆膜层可有大量结核肉芽肿和纤维组织增生,使局部肠壁增厚、僵硬,亦可见瘤样肿块突入肠腔,上述病变均可使肠腔变窄,引起梗阻。

3. 混合型肠结核 兼有上述两种病变。

【临床表现】

本病多起病缓慢,早期症状不明显,容易被忽略。

1. 腹痛 多位于右下腹或脐周,间歇性发作,性质一般为隐痛或钝痛,每因进餐诱发或加重,排便或肛门排气后缓解。腹痛的发生可能与进餐引起胃肠反射或肠内容物通过炎症、狭窄肠段,引起局部肠痉挛或加重肠梗阻有关。体检常有腹部压痛,部位多在右下腹。

2. 排便异常 腹泻是溃疡型肠结核的主要临床表现之一。排便次数因病变严重程度和范围不同而异,一般每日2~4次,重者每日达10余次。粪便呈糊状或水样,多无脓血,不伴里急后重。有时患者会出现腹泻与便秘交替,这与病变引起的胃肠功能紊乱有关。增生型肠结核以便秘为主要表现。

3. 腹部肿块 多位于右下腹,较固定,质地中等,伴有轻度或中度压痛。腹部肿块多见于增生型肠结核,溃疡型肠结核也可因病变肠段和周围肠段、肠系膜淋巴结粘连形成腹块。

4. 全身症状和肠外结核表现 结核毒血症状多见于溃疡型肠结核,多为长期不规则低热、盗汗、消瘦、贫血和乏力,若同时有活动性肠外结核也可呈弛张热或稽留热,多数患者有肠外结核表现,如肺结核等。增生型肠结核病程较长,全身情况一般较好,无明显结核毒血症状。

并发症见于晚期患者,以肠梗阻及合并结核性腹膜炎多见,瘘管、腹腔脓肿、肠出血少见。

【实验室和其他检查】

1. 实验室检查 溃疡型肠结核可有轻至中度贫血,无并发症时白细胞计数一般正常。红细胞沉降率多明显增快,可作为判断结核活动的指标之一。溃疡型肠结核的粪便多为糊样,一般无肉眼黏液和脓血,但显微镜下可见少量脓细胞与红细胞,隐血试验阳性。结核菌素试验呈强阳性或结核感染T细胞斑点试验(T-SPOT)阳性均有助本病的诊断。

2.X射线钡剂灌肠　溃疡型肠结核,钡剂于病变肠段呈现激惹征象,排空很快,充盈不佳,而在病变的上、下肠段则钡剂充盈良好,称为X射线钡剂激惹征;病变肠段若能充盈,可见黏膜皱襞边缘不规则,有时呈锯齿状;还可见肠腔变窄,肠段变形,回肠盲肠正常角度丧失。增生型肠结核肠黏膜呈结节状改变,肠腔变窄、肠段缩短变形、钡剂充盈缺损、结肠袋消失。

3.结肠镜检查　内镜下见回盲部黏膜充血、水肿,溃疡形成,大小及形态各异的炎症息肉,肠腔变窄等。镜下病灶处取活体组织送病理检查,发现肉芽肿、干酪坏死或抗酸杆菌时,可以确诊。

【诊断和鉴别诊断】

(一)诊断

诊断依据如下:①中、青年患者有肠外结核,主要是肺结核;②有腹泻、腹痛、便秘等消化道症状;右下腹压痛,也可有腹块、原因不明的肠梗阻,伴有发热、盗汗等结核毒血症状;③X射线钡剂检查发现跳跃征、溃疡、肠管变形和肠腔狭窄等征象;④结肠镜检查发现主要位于回盲部的肠黏膜炎症、溃疡、炎症息肉或肠腔狭窄;⑤结核菌素试验强阳性或T-SPOT阳性。

如病理活检发现干酪性肉芽肿具确诊意义;活检组织中找到抗酸杆菌有助诊断。

对高度怀疑肠结核的病例,可用抗结核试验治疗数周内(2~6周)症状明显改善,2~3个月后肠镜检查病变明显改善或好转,可做出肠结核的临床诊断。对诊断有困难而又有手术指征的病例行手术剖腹探查,病变肠段或(及)肠系膜淋巴结病理组织学检查发现干酪性肉芽肿可获确诊。

(二)鉴别诊断

主要与克罗恩病、右侧结肠癌、肠阿米巴病或血吸虫性肉芽肿等相鉴别。

1.克罗恩病　鉴别要点详见表4-3,鉴别有困难者,可先行诊断性抗结核治疗。偶有患者两种疾病可以共存。有手术指征者可行手术探查和病理组织学检查。

表4-3　肠结核与克罗恩病的鉴别

指标	肠结核	克罗恩病
肠外结核	多见	一般无
病程	复发不多	病程长,缓解与复发交替
瘘管、腹腔脓肿、肛周病变	少见	可见
病变节段性分布	常无	有
溃疡形状	常呈横行,浅表而不规则	多呈纵行,裂隙状
结核菌素试验	强阳性	弱~阳性
抗结核治疗	症状改善,肠道病变好转	无明显改善,肠道病变无好转
组织病理抗酸杆菌	可有	无
干酪性肉芽肿	有	无

2.右侧结肠癌　本病比肠结核发病年龄大,一般无结核毒血症表现。结肠镜检查及活检较易确诊。

【治疗】

治疗目的是消除症状、改善全身情况、促使病灶愈合及防治并发症。强调早期治疗,因为肠结核早期病变是可逆的。

1. 抗结核化学药物治疗 是治疗本病的关键。抗结核化学药物的选择、用法、疗程详见第二章第九节。

2. 对症治疗 腹痛可用抗胆碱能药物。摄入不足或腹泻严重者应注意纠正水、电解质与酸碱平衡紊乱。对不完全性肠梗阻患者,需进行胃肠减压。

3. 手术治疗 适应证包括:①完全性肠梗阻或部分性肠梗阻内科治疗无效者;②急性肠穿孔,或慢性肠穿孔瘘管形成经内科治疗而未能闭合者;③肠道大量出血经积极抢救不能有效止血者;④诊断困难需剖腹探查者。

4. 患者教育 应多休息,避免合并其他感染。加强营养,给予易消化、营养丰富、无刺激性及少渣的食物,适当补充维生素 A、D 和钙剂;肠道不完全梗阻时,应进食流质或半流质食物;肠梗阻明显时,应暂时禁食,及时就医。按时服药,坚持全疗程治疗;定期随访,评价疗效,监测药物不良反应。

【预防】

本病的预防应着重肠外结核特别是肺结核的早期诊断与积极治疗,使痰菌尽快转阴。肺结核患者不可吞咽痰液,应保持排便通畅,并提倡用公筷进餐,牛奶应经过灭菌。加强体育锻炼,增强防病能力。

【预后】

本病的预后取决于早期诊断与及时治疗。当病变尚在渗出性阶段,经治疗后可以痊愈,预后良好。合理选用抗结核药物,保证充分剂量与足够疗程,也是决定预后的关键。

二、结核性腹膜炎

结核性腹膜炎(tuberculous peritonitis)是由结核分枝杆菌引起的慢性弥漫性腹膜感染。本病可见于任何年龄,以中、青年多见,男女之比约为 1∶2。

【病因和发病机制】

本病由结核分枝杆菌感染腹膜引起,多继发于肺结核或体内其他部位结核病。主要感染途径以腹腔内的结核病灶直接蔓延为主,少数可由淋巴血行播散引起粟粒性结核性腹膜炎。

【病理】

病理特点可分为渗出、粘连、干酪 3 种类型,以前两型为多见,可混合存在。

1. 渗出型 腹膜充血、水肿,表面覆有纤维蛋白渗出物,可伴黄白色或灰白色细小结节及融合结节。腹水少量至中等量,呈草黄色或淡血性,偶见乳糜性腹水。

2. 粘连型 大量纤维组织增生和蛋白沉积使腹膜、肠系膜明显增厚。肠袢相互粘连而发生肠梗阻,此型最常见。

3. 干酪型 本型多由渗出型或粘连型演变而来,可兼具上述两型的病理特点,是本病的重型,并发症常见。以干酪样坏死病变为主,坏死的肠系膜淋巴结参与其中,形成结核性脓肿。病灶可向肠管、腹腔或阴道穿破而形成窦道或瘘管。

【临床表现】

因原发病灶与感染途径不同,病理类型及机体反应性的不同而异。多起病缓慢,早期症状较轻,不易被发现;少数起病急骤,以急性腹痛或骤起高热为主要表现。

(一)全身症状

结核毒血症常见,主要是发热(低热或中等热)与盗汗,热型以不规则热多见,可呈弛张热或稽留热。高热伴有明显毒血症者,主要见于渗出型、干酪型,或见于伴有粟粒型肺结核、干酪样肺炎等严重结核病的患者。后期有营养不良,出现消瘦、水肿、贫血、舌炎、口角炎、维生素 A 缺乏症等。

(二)腹部症状与体征

1. 腹痛　多位于脐周、下腹或全腹,持续或阵发性隐痛或钝痛。偶可表现为急腹症,系因肠系膜淋巴结结核或腹腔内其他结核的干酪样坏死病灶溃破引起,也可由肠结核急性穿孔所致。

2. 腹胀、腹水　患者常有腹胀感,伴有腹部膨隆,系结核毒血症或腹膜炎伴有肠功能紊乱所致,不一定有腹水。如有腹水,少量至中量多见。

3. 腹部触诊　腹壁柔韧感系腹膜遭受轻度刺激或因慢性炎症而增厚、腹壁肌张力增高,腹壁与腹内脏器粘连而引起的触诊感觉,是结核性腹膜炎的常见体征。腹部压痛常与腹痛部位一致,一般轻微,如压痛明显,且有反跳痛时,提示干酪型结核性腹膜炎。

4. 腹部肿块　多见于粘连型或干酪型,常位于脐周。肿块多由增厚的大网膜、肿大的肠系膜淋巴结、粘连成团的肠曲或干酪样坏死脓性物积聚而成,其大小不一,边缘不整,表面不平,有时呈结节感,活动度小,可伴压痛。

5. 其他　腹泻常见,一般 3~4 次/d,粪便多呈糊样。腹泻主要由腹膜炎所致的肠功能紊乱引起,偶可由溃疡型肠结核或干酪样坏死病变引起的肠管内瘘等引起。有时腹泻与便秘交替出现。同时存在结核原发病灶者,有结核原发病灶相应症状、体征及相关检查表现。

并发症以肠梗阻为常见,多发生在粘连型。肠瘘一般多见于干酪型,往往同时有腹腔脓肿形成。

【实验室和其他检查】

(一)血常规、红细胞沉降率与结核菌素(PPD)试验

可有轻度至中度贫血。白细胞计数多正常,有腹腔结核病灶急性扩散或干酪型结核性腹膜炎患者的白细胞计数可增高。病变活动时红细胞沉降率增快,病变趋于静止时逐渐正常。PPD 试验或 T-SPOT 试验呈强阳性有助本病诊断。

(二)腹水检查

腹水多为草黄色渗出液,静置后可自然凝固,少数为混浊或淡血性,偶见乳糜性,比重一般超过 1.018,蛋白质定性试验阳性,定量在 30 g/L 以上,白细胞计数超过 $500×10^6$/L,以淋巴细胞或单核细胞为主。但有时因低白蛋白血症,腹水蛋白含量减少,检测血清-腹水白蛋白梯度有助诊断。结核性腹膜炎的腹水腺苷氨酶(ADA)活性常增高,有一定特异性。腹水普通细菌培养结果为阴性,结核分枝杆菌培养的阳性率很低。腹水细胞学检查目的是排除癌性腹水。

(三)腹部影像学检查

腹部超声、CT、磁共振成像可见增厚的腹膜、腹水、腹腔内包块及瘘管。少量腹水需靠 B 型超声

检查发现,并可提示穿刺抽腹水的准确位置。腹部 X 射线平片检查可见到散在钙化影,为肠系膜淋巴结钙化。胃肠 X 射线钡餐检查可发现肠粘连、肠结核、肠瘘、肠腔外肿块等征象,对本病诊断有辅助价值。

(四)腹腔镜检查

适用于腹水较多、诊断有困难者。镜下可见腹膜、网膜、内脏表面有散在或集聚的灰白色结节,浆膜失去正常光泽。活组织病理检查有确诊价值。腹腔镜检查禁用于腹膜有广泛粘连者。

【诊断和鉴别诊断】

(一)诊断

诊断依据如下:①中、青年患者,有结核病史,伴有其他器官结核病证据;②长期发热原因不明,伴有腹痛、腹胀、腹水、腹壁柔韧感或腹部包块;③腹水为渗出液,以淋巴细胞为主,普通细菌培养阴性,ADA 明显增高;④X 射线胃肠钡餐检查发现肠粘连等征象及腹部平片有肠梗阻或散在钙化点;⑤PPD 试验或 T-SPOT 试验呈强阳性。

典型病例可做出临床诊断,予抗结核治疗(2~4 周)有效可确诊。不典型病例在排除禁忌证时,可行腹腔镜检查并作活检。

(二)鉴别诊断

1. 以腹水为主要表现者 应与腹腔恶性肿瘤、肝硬化腹水等疾病相鉴别。
2. 以腹部包块为主要表现者 应与腹部肿瘤(肝癌、结肠癌、卵巢癌等)及克罗恩(Crohn)病等鉴别,有时需开腹探查。
3. 以发热为主要表现者 需与引起长期发热的其他疾病(伤寒、败血症等)鉴别。
4. 以急性腹痛为主要表现者 结核性腹膜炎可因干酪样坏死灶溃破而引起急性腹膜炎,或因肠梗阻而发生急性腹痛,此时应与常见外科急腹症鉴别。

【治疗】

本病治疗的关键是及早给予合理、足够疗程的抗结核化学药物治疗,以达到早日康复、避免复发和防止并发症的目的。

1. 抗结核化学药物治疗 抗结核化学药物的选择、用法、疗程详见第二章第九节。对粘连型或干酪型病例,由于大量纤维增生,药物不易进入病灶,应联合用药及适当延长抗结核的疗程。
2. 放腹水 如有大量腹水,可适当放腹水以减轻症状。
3. 手术治疗 手术适应证包括:①并发完全性肠梗阻或不全性肠梗阻经内科治疗而未见好转者;②急性肠穿孔或腹腔脓肿经抗生素治疗未见好转者;③肠瘘经抗结核化疗与加强营养而未能闭合者;④本病诊断有困难,与急腹症不能鉴别时,可考虑剖腹探查。

【预防】

对肺、肠、肠系膜淋巴结、输卵管等结核病的早期诊断与积极治疗,是预防本病的重要措施。

> **助医考点**
> 结核性腹膜炎的临床表现、辅助检查、诊断与鉴别诊断、治疗。

问题分析与能力提升

女,37岁,腹胀、腹痛、腹泻与便秘交替半年,常有午后低热,夜间盗汗。体检:腹壁柔韧感,轻度压痛,肝脾未触及,腹部移动性浊音阳性。腹水常规:比重1.023,蛋白定量36 g/L,白细胞 0.7×10^9/L,中性粒细胞30%,淋巴细胞70%,红细胞 0.3×10^9/L。

该患者可能患了什么病?还需要做什么检查?请为患者制订一个初步的治疗方案。

巩固练习题

1. 结核性腹膜炎腹痛的特点是 ( )
   A. 早期腹痛明显　　　　B. 呈持续性绞痛　　　　C. 疼痛多位于脐周、下腹
   D. 呈转移性疼痛　　　　E. 疼痛多位于左下腹

2. 结核性腹膜炎的抗结核治疗,下列哪项不正确 ( )
   A. 其疗效一般比溃疡型肠结核略好
   B. 粘连型合并渗出者,病变不易控制
   C. 一般用3~4种药物联合强化治疗
   D. 继发于体内其他结核病的患者,临床多选用以往未用或少用药物
   E. 有血行播散或严重结核毒性症状者,可短期加用肾上腺糖皮质激素

3. 结核性腹膜炎患者的发热特点错误的是 ( )
   A. 一半有弛张热　　　　B. 少数可呈稽留热　　　　C. 高热伴明显毒血症者见于渗出型
   D. 高热伴明显毒血症者见于干酪型　　E. 高热伴明显毒血症者见于伴有粟粒型

4. 下列关于结核性腹膜炎全身症状的叙述,错误的是 ( )
   A. 主要症状是发热和盗汗　　B. 热型以低热和中等热量多　　C. 约1/3患者呈弛张热
   D. 少数可呈稽留热　　　　E. 毒血症状明显者见于粘连型

5. 治疗肠结核最重要的方法是 ( )
   A. 大量抽腹水　　　　B. 卧床休息,加强营养　　　　C. 正规的抗结核化疗
   D. 手术清除病灶　　　　E. 腹腔内注入糖皮质激素

6. 肠结核的好发部位 ( )
   A. 空肠　　　　　　　　B. 回肠　　　　　　　　C. 回盲部
   D. 横结肠　　　　　　　E. 十二指肠

7. 男,24岁,低热,右下腹痛、腹泻3个月,有时腹泻便秘交替,消瘦、贫血,红细胞沉降率40 mm/h,查:回盲部黏膜粗乱,充盈不佳,成跳跃征,下列各项诊断最可能的是 ( )
   A. 肠易激综合征　　　　B. 肠结核　　　　　　　C. Crohn病
   D. 溃疡性结肠炎　　　　E. 结肠癌

(8~10题共用题干)

女性,26岁。腹胀、腹痛伴低热、盗汗3个月。查体发现腹部移动性浊音阳性。化验血HBsAg(+)。腹水常规:比重1.023,蛋白定量38 g/L,白细胞数 610×10^6/L,其中单个核细胞为80%。

8. 该患者最可能的诊断是 ( )
   A. 肝硬化合并自发性腹膜炎　　B. 结核性腹膜炎　　C. 肝炎后肝硬化失代偿期
   D. 肝癌腹膜转移　　　　　　　E. 溃疡性结肠炎

9. 下列检查结果支持上述诊断的是 ( )
   A. 腹水腺苷脱氨酶(ADA)79.5 U/L　　B. 血清-腹水白蛋白梯度(SAAG)12 g/L　　C. 腹水病理检查见到

癌细胞
D. 腹水培养见到来自肠道的革兰氏阴性菌　　E. 腹水检查呈漏出液特点

10. 该患者最宜选用的治疗是　　　　　　　　　　　　　　　　　　　　　　　　　　（　）
　　A. 对症支持治疗　　　　　　B. 应用广谱抗生素　　　　　　C. 抗结核治疗
　　D. 全身联合肿瘤化疗　　　　E. 大剂量的糖皮质激素冲击疗法

11. 溃疡型肠结核的主要表现为　　　　　　　　　　　　　　　　　　　　　　　　　（　）
　　A. 常右下腹痛,腹泻,大便呈糊状　B. 多并发急性穿孔　　　　C. 常发生大出血
　　D. 多无结核中毒症状　　　　E. 常可触到包块

12. 溃疡型肠结核最典型的大便特征是　　　　　　　　　　　　　　　　　　　　　　（　）
　　A. 鲜血便　　　　　　　　　B. 黏液脓血便　　　　　　　　C. 糊状便
　　D. 大便变细　　　　　　　　E. 腹泻

13. 下列哪项最符合结核性腹膜炎粘连型的临床表现　　　　　　　　　　　　　　　　（　）
　　A. 大量腹水　　　　　　　　B. 腹痛、腹泻　　　　　　　　C. 稽留高热
　　D. 腹部柔韧或腹部包块　　　E. 毒血症严重

14. 女性,24岁,脐周隐痛伴腹泻1周,大便呈糊状,无黏液脓血,近半月发热,盗汗,钡剂灌肠示回盲部激惹症。为确诊应首选哪项检查　　　　　　　　　　　　　　　　　　　　　　　　　　　　　　（　）
　　A. 剖腹探查　　　　　　　　B. 结肠镜检查　　　　　　　　C. 大便常规检查
　　D. 结核菌素试验　　　　　　E. 腹部平片　　　　　　　　　E. 肝癌

15. 临床进行各种检查后,疑诊肠结核时,首选哪一治疗方案　　　　　　　　　　　　（　）
　　A. 继续观察　　　　　　　　B. 大剂量链霉素治疗　　　　　C. 肾上腺皮质激素治疗
　　D. 抗结核药物治疗2~6周　　E. 剖腹探查

第八节　溃疡性结肠炎

溃疡性结肠炎(ulcerative colitis,UC)是一种原因不明的直肠和结肠慢性非特异性炎症性疾病。临床特点为腹痛、腹泻、黏液脓血便及里急后重,病情轻重不等,多呈反复发作慢性病程。本病可发生在任何年龄,以20~40岁多见,男女发病率无明显差别。本病在我国较欧美少见,且病情一般较轻,但近年患病率明显增加,重症也常有报道。

【病因和发病机制】

1. 病因　目前本病的病因尚未完全明确,主要包括环境(饮食、吸烟、卫生条件等)、遗传、感染(某些肠道感染可能是本病的非特异性诱发因素,特别是菌群的改变可能通过抗原刺激、肠上皮细胞受损、黏膜通透性增加引起肠黏膜持续性炎症)和免疫因素等,其中黏膜免疫异常在持续肠道炎症发病中起着重要作用。

2. 发病机制　目前认为环境因素作用于遗传易感者,在肠道菌群的参与下,启动了肠道免疫及非免疫系统,最终因自身免疫反应而引起肠道非特异性炎症。

【病理】

病变多累及直肠和乙状结肠,范围多自直肠开始,逆行向近段发展,甚至累及全结肠及末段回肠,呈连续性弥漫性分布。病变黏膜充血、水肿、出血、变脆,形成浅小不规则溃疡,继而溃疡增大,沿结肠纵轴发展,融合成广泛、不规则的大溃疡。活动期结肠固有膜内弥漫性淋巴细胞、浆细胞、单

核细胞等细胞浸润及肠腺隐窝脓肿形成。在反复发作的慢性炎症过程中,肠黏膜肉芽组织增生导致炎性息肉形成、肠壁增厚及肠腔狭窄。少数可发生癌变。

炎症常局限于黏膜和黏膜下层,较少深达肌层,所以并发肠穿孔、瘘管形成或结肠周围脓肿者少见。少数暴发型或重症患者病变涉及结肠壁全层,可发生中毒性巨结肠。此时肠壁重度充血、肠腔膨大、肠壁变薄,溃疡累及肌层至浆膜层,可致急性穿孔。

【临床表现】

本病多慢性起病,少数急性起病,发作期与缓解期交替出现,可因感染、饮食失调、精神刺激、过劳而诱发或加重。临床表现与病变范围、临床分型及病期有关。

(一) 症状

1. 消化系统症状

(1) 腹泻和黏液脓血便　见于绝大多数患者,主要与炎症导致大肠黏膜对水钠吸收障碍及结肠运动功能失常有关。黏液脓血便是本病活动期的重要表现。大便次数和便血的程度与病情轻重有关,轻者每日排便2~4次,便血轻或无;重者每日10次以上,为脓血便;粪质亦与病情轻重有关,多数为糊状,重者为稀水便;常伴有里急后重。

(2) 腹痛　多数患者有轻至中度腹痛,多位于左下腹或下腹部,亦可累及全腹。以隐痛、胀痛为主,有疼痛—便意—便后缓解的规律;若并发中毒性巨结肠或炎症波及腹膜时有持续性剧烈腹痛。

(3) 其他症状　如腹胀、食欲不振,重者有恶心、呕吐等。

2. 全身症状

(1) 发热　轻型不明显,中、重型患者的活动期可有低热(一般不超过38 ℃),高热多见于严重感染、急性暴发型或出现并发症。

(2) 营养不良　重症或病情持续活动者可伴有消瘦、贫血、低蛋白血症、乏力等营养不良症状和水、电解质平衡紊乱等。

3. 肠外表现　本病可伴有多种肠外自身免疫性疾病的表现,包括外周关节炎、结节性红斑、葡萄膜炎、坏疽性脓皮病、口腔复发性溃疡、强直性脊柱炎、系统性红斑狼疮等。

(二) 体征

轻、中型患者仅有左下腹轻压痛,有时可触及痉挛的乙状结肠或降结肠;重型患者可有明显的压痛甚至肠型。若有腹肌紧张、反跳痛、肠鸣音减弱,应警惕中毒性巨结肠及肠穿孔等并发症。

(三) 临床分型

1. 根据发作特点分类　①初发型:指无既往史的首次发作;②慢性复发型:临床上最多见,发作期与缓解期交替;③慢性持续型:指症状持续,间以症状加重的急性发作;④急性暴发型:少见,起病急,病情重,全身毒血症状明显,可伴中毒性巨结肠、肠穿孔、败血症等并发症。

2. 根据临床严重程度分类　①轻度:腹泻<4次/d,便血轻或无,无发热,无贫血,红细胞沉降率正常;②中度:介于轻型与重型之间;③重度:腹泻>6次/d,有明显的黏液脓血便,伴有发热(T>37.5 ℃)、脉速(>90次/min)、红细胞沉降率加快(>30 mm/h)、贫血(血红蛋白<100 g/L)。

3. 根据病变范围分类　分为直肠炎、直肠乙状结肠炎、左半结肠炎(结肠脾曲以远)、广泛性或全结肠炎(病变扩展至结肠脾曲以近或全结肠)。

4. 根据病情分期分类　分为活动期与缓解期,很多患者在缓解期可因饮食失调、劳累、精神刺激、感染等因素加重症状,使疾病转为活动期。

【并发症】

1. **中毒性巨结肠及肠穿孔** 多发生于暴发性或重型患者,此时结肠病变广泛而严重,累及肌层与肠肌神经丛,肠壁张力减弱,肠蠕动减慢,肠内容物与气体积聚,导致急性结肠扩张,一般以横结肠最严重。常因低钾、钡剂灌肠、不恰当地使用抗胆碱能药物而诱发。表现为病情急剧恶化,毒血症明显,有高热、神志变化、脱水和电解质紊乱,可出现肠型、肠鸣音消失。白细胞计数显著升高。预后差,易引起急性肠穿孔。

2. **结肠狭窄和肠梗阻** 因大量纤维组织形成瘢痕而引起,多见于小肠和结肠远端。

3. **结肠息肉和结肠癌变** 由于反复肠道炎症刺激形成息肉,一般无须要摘除。广泛性结肠炎、幼年起病而病程较长者,反复复发可癌变,成为UC相关性结肠癌,恶性程度较高,预后差。

4. **其他并发症** 可有肠出血、瘘管形成、肛周脓肿等。

【实验室和其他检查】

1. **血液检查** 轻型患者血常规多正常。中、重型患者可有血红蛋白下降,活动期白细胞计数增高。红细胞沉降率加快和C反应蛋白增高是活动期的标志。

2. **粪便检查** 肉眼可见黏液脓血,显微镜检见红细胞和脓细胞。粪便病原学检查如粪培养可排除感染性结肠炎,是本病诊断的一个重要步骤。

3. **免疫学检查** 外周血中性粒细胞胞质抗体(p-ANCA)与酿酒酵母抗体(ASCA)分别为溃疡性结肠炎和克罗恩病的相对特异性抗体,同时检测这两种抗体有助于溃疡性结肠炎和克罗恩病的诊断和鉴别诊断。

4. **X射线钡剂灌肠检查** 结肠镜检查比X射线钡剂灌肠检查准确,有条件者宜做结肠镜检查,有困难时再辅以X射线检查。重型或暴发型患者不宜做钡剂灌肠检查,以免加重病情或诱发中毒性巨结肠。本病的X射线征主要有:①黏膜粗乱及颗粒样变;②多发性浅溃疡;③结肠袋消失,肠管缩短、肠壁变硬,肠管呈铅管状。

5. **结肠镜和活组织检查** 是本病诊断和鉴别诊断的最重要手段。不仅可以直接观察黏膜的变化,还可取活组织检查,确定病变范围。镜下可见该病病变呈连续性、弥漫性分布,黏膜充血水肿,粗糙呈颗粒状,质脆,可有脓性分泌物,病变明显处可见糜烂或多发性浅溃疡;后期可有假息肉及桥状黏膜,结肠袋变钝或消失。

【诊断和鉴别诊断】

(一)诊断

具有持续或反复发作的腹泻和黏液脓血便、腹痛、里急后重,伴有(或不伴)不同程度全身症状者,在排除急性自限性结肠炎、阿米巴痢疾、慢性血吸虫病、肠结核等感染性结肠炎及结肠克罗恩病、缺血性结肠炎、放射性肠炎等基础上,具有上述结肠镜检查重要改变中至少1项及黏膜活检组织学所见可以诊断本病。一个完整的诊断应包括其临床类型、临床严重程度、病变范围、病情分期及并发症。

初发病例,临床表现、结肠镜改变不典型者,暂不做出诊断,须随访3~6个月,观察发作情况。

应强调的是,本病并无特异性改变,各种病因均可引起类似的肠道炎症改变,故只有在认真排除各种可能有关的病因后才能做出本病诊断。

(二)鉴别诊断

1. **急性细菌性结肠炎** 各种肠道细菌感染,粪便可分离出致病菌,抗菌药治疗有良好效果,通常在4周内痊愈。

2. **慢性阿米巴痢疾** 病变主要侵犯右半结肠,结肠溃疡较深,边缘潜行,溃疡间的黏膜多属正常,粪便检查或肠镜取活组织检查可找到溶组织阿米巴包囊或滋养体。血清抗阿米巴抗体阳性。抗阿米巴治疗有效。

3. **克罗恩病(Crohn 病)** 与克罗恩病的鉴别要点详见表4-4,少数情况下,临床上会遇到两种疾病一时难于鉴别,此时可诊断为未定型结肠炎。

表4-4 溃疡性结肠炎与克罗恩病的鉴别

指标	溃疡性结肠炎	克罗恩病
病变部位	直肠、乙状结肠	末端回肠
病变分布特点	呈连续性分布	呈节段性、跳跃性分布
临床症状	左下腹痛,反复发作的腹泻,黏液脓血便	右下腹痛、腹泻、体重下降
粪便特点	脓血便多见,里急后重	稀便、糊状、黏液脓血便少见
肠腔狭窄	少见,呈中心性狭窄	多见,呈偏心性狭窄
内镜下溃疡特点	溃疡浅,黏膜弥漫性充血水肿、颗粒状、脆性增加,易出血	多呈纵行,裂隙状,周围黏膜正常或鹅卵石征
病理改变	病变主要在黏膜或黏膜下层、弥漫性炎症有浅溃疡、隐窝脓肿、杯状细胞减少等	节段性全壁炎,有裂隙状溃疡、非干酪样肉芽肿等

4. **血吸虫病** 有疫水接触史,常有肝脾大,粪便检查可发现血吸虫卵,孵化毛蚴阳性。直肠镜检查在急性期可见黏膜黄褐色颗粒,活检黏膜压片或组织病理检查发现血吸虫卵。血清血吸虫抗体检测有助鉴别。

5. **肠易激综合征** 粪便有黏液但无脓血,常规镜检正常,结肠镜检查无器质性病变征象。

【治疗】

目的是应尽早控制疾病的症状,维持缓解,促进黏膜愈合,减少复发,防治并发症和掌握手术治疗时机。

(一)对症支持治疗

1. **轻型患者** 可劳逸结合;活动期患者应充分休息,调节好情绪,避免心理压力过大;急性活动期可给予流质或半流质的少渣饮食,待病情好转后改为富营养少渣饮食,忌辛辣。

2. **重症或暴发型患者** 应暂禁食,住院治疗,及时纠正水、电解质平衡紊乱,给予完全胃肠道外营养。

3. **对腹痛、腹泻的对症治疗** 要权衡利弊,慎用或禁用(重症者)抗胆碱能等解痉药和止泻药如地芬诺酯(苯乙哌啶)或洛哌丁胺,以防诱发中毒性巨结肠。

4. **抗生素治疗** 对一般病例并无指征。但对重症有继发感染者,应积极抗菌治疗,给予广谱抗生素,静脉给药,合用甲硝唑对厌氧菌感染有效。

(二)药物治疗

1. 氨基水杨酸制剂　柳氮磺吡啶(SASP)是治疗本病的首选药物。该药口服后在结肠经肠菌分解为5-氨基水杨酸(5-ASA)和磺胺吡啶,前者是主要有效成分,可通过抑制免疫反应、抑制前列腺素合成等发挥抗炎作用。用法:4 g/d,分4次口服,病情缓解后逐渐减量,最后以每日2 g维持3年以上。不良反应主要为恶心、呕吐、食欲下降、白细胞减少、皮疹、自身免疫性溶血等。所以要饭后用药,定期复查血常规。此类药还包括奥沙拉秦、美沙拉嗪等。

2. 糖皮质激素　是重型和暴发型患者的首选药物,对氨基水杨酸制剂疗效不佳的轻中度患者也适用。其作用机制为非特异性抗炎和抑制免疫反应。一般予口服泼尼松0.75~1 mg/kg,口服最大剂量一般为60 mg/d;重症患者先予较大剂量静脉滴注,如氢化可的松300 mg/d、甲泼尼龙48 mg/d,7~10 d后改为口服泼尼松60 mg/d。病情缓解后初期以每1~2周减少5 mg,至20 mg后需适当延长减药时间至停药。减量期间加用氨基水杨酸制剂逐渐接替激素治疗。

病变局限在直肠乙状结肠者,可用琥珀酸钠氢化可的松100 mg或地塞米松5 mg加生理盐水100 mL做保留灌肠,每晚1次。病变局限于直肠者可用布地奈德泡沫灌肠剂2 mg保留灌肠,每晚1次,该药是以局部作用为主的糖皮质激素,故全身不良反应较少。

3. 免疫抑制剂　对糖皮质激素治疗效果不佳或产生耐药或对激素依赖的慢性持续型患者,可加用免疫抑制剂,常用硫唑嘌呤或巯嘌呤。对严重溃疡性结肠炎急性发作,静脉用糖皮质激素治疗无效时,可应用环孢素2~4 mg/(kg·d)静脉滴注,大部分患者可取得暂时缓解而避免急症手术。

(三)手术治疗

紧急手术指征:并发大出血、肠穿孔及合并中毒性巨结肠经积极内科治疗无效且伴严重毒血症者。

择期手术指征:①并发结肠癌变;②内科治疗效果不理想而严重影响生活质量,或虽然用糖皮质激素可控制病情但糖皮质激素不良反应太大不能耐受者。一般采用全结肠切除加回肠肛门小袋吻合术。

【预防】

加强身体锻炼,养成良好的健康饮食习惯。多进食富含纤维的食物,注意保持排便通畅。病程长者注意结肠镜随访。

【预后】

本病经内科积极治疗后症状可缓解,但难以彻底治愈,易反复。轻度及长期缓解者预后较好。急性暴发型、有并发症及年龄超过60岁者预后不良,但近年由于治疗水平提高,病死率已明显下降。慢性持续活动或反复发作频繁,预后较差,但如能合理选择手术治疗,亦可望恢复。病程漫长者癌变危险性增加,应注意随访。

问题分析与能力提升

助医考点
溃疡性结肠炎的临床表现、辅助检查、诊断与鉴别诊断、治疗。

男性,36岁,腹泻伴左下腹轻至中度疼痛2年,每天大便4~5次,反复出现黏液脓血便,有疼痛—便意—便后缓解的规律,常有里急后重。1周来上述症状加重,有低热、乏力和双膝关节痛。查体:轻度贫血貌,双下肢可见结节性红斑,腹平软,左下腹有压痛,未触及包块,肝脾肋下未触及,肠鸣音活跃,化验粪常规有大量 WBC 和 RBC。

请分析该患者可能患了什么病?还需要做什么检查?请为患者制订一个初步的治疗方案。

巩固练习题

1. 溃疡性结肠炎最多见的临床类型是 （　）
   A. 初发型　　　　　　　　B. 慢性复发型　　　　　　　C. 慢性持续型
   D. 急性暴发型　　　　　　E. 临床终末型

2. 下列哪一种并发症在溃疡性结肠炎最少见 （　）
   A. 中毒性结肠扩张　　　　B. 直肠结肠癌变　　　　　　C. 直肠结肠大量出血
   D. 肠梗阻　　　　　　　　E. 瘘管形成

3. 下列哪一项不符合重度溃疡性结肠炎 （　）
   A. 腹泻每日 6 次以上　　　B. 体温达 38 ℃以上　　　　C. 脉搏在 90 次/min 以上
   D. 红细胞沉降率大于 30 mm/h　　E. 血红蛋白在 100 g/L 以下

4. 溃疡性结肠炎病变多位于 （　）
   A. 回肠末端及升结肠　　　B. 升结肠　　　　　　　　　C. 降结肠
   D. 全结肠　　　　　　　　E. 直肠及乙状结肠

5. 现在认为下列哪项最不可能引起溃疡性结肠炎 （　）
   A. 结肠的感染　　　　　　B. 变态反应　　　　　　　　C. 细胞免疫异常
   D. 遗传　　　　　　　　　E. 过敏反应

6. 溃疡性结肠炎患者腹痛、腹泻明显时,应用 M 胆碱受体阻断药剂量过大,可能引起下列哪项并发症 （　）
   A. 机械性肠梗阻　　　　　B. 肠穿孔　　　　　　　　　C. 中毒性结肠扩张
   D. 结肠大出血　　　　　　E. 以上均不是

7. 暴发型或重型溃疡性结肠炎患者最易发生的并发症是 （　）
   A. 肠穿孔　　　　　　　　B. 肠出血　　　　　　　　　C. 肠梗阻
   D. 中毒性巨结肠　　　　　E. 以上均不是

8. 治疗轻、中型溃疡性结肠炎的首选药物是 （　）
   A. 柳氮磺吡啶　　　　　　B. 美沙拉嗪　　　　　　　　C. 布地奈德
   D. 硫唑嘌呤　　　　　　　E. 糖皮质激素

9. 男性,35 岁,腹泻伴左下腹轻至中度疼痛 2 年,每天大便 4～5 次,反复出现黏液脓血便,有疼痛—便意—便后缓解的规律,常有里急后重。最近结肠镜检查发现结肠黏膜粗糙呈细颗粒状,血管纹理模糊。该患者最可能的诊断是 （　）
   A. 肠道功能紊乱　　　　　B. 克罗恩病　　　　　　　　C. 溃疡性结肠炎
   D. 肠阿米巴病　　　　　　E. 肠结核

(10～12 题共用题干)

患者,女,45 岁。反复发作脓血便 10 余年,此期间有时伴膝关节疼痛,多次大便细菌培养阴性,X 射线钡剂检查见乙状结肠袋消失,肠壁变硬,肠管变细。

10. 最可能的诊断是 （　）
    A. 溃疡性结肠炎　　　　　B. 克罗恩病　　　　　　　　C. 肠结核
    D. 慢性细菌性痢疾　　　　E. 肠阿米巴病

11. 该病腹痛的特点是 （　）
    A. 腹痛—进食—缓解　　　B. 腹痛—进食—加重　　　　C. 腹痛—便意—便后缓解
    D. 腹痛—便意—便后无变化　　E. 腹痛—便意—便后加重

12.该患者最不可能出现的并发症是 ( )
　　A.中毒性巨结肠　　　　　B.癌变　　　　　　　　C.肠出血
　　D.肠梗阻　　　　　　　　E.结肠狭窄

(13～15题共用题干)

女性,38岁。2年多来反复出现黏液脓血便,同时伴有腹痛—便意—便后缓解的规律。1周来再犯,有低热、乏力和双膝关节痛。查体:轻度贫血貌,双下肢可见结节性红斑,腹平软,左下腹有压痛,未触及包块,肝脾肋下未触及,肠鸣音活跃,化验粪常规有大量WBC和RBC。

13.该患者最可能的诊断是 ( )
　　A.溃疡性结肠炎　　　　　B.克罗恩病　　　　　　C.细菌性痢疾
　　D.阿米巴痢疾　　　　　　E.肠结核

14.为确定诊断,最有价值的检查是 ( )
　　A.腹部B超　　　　　　　B.钡剂灌肠　　　　　　C.下消化道造影
　　D.纤维结肠镜　　　　　　E.血常规

15.该患者的肠外表现是 ( )
　　A.消瘦　　　　　　　　　B.贫血　　　　　　　　C.结节性红斑
　　D.低蛋白血症　　　　　　E.黏液脓血便

第九节　肝硬化

肝硬化(hepatic cirrhosis)是由一种或多种原因引起的、以肝组织弥漫性纤维化、假小叶和再生结节形成为特征的进行性慢性肝病。临床上,起病隐匿,病程发展缓慢,早期无明显症状,晚期以肝功能损害和门静脉高压为主要表现,常有多系统受累。病变逐渐进展,晚期常出现上消化道出血、继发感染、肝性脑病等多种并发症。

【病因】

引起肝硬化的病因很多,在我国以病毒性肝炎为主,亦称肝炎后肝硬化,欧美国家以慢性酒精性肝硬化多见。

1.病毒性肝炎　主要为乙型、丙型和丁型肝炎病毒感染,从病毒性肝炎发展为肝硬化短至数月,长达数十年。急性或亚急性肝炎如有大量肝细胞坏死和肝纤维化可以直接演变为肝硬化。乙型和丙型或丁型肝炎病毒重叠感染可加速发展至肝硬化。甲型和戊型病毒性肝炎一般不发展为肝硬化。

2.慢性酒精中毒　在欧美国家,慢性酒精中毒为肝硬化最常见的原因,酒精性肝硬化占全部肝硬化的50%～90%。长期大量饮酒由于乙醇及其代谢产物(乙醛)的毒性作用,导致肝细胞损害,脂肪沉积及肝脏纤维化,继而发展为肝硬化。如合并乙型和丙型肝炎感染及损伤肝脏药物等因素,可加速病情进展。

3.长期胆汁淤积　持续肝内淤胆或肝外胆管阻塞时,高浓度胆酸和胆红素对肝细胞的毒性作用可导致肝细胞变性、坏死、纤维化,引起原发性或继发性胆汁性肝硬化。

4.循环障碍　慢性充血性心力衰竭、慢性缩窄性心包炎和各种病因引起的肝静脉和下腔静脉阻塞综合征使肝脏长期淤血、缺氧,肝细胞变性坏死及纤维化,最终演变为淤血性肝硬化。

5.药物和(或)化学毒物　长期服用对肝脏有损害的药物(如扑热息痛、利福平等)及接触工业毒物(如砷、磷、四氯化碳等),可引起药物性或中毒性肝炎而演变为肝硬化。

6. 寄生虫感染　血吸虫病虫卵沉积于门静脉分支中,纤维化常使门静脉灌注障碍,所导致的肝硬化常以门静脉高压为突出特征。华支睾吸虫寄生于人肝内、外胆管内,所引起的胆道梗阻及炎症也可逐渐进展为肝硬化。

7. 遗传和代谢疾病　由于遗传或先天性酶缺陷,使某些代谢产物沉积于肝脏,引起肝细胞坏死和结缔组织增生。常见于铜代谢紊乱(也称肝豆状核变性,我国最多见)、血色病、半乳糖血症、α_1-抗胰蛋白酶缺乏症、酪氨酸代谢紊乱症、遗传性出血性毛细血管扩张症等。

8. 免疫紊乱　自身免疫性肝炎及累及肝脏的多种风湿免疫性疾病可发展为肝硬化。

9. 营养障碍　长期食物中营养不足或不均衡,多种慢性疾病引起消化吸收不良、肥胖或糖尿病等导致的脂肪肝都可发展为肝硬化。

10. 原因不明　未能查出病因的肝硬化,也称隐源性肝硬化。

【发病机制及病理】

肝硬化发展的基本特征是肝细胞变性、坏死、再生、肝纤维化和肝内血管增殖、循环紊乱。炎症等致病因素激活肝星状细胞,胶原合成增加,降解减少,总胶原量增加为正常时的3~10倍,其成分发生变化、分布改变,导致肝纤维化。肝细胞广泛的变性、坏死,肝小叶纤维支架塌陷。残存的肝细胞不沿原支架排列再生,形成不规则的结节状细胞团(再生结节)。肝纤维化自汇管区-汇管区或自汇管区-肝小叶中央静脉延伸扩展,形成纤维间隔。纤维间隔血管交通吻合支的产生和再生结节压迫,以及增生的结缔组织牵拉门静脉、肝静脉分支,造成血管床缩小、闭塞或扭曲,肝内门静脉、肝静脉和肝动脉小支三者之间失去正常的关系,使肝内血液循环进一步障碍,增生的纤维组织使纤维间隔相互连接,包绕再生结节,并将残存的肝小叶重新分割,改建成为假小叶,形成典型的肝硬化组织病理形态。病变不断进展,肝脏逐渐变形、变硬,功能进一步减退,形成肝硬化。

在大体形态上,肝脏早期肿大、晚期明显缩小,质地变硬,重量减轻,外观呈棕黄色或灰褐色,表面有弥漫性大小不等的结节和塌陷区。在组织学上,正常肝小叶结构被假小叶所代替。

【临床表现】

肝硬化通常起病隐匿,病程发展缓慢,少数因短期大片肝坏死,3~6个月便可发展成肝硬化。临床上将肝硬化大致分为肝功能代偿期和失代偿期。

(一)代偿期

大部分患者可无症状或症状较轻,可有腹部不适、乏力、食欲减退、消化不良和腹泻等症状,多呈间歇性,常因劳累、精神紧张或伴随其他疾病而出现,休息及助消化的药物可缓解。患者营养状态一般,肝一般轻度肿大,质偏硬,无或有轻压痛,脾轻度或中度肿大。肝功能检查正常或轻度异常。

(二)失代偿期

症状较明显,主要有肝功能减退和门静脉高压两大类表现。

1. 肝功能减退的临床表现

(1)消化道症状　食欲缺乏为常见症状,恶心、进食后上腹饱胀不适、稍进油腻饮食即容易发生腹泻,主要与门静脉高压时胃肠道淤血水肿、消化吸收障碍和肠道菌群失调等有关。

(2)全身症状　一般情况和营养状况较差,消瘦、乏力,精神不振,面色晦暗无光泽。可有不规则发热、黄疸等,若黄疸持续加重,常提示肝细胞广泛坏死,肝功能衰竭。

(3)出血倾向和贫血　常表现为鼻出血、牙龈出血及皮肤黏膜瘀点、瘀斑和胃肠道出血等,与肝合成凝血因子障碍、脾功能亢进引起血小板减少和毛细血管脆性增加有关。贫血多因出血、营养不良、肠道吸收障碍和脾功能亢进等因素所致。

(4)内分泌系统失调　与肝功能减退时,其灭活与合成功能降低有关。对雌激素的灭活功能降低而导致体内雌激素增多的表现有男性患者常有性欲减退、毛发脱落、乳房发育,女性有月经不调、甚至闭经、不孕等;上腔静脉引流区域有蜘蛛痣和肝掌;皮肤暴露部位色素沉着,与雌激素增多,通过负反馈作用引起肾上腺皮质激素减少有关。对醛固酮灭活功能减退,引起继发性醛固酮和加压素增多,从而导致或加重水肿。由于肝功能障碍,使胆固醇合成减少引起低胆固醇血症;由于肝糖原合成减少可出现低血糖。

2.门静脉高压的临床表现　由门静脉系统阻力增加和血流量增多引起,被认为是继病因之后的推动肝功能减退的重要病理生理环节,是肝硬化的主要死因之一。

(1)脾大伴脾功能亢进　脾大是门静脉高压较早出现的体征。脾因长期淤血而肿大,多为轻、中度肿大。由血吸虫病引起者,巨脾多见。脾大常伴有脾功能亢进,表现为白细胞、红细胞和血小板计数减少,易并发感染及出血,有脾周围炎时脾脏可有触痛。

(2)腹水　腹水是肝功能减退和门静脉高压的共同结果,也是肝硬化肝功能失代偿期最突出的表现。腹水出现时常有腹胀、腹部膨隆、状如蛙腹。大量腹水抬高横膈或使其运动受限,出现呼吸困难和心悸。腹水形成的机制有:①门静脉高压:腹腔内脏血管床静水压升高,组织液回吸收减少,而漏入腹腔,是腹水形成的决定性因素。②肝脏对醛固酮和抗利尿激素灭能作用减弱,导致继发性醛固酮和抗利尿激素增多,使钠水重吸收增加,尿量减少。③低白蛋白血症:肝脏合成白蛋白能力下降发生低蛋白血症,血浆胶体渗透压降低,使血管内液体漏入腹腔或组织间隙液。④有效循环血容量不足:肾血流量减少,激活肾素-血管紧张素-醛固酮系统,继发性醛固酮和血管加压素增多,使水钠潴留。⑤肝淋巴量超过了淋巴循环引流的能力,肝窦内压增高,肝淋巴液生成增多,淋巴液自肝包膜表面漏入腹腔,参与腹水形成。

(3)门-腔静脉侧支循环的建立和开放　门静脉压力增高,正常消化器官和脾的回心血经肝脏受阻,导致门静脉系与腔静脉之间建立门-体侧支循环,使部分门静脉血流由此进入腔静脉,回流入心脏。临床上常见的侧支循环有3支。①食管胃底静脉曲张:门静脉系的胃冠状静脉在食管下段和胃底处,与腔静脉系的食管静脉、奇静脉和肋间静脉相吻合,形成食管胃底静脉曲张。其破裂出血是肝硬化门静脉高压最常见的并发症。②腹壁静脉曲张:出生后闭合的脐静脉与脐旁静脉因门静脉压力过高而重新开放,与腹壁静脉、副脐静脉等连接。位于脐周腹壁浅静脉可因此曲张,其血流方向呈放射状流向脐上及脐下。③痔静脉扩张:门静脉系的肠系膜下静脉的分支直肠上静脉在直肠下段与下腔静脉系的髂内静脉的分支直肠中、下静脉相吻合,形成痔静脉曲张,有时扩张形成痔核。部分患者因痔疮出血而发现肝硬化。

【并发症】

1.上消化道出血　是最常见的并发症,多突然出现大量呕血或黑便,常引起出血性休克或诱发肝性脑病,病死率很高。出血原因主要是食管胃底静脉曲张破裂,少数为并发急性出血性糜烂性胃炎或消化性溃疡所致。

2.感染　肝硬化患者易发生感染的因素如下:①门静脉高压使肠黏膜屏障功能降低,通透性增加,肠腔内细菌经过淋巴或门静脉进入血液循环;②肝脏是机体的重要免疫器官,肝硬化使机体的细胞免疫严重受损;③脾功能亢进或全脾切除后,免疫功能降低;④肝硬化常伴有糖代谢异常,糖尿病使机体抵抗力降低。

感染部位因患者基础疾病状况而异,常并发细菌感染,如肺炎、胆道感染、肠道感染、尿路感染、败血症和自发性腹膜炎。其中以自发性细菌性腹膜炎最常见,一般起病较急,临床表现为发热、腹痛、短期内腹水迅速增加,体检发现轻重不等的全腹压痛和腹膜刺激征。血常规检查白细胞升高。部分患者上述临床表现不典型,而表现为肝功能迅速恶化,发生低血压或休克,可诱发肝性脑病,应予注意。腹水外观混浊,生化及镜检提示为渗出液,腹水可培养出致病菌。

3. 肝性脑病　为肝硬化最严重的并发症和最常见的死亡原因,详见本章第十节。

4. 肝肾综合征　是指发生在严重肝病基础上的肾衰竭,其特征为少尿或无尿、氮质血症、稀释性低钠血症和低钠尿,但肾脏本身并无器质性损害,故又称功能性肾衰竭。主要见于伴有腹水的晚期肝硬化或急性肝功能衰竭患者。是由于大量腹水,导致有效循环血量不足及肾内血流重新分布而引起。

5. 肝肺综合征　是指在排除原发心肺疾患后,具有严重肝病、肺血管扩张和低氧血症组成的三联征。临床上主要表现为肝硬化伴呼吸困难及低氧血症、可出现发绀、杵状指和蜘蛛痣,预后较差。形成机制为肝硬化时由于肺循环血管活性物质增加,肺内毛细血管扩张,肺动静脉分流,造成 V/Q 失调。肺内血管扩张可通过胸部 CT 及肺血管造影显示。慢性肝病患者具有严重的低氧血症($PaO_2<6.7$ kPa)应疑诊;$PaO_2<10$ kPa 是诊断肝肺综合征的必备条件。

6. 原发性肝癌　尤其是肝炎后肝硬化、酒精性肝硬化发生肝癌的危险性明显增高,应定期做甲胎蛋白和肝脏 B 超检查(详见本章第十一节)。

7. 门静脉内血栓形成或海绵样变　因门静脉血流淤滞,门静脉主干、肠系膜上静脉、肠系膜下静脉或脾静脉血栓形成,该并发症较常见,尤其是脾切除术后,门静脉、脾静脉栓塞率可高达25%。其临床表现变化较大,当血栓形成缓慢,局限于门静脉左、右支或肝外门静脉,侧支循环丰富,多无明显症状,常被忽视,多由影像学检查发现。急性或亚急性发展时,表现为中、重度腹胀痛或突发剧烈腹痛、脾大、顽固性腹水、肠坏死、消化道出血及肝性脑病等,腹穿可抽出血性腹水。

8. 电解质和酸碱平衡紊乱　长期钠摄入不足、长期利尿或大量放腹水、腹泻和继发性醛固酮增多均是导致电解质和酸碱平衡紊乱的常见原因。低钾、低氯血症与代谢性碱中毒,容易诱发肝性脑病。肝硬化时可发生各种酸碱平衡紊乱,其中最常见的是呼吸性碱中毒或代谢性碱中毒,其次是呼吸性碱中毒合并代谢性碱中毒。

9. 胆石症　肝硬化患者胆结石发生率增高,且随肝功能失代偿程度加重,胆石症发生率升高。

【实验室和其他检查】

1. 血常规　初期多正常,以后可有轻重不等的贫血。有感染时白细胞升高,但因合并脾功能亢进,需要与自身过去白细胞水平相比较。脾功能亢进时白细胞、红细胞和血小板计数减少。

2. 尿常规　一般正常,有黄疸时可出现胆红素阳性,肝细胞损伤时尿胆原亦增加。

3. 粪常规　消化道出血时出现肉眼可见的黑便,门脉高压性胃病引起的慢性出血,粪隐血试验阳性。

4. 肝功能检查　代偿期大多正常或仅有轻度的酶学异常。失代偿期发生普遍的异常,且其异常程度往往与肝脏的储备功能减退程度相关。

(1) 血清胆红素　血清胆红素有不同程度的增高,结合胆红素及非结合胆红素均升高,多以结合胆红素升高为主。持续增高是预后不良的重要指标。

（2）蛋白质代谢　血清白蛋白（A）下降、球蛋白升高，A/G 降低或倒置；血清蛋白电泳表现为白蛋白降低，γ球蛋白显著增高。

（3）凝血酶原时间　不同程度延长，且注射维生素 K 仍不能纠正更说明有肝功能的肝细胞减少。

（4）血清酶学检查　转氨酶常有轻、中度增高，以丙氨酸氨基转移酶（ALT）增高较显著，肝细胞严重坏死时则天门冬酸氨基转移酶（AST）升高更明显。GGT 及 ALP 也可有轻至中度升高。

（5）其他　脂肪代谢总胆固醇，特别是胆固醇酯明显降低。

5. 免疫功能检查

（1）细胞免疫检查　半数以上患者 T 细胞数低于正常。

（2）体液免疫检查　免疫球蛋白 IgG、IgA 均增高，以 IgG 最为显著。

（3）血清自身抗体测定　部分患者可检测出血清抗线粒体抗体阳性，提示原发性胆汁性肝硬化；抗平滑肌抗体、抗核抗体阳性，提示自身免疫性肝炎。

（4）乙、丙、丁病毒性肝炎血清标记物检测　病因为病毒性肝炎者，乙型、丙型或乙型加丁型肝炎病毒标记呈阳性反应。

（5）甲胎蛋白（AFP）　明显升高提示合并原发性肝细胞癌。但注意肝细胞严重坏死时 AFP 亦可升高，但往往伴有转氨酶明显升高，且随转氨酶下降而下降。

6. 腹水检查　一般为漏出液。并发自发性腹膜炎时，腹水透明度减低，密度增高，白细胞数增多，常在 $0.5 \times 10^9/L$ 以上，以中性粒细胞为主；并发结核性腹膜炎时，以淋巴细胞为主，且腺苷脱氨酶（ADA）升高。若腹水呈血性应高度怀疑癌变，当疑诊自发性腹膜炎时，需做腹水细菌培养及药敏试验。

7. 影像学检查

（1）超声检查　B 超显示肝表面不光滑或凹凸不平，肝实质回声不均匀增强等。此外，显示脾大、门静脉扩张和门脉侧支开放提示门静脉高压；部分患者还可探及腹水。B 超可检出原发性肝癌，是肝硬化患者是否合并原发性肝癌的重要初筛检查。

（2）CT 和 MRI 检查　CT 对肝硬化的诊断价值与 B 超相似，可显示肝左、右叶比例失调，肝脏密度高低不均；但对肝硬化合并原发性肝癌的诊断价值则高于 B 超，当 B 超筛查疑合并原发性肝癌时常需 CT 进一步检查，诊断仍有疑问者，可配合 MRI 检查，综合分析。

（3）X 射线检查　食管静脉曲张时行食管吞钡 X 射线检查可显示虫蚀样或蚯蚓状充盈缺损，纵行皱襞增宽；胃底静脉曲张时可显示菊花瓣样充盈缺损。

8. 内镜检查　胃镜可确定有无食管胃底静脉曲张，了解其曲张部位和程度，准确率比 X 射线检查高；食管胃底静脉曲张是诊断门静脉高压的最可靠指标。在并发上消化道出血时，急诊胃镜检查可判明出血部位和病因，并进行止血治疗。

9. 腹腔镜检查　可直接观察肝外形、表面、色泽、边缘和脾的改变，并能做活组织检查与其他肝病鉴别。

10. 肝穿刺活组织检查　对肝硬化，特别是早期肝硬化确诊和明确病因有重要价值，找到假小叶可确诊。

【诊断和鉴别诊断】

（一）诊断

失代偿期肝硬化的诊断要点：

1. 有病毒性肝炎或长期大量饮酒等相关病史。
2. 有肝功能减退和门静脉高压的临床表现。
3. 肝功能试验有血清白蛋白下降、γ球蛋白显著增高、血清胆红素升高及凝血酶原时间延长。
4. B超或CT提示肝硬化,以及内镜发现食管胃底静脉曲张。
5. 肝穿刺活组织检查见假小叶形成是诊断本病的金标准。

代偿期肝硬化的临床诊断常有困难,对慢性病毒性肝炎、长期大量饮酒者应长期密切随访,注意肝脾情况及肝功能试验的变化。

(二)鉴别诊断

1. 与表现为肝大的疾病鉴别　主要有慢性肝炎、原发性肝癌、血吸虫病、某些累及肝的血液病和代谢性疾病等。

2. 与引起腹水或腹部膨隆的疾病鉴别　有结核性腹膜炎、心包炎、慢性肾小球肾炎、腹腔肿瘤和巨大卵巢囊肿等。

3. 与肝硬化并发症的鉴别　上消化道出血应与消化性溃疡、糜烂性胃炎、胃癌等鉴别;肝肾综合征应与慢性肾小球肾炎、急性肾小管坏死等鉴别;肝性脑病应与低血糖、尿毒症、酮症酸中毒昏迷等鉴别;肝肺综合征注意与肺部感染、哮喘等鉴别。

【治疗】

本病目前无特效治疗,关键在于早期诊断,针对病因给予相应处理,延缓肝硬化进一步发展,延长代偿期;对失代偿期患者主要是改善肝功能和防治并发症,至终末期则只能有赖于肝移植。

(一)一般治疗

1. 休息　代偿期患者宜适当减少活动、可参加轻工作,但要避免劳累、保证休息;失代偿期患者尤其是出现并发症时应以卧床休息。

2. 饮食　以高热量、高蛋白和富含维生素且易消化的食物为宜,禁酒,有食管静脉曲张者避免粗糙、坚硬的食物;有腹水时应限制水钠摄入;肝功能显著损害或有肝性脑病先兆时,应限制或禁食蛋白质。

3. 支持疗法　病情重、进食少、营养状况差的患者,可通过静脉纠正水电解质平衡,适当补充营养,视情况输注白蛋白或血浆。

(二)保护或改善肝功能

1. 去除或减轻病因　首先针对病因进行积极治疗,阻止肝脏继续损害。乙型肝炎肝硬化患者,复制活跃的HBV是肝硬化进展最重要的危险因素之一,所以,当HBV DNA阳性时,要给予抗病毒治疗。常用药物有拉米夫定、阿德福韦、恩替卡韦和替诺福韦等口服核苷类似物,无固定疗程,需长期应用。丙型肝炎肝硬化患者抗病毒治疗采用聚乙二醇干扰素α或普通干扰素联合利巴韦林,可以减轻肝损害,延缓肝硬化的发展。对不能耐受利巴韦林不良反应者,可单用干扰素。干扰素对失代偿期肝硬化患者可导致肝衰竭,禁忌使用。

2. 慎用损害肝脏的药物　避免不必要,疗效不明确的药物,减轻肝脏代谢负担。

3. 保护肝细胞　常用的保护肝细胞的药物有熊去氧胆酸、腺苷蛋氨酸、多烯磷脂酰胆碱、水飞蓟宾、还原型谷胱甘肽及甘草酸二铵等。

(三)腹水的治疗

1. 限制钠、水摄入　限制钠盐饮食和卧床休息为腹水的基础治疗。腹水患者必须限钠,一般每日钠盐摄入量 500~800 mg/d(氯化钠 1.2~2.0 g/d),应用利尿剂时,可适当放宽钠摄入量;入水量<1 000 mL/d左右,如有稀释性低钠血症(血清钠<130 mmol/L)时,则应限制在 500 mL 以内。

2. 利尿 对上述基础治疗腹水仍不消退者应使用利尿剂。目前主张螺内酯和呋塞米联合应用,既可起增强疗效,又可减少电解质紊乱等不良反应。剂量比例约为 100 mg:40 mg。一般开始用螺内酯 60 mg/d+呋塞米 20 mg/d,如效果不佳,再逐渐增加至螺内酯 120 mg/d+呋塞米 40 mg/d。利尿治疗以每日体重减轻 500 g(不伴下肢水肿)或 1 000 g(伴下肢水肿)为宜,剂量不宜过大,利尿速度不宜过快,以免诱发肝性脑病、肝肾综合征等;腹水渐消退者要将利尿剂逐渐减量。因此,使用利尿剂时应监测体重和血生化、电解质变化。

3. 提高血浆胶体渗透压 对于低蛋白血症患者,每周定期少量输注白蛋白或血浆,除对改善肝功能有利外,还可通过提高血浆胶体渗透压促进腹水消退。

4. 经颈静脉肝内门腔分流术(TIPS) 能有效降低门静脉压力,减少或消除由于门静脉高压所致的腹水和食管胃底静脉曲张出血。创伤小,安全性高,但易诱发肝性脑病,故不宜作为治疗的首选。

5. 排放腹水加输注白蛋白 用于不具备 TIPS 技术、对 TIPS 禁忌及失去 TIPS 机会时顽固性腹水的姑息治疗,一般每放腹水 1 000 mL,输注白蛋白 80 g。此法对大量腹水患者,疗效比单纯加大利尿剂剂量效果要好,但缓解症状时间短,易于诱发肝肾综合征、肝性脑病等并发症。

6. 自身腹水浓缩回输 是治疗顽固性腹水的较好方法。将抽出的腹水经浓缩处理(超滤或透析)后再经静脉回输,起到清除腹水,保留蛋白,提高血浆胶体渗透压和增加有效血容量的作用。但注意,使用该法前必须对腹水进行常规、细菌培养和内毒素检查,感染性或癌性腹水不能回输。不良反应包括发热、感染、DIC 等。

7. 肝移植 顽固性腹水患者极易并发肝肾综合征和自发性细菌性腹膜炎,由于腹水量大,生活质量也十分差,因此是肝移植的适应证。

(四)并发症的治疗

1. 上消化道出血 应采取急救措施,包括静卧、禁食、加强监护、迅速补充有效血容量、采取有效止血措施,以纠正失血性休克和预防肝性脑病。具体详见本章第十四节。

2. 自发性腹膜炎 感染并发自发性腹膜炎或败血症时,应早期、足量、联合使用抗生素,一经诊断立即进行。先选用肝毒性小,主要针对革兰氏阴性杆菌并兼顾革兰阳性球菌的抗生素,如头孢哌酮、喹诺酮类药物等,再根据细菌培养结果,考虑是否调整药物。开始剂量宜大,病情稳定后减量,用药时间不得少于 2 周。

3. 肝肾综合征 在积极改善肝功能的前提下,可采取以下措施:①迅速控制上消化道大出血、感染等诱发因素;②严格控制液体量,量出为入,纠正水、电解质和酸碱平衡紊乱;③输注右旋糖酐、白蛋白或腹水浓缩回输,在扩容的基础上应用利尿剂;④避免强烈利尿、单纯大量放腹水及服用损害肾功能的药物。肝移植是唯一能使患者长期存活的疗法。

4. 肝肺综合征 吸氧及高压氧舱适用于轻型、早期患者,可以增加肺泡内氧浓度和压力,有助于氧弥散。经颈静脉肝内门体分流术可改善患者症状,为肝移植创造条件。

5. 门静脉内血栓形成 早期可行低分子肝素抗凝治疗及溶栓治疗;血栓形成时间较长,出现机化的患者可行 TIPS;肠系膜血栓致肠坏死者可做肠切除。两种术后均应持续抗凝,预防血栓再形成。

【预防】

明确病因和针对病因的治疗是防治关键。其中,最常见者为病毒性肝炎。因此,防治乙肝是预防肝硬化的关键。应加强宣传教育,普及乙肝疫苗接种,加强血液制品管理,严格筛选献血人员,控制酗酒及打击吸毒等。

【预后】

肝硬化的预后因病因、病变类型、肝功能代偿程度及有无并发症而有所不同。肝炎后肝硬化较其他原因的肝硬化预后差;失代偿期肝硬化合并各种并发症者预后差。

> **助医考点**
> 肝硬化的病因、临床表现、辅助检查、诊断与鉴别诊断、并发症、治疗与预防。

 问题分析与能力提升

男性,50岁。乏力、腹胀4个月,加重伴发热1周。患者4个月前无明显诱因感乏力、腹胀,伴食欲下降,无恶心、呕吐。1周前上述症状加重,伴腹痛及发热,体温最高达38.5 ℃。发病以来尿量少,尿色深,大便正常,体重增加5 kg。25年前体检时发现HBsAg(+),抗HBc(+),抗HBeAg(+)。无高血压、心脏病及慢性肾脏病史。无长期服药史,无烟酒嗜好。母亲死于"慢性乙肝、肝硬化",无遗传病家族史。

查体:T 38.1 ℃,P 96次/min,R 19次/min,BP 118/72 mmHg。神志清楚,查体合作,面色灰暗,皮肤和巩膜轻度黄染,颈部及前胸见数个蜘蛛痣,肝掌阳性。浅表淋巴结未触及肿大。双肺呼吸音清晰。心界不大,心率96次/min,律齐,各瓣膜区未闻及杂音。腹部膨隆,有压痛及反跳痛,肝脏未触及肿大,脾肋下2.5 cm,移动性浊音(+),肠鸣音4次/min。双下肢轻度凹陷性水肿,神经系统检查无异常。

肝功能检查:ALT 62 U/L,AST 85 U/L,A 30 g/L,G 38 g/L,TBil 45.3 μmol/L,DBil 35.5 μmol/L。

请结合以上病例给出初步诊断及诊断依据、鉴别诊断、进一步检查、治疗原则。

巩固练习题

1. 对诊断门静脉高压最有价值的依据是 ( )
   A. 肝功能异常　　　　　B. 脾大和脾功能亢进　　　C. 食管胃底静脉曲张
   D. 腹水征阳性　　　　　E. 肝掌阳性

2. 下列哪一项不属于肝硬化患者肝功能减退的临床表现 ( )
   A. 齿龈出血　　　　　　B. 脾大　　　　　　　　　C. 黄疸
   D. 水肿　　　　　　　　E. 男性乳房发育

3. 肝硬化患者出现血性腹水,首先考虑可能合并 ( )
   A. 原发性腹膜炎　　　　B. 结核性腹膜炎　　　　　C. 肝肾综合征
   D. 门静脉血栓形成　　　E. 肝硬化癌变

4. 肝硬化合并自发性腹膜炎,其主要的致病菌为 ( )
   A. 大肠埃希菌　　　　　B. 幽门螺杆菌　　　　　　C. 金黄色葡萄球菌
   D. 肠球菌　　　　　　　E. 链球菌

5. 门静脉高压症最危急的并发症是什么 ( )
   A. 肝性脑病　　　　　　B. 血小板减少　　　　　　C. 顽固性腹水
   D. 充血性脾大　　　　　E. 食管胃底静脉曲张破裂大出血

6. 在我国导致肝硬化形成最主要的病因是 （　）
   A. 甲型病毒性肝炎　　　　　B. 乙型病毒性肝炎　　　　　C. 日本血吸虫病
   D. 酒精中毒　　　　　　　　E. 药物中毒

7. 下列哪项是确诊肝硬化最可能的证据 （　）
   A. 食管钡餐检查发现静脉曲张　B. 腹壁有水母头状静脉怒张　C. 肝穿刺活检显示假小叶形成
   D. 血浆清蛋白/球蛋白比例倒置　E. 血清单氨氧化酶活性增高

8. 合并下列哪种疾病时,应禁忌使用垂体后叶加压素治疗食管静脉曲张破裂出血 （　）
   A. 消化性溃肠　　　　　　　B. 溃疡性结肠炎　　　　　　C. 肺结核
   D. 冠心病　　　　　　　　　E. 支气管扩张

9. 肝硬化时反映纤维化的肝功能试验是 （　）
   A. 血清乳酸脱氢酶升高　　　B. 谷草转氨酶升高　　　　　C. 血清蛋白降低
   D. 血清单胺氧化酶升高　　　E. 血清胆固醇升高

10. 肝硬化患者蜘蛛痣、肝掌及男性乳房发育等体征产生的原因是 （　）
    A. 门脉高压正　　　　　　　B. 肝功能不全　　　　　　　C. 低蛋白血症
    D. 继发性醛固酮增多　　　　E. 垂体性腺功能紊乱

11. 男,50岁,慢性肝炎史20年,5年前出现食管黏膜下静脉曲张,3个月前发现肝右叶拳头大肿物,甲胎蛋白阳性,患者的正确诊断是 （　）
    A. 慢性肝炎　　　　　　　　B. 慢性肝炎伴肝硬化　　　　C. 慢性肝炎伴胆管上皮癌
    D. 慢性肝炎伴食管静脉曲张　E. 肝硬化伴肝细胞性肝癌

12. 男,66岁。食用坚果后突发呕血4 h,伴心悸、胸闷、气短。既往慢性乙型肝炎史20年,冠心病史8年。查体:BP 90/50 mmHg,心率110次/min,心律不齐,期前收缩10次/min。最适合的治疗药物是 （　）
    A. 西咪替丁　　　　　　　　B. 硝酸甘油　　　　　　　　C. 普萘洛尔
    D. 血管加压素　　　　　　　E. 生长抑素

13. 男,54岁。呕血、黑便2 d,嗜睡、行为改变1 d。实验室检查:ALT 35 U/L,AST 72 U/L,Alb 27.3 g/L。腹部B超示脾大。最可能的诊断是 （　）
    A. 胃癌　　　　　　　　　　B. 肝硬化失代偿期　　　　　C. 急性胃黏膜病变
    D. 消化性溃疡　　　　　　　E. 食管贲门黏膜撕裂综合征

14. 男,43岁。肝炎肝硬化病史15年,反复少尿、腹胀1年,一周来腹痛伴低热。腹水常规:比重1.017,蛋白28 g/L,细胞总数920×10⁶/L,白细胞800×10⁶/L,多形核细胞0.80。最可能的诊断是 （　）
    A. 门静脉血栓形成　　　　　B. 结核性腹膜炎　　　　　　C. 原发性肝癌
    D. 自发性腹膜炎　　　　　　E. 肝肾综合征

15. 女,28岁。因发热3 d,食欲下降,厌油,恶心,乏力就诊,体温:38.5 ℃,BP 100/80 mmHg,巩膜及皮肤黄染,右上腹压痛,肝在肋缘下2 cm,轻度触痛,不予考虑的检查是 （　）
    A. ALT　　　　　　　　　　　B. AST　　　　　　　　　　C. 血清胆红素测定
    D. 血清蛋白质测定　　　　　E. CK

第十节　肝性脑病

肝性脑病(hepatic encephalopathy,HE),是由严重肝病或门-体分流引起的、以代谢紊乱为基础的中枢神经系统功能失调的综合征,临床表现轻者可仅有轻微智力减退,重者则可出现意识障碍、行为失常和昏迷。

【病因和发病机制】

导致 HE 的肝病可为肝硬化、重症肝炎、暴发性肝功能衰竭、原发性肝癌、严重胆道感染及妊娠期急性脂肪肝等,其中肝硬化是最常见病因。确定这些病因通常并不困难,但临床上常需在肝病基础上寻找诱发 HE 的因素。常见诱因包括消化道出血、大量排钾利尿、大量放腹水、高蛋白饮食、应用催眠镇静药、麻醉药、便秘、感染、尿毒症及外科手术等。

关于 HE 的发病机制目前主要有如下假说。

(一)氨中毒

氨代谢紊乱是肝性脑病、特别是门-体分流性肝性脑病的重要发病机制。肾脏和肌肉均可产氨,但消化道是氨产生的主要部位,当其被吸收后可通过门静脉进入体循环。肠道氨来源于:①谷氨酰胺在肠上皮细胞代谢后产生(谷氨酰胺→NH_3+谷氨酸);②肠道细菌对含氮物质(比如摄入的蛋白质及分泌的尿素)的分解(尿素→NH_3+CO_2)。氨以非离子型氨(NH_3)和离子型氨(NH_4^+)两种形式存在。氨在肠道的吸收主要以 NH_3 弥散入肠黏膜,当结肠内 pH 值>6 时,NH_4^+ 转化为 NH_3,大量弥散入血;pH 值<6 时,则 NH_3 从血液转至肠腔,随粪排出。正常的肝脏可将门静脉输入的氨转变为尿素和谷氨酰胺,使之极少进入体循环。肝功能衰竭时,肝脏对氨的代谢能力明显减退;当有门-体分流存在时,肠道的氨不经肝脏代谢而直接进入体循环,使血氨增高。上述的许多诱因均可致氨的生成和(或)吸收增加,改变脑组织对氨的敏感性。

游离的 NH_3 有毒性,且能透过血脑屏障。氨对脑功能的影响是多方面的:①干扰脑细胞三羧酸循环,使大脑细胞的能量供应不足。②增加了脑对中性氨基酸如酪氨酸、苯丙氨酸、色氨酸的摄取,而这些物质对脑功能具有抑制作用。③脑星形胶质细胞含有谷氨酰胺合成酶,当脑内氨浓度增加,则谷氨酰胺合成增加。谷氨酰胺是很强的细胞内渗透剂,其增加不仅导致星形胶质细胞而且也使神经元细胞肿胀,这是 HE 时脑水肿发生的重要原因。④氨还可直接干扰神经的电活动。⑤弥散入大脑的 NH_3 可上调脑星形胶质细胞苯二氮䓬受体表达,促使 氯离子内流,神经传导受抑。

(二)神经递质的变化

1. γ-氨基丁酸/苯二氮䓬(GABA/BZ)神经递质　大脑神经元表面 GABA 受体与 BZ 受体及巴比妥受体紧密相连,组成 GABA/BZ 复合体,共同调节氯离子通道。复合体中任何一个受体被激活后均可促使氯离子内流而使神经传导受抑制。弥散入大脑的 NH_3 可上调脑星形胶质细胞 BZ 受体表达,引起肝性脑病。

2. 假性神经递质　神经递质分为兴奋和抑制两类,正常时两者保持生理平衡。兴奋性神经递质有儿茶酚胺中的多巴胺和去甲肾上腺素、乙酰胆碱、谷氨酸和门冬氨酸等。食物中的芳香族氨基酸如酪氨酸、苯丙氨酸等经肠菌脱羧酶的作用分别转变为酪胺和苯乙胺。若肝对酪胺和苯乙胺的清除发生障碍,此两种胺可进入脑组织,在脑内经 β 羟化酶的作用分别形成 β 羟酪胺和苯乙醇胺。后两者的化学结构与正常的神经递质去甲肾上腺素相似,但不能传递神经冲动或作用很弱,因此称为假性神经递质。当假性神经递质被脑细胞摄取并取代了突触中的正常递质,则神经传导发生障碍。

3. 色氨酸　正常情况下色氨酸与白蛋白结合不易通过血脑屏障,肝病时白蛋白合成降低,加之血浆中其他物质对白蛋白的竞争性结合造成游离的色氨酸增多,游离的色氨酸可通过血脑屏障,在大脑中代谢生成 5-羟色胺(5-HT)及 5-羟吲哚乙酸,二者都是抑制性神经递质,参与肝性脑病的发生,与早期睡眠方式及日夜节律改变有关。

4. 锰离子　锰具有神经毒性,正常时由肝脏分泌入胆道,然后经肠道排出。肝病时锰不能正常排出,进入人体血液循环,在脑部沉积,可导致 HE。

【病理】

急性肝功能衰竭所致的 HE 患者的脑部常无明显的解剖异常,但约50%有脑水肿。慢性肝硬化患者大脑及小脑灰质和皮质下可出现 AlzheimerⅡ型星形细胞,病程较长者则大脑皮质变薄,神经元及神经纤维消失,皮质深部有片状坏死,甚至累及小脑和基底部。

【临床表现】

临床上主要表现为高级神经中枢的功能紊乱以及运动和反射异常。其临床过程可分为以下5期(表4-5):

表4-5　肝性脑病的临床分期及各期临床表现及检测

分期	临床表现及检测
0期 (潜伏期)	无行为、性格异常,无神经系统病理征,脑电图正常,只在心理测试或智力测试时有轻微异常
1期 (前驱期)	轻度性格改变和精神异常,如焦虑、欣快激动、淡漠、睡眠倒错、健忘等,可有扑翼样震颤。脑电图多数正常。此期临床表现不明显,易被忽略
2期 (昏迷前期)	嗜睡、行为异常、言语不清、书写障碍及定向力障碍。有腱反射亢进、肌张力增高、踝阵挛及Babinski征阳性等神经体征,有扑翼样震颤,脑电图有特征性异常
3期 (昏睡期)	昏睡,但可唤醒,醒时尚能应答,常有神志不清或幻觉,各种神经体征持续或加重,有扑翼样震颤,肌张力高,腱反射亢进,锥体束征常阳性。脑电图有异常波形
4期 (昏迷期)	昏迷,不能唤醒。患者不能合作而无法引出扑翼样震颤。浅昏迷时,腱反射和肌张力仍亢进;深昏迷时,各种反射均消失,肌张力降低。脑电图明显异常

【实验室和其他检查】

(一)血生化检查

1. 血氨　肝硬化及门体分流术后的肝性脑病患者多有血氨升高,急性肝性脑病患者血氨可以正常。

2. 血浆氨基酸　正常人血中支链氨基酸与芳香族氨基酸之比>3,门体分流性脑病者该比值<1。

3. 肝功能　可以出现异常。

(二)电生理检查

1. 脑电图　正常人的脑电图呈 α 波,每秒8~13次。肝性脑病患者的脑电图表现为节律变慢。2~3期患者表现为 δ 波或三相波,每秒4~7次;昏迷时表现为高波幅的 δ 波,每秒少于4次。脑电图的改变特异性不强,在其他代谢疾病亦可有类似改变。此外,脑电图对0期和1期肝性脑病的诊断价值较小,但对肝性脑病预后判断有一定价值。

2. 诱发电位　诱发电位是大脑皮质或皮质下层接受由各种感觉器官受刺激的信息后所产生的电位,其有别于脑电图所记录的大脑自发性电活动。可用于轻微肝性脑病的诊断和研究。

3. 临界视觉闪烁频率　视网膜胶质细胞病变可作为HE时大脑胶质星形细胞病变的标志,通过测定临界视觉闪烁频率可辅助诊断HE,用于检测轻微肝性脑病。

（三）心理智能测验

一般将木块图试验、数字连接试验及数字符号试验联合应用,适合于肝性脑病的诊断和轻微肝性脑病的筛选。这些方法简便,无须特殊器材,但受年龄、教育程度的影响。老年人和教育层次比较低者在进行测试时较为迟钝,影响结果。

（四）影像学检查

急性肝性脑病患者进行头部CT或MRI检查时可发现脑水肿。慢性肝性脑病患者则可发现有不同程度的脑萎缩。

磁共振波谱分析可测定慢性肝病患者大脑枕部灰质和顶部皮质胆碱、谷氨酰胺、肌酸等的含量的变化。肝性脑病、轻微肝性脑病甚至一般的肝硬化患者可有某种程度的改变。

【诊断和鉴别诊断】

HE的诊断可依据:①有严重肝病和(或)广泛门-体侧支循环形成的基础及肝性脑病的诱因;②出现精神紊乱、昏睡或昏迷,可引出扑翼样震颤;③肝功能的血生化指标明显异常及(或)血氨增高;④脑电图异常;⑤心智能测验、诱发电位及临界视觉闪烁频率;⑥头颅CT或MRI排除脑血管病及脑肿瘤等疾病。

有少部分HE患者肝病病史不明确,以精神症状为突出表现,易被误诊。故对有精神错乱患者,了解其肝病史及检测肝功能等应作为排除HE的常规。HE还应与可引起昏迷的其他疾病,如糖尿病、低血糖、尿毒症、脑血管意外、脑部感染和镇静药过量等相鉴别。

【治疗】

积极治疗原发肝病,去除HE发作的诱因、保护肝脏功能、治疗氨中毒及调节神经递质是治疗HE的主要措施。

（一）去除诱因

1. 纠正电解质和酸碱平衡紊乱　肝硬化患者在进食量减少、利尿过度及大量排放腹水后易出现低钾性碱中毒,是诱发或加重肝性脑病的常见原因之一。因此,应重视患者的营养支持,利尿药的剂量不宜过大,大量排放腹水时应静脉输入足量的白蛋白以维持有效血容量和防止电解质紊乱。肝硬化腹水患者的入液量应加以控制（一般约为尿量加1 000 mL）,以免血液稀释、血钠过低而加重昏迷。

2. 预防和控制感染　失代偿期肝硬化患者容易合并感染,特别是对肝硬化大量腹水或合并曲张静脉出血者应高度警惕,必要时予以抗生素预防性治疗。一旦发现感染应积极控制感染,选用对肝损害小的广谱抗生素静脉给药。

3. 止血和清除肠道积血　上消化道出血是肝性脑病的重要诱因之一。止血措施参见本章第十四节消化道出血。采取以下措施可清除肠道积血:乳果糖、乳梨醇或25%硫酸镁口服或鼻饲导泻,生理盐水或弱酸液（如稀醋酸溶液）清洁灌肠。

4. 慎用镇静药及损伤肝功能的药物　镇静、催眠、镇痛药及麻醉剂均可诱发肝性脑病,在肝硬化特别是有严重肝功能减退时应尽量避免使用。当患者发生肝性脑病出现烦躁、抽搐时禁用鸦片类、巴比妥类、苯二氮䓬类镇静剂,可试用异丙嗪、氯苯那敏（扑尔敏）等抗组胺药。

5. 其他　注意防治便秘。门体分流对蛋白不耐受者应避免大量蛋白质饮食。警惕低血糖并及时纠正。

(二) 减少肠内氮源性毒物的生成与吸收

1. 限制蛋白质饮食　急性起病数日内禁食蛋白质(1~2期肝性脑病可限制在20 g/d以内)，神志清楚后从蛋白质20 g/d开始逐渐增加至1 g/(kg·d)。植物蛋白较好，因其含支链氨基酸较多，且所含非吸收性纤维被肠菌酵解产酸有利氨的排出。限制蛋白质饮食的同时应尽量保证热能供应和各种维生素补充。

2. 清洁肠道　特别适用于上消化道出血或便秘患者，方法如前。

3. 乳果糖或乳梨醇　乳果糖是一种合成的双糖，口服后在小肠内不会被分解，到达结肠后可被乳酸杆菌、粪肠球菌等细菌分解为乳酸、乙酸而降低肠道的pH值。肠道酸化后对产尿酸氧化酶的细菌生长不利，但有利于不产尿酸氧化酶的乳酸杆菌的生长，使肠道细菌产氨减少；此外，酸性的肠道环境可减少氨的吸收，并促进血液中的氨渗入肠道排出。乳果糖的疗效确切，可用于各期肝性脑病及轻微肝性脑病的治疗。其剂量为每日30~60 g，分3次口服，调整至患者每天排2~3次软便。不良反应主要有腹胀、腹痛、恶心、呕吐等，也可用乳果糖稀释至33.3%保留灌肠。乳梨醇是另一种合成的双糖，经结肠的细菌分解为乙酸、丙酸而酸化肠道。乳梨醇的疗效与乳果糖相似，但其甜度低，口感好，不良反应也较少。其剂量为每日30~40 g，分3次口服。乳果糖与乳梨醇可显著改善HE患者症状，提高患者的生活质量。

4. 口服抗生素　可抑制肠道产尿素酶的细菌，减少氨的生成。常用抗生素包括利福昔明甲硝唑、新霉素等。利福昔明口服不吸收，只在胃肠道局部起作用，具有抗菌谱广、抗菌作用强、不良反应轻等诸多优点，口服剂量为1.2 g/d。

5. 益生菌制剂　口服含双歧杆菌、乳酸杆菌等的微生态制剂，可调节肠道菌群结构，抑制有害菌的生长，对减少氨的生成有一定作用。

(三) 促进体内氨的代谢

1. L-鸟氨酸-L-门冬氨酸　是一种鸟氨酸和门冬氨酸的混合制剂，能促进体内的尿素循环(鸟氨酸循环)而降低血氨。每日静脉注射10~20 g可降低血氨，改善症状，不良反应为恶心、呕吐。

2. 鸟氨酸-α-酮戊二酸　其降氨机制与L-鸟氨酸-L-门冬氨酸相同，但其疗效较差。

3. 其他　谷氨酸钠或钾、精氨酸等药物理论上具降血氨作用，以往曾在临床上广泛应用，但至今尚无证据肯定其疗效。

(四) 调节神经递质

1. GABA/BZ复合受体拮抗剂　氟马西尼可以拮抗内源性苯二氮䓬所致的神经抑制。对部分3~4期患者具有促醒作用。静脉注射时往往在数分钟之内起效，但维持时间很短，通常在4 h之内。其用量为0.5~1 mg静脉注射；或1 mg/h持续静脉滴注。

2. 减少或拮抗假神经递质　支链氨基酸制剂是一种以亮氨酸、异亮氨酸、缬氨酸等为主的复合氨基酸。其机制为竞争性抑制芳香族氨基酸进入大脑，减少假神经递质的形成，其疗效尚有争议，但对于不能耐受蛋白质的营养不良者，补充支链氨基酸有助于改善其氮平衡。

(五) 基础疾病的治疗

1. 改善肝功能　详见本章第九节肝硬化。

2. 阻断肝外门-体分流　TIPS术后引起的肝性脑病往往是暂时的，随着术后肝功能改善、尿量增加及肠道淤血减轻，肝性脑病多呈自限性，很少需要行减小分流道直径的介入术。对于肝硬化门静脉高压所致的严重侧支循环开放,可通过TIPS术联合曲张静脉的介入断流术,阻断异常门-体分流。

3. 人工肝　用分子吸附剂再循环系统可清除肝性脑病患者血液中部分有毒物质、降低血胆红素浓度及改善凝血酶原时间,对肝性脑病有暂时的、一定程度的疗效,有可能赢得时间为肝移植作准备,尤适用于急性肝功能衰竭患者。

4. 肝移植　肝移植是治疗各种终末期肝病的一种有效手段,由肝衰竭所致的严重和顽固性的肝性脑病是肝移植的适应证。

【预后】

预后主要取决于肝病严重程度及是否有诱因。肝功能较好、分流手术后由于进食高蛋白而引起门体分流性脑病者预后较好。有腹水、黄疸、出血倾向的患者多数肝功能很差,其预后也差。暴发性肝功能衰竭所致的肝性脑病预后最差。肝移植的开展已大大改善难治性肝性脑病的预后。

【预防】

积极防止肝病,避免和消除诱因,是肝性脑病最重要的预防措施。严密观察患者,及早发现发现轻微肝性脑病并适当治疗。

助医考点
　　肝性脑病的病因和诱因、临床表现、辅助检查、诊断、治疗原则。

问题分析与能力提升

李××,男性,40岁,慢性乙型肝炎7年,肝硬化3年。患者3~4 d前因饮食不节制,出现一过性腹泻,未在意。20 min前,在社区静脉滴注甘利欣时突然出现神志不清,伴抽搐2 min,急送入院。体格检查:T 37.0 ℃,P 106次/min,R 20次/min,BP 160/100 mmHg。颜面灰暗,口唇略发绀,双肺呼吸音粗,心率106次/min,律整,未闻及杂音,四肢关节活动自如。肱二头肌、肱三头肌反射存在,膝反射存在,踝阵挛(+),双侧巴宾斯基征(-),凯尔尼格征(-)。实验室检查:血氨为100 μg/dL,血钾3.6 mmol/L,二氧化碳结合力25 mmol/L。

请分析该患者可能患了什么病?还需要做什么检查?应与哪些疾病进行鉴别,请写出治疗原则。

巩固练习题

1. 肝性脑病最早的表现是　　　　　　　　　　　　　　　　　　　　　　　　　　　　　(　)
   A. 昏睡　　　　　　　　　　B. 性格和行为的改变　　　　C. 定向力障碍
   D. 扑翼震颤　　　　　　　　E. 脑电图异常

2. 肝性脑病下列处理错误的是　　　　　　　　　　　　　　　　　　　　　　　　　　　(　)
   A. 口服甲硝唑　　　　　　　B. 2%肥皂水灌肠　　　　　　C. 使用谷氨酸钠静脉滴注
   D. 口服乳果糖　　　　　　　E. 禁食蛋白质

3. 下列哪项是假性神经传导介质　　　　　　　　　　　　　　　　　　　　　　　　　　(　)
   A. 多巴胺　　　　　　　　　B. β-羟酪胺　　　　　　　　C. 甲基多巴
   D. 5-羟色胺　　　　　　　　E. 酪氨酸

4. 肝性脑病前驱期的临床表现有　　　　　　　　　　　　　　　　　　　　　　　　　　(　)
   A. 可有扑翼震颤　　　　　　B. 昏睡但可叫醒　　　　　　C. 定向力减退
   D. 脑电图异常　　　　　　　E. 不能辨认物体的形状和功能

5. 关于肝性脑病,下列哪一种表述最确切　　　　　　　　　　　　　　　　　　　　　　(　)

A. 神经精神症状+扑翼样震颤　　　B. 严重肝病者出现神经精神症状　　　C. 扑翼样震颤伴低血钾
D. 扑翼样震颤伴脑电图改变　　　E. 脑电图高波

6. 肝性脑病患者出现抽搐时最好选用　　　　　　　　　　　　　　　　　　　　　　（　）
   A. 氯丙嗪　　　　　　　　　B. 吗啡　　　　　　　　C. 副醛
   D. 安定　　　　　　　　　　E. 速效巴比妥类

7. 一肝硬化腹水患者治疗中出现双手扑击样震颤,神志不清,最可能诊断为　　　　　　（　）
   A. 低血糖　　　　　　　　　B. 脑血管意外　　　　　C. 肝性脑病
   D. 中毒性脑病　　　　　　　E. 尿毒症

8. 上消化道大出血合并肝性脑病时,下列哪项最适用于清除肠内积血减少血氨形成　　（　）
   A. 弱碱性液灌肠　　　　　　B. 口服50%硫酸镁50 mL　　　C. 弱酸性液灌肠
   D. 肥皂水清洁灌肠　　　　　E. 中性溶液灌肠

9. 肝硬化终末期合并肝性脑病时,临床分期"Ⅱ期"的最主要表现是　　　　　　　　（　）
   A. 轻度性格改变和行为失常　B. 昏睡、精神错乱　　　C. 睡眠倒错,定向力理解力减退,反射亢进
   D. 昏迷,反射消失　　　　　E. 深昏迷,脑电图明显异常

10. 在治疗肝硬化腹水时如利尿过猛尿量过多最易诱发　　　　　　　　　　　　　　（　）
    A. 上消化道出血　　　　　　B. 自发性腹膜炎　　　　C. 肝性脑病
    D. 急性肾功能衰竭　　　　　E. 代谢性酸中毒

第十一节　原发性肝癌

原发性肝癌(primary carcinoma of the liver)简称肝癌,是指源自于肝细胞或肝内胆管上皮细胞发生恶变的肿瘤,属于我国常见的恶性肿瘤之一,其死亡率在恶性肿瘤中排第2位,我国每年新发病例占全球的42%~50%。本病多见于40~49岁男性,男女之比为3∶1。

【病因和发病机制】

迄今为止肝癌的病因和发病机制尚未完全明确,可能与下列因素有关。

1. **病毒性肝炎**　HBV感染是我国肝癌患者的主要病因。西方国家以HCV感染较常见。HBV的DNA序列和宿主细胞的基因序列同时遭到破坏或发生重新整合,激活癌基因和使抑癌基因失活,从而发生细胞癌变。丙型肝炎致癌机制与HCV序列变异相关。

2. **肝纤维化**　病毒性肝炎、酒精性肝病及非酒精性脂肪肝后肝纤维化、肝硬化是肝癌发生的重要危险因素。

3. **黄曲霉毒素**　我国东南沿海粮油、食品受黄曲霉毒素B_1(AFB1)污染严重的地区,人群肝癌发病率高,提示黄曲霉毒素B_1有强烈致癌作用。它可能通过影响ras、$p53$等基因的表达而引起肝癌的发生。

4. **其他**　①长期接触亚硝胺类、氯乙烯、苯酚、偶氮芥类、有机氯农药等化学物质;②血吸虫及华支睾吸虫感染;③长期饮用污染水或藻类异常繁殖的河沟水;④长期吸入烟草燃烧产生的多环芳烃、亚硝胺和尼古丁等。

上述各种病因均可使肝细胞在损伤后的再生修复过程中,其生物学特征逐渐变化,基因发生突变、增殖与凋亡失衡;各种致癌因素也可促使癌基因表达及抑癌基因受抑;慢性炎症及纤维化过程中的活跃血管增殖,也为肝癌的发生发展创造了重要条件。

【病理】

(一)大体病理形态分型

1. 块状型 最多见,占肝癌的70%以上,可呈单个、多个或融合成块,直径在5～10 cm之间,如果直径>10 cm者称巨块型。多为圆形、质硬、膨胀性生长的肿块,有包膜存在。该型肿瘤中心易坏死、液化、出血;位于肝包膜附近的肿瘤易破裂,导致腹腔内出血及直接播散。

2. 结节型 较多见,癌结节的大小和数目不等,一般直径不大于5 cm,其与周围肝组织的分界不如块状型清楚,常同时伴有肝硬化。单个直径<3 cm的癌结节或相邻两个癌结节直径之和<3 cm者称为小肝癌。

3. 弥漫型 最少见,癌结节呈米粒至黄豆大小,弥漫地分布于整个肝脏,与肝硬化不易区分,患者往往死于肝功能衰竭。

(二)组织病理分型

根据组织学类型可将肝癌分为肝细胞癌(hepatocellular carcinoma, HCC)、胆管细胞癌(intrahepatic cholangiocarcinoma, ICC)和混合型3种不同的类型。

1. 肝细胞型 最多见,约占肝癌的90%。癌细胞来源于肝细胞,异型性明显,胞质丰富,呈多边形,排列成巢状或索状,血窦丰富。正常肝组织的肝动脉供血约占30%,而与之明显不同的是,HCC的肝动脉供血超过90%,这是目前肝癌影像诊断及介入治疗的重要循环基础。

2. 胆管细胞型 较少见,癌细胞起自于胆管上皮细胞,呈立方或柱状,排列成腺样,纤维组织较多,血窦较少。

3. 混合型 最少见,其既具有肝细胞癌的组织结构又具有胆管细胞癌的组织结构,呈混合型,或呈过渡形态,既不完全像肝细胞癌,又不完全像胆管细胞癌。

(三)转移途径

1. 肝内转移 癌组织易侵犯门静脉及分支并形成癌栓,脱落后可随血流在肝内引起多发性转移灶。

2. 肝外转移

(1)血行转移 最常见的转移部位为肺,此外尚可引起胸、肾上腺、肾及骨等部位的转移,甚至可见肝静脉中癌栓延至下腔静脉及右心房。

(2)淋巴转移 肝门淋巴转移最为常见,也可转移至胰、脾、主动脉旁及锁骨上淋巴结。

(3)种植转移 少见,癌细胞从肝表面脱落后可种植在腹膜、横膈、盆腔等处,引起血性胸水、腹水。女性可发生卵巢转移癌。

【临床表现】

本病起病较隐匿,早期缺乏典型症状。但患者出现明显临床症状时,病情大多已进入中、晚期。另外需注意,本病常继发于肝硬化,或者以转移病灶症状为首发表现,此时应仔细识别,避免临床漏诊或误诊。中、晚期临床表现如下。

1. 肝区疼痛 为肝癌最常见的症状,半数以上患者有肝区疼痛,多位于右上腹,呈持续性胀痛或钝痛,是因癌肿生长迅速、肝包膜被牵拉所致。如病变侵犯膈,疼痛可放射至右肩或右背部;如肿瘤生长缓慢,则可无明显疼痛。当肝表面的癌结节破裂时,可突然导致剧烈腹痛,从肝区开始迅速延至全腹,产生急腹症的表现,如出血量大时可导致休克。

2. 肝大　肝脏呈进行性增大是肝癌最常见的特征性体征之一，肝脏质地坚硬，表面凸凹不平，常有大小不等的结节，边缘钝而不整齐，常有压痛。肝癌突出于右肋弓下或剑突下时，上腹可呈现局部隆起或饱满；如癌位于膈面，则主要表现为膈肌抬高而肝下缘不下移。

3. 黄疸　多出现在肝癌晚期，常为阻塞性黄疸，因癌肿压迫或侵犯胆管或肝门转移性淋巴结肿大而压迫胆管造成阻塞所致；少数为肝细胞性黄疸，是由于癌组织肝内广泛浸润或合并肝硬化、慢性肝炎引起。

4. 肝硬化征象　在失代偿期肝硬化基础上发病者尚有肝功能减退和门静脉高压的表现。腹水患者则表现为腹水快速增多且难治，多为漏出液。因肝癌侵犯肝包膜或向腹腔内破溃或因腹膜转移癌所致者可出现血性腹水。

5. 全身性表现　患者可出现食欲不振、进行性消瘦、发热、乏力、营养不良和恶病质等。

6. 全身性表现转移灶症状　如转移至肺、骨、脑、淋巴结、胸腔等处，可有相应的症状产生。部分患者则可以转移灶症状作为首发症状而就诊。

7. 伴癌综合征　是指肝癌患者由于癌肿本身代谢异常或癌组织对机体影响而引起内分泌或代谢异常的一组症候群。主要可表现为自发性低血糖症、红细胞增多症，而高钙血症、高脂血症、类癌综合征等实属临床罕见。

【并发症】

1. 肝性脑病　是肝癌终末期的最严重并发症，约 1/3 的患者因此死亡。一旦出现肝性脑病，提示预后不良。

2. 上消化道出血　约占肝癌死亡原因的 15%，出血可能与以下因素有关：①食管胃底静脉曲张破裂出血；②门静脉高压性胃病合并凝血功能障碍而有广泛出血，大量出血可诱发肝性脑病。

3. 肝癌结节破裂出血　其发生率约为 10%。其破裂原因多为肿瘤增大，发生坏死、液化时产生的自发破裂或在外力作用下破裂。肝癌破裂如局限于肝包膜下，可产生局部疼痛；如包膜下出血快速增多则形成压痛性血肿；如破入腹腔则引起急性腹痛和腹膜刺激征和血性腹水，大量出血可致休克、死亡。

4. 继发感染　患者因长期消耗或放疗、化疗等治疗，导致白细胞降低，抵抗力减弱，容易合并感染，出现肺炎、自发性腹膜炎、肠道感染和真菌感染等。

【实验室和其他检查】

（一）肝癌标记物检测

1. 甲胎蛋白（alpha fetoprotein, AFP）　是诊断肝细胞癌的最特异的肿瘤标志物。广泛用于原发性肝癌的普查、诊断、疗效判断及预测复发。在排除肝炎、妊娠和生殖腺胚胎瘤的基础上，AFP>400 μg/L 为诊断原发性肝癌的条件之一。对 AFP 逐渐升高不降或>200 μg/L 持续 8 周者，应结合影像学及肝功能变化作综合分析或动态观察。约 30% 的肝癌患者 AFP 水平可正常，如同时检测 AFP 异质体，可使阳性率明显提高。

2. 其他肝癌标志物　γ-谷氨酰转移酶同工酶 II（GGT2）、血清岩藻糖苷酶（AFu）、异常凝血酶原（APT）、磷脂酰肌醇蛋白多糖-3（GPC3）、高尔基体蛋白 73（GP73）等有助于 AFP 阴性的原发性肝癌的诊断和鉴别诊断。

（二）影像学检查

1. 超声（US）　是目前肝癌筛查的首选检查方法。可检出肝内直径>1 cm 的占位性病变，在实时B型超声显像下,肿瘤呈实质性暗区或光团,当癌组织出现坏死、液化时,相应部位可出现液性暗区。利用多普勒效应或超声造影剂,可了解病灶的血供状态,判断占位性病变的良恶性,并有助于引导肝穿刺活检。

2. 增强CT/MRI 可以更客观更敏感地显示肝癌,对于1 cm左右肝癌的检出率可高达80%以上,是诊断及确定治疗策略的重要手段。MRI为非放射性检查,可以在短期重复进行。CT平扫肝癌多为低密度占位,边缘清晰或模糊,部分有包膜的肝癌可显示晕圈征。大肝癌可见更低密度的坏死区,少数肝癌可见钙化。增强时动脉期病灶的密度高于周围肝组织,但随即快速降低,低于周围正常肝组织,并持续数分钟,呈"快进快出"表现。

3. 数字减影血管造影(DSA) 当增强CT/MRI对疑为肝癌小病灶难以确诊时,经选择性肝动脉行DSA检查是肝癌诊断的重要补充手段。肝动脉造影可以更精确地诊断出直径为1~2 cm的小肝癌,正确率超过90%。

4. 正电子发射计算机断层成像(PET-CT)、单光子发射计算机断层扫描(SPECT-CT) 可提高诊断和疾病进展判断的准确性。

(三)肝穿刺活体组织检查

在超声或CT引导下细针穿刺行组织学检查是确诊肝癌的最可靠方法,但属侵入性检查,可能导致出血,癌肿破裂和针道转移等,上述非侵入性检查未能确诊者可视情况考虑应用。

【诊断和鉴别诊断】

(一)诊断

根据国际上广泛使用的肝癌诊断标准,满足下列3项中的任何一项,即可诊断。

1. 具有两种典型的肝癌影像学(US、增强CT、MRI或选择性肝动脉造影)表现,病灶>2 cm。
2. 一项典型的肝癌影像学表现,病灶>2 cm,AFP>400 μg/L。
3. 肝脏活检阳性。

对高危人群(各种原因所致的慢性肝炎、肝硬化以及>35岁的HBV或HCV感染者)每6~12个月检测AFP和US筛查,有助于肝癌早期诊断。

(二)鉴别诊断

1. 继发性肝癌 原发于呼吸道、胃肠道、泌尿生殖道、乳房等处的癌灶常转移至肝脏,大多为多发性结节,临床以原发癌表现为主,血清AFP检测一般为阴性。

2. 肝硬化结节 增强CT/MRI见病灶动脉期强化,呈快进快出,可诊断肝癌;若无强化,则考虑为肝硬化结节。AFP>400 μg/L,有助诊断。

3. 病毒性肝炎 部分肝炎患者也可出现血清AFP升高,但常为"一过性"轻度升高,且多伴有转氨酶同步升高,而肝癌的AFP上升呈持续性,且与转氨酶升高不成比例。结合临床表现及影像学检查,再反复检测APP等肿瘤标志物,可做出正确诊断。

4. 肝脓肿 临床表现为发热、肝区疼痛、有压痛,血常规白细胞计数和中性粒细胞比例升高。行超声检查可发现脓肿的液性暗区。必要时在超声引导下做诊断性穿刺或药物试验性治疗以明确诊断。

5. 肝包虫病 患者的牧区生活和接触病犬等生活史,有助于鉴别。

6. 其他肝脏肿瘤或病变 当影像学与肝脏其他良性肿瘤(如血管瘤、肝腺瘤、肝局灶性结节性增生等)鉴别有困难时,可检测AFP等肿瘤标志物,并随访US、增强CT/MRI,必要时在US引导下行肝活检以确诊。

【治疗】

肝癌对化疗和放疗不甚敏感,常用治疗方法有手术切除、肝移植、血管介入、射频消融术等。其中治疗性切除术是目前最有效的肝癌治疗方法之一,虽然目前的手术技术可以切除一些大肝癌,但决定手术成败的关键则是术后残留肝功能储备是否可维持患者的生命需求。

(一)手术治疗

术前应采用 Child-Pugh 评分、吲哚菁绿 15 min 滞留率(ICGR-15)评估肝功能储备情况;如预期保留肝组织体积较小则采用 CT 和(或)MRI 测定剩余肝脏体积。一般认为 Child-Pugh A~B 级、ICGR-15<20%~30% 是实施手术切除的必要条件;肝硬化患者剩余肝脏体积须占标准肝脏体积的 40% 以上,无肝硬化患者应占 30% 以上,也是实现手术切除的必要条件。Ⅰa 期、Ⅰb 期和Ⅱa 期肝癌是手术切除的首选适应证。由于手术切除仍有很高的肝癌复发率,因此宜加强术后的综合治疗与随访。

(二)局部治疗

1. 射频消融术(RF) 在 US 或开腹条件下,在肝癌组织内插入电极,应用电流热效应等多种物理方法毁损病变组织。RF 是肝癌微创治疗最具代表性的消融方式,适用于直径≤3 cm 肝癌患者。

2. 微波消融 适应证同 RF,特点是消融效率高,但需要温度监控系统调控有效热场范围。

3. 经皮穿刺瘤内注射无水乙醇(PEI) 在 US 或 CT 引导下,将无水乙醇直接注入肝癌组织内,使癌细胞产生脱水、变性、凝固性坏死。PEI 也适用于肿瘤≤3 cm 者,但对直径或 2 cm 的肝癌效果确切。

4. 肝动脉栓塞(TAE) 是将栓塞剂注入肿瘤的供血动脉,达到阻断肿瘤的血供,使其发生缺血坏死的目的。具有靶向性好、创伤小、可重复、患者易接受等优点,是目前非手术治疗中、晚期肝癌的常用方法。

(三)肝移植

对于肝癌合并肝硬化患者,肝移植可将整个病肝切除,是治疗的有效手段。但如果肝癌已有血管侵犯及远处转移,则不适宜行肝移植术。

(四)药物治疗

分子靶向药物多激酶抑制剂索拉非尼(sorafenit)是目前唯一获得批准治疗晚期肝癌的分子靶向药物。肿瘤细胞表面的跨膜蛋白 PD-1 与其配体 PD-L1 结合可介导肿瘤的免疫逃逸。针对 PD-1 和(或)PD-L1 的抗体已经应用于包括肝癌在内的进展期肿瘤的临床治疗,取得了较好的疗效。

【预防】

积极防治病毒性肝炎,预防粮食霉变,注意食物清洁,改进饮用水质,减少对各种有害物质的接触,是预防肝癌的关键。

【预后】

下述情况预后较好:①肝癌瘤体小于 5 cm,能早期手术者;②癌肿包膜完整,分化程度较高,尚无癌栓形成者;③机体免疫状态良好者。如肝癌合并肝硬化或有肝外转移者、发生肝癌破裂、消化道出血、ALT 显著升高的患者预后差。

问题分析与能力提升

助医考点
原发性肝癌的病因、病理、临床表现、辅助检查、诊断、治疗与预防。

张××,男性,38岁,5年前因乏力、食欲缺乏、转氨酶高到医院就诊,拟诊为"病毒性肝炎",经治疗好转,但多次查肝功能,转氨酶偏高。乏力、食欲缺乏,无明显好转。近3个月症状加重并伴右季肋部疼痛。

体格检查:T 37.2 ℃,P 80次/min,R 20次/min,BP 110/80 mmHg。慢性肝病容,肝掌(+),蜘蛛痣(+)。心肺无特殊。腹平软,腹壁静脉显露,肝大右肋下3 cm,剑突下3 cm,质偏硬,表面光滑,肝区叩痛(±),侧卧位脾左肋下2 cm,质地中等,移动性浊音(-),下肢无水肿。

实验室检查:肝功能中总胆红素40 μmmol/L,结合胆红素17 μmmol/L,白蛋白32 g/L,球蛋白35 g/L,丙氨酸氨基转移酶110 U/L,天门冬氨酸氨基转移酶86 U/L,碱性磷酸酶90 U/L,r-GT 210 U/L,甲胎蛋白1 000 μg/L,乙肝表面抗原(+),乙肝核心抗体(+),乙肝e抗原(+),乙肝表面抗体、乙肝e抗体均阴性(-)。腹部B超:肝脾大,肝右叶5 cm×4.6 cm低回声光团,门静脉内径1.4 cm。

请分析该患者可能患了什么病?还需要做什么检查?应与哪些疾病进行鉴别,请写出治疗原则。

巩固练习题

1. 与原发性肝癌的发生关系最密切的 （ ）
   A. 甲型肝炎　　　　　　B. 乙型肝炎　　　　　　C. 肝脓肿
   D. 中毒性肝炎　　　　　E. 肝棘球蚴病

2. 原发性肝癌主要转移的部位是 （ ）
   A. 肝内　　　　　　　　B. 肺　　　　　　　　　C. 左锁骨上淋巴结
   D. 骨　　　　　　　　　E. 腹腔内种植

3. 肝癌患者最常见和最主要的症状是 （ ）
   A. 肝区疼痛　　　　　　B. 低热　　　　　　　　C. 腹胀、乏力
   D. 食欲缺乏　　　　　　E. 消瘦

4. 以下哪项普查对早期发现肝癌有较大帮助 （ ）
   A. 磁共振成像+B超　　　B. X射线摄片+B超　　　C. CT+B超
   D. 甲胎蛋白+B超　　　　E. 甲胎蛋白

5. 目前对肝癌最有效的治疗方法为 （ ）
   A. 全身化疗　　　　　　B. 局部放疗　　　　　　C. 手术切除
   D. 中西医结合治疗　　　E. 全身放疗

6. 霉变谷物内主要致肝癌物质是 （ ）
   A. 亚硝胺类　　　　　　B. 有机氯农药残留　　　C. 黄曲霉菌
   D. 黄曲霉毒素B1　　　　E. 蓝绿藻藻类毒素

7. "小肝癌"一般是指单个癌结节直径小于 （ ）
   A. 0.5 cm　　　　　　　B. 10 cm　　　　　　　　C. 2.0 cm
   D. 3.0 cm　　　　　　　E. 4.0 cm

8. 原发性肝癌最常见的类型是 （ ）
   A. 结节型　　　　　　　B. 巨块型　　　　　　　C. 块状型
   D. 弥漫型　　　　　　　E. 小肝癌

9. 90%以上原发性肝癌是来源于 （ ）
   A. 肝细胞　　　　　　　B. 胆管上皮细胞　　　　C. Kupffer细胞

D. 肝窦上皮细胞 E. 混合来源
10. 原发性肝癌最常见的肝外转移部位是 （ ）
A. 骨骼 B. 肺 C. 左锁骨上淋巴结
D. 腹腔 E. 脑内

第十二节 胰腺炎

一、急性胰腺炎

急性胰腺炎（acute pancreatitis, AP）是多种病因导致胰酶在胰腺内被激活后引起胰腺组织自身消化所致的胰腺水肿、出血、坏死等的炎症损伤。临床以急性上腹痛及血胰酶升高为特点。多数患者病情较轻，预后良好；少数则可继发多器官功能障碍、胰腺局部并发症，病死率高。

【病因和发病机制】

（一）病因

1. 胆道疾病　胆道疾病是我国AP最常见的病因。包括胆石症、胆道感染及胆道蛔虫症等。由于在解剖上70%~80%人的胰管与胆总管汇合成共同通道开口于十二指肠大乳头壶腹部，如果有结石、蛔虫嵌顿在壶腹部、胆管内炎症或胆石移行时损伤Oddi括约肌等，将使胰管流出道不畅，胰管内高压。

2. 大量饮酒　大量饮酒可以促进胰液分泌，并刺激Oddi括约肌痉挛和十二指肠乳头水肿，使胰液排出不畅，胰管内压升高，引发腺泡细胞损伤。乙醇在胰腺内氧化代谢时产生大量活性氧，也可以导致炎症反应的激活。此外乙醇常与胆道疾病共同导致AP。

3. 胰管梗阻　胰管结石、狭窄、蛔虫、肿瘤等均可引起胰管梗阻和胰管内压力增高，使胰腺腺泡破裂，胰液与消化酶渗入胰腺间质，引起AP。因胰腺胚胎发育异常而导致胰腺分裂症时，由于副胰管经狭小的副乳头引流大部分胰液，因其相对狭窄而引流不畅。

4. 十二指肠降段疾病　球后穿透溃疡、邻近十二指肠乳头的肠憩室炎等炎症可直接累及胰腺。

5. 手术与创伤　腹腔手术、外伤等可直接或间接损伤胰腺组织与胰腺的血液供应引起AP。经内镜逆行胆胰管造影术（ERCP）检查术后，少数可因插管时导致的十二指肠悬韧带水肿或造影剂注射压力过高，发生AP。

6. 内分泌与代谢障碍　高三酰甘油血症可能因脂球微栓影响胰腺微循环及胰酶分解三酰甘油致毒性脂肪酸损伤细胞而引发或加重AP。甲状旁腺肿瘤、维生素D过多等所致的高钙血症可致胰管钙化、促进胰酶提前活化而促发AP。

7. 感染及全身炎症反应　急性流行性腮腺炎、甲型流感、肺炎衣原体感染、传染性单核细胞增多症、柯萨奇病毒等感染诱发AP，感染痊愈后AP常随之自行缓解。而在全身炎症反应时，胰腺作为受损的靶器官之一，也可有急性炎症损伤。

8. 其他　某些药物如噻嗪类利尿剂、硫唑嘌呤、糖皮质激素、磺胺类等药物可促发AP；过度进食后分泌的胰液不能经胰管流出道顺利排出至十二指肠，胰管内压升高，即可引发AP；各种自身免疫性的血管炎、胰腺主要血管栓塞等血管病变可影响胰腺血供而导致AP，在临床相对少见。少数病因不明者，称为特发性AP。

(二)发病机制

各种致病因素均可导致胰管内高压,腺泡细胞内 Ca^{2+} 水平显著升高,腺泡细胞内的各种酶原被溶酶体提前激活,大量活化的胰酶消化胰腺自身:①损伤胰腺的腺泡细胞,激活炎症反应的枢纽分子核因子-κB,它的下游系列炎症介质如肿瘤坏死因子-α、白细胞介素-1、前列腺素、血小板活化因子等花生四烯酸代谢产物、活性氧等均可使血管通透性增加、导致大量炎性渗出。②胰腺微循环障碍使胰腺出血、坏死。炎症过程中参与的众多因素可以正反馈方式相互作用,使炎症逐级放大,当超过机体的抗炎能力时,炎症向全身扩展,出现多器官炎症性损伤及功能障碍。

【病理】

1. 急性胰腺炎病理

(1)急性水肿型　较多见,病变累及部分或整个胰腺。胰腺充血、水肿、肿大和炎症细胞浸润,可有轻微的局部坏死。

(2)急性出血坏死型　较少见,胰腺内有灰白色或黄色斑块的脂肪组织坏死,出血严重者,则胰腺呈棕黑色并有新鲜出血,坏死灶外周有炎症细胞浸润,常见静脉炎和血栓。继发感染可发生胰腺脓肿,病程长者可见胰腺假囊肿。

2. 重症急性胰腺炎导致的多器官炎性损伤病理　全身炎症反应可波及全身,其他脏器如小肠、肺、肝、肾等各脏器呈急性炎症病理改变。

【临床表现】

根据病情程度不同,AP临床表现多样。

1. 急性腹痛　常较剧烈,多位于中左上腹甚至全腹部,部分患者腹痛向腰背部呈带状放射,多为钝痛、绞痛、钻痛或刀割样痛,呈持续性,可有阵发性加剧,不能为一般胃肠解痉药缓解,进食加剧。卧位时疼痛加剧,取弯腰抱膝或前倾坐位可减轻。患者病初可伴有恶心、呕吐,轻度发热。常见体征:中上腹压痛,肠鸣音减少,轻度脱水貌。

2. 急性多器官功能障碍及衰竭　在上述症状基础上,患者腹痛持续不缓解、腹胀逐渐加重,可陆续出现循环、呼吸、肠、肾及肝衰竭,具体临床表现见表4-6。

3. 局部并发症

(1)胰腺脓肿　重症胰腺炎起病2～3周后,因胰腺及胰周坏死继发感染而形成脓肿。此时高热、腹痛、出现上腹肿块和中毒症状。

(2)胰瘘　AP可致胰管破裂,胰液从胰管露出即为胰瘘。包括胰内瘘(胰腺假囊肿、胰性胸腹水及胰管与其他脏器之间的瘘)和胰外瘘(指胰液经腹腔引流管或切口流出体表)。

(3)假性囊肿　常在病后3～4周形成,是由胰液和液化的坏死组织在胰腺内或其周围包裹所致。多位于胰体、尾部,大小几毫米至几十厘米不等,可压迫邻近组织引起相应症状。囊壁无上皮,仅见坏死肉芽和纤维组织,囊肿穿破可致胰源性腹水。

(4)左侧门静脉高压　胰腺假性囊肿的压迫和炎症,可致脾静脉血栓形成,继而出现脾肿大,胃底静脉曲张,一旦破裂可出现致命性的大出血。

表4-6 AP多器官功能障碍的症状、体征及相应的病理生理改变

症状及体征	病理生理改变
低血压、休克	大量炎性渗出、严重炎症反应及感染
呼吸困难	肺间质水肿,成人呼吸窘迫综合征,胸腔积液;严重肠麻痹及腹膜炎
腹痛、腹胀、呕吐、全腹膨隆、张力较高、广泛压痛及反跳痛,移动性浊音阳性,肠鸣音少而弱,甚至消失	肠麻痹、腹膜炎、腹腔间隔室综合征
少尿、无尿	休克、肾功能不全
黄疸加深	胆总管下端梗阻;肝脏损伤或肝衰竭
Grey-Turner征,Cullen征	胰腺出血坏死
体温持续升高或不降	严重炎症反应及感染
意识障碍,精神失常	胰性脑病
上消化道出血	应激性溃疡,左侧门静脉高压
猝死	严重心律失常

【实验室和其他检查】

(一)诊断AP的重要血清标志物

1. 淀粉酶 血清淀粉酶在起病后2~12h开始升高,48h开始下降,持续3~5d。血清淀粉酶超过正常值3倍可确诊本病。淀粉酶可通过肾脏排泄,AP时尿淀粉酶因此升高但受患者尿量影响,临床诊断价值不大。

2. 脂肪酶 血清脂肪酶常在起病后24~72h开始升高,持续7~10d,其敏感性和特异性均略优于血淀粉酶,对于病后就诊较晚者有较高诊断价值。

3. C反应蛋白(CRP) CRP是炎症和组织损伤的非特异性标志物,有助于评估与监测AP的严重性,在胰腺坏死时CRP明显升高。

4. 血常规 AP时多有白细胞增多及中性粒细胞核左移。

5. 生化检查 AP时常见暂时性的血糖升高,持久的空腹血糖高于10 mmol/L反映胰腺坏死,提示预后不良;出血坏死型胰腺炎可出现暂时性低钙血症,低血钙程度与临床严重程度平行,若血钙<1.75 mmol/L提示预后不良。出血坏死型胰腺炎时正铁蛋白阳性。少数患者有高胆红素血症,多于发病后4~7d恢复正常;AST、ALT、LDH也可增高。

(二)胰腺等脏器影像变化

1. 腹部超声 是AP的常规初筛影像检查。B超可见胰腺肿大,回声异常;亦可了解胆系情况,是胰腺炎胆源性病因的初筛方法。后期可判断有无脓肿、假性囊肿。

2. CT显像 根据胰腺组织的CT影像改变进行分级(表4-7),对AP的诊断和鉴别诊断、评估其严重程度,特别是对鉴别轻症、重症胰腺炎,以及邻近器官是否累及具有重要价值。增强CT是诊断胰腺坏死的最佳方法。

表 4-7 急性胰腺炎 CT 评分

评分	胰腺炎症反应	胰腺坏死	胰腺外并发症
0	胰腺形态正常	无坏死	
2	胰腺+胰周炎性改变	坏死<30%	胸、腹腔积液,脾、门静脉血栓,胃流出道梗阻等
4	单发或多个积液区或胰周脂肪坏死	坏死>30%	

【诊断和鉴别诊断】

(一)诊断

1.确定是否为 AP 应具备下列 3 条中任意 2 条:①急性、持续中上腹痛;②血淀粉酶或脂肪酶水平升高超过正常值上限 3 倍;③AP 的典型影像学改变。一般应在患者就诊后 48 h 内明确诊断。

2.确定 AP 程度 根据器官衰竭(organ failure,OF)、胰腺坏死及胰腺感染情况(表 4-8),可将 AP 严重程度分为下列 4 度:①轻症急性胰腺炎(mild acute pancreatitis,MAP);②中度重症急性胰腺炎(moderately severe acute pancreatitis,MSAP);③重症急性胰腺炎(severe acute pancreatitis,SAP);④危重急性胰腺炎(critical acute pancreatitis,CAP)。

表 4-8 AP 程度诊断

分类	MAP	MSAP	SAP	CAP
器官衰竭	无	<48 h 内恢复	>48 h	>48 h
	和	和(或)	或	和
胰腺坏死	无	无菌性	感染性	感染性

3.寻找病因 住院期间应努力寻找患者的病因,尽早解除病因有助于缩短病程、预防 SAP 的发生及避免日后复发。胆道疾病仍是我国 AP 的首要病因,应注意多个病因共同作用的可能性。

(二)鉴别诊断

急性胰腺炎应需与胆石症、消化性溃疡、急性肠梗阻及心肌梗死等鉴别。这些急腹症的血淀粉酶及脂肪酶水平也可升高,但通常低于正常值的 2 倍。

【治疗】

MAP 的治疗措施:①禁食。②胃肠减压:对于腹痛、腹胀、呕吐严重者 MAP 可置鼻胃管持续吸引进行胃肠减压。③静脉输液,积极补充血容量,维持水电解质和酸碱平衡,注意维持热能供应。④止痛:腹痛剧烈者可给予肌注哌替啶。⑤抗生素:由于 AP 属于化学性炎症,抗生素并非必要;然而,我国 AP 常因胆道疾病引起,故临床上习惯应用;如怀疑合并感染,则必须使用。⑥抑酸治疗:应用质子泵抑制剂或 H_2 受体拮抗剂静脉给药,可通过抑制胃酸而抑制胰液分泌,兼有预防应激性溃疡的作用。

对于 SAP 必须采取综合性措施,积极进行抢救,除上述治疗措施外还应采用以下方法。

（一）内科治疗

1. **监护** 如有条件应转入重症监护病房（ICU）。严密监测体温、脉搏、血压、呼吸和尿量，注意血尿淀粉酶、电解质、血白细胞和血气的变化，采取相应针对器官功能衰竭及代谢紊乱的治疗措施。

2. **维持水、电解质和酸碱平衡，保持血容量** 应积极补充液体及电解质（钾、钠、钙、镁等离子），维持有效循环血容量。重症患者常出现休克，应给予白蛋白、鲜血或血浆代用品输注。同时应维持酸碱平衡，慎用升压药。

3. **营养支持** 对于 SAP 患者尤为重要。早期一般采用全胃肠外营养（TPN），如无肠梗阻，应尽早行空肠插管，过渡到肠内营养（EN）。通过营养支持可增强肠道黏膜屏障，防止肠内细菌移位引起胰腺坏死合并感染。可加用谷氨酰胺制剂，保护肠道黏膜屏障。

4. **抗菌药** SAP 常规使用抗生素，有预防胰腺坏死合并感染的作用。抗生素选用应考虑：对大肠埃希菌、假单胞菌、金黄色葡萄球菌等肠道移位细菌敏感，且对胰腺有较好渗透性的抗生素。以喹诺酮类或亚胺培南较佳，并联合应用对厌氧菌有效的药物如甲硝唑、替硝唑。病程后期应密切注意是否有真菌感染，必要时行经验性抗真菌治疗，并对血液及体液标本进行真菌培养。

5. **减少胰液分泌** 生长抑素具有抑制胰液和胰酶分泌，抑制胰酶合成的作用，能明显减轻症状，减少并发症，应尽早使用。生长抑素使用剂量为 250 μg/h；生长抑素的类似物奥曲肽为 25～50 μg/h，持续静脉滴注，疗程以 3～7 d 为宜。

6. **抑制胰酶活性** 仅用于 SAP 的早期，抑肽酶可抗胰血管舒缓素，除抑制缓激肽原转变为缓激肽外，尚可抑制蛋白酶、糜蛋白酶和血清素，20 万～50 万 U/d，分 2 次溶于葡萄糖液静脉滴注；加贝酯可抑制蛋白酶、血管舒缓素、凝血酶原、弹力纤维酶等，根据病情，开始每日 100～300 mg 溶于 500～1 500 mL 葡萄糖盐水中，以 2.5 mg/(kg·h) 速度静脉滴注。2～3 d 后病情好转，可逐渐减量；乌司他丁对多种蛋白酶有抑制作用，用法 10 万 U/次，溶于 5% 葡萄糖注射液或生理盐水中静脉滴注，2～3 次/d。

（二）内镜下 Oddi 括约肌切开术（EST）

适用于胆源性胰腺炎合并胆道梗阻或胆道感染者。行 Oddi 括约肌切开术及（或）放置鼻胆管引流。

（三）中医中药

对 AP 有一定疗效。主要有：柴胡、黄连、黄芩、枳实、厚朴、木香、白芍、芒硝、大黄等，随症加减。

（四）外科治疗

1. **腹腔灌洗** 是救治急性出血坏死型胰腺炎的措施之一。通过腹腔灌洗可清除腹腔内细菌、内毒素、胰酶、炎性因子等，减少这些物质进入血循环后对全身脏器损害。

2. **手术** 手术适应证有：①胰腺坏死合并感染：行坏死组织清除及引流术。②胰腺脓肿：可行手术引流或经皮穿刺引流。③胰腺假性囊肿：视情况选择手术治疗、经皮穿刺引流或内镜治疗。④胆道梗阻或感染：无条件进行 EST 时予手术解除梗阻。⑤诊断未明确，疑有腹腔脏器穿孔或肠坏死者行剖腹探查术。

【预防】

积极治疗胆道疾病、戒酒及避免暴饮暴食，平时应低脂饮食防止复发。

【预后】

轻症患者常在1周左右康复,不留后遗症。重症患者死亡率约15%,经积极抢救幸免于死亡的患者多有胰腺假性囊肿、胰腺脓肿和脾静脉栓塞等并发症,遗留不同程度胰腺功能不全。未去除病因的部分患者可经常复发AP,反复炎症及纤维化可演变为慢性胰腺炎。

二、慢性胰腺炎

慢性胰腺炎(chronic pancreatitis,CP)是指由于各种不同原因所致的胰腺局部、节段性或弥漫性的慢性进展性炎症,导致胰腺内外分泌功能的不可逆损害。临床上表现为反复发作性或持续性腹痛、腹泻或脂肪泻、消瘦、黄疸、腹部包块和糖尿病。

【病因和发病机制】

胆道系统疾病是我国CP常见原因之一,乙醇和烟草对胰腺具有直接毒性作用。此外,B组柯萨奇病毒感染、遗传、自身免疫、各种原因造成的胰管梗阻均可能与本病发生有关,有少部分慢性胰腺炎病因不明。

【病理】

典型的病变是胰腺腺泡萎缩和纤维化,呈不规则结节样硬化。胰管狭窄伴节段性扩张,可有胰石或囊肿形成。显微镜下见大量纤维组织增生,腺泡细胞缺失,胞体皱缩,钙化和导管狭窄,致密的胶原和成纤维细胞增生并将胰岛细胞分隔。少数患者可以在胰腺慢性炎症的基础上发生癌变。

【临床表现】

CP的病程常超过数年,临床表现为无症状期与症状轻重不等的发作期的交替出现,也可无明显症状而发展为胰腺功能不全的表现。

1. 腹痛 为最突出的症状,初为间歇性,后转为持续性上腹痛,性质可为隐痛、钝痛、钻痛甚至剧痛,多位于中上腹可偏左或偏右,可放射至后背、前胸部。患者取前倾坐位、弯腰、屈膝位时疼痛可有所缓解;平卧位或进食时疼痛加剧。

2. 胰腺功能不全的表现 CP的后期,可出现吸收不良综合征和糖尿病的表现。由于胰腺外分泌功能障碍引起食欲减退、腹胀、消瘦,营养不良,水肿,脂肪泻及维生素A、维生素D、维生素E、维生素K缺乏等症状。约半数的慢性胰腺炎患者可因胰腺内分泌功能不全发生糖尿病。

3. 体征 多数患者仅有腹部轻度压痛。当CP并发胰腺假性囊肿时,腹部可扪及包块。当胰头肿大和胰管结石及胰腺囊肿压迫胆总管,可出现黄疸。

【实验室和其他检查】

1. 影像学检查

(1) X射线腹部平片 部分患者可见胰腺区域的钙化灶、结石影。

(2) 腹部超声和超声内镜(EUS) 可发现胰实质回声增强、主胰管狭窄或不规则扩张及分支胰管扩张、胰管结石、假性囊肿等。EUS由于探头更接近胰腺组织,对CP和胰腺癌均可提供更为准确的信息。

(3) 腹部CT及MRI 有胰腺增大或缩小、轮廓不规则、胰腺钙化、胰管不规则扩张或胰腺假性囊肿等改变。

(4) ERCP 及 MRCP　ERCP 是 CP 形态学诊断和分期的重要依据。胰管侧支扩张是该疾病最早期的特征。其他表现有主胰管和侧支胰管的多灶性扩张、狭窄和形态不规则、结石造成的充盈缺损及黏液栓等。MRCP 可显示胰管扩张的程度和结石位置,并能明确部分 CP 的病因。近年来已逐渐取代诊断性 ERCP 在 CP 中的作用。

2. 胰腺内、外分泌功能测定　血糖测定、糖耐量试验及血胰岛素水平可反映胰腺内分泌功能。准确的、临床实用的胰腺外分泌功能检测方法有待建立。

3. 免疫学检测　自身免疫性胰腺炎患者血清 IgG4 水平>1 350 mg/L,抗核抗体及类风湿因子可呈阳性。

【诊断和鉴别诊断】

诊断思路在于首先确定有无 CP,然后寻找其病因。当临床表现提示 CP 时,可通过影像技术获得胰腺有无结石、钙化、纤维化、胰管扩张及胰腺萎缩等形态学资料,收集 CP 的证据,并进一步了解胰腺内外分泌功能,排除胰腺肿瘤。

需要鉴别的常见疾病包括:胆道疾病、慢性肝病、小肠性吸收功能不良等。胰腺炎性包块与胰腺癌鉴别尤为重要,且有一定难度,需要 EUS 引导下行细针穿刺活组织检查,甚至开腹手术探查。

【治疗】

CP 的治疗目标是:消除病因,控制症状,改善胰腺功能、治疗并发症和提高生活质量等。

1. 腹痛的治疗

(1) 药物　口服胰酶制剂及非阿片类止痛药、皮下注射奥曲肽可缓解部分腹痛。对于顽固性、非梗阻性疼痛可行 CT、EUS 引导下腹腔神经阻滞术。

(2) 内镜　解除胰管梗阻,缓解胰管内高压引发的临床症状。ERCP 下行胰管括约肌切开、胰管取石术及胰管支架置入术使许多患者避免或延缓了手术干预,成为一线治疗。对于内镜不能取出的胰管结石患者,可以考虑体外冲击波碎石和液电碎石治疗。

(3) 手术　当内镜治疗失败或疼痛复发时可考虑手术治疗。

2. 胰腺外分泌功能不全的治疗　采用高活性、肠溶胰酶替代治疗并辅助饮食疗法,胰酶应于餐中服用,同时应用 PPI 或 H_2 受体拮抗剂抑制胃酸分泌,可减少胃酸对胰酶的破坏,提高药物疗效。胰酶剂量可根据患者腹泻、腹胀的程度进行调节。

3. 糖尿病的治疗　给予糖尿病饮食,尽量口服降糖药替代胰岛素,由于 CP 常同时存在胰高血糖素缺乏,小剂量的胰岛素也可诱发低血糖的发生,胰岛素治疗的剂量需个体化调节。

4. 自身免疫性胰腺炎的治疗　常用泼尼松口服,初始剂量为 30～40 mg/d,症状缓解后逐渐减量至 5～10 mg/d。大多数患者病情因此得以控制,但不能完全逆转胰腺的形态学改变。

5. 外科治疗　CP 的手术指征:①内科或内镜处理不能缓解的疼痛;②胰管结石、胰管狭窄伴胰管梗阻;③发生胆道梗阻、十二指肠梗阻、门静脉高压和胰性腹腔积液或囊肿等并发症。

6. 患者教育　CP 患者须戒烟、禁酒,避免高脂、高蛋白饮食。长期脂肪泻患者,应注意补充脂溶性维生素及维生素 B_{12}、叶酸,适当补充各种微量元素。

【预后】

经积极治疗症状可缓解,但不易根治。晚期患者多死于并发症。

> **助医考点**
> 急性胰腺炎的病因、临床表现、辅助检查、诊断与鉴别诊断、治疗。

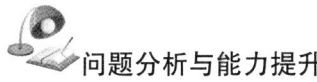 问题分析与能力提升

王××,女性,60岁,既往有胆石症病史6年,2 d前进食后1 h出现上腹正中隐痛,逐渐加重,呈持续性,向腰背部放射,仰卧、咳嗽或活动时加重,伴低热、恶心、频繁呕吐,吐出食物、胃液和胆汁,吐后腹痛无减轻,多次使用止痛药无效,急来我院。

体格检查:T 39 ℃,P 104 次/min,R 19 次/min,BP 130/80 mmHg,急性病容,侧卧卷曲位,皮肤干燥,巩膜无黄染,心肺无异常,腹平坦,上腹部轻度肌紧张,压痛明显,可疑反跳痛,未触及肿块,Murphy征阴性,移动性浊音可疑阳性,肠鸣音稍弱,双下肢不肿。实验室检查:血 Hb 120 g/L,WBC 22×10^9/L,N 86%,L 14%,PLT 110×10^9/L。尿蛋白(±),RBC 2~3 个/HP,尿淀粉酶 32 U(Winslow法),腹平片未见膈下游离气体和液平,肠管稍扩张,血清 BUN 7.0 mmol/L。

请分析该患者可能患了什么病?还需要做什么检查?应与哪些疾病进行鉴别,请写出治疗原则。

巩固练习题

1. 急性胰腺炎的最主要临床表现 ( )
   A. 突然发生的腹痛　　B. 腹胀　　C. 低血压
   D. 发热　　E. 恶心、呕吐

2. 急性胰腺炎患者禁用的药物为 ( )
   A. 吗啡　　B. 西咪替丁　　C. 生长抑素
   D. 哌替啶　　E. 阿托品

3. 急性胰腺炎最基本的治疗方法 ( )
   A. 手术治疗　　B. 禁食、补液　　C. 抗生素
   D. 抑肽酶　　E. 糖皮质激素

4. 目前认为急性胰腺炎可能是 ( )
   A. 胰腺感染性炎症　　B. 胰腺外伤　　C. 胰腺自身消化
   D. 胰腺自身免疫性炎症　　E. 特发性炎症

5. 急性胰腺炎体检发现脐周皮肤青紫色,称 ( )
   A. Grey-Turner征　　B. Cullen征　　C. 瘀斑
   D. 紫癜　　E. 瘀点

6. 对出血坏死型胰腺炎最具诊断价值的是 ( )
   A. 血脂肪酶增高　　B. 血淀粉酶增高　　C. 血钙降低
   D. 血胆红素增高　　E. B超检查胰腺增大

7. 下列哪项不是急性胰腺炎的体征 ( )
   A. 上腹或全腹压痛明显　　B. 腹肌紧张　　C. 反跳痛
   D. 肝浊音界消失　　E. 肠鸣音减弱或消失

8. 急性胰腺炎形成脓肿的时间为 ( )
   A. 病后1 h　　B. 病后24 h　　C. 病后48 h
   D. 病后2~3 d　　E. 病后2~3周

9. 急性胰腺炎假性囊肿形成时间为 ( )
   A. 病后3~4 h　　B. 病后24 h　　C. 病后3~4 d
   D. 病后3~4周　　E. 病后3~4个月

10. 我国急性胰腺炎最常见的病因 （ ）
    A. 暴饮暴食　　　　　　B. ERCP　　　　　　　　C. 硫唑嘌呤
    D. 胆石症　　　　　　　E. 胰管阻塞

第十三节　胰腺癌

胰腺癌(carcinoma of pancreas)主要是指起源于胰腺导管上皮或腺泡细胞的恶性肿瘤,其早期诊断困难,进展期胰腺癌患者生存期短,属预后最差的恶性肿瘤之一。

【病因和发病机制】

高危因素及人群包括:①长期大量吸烟;②肥胖,BMI>35 kg/m^2,患病风险增加50%;③慢性胰腺炎,特别是家族性胰腺炎患者;④糖尿病病史10年以上者,患病风险增加50%;⑤男性及绝经期后的女性;⑥家族中有多位直系亲属50岁以前患病者;⑦某些遗传综合征患者,比如Peutz-Jeghers综合征、家族性非典型多痣及黑素瘤综合征;常染色体隐性共济失调毛细血管扩张症;Lynch综合征;家族性腺瘤息肉病。

【病理】

胰腺癌可发生于胰腺任何部位,胰头癌约占60%,胰体尾癌约占20%,弥漫性约占10%,还有少数部位不明。

约90%的胰腺癌为导管细胞癌,常位于胰头,压迫胆总管,侵犯十二指肠及堵塞主胰管。肿瘤质地坚实,切面常呈灰黄色,少有出血及坏死。少数胰腺癌为腺泡细胞癌,发生于胰腺头、体、尾部的概率相同。肿瘤常呈分叶状,棕色或黄色,质软,可有局灶性坏死。其他少见的病理类型还有胰腺棘皮癌、囊腺癌等。

胰腺癌发展较快,且胰腺富含丰富的血管、淋巴管,胰腺腺泡又无包膜,易发生早期转移;转移的方式包括直接蔓延、淋巴转移、血行转移和沿神经鞘转移4种,因此确诊时大多已有转移。胰体尾癌较胰头癌转移更为广泛。癌组织可直接蔓延至胆总管末端、胃、十二指肠、左肾、脾及邻近大血管;经淋巴管转移至邻近器官、肠系膜及主动脉周围等处的淋巴结;经血液循环转移至肝脏、肺脏、骨骼、脑和肾上腺等器官;也常沿神经鞘浸润或压迫腹腔神经丛,引起顽固、剧烈的腹痛和腰背痛。

【临床表现】

发病年龄以40~65岁多见,起病较隐匿,早期无特殊症状,出现明显临床症状时,多数已进入晚期。病程短、病情可迅速恶化、导致患者死亡。

1. 腹痛　常为首发症状,典型腹痛为持续、进行性加剧的中上腹痛或持续腰背部剧痛,,餐后加剧,夜间较为明显;仰卧与脊柱伸展时加剧,俯卧、蹲位、弯腰坐位或蜷膝侧卧位可使腹痛减轻。

2. 消化不良　大多数患者有食欲缺乏、消化不良、粪便恶臭、脂肪泻等症状,与胆总管下端和胰腺导管被肿瘤阻塞,胆汁和胰液不能进入十二指肠,加之胰腺外分泌功能不全等有关。

3. 黄疸　约90%患者病程中出现黄疸。

4. 焦虑及抑郁　患者可出现个性改变、焦虑及抑郁,可能于腹痛、消化不良、失眠等有关。

5. 消瘦　常由于消化吸收不良、焦虑等导致,晚期患者常呈恶病质状态。

6. 症状性糖尿病　半数胰腺癌患者在诊断时可伴有糖尿病,新发糖尿病常是本病早期征象。

7. 其他症状　肿瘤压迫邻近器官,如影响胃排空导致腹胀、呕吐;少数患者可因病变侵及胃、十二指肠壁而发生上消化道出血;可出现持续或间歇性低热;游走性血栓性静脉炎或动脉血栓形成。

【实验室和其他检查】

(一) 实验室检查

患者血清总胆红素可升高,以结合胆红素为主,重度黄疸时尿胆红素呈阳性,尿胆原阴性,粪便可呈白陶土色,粪胆原减少或消失。并发胰腺炎时,血清淀粉酶和脂肪酶升高。葡萄糖耐量异常或有高血糖和糖尿。吸收不良时粪中可见脂肪滴。胰腺癌患者 CA19-9 常升高。

(二) 影像学检查

1. CT　可显示直径>2 cm 的胰腺癌,增强扫描时病灶多呈低密度肿块;胰腺呈弥漫或局限性肿大、胰周脂肪消失、胰管扩张或狭窄;还可见大血管受压、淋巴结或肝转移等征象。

2. 腹部超声　发现的胰腺癌多已属晚期。

3. 超声内镜　图像显示比体表超声清晰,可以探测到直径约 5 mm 的小肿块,呈局限性低回声区,回声不均匀,肿块边缘凹凸不整齐,结合细针穿刺活检,可提高检出率。

4. ERCP　能直接观察十二指肠壁和壶腹部有无癌肿浸润,诊断正确率可达 90%。直接收集胰液做细胞学检查及壶腹部活检做病理检查,可提高诊断率。必要时可同时放置胆道内支架,引流以减轻黄疸,为手术做准备。

5. MRCP　无创、无须造影剂即可显示胰胆管系统,显示病变效果基本与 ERCP 相同。

6. 选择性动脉造影　经腹腔动脉做肠系膜上动脉、肝动脉、脾动脉选择性动脉造影,显示胰腺肿块和血管推压移位征象,对于小胰腺癌的诊断准确性高,有助于判断病变范围和手术切除的可能性。

(三) 组织病理学和细胞学检查

在超声内镜、经腹壁超声或 CT 定位和引导下,或在剖腹探查中用细针穿刺,做多处细胞学或活体组织检查,确诊率高。

【诊断和鉴别诊断】

本病早期诊断困难,出现明显食欲减退、消瘦、上腹痛、黄疸、上腹扪及肿块;影像学检查发现胰腺有占位时,诊断并不困难,但疾病已属晚期,绝大多数已丧失手术时机。因此,对 40 岁以上,近期出现下列临床表现时应重视:①持续性上腹不适,进餐后加重伴食欲下降;②不能解释的进行性消瘦;③新发不能解释的糖尿病或糖尿病突然加重;④多发性深静脉血栓或游走性静脉炎;⑤有胰腺癌家族史、大量吸烟、慢性胰腺炎者,均应密切随访检查。

胰腺癌应与慢性胰腺炎、胆总管癌、壶腹癌等相鉴别。

【治疗】

目前胰腺癌的治疗仍以争取手术切除为主。对不能手术者常做姑息性短路手术、化疗或放射治疗。

1. 外科治疗　胰十二指肠切除术(Whipple 手术)是治疗胰腺癌最常用的根治手术。术后 5 年存活率<10%。

2. 内科治疗 晚期或手术前后病例均可进行化疗、放疗和各种对症支持治疗。胰腺癌对化疗药物不敏感,全身治疗主要用于辅助治疗,主要处理局部不可切除或转移的患者。单药治疗有:吉西他滨、氟尿嘧啶、丝裂霉素、表柔比星、链佐星、紫杉醇、多西他赛及卡培他滨等。吉西他滨被视为已发生转移的胰腺癌患者一线治疗药物,联合化疗优于单药化疗。靶向药物治疗,如贝伐单抗、西妥昔单抗和厄罗替尼可与化疗药物合并使用或是单用。

可应用镇痛及麻醉药治疗顽固性腹痛者,必要时可用50%乙醇或神经麻醉剂行腹腔神经丛注射或交感神经节阻滞疗法、腹腔神经切除术对其进行治疗,也可硬膜外应用麻醉药缓解腹痛。

此外,各种支持疗法对晚期胰腺癌及术后患者均十分重要,如胰酶制剂可以改善患者消化吸收功能,肠外营养能改善患者营养状况,治疗并发的糖尿病或精神症状等。

【预后】

胰腺癌预后很差,未接受治疗的胰腺癌患者生存期为4个月,扩大根治术治疗的年存活率为4%。

> **助医考点**
> 胰腺癌的临床表现、诊断。

问题分析与能力提升

张××,男性,60岁,因"上腹部不适1年,皮肤黏膜黄染2个月"为主诉入院。患者近1年,出现上腹部不适,并伴有隐痛。2个月前出现皮肤黏膜黄染,并呈进行性加重。食欲不佳。大便呈陶土色,小便呈酱油色,逐渐加深。体重较前下降约5 kg。

体格检查:T 36.5 ℃,P 70次/min,R 16次/min,BP 120/80 mmHg,全身皮肤黏膜黄染,巩膜重度黄染。心肺未见异常,腹部检查:右侧肋缘下3横指可触及肿大肝脏,并可触及胆囊,无压痛,Murphy症阴性。双下肢有轻度指压凹陷性浮肿。

影像学检查:腹部CT示胰胆道扩张,可见直径约1 cm的胰腺占位,局部低密度肿块、胰腺部分或胰腺外形轮廓异常扩大,胰腺周围脂肪层消失,未发现腹膜后淋巴结转移。

请分析该患者可能患了什么病?还需要做什么检查?请为患者制订一个初步治疗方案。

巩固练习题

1. 胰腺癌的好发部位是 ( )
   A. 胰头   B. 胰体   C. 胰尾
   D. 全胰腺   E. 胰体尾部

2. 胰腺癌最常见的首发症状是 ( )
   A. 上腹疼痛、不适   B. 黄疸   C. 消化道症状
   D. 消瘦和乏力   E. 发热

3. 胰头癌最主要的症状是 ( )
   A. 上腹痛和上腹饱胀不适 B. 黄疸   C. 消瘦、乏力
   D. 腹泻或便秘   E. 消化道出血

4. 胰腺癌与胆总管结石的主要鉴别点是 ( )
   A. 进行性黄疸   B. 肝功能改变   C. 淀粉酶改变
   D. 胆囊肿大   E. 皮肤瘙痒

5. 胰腺癌切除率低的主要原因为 ( )
   A. 癌直接浸润和转移 B. 癌的恶性程度高 C. 并发胆道疾病
   D. 年老、体弱   E. 手术复杂

第十四节 消化道出血

消化道出血（gastrointestinal bleeding）泛指从食管到肛门之间的任何部位的消化道出血，是消化系统的常见病症。按出血部位的不同可将其分为上、中、下消化道出血，其中，60%~70%的消化道出血来自于上消化道。临床表现为呕血、黑便或血便等，轻者可无症状，重者则伴有贫血及血容量的减少，甚至休克，可危及患者生命。

【部位与病因】

（一）上消化道出血（upper gastrointestinal bleeding，UGIB）

指十二指肠悬韧带以近的消化道，包括食管、胃、十二指肠、胆管和胰管等部位的病变引起的出血。消化性溃疡、食管胃底静脉曲张破裂、急性糜烂出血性胃炎和上消化道肿瘤是最常见的病因。其他病因有：①食管疾病，包括食管贲门黏膜撕裂伤、理化因素所致的食管损伤、食管憩室炎、主动脉瘤破入食管等；②胃十二指肠疾病，包括息肉、恒径动脉破裂、胃间质瘤、血管瘤、门脉高压性胃病、异物或放射性损伤、吻合口溃疡、十二指肠憩室等；③胆道出血，包括胆管或胆囊结石，胆道蛔虫病，胆囊或胆管癌，胆道术后损伤，肝癌、肝脓肿或肝血管瘤破入胆道等；④胰腺疾病累及十二指肠，比如胰腺癌或急性胰腺炎并发脓肿溃破。

（二）中消化道出血（mid-gastrointestinal bleeding，MGIB）

中消化道出血指屈氏韧带至回盲部之间的小肠出血。病因包括肠血管畸形、克罗恩病、小肠憩室、钩虫感染、NSAID药物损伤、小肠间质瘤、淋巴瘤、腺癌、神经内分泌肿瘤、缺血性肠病、肠系膜动脉栓塞、肠套叠及放射性肠炎等。

（三）下消化道出血（lower gastrointestinal bleeding，LGIB）

下消化道出血为回盲部以远的结直肠出血，约占消化道出血的20%。痔、肛裂是最常见的原因，其他常见的病因还包括肠息肉、结肠癌、静脉曲张、神经内分泌肿瘤、溃疡性结肠炎、缺血性肠炎、感染性肠炎、肠道憩室、血管病变、肠套叠及放射性肠炎等。

（四）全身性疾病

可非特异性地累及部分消化道，也可弥散于全消化道。①血管性疾病：比如过敏性紫癜，动脉粥样硬化、遗传性出血性毛细血管扩张等。②血液病：比如血友病、特发性血小板减少性紫癜、白血病、弥散性血管内凝血等。③结缔组织病：比如血管炎、系统性红斑狼疮。④应激性溃疡：由严重感染、手术、创伤、休克、肾上腺糖皮质激素治疗及某些疾病引起的应激状态。⑤尿毒症。⑥急性感染性疾病：比如流行性出血热、钩端螺旋体病等。

【临床表现】

消化道出血的临床表现取决于出血量的多少，出血速度的快慢，出血部位的高低及出血性质，且与患者的年龄及循环功能的代偿能力有关。

1. 呕血 是UGIB的特征性表现。出血部位在幽门以上，出血量大者常有呕血，出血量少、出血速度慢者则可无呕血。呕血的颜色多呈棕褐色或咖啡色，是因为血液经过胃酸的作用形成正铁血红蛋白的缘故；短期内出血量大，速度快者，血液未经胃酸充分混合即呕出，则为鲜红或有血块。

2. 黑便或便血 黑便亦是 UGIB 的特征性表现。呈柏油样,漆黑而发亮。而如果为高位小肠出血乃至右半结肠出血,如血在肠腔停留较久亦可呈柏油样。

便血多为 MGIB 或 LGIB 的临床表现,而如果 UGIB 出血量达到 1 000 mL 以上时,也可有便血,大便呈暗红色血便,甚至鲜血样。

3. 失血性周围循环衰竭 急性大量失血由于循环血容量迅速减少而导致周围循环衰竭。患者可表现为头晕、心慌、疲乏无力,突然起立发生晕厥、皮肤湿冷、心率加快、血压偏低等。严重者呈休克状态。

4. 贫血和血象变化 急性大量出血后患者均有失血性贫血,但在出血的早期,血红蛋白浓度、红细胞计数与血细胞比容可无明显变化。在出血 3~4 h 后,组织液渗入血管内,稀释血液,才出现贫血,出血后 24~72 h 血液稀释达到最大限度。贫血程度取决于失血量、出血前有无贫血基础、出血后液体平衡状况等因素。

急性出血患者为正细胞正色素性贫血,在出血后骨髓明显代偿性增生,可暂时出现大细胞性贫血;慢性失血则呈小细胞低色素性贫血。出血 24 h 内网织红细胞计数即见增高,出血停止后逐渐降至正常。

5. 发热 消化道大量出血后,部分患者可在 24 h 内出现低热到中度的发热,一般不超过 38.5 ℃,持续 3~5 d。发热的可能原因与循环衰竭影响体温调节中枢功能有关。

6. 氮质血症 消化道大出血后,进入肠道内的大量血液蛋白质的代谢产物被吸收,使血中尿素氮浓度暂时增高,称为肠源性氮质血症。血尿素氮常在出血后数小时开始上升,24~48 h 达高峰,一般不超出 14.3 mmo/L(40 mg/dL),3~4 d 后降至正常。另外氮质血症与因循环血容量降低导致肾前性功能不全及失血导致的肾小管坏死有关。

【诊断】

(一)确定消化道出血

根据呕血、黑便、血便和失血性周围循环衰竭的临床表现,呕吐物或粪便隐血试验呈强阳性,红细胞计数、血红蛋白浓度及血细胞比容下降的实验室改变,可做出消化道出血的诊断,但须除外消化道以外的出血因素,如:①咯血;②口、鼻、咽喉部出血,需仔细询问病史和局部检查;③进食如动物血、炭粉、铁剂、铋剂等食物或药物引起的黑便,详细询问病史可鉴别。

(二)出血严重程度的评估和周围循环状态的判断

患者病情严重程度与失血量呈正相关,每日消化道出血>5 mL,粪便潜血试验可呈阳性;每日出血量超过 50 mL,可出现黑便;胃内积血量>250 mL 可引起呕血。一次出血量 400 mL 以下时,因轻度血容量减少可由组织液及脾脏贮血所补充,一般不引起全身症状。出血量>400 mL,可出现头晕、心悸、乏力等全身症状。短时间内出血量超过 1 000 mL,可有休克表现。

当患者消化道出血未及时排除,可通过其循环状态的观察其判断出血程度。当早期循环血容量不足时,可有直立性低血压,即患者由平卧位改为坐位时,血压下降幅度>15~20 mmHg 心率增快>10 次/min。当患者出现收缩压下降<90 mmHg、心率增快>120 次/min、面色苍白、四肢湿冷、烦躁不安或神志不清则表明有严重大出血及休克。

(三)判断出血是否停止

需注意黑便不提示继续出血,是因为肠道内积血需经约 3 d 才能排尽的缘故。临床上出现下列情况应考虑有继续出血或在出血:①呕血频繁,或黑便(血便)次数增多,粪质稀薄,伴肠鸣音活跃;

②虽经充分补液及输血等治疗后周围循环状态未见明显改善,或虽暂时好转而又恶化;③红细胞计数、血红蛋白浓度与血细胞比容继续下降,网织红细胞计数持续增高;④补液与尿量足够的情况下,血尿素氮持续或再次升高。

(四)判断出血部位及病因

1. 病史与体检　病情危急者,应边抢救边迅速、简要的询问病史和进行体格检查。如患者有慢性、周期性、节律性上腹痛,出血前上腹部疼痛加重,出血后疼痛减轻或缓解者,多为消化性溃疡合并出血。有服用非甾体抗炎药史或烧伤、昏迷等应激状态者,可能为急性糜烂出血性胃炎。呕出大量鲜红色血而有慢性肝炎、血吸虫病或长期酗酒等病史,伴有肝掌、蜘蛛痣、腹壁静脉曲张、脾大、腹水等体征时,最有可能的是门脉高压食管胃底静脉曲张破裂出血。

2. 胃镜和结肠镜　是诊断UCIB和LCIB病因、病变部位和出血情况的首选方法,多主张在出血后24~48 h内进行检查,称急诊胃镜和结肠镜检查。它不仅能直视病变、取活检,对出血病灶还可进行及时准确的止血治疗。在行急诊胃镜和结肠镜检查前,需先纠正休克、补充血容量、改善贫血及使用止血药物。如有大量活动性上消化道出血,可先置入胃管,抽吸胃内积血,并用生理盐水灌洗,以免积血影响观察。在体循环相对稳定的情况下,及时进行内镜检查,并根据病变特点行内镜下止血治疗,有利于及时逆转病情,减少输血量及住院时间。

3. 胶囊内镜及小肠镜　胶囊内镜是诊断MGIB的一线检查方法。十二指肠降段以远的小肠病变所致的消化道出血因胃肠镜难以到达,以往曾是内镜诊断的"盲区",现在可通过胶囊内镜进行检查。该项检查无论是在出血活动期还是静止期均可进行,对小肠病变诊断阳性率可达60%~70%左右。在此基础上发现病变后,可用推进式小肠镜从口侧或肛侧进入小肠,进行活检或内镜治疗。

4. 影像学检查　X射线钡剂造影有助于发现肠道憩室及较大的隆起或凹陷样肿瘤。腹部CT对于有腹部包块、肠梗阻征象的患者有一定的诊断价值。当内镜未能发现病灶、估计有消化道动脉性出血时,可行选择性性血管造影,若见造影剂从血管内外溢,则是消化道出血最可靠的征象,可立即进行经导管栓塞止血治疗。也可选择红细胞标记核素扫描,其优势在于在核素的半衰期内,可以对间歇性出血的患者进行连续扫描。超声、CT及MRI有助于了解肝胆胰病变,是诊断胆道出血的常用方法。

5. 手术探查　以上各种检查均不能明确出血灶,且持续大出血危及患者生命者,必须行手术探查。有些比如血管病变等微小病变时手术探查也不易发现,此时可借助术中内镜检查帮助寻找出血灶。

(五)预后估计

早期识别再出血及死亡危险性高的患者,并对其加强监护和积极治疗,这是急性消化道大量出血处理的重点。对于溃疡所致出血,可根据溃疡的内镜特点判断其再出血风险。出现下列情况者死亡率较高:①高龄患者,年龄>65岁;②合并严重疾病,如心、肺、肝、肾功能不全,脑血管意外等;③本次出血量大或短期内反复出血;④食管胃底静脉曲张破裂出血伴肝衰竭;⑤消化性溃疡基底血管裸露。

【治疗】

消化道大量出血病情急、变化快,应把抗休克、迅速补充血容量治疗放在一切医疗措施的首位。

(一)一般急救措施

患者应采取卧位,保持呼吸道通畅,避免呕血时误吸入气道引起窒息,必要时吸氧,活动性出血期间禁食。

密切观察呕血与黑便、血便情况;严密监测患者的生命体征,如心率、血压、呼吸、尿量及神志变化;定期复查红细胞计数、血红蛋白浓度、血细胞比容与血尿素氮;必要时行中心静脉压测定;对老年患者根据情况进行心电监护。

(二)积极补充血容量

尽快建立静脉输液通道补充血容量,必要时留置中心静脉导管。立即查血型和配血,在配血过程中,可先输平衡液或葡萄糖盐水甚至胶体扩容剂。输液量以维持组织灌注为目标,可参考尿量。应注意避免因输液过多过快而引起肺水肿,原有心脏病或老年患者必要时可根据中心静脉压调节输入量。以下征象对血容量补充有指导作用:意识恢复;四肢末端由湿冷、青紫转为温暖、红润,肛温与皮肤温暖减少(<1 ℃);脉搏及血压正常;尿量>0.5 ml/(kg·h);中心静脉压改善。下列情况为紧急输浓缩红细胞的指征:①收缩压降低<90 mmHg,或较基础收缩压降低幅度>30 mmHg;②心率增快(>120 次/min);③血红蛋白<70 g/L 或血细胞比容<25%。输血量以使血红蛋白达到 70 g/L 左右为宜。

(三)止血措施

在治疗原发疾病基础上,根据消化道不同部位病变进行止血。

1. UGIB 分为非静脉曲张性出血和静脉曲张性出血,本章介绍非静脉曲张性出血的止血,静脉曲张性出血的止血详见肝硬化章节。

(1)抑制胃酸分泌 血小板聚集及血浆凝血功能所诱导的止血作用需在 pH 值>6.0 时才能有效发挥,而且新形成的凝血块在 pH 值<5.0 的胃液中会迅速被消化。因此,抑制胃酸分泌,提高胃内 pH 值具有止血作用。常用 PPI 或 H$_2$ 受体拮抗剂,大出血时应选用前者,并应早期静脉给药。内镜检查前静脉给予 PPI 可改善出血灶的内镜下表现;内镜检查后维持 PPI 治疗,可降低高危患者的再出血率。出血停止后,改口服标准剂量 PPI 至溃疡愈合。

(2)内镜治疗 约80%消化性溃疡出血不经特殊处理可自行止血,部分患者则可能持续出血或再出血。再出血风险低的患者可在门诊治疗,而高风险的患者需给予积极的内镜下治疗及住院治疗。而溃疡的内镜特点有助于判断患者是否为高危再出血或持续出血者,也是内镜治疗的重要依据。内镜止血方法包括注射药物、热凝止血及机械止血。药物注射可选用 1:10 000 肾上腺素盐水、高渗钠-肾上腺素溶液等,其优点为简便易行;热凝止血包括高频电凝氩离子凝固术、热探头、微波等方法,止血效果可靠,但需要一定的设备与技术经验;机械止血主要采用各种止血夹,尤其适用于活动性出血,但对某些部位的病灶难以操作。临床证据表明,在药物局部注射治疗的基础上,联合 1 种热凝或机械止血方法,可以提高局部病灶的止血效果。

(3)介入治疗 内镜治疗不成功时,可通过血管介入栓塞胃十二指肠动脉,上消化道各供血动脉之间侧支循环丰富,栓塞后组织坏死风险较低。

(4)手术治疗 当药物、内镜及介入治疗仍不能止血、持续出血将危及患者生命时,应进行手术。

2. 中消化道出血 因使用 NSAID 药物导致的小肠溃疡、糜烂,应避免和停止该类药物的使用。小肠、结肠黏膜下静脉和黏膜毛细血管发育不良所导致的出血一般可自行停止,但再出血率可高达 50%。

(1)缩血管药物 常用生长抑素或奥曲肽,通过其收缩内脏血管的作用而止血。少量慢性出血,可皮下注射奥曲肽 0.1 mg,1~3 次/d。

(2)糖皮质激素及5-氨基水杨酸类　用于克罗恩病引起的小肠溃疡出血。

(3)内镜治疗　内镜如能发现出血病灶,可同时行内镜下止血治疗,使用高频电凝氩离子凝固器烧灼治疗或血管夹可使黏膜下层小血管残端凝固或闭塞,适用于病灶较局限的患者;小肠息肉可在内镜下切除。

(4)血管介入　动脉性出血,当药物及内镜不能止血时,可行肠系膜上、下动脉栓塞治疗。由于中消化道栓塞容易导致肠坏死,需用微导管超选至出血灶,选用吸收性明胶海绵颗粒或弹簧圈栓塞。对于弥漫出血、血管造影检查无明显异常征象者或无法超选择性插管的消化道出血患者,可经导管动脉内注入止血药物,收缩小动脉,减少血流量,达到止血目的。

(5)手术指征　①Meckel憩室;②肿瘤;③经内科、内镜及介入治疗仍出血不止,危及生命,无论出血病变是否确诊,均是紧急手术的指征。

3. 下消化道出血

(1)痔疮　可采用直肠栓剂抗炎治疗、注射硬化剂及结扎疗法。

(2)息肉　可行内镜下切除。

(3)重型溃疡性结肠炎　详见溃疡性结肠炎章节,采用凝血酶保留灌肠有助于直乙结肠止血。

(4)血管病变　可行内镜下止血;止血效果不佳时,可应用血管介入栓塞治疗。

(5)过敏性紫癜　可用糖皮质激素,如甲泼尼龙40～60 mg/d静脉滴注。病情缓解后改口服泼尼松20～60 mg/d。

(6)各种肿瘤　均可手术切除。

> **助医考点**
> 消化道出血的病因、临床表现、诊断、治疗。

问题分析与能力提升

刘××,男性,75岁,主因"间断上腹痛10余年,加重2周,呕血、黑便6 h"入院。

患者10余年前开始无明显诱因间断上腹胀痛,餐后半小时明显,持续2～3 h,可自行缓解。2周来加重,食欲缺乏,服中药后无效。6 h前突觉上腹胀、恶心、头晕,先后两次解柏油样便,共约700 g,并呕吐咖啡样液1次,约200 mL,此后心悸、头晕、出冷汗,发病来无眼黄、尿黄和发热,平素二便正常,睡眠好,近期体重无明显下降。

体格检查:T 36.7 ℃,P 108次/min,R 22次/min,BP 90/70 mmHg,神清,面色稍苍白,四肢湿冷,无出血点和蜘蛛痣,全身浅表淋巴结不大,巩膜无黄染,心肺无异常。腹平软,未见腹壁静脉曲张,上腹中轻压痛,无肌紧张和反跳痛,全腹未触及包块,肝脾未及,腹水征(-),肠鸣音10次/min,双下肢不肿。

实验室检查:Hb 82 g/L,WBC 5.5×10^9/L,分类 N 69%,L 28%,M 3%,PLT 300×10^9/L,大便隐血试验强阳性。

请分析该患者可能患了什么病?还需要做什么检查?应与哪些疾病进行鉴别,请写出治疗原则。

巩固练习题

1. 黑便的出现一般说明出血量应大于　　　　　　　　　　　　　　　　　　　　　　　　( )
　A. 20～30 mL　　　　　B. 30～40 mL　　　　　C. 50 mL
　D. 100 mL　　　　　　E. 200 mL

2. 上消化道出血的临床表现为　　　　　　　　　　　　　　　　　　　　　　　　　　　( )
　A. 呕血　　　　　　　　B. 黑便　　　　　　　　C. 呕血、黑便、休克
　D. 呕血、黑便、休克、全身皮肤出血　　E. 失血性休克

3. 上消化道出血最常见的病因是　　　　　　　　　　　　　　　　　　　　　　　　　　( )
　A. 消化性溃疡　　　　　B. 胆道疾病　　　　　　C. 急性糜烂性胃炎
　D. 贲门黏膜撕裂症　　　E. 肝硬化并食管静脉曲张破裂

4. 诊断消化性溃疡出血最可靠的方法是 ( )
   A. 胃液分析 B. 钡餐透视 C. 粪便隐血试验
   D. 早期胃镜检查 E. 询问病史

5. 上消化道大量出血伴有呕血,提示胃内储血量为 ( )
   A. >100 mL B. >150 mL C. >200 mL
   D. >250 mL E. >500 mL

6. 粪便隐血试验阳性,提示每天出血量为 ( )
   A. 50 mL B. 30 mL C. 20 mL 以上
   D. 10 mL 以上 E. 5 mL 以上

7. 消化性溃疡并上消化道大出血的特点,下列不正确的是 ( )
   A. 定有呕血 B. 定有黑便 C. 呕血常为咖啡色
   D. 出血后疼痛减轻 E. 出血后可有发热和氮质血症

8. 关于肝硬化并食管静脉曲张破裂出血内科治疗,错误的是 ( )
   A. 吗啡镇静 B. 输新鲜血 C. 垂体后叶素
   D. 内镜下注射硬化剂 E. 普萘洛尔口服或硝酸甘油舌下含服

9. 除哪项外,均表明上消化道出血仍未停止 ( )
   A. 肠鸣音亢进 B. 补液后血压仍未稳定 C. 黑便从稀软变为柏油样
   D. 血尿素氮持续下降 E. 血红蛋白测定数值持续下降

10. 用于消化性溃疡出血止血治疗的药物不包括 ( )
    A. 血管加压素 B. 西咪替丁 C. 雷尼替丁
    D. 法莫替丁 E. 奥美拉唑

本章选择题参考答案:
第一节答案:ACDEC　CED
第二节答案:ABBCD　CEDBC
第三节答案:BBEAA　CCBDA
第四节答案:DDBDA　EBEEE　BEBDB
第五节答案:BEEBD　ECCBD　AECCD
第六节答案:BEDCA　CDECC　CAEEE
第七节答案:CAAEC　CBBAC　AEDBD
第八节答案:BEBEA　CDACA　CAADC
第九节答案:CBEAE　BCDDE　EEBDE
第十节答案:BBBDB　DCCCC
第十一节答案:BAADC　DDCAB
第十二节答案:AABCB　CDEDD
第十三节答案:AABAA
第十四节答案:CCADD　EAADA

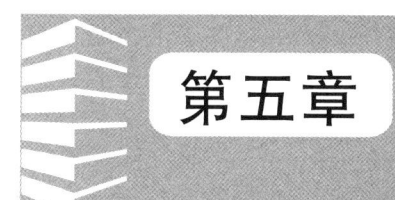

第五章 泌尿系统疾病

第一节 总论

泌尿系统由肾脏、输尿管、膀胱、尿道及其相关的血管、淋巴和神经组成。其主要功能是生成和排出尿液、维持人体内环境稳定并分泌多种激素。人体有两个肾脏,左、右各一个,位于腹膜后脊柱两旁约为第12胸椎至第3腰椎的位置。肾脏的外形似蚕豆,长、宽、厚分别为10.5~11.5 cm、5.0~7.2 cm、2~3 cm。

一、肾脏的解剖结构

每个肾脏约有100万个肾单位组成,肾单位是肾脏最基本的结构和功能单位,包括肾小体和与之相连的肾小管,肾小体又包括肾小球和肾小囊。肾小球(glomerulus)是肾单位的重要组成部分,肾小球毛细血管丛由3种主要细胞(内皮细胞、脏层上皮细胞、系膜细胞)、基底膜和系膜组成。内皮细胞带有负电荷,与肾小球基底膜(glomerular basement membrane, GBM)、脏层上皮细胞的足突构成肾小球的滤过屏障。肾小球毛细血管间有系膜组织,包括系膜细胞和基质,起支撑肾小球毛细血管丛、调节肾小球滤过率等多种作用。

肾小管包括近曲小管、髓袢降支及升支、远曲小管及集合管,集合管汇集尿液流经肾乳头至肾盏并最终至输尿管。肾小球旁器位于肾小球的血管极,由致密斑、球旁细胞、极周细胞、球外系膜细胞构成。致密斑位于入球小动脉和出球小动脉形成的交角里,感受流经肾小管液中的钠离子浓度,并通过调节球旁颗粒细胞释放肾素,从而调节入球小动脉血管张力,以此来调节肾小球滤过率,此过程称为球-管反馈。

二、肾脏的生理功能

1. 肾小球的滤过功能　肾脏接收的血流灌注约占全心输出量的25%。滤过功能是肾脏最重要的生理功能,也是临床常用的评估肾功能的参数。肾小球滤过率(glomerular filtration rate, GFR)成人静息状态下男性约为120 mL/(min·1.73m^2),女性约低10%。GFR与年龄有关,25~30岁时达到高峰,此后随年龄增长而逐渐降低。GFR主要取决于肾小球血流量、有效滤过压、滤过膜面积和毛细血管通透性等因素。

2. 肾小管重吸收功能　肾小球每日滤过生成 180 L 原尿,其中电解质成分与血浆相同。原尿中 99% 的水、全部的葡萄糖和氨基酸、大部分的电解质及碳酸氢根等被肾小管和集合管重吸收回血液,形成终尿约 1.5 L。

3. 肾脏的内分泌功能　肾脏具有重要的内分泌功能,能够参与合成和分泌肾素、促红细胞生成素(EPO)、1,25-二羟维生素 D_3、前列腺素和激肽类物质,因此参与人体的血流动力学调节、红细胞生成、钙磷代谢及骨代谢等。

三、肾脏疾病的主要临床症状

1. 血尿　分为镜下血尿和肉眼血尿。血尿多为持续性或间断性、无痛性、全程性,以变形红细胞为主,其变形的主要原因为红细胞通过受损断裂的肾小球基底膜时受压,容积变小甚至破裂。

2. 蛋白尿　常表现为泡沫增多。正常人每天从尿液中排出蛋白质总量不超过 150 mg,主要为中小分子量蛋白质。肾小球疾病发生时,肾小球滤过膜机械屏障和(或)电荷屏障受损,血浆白蛋白透过滤过屏障从尿液中排出,24 h 尿蛋白定量超过 150 mg,称为蛋白尿。当 24 h 尿蛋白定量超过 3.5 g 时,称为大量蛋白尿,是肾病综合征的诊断标准之一。

3. 水肿　其特点是首先发生在疏松结缔组织,如眼睑、颜面部,可波及全身。

4. 高血压　高血压是肾脏病常见的临床表现,其持续存在可加速肾功能的恶化。肾性高血压是继发性高血压最常见的原因之一,可分为肾血管性和肾实质性高血压两大类。水钠潴留是肾实质性高血压最重要的发病机制;此外,肾素-血管紧张素-醛固酮系统也在其发病机制中起重要作用。

四、肾脏疾病的诊断

诊断肾脏疾病,应尽可能做出病因诊断、病理诊断、功能诊断和并发症诊断,以确切反应疾病的性质和程度,为选择治疗方案和判断预后提供依据。

1. 病因诊断　首先区别是原发性还是继发性肾脏疾病。原发性肾脏病包括免疫反应介导的肾炎、泌尿系统感染性疾病、肾血管疾病、肾结石、肾肿瘤及先天性肾病等;继发性肾脏病可继发于肿瘤、代谢系统疾病、自身免疫性疾病等,也可见于各种药物、毒物等对肾脏造成的损害。

2. 病理诊断　对肾炎、肾病综合征、急性肾损伤及原因不明的蛋白尿和(或)血尿,可通过肾穿刺活检明确病理类型、探讨发病机制、明确病因、指导治疗和评估预后。

3. 功能诊断　临床上对于诊断急性肾损伤(AKI)和慢性肾脏病(CKD)的患者,还要进行肾功能的分期诊断。根据血肌酐和尿量的变化,AKI 分为 1~3 期。根据肾小球滤过率下降程度,CKD 分为 1~5 期。

4. 并发症诊断　肾脏病特别是急、慢性肾衰竭可引起全身各个系统并发症,包括中枢神经系统、呼吸系统及循环系统等。

五、肾脏疾病的防治

肾脏疾病依据其病因、发病机制、病变部位、病理诊断和功能诊断的不同,选择相应的治疗方案。其治疗原则包括去除诱因,一般治疗,针对病因和发病机制的治疗,合并症及并发症的治疗和肾脏替代治疗。

(一)一般治疗

一般治疗包括避免过度劳累,去除感染等诱因,避免接触肾毒性药物或毒物,采取健康的生活方式(如戒烟、限制饮酒、休息与锻炼相结合、控制情绪等)及合理的饮食。

(二)针对病因和发病机制的治疗

1. **免疫抑制治疗** 肾脏疾病尤其是免疫介导的原发性和继发性肾小球疾病,如狼疮肾炎和系统性血管炎等,其发病机制主要是异常的免疫反应,所以治疗常包括糖皮质激素及免疫抑制剂治疗。某些血液净化治疗(如免疫吸附、血浆置换等)能有效清除体内自身抗体和抗原-抗体复合物,可用于治疗危重的免疫相关性肾病,尤其是重症狼疮肾炎和血管炎相关性肾损害等。

2. **针对非免疫发病机制的治疗** 高血压、高血脂、高血糖、高尿酸血症、蛋白尿等非免疫因素在肾脏病的发生和发展过程中起重要作用,针对这些因素的干预治疗是保护肾脏功能的重要措施。尤其是血管紧张素转换酶抑制剂(ACEI)或血管紧张素Ⅱ受体拮抗剂(ARB)既可以抑制肾内过度激活肾素-血管紧张素系统,降低血压,又能够降低肾小球内压力,从而减少尿蛋白的排泄。因此,是肾功能保护的重要治疗措施。此外,控制血糖、尿酸、调节血脂水平也是肾脏治疗的综合措施。

3. **并发症的防治** 在肾脏疾病的发展过程中可有多种并发症,如高血压、心脑血管疾病、肾性贫血、骨矿物质代谢异常等,尤其心脑血管疾病,是CKD重要的死亡原因。因此,CKD从一开始就面临着尿毒症及心脑血管疾病的双重风险。这些并发症不仅影响肾脏病患者的生活质量和寿命,还可能进一步加重肾脏病的进展,形成恶性循环,严重影响预后。因此,必须重视CKD并发症的早期防治。

4. **肾脏替代治疗** 尽管积极治疗,仍然有部分CKD进展至终末期肾衰竭。当发生严重的AKI或发展至终末期肾病阶段,则必须依靠肾脏替代治疗来维持内环境的稳定。肾脏替代治疗包括血液透析、腹膜透析和肾移植。血液透析是以人工半透膜为透析膜,血液和透析液在膜两侧反向流动,通过弥散、对流、吸附等原理排除血液中的代谢废物,补充钙、碳酸氢根等机体必需的物质;同时,清除多余的水分,从而部分代替肾脏功能。腹膜透析的原理与血液透析相似,只是以患者的腹膜替代人工半透膜作为透析膜。成功的肾移植无疑是肾脏替代治疗的首选,不仅可以恢复肾脏的排泄功能,还可以恢复其内分泌功能。但是肾移植术后,患者需长期使用糖皮质激素及免疫抑制剂以预防和抗排斥反应。

> **助医考点**
> 血尿的常见原因、肾小球源性和非肾小球源性血尿的鉴别;蛋白尿的分类、常见原因

巩固练习题

1. 肾小球源性血尿的最主要特点是 ( )
   A. 肉眼血尿
   B. 尿中红细胞数>10个/HP
   C. 尿中红细胞数<10个/HP
   D. 以畸形(变形)红细胞为主
   E. 以正常红细胞为主

2. 肾性水肿一般先发生在哪个部位 ( )
   A. 双下肢
   B. 胸腔积液
   C. 腹水
   D. 眼睑及面部
   E. 腰骶部

第二节 肾小球疾病

一、概述

肾小球疾病(glomerulonephritis,GN)是一组以血尿、蛋白尿、水肿和高血压,伴或不伴肾功能损害等为临床表现的疾病。病变主要累及双侧肾小球,遗传和自身免疫在疾病的发生中受到重视,造成肾脏结构和功能出现不同程度的异常,其临床表现和病理类型多种多样,是我国慢性肾衰竭的主要病因。

【肾小球疾病的分类】

(一)肾小球疾病的病因分类

根据病因可分为原发性、继发性和遗传性三大类。
1. 原发性肾小球疾病　大多原因不明,可能与免疫介导的炎症反应有关。
2. 继发性肾小球疾病　是指继发于全身性疾病的肾脏损害。
3. 遗传性肾小球疾病　是指遗传基因突变所致的肾小球疾病。
本节主要讨论原发性肾小球疾病。

(二)原发性肾小球疾病的临床分型

根据肾小球肾炎临床表现的特点,可将原发性肾小球肾炎分为五大类。分别为:①急性肾小球肾炎;②急进性肾小球肾炎;③慢性肾小球肾炎;④肾病综合征;⑤隐匿性肾小球肾炎(无症状性血尿和/或蛋白尿)。

(三)原发性肾小球疾病的病理分型

1. 轻微病变性肾小球肾炎。
2. 局灶节段性肾小球肾炎。
3. 弥漫性肾小球肾炎
(1)膜性肾病。
(2)增生性肾小球肾炎:①系膜增生性肾小球肾炎;②毛细血管内增生性肾小球肾炎;③系膜毛细血管性肾小球肾炎;④新月体性肾小球肾炎。
(3)硬化性肾小球肾炎。
4. 未分类的肾小球肾炎。

肾小球疾病具有同一临床表现但其病理类型不尽相同,而同一病理类型又可呈现为多种临床表现。所以对患者的诊治有赖于临床表现的综合分析,肾脏病理改变的正确判断,以及肾功能的可靠评价。

【肾小球疾病常见临床综合征】

肾脏疾病常以某种临床综合征的形式出现,但相互之间可能会有重叠。同一种临床综合征可表现为不同病理类型的肾脏疾病,而同一种病理类型肾脏疾病也可表现为不同的临床综合征。

1. **肾炎综合征** 尿检异常,为血尿、蛋白尿,蛋白尿一般小于 3.5 g/24 h,可伴有高血压或水肿。常见于急性肾小球肾炎、急进性肾小球肾炎、慢性肾小球肾炎等。

2. **肾病综合征** 以大量蛋白尿、低蛋白血症、高血脂、水肿为主要表现,可无血尿或血尿表现轻微。

二、急性肾小球肾炎

急性肾小球肾炎(acute glomerulonephritis,AGN),简称急性肾炎。本病常有前驱感染,多见于链球菌感染后,其他细菌、病毒和寄生虫感染后也可以引起。本节主要介绍链球菌感染后的急性肾炎。

【病因和发病机制】

1. **病因** 常由"致肾炎菌株"的 A 族 β 溶血性链球菌(特别是 12 型)引起。常发生在上呼吸道感染(多见于扁桃体炎、咽炎)或皮肤感染(多为脓疱疮)后,由感染诱发的免疫反应所致。

2. **发病机制** 目前认为是机体对链球菌的某些抗原成分(如胞质或分泌蛋白等)产生抗体,形成循环免疫复合物,随血流到达肾脏,沉积于肾小球;或链球菌中的某些阳离子抗原植入于肾小球后,再结合循环中的特异性抗体,通过原位免疫复合物方式致病;或感染后通过酶的作用改变了机体正常的 IgG,从而使其具有了抗原性,导致发生抗 IgG 抗体,即自身免疫机制参与了发病。肾小球内的免疫复合物导致补体激活、中性粒细胞及单核细胞浸润,引起肾脏病变。

【病理】

肾脏体积可增大。光镜下见弥漫性肾小球毛细血管内皮细胞及系膜细胞增生,急性期可伴有中性粒细胞和单核细胞浸润。病变严重时,毛细血管袢管腔狭窄或闭塞。肾间质水肿及灶状炎症细胞浸润。免疫病理 IgG 及 C3 呈粗颗粒状沿肾小球毛细血管壁和(或)系膜区沉积。电镜见肾小球上皮细胞下有驼峰状电子致密物沉积。

【临床表现】

本病高发于儿童,男性居多。发病前常有前驱感染,潜伏期一般为 1~3 周。典型病例起病较急,以血尿、蛋白尿、水肿和高血压最为多见,其血尿的发生率几乎 100%,肉眼血尿为 30%,部分患者有一过性氮质血症,轻症者可无明显临床症状,仅为镜下血尿及外周血补体 C3 的规律性变化,重症者表现为急性肾衰竭。也可出现非特异性临床表现,如乏力、食欲减退、恶心、呕吐等。大多数患者预后良好,常常在数月内自愈。

【实验室和其他检查】

1. **实验室检查**
(1) 血常规 红细胞计数及血红蛋白可稍低,白细胞计数可正常或增高,红细胞沉降率可增快。
(2) 尿常规 尿 RBC>3 个/HP,以变形红细胞为主;尿蛋白(+)~(++);尿沉渣可见肾小管上皮细胞、白细胞、红细胞管型、透明管型或颗粒管型。
(3) 肾功能 可有一过性血肌酐和尿素氮升高。
(4) 血清补体 补体 C3 在发病初期下降,于 8 周内恢复正常,对本病诊断意义很大。
(5) 其他 血清抗链球菌溶血素"O"滴度可升高。

2. 肾活检和超声

（1）肾活检　光镜下呈弥漫病变，肾小球内皮细胞及系膜细胞增生为主，并有炎症细胞浸润；免疫荧光检查可见 IgG 及 C3 呈粗颗粒状沉积于系膜区及基底膜；电镜下可见在上皮细胞下有驼峰状大块电子致密物。本病病理类型为弥漫性毛细血管内增生性肾小球肾炎。

（2）超声　双肾体积正常或增大。

【诊断和鉴别诊断】

（一）诊断

链球菌感染后 1~3 周出现血尿、蛋白尿、水肿、高血压，甚至出现少尿、氮质血症，伴补体 C3 规律性变化，诊断多无困难。对临床诊断困难者，必要时做肾活检确诊。

（二）鉴别诊断

本病需要与其他表现为急性肾炎综合征的肾小球疾病鉴别。①其他病原体感染后的急性肾炎：应寻找其他病原菌感染的证据，病毒感染后常不伴血清补体降低，少有水肿和高血压，肾功能一般正常，临床过程自限。②膜增生性肾小球肾炎：临床上常伴肾病综合征，50%~70% 患者有持续性低补体血症，8 周内不恢复。③IgA 肾病：部分患者有前驱感染，通常在感染后数小时至数日内出现肉眼血尿，部分患者血清 IgA 升高，血清 C3 一般正常，病情无自愈倾向。

【治疗】

主要为休息和对症治疗。

1. 一般治疗　急性期应卧床休息 2~3 周。低盐饮食（每日 3 g 以下），水肿较重伴有少尿者限制液体入量，对有氮质血症者给予优质低蛋白饮食。
2. 感染灶的治疗　对体内存在的感染应彻底治疗，选用无肾毒性的抗生素。反复发作的扁桃体炎，待病情稳定后可考虑作扁桃体摘除。
3. 对症治疗　包括消肿、降压和防治心脑合并症。
4. 透析治疗　急性肾衰竭可予以透析治疗。

【预后】

本病为自限性疾病，多数患者预后良好。6%~18% 病例遗留尿异常和（或）高血压而转为"慢性"，或于"临床痊愈"多年后又出现肾小球肾炎表现。一般认为老年、持续高血压、大量蛋白尿或肾功能不全者预后较差；散发者较流行者预后差。

三、慢性肾小球肾炎

慢性肾小球肾炎（chronic glomerulonephritis, CGN）简称慢性肾炎。本病起病方式不同，病情迁延，病变缓慢持续进展、最终将发展成慢性肾衰竭的一组肾小球疾病。

【病因和发病机制】

1. 病因　绝大多数慢性肾炎的确切病因尚不清楚，仅有少数慢性肾炎是由急性肾炎发展所致（直接迁延或临床痊愈若干年后再发）。
2. 发病机制　慢性肾炎发生的起始因素多为免疫介导性炎症。导致病程慢性化的机制，除免疫炎症持续损伤外,还与以下因素有关:①高血压;②蛋白尿;③高血脂;④健存肾单位代偿,这些因素均可促进肾小球硬化和肾小管、间质纤维化,最终导致肾功能丧失。

【病理】

慢性肾炎可见于多种肾脏病理类型,主要为系膜增生性肾小球肾炎(包括 IgA 和非 IgA 系膜增生性肾小球肾炎)、系膜毛细血管性肾小球肾炎、膜性肾病及局灶节段性肾小球硬化,相应肾单位的肾小管萎缩、肾间质纤维化。

【临床表现】

慢性肾炎可发生于任何年龄和不同性别,但以中、青年男性居多。起病方式和临床表现多种多样,因病理类型和病期不同病情可轻可重,迁延不愈。其主要临床表现为蛋白尿、血尿、水肿、高血压,蛋白尿是本病必有的表现。随着病情发展可出现贫血和慢性肾衰竭。

【实验室和其他检查】

1. 实验室检查
(1)血常规 红细胞计数及血红蛋白可降低,为轻、中度贫血,白细胞和血小板计数多正常。
(2)尿常规 尿蛋白+~(+++),定量常在 1~3 g/24 h。尿中可有多形性红细胞及管型(颗粒管型、透明管型)。尿比重偏低,多在 1.020 以下,晚期常固定在 1.010。
3. 肾功能 早期血肌酐、尿素氮在正常范围或仅轻度增高,晚期升高,内生肌酐清除率下降。
4. 血清补体 补体 C_3 始终正常,或持续降低。
2. 肾活检和超声
(1)肾活检 可确定病理类型。
(2)超声 双肾体积正常或缩小,可有皮、髓质分界不清,皮质回声增强等。

【诊断和鉴别诊断】

(一)诊断

凡肾炎综合征病史达 1 年以上,均应考虑此病,除外继发性肾炎及遗传性肾炎,临床上可诊断为慢性肾炎。临床诊断困难时,肾活检病理检查可明确诊断。

(二)鉴别诊断

慢性肾炎主要应与下列疾病鉴别。

1. 继发性肾小球疾病 如狼疮肾炎、过敏性紫癜肾炎、糖尿病肾病等,依据相应的病史、临床表现及特异性实验室检查,一般不难鉴别。
2. Alport 综合征 常起病于青少年,伴有家族史(多为 X 连锁显性遗传),患者可有眼(球形晶状体等)、耳(神经性耳聋)、肾(血尿,轻至中度蛋白尿及进行性肾功能损害)异常。
3. 其他原发性肾小球疾病 ①无症状性血尿和(或)蛋白尿:临床上轻型慢性肾炎应与无症状性血尿和(或)蛋白尿相鉴别,后者主要表现为只有血尿和(或)蛋白尿,无水肿、高血压和肾功能减退。②感染后急性肾炎:有前驱感染并以急性发作起病的慢性肾炎需与此病相鉴别。两者的潜伏期不同,血清 C_3 的动态变化有助于鉴别;此外,疾病的转归不同,慢性肾炎无自愈倾向,呈慢性进展,可资鉴别。

4. 原发性高血压肾损害　呈血压明显增高的慢性肾炎需与原发性高血压引起的继发性肾损害（即良性小动脉性肾硬化症）鉴别，后者先有较长期高血压病史，其后再出现肾损害，临床上远曲小管功能损伤（如尿浓缩功能减退，夜尿增多）多较肾小球功能损伤早，尿改变轻微（微量至轻度蛋白尿<2.0 g/24 h，以中、小分子蛋白为主，可有轻度镜下血尿），常有高血压的其他靶器官（心、脑）并发症和眼底改变。

5. 慢性肾盂肾炎和梗阻性肾病　慢性肾盂肾炎多有反复发作的泌尿系统感染史，并有影像学及肾功能异常，尿沉渣中常有白细胞，尿细菌学检查阳性可资鉴别。梗阻性肾病多有泌尿系统梗阻的病史，慢性者影像学检查常有多发性肾结石、肾盂扩张并积水、肾脏萎缩等征象。

【治疗】

慢性肾炎的治疗目标是防止或延缓肾功能进行性恶化，而不是完全消除血尿和蛋白尿。一般采用以下综合治疗措施。

1. 一般治疗　休息，避免剧烈活动，避免加重肾脏损害的因素（如感染、劳累、妊娠、肾毒性药物等）。水肿和高血压明显者应给予低盐饮食；对血浆蛋白低且无氮质血症者，可予正常量蛋白饮食；有氮质血症者，应给予优质低蛋白饮食。戒烟、限酒。

2. 减少蛋白尿并延缓肾功能减退　血管紧张素转化酶抑制剂（ACEI），如依那普利；和血管紧张素Ⅱ受体拮抗剂（ARB），如缬沙坦，能通过改善肾小球内高压、高灌注及高滤过，改善肾小球滤过膜选择性通透而减少尿蛋白排泄，拮抗肾小球硬化及间质纤维化，进而延缓肾功能减退。

3. 积极控制血压　高血压是促进肾功能恶化的重要因素。高血压的治疗目标是力争将血压控制在 130/80 mmHg 水平以下，若蛋白尿≥1.0 g/24 h，血压应控制在 125/75 mmHg 水平以下。

4. 对症治疗　抗血小板聚集治疗；肾功能正常而尿蛋白较多的患者，可试用激素及免疫抑制剂治疗。

【预后】

慢性肾炎病情迁延，病变均为缓慢进展，最终进展至慢性肾衰竭。病变进展速度个体差异很大，主要取决于肾脏病理类型和严重程度、是否采取有效的延缓肾功能进展的措施、治疗是否恰当以及是否避免各种危险因素等。

四、肾病综合征

肾病综合征（nephrotic syndrome, NS），是由不同肾小球疾病引起的一组症候群，并非是一独立疾病。临床特点是大量蛋白尿（尿蛋白>3.5 g/24 h）、低蛋白血症（血浆白蛋白<30 g/L）、明显水肿、高脂血症。其中前两项为必备条件。

【病因和发病机制】

1. 病因　肾病综合征的病因可分为原发性和继发性两大类，见表5-1。

2. 发病机制　原发性肾病综合征的主要发病机制为免疫介导性炎症所致的肾损害，引起肾小球的滤过屏障受损，血浆蛋白滤出，形成大量蛋白尿，血浆胶体渗透压下降，导致严重水肿。低蛋白血症致使肝脏合成脂蛋白增加及脂蛋白分解代谢异常，出现高脂血症。

表 5-1　肾病综合征的分类和常见病因

分类	儿童	青少年	中老年
原发性	微小病变型肾病	系膜增生性肾小球肾炎 微小病变型肾病 局灶性节段性肾小球硬化 系膜毛细血管性肾小球肾炎	膜性肾病
继发性	过敏性紫癜肾炎 乙型肝炎病毒相关性肾炎 狼疮肾炎	狼疮肾炎 过敏性紫癜肾炎 乙型肝炎病毒相关性肾炎	糖尿病肾病 肾淀粉样变性 骨髓瘤性肾病 淋巴瘤或实体肿瘤性肾病

【病理生理】

1. 大量蛋白尿　在正常生理情况下,肾小球滤过膜具有分子屏障及电荷屏障作用,这些屏障作用受损致使原尿中蛋白含量增多,当其增多明显超过近端肾小管回吸收量时,形成大量蛋白尿。在此基础上,凡是增加肾小球内压力及导致高灌注、高滤过的因素(如高血压、高蛋白饮食或大量输注血浆蛋白)均可加重尿蛋白的排出。尿液中主要含白蛋白和与白蛋白近似分子量的蛋白。大分子蛋白如纤维蛋白原、α_1 巨球蛋白和 α_2 巨球蛋白等,因其无法通过肾小球滤过膜,从而在血浆中的浓度保持不变。

2. 低蛋白血症　肾病综合征时大量白蛋白从尿中丢失,促进肝脏代偿性合成白蛋白增加,同时由于近端肾小管摄取滤过蛋白增多,也使肾小管分解蛋白增加。当肝脏白蛋白合成增加不足以克服丢失和分解时,则出现低白蛋白血症。此外,肾病综合征患者因胃肠道黏膜水肿导致食欲减退、蛋白质摄入不足、吸收不良或丢失,进一步加重低蛋白血症。长期大量的蛋白丢失会导致患者营养不良和生长发育迟缓。

除血浆白蛋白减少外,血浆的某些免疫球蛋白(如 IgG)和补体成分、抗凝及纤溶因子、金属结合蛋白及内分泌激素结合蛋白也可减少,尤其是肾小球病理改变严重,大量蛋白尿和非选择性蛋白尿时更为显著。少数患者在临床上表现为甲状腺功能减退,但会随着肾病综合征的缓解而恢复。患者易发生感染、高凝状态、微量元素缺乏、内分泌紊乱和免疫功能低下等并发症。

3. 水肿　低白蛋白血症引起血浆胶体渗透压下降,使水分从血管腔内进入组织间隙,是造成肾病综合征水肿的主要原因。此外,部分患者有效循环血容量不足,激活肾素-血管紧张素-醛固酮系统,促进水钠潴留。而在静水压正常、渗透压减低的末梢毛细血管内,发生跨毛细血管性液体渗漏和水肿。也有研究发现,部分 NS 患者的血容量并不减少甚或增加,血浆肾素水平正常或下降,提示 NS 患者的水钠潴留并不依赖于肾素-血管紧张素-醛固酮系统的激活,而是肾脏原发水钠潴留的结果。

4. 高脂血症　患者表现为高胆固醇血症和(或)高三酰甘油血症,并可伴有低密度脂蛋白(LDL)、极低密度脂蛋白(VLDL)及脂蛋白 a[Lp(a)]的升高,高密度脂蛋白(HDL)正常或降低。高脂血症发生的主要原因是肝脏脂蛋白合成的增加和外周组织利用及分解减少。高胆固醇血症的发生与肝脏合成过多富含胆固醇和载脂蛋白 B 的 LDL 及 LDL 清除减少有关。高三酰甘油血症在 NS 中也很常见,其产生的原因更多是由于分解减少而非合成增多。

【常见病理类型与临床特征】

1. **微小病变型肾病** 光镜下肾小球无明显病变,近端肾小管上皮细胞可见脂肪变性。免疫病理检查阴性。电镜下的特征性改变是广泛的肾小球脏层上皮细胞足突融合。

微小病变型肾病占儿童原发性肾病综合征的80%~90%,占成人原发性肾病综合征的5%~10%。本病男性多于女性,儿童高发,60岁以上又一发病率小高峰。临床表现为典型肾病综合征,约15%伴有镜下血尿,对糖皮质激素治疗敏感,但易复发。一般认为,成人的治疗缓解率和缓解后复发率均低于儿童。

2. **系膜增生性肾小球肾炎** 光镜下可见肾小球系膜细胞和系膜基质弥漫增生,依其增生程度可分为轻、中、重度。免疫病理检查可将本组疾病分为IgA肾病及非IgA系膜增生性肾小球肾炎。前者以IgA沉积为主,后者以IgG或IgM沉积为主,常伴有C3于肾小球系膜区或系膜区及毛细血管壁呈颗粒状沉积。电镜下显示系膜增生,在系膜区可见到电子致密物。

本病在我国发病率高,约占原发性肾病综合征的30%,显著高于西方国家。本病男性多于女性,好发于青少年。半数前驱感染后急性起病,部分隐匿起病。IgA肾病者几乎100%有血尿,肾功能不全和高血压随病变程度加重而加重。多数患者对激素和细胞毒药物有良好的反应,50%以上的患者经激素治疗后可获完全缓解,其治疗效果与病理改变的轻重程度有关(图5-1)。

3. **系膜毛细血管性肾小球肾炎** 又称膜增生性肾小球肾炎(图5-2)。光镜下较常见的病理改变为系膜细胞和系膜基质弥漫重度增生,并可插入到肾小球基底膜(GBM)和内皮细胞之间,使毛细血管袢呈"双轨征"。免疫病理检查常见IgG和C3呈颗粒状沿系膜区及毛细血管壁沉积。电镜下系膜区和内皮下可见电子致密物质沉积。

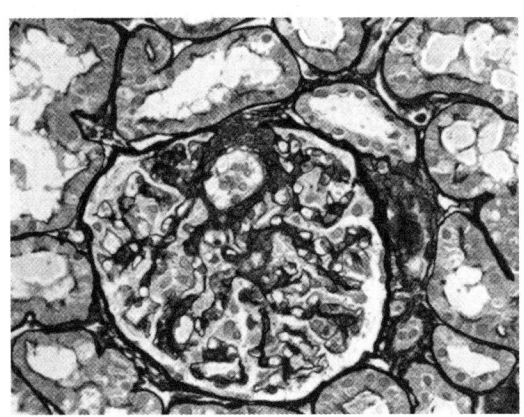 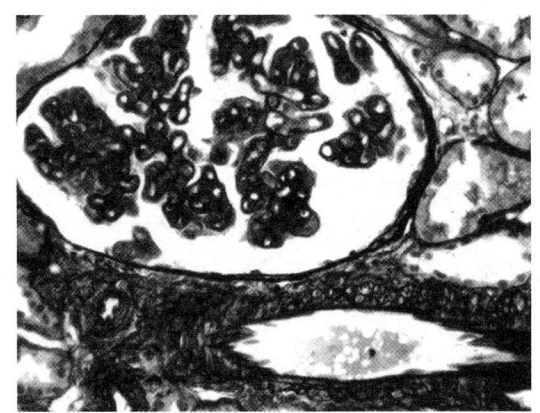

图5-1 系膜增生性肾小球肾炎病理图(光镜下)　　图5-2 系膜毛细血管性肾小球肾炎病理图(双轨征、光镜下)

该病理类型占我国原发性肾病综合征的10%~20%。本病男女比例大致相等,好发于青壮年。部分前驱感染后起病,部分隐匿起病。几乎所有患者均有血尿,肾功能损害、高血压和贫血出现较早,50%~70%患者的血清补体C3持续减低。本病目前尚无有效的治疗方法,激素和细胞毒药物仅在部分儿童病例有效,在成年人治疗效果不理想。病变进展快,发病10年后约有超过50%的病例将进展至终末期肾衰竭。

4. **膜性肾病** 光镜下可见肾小球弥漫性病变,早期仅于肾小球基底膜上皮侧见少量散在分布的嗜复红小颗粒(Masson染色),进而有钉突形成(嗜银染色),基底膜逐渐增厚。免疫荧光检查可见IgG和C3细颗粒状沿肾小球毛细血管壁沉积。电镜下早期可见GBM上皮侧有排列整齐的电子致密物,常伴有广泛足突融合。

本病男性多于女性,好发于中老年。约30%可伴有镜下血尿,本病极易发生血栓栓塞,肾静脉血栓发生率高达40%~50%,膜性肾病患者如有突发性腰痛或肋腹痛,伴血尿、蛋白尿加重,肾功能损害,应注意肾静脉血栓形成。如突发性胸痛,呼吸困难,应注意肺栓塞。本病预后差别大,25%~35%可自发临床缓解,部分患者逐渐出现肾衰竭(图5-3)。

5. 局灶节段性肾小球硬化(FSGS) 光镜下可见病变呈局灶、节段分布,表现为受累节段的硬化(系膜基质增多、毛细血管闭塞、球囊粘连等),相应的肾小管萎缩、肾间质纤维化。免疫荧光显示IgM和C3在肾小球受累节段呈团块状沉积。电镜下可见肾小球上皮细胞足突广泛融合、基底膜塌陷,系膜基质增多,电子致密物沉积。

该类型占原发性肾病综合征的20%~25%,男性多于女性,青少年多见。多隐匿起病,主要临床表现为肾病综合征,约3/4患者伴有血尿,约半数患有高血压,约1/3患者伴有不同程度的肾功能不全(图5-4)。糖皮质激素治疗约50%患者有效,只是起效较慢,平均缓解期为4个月。缓解者预后好,不缓解者6~10年超过半数进入终末期肾病。

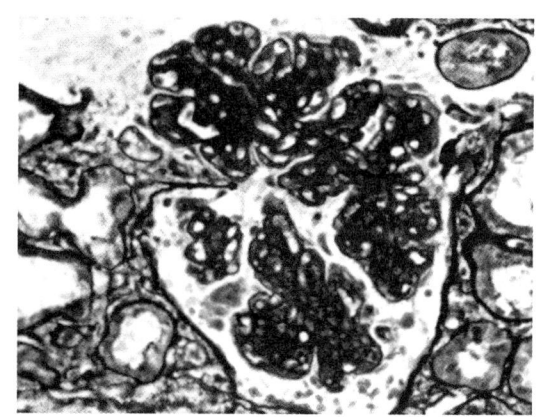 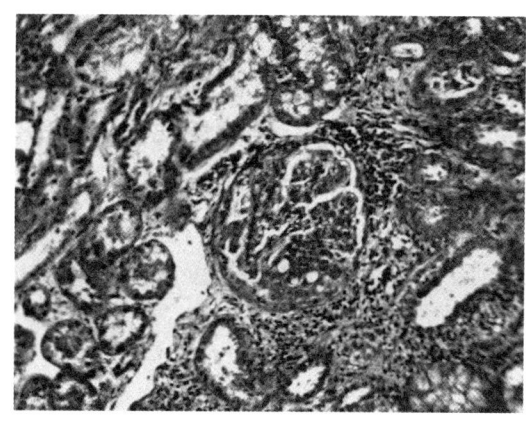

图5-3 膜性肾病病理图(光镜下)　　图5-4 局灶节段硬化性肾小球肾炎病理图(光镜下)

【并发症】

肾病综合征常见并发症有感染、血栓和栓塞、急性肾衰竭等。

1. 感染　是肾病综合征常见并发症,与蛋白质营养不良、免疫功能紊乱及应用糖皮质激素治疗有关。感染是导致肾病综合征复发和疗效不佳的主要原因,应予以高度重视。

2. 血栓和栓塞　由于血液浓缩(有效血容量减少)及高脂血症造成血液黏稠度增加。此外,因某些蛋白质从尿中丢失,肝代偿性合成蛋白增加,引起机体凝血、抗凝和纤溶系统失衡;加之肾病综合征时血小板过度激活、应用利尿剂和糖皮质激素等进一步加重高凝状态。因此肾病综合征易发生血栓、栓塞并发症,其中以肾静脉血栓最为常见,发生率10%~50%。

3. 急性肾损伤　因有效血容量不足而致肾血流量下降,可诱发肾前性氮质血症。经扩容、利尿后可得到恢复。

4. 蛋白质及脂肪代谢紊乱　长期低蛋白血症可导致营养不良、小儿生长发育迟缓;免疫球蛋白减少造成机体免疫力低下,易致感染;金属结合蛋白丢失可使微量元素(铁、铜、锌等)缺乏;内分泌激素结合蛋白不足可诱发内分泌紊乱(如低 T_3 综合征等)。

【实验室和其他检查】

1. 实验室检查
(1)血常规　红细胞计数及血红蛋白可稍低,白细胞和血小板计数多正常。
(2)尿常规　尿蛋白(+++)~(++++),定量>3.5 g/24 h;可见多形性红细胞及管型。
(3)血生化　血浆白蛋白<30 g/L,胆固醇、三酰甘油、低密度脂蛋白和极低密度脂蛋白增高,Scr、BUN 在正常范围或轻度增高。
2. 肾活检和超声
(1)肾活检　可确定病理类型。
(2)超声　双肾体积正常。

【诊断和鉴别诊断】

(一)诊断

诊断标准:①尿蛋白>3.5 g/24 h;②血浆白蛋白<30 g/L;③水肿;④高脂血症,其中前两项为必备。应尽可能做肾活检确定病理类型,其对于制订合理治疗方案与判断预后都有重要意义。

(二)鉴别诊断

需进行鉴别诊断的主要疾病:

1. 乙型肝炎病毒相关性肾炎　多见于儿童及青少年,临床主要表现为蛋白尿或肾病综合征,常见的病理类型为膜性肾病,其次为系膜毛细血管性肾小球肾炎等。主要诊断依据:①血清乙型肝炎病毒抗原阳性;②有肾小球肾炎临床表现,并除外其他继发性肾小球肾炎;③肾活检组织中找到乙型肝炎病毒抗原。

2. 狼疮肾炎　以育龄期女性多见,常有发热、皮疹、关节痛等多系统受损表现,血清抗核抗体、抗 dsDNA 抗体、抗 SM 抗体阳性,补体 C3 下降,肾活检免疫病理呈"满堂亮"。

3. 过敏性紫癜肾炎　好发于青少年,有典型的皮肤紫癜,常伴关节痛、腹痛及黑便,多在皮疹出现后 1~4 周出现血尿和(或)蛋白尿,典型皮疹有助于鉴别诊断。

4. 糖尿病肾病　好发于中老年人,肾病综合征常见于病程 10 年以上的糖尿病患者。早期可发现尿微量白蛋白排出增加,以后逐渐发展成大量蛋白尿、甚至肾病综合征的表现。糖尿病病史及特征性眼底改变有助于鉴别诊断。

5. 肾淀粉样变性　好发于中老年人,肾淀粉样变性是全身多器官受累的一部分。原发性淀粉样变性主要累及心、肾、消化道(包括舌)、皮肤和神经;继发性淀粉样变性常继发于慢性化脓性感染、结核、恶性肿瘤等疾病,主要累及肾、肝和脾等器官。肾受累时体积增大,常呈肾病综合征。常需肾活检确诊,肾活检组织刚果红染色淀粉样物质呈砖红色,偏光显微镜下呈绿色双折射光特征。

6. 骨髓瘤性肾病　好发于中老年人,男性多见,患者可有多发性骨髓瘤的特征性临床表现,如骨痛、血清单株球蛋白增高、蛋白电泳 M 带及尿本周蛋白阳性,骨髓象显示浆细胞异常增生(占有核细胞的 15% 以上),并伴有质的改变。多发性骨髓瘤累及肾小球时可出现肾病综合征。上述骨髓瘤特征性表现有利于鉴别诊断。

【治疗】

(一) 一般治疗

有严重水肿及低蛋白血症者应卧床休息,低盐(<3 g/d)饮食,控制入水量,并给予正常量的优质蛋白饮食[1.0 g/(kg·d)],多食富含不饱和脂肪酸的食物,热量要保证充足。

(二) 抑制免疫与炎症反应(主要治疗)

1. 糖皮质激素(简称激素) 是治疗本病的主要药物。①起始足量:常用药物为泼尼松 1 mg/(kg·d),口服 8 周,必要时可延长至 12 周。②缓慢减药:足量治疗后每 2~3 周减少原用量的 10%,当减至 20 mg/d 时病情易反复,更应缓慢减量。③长期维持:以最小有效剂量(5~10 mg/d)作为维持量,服用半年至 1 年或更长。

根据患者对糖皮质激素的治疗反应,可将其分为"激素敏感型"(用药 8~12 周内肾病综合征缓解)、"激素依赖型"(激素减药到一定程度即复发)和"激素抵抗型"(常规激素治疗无效)3 类。

长期应用激素的患者可出现感染、药物性糖尿病、骨质疏松等副作用,少数病例还可能发生股骨头无菌性缺血性坏死,需加强监测,及时处理。

2. 细胞毒药物 协同激素治疗,一般不作为首选或单独治疗用药。常用药物有环磷酰胺、苯丁酸氮芥、硫唑嘌呤等。环磷酰胺是国内外最常用的细胞毒药物,应用剂量为 2 mg/(kg·d),分 1~2 次口服;或 200 mg 隔日静脉注射,累积总量达 6~8 g 后停药。主要不良反应为骨髓抑制及肝损害,并可出现性腺抑制(尤其是男性)、脱发、胃肠道反应及出血性膀胱炎等。

(三) 对症治疗

1. 利尿消肿

(1) 提高血浆胶体渗透压 可定期补充血浆或白蛋白,但不宜过多过频。

(2) 利尿剂 可选用噻嗪类利尿剂(如氢氯噻嗪 25 mg,每日 3 次口服),保钾利尿剂(如螺内酯 20 mg,每日 3 次)袢利尿剂(如呋塞米 20~120 mg/d,分次口服或静脉注射)。

(3) 透析 对严重顽固性水肿患者可短期进行透析治疗。

2. 降低血压 ACEI、ARB 类药物既有降压作用,又可以减少蛋白尿,保护肾功能,常作为首选,若血压控制不理想,可与其他降压药物联合使用。

3. 治疗高凝状态 抗凝药常选用肝素或华法林,配合用抗血小板聚集药双嘧达莫。发生血栓或栓塞时,应尽早在 6 h 之内溶栓治疗,可选用尿激酶、链激酶。

4. 降血脂治疗 选用降脂药物,如洛伐他汀、辛伐他汀等。

(四) 中医药治疗

1. 雷公藤多甙 有降尿蛋白的作用,可单独或配合激素应用。

2. 黄芪当归水煎服 促进肝脏合成白蛋白,延缓肾功能恶化。

【预后】

影响肾病综合征预后的因素有以下几个方面。①病理类型:微小病变型肾病和轻度系膜增生性肾小球肾炎预后较好,系膜毛细血管性肾炎、FSGS 及重度系膜增生性肾小球肾炎预后较差。早期膜性肾病也有一定的缓解率,晚期则难以缓解。②临床表现:大量蛋白尿、严重高血压及肾功能损害者预后较差。③激素治疗效果:激素敏感者预后相对较好,激素抵抗者预后差。④并发症:反复感染导致肾病综合征经常复发者预后差。

问题分析与能力提升

患者,男性,30岁,双下肢水肿3个月,全身水肿3 d。3个月前开始出现双下肢水肿,可凹性,水肿时轻时重,未诊治。3 d前水肿加重,逐渐遍及全身,伴胸闷、气促,24 h尿量约300 mL。

查体:血压150/90 mmHg,心率90次/min,律齐,心前区无杂音,肝肋下未触及,腹部移动性浊音(+),双下肢凹陷性水肿。辅助检查:血常规示 RBC $3.8×10^{12}$/L,Hb 90 g/L;尿常规示 pro 3+;生化:ALB 25 g/L,Scr 86 μmol/L,BUN 4.5 mmol/L。B超:双肾大小形态正常。

分析:①分析该患者的临床诊断及诊断依据。②说明如何进行治疗。

> **助医考点**
> 肾小球病概述的原发性肾小球病的临床分类;急性肾小球肾炎的常见病因、诊断与鉴别诊断、治疗;慢性肾小球肾炎的临床表现、诊断与鉴别诊断、治疗;肾病综合征的诊断与鉴别诊断、并发症、治疗。

巩固练习题

1. 与急性肾炎发病有关的细菌是 ( )
   A. 金黄色葡萄球菌　　　　B. 大肠埃希菌　　　　C. 链球菌
   D. 肺炎双球菌　　　　　　E. 流感嗜血杆菌

2. 慢性肾小球肾炎治疗中能够减少蛋白尿并延缓肾功能进展的药物是 ( )
   A. 激素　　　　　　　　　B. 环磷酰胺　　　　　C. 青霉素
   D. 依那普利　　　　　　　E. 呋塞米

3. 肾病综合征诊断的主要依据是 ( )
   A. 尿蛋白定量>3.5 g/24 h　B. 肉眼血尿　　　　　C. 腰骶部水肿
   D. 血肌酐>350 μmol/L　　　E. 血白蛋白<35 g/L

4. 男性,16岁,咽痛,双下肢水肿,腹水,尿蛋白>5 g/L,红细胞(+),白细胞(±),试问患者肾性水肿的主要机制是 ( )
   A. 毛细血管通透性增加　　B. 肾小球滤过率下降　　C. 心功能不全
   D. 蛋白丢失,血浆蛋白降低而致胶体渗透压下降　　E. 继发性醛固酮及ADH增多

5. 男性,17岁,双下肢水肿,蛋白尿2周,伴腹胀。实验室检查:24 h尿蛋白定量10 g,血浆白蛋白18 g/L,血胆固醇7.5 mmol/L。给予泼尼松50 mg/d治疗2周后,尿蛋白转阴。该患者最可能的病理诊断 ( )
   A. 微小病变　　　　　　　B. 局灶节段性肾小球硬化　　C. 系膜增生性肾小球肾炎
   D. 膜性肾病　　　　　　　E. 新月体性肾炎

第三节　尿路感染

尿路感染(urinary tract infection,UTI),简称尿感,是指病原微生物(主要是细菌)侵犯尿路黏膜或组织引起的尿路炎症。尿感为临床常见病,国内统计发病率为9‰,多见于女性,男女之比为1:8~1:10,育龄妇女、老年人、免疫力低下及尿路畸形者多见。

【分类】

对于尿感患者,了解感染部位,是否反复发作,是否有复杂感染的危险因素,有无尿感的症状,对治疗和预后判断有重要意义。

1. 根据感染发生的部位分类　可分为上尿路感染(主要是肾盂肾炎)和下尿路感染(主要是膀胱炎)。

2. 根据患者的基础疾病分类　可分为复杂性尿感和非复杂性(单纯性)尿感。复杂性尿感指患者同时伴有尿路功能性或结构性异常或免疫功能低下,男性如果发生尿感,应检查是否为复杂性尿感;非复杂性尿感主要发生在无泌尿生殖系统异常的女性,多数为膀胱炎,偶然可为急性肾盂肾炎。

3. 根据发作频次分类　分为初发或孤立发作尿感和反复发作性尿感。反复发作性尿感指1年发作至少3次以上或6个月发作2次以上,反复发作可为复发或再感染。复发指病原体一致,多发生于停药2周内。再感染指病原体不同,多发生在停药2周以后。如仅尿病原体检查阳性,但无临床症状称为无症状性菌尿。

【病因和发病机制】

(一)病因

革兰氏阴性杆菌为常见致病菌,以大肠埃希菌最为常见,占尿路感染的70%以上;其次为克雷伯杆菌、变形杆菌等。5%~10%泌尿系感染由革兰氏阳性菌引起,主要是粪链球菌和葡萄球菌等。致病菌常为一种,极少数为两种以上细菌混合感染。尿路真菌感染较少见,主要为白念珠菌与新型隐球菌,多见于糖尿病及长期应用抗生素或肾上腺皮质激素的患者;变形杆菌感染常见于伴有尿路结石者;铜绿假单胞菌多见于尿路器械检查后;金黄色葡萄球菌则常见于血源性尿感;腺病毒可以在儿童和年轻人中引起急性出血性膀胱炎,甚至引起流行。

(二)发病机制

1. 感染途径　尿路感染的途径分为上行感染、血行感染、淋巴道感染、直接感染,以上行感染最常见,约占尿路感染的95%。细菌从尿道口进入尿道和膀胱,引起膀胱炎,沿膀胱、输尿管继续上行到达肾盂,引起肾盂肾炎,再经肾乳头、肾盏侵犯肾小管-间质。

2. 机体的防御功能　正常情况下,进入膀胱的细菌很快被清除,是否发生尿路感染除与细菌的数量、毒力有关外,还取决于机体的防御功能。机体的防御机制包括:①排尿的冲刷作用;②尿道和膀胱黏膜的抗菌能力;③尿液中高浓度尿素、高渗透压和低pH值等;④前列腺分泌物中含有的抗菌成分;⑤感染出现后,白细胞很快进入膀胱上皮组织和尿液中,起清除细菌的作用;⑥输尿管膀胱连接处的活瓣具有防止尿液、细菌进入输尿管的功能;⑦女性阴道的乳酸杆菌菌群对限制致病病原体的繁殖有重要作用。

3. 易感因素　当机体抵抗力下降(如严重慢性疾病)及尿路黏膜受刺激或损伤(如尿路器械的使用),或者尿路不通畅(如结石、畸形等)时,易发生尿路感染。由于女性尿道宽而短,尿道周围细菌很容易从尿道口进入并上行,所以女性发病率明显高于男性。

【临床表现】

1. 急性膀胱炎　突然出现尿路刺激征,即尿频、尿急、尿痛,出现排尿困难,排尿末段耻骨弓上部疼痛,排尿困难等,但一般无发热等明显的全身感染症状。尿液可有臭味且混浊,约30%患者可发生肉眼血尿。

2. 急性肾盂肾炎　突然出现一侧或两侧腰痛,肋脊角处有压痛和叩击痛。全身症状明显,寒战、高热、恶心、呕吐、血白细胞增高、血培养可阳性。约30%的患者合并膀胱炎,有膀胱刺激征,尿液混浊。伴随败血症者出现低血压;伴随急性肾乳头坏死者,尿中可排出脱落的肾乳头,可导致急性肾衰竭。

3. **慢性肾盂肾炎** 大多数是由急性肾盂肾炎未彻底治愈反复发作所致,其病程超过半年以上。典型者常有急性肾盂肾炎发作史,以后逐渐出现全身乏力、低热、食欲减退、腰酸腰痛,并伴有尿频、尿急、尿痛等膀胱刺激征,症状较急性肾盂肾炎轻微。病情迁延可出现夜尿增多及肾小管性酸中毒,低比重尿,甚至出现氮质血症直至尿毒症。

4. **无症状细菌尿** 又称隐匿性尿感,即患者有真性细菌尿但无尿感症状。

5. **复杂性尿路感染** 在伴有泌尿系统结构、功能异常(包括异物),或免疫功能低下的患者发生的尿路感染。复杂性尿感显著增加治疗失败的风险,增加疾病的严重性。患者的临床表现可为多样,从轻度的泌尿系统症状,到膀胱炎、肾盂肾炎,严重者可导致菌血症、败血症。

导管相关性尿感指留置导尿管或先前48 h内留置导尿管者发生的感染,极为常见。导管上生物被膜的形成为细菌定植和繁殖提供了条件,是其重要的发病机制。全身应用抗生素、膀胱冲洗、局部应用消毒剂等均不能将其清除,最有效的减少导管相关性尿感的方式是避免不必要的导尿管留置,并尽早拔除导尿管。

6. **尿路感染常见并发症** 肾乳头坏死、肾周围脓肿。

(1) **肾乳头坏死** 指肾乳头及其邻近肾髓质缺血性坏死,常发生于伴有糖尿病或尿路梗阻的肾盂肾炎,为其严重并发症。主要表现为寒战、高热、剧烈腰痛或腹痛和血尿等,可同时伴发革兰氏阴性杆菌败血症和(或)急性肾衰竭。当有坏死组织脱落从尿中排出,阻塞输尿管时可发生肾绞痛。静脉肾盂造影(IVP)可见肾乳头区有特征性"环形征"。宜积极治疗原发病,加强抗生素应用等。

(2) **肾周围脓肿** 为严重肾盂肾炎直接扩展而致,多有糖尿病、尿路结石等易感因素。致病菌常为革兰氏阴性杆菌,尤其是大肠埃希菌。除原有症状加剧外,常出现明显的单侧腰痛,且在向健侧弯腰时疼痛加剧。超声波、X射线腹部平片、CT、MRI等检查有助于诊断。治疗主要是加强抗感染治疗和(或)局部切开引流。

【实验室和其他检查】

(一)实验室检查

1. **血常规** 急性肾盂肾炎患者血白细胞总数增高,红细胞沉降率增快。

2. **尿常规** 新鲜尿液,尿沉渣白细胞≥5个/HP,红细胞≥3个/HP,多为正常形态红细胞。白细胞管型有助于肾盂肾炎的诊断。

3. **尿细菌学** 是确诊尿路感染的主要依据。

(1) **尿标本的收集和处理** 收集清晨清洁(肥皂水清洁外阴)中段尿标本(避免女性白带等异物混入),或膀胱穿刺采集尿标本,1 h内送检。留取标本应在使用抗菌药物之前或停用抗菌药物7 d之后。做细菌培养和药敏试验。

(2) **尿细菌培养** 杆菌菌落计数≥10^5/mL或球菌菌落计数≥10^3/mL,为有意义的细菌尿,可确诊为尿路感染。杆菌菌落计数10^4~10^5/mL为可疑,<10^4/mL多为污染。要注意排除尿培养假阳性及假阴性结果的因素。

(3) **尿涂片镜检细菌** 是快速诊断细菌尿的方法。油镜下每视野可见到1个或以上的细菌,或高倍镜下平均每个视野≥20个细菌,有诊断意义。

(4) **亚硝酸盐试验** 其原理为大肠埃希菌等革兰氏阴性杆菌可使尿内硝酸盐还原为亚硝酸盐,亚硝酸盐与试剂发生作用后,尿液呈红色,判断为阳性。球菌感染时阴性,故可作为尿细菌筛选试验。诊断尿路感染的敏感性为70%,一般无假阳性。

(二)X射线和超声

对反复发作或迁延不愈者,应做X射线或超声检查。X射线检查以腹部平片及IVP最常用。目的是观察肾脏的大小、形态、肾盂、肾盏的变化,了解尿路情况,及时发现有无尿路结石、梗阻、反流、畸形等导致泌尿系统感染反复发作的因素。泌尿系统感染急性期不宜做静脉肾盂造影,可做超声检查。

【诊断和鉴别诊断】

1. 诊断 有尿路感染的症状和体征,如尿路刺激征(尿频、尿痛、尿急),耻骨上方疼痛和压痛,发热,腰部疼痛或叩击痛等,尿细菌培养菌落数$\geq 10^5$/mL,即可诊断尿路感染。如尿培养的菌落数不能达到上述指标,但可满足下列指标一项时,也可帮助诊断:①硝酸盐还原试验和(或)白细胞酯酶阳性;②白细胞尿(脓尿);③未离心新鲜尿液革兰染色发现病原体,且一次尿培养菌落数$\geq 10^5$/mL。尿路感染的诊断不能单纯依靠临床症状和体征,确诊必须依靠实验室检查。

2. 定位诊断 见表5-2。

表5-2 上、下尿路感染的鉴别

鉴别	上尿路感染	下尿路感染
尿路刺激症状	不明显,合并下尿路感染时有	有
全身症状	明显	不明显
腰痛	明显	不明显
肾区叩痛	有	无
尿中白细胞管型	可有	无
尿浓缩功能	减退	正常
尿抗体包裹细菌检查	阳性	阴性
血清抗细菌"O"抗原抗体	阳性	阴性

3. 鉴别诊断

(1)尿道综合征 常见于女性,患者有尿频、尿急、尿痛及排尿不适等尿路刺激症状,但多次检查均无真性细菌尿。部分可能由于逼尿肌与膀胱括约肌功能不协调、妇科或肛周疾病、神经焦虑等引起,也可能是衣原体等非细菌感染造成。

(2)肾结核 本病膀胱刺激症状更为明显,一般抗生素治疗无效,尿沉渣可找到抗酸杆菌,尿培养结核分枝杆菌阳性,而普通细菌培养为阴性。尿结核分枝杆菌DNA的PCR检测、尿结核菌素IgG测定等快速诊断方法已逐渐用于临床,但尚需改进和完善。IVP可发现肾实质虫蚀样缺损等表现。部分患者伴有肾外结核,抗结核治疗有效,可资鉴别。但要注意肾结核常可能与尿路感染并存,尿路感染经抗生素治疗后,仍残留有尿路感染症状或尿沉渣异常者,应高度注意肾结核的可能性。

(3)慢性肾小球肾炎 慢性肾盂肾炎当出现肾功能减退、高血压时,应与慢性肾小球肾炎相鉴别。后者多为双侧肾脏受累。且肾小球功能受损较肾小管功能受损突出,并常有较明确的蛋白尿、血尿和水肿病史;而前者常有尿路刺激征,细菌学检查阳性,影像学检查可表现为双肾不对称性缩小。

【治疗】

(一) 一般治疗

急性发作时尽量卧床休息。体温过高者,给予降温处理。多饮水、勤排尿,饮水>2 000 mL/d。口服碳酸氢钠片,碱化尿液可减轻尿路刺激症状。

(二) 抗菌药物治疗

用药原则:①根据尿路感染的位置,是否存在复杂尿感的因素选择抗生素的种类、剂量及疗程。②选用致病菌敏感的抗生素。无病原学结果前,一般首选对革兰氏阴性杆菌有效的抗生素,尤其是首发尿路感染。治疗3 d症状无改善,应按药敏结果调整用药。③选择在尿和肾内浓度高的抗生素。④选用肾毒性小,不良反应少的抗生素。⑤单一药物治疗失败、严重感染、混合感染、耐药菌株出现时应联合用药。

1. 急性膀胱炎   对女性非复杂性膀胱炎,SMZ-TMP(800 mg/160 mg,2次/d,疗程3 d),呋喃妥因(50 mg,每8 h一次,疗程5~7 d),磷霉素(3 g单剂)被推荐为一线药物。这些药物效果较好,对正常菌群的影响相对小。由于细菌耐药的情况不断出现,且各地区可能有差别,应根据当地细菌的耐药情况选择药物。其他药物,如阿莫西林、头孢菌素类、喹诺酮类也可以选用,疗程一般3~7 d。不推荐喹诺酮类中的莫西沙星,因为该药不能在尿中达到有效浓度。

停服抗生素7 d后,需进行尿细菌定量培养。如结果阴性表示急性细菌性膀胱炎已治愈;如仍有真性细菌尿,应继续给予2周抗生素治疗。

2. 急性肾盂肾炎   首次发生的急性肾盂肾炎的致病菌80%为大肠埃希菌,在留取尿细菌检查标本后应立即开始治疗,首选对革兰氏阴性杆菌有效的药物。72 h显效者无须换药,否则应按药敏结果更改抗生素。

(1) 病情较轻者   可在门诊口服药物治疗,疗程10~14 d。常用药物有喹诺酮类(如氧氟沙星0.2 g,2次/d;环丙沙星0.25 g,2次/d或左氧氟沙星)、半合成青霉素类(如阿莫西林0.5 g,3次/d)、头孢菌素类(如头孢呋辛0.25 g,2次/d)等。治疗14 d后,通常90%可治愈。如尿菌仍阳性,应参考药敏试验选用有效抗生素继续治疗4~6周。

(2) 严重感染全身中毒症状明显者   需住院治疗,应静脉给药。常用药物,如氨苄西林1.0~2.0 g,每4 h一次;头孢噻肟钠2.0 g,每8 h一次,头孢曲松钠1.0~2.0 g,每12 h一次,左氧氟沙星0.2 g,每12 h一次。必要时联合用药。氨基糖苷类抗生素肾毒性大,应慎用。经过上述治疗若好转,可于退热后继续用药3 d再改为口服抗生素,完成2周疗程。治疗72 h无好转,应按药敏试验结果更换抗生素,疗程不少于2周。经此治疗仍有持续发热者,应注意肾盂肾炎并发症,如肾盂积脓、肾周脓肿、感染中毒症等。

3. 慢性肾盂肾炎   常为复杂性尿路感染,其治疗的关键是积极寻找并去除易感因素,慢性肾盂肾炎急性发作时的治疗原则同急性肾盂肾炎。抗菌治疗疗程要长,通常先用一种抗生素治疗2~4周,再更换另一种抗生素治疗,此为"车轮疗法"。若无效或者复查为再发,可在临睡前排尿后服用低剂量抗生素,每晚一次,连续6~12个月。慢性肾盂肾炎急性发作时的治疗原则同急性肾盂肾炎。

4. 无症状细菌尿   无症状性菌尿是否治疗目前存在争议。但对妊娠期妇女、学龄前儿童及有尿路梗阻等患者出现无症状细菌尿应予以抗生素治疗,并定期复查尿细菌培养。

5. 妊娠期尿路感染   宜选用毒性较小的抗菌药物,如阿莫西林、头孢菌素类、呋喃妥因等。孕妇的急性膀胱炎治疗时间一般为3~7 d。孕妇急性肾盂肾炎应静脉滴注抗生素治疗,可用半合成广谱青霉素或第三代头孢菌素,疗程为2周。反复发生尿感者,可用呋喃妥因行长程低剂量抑菌治疗。

(三)疗效评定

1. 治愈　症状消失,尿菌阴性,疗程结束后2周、6周复查尿菌仍阴性。
2. 治疗失败　治疗后尿菌仍阳性,或治疗后尿菌阴性,但2周或6周复查尿菌转为阳性,且为同一种菌株。

【预防】

1. 多饮水、勤排尿,是最有效的预防方法。
2. 注意会阴部清洁。
3. 尽量避免尿路器械的使用,必须应用时严格无菌操作。
4. 如必须留置导尿管,前3 d给予抗生素可延迟尿感的发生。
5. 与性生活有关的尿感,应与性交后立即排尿,并口服一次常用量抗生素。

> **助医考点**
> 尿路感染的分类、临床表现、辅助检查、诊断和鉴别诊断、治疗和预防。

问题分析与能力提升

患者,女性,30岁,尿频、尿急、尿痛1 d。1 d前出现尿频、尿急、尿痛,无发热和腰痛。

体格检查:血压120/70 mmHg,心率90次/min,律齐,心前区无杂音,肝肋下未触及,腹部移动性浊音阴性,双下肢无水肿。辅助检查:血常规:WBC 6.8×10^9/L;尿常规:pro(+),WBC(+);生化:Scr 86 μmol/L,BUN 4.5 mmol/L。B超:双肾大小形态正常。

分析:①该患者的临床诊断及诊断依据。②说明如何进行治疗和判断预后。

巩固练习题

1. 尿路感染的主要传染源是 ( )
   A. 葡萄球菌　　　　　　　B. 铜绿假单胞菌　　　　　　C. 感冒病毒
   D. 大肠埃希菌　　　　　　E. 结核分枝杆菌
2. 导尿管相关尿路感染方式是 ( )
   A. 顺行感染　　　　　　　B. 逆行感染　　　　　　　　C. 自发感染
   D. 双向感染　　　　　　　E. 血行感染
3. 鉴别上、下尿路感染最有意义的是 ( )
   A. 中段尿细菌培养阳性　　B. 尿路刺激症状　　　　　　C. 畏寒、发热、腰痛
   D. 肾小管浓缩功能正常　　E. 尿中白细胞管型
4. 尿路感染的诊断正确的是 ( )
   A. 尿细菌涂片发现白细胞　　　　　　　　　　　　　　　B. 尿细菌涂片发现有红细胞
   C. 耻骨联合上膀胱穿刺留取尿液培养的细菌菌落数≥10^3/mL　　D. 患者置管24 h出现尿频、尿痛症状
   E. 尿频、尿急、尿痛症状结合彩超检查结果
5. 女,38岁,反复发作腰痛,伴间歇性眼睑轻度水肿5年,3 d前又发作。查体:血压170/110 mmHg,尿蛋白(+),尿WBC 20~25个/HP,尿红细胞0~2个/HP,BUN 7.6 mmol/L,ESR 25 mm/h,尿培养一次为大肠埃希菌阳性,3次为阴性。尿比重1.012。最可能的诊断是 ( )
   A. 慢性肾小球肾炎　　　　B. 急性肾炎　　　　　　　　C. 慢性肾盂肾炎
   D. 高血压肾病　　　　　　E. 肾结核

第四节 急性肾损伤

急性肾损伤(acute kidney injury, AKI)是一组以肾功能急速下降为特点的临床综合征,主要表现为肾功能的快速下降及代谢废物的蓄积,其诊断有赖于血清肌酐(Scr)的升高和尿量的减少。它可发生于原有慢性肾脏病的患者,也可发生于既往无肾脏疾病者,以往被称为急性肾衰竭(acute renal failure, ARF)。AKI 的提出更强调对这一临床综合征的早期识别、及早治疗的重要性。据统计,住院患者中 AKI 发生率约 5%,在重症监护病房发病率高达 30%。尽管目前对 AKI 有了一定的认识,但仍无特效治疗手段,是肾脏病中急危重症的一种。

【病因和分类】

AKI 病因多样,根据病因发生的解剖部位不同可分为肾前性、肾性和肾后性三大类。肾前性 AKI 最常见,其常见病因包括血容量减少(如各种原因的液体丢失和出血)、有效动脉血容量减少和肾内血流动力学改变等。肾后性 AKI 的特征是急性尿路梗阻,梗阻可发生在尿路从肾盂到尿道的任一水平,若能够及时解除梗阻,则肾功能有可能很快恢复。肾性 AKI 有肾实质损伤,包括肾小管、肾间质、肾血管和肾小球性疾病(如急进性肾小球肾炎、急性肾小球肾炎等)导致的损伤。肾小管性 AKI 的常见原因是肾缺血或肾毒性物质(包括外源性毒素,如生物毒素、化学毒素、抗菌药、造影剂等和内源性毒素,如血红蛋白、肌红蛋白等)损伤肾小管上皮细胞,可引起急性肾小管坏死(acute tubular necrosis, ATN)。

【发病机制】

(一) 肾小管上皮损伤

肾小管上皮细胞是 AKI 的主要受损细胞。在缺血、毒素等损伤下,肾小管上皮细胞发生变性、凋亡、坏死、脱落。肾小管基底膜成为管腔内滤出液与管周间质之间的唯一屏障。通透性的增加导致肾小球滤过液的回渗。脱落的肾小管上皮细胞碎片结合 Tamm-Horsfall 蛋白和纤粘连蛋白,形成管型堵塞管腔,增加管腔内压力,并且从尿中排出,从而成为人类 AKI 的尿检特征之一。损伤的肾小管上皮通过释放肿瘤坏死因子-α(TNF-α)、单核细胞趋化蛋白-1(MCP-1)、白细胞介素-8(IL-8)、IL-6、IL-1β、转化生长因子 β(TGF-β)、活化 T 细胞表达与分泌调节因子(RANTES)等炎症和趋化因子参与炎症细胞的趋化与活化过程,导致炎症反应加重。此外,肾小管上皮细胞还可表达天然免疫反应受体(TLR-2 和 TLR-4)、补体,以及补体受体和共刺激分子,进一步调节 T 淋巴细胞的活化。敲除 TLR4 或 TLR2 基因在小鼠急性缺血/再灌注或毒性肾损伤模型中具有显著的保护作用。在产生和释放炎性介质并促进炎症反应之外,肾小管上皮细胞还可以表达主要组织相容性复合体 Ⅱ(MHC Ⅱ)分子从而向 T-淋巴细胞呈递抗原,或者通过表达共刺激分子如 B7-1 和 B7-2 与 T-淋巴细胞表面 CD28 相作用,促进后者细胞因子的释放。

(二) 微血管内皮损伤

在 AKI 的损伤性病变中,一个非常重要却往往被忽略的环节即为肾小管周围微血管(PTC)内皮的损伤。AKI 时,急性缺血/再灌注、各种毒素及炎症性损伤均会导致肾小管间质的微血管内皮功能及结构受损,通过以下机制加重微环境的缺血及炎症反应:产生血管收缩/舒张因子失衡致使局部血流量减少;表达趋化分子、黏附分子增加,引起白细胞黏附和聚集,微血栓形成,进一步减少血流量,并促进局部发生炎症反应;内皮表面多糖蛋白复合物丢失、细胞骨架肌动蛋白结构破坏、细胞间连接毁损,微血管通透性增加,液体外渗致肾间质水肿和加重炎症反应。在 AKI 的人类肾活检组织或动物模型的肾组织中,电子显微镜下可以观察到 PTC 内皮细胞肿胀、胞质内空泡形成、细胞损伤后的基底膜反应性增生、毛细管腔内炎症细胞的黏附、聚集及穿越。

(三)免疫炎症反应介导组织损伤

AKI 的免疫炎症反应由天然免疫和获得性免疫反应共同参与,二者在组织损伤与修复过程中均具有双刃剑效应,其复杂的调控网络远未阐明。天然免疫反应系统包括中性粒细胞、单核巨噬细胞、树突状细胞、自然杀伤细胞和自然杀伤 T 细胞。在 AKI 发生组织损伤时,肾小管上皮细胞发生损伤、坏死,释放大量促炎症因子,同时血管内皮受损,通透性增加,天然免疫反应的效应细胞以非抗原特异性的形式迅速趋化并迁移至损伤局部,吞噬坏死细胞,清除内源性抗原。然而,在此过程中炎症效应细胞进一步活化,释放大量炎性介质,导致炎症反应放大及肾小管上皮细胞进一步损伤和增殖受抑。因此,在 AKI 的急性细胞损伤阶段,天然免疫炎症反应成为重要的致病机制之一。获得性免疫反应系统由特异性抗原激活,包括树突状细胞的成熟与抗原呈递、T 淋巴细胞增殖与活化,以及 T-B 淋巴细胞之间的相互作用。在 AKI 时,获得性免疫反应发生略晚于天然免疫反应,但是在急性损伤期和修复期均具有重要的调控作用。近年来,针对 AKI 的炎症反应调控开展了大量的研究。总体而言,直接或间接控制炎症反应强度均可以显著减轻 AKI 动物模型的肾脏损伤程度,表现为血清肌酐水平的相对下降和肾小管坏死程度的减轻。

【病理】

由于病因及病变的严重程度不同,病理改变可有显著差异。人类 ATN,组织学检查显示肾小球正常,小管腔内存在一些管型,中度间质水肿。严重、持续的缺血性 ARF 光镜检查见肾小管上皮细胞片状和灶状坏死,从基底膜上脱落,肾小管管腔管型堵塞。管型由未受损或变性的上皮细胞、细胞碎片、Tamm-Horsfall 黏蛋白和色素组成。肾缺血严重者,肾小管基底膜常遭破坏。如基底膜完整性存在,则肾小管上皮细胞可迅速再生,否则上皮细胞不能再生。

肾毒性 ARF 形态学变化最明显的部位在近端肾小管的曲部和直部。肾小管上皮细胞坏死不如缺血性 ARF 明显。

【临床表现】

AKI 因病因及疾病病情不同,临床表现差异较大。当出现肾功能严重快速减退时,可表现出乏力、食欲下降、恶心、呕吐、少尿等症状;当出现容量过多时可出现急性左心衰表现,如呼吸困难、端坐呼吸、粉红色泡沫样痰、水肿等。AKI 的确诊主要基于特别是肌酐升高和尿量减少,并以此作为分期标准。

ATN 是 AKI 的常见类型,本篇以 ATN 详述 AKI 临床病程。典型 ATN 临床病程可分为 3 期,尽管缺血性和肾毒性因素在 ATN 病因中最为常见,但临床上常常多种因素共同存在。

(一)起始期

此期患者常遭受一些已知病因,如休克、缺血、脓毒血症和肾毒性作用等,但尚未发生明确的肾实质损伤,若能做到早期识别并及时纠正,常可恢复。但随着病情进展,肾小管上皮细胞发生明显损伤,GFR 快速下降,临床上急性肾衰竭综合征的临床表现变得明显,则进入维持期。

(二)进展期和维持期

进展期和维持期又称少尿期。典型病程为7~14 d,但也根据病情有所出入,数天至数周不等。此期,一般肾小球滤过率保持在低水平,多数患者表现为少尿(<400 mL/d)。但也有部分患者并不出现少尿,每日尿量在400 mL以上,称为非少尿型ARF,提示病情较轻,一般预后较好。随着肾功能减退,不论尿量是否减少,临床上均可出现尿毒症一系列表现。

1. ARF的全身并发症

(1)消化系统症状 食欲下降、恶心、呕吐、腹胀、腹泻等,部分患者可出现消化道出血。

(2)呼吸系统症状 因过度容量过重,常可出现呼吸困难、咳嗽、憋气、胸痛等症状,且易合并有感染。

(3)循环系统症状 常因尿少和未控制液体量导致体液集聚,出现高血压及心力衰竭、肺水肿表现;因尿毒症毒素蓄积、电解质紊乱、贫血及酸中毒引起各种心律失常及心肌病变。

(4)神经系统症状 若尿毒症毒素短期内上升过快,可出现意识障碍、躁动、谵妄、抽搐、昏迷等尿毒症脑病症状。

(5)血液系统症状 一般无明显贫血,但可有轻度贫血,或出血倾向。

(6)感染 是ARF常见且严重的并发症的并发症之一,若合并多脏器功能衰竭,可导致患者死亡。

2. 水、电解质和酸碱平衡紊乱 ①代谢性酸中毒:主要由于肾排酸能力减低所致,同时AKI时常常合并高分解代谢状态,使酸性产物明显增多;②高钾血症:原因包括肾排泄钾减少、酸中毒、组织分解过快等因素相关;③低钠血症:主要表现为水潴留引起的稀释性低钠。此外,还可表现为低钙、高磷血症等,但远不如慢性肾衰竭时明显。

(三)恢复期

随着肾小管细胞再生、修复,肾小管完整性可恢复,肾小球滤过率逐渐恢复正常或接近正常范围。此时,患者出现尿量恢复或增多,在不使用利尿剂的情况下,每日尿量可达3 000~5 000 mL。通常持续1~3周,继而逐渐恢复至正常尿量水平。与肾小球滤过率相比,肾小管上皮细胞功能(溶质和水的重吸收)的恢复相对延迟,常需数月后才能恢复。少数患者可遗留不同程度的肾脏结构和功能缺陷。

【诊断和鉴别诊断】

(一)诊断

急性肾损伤主要表现为肾功能的快速下降及代谢废物的蓄积,其诊断有赖于血清肌酐(Scr)的升高和尿量的减少。AKI的诊断标准从最初的2002年的RIFLE标准,到2004年的AKIN标准,目前常用的是2011年改善全球肾脏病预后组织(KDIGO)标准。KDIGO提出的AKI标准仍采用Scr和尿量作为主要指标,符合以下情况之一者即可诊断AKI:①48 h内Scr升高≥26.5 μmol/L (0.3 mg/dL);②Scr升高超过基础值的1.5倍及以上,且明确或经推断上述情况发生在7 d之内;③尿量减少<0.5 mL/(kg·h),且时间持续6 h以上。KDIGO指南将AKI分为3期,当患者的Scr和尿量符合不同分期时,采纳最高分期。详见表5-3。

AKI的诊断包括3个步骤:①鉴别急性还是慢性,需警惕慢性肾脏病基础上的急性加重;②分析病因;③对于肾性AKI需寻找确切病因。

(二)鉴别诊断

AKI首先需与慢性肾脏病相鉴别,结合病史、肾脏体积与结构、是否贫血、有无高磷血症、低钙血症、继发性甲状旁腺功能亢进等情况,一般不难诊断,必要时可考虑肾穿刺明确,同时需注意肾穿刺风险增大可能。其次应除外肾前性和肾后性原因。在确定为肾性因素后,还应明确病变部位在肾小球、肾血管还是肾间质病变。但临床上常常多种因素同时存在,治疗方案应注意个体化调整。

表5-3 急性肾损伤分期

期别	肾小球功能指标(Scr)	尿量指标
1期	升高≥26.5 μmol/L(0.3 mg/dL)或升高1.5~1.9倍	<0.5 mL/(kg·h),时间6~12 h
2期	升高2.0~2.9倍	<0.5 mL/(kg·h),时间≥12 h
3期	升高≥353.6 μmol/L(4 mg/dL),或需要启动肾脏替代治疗,或年龄<18岁,估计GFR降低到<35 mL/min,或升高≥3倍	<0.3 mL/(kg·h),时间≥24 h 或无尿≥12 h

1. ATN与肾前性少尿鉴别

(1)补液试验 肾前性AKI发病前多有容量不足、体液丢失等病史,查体发现皮肤或黏膜干燥、低血压、颈静脉充盈不明显者,应首先考虑肾前性少尿,此时,可试用输液(5%葡萄糖注射液或0.9%氯化钠注射液200~250 mL)和注射袢性利尿药(呋塞米40~100 mg),以观察输液后循环系统负荷情况。如果补足血容量后血压恢复正常,尿量增加,则支持肾前性少尿的诊断。但如果低血压时间过长(特别是老年人伴心功能欠佳时),一般合并有肾实质损害,补液后可无明显尿量增多。

(2)尿液诊断指标 见表5-4。

表5-4 鉴别肾前性及ATN的尿液诊断指标

诊断指标	肾前性	ATN
尿沉渣	透明管型	棕色颗粒管型
尿比重	>1.020	<1.010
尿渗透压(Osm/kg H_2O)	>500	<300
尿钠浓度(mmol/L)	<20	>40
肾衰指数[a]	<1	>1
钠排泄分数[b](%)	<1	>1

注:a,肾损指数=尿钠/(尿肌酐/血肌酐)。b,钠排泄分数=(尿钠/血钠)/(尿肌酐/血肌酐)×100%

2. ATN与肾后性尿路梗阻鉴别 有结石、肿瘤或前列腺肥大病史患者,突发完全无尿或间歇性无尿;肾绞痛,胁腹或下腹部疼痛;肾区叩击痛阳性;如膀胱出口处梗阻,则膀胱区因积尿而膨胀,叩诊呈浊音均提示存在尿路梗阻的可能。超声显像和X射线检查等可帮助确诊。

3. ATN与其他肾性ARF鉴别 肾性ARF可见于急进性肾小球肾炎、急性间质性肾炎及全身性疾病的肾损害如狼疮肾炎、过敏性紫癜性肾炎等。肾病综合征有时亦可引起ARF。此外,系统性血管炎、血栓性微血管病如溶血尿毒症综合征、恶性高血压及产后ARF等也会引起。ARF通常根据各种疾病所具有的特殊病史、临床表现、化验异常及对药物治疗的反应可做出鉴别诊断。肾活检常可帮助鉴别。

【实验室和其他检查】

(一)血液检查

可有血肌酐和尿素氮快速进行性升高,血肌酐每日平均增加≥44.2 μmol/L,高分解代谢者上升速度更快,每日平均增加≥176.8 μmol/L。血清钾浓度升高,常大于 5.5 mmol/L。血 pH 值常低于 7.35。碳酸氢根离子浓度多低于 20 mmol/L。血清钠浓度正常或偏低。血钙降低,血磷升高。可有轻度贫血,一般无明显严重贫血表现,若出现严重贫血,需考虑合并其他因素。

血浆尿素氮(mg/dL)与肌酐(mg/dL)的比值正常为(10~15):1。肾前性少尿时由于肾小管功能未受损,低尿流速率导致肾小管重吸收尿素增加,使肾前性少尿时血浆 BUN/Cr 比例增加,可达 20:1 或更高。BUN/Cr 比值增加应注意排除消化道出血及其他应激状态伴有的尿素氮产生增多的情况。而急性肾小管坏死患者因肾小管重吸收尿素氮的能力下降,一般比值小于(10~15):1。

(二)尿液检查

根据 AKI 的病因不同,尿检结果可有明显差异。肾前性 AKI 一般无尿蛋白和血尿,但可见少量透明管型。ATN 时可有少量蛋白尿,多为(±)~(+),且常以小分子蛋白为主。尿沉渣检查可见肾小管上皮细胞、上皮细胞管型和颗粒管型及少许红、白细胞等;由于肾小管重吸收功能减退,尿比重降低且较固定,多在 1.015 以下,尿渗透压<350 mOsm/(kg·H_2O),尿与血渗透浓度之比低于 1.1;尿钠含量增高,滤过钠排泄分数>1%。应注意尿液指标检查必须在输液、使用利尿药、高渗药物前进行,否则会影响结果。肾小球疾病导致 AKI 时可出现大量蛋白尿或血尿,且以畸形红细胞为主。急性间质性肾炎(AIN)时也可表现为少量小分子蛋白尿,一般血尿少见,可有轻度白细胞尿,当药物引起 AIN 时尿中可出现少量嗜酸细胞。肾后性 AKI 尿检多不明显,可有蛋白尿及血尿,合并感染时可有白细胞。

(三)影像学检查

泌尿系超声检查对排除尿路梗阻很有帮助,由于其无创、简单易行特性,常作为首选检查,必要时需进一步完善 CT 检查显示是否存在着与压力相关的扩张。若高度怀疑梗阻疾病,可考虑作逆行性肾盂造影。CT 血管造影、MRI 或放射性核素检查对了解血管病变很有帮助,但需警惕造影剂加重肾损伤风险。

(四)肾活检

肾活检是 AKI 鉴别诊断的重要手段。在排除了肾前性及肾后性原因后,若仍不能明确致病原因,可考虑行肾活检,活检结果可确定包括急性肾小球肾炎、系统性血管炎、急进性肾炎及急性过敏性间质性肾炎等肾脏疾病。

【治疗】

1. 纠正可逆的病因 纠正可逆病因是早期干预治疗急性肾损伤的重要措施。停用影响肾灌注或肾毒性的药物;对于各种严重外伤、心力衰竭、急性失血等情况均应进行相关治疗,根据具体情况选择适宜治疗措施,包括输血、扩容,补充血容量、控制休克、抗感染治疗等。

2. 维持体液平衡 对于 AKI 患者,应当监测出入量变化,维持液体平衡。每日补液量应为显性失水量加上非显性失液量,再减去机体内生水量。由于个体状态不同,非显性失液量和内生水量存在较大差异,临床上计算每日大致的入液量,可按前日尿量加 500 mL 计算。对于发热患者,可适当增加补液量只要体重不增加可增加进液量。

既往学者曾应用小剂量多巴胺[0.5~2.0 μg/(kg·min)],认为它可扩张肾血管,改善肾灌注,增加肾血浆流量而增加尿量,但没有循证医学证据表明在防治 ARF 进程中有效。此外,由于多巴胺对心脏和其他器官的药理作用,临床应用过程中会使心律失常、心肌缺血、肠缺血等风险增加,目前临床上并不推荐使用。

对于水钠潴留患者,尽管应用袢利尿药可能会增加尿量,从而有助于清除体内过多的液体,达到减轻水肿的效果,但在一项大剂量呋塞米的随机、双盲、安慰剂对照的多中心试验中证实,应用袢利尿剂对已发生的需透析的 ARF 患者生存率和肾功能恢复无效。因此若临床应用袢利尿剂后尿量并不增加时,应避免继续大剂量使用,以减少不良反应的发生。

3. 饮食和营养　AKI 时多存在高分解代谢状态,因此补充营养以维持机体的营养状况和代谢水平,有助于损伤细胞的修复和再生,可提高长期生存率。AKI 患者每日所需能量应达到每公斤体重 35 kcal (147 kJ),主要由碳水化合物和脂肪供应;蛋白质的摄入量应限制为 0.8 g/(kg·d),对于有高分解代谢或营养不良及接受透析的患者蛋白质摄入量可适当放宽。尽可能地减少钠、钾、氯的摄入量。对于不能经口摄入的患者,需考虑静脉营养补充必需氨基酸及葡萄糖等。

4. 高钾血症　若血钾超过 6.5 mmol/L,心电图可表现为 QRS 波增宽等明显的变化,此时易出现恶性心律失常,严重时出现心动过缓,甚至猝死,应紧急处理。停用一切能够引起高钾食物或药物,治疗措施包括:①应用利尿剂(如袢利尿剂,避免应用潴钾利尿剂)增加尿液排钾,若效果不佳,可适当重复,但应避免盲目大剂量使用;②钙剂(10% 葡萄糖酸钙 10~20 mL)稀释后静脉缓慢(5 min)注射;③11.2% 乳酸钠或 5% 碳酸氢钠 100~200 mL 静脉滴注,以纠正酸中毒并同时促进钾离子向细胞内流动;④50% 葡萄糖溶液 50~100 mL+普通胰岛素 6~12 U 缓慢地静脉注射,可促进糖原合成,使钾离子向细胞内移动;⑤口服离子交换(降钾)树脂(15~30 g,每日 3 次)。以上措施无效或为高分解代谢型 ATN 的高钾血症患者,透析是最有效的治疗。

5. 代谢性酸中毒　应当及时纠正,对于轻症患者,可口服碳酸氢钠片(每次 1 g,每日 3 次),如 HCO_3^- 低于 15 mmol/L,可选用 5% 碳酸氢钠 100~250 mL 静脉滴注。对于严重酸中毒患者,应立即开始透析。

6. 感染　AKI 的常见并发症,也是导致患者死亡主要原因之一。对于合并感染者,应尽早使用抗生素,根据细菌培养和药物敏感试验选用对无肾毒性或肾毒性低的抗生素,并按根据肌酐清除率调整剂量。

7. 对脓毒血症合并急性肾衰竭患者的一些干预性治疗　包括针对存在的血管内皮细胞损伤,肾小球内微血栓的抗凝;维持平均动脉血压≥65 mmHg;维持血细胞比容≥30%;严格控制血糖;在脓毒血症难治性休克患者适度应用糖皮质激素及尽可能缩短机械通气时间,均为降低脓毒血症 ARF 死亡率的治疗措施。

8. 透析疗法　对于明显的尿毒症综合征,包括心包炎和严重脑病、高钾血症、严重代谢性酸中毒、容量负荷过重对利尿药治疗无效者都是透析治疗的指征。对非高分解型且尿量不少的患者,可试行内科综合治疗。

AKI 进展至急性肾衰竭阶段可考虑透析治疗,治疗方法包括间歇性血液透析(IHD)、连续性肾脏替代治疗(continuous renal replacement therapy,CRRT)或腹膜透析(PD)。其中血液透析的优点是代谢废物的清除率高、治疗时间短,但易有心血管功能不稳定和症状性低血压,且需要应用抗凝药,对有出血倾向的患者增加治疗的风险。CRRT 包括连续性动静脉血液滤过(CAVH)和连续性静脉血液滤过(CVVH)等一系列方法,适用于多器官功能衰竭患者,具有血流动力学稳定,每日可清除水

10~14 L或更多,保证了静脉内高营养。但要注意监护,注意肝素用量。目前关于AKI时的肾脏替代治疗的时机、剂量、模式等仍存在较多争议,反对者认为早期进行RRT治疗并不能提高死亡率,但对于重症AKI仍建议早期开始RRT治疗,目的在于尽早清除体内过多水分、毒素;纠正高钾血症及代谢性酸中毒以稳定机体内环境平衡;有助于液体、热卡、蛋白质及其他营养物质的补充;同时有利于肾损伤细胞的修复和再生。腹膜透析无须抗凝和很少发生心血管并发症,适合于血流动力学不稳定的患者,但其透析效率较低,且有发生腹膜炎的危险,在重症ARF应用较少。

9. 多尿的治疗　多尿开始时,由于肾小球滤过率尚未恢复,肾小管的浓缩功能仍较差,治疗仍应维持水、电解质和酸碱平衡,控制氮质血症和防止各种并发症。已施行透析的患者,仍应继续透析。多尿期1周左右后可见血肌酐和尿素氮水平逐渐降至正常范围,饮食中蛋白质摄入量可逐渐增加,并逐渐减少透析频率直至停止透析。

10. 恢复期的治疗　一般无须特殊处理,定期随访肾功能,预防感染,避免使用对肾有损害的药物等。

【预后】

近年调查显示无论是需透析的或无须透析的ARF死亡率有下降趋势。ATN的结局与合并症的严重程度密切相关,例如无并发症的ATN病死率为7%~23%,而手术后或危重病合并多器官功能衰竭的ATN病死率高达50%~80%,病死率随衰竭器官数的增加而增加。ARF如能存活出院,长期存活率好。近年研究发现有部分ARF、患者肾功能不能完全恢复,特别是原有CKD的患者,这也是导致ESRD的一个主要原因。

【预防】

积极治疗原发病,及时发现导致急性肾小管坏死的危险因素并加以去除,是防止发生ARFr的关键。在老年人、糖尿病、原有CKD及危重病患者,尤应注意避免肾毒性药物、造影剂、肾血管收缩药物的应用及避免肾缺向和血容量缺失。高危患者若必须造影检查应注意水化。

> **助医考点**
> 肾损伤的病因、临床表现、诊断、治疗。

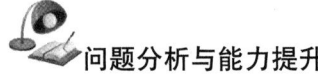问题分析与能力提升

谢某,男,54岁,因"恶心、呕吐9 d,发现肾功能异常4 h"就诊。9 d前大量饮酒后出现恶心、呕吐,并有乏力及饱胀感,进食减少,无饥饿感,排尿减少,持续约2 d,自服"奥美拉唑""健胃消食片"等药物,后症状改善。2 d后家属发现面色发黄,伴有低热,自服"阿莫西林0.25 g",每次4~8片,服药4 d后热退,但面色仍发黄。至医院就诊,化验尿常规提示隐血(±),尿蛋白阴性,肾功能检查提示尿素31.63 mmol/L,肌酐887 μmol/L,血红蛋白160 g/L,血钾4.7 mmol/L。2个月前在该院体检,体检结果大致如下:血压150/93 mmHg,血红蛋白157 g/L,双肾、输尿管、膀胱未见明显异常,腹部彩超提示脂肪肝;尿常规提示尿蛋白及尿隐血均阴性,尿素6.9 mmol/L,肌酐69 μmol/L。既往高血压病史4年,间断服用"拉西地平片""氯沙坦"等药物,血压未规律监测。无手术史,无外伤史。否认糖尿病史。

请问,该患者的诊断考虑什么?您认为,该患者下步诊疗方案如何?

第五节　慢性肾衰竭

慢性肾衰竭(chronic renal failure,CRF)为各种慢性肾脏病(chronic kidney disease,CKD)持续进展的共同结局,是发生在各种慢性肾脏病的基础上,缓慢出现肾功能减退,导致代谢产物潴留,水、

电解质、酸碱平衡紊乱及全身各系统症状的一种常见临床综合征。

【定义和分期】

慢性肾脏病是指各种原因引起的肾脏结构和功能障碍≥3月,包括各种原因引起的慢性肾脏结构和功能障碍(肾脏损害病史大于3个月),包括肾GFR正常和不正常的病理损伤、血液或尿液成分异常,及影像学检查异常,或不明原因GFR下降[<60 mL/(min·1.73m^2)]超过3个月,即为CKD。

既往依据肾功能损害的程度分为4期(表5-5)。

表5-5 肾功能损害程度分期

分期	Ccr(mL/min)	血Scr(μmol/L)	血BUN(mmol/L)	症状
肾贮备能力下降期(代偿期)	50~70	正常	正常	无症状
氮质血症期(失代偿期)	50~25	<450	>7.1	轻度贫血、多尿、夜尿
肾衰竭期	25~10	450~707	17.9~28.6	贫血、夜尿多、水电解质失调,轻度胃肠道、心血管和中枢神经症状
尿毒症期	<10	>707	>28.6	严重的全身各系统症状及水、电解质、酸碱平衡紊乱

目前国际公认的慢性肾脏病分期主要依据美国肾脏基金会指定的指南分为1~5期(表5-6)。其目的在于早期识别和防止CKD,同时将终末期肾病的标准放宽,有助于及时识别及诊治慢性肾衰竭。

表5-6 依据GFR标准的CKD分期

分期	GFR(mL/min)	描述
G1	≥90	正常或升高
G2	60~89	轻度下降
G3a	45~59	轻至中度下降
G3b	30~44	中至重度下降
G4	15~29	重度下降
G5	<15	肾衰竭

越来越多的研究表明,慢性肾脏病的病因分类和白蛋白尿分级对肾脏病预后及死亡率有重大关系。目前多数学者观点认为影响慢性肾脏病不良预后的因素包括:慢性肾脏病病因;GFR分期;尿白蛋白分级;其他危险因素和合并症。CKD根据GFR分期和白蛋白尿分级进行危险分层,又可分为低危、中危、高危和极高危4类,这里不做过多介绍。

慢性肾脏病包含了疾病进展的整个过程,随着疾病进展,GFR水平逐渐下降,最终进展至终末期肾脏病,慢性肾衰竭则代表CKD病程中失代偿期的阶段,主要为CKD 4~5期。本篇主要讲解慢性肾衰竭。

【病因和发病机制】

(一)流行病学

CKD是一种常见的慢性疾病,据2013年调查数据,我国总患病率为10.8%,不同国家和地区的CKD患病率和流行率不同,国外数据显示,高收入国家的CKD患病率一直在11%左右。任何能够导致泌尿系统结构或功能损害的疾病均可引起肾衰,肾衰竭病因主要有原发性肾小球肾炎、高血压肾小动脉硬化、糖尿病肾病、继发性肾小球肾炎、肾小管间质病变(慢性肾盂肾炎、慢性尿酸性肾病、梗阻性肾病、药物性肾病等)、缺血性肾病、遗传性肾病(多囊肾、遗传性肾炎)等。在发达国家,糖尿病肾病占据首要地位,但在我国,其发病率仅次于肾小球肾炎,且近年也有明显增高趋势。

(二)发病机制

1. 健存肾单位学说 当肾单位破坏到一定数量,为维持机体正常的需要,剩下的"健存"肾单位的排泄负荷增加,因而代偿性地发生肾小球毛细血管的高灌注、高压力和高滤过(肾小球内"三高"),肾小管各种功能也可根据代偿需要而相应改变。上述"三高"使血管内皮细胞完整性遭受破坏,肾小球内微血栓、微血管瘤形成,肾小球通透性增加,导致肾小球硬化而丧失功能,健存肾单位进一步减少,肾功能逐渐减退,最终发展成为尿毒症。

2. 矫枉失衡学说 慢性肾衰竭时体内积聚的物质并非都是肾清除减少所造成的,由于肾小球滤过率下降,导致体内代谢失去平衡,为了矫正不平衡,健存肾单位对多种物质进行了代偿调节,在调节过程中却引起了新的失衡和损害,即矫枉失衡。如当GFR<30 mL/min时,尿磷减少,血磷增高,磷阻止钙的吸收,导致血钙降低,高磷低钙刺激甲状旁腺分泌甲状旁腺素(PTH),PTH抑制肾小管重吸收磷,使血磷下降。但是随着肾单位的进一步减少,血磷再度升高,导致继发性甲状旁腺功能亢进,PTH持续升高,促使骨钙游离到血中,引起骨质脱钙、肾性骨病、转移性钙化和周围神经病变等。

尿毒症症状的产生是多种因素综合作用的结果,主要与水、电解质和酸碱平衡失调、内分泌功能障碍和尿毒症毒素蓄积有关。尿毒症毒素是指由于残存肾单位不能充分排泄代谢废物,不能充分降解某些内分泌激素,致使其在体内蓄积引起某些尿毒症症状的物质,根据分子量的大小,可分为以下3类:①小分子物质(相对分子质量<500),如钾、磷、尿素、胺类、尿酸、胍类和吲哚类等蛋白质代谢废物;②中分子物质(相对分子质量500~5 000),包括蛋白质类,多肽类等,如PTH;③大分子物质(相对分子质量>5 000),如β_2微球蛋白、生长激素、胰高血糖素、溶菌酶等。上述物质均对人体有害,血中毒素水平异常升高,从而引起尿毒症的各种症状。

【临床表现】

国内CKD知晓率不足20%,肾衰早期除肾功能指标升高外,多无临床症状,或仅表现为肢体水肿、食欲下降、泡沫尿、血压升高等非特异症状;但当疾病进展到不能满足机体最低需求时,各种临床症状就会表现出来。

(一)水、电解质和酸碱平衡失调

1. 代谢性酸中毒 肾功能衰竭时酸性代谢产物潴留,肾小管重吸收碳酸氢盐减少,合成氨、排泄氢离子的功能减退,血HCO_3^-浓度下降,从而导致代谢性酸中毒。一般酸中毒程度与肾衰程度相对应,多数患者可耐受轻度或慢性酸中毒,但当二氧化碳结合力<13.5 mmol/L 时,可以表现出较明显症状,如食欲不振、恶心、呕吐、虚弱乏力、呼吸深长等,多数认为与酸性环境导致酶活性受抑制相关。

2. 水钠潴留　由于肾脏代谢能力下降,常常存在水钠潴留,进而导致稀释性低钠血症,主要为水肿或浆膜腔积液;或表现为容量负荷性高血压,严重时出现心力衰竭。

3. 高钾血症　慢性肾衰竭时由于肾脏排钾能力下降,极易出现高钾血症,尤其当摄入增加、应用潴钾利尿剂或合并代谢性酸中毒时更易发生。轻度高钾血症可无临床表现或仅表现为乏力、嗜睡、肌无力或肌肉麻痹等非特异症状,但严重高钾血症可能导致恶性心律失常,甚至出现心搏骤停或猝死。

4. 钙磷代谢失调　主要表现为高磷血症、低钙血症和继发性甲状旁腺功能亢进。随着肾衰竭的持续进展,肾脏排磷逐渐减少,血磷蓄积导致高磷血症,升高的血磷会与血钙结合成磷酸钙沉积于组织中,使血钙消耗导致低钙血症;另外,血磷升高会抑制近曲小管生产骨化三醇减少,而后者是维持血钙正常的主要因素,其不足会导致血钙浓度降低,低钙又促使甲状旁腺分泌甲状旁腺激素(PTH),PTH 可减少肾小管对磷的重吸收量减少,使尿磷排出增加,从而降低血磷浓度。通过此种调节机制,在肾衰的早期,血磷尚能维持正常范围,但 PTH 多已升高;随着病情进展,血磷不能代偿调节,从而表现出各种临床症状。

5. 高镁血症　当 GFR<20 mL/min 时,由于肾排镁减少,常有轻度高镁血症。患者通常无任何临床症状,但不宜使用含镁的药物。

(二)心血管系统表现

心血管疾病是慢性肾衰竭患者最常见的死因,主要表现如下。

1. 高血压　大部分患者有不同程度的高血压,随着 CKD 的进展,高血压发生率逐渐升高,原因考虑与水钠潴留、肾素-血管紧张素系统激活及舒血管因子减少相关。高血压会加速肾脏病进展,并可引起心肌肥厚、动脉硬化和心力衰竭。

2. 心力衰竭　发生机制主要与水钠潴留、高血压及心肌病变相关,且随着肾功能衰竭进展,发生率明显升高。

3. 尿毒症性心肌病　可能与尿毒症毒素作用及贫血等因素相关,可表现为冠心病及各型心律失常。

4. 血钙钙化和动脉粥样硬化　由于钙磷代谢失衡,导致钙分布异常,引起血管钙化异常,表现为全身多处血管钙化;也有观点认为与脂代谢紊乱相关。

5. 心包病变　心包积液较为常见,且多为血性,原因与尿毒症毒素蓄积、低蛋白血症、水钠潴留等因素相关。心包炎可分为尿毒症性或透析相关性心包炎。前者已少见,后者可见于透析不充分者。

(三)消化系统表现

通常是 CKD 最早的表现,可表现为食欲不振、恶心、呕吐及口腔有尿味,原因考虑与尿毒症毒素蓄积导致胃肠黏膜及运动异常有关。消化道出血也很常见,多由于胃黏膜糜烂或消化性溃疡导致。

(四)血液系统表现

主要表现为肾性贫血和出血倾向,前者多为正细胞正色素性贫血,且随着肾功能衰竭进展,贫血程度逐渐加重,病因主要考虑与肾脏产生的红细胞生成素减少相关;后者考虑与血小板功能下降有关,轻者表现为皮肤及黏膜出血,严重时可发生内脏出血。

(五)蛋白质、糖类、脂类和维生素代谢异常

肾衰竭患者多存在体内蛋白质高代谢状态,同时优质蛋白合成减少,表现为负氮平衡,且肾脏排出能力下降,在体内表现为氮质血症、低蛋白血症、营养不良等。糖类代谢异常分为糖耐量降低和低血糖症两种,以前者多见,病因考虑与胰高血糖素水平升高、胰岛素受体障碍等相关,但一般无明显主观症状。CKD患者常常合并高脂血症,大多数表现为轻至中度高三酰甘油血症,维生素代谢紊乱亦常见,病因与摄入不足及体内酶活性下降有关。

(六)呼吸系统表现

由于水钠潴留和酸中毒导致呼吸功能障碍,表现为呼吸困难、气短等,严重时表现为深大呼吸。体液可存在于浆膜腔中,表现为各种积液。由尿毒症毒素蓄积引起的肺泡毛细血管渗透性增加和肺淤血,可引起"尿毒症肺水肿",在肺部X射线片上可为"蝴蝶翼"征。

(七)神经精神系统

早期症状一般无特异性,表现为疲乏、注意力不集中等,尿毒症时可能出现"尿毒症脑病",表现为反应淡漠、谵妄、惊厥、昏迷、精神异常等。也可表现出周围神经病变,以感觉神经障碍为主,最常见为肢端袜套样感觉迟钝或丧失,或出现感觉异常或神经兴奋性增加,也可有肌肉无力、肌萎缩表现。

(八)内分泌功能紊乱

由于肾脏存在一部分内分泌功能,肾衰竭时也可出现部分内分泌紊乱表现,如肾脏本身功能紊乱,如 EPO、$1,25-(OH)_2D_3$ 缺乏、肾素-血管紧张素Ⅱ分泌过多等;其他如糖耐量异常、胰岛素抵抗或代谢减少、下丘脑-垂体功能紊乱、甲状旁腺功能紊乱等。

(九)骨骼病变

CKD患者常常出现为矿物质异常、骨病、血管钙化等临床综合征,简称慢性肾脏病-矿物质与骨代谢异常(CKD-Mineral and Bone Disorder,CKD-MBD),主要表现为高磷、低钙、继发性甲状旁腺功能亢进、异位钙沉积等,可出现皮肤瘙痒、肢体抽搐、骨质疏松、血管钙化等临床症状。肾衰竭时表现出骨矿化和代谢异常,合称为肾性骨营养不良,可分为高转化性骨病、低转化性骨病和混合性骨病,以高转化性最为常见。

【诊断和鉴别诊断】

(一)诊断

结合病史、肾功能检查结果及相关临床表现等,慢性肾衰竭诊断并不困难。但对于病史不明、临床表现复杂、疾病进展迅速等患者,需与急性肾损伤相鉴别,因此临床医师应该仔细询问病史并详细查体,并重视疾病演变情况,以期尽早明确诊断,防止误诊,避免AKI进展为慢性肾衰竭。是否存在贫血、钙磷代谢失调、PTH升高、肾脏体积缩小、实质回声不均匀等有助于与急性肾损伤的鉴别,必要时可考虑行肾脏组织穿刺明确诊断。

(二)鉴别诊断

慢性肾衰竭主要与急性肾损伤相鉴别,一般根据病史长短即可鉴别,对于病史不详患者,可完善检查明确有无肾性贫血、高磷血症、低钙血症、继发PTH升高、肾脏体积缩小等鉴别。此时需注意,对于糖尿病肾病、骨髓瘤肾损害、多囊肾、淀粉样变性等患者,一般并不出现肾脏体积缩小。

对于原已存在肾脏损害,病程中合并急性加重因素,此时急性肾损伤较为突出,其发展过程符

合急性肾损伤演变过程,则可称为"慢性肾损伤基础上的急性肾损伤"(acute on chronic renal failure),此时应按照急性肾损伤处理。

【治疗】

(一)早期防治对策和措施

早期诊断、积极治疗原发病和避免进展因素,是防治慢肾衰的基础,也是保护残余肾功能和延缓肾衰竭进展的关键。

首先强调的是提高对CKD的早期识别,重视基础资料的获取,仔细询问病史、详细查体并完善对肾功能指标的检查。随着年龄的增长,肾功能指标逐步下降,因此,即使对于正常人群,也需每年评估一次肾脏功能,对于高危人群,筛查频率应该相应提高,争取做到早期识别并积极治疗。对于符合CKD标准的患者,应当采取积极措施延缓进展和治疗肾衰并发症。CKD的一体化治疗可以防止病情发展,延缓进展,减少GFR下降引起的各种并发症,降低心血管疾病发生风险,提高生存期及生活质量。其治疗策略应包括坚持病因治疗,避免和去除疾病加重的因素,阻断或抑制肾单位损害渐进性发展的途径,保护残余肾功能。结合国内外指南或专家共识,建议对患者血压、血糖、尿蛋白定量、GFR下降速度、血肌酐上升速度等指标,应控制在"理想范围",详见表5-7。

表5-7 各指标控制范围

项目	理想范围
血压	
CKD 1~4期	<130/80 mmHg
CKD 5期	<140/90 mmHg
血糖(糖尿病患者)	
空腹	5.0~7.2 mmol/L
睡前	6.1~8.3 mmol/L
HbA1c(糖尿病患者)	<7.0%
蛋白尿	<0.5 g/24 h
GFR下降速度	<4 mL/min 每年
血肌酐升高速度	<50 μmol/L 每年

具体治疗措施如下:

1. 严格控制高血压 持续有效地控制高血压对保护靶器官和延缓肾衰竭进展具有重要作用,目前认为CKD 1~4期患者血压应控制在130/80 mmHg以下,对于CKD 5期及血液透析或腹膜透析患者,血压应控制在140/90 mmHg以下。但过度强调血压控制又可导致心脑血管事件的发生率增加,因此还需注意个体化治疗。因ACEI和血管紧张素Ⅱ受体拮抗剂(ARB)类药物扩张出球小动脉,具有独特的减少肾小球高滤过、降蛋白尿的作用,同时还具有抗氧化、减轻肾小球基底膜受损害、减少系膜基质沉积的作用,另外还可减轻心肌重构,从而减少心血管事件的发生,一般作为CKD合并高血压的首选药物,但亦需注意在肌酐高于3 mg/dL时避免使用,以避免肾灌注减少导致肾功能指标进一步升高。

2. 严格控制血糖 维持糖尿病合并 CKD 患者空腹血糖在 5.0～7.2 mmol/L，HbA1c<7.0%，能够延缓 CKD 进展速度，但仍需注意个体化治疗，避免过于强调血糖控制导致低血糖风险。

3. 控制蛋白尿 多项研究数据表明，大量蛋白尿提示 CKD 进展迅速，将尿蛋白控制在 0.5 g/24 h 以内，可明显延缓病程进展速度、延缓进入 ESRD，并可提高生存率。

4. 其他 如纠正贫血、调整脂代谢紊乱、戒烟、避免感染等，均对残余肾功能具有一定保护作用。

（二）营养治疗

营养治疗是 CKD 治疗的重要环节，主要包含以下内容：

1. 优质低蛋白饮食 减少蛋白质能使含氮废物生成减少，减轻临床症状及相关并发症。一般建议非糖尿病肾病患者在 CKD 1～2 期每日蛋白摄入量为 0.8 g/kg，CKD 3 期开始低蛋白饮食，控制每日蛋白摄入量 0.6 g/kg。糖尿病肾病患者从发现显性蛋白尿即开始限制蛋白尿摄入，每日量为 0.8 g/kg；一旦出现 GFR 下降，则降至 0.6 g/(kg·d)，其中优质蛋白含量应占到 50% 以上。在经济条件允许情况下，低蛋白饮食可配合适量必需氨基酸和/或 α 酮酸。

2. 摄入充足热量 无论何种饮食方案，均需保证充足热量，一般为 30～40 kcal/(kg·d)，充足的热量供应能够减少蛋白质的分解，从而减少氮质废物的产生。

3. 其他 补充维生素、叶酸等营养素，同时限制钠、钾、磷的摄入，根据患者个体状态采取个体化方案。

（三）慢性肾衰竭的药物治疗

1. 纠正酸中毒和水、电解质失衡

（1）代谢性酸中毒 如酸中毒不严重，可口服碳酸氢钠每次 1～2 g，3 次/d。当酸中毒严重，尤其伴有昏迷或深大呼吸时，应静脉补碱，一般先将 HCO_3^- 提高到 17.1 mmol/L。治疗过程中注意动态监测，避免输注过多、过快，导致心力衰竭、低钙血症、脑白质脱髓鞘等情况的发生。

（2）水钠潴留 肾衰竭患者水钠潴留极为常见，应限制盐和水的摄入，一般氯化钠摄入量不超过 6～8 g/d，有明显水肿、高血压等时应更严格。针对水肿，可应用袢利尿剂，如呋塞米；噻嗪类利尿剂对肾衰竭患者一般作用有限；保钾利尿剂应尽量避免使用。对于顽固性水肿或伴有严重浆膜腔积液、急性心力衰竭、肺水肿等情况时可考虑血液透析或血液滤过治疗。对于轻中度低钠血症患者，需仔细分析其病因对症治疗，避免矫枉过正。

（3）高钾血症 首先需要判断病情严重程度，明确高钾发生的病因对于防治高钾血症具有指导意义。对于轻度高钾患者，可应用利尿剂增加尿钾排出，静脉输注葡萄糖酸钙拮抗钾离子对心脏的抑制，通过输注碳酸氢钠及葡萄糖加胰岛素促进钾向细胞内转移，另外还可通过口服降钾交换树脂增加肠道排钾。而对于严重血钾>6.5 mmol/L 患者，尤其合并急性情况时，需考虑立即血液透析治疗。

2. 高血压的治疗 高血压能够促使肾小球硬化，还能增加心血管并发症，死亡风险增大，CKD 患者一般首选 ACEI 和 ARB。对于血压正常患者，可小剂量应用；如不能耐受 ACEI 不良反应，可改用 ARB。研究显示，早期应用 ACEI 或 ARB 类药物，能够有效延缓 CKD 进展，并可延缓进入透析时间。但对于血肌酐>3 mg/dL、高钾血症或肾动脉狭窄患者，应避免使用。

3. 纠正贫血 贫血是慢性肾功能衰竭患者最常见的并发症之一，据统计，半数以上的 CKD 患者合并不同程度的贫血。随着肾衰竭进展，贫血发生率逐渐升高，且程度逐渐加重。贫血增加心血管疾病及死亡风险，若能够及时纠正贫血，则能够明显改善生活质量，并可延缓肾衰竭的进展。目前仍以 WHO 推荐标准作为贫血诊断的依据，若成年男性血红蛋白水平<130 g/L，非妊娠女性血红蛋

白<120 g/L,妊娠女性<110 g/L,即符合贫血诊断。流行病学及临床试验结果证实,CKD 贫血患者经常存在一定程度的铁缺乏,同时由于肾脏功能损害导致促红细胞生成素分泌减少进而导致血红蛋白合成减少。针对贫血的治疗,主要有铁剂治疗、红细胞生成刺激剂治疗和输血治疗三方面,临床上根据具体情况可配合应用,但需注意各治疗的适应证及不良后果等情况。

4. CKD-MBD 的治疗　CKD-MBD 是指由于慢性肾脏病导致的矿物质及骨代谢异常综合征,临床上可表现为:①钙、磷、甲状旁腺素或维生素 D 代谢异常;②骨转化、矿化、骨量、骨线性生长或骨强度异常;③血管或其他软组织钙化。CKD-MBD 是慢性肾衰竭患者严重并发症之一,能够引起血钙钙化从而导致心血管风险增大,因此积极治疗 CKD-MBD 能够减少患者死亡率,核心内容包括降低过高血磷、维持正常血钙和纠正 PTH 异常。国内统计结果显示,肾衰竭患者钙磷达标率低,继发性甲状旁腺功能亢进严重,目前临床常用的降磷药物包括钙剂、碳酸镧、司维拉姆等,纠正 PTH 亢进的治疗措施包括维生素 D 及其类似物,目前部分医院实行甲状旁腺切除术临床效果较明显,但并发症也较多。另外新型药物如西那卡塞、帕立骨化醇的使用,使得手术减少,但大规模临床数据尚缺乏。

5. 防治感染　感染是导致肾衰竭进展的重要因素,也是肾衰竭患者第 2 位死亡原因,因此需预防并积极控制感染。抗生素选择根据感染情况确定,但剂量需根据 GFR 水平进行实地调整。另外,在保证疗效的同时,尽可能选用肾毒性小的抗生素。

6. 高脂血症的治疗　慢性肾衰竭患者易合并脂代谢紊乱,对于透析前患者,治疗原则与一般高脂血症患者无明显区别,根据患者危险分层确定降脂目标。但对于维持性血液透析或腹膜透析患者,需适当放宽控制目标,保持血三酰甘油水平在 1.7~2.3 mmol/L 之间,保持血胆固醇水平在 6.5~7.8 mmol/L 之间。

7. 口服吸附疗法和导泻疗法　口服活性炭制剂(如药用炭片)或大黄制剂(尿毒清、海昆肾喜等)均可增加胃肠道途径排出尿毒症毒素,对降低肌酐水平具有一定辅助作用。该方法主要用于透析前患者,但不能作为主要手段。在治疗同时,也要警惕营养丢失、电解质紊乱、内环境失衡等情况的发生。

8. 其他　对于糖尿病需胰岛素治疗患者,由于胰岛素代谢减少,容易死出现胰岛素蓄积情况,一般需根据情况相应减少使用剂量。由于体内尿酸代谢减少,易出现血尿酸蓄积导致高尿酸血症,进而可能导致痛风发作;同时在治疗时也需注意降尿酸药物代谢减少问题。肾衰竭患者易出现皮肤瘙痒,具体机制尚不能完全明确,考虑与大分子毒素蓄积有关,强化透析治疗,控制高磷血症和对症治疗,在临床较为常用。

(四)肾脏替代治疗

终末期肾脏病(ESRD)时开始维持性肾脏替代治疗的指征。适当的肾脏替代治疗可以改善患者临床指征,减少相关并发症,提高生活质量,从而延长生命。一般认为,在 CKD4 期患者需考虑肾脏替代治疗方案,肾脏病专科医生应评价患者状态并进行宣教,包括各替代治疗方式的利弊、血管通路的建立及维护等情况,必要时考虑提前建立血管通路。对于 CKD5 期患者,需考虑肾脏替代治疗,治疗仍需考虑个体化情况,对于非糖尿病患者,若 GFR<10 mL/min,则开始透析,对于糖尿病患者,在 GFR<15 mL/min 时开始透析。而对于合并急性或严重并发症时,如药物治疗不佳的水钠潴留、高钾血症、代谢性酸中毒、尿毒症脑病、尿毒症性心包炎、严重消化道症状等,则建议提前开始透析。肾脏替代治疗的方式主要包括血液透析、腹膜透析和肾移植。

1. 血液透析　将患者血液引出体外,通过特殊过滤装置(透析器),清除血液中的毒素或水分,然后再回输到患者体内,从而达到净化血液的目的。血液透析基本原理包括扩散、对流和吸附,根据机制不同,清除毒素能力也不同,临床上可以多种模式互相配合联合应用。一般每周需做3次,每次4~6 h。如能坚持合理的透析,不少患者能存活20年以上。

2. **腹膜透析** 一般认为对于婴幼儿、伴有严重心血管疾病、建立血管通路有困难、出行不方便或经常旅行者更为适合。应用腹膜透析管植入腹腔内,腹透液通过它灌入腹腔,通过腹膜的半透膜特性,从而达到溶质交换的目的。主要操作模式包括连续性不卧床腹膜透析(CAPD)、间歇性腹膜透析(IPD)、自动化腹膜透析(APD)等,临床上也可根据情况联合进行。

3. **肾移植** 肾移植是指将供体肾脏通过手术植入患者体内,从而恢复肾脏功能,成功的肾移植能够全面恢复肾脏功能,是ESRD患者首选的替代治疗方式,它能够明显提高生活质量、减少维持治疗费用。近年来,随着外科手术技术的提高、免疫抑制剂的改进、器官离体保存技术的进步等多方面的因素,肾移植成功率较前明显提高,但术后患者的管理仍是影响长期存活率的关键。肾移植术后需常规使用免疫抑制剂,临床常联合抗免疫治疗,一方面科有效抑制排斥反应,另一方面可避免单一用药引起不良反应增大。肾移植术后10年生存率达60%以上,远高于血液透析和腹膜透析。其主要死亡原因仍在于心血管并发症、感染等。

助医考点
慢性肾脏病(慢性肾衰竭)的定义、分期、临床表现、诊断、治疗

问题分析与能力提升

王某,男性,77岁,近半年来无明显诱因出现食欲缺乏,伴有乏力,自觉尿量减少,间断有尿频、尿急,无明显恶心及呕吐。3年前发现前列腺增生,否认高血压、糖尿病、慢性肾炎等病史,无手术史,无重大外伤史。1 d前于消化科门诊就诊,查血常规提示血红蛋白79 g/L,MCV 89.4 fl,尿素30.6 mmol/L,肌酐559 μmol/L,血钾5.4 mmol/L,泌尿系统彩超提示双肾重度积水并输尿管上段扩张,前列腺增生,残余尿明显增多。后转至肾内科住院治疗,入院查体:T 36.4 ℃,P 68 次/min,R 19 次/min,BP 162/92 mmHg。心肺查体无明显异常,双肾区无叩击痛,耻骨上区膨隆,双下肢中度水肿。给予留置导尿后半小时引流出约500 mL淡黄色尿液。入院第2日查血磷1.7 mmol/L,PTH 398 pg/mL,复查尿素24.9 mmol/L,肌酐506 μmol/L。请问,该患者的诊断考虑什么?请为患者制订一个初步治疗计划。

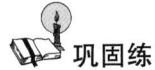
巩固练习题

A1型题

1. 慢性肾炎尿毒症产生致命性危险的因素是 ( )
   A. 高镁血症　　　　　　　　B. 低钠血症　　　　　　　　C. 低钾血症
   D. 高钾血症　　　　　　　　E. 低钙血症

2. 尿毒症引起的贫血,通常为 ( )
   A. 小红细胞低色素贫血　　　B. 大红细胞性贫血　　　　　C. 正常红细胞性贫血
   D. 单纯小红细胞性贫血　　　E. 以上都不是

3. 慢性肾功能衰竭时常有的水与电解质紊乱表现为 ( )
   A. 代谢性酸中毒、低磷血症和低钙血症　　B. 代谢性碱中毒、低血钾和低氯血症
   C. 代谢性酸中毒、高磷血症和低钙血症　　D. 代谢性酸中毒、高血钾和低镁血症
   E. 代谢性酸中毒、失水和低钠、低钾血症

4. 慢性肾衰竭患者最主要的死亡原因是 ( )
   A. 心脑血管并发症　　　　　B. 尿毒症脑病　　　　　　　C. 严重电解质紊乱
   D. 感染　　　　　　　　　　E. 消化道大出血

5. 下列哪些是腹膜透析的相对禁忌证 ( )
   A. 多囊肾　　　　　　　　B. 妊娠　　　　　　　　C. 马蹄肾
   D. 腹腔粘连　　　　　　　E. 双肾盂畸形

A2 型题

6. 患者男性,75 岁,2 型糖尿病史 30 年,腹部曾行胃大部切除术。近 6 年出现蛋白尿及高血压,近 2 年来肾功能逐渐减退。3 个月前开始出现恶心、呕吐,伴双下肢水肿。近日化验血结果提示 Cr 830 μmol/L,二氧化碳结合力 16.5 mmol/L,血糖 16 mmol/L,血钾 6.0 mmol/L。本例患者最佳治疗措施是 ( )
   A. 血液灌流　　　　　　　B. 血液滤过　　　　　　　C. 血液透析
   D. 腹膜透析　　　　　　　E. 肾与胰岛联合移植

7. 男性,26 岁。蛋白尿、水肿、血压增高多年,1 年前曾查血 Cr 220 μmol/L,B 超双肾缩小。近 2 周有恶心、呕吐,查血压 188/105 mmHg。下列生化异常哪项最不可能出现 ( )
   A. 高钾血症　　　　　　　B. 低钙血症　　　　　　　C. 代谢性酸中毒
   D. 低钠血症　　　　　　　E. 低磷血症

8. 患者,男,50 岁。发热伴少尿 3 d 入院。血压 160/100 mmHg,血红蛋白 65 g/L,血肌酐 10 mg/dL,尿素氮 100 mg/dL,血浆总蛋白 4.8 g/dL。X 射线腹部平片示双侧肾影长轴约 8 cm。本例最可能的诊断是 ( )
   A. 急性肾衰竭　　　　　　B. 急进性肾炎　　　　　　C. 急性肾炎
   D. 慢性肾功能衰竭急性加剧　E. 肾病综合征

9. 男性,27 岁,入院前 1 d 突然出现全身抽搐 1 次,时间约 2 min,继之患者出现昏迷,血压 180/108 mmHg,心率 62 次/min,心前区可闻及心包摩擦音,Babinski 征阴性,血红蛋白 52 g/L,尿蛋白(++),血钾 6.5 mmol/L,血钠 132 mmol/L,血钙 1.3 mmol/L,血磷 3.4 mmol/L,二氧化碳结合力 9 mmol/L,ECG 示二度 I 型房室传导阻滞。根据上述临床表现,有可能是下列哪种诊断 ( )
   A. 高血压脑病　　　　　　B. 低钙血症抽搐　　　　　C. 脑卒中
   D. 尿毒症脑病　　　　　　E. Adams-Stokes 综合征

10. 男性,28 岁。拟诊为慢性肾炎多年,因"发热、咽痛少尿 1 周,鼻出血 1 d"入院。体检:血压 180/105 mmHg,血红蛋白 50 g/L,尿蛋白(++),大便隐血试验(±),血 Cr 850 μmol/L。此时控制血压最好药物是 ( )
    A. 转换酶抑制剂　　　　　B. α 受体阻滞剂　　　　　C. 镇静剂
    D. β 受体阻滞剂　　　　　E. 利尿剂

本章选择题参考答案:
第一节正确答案:DD
第二节正确答案:CDACA
第三节正确答案:DBECC
第五节正确答案:DCCAD　CEDBA

第六章 血液系统疾病

第一节 总论

血液系统疾病又称血液病,是指原发于和主要累及血液与造血器官的疾病,包括红细胞疾病、白细胞疾病、出血性疾病及血栓性疾病等。其共同特点为骨髓、脾、淋巴结等器官的病理损害,外周血液中细胞成分质和量的改变以及出、凝血机制的障碍。主要临床表现为贫血、出血和继发感染。

一、血液系统的解剖与生理功能

(一)血液系统的组成

血液系统主要由造血组织和血液组成。

1. 造血组织　造血组织包括骨髓、胸腺、淋巴结、肝脏、脾脏、胚胎及胎儿的造血组织。最早出现的造血场所是胚胎期的卵黄囊;卵黄囊退化后,由肝、脾代替其造血;从胎儿第4~5个月开始,肝、脾造血功能逐渐减退,骨髓、胸腺及淋巴结开始出现造血活动。出生后骨髓成为主要的造血器官;由造血干细胞分化出来的淋巴干细胞,在分化为T、B淋巴祖细胞后,B淋巴祖细胞继续在骨髓内发育,而T淋巴祖细胞则随血流迁移至胸腺内发育成熟。当机体在造血应激状态下如慢性溶血,骨髓造血不能完全代偿时,即有骨髓以外的器官(如肝、脾)可部分恢复其造血功能,称为髓外造血。成年人出现髓外造血是一种病理状态。因此,白血病、淋巴瘤等造血异常的疾病常伴有肝、脾、淋巴结肿大。

2. 血液　血液是由血浆及血细胞组成。

(1)血细胞　血细胞包括红细胞、白细胞和血小板。造血干细胞是各种血液细胞和免疫细胞的起始细胞,它具有自我复制和多向分化增殖的能力,通过造血干细胞、定向祖细胞和形态可辨认的前体细胞(幼稚细胞)3个阶段,逐步分化成熟为具有特殊功能的各类终末细胞,并有规律的释放入血液循环。

(2)血浆　是一种淡黄色透明液体,含有多种蛋白质、凝血及抗凝血因子、补体、抗体、酶、电解质、各种激素及营养物质等。

(二)血液系统的生理功能

血液系统的主要功能是运输氧和二氧化碳,参与机体的免疫和防御反应,参与生理性止血、血液凝固及抗凝过程。血细胞的生成过程见图6-1。

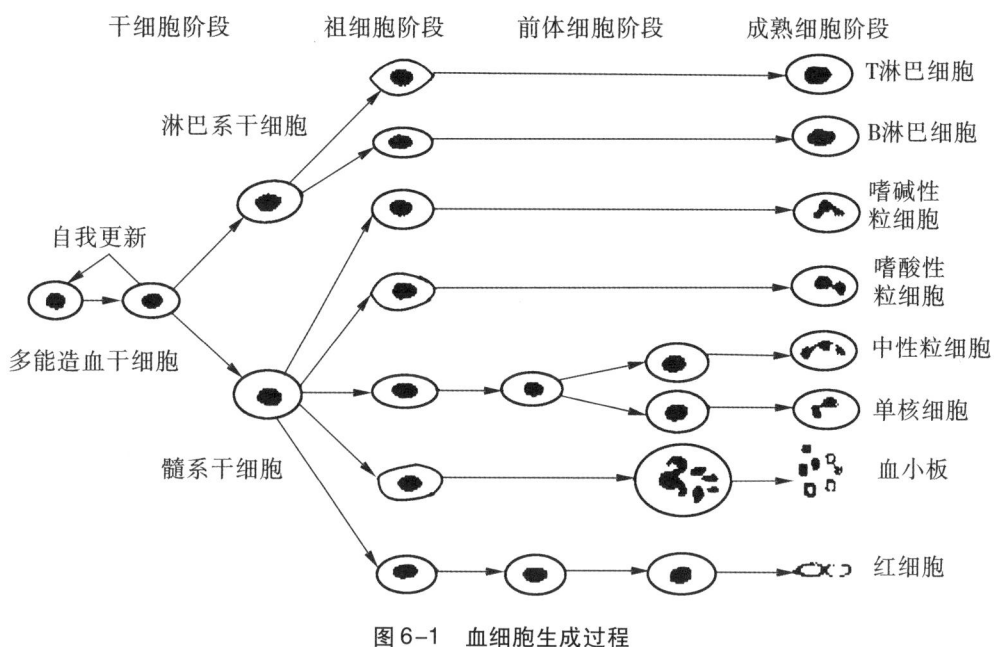

图6-1 血细胞生成过程

(三)造血的调节

体内的造血活动受造血微环境及神经、体液等多种因素的调节。

1.造血微环境　造血微环境包括微血管系统、末梢神经、网状细胞、造血基质细胞及由其分泌的细胞因子,造血微环境可直接与造血细胞接触或释放某些因子,影响或诱导造血细胞的生成。某些外界因素如放射线、药物或缺氧等,可能通过对造血微环境的改变来影响造血细胞的生成和发育。

2.体液因素　体内存在着许多调控造血活动的正负因子,包括刺激各种祖细胞增殖的正调控因子如促红细胞生成素(EPO)、集落刺激因子(CSF)及白细胞介素-3(IL-3)等;负调控因子如肿瘤坏死因子(TNF)、干扰素(IFN)、转化生长因子-β(TGF-β)、白血病抑制因子(LIF)、趋化因子(CK)等。二者相互制约,维持体内造血功能的稳定。

二、血液系统疾病的分类

1.造血干细胞疾病　如再生障碍性贫血、骨髓增殖性肿瘤、急性非淋巴细胞白血病、骨髓增生异常综合征及阵发性睡眠性血红蛋白尿等。

2.红细胞疾病　如各类贫血、红细胞增多症及异常血红蛋白病等。

3.粒细胞疾病　如粒细胞缺乏症、中性粒细胞分叶功能不全及类白血病反应等。

4.单核细胞和巨噬细胞疾病　如炎症组织细胞增多症及恶性组织细胞病等。

5.淋巴细胞和浆细胞疾病　如淋巴细胞白血病、淋巴瘤及多发性骨髓瘤等。

6.脾功能亢进　与脾大疾病有关如传染性单核细胞增多症、黑热病、疟疾、脾血管瘤等。

7.出血性及血栓性疾病　如过敏性紫癜、特发性血小板减少性紫癜、血友病、弥散性血管内凝血及血栓性疾病等。

三、血液系统疾病常见的症状和体征

1. **贫血** 贫血是许多血液病患者最常见的临床表现,如缺铁性贫血、再生障碍性贫血、白血病等可出现贫血,其主要表现为头晕、乏力、皮肤黏膜苍白,尤以面色苍白最多见,其次见于指(趾)甲、口唇黏膜、睑结膜等部位苍白。

2. **出血** 主要由血小板减少、血管脆性增加、血液中凝血因子缺乏及抗凝物质增多所致。常见疾病有过敏性紫癜、特发性血小板减少性紫癜(ITP)、再生障碍性贫血、白血病及血友病等,多表现为身体各部位自发性出血或轻微损伤即出血不止。出血部位可遍及全身,以皮肤、牙龈、鼻出血多见,内脏出血也较常见,严重者可发生颅内出血。

3. **发热** 主要是白细胞数量及质量的异常,即成熟的粒细胞和淋巴细胞减少引起的各种继发感染所致。多见于再生障碍性贫血、白血病和淋巴瘤等患者。常见的感染部位为口腔黏膜、咽峡、肛门黏膜、尿道及皮肤等。继发感染是再生障碍性贫血和白血病常见的死亡原因。

4. **黄疸** 黄疸是指血液中胆红素浓度过高而致的皮肤、黏膜、巩膜黄染。常见于各种溶血性贫血。一般较轻,呈浅柠檬色。

5. **骨痛** 胸骨压痛是白血病的典型体征,系大量的白血病细胞浸润骨髓所致,具有一定的诊断价值。另外脊柱、盆骨、四肢骨及关节也可受累。

6. **肝、脾、淋巴结肿大** 是血液系统疾病较常见的体征。肝、脾是胎儿时期的主要造血器官,病理情况下可成为髓外造血场所;常见疾病有白血病、淋巴瘤、严重贫血及脾功能亢进等。

四、血液系统疾病的诊断

由于血液不停地在体内循环流动,灌注着每一个组织、器官的微循环,因此血液病的表现多为全身性,症状与体征往往缺乏特异性,因此,血液系统疾病的诊断应根据患者的病史特点、体格检查及实验室检查做出综合分析。

1. **病史** 病史采集应注意询问起病的诱因、急缓,发病前有无药物(如氯霉素、双香豆素、阿司匹林等)、毒物或放射性物质接触史;了解患者的工作及居住环境、个人生活习惯、过敏史、慢性病史及家族中有无类似病史;发病后病情进展情况,有无贫血、出血倾向、发热、肿块、肝、脾及淋巴结肿大等症状;患病后的诊疗经过、方法及疗效等。

2. **体格检查** 体格检查是评估患者身体健康状况的一种最基本的方法,通过全面系统的体格检查,观察患者生命体征有无异常;皮肤黏膜颜色有无苍白、黄染、出血点及瘀斑;牙龈有无出血;舌乳头是否正常;胸骨有无压痛;肝、脾及浅表淋巴结有无肿大等。

3. **实验室及其他检查** 实验室检查是诊断血液系统疾病的重要环节,根据详细的病史询问和体格检查提供的线索,选择正确恰当的检查项目,才能提高血液系统疾病诊断的准确率。

(1)血液常规检查 正确的血细胞计数、血红蛋白测定及血涂片细胞形态学的详细观察是最基本的检查方法。外周血液中血细胞质和量的改变,常可反映骨髓造血的病理变化。网织红细胞计数反映的是骨髓红细胞的生成功能。但有些血象改变是非特异性的,应结合骨髓及其他检查综合分析。

(2)血液其他检查 如出血时间(BT)、凝血时间(CT)、凝血酶原时间(PT)、活化部分凝血活酶时间(APTT)、纤维蛋白原测定(FG)等是出血性疾病和血栓性疾病的基本检查项目;酸溶血试验、蔗糖水试验、红细胞渗透脆性试验及抗人球蛋白试验等是溶血性疾病的基本检查项目。

(3)骨髓检查及细胞化学染色　骨髓穿刺涂片及骨髓活体组织检查,对某些血液病有确诊价值(如白血病、再生障碍性贫血、骨髓瘤、骨髓纤维化等)及参考价值(如增生性贫血)。细胞化学染色,如过氧化物酶、碱性磷酸酶、非特异性酯酶等的测定,常用于急性白血病的鉴别诊断。

(4)组织病理学检查　是血液系统疾病的一项重要诊断技术,如淋巴结或浸润肿块的活体组织检查,对诊断淋巴瘤及其与淋巴结炎、转移癌的鉴别有重要意义;脾脏活体组织检查主要用于脾脏显著增大的疾病;体液(腹水、胸水、脑脊液等)细胞学检查对疾病诊断、治疗和预后判断有一定的价值。

(5)生化及免疫学检查　血清铁蛋白及血清铁测定,可了解体内储存铁和铁代谢情况,用于缺铁性贫血的诊断。自身免疫性血液疾病及淋巴系统疾病常伴有免疫球蛋白的异常、免疫细胞功能的异常及抗血小板抗体的异常。应用单克隆抗体检测细胞表面标记物对急性白血病进行免疫学分型等。

(6)细胞遗传学及分子生物学检查　基因芯片技术是珠蛋白合成障碍性贫血等遗传病基因诊断的可靠方法。高分辨染色体分带技术,80%~85%白血病可检查出染色体异常,有助于基因诊断。

(7)其他检查　如超声波、电子计算机体层显像(CT)、磁共振成像(MRI)及正电子发射计算机体层显像(PET/CT)等影像学检查对血液病的诊断提供很大帮助。放射性核素检查应用于红细胞寿命测定、红细胞破坏部位测定、骨髓显像及淋巴瘤显像等。

五、血液系统疾病的防治

1. 一般治疗　保证患者充足的休息和睡眠;合理饮食;做好精神与心理治疗,增强患者战胜疾病的信心。

2. 去除病因　对病因明确的疾病,首先应使患者脱离致病因素,再对症治疗。

3. 保持血液正常成分及其功能

(1)补充造血所需要的原料　根据原因补充相应的造血原料,如缺铁性贫血给予铁剂、巨幼细胞贫血给予叶酸或(和)维生素 B_{12} 等治疗。

(2)刺激骨髓造血　应用雄激素、促红细胞生成素和粒系集落刺激因子等刺激骨髓造血,如慢性再生障碍性贫血给予雄激素治疗。

(3)脾切除　脾是体内最大的淋巴器官,具有储血、造血、清除衰老红细胞和进行免疫应答的功能。脾切除可减少血细胞的破坏,延长其寿命。目前脾切除对遗传性球形红细胞增多症所致的溶血性贫血有确切疗效。

(4)成分输血　根据病情需要输注红细胞、血小板或凝血因子,以治疗严重的贫血和出血。

(5)抗感染治疗　白细胞减少的患者常发生感染,感染时应选择有效抗生素,及时控制感染。

4. 去除血液异常成分和抑制异常功能

(1)化学药物治疗和放射治疗　使用化学药物和物理射线杀灭病变细胞,是治疗白血病及淋巴瘤的主要方法。

(2)诱导分化治疗　我国科学家研究发现全反式维 A 酸及三氧化二砷通过诱导分化早幼粒细胞,可加速其凋亡或促使其分化为正常成熟的粒细胞,而且不影响正常组织细胞,是去除白血病细胞的新途径。此方法应用于临床后,急性早幼粒细胞白血病患者的死亡率明显降低。

(3)免疫抑制剂　使用糖皮质激素、环孢素及抗淋巴细胞球蛋白等,可减少淋巴细胞数量,抑制其异常功能,用于治疗自身免疫性溶血性贫血、再生障碍性贫血等。

(4) 抗凝及溶栓治疗　根据病情选用肝素、双嘧达莫、尿激酶和链激酶等药物,恢复血流通畅。

(5) 治疗性血液成分单采　通过血细胞分离器,选择性地去除血液中某种成分,用于治疗骨髓增殖性疾病、白血病等。

5. 造血干细胞移植　造血干细胞移植是指对患者进行全身射线照射、化疗和免疫抑制治疗等预处理后,将正常供体或自体的造血细胞经血管输注患者体内,使之重建正常的造血和免疫功能。按造血干细胞来源分为异体移植和自体移植,异体移植又分为异基因移植和同基因移植。按造血干细胞采集的部位又分别分为骨髓干细胞移植、外周血干细胞移植和脐带血干细胞移植。造血干细胞移植是目前根治血液系统恶性肿瘤和遗传性疾病最有效的治疗方法。

第二节　贫　血

一、概述

贫血(anemia)是指人体外周血中红细胞容量减少,低于正常范围的下限,不能运输足够的氧至组织、器官而产生的综合征。由于红细胞容量测定较复杂,故临床上常以血红蛋白(Hb)浓度来代替。在我国贫血的标准为海平面地区,成年男性 Hb<120 g/L,成年女性(非妊娠)Hb<110 g/L,孕妇<100 g/L,即可诊断为贫血。

贫血只是一个症状,而不是一种独立疾病,它是许多不同性质疾病的临床表现之一,如慢性肾病、慢性感染、恶性肿瘤、各种原因失血等均可引起贫血,故诊断贫血时,首先应查明引起贫血的原因。

【分类】

1. 按贫血程度分类　见表6-1。

表6-1　贫血按程度分类

贫血程度	Hb 浓度(g/L)	临床表现
轻度	>90 但低于正常	临床症状轻微
中度	60~90	体力劳动后感到心慌、气短
重度	30~59	卧床休息时也感到心慌、气短
极重度	<30	常合并贫血性心脏病

2. 按红细胞形态分类　根据平均红细胞体积(MCV)、平均红细胞血红蛋白量(MCH)、平均红细胞血红蛋白浓度(MCHC)进行分类。贫血的形态学分类见表6-2。

3. 按病因和发病机制分类

(1) 红细胞生成减少性贫血　①造血干细胞增殖和分化障碍:常见疾病有再生障碍性贫血、纯红细胞再生障碍性贫血、骨髓增生异常综合征、白血病等。②造血原料缺乏:造血原料是指造血细胞所必需的物质如维生素 B_{12}、叶酸、蛋白质及微量元素(铁、铜、锌)等,任何一种原料缺乏都可能导致红细胞生成减少。多见于缺铁性贫血、巨幼细胞贫血等疾病。③造血调节异常:骨髓坏死、骨髓硬化症及骨髓纤维化等疾病可造成骨髓基质和基质细胞损伤；肾功能不全、肝病、肿瘤性疾病、病毒感染、内分泌疾病等使造血调控因子水平异常；淋巴细胞功能亢进及造血细胞凋亡等均可导致贫血。

表6-2 贫血按细胞形态学分类

贫血类型	MCV(fl)	MCH(pg)	MCHC(%)	病因
正常细胞性贫血	80~100	27~34	32~36	再生障碍性贫血、急性失血性贫血、溶血性贫血、骨髓病性贫血（如白血病）
大细胞性贫血	>100	>34	32~36	巨幼细胞贫血、骨髓增生异常综合征、肝疾病
小细胞低色素性贫血	<80	<27	<32	缺铁性贫血（IDA）、慢性贫血、铁粒幼细胞性贫血

(2) 红细胞破坏过多性贫血 ①红细胞内在缺陷：膜缺陷见于遗传性球形红细胞增多症、阵发性睡眠性血红蛋白尿；酶缺陷见于葡萄糖-6-磷酸脱氢酶缺乏、丙酮酸激酶缺乏症；异常血红蛋白病见于地中海贫血；血红素异常见于铅中毒。②红细胞外在因素：免疫因素如新生儿溶血、血型不合输血、自身免疫性溶血；血管因素如血管炎、心脏瓣膜疾病、弥散性血管内凝血（DIC）、败血症等；生物因素如毒蛇咬伤、疟疾、黑热病；理化因素如大面积烧伤、血浆渗透压改变、苯及亚硝酸盐中毒等。

(3) 红细胞丢失过多性贫血 根据失血速度分为急性失血和慢性失血，二者是临床上最常见的类型。可因出、凝血性疾病（如血友病、严重肝病）所致和非出、凝血性疾病（如消化道出血、痔出血、月经过多）所致。慢性失血性贫血常合并缺铁性贫血。

以上贫血的分类法各有其局限性。形态分类法可为缺铁性贫血和巨幼细胞贫血的诊断提供重要线索，但对正细胞性贫血提不出确切诊断的线索；病因和发病机制分类法的优点是对贫血发生的机制有所说明，并且病因的确定有助于对因治疗，但是有些贫血的发生机制比较复杂，不能用一种原因阐明发生贫血的全部机制。

【病理生理】

红细胞的功能主要是由其中的血红蛋白完成的，血红蛋白输送氧和二氧化碳，并对机体所产生的酸碱物质起缓冲作用。正常血液 1 g 血红蛋白能携带 1.34 mL 氧，贫血的病理生理学基础是由于红细胞数量减少或血红蛋白量降低，血液携氧能力下降，导致全身各系统组织和器官缺氧。机体对缺氧进行代偿和适应机制如下。

1. 循环系统的变化 贫血缺氧时由于交感-肾上腺髓质系统兴奋，去甲肾上腺素和肾上腺素作用于心肌细胞膜 β-肾上腺受体，引起心率加快，心肌收缩力增强；加之呼吸运动增强和静脉系统收缩引起回心血量增多，可使每分输出量增多。另一方面，由于动脉血氧分压降低，可刺激化学感受器反射性地使交感神经兴奋，肾上腺素分泌增多，引起皮肤、内脏血管收缩，脑和冠状血管舒张，血液重新分配，从而保证心、脑的血流量。通过缺氧初期的代偿作用，可提高冠状动脉的血流量和轻度增加心肌的摄氧量。但持续地缺氧以致不能维持心肌供氧与需氧之间的平衡时，使体内酸性代谢产物增多，酸中毒，引起心肌收缩力减弱，每搏输出量减少，甚至导致心肌细胞变性、坏死，从而出现心律失常和心力衰竭等心脏功能受损的现象。

2. 呼吸系统的变化 贫血时肺泡氧分压降低或酸性产物的蓄积，可刺激外周化学感受器或中枢化学感受器,反射性地引起呼吸中枢兴奋性增强,呼吸加深加快、肺通气量和气体交换面积增加,同时,由于呼吸运动的加强,可以促进腔静脉血液的回流,使单位时间内流经肺的血量增多,加速了氧的运输。但严重缺氧可抑制呼吸中枢,出现周期性呼吸,最后导致呼吸中枢麻痹,呼吸停止而死亡。

3.血液系统的变化 ①急性缺氧时,可出现血液浓缩,血容量减少;慢性缺氧时,可因红细胞生成增多,血容量增加;②机体缺氧时,由于血液 pH 值降低,二氧化碳含量和红细胞内 2,3 二磷酸甘油酸的合成增加,使血红蛋白与氧的亲和力降低,促进氧解离曲线右移,使组织在氧分压降低的情况下能摄取更多的氧,故轻度贫血时无明显表现;若氧解离曲线过度右移,可导致动脉血氧饱和度明显下降,使血红蛋白携氧能力下降,失去代偿功能。

4.中枢神经系统的变化 脑组织对缺氧较敏感。缺氧可引起神经细胞的肿胀、变性及坏死;同时,缺氧导致的酸中毒,又可使脑血管通透性增加引起脑间质水肿、颅内压升高,从而加重脑组织的缺氧。

【临床表现】

贫血表现的轻重,取决于原发病的性质、贫血的程度和发生的速度、循环血量有无改变及患者心、肺功能的代偿能力等。

1.贫血的一般表现 全身软弱无力、疲乏、困倦,为贫血最常见和最早出现的症状。

2.皮肤黏膜 皮肤黏膜苍白是各种贫血最显著的体征。以口唇、睑结膜、甲床及手掌大小鱼际的苍白较多见。粗糙、缺少光泽甚至形成溃疡是皮肤黏膜的另一种表现,可能与贫血的原发病(如叶酸、维生素 B_{12} 及铁的缺乏、自身免疫疾病等)有关。皮肤黏膜黄染是溶血性贫血的表现。

3.循环系统 急性失血性贫血的主要表现是低血容量的反应,如外周血管的收缩、心率加快、主观感觉的心悸等,心悸为最突出的症状之一;非失血性贫血的主要表现是心脏缺氧的反应,轻度贫血时,安静状态下可无明显症状,仅活动后有心率加快;中、重度贫血时,休息也可出现上述表现,且贫血愈重,症状愈明显;长期贫血会导致贫血性心脏病如心律失常、心脏结构异常,甚至心功能不全。

4.呼吸系统 轻度贫血时,机体有一定的适应和代偿能力,平静时呼吸次数可能不增加;活动后机体处于低氧和高二氧化碳状态,刺激呼吸中枢,引起呼吸加快加深。重度贫血时,即使安静状态下也可能有气短甚至端坐呼吸。

5.中枢神经系统 由于大脑缺氧,患者可出现头晕、头痛、耳鸣、眼花、失眠、多梦、记忆力减退、注意力不集中及嗜睡等症状。严重贫血或急性失血性贫血可发生晕厥、神志模糊。老年患者还可有痴呆及精神异常的表现。

6.消化系统 贫血时消化腺分泌减少甚至消化腺萎缩,导致食欲减退、腹胀、恶心、大便规律和性状改变等。缺铁性贫血可有吞咽异物感和异食癖,巨幼细胞贫血可引起舌炎、牛肉舌、镜面舌等。

7.泌尿系统 肾脏缺氧可有轻度蛋白尿及尿浓缩功能减低。血管外溶血出现胆红素尿和高尿胆原尿;血管内溶血出现游离血红蛋白和含铁血黄素尿,重者甚至可发生游离血红蛋白堵塞肾小管;肾小管堵塞与急性失血性贫血(肾血流量减少)均可引起少尿、无尿、急性肾衰竭。

8.生殖系统 长期贫血可影响性激素的分泌,使患者性欲减退,男性可因睾酮分泌异常减弱男性特征;女性因雌激素和孕激素分泌异常导致月经失调或闭经。

9.内分泌系统 长期贫血可影响甲状腺、性腺、肾上腺及胰腺等内分泌腺的功能,改变红细胞生成素和胃肠激素的分泌。某些自身免疫性疾病不仅可影响造血系统,还可同时累及一个甚至数个内分泌器官,导致激素分泌异常。

10.血液系统　外周血的改变主要表现在血细胞量、形态和生化成分上。血细胞量的改变首先是红细胞减少,相应的血红蛋白、血细胞比容减低及网织红细胞量的改变;其次是白细胞或血小板量的异常。血细胞形态的改变包括大、小、正细胞性贫血、异形红细胞、异形白细胞及血小板。红细胞生化成分的异常有两方面:一是氧解离曲线右移,组织获得更多的氧;二是因贫血种类不同而发生的改变如红细胞膜、酶、血红蛋白的异常及某些贫血时并发的白细胞和血小板质的改变。血浆或血清成分的改变多见于浆细胞病性贫血、溶血性贫血、合并弥散性血管内凝血的贫血、肝病性贫血和肾性贫血等。造血器官的改变主要在骨髓,不同类型的贫血,骨髓有核细胞的增生度不同,不同病因或不同发病机制的贫血,其骨髓粒、红、单核、巨核、淋巴细胞系各阶段的形态、比例、位置、超微结构、组化反应、抗原表达、染色体核型、癌基因重排、过度表达以及体外干祖细胞集落培养等情况可能千差万别;造血系统肿瘤性疾病所致的贫血可能还会合并肝、脾、淋巴结肿大;溶血性贫血可能合并肝或脾大;骨髓纤维化症和脾功能亢进性贫血常合并脾大等。

【诊断】

1.病史　应详细询问现病史、既往史、家族史、营养史、月经生育史及危险因素接触史等。根据现病史了解患者贫血发生的时间、速度、程度、并发症、诱因及干预治疗的效果等;既往史可为贫血提供原发病的线索;家族史提供发生贫血的遗传背景;根据营养史可评估患者有无营养缺乏或偏食情况;月经生育史和危险因素接触史对失血性贫血、造血组织受损和感染相关性贫血有辅助诊断价值。

2.体格检查　应对患者进行全面体格检查,观察其皮肤、黏膜有无苍白、黄染、紫癜或瘀斑;肝、脾及淋巴结有无肿大;是否伴有骨骼压痛、心率或心律改变、心脏扩大及杂音等。反甲和舌炎常见于严重的缺铁性贫血;舌乳头萎缩和脊髓后索及侧索体征见于维生素 B_{12} 缺乏。

3.辅助检查

(1)血常规检查　红细胞参数(MCV、MCH 及 MCHC)反映红细胞大小及血红蛋白的改变,为贫血的病理机制诊断提供相关线索(表6-2)。血红蛋白测定为贫血严重程度的判定提供依据(表6-1)。网织红细胞计数间接反映骨髓红系增生(或对贫血的代偿)情况。外周血涂片可观察红细胞数量或形态改变。

(2)骨髓检查　骨髓涂片反映骨髓细胞的增生程度、细胞成分比例及形态变化;骨髓活检反映骨髓造血组织的结构、增生程度、细胞成分及形态变化。若出现一个部位的骨髓增生情况与血常规结果矛盾时,应做多部位骨髓检查。

(3)病因检查　包括缺铁性贫血的铁代谢及引起缺铁的原发病检查;巨幼细胞贫血的血清叶酸和维生素 B_{12} 水平测定及导致其缺乏的原发病检查;失血性贫血的原发病检查;溶血性贫血的红细胞膜、酶、珠蛋白、血红素及相关抗体等检查;骨髓造血功能衰竭性贫血的造血细胞质异常(如染色体、抗原表达、细胞周期等)检查。

【治疗】

1.病因治疗　消除病因是治疗贫血的首要措施。如缺铁性贫血应在治疗引起缺铁的原发病的同时进行补铁;造血干细胞异常性贫血采用干细胞移植;肾性贫血给予 EPO 治疗。有些原发病比贫血本身更为严重,如胃肠道恶性肿瘤伴慢性失血或胃癌术后残胃癌所致的 IDA,应多次检查大便潜血,必要时做胃肠道 X 射线或内镜检查;月经过多的妇女应检查有无妇科疾病等。需要注意的是,在贫血病因诊断未明确时,不应急于纠正贫血,以免掩盖病情,延误病因诊断。

2. 支持治疗　加强营养,给予高热量、高蛋白、高维生素、易消化饮食。巨幼细胞贫血患者宜多食富含叶酸和维生素 B_{12} 食物,缺铁性贫血患者宜多食含铁丰富的食物。注意休息,保持精神愉快。轻度贫血者,无须特殊限制,但应避免过度劳累;中度贫血者,应增加卧床休息时间,活动量以患者不感到疲劳、不加重症状为宜,待病情好转后逐渐增加活动量;重度贫血或贫血发生急骤、症状明显者应卧床休息,采取半坐卧位。保持个人卫生,预防感染。

3. 对症治疗　目的是减轻重度血细胞减少对患者的致命影响,为病因治疗赢得时间。常用治疗贫血的药物有铁剂、维生素 B_{12}、叶酸、雄激素、糖皮质激素和免疫抑制剂等,使用时须严格掌握各种药物的适应证,切忌滥用补血药;重症贫血或合并心肺功能不全的患者可输注红细胞,迅速改善缺氧状态;急性大量失血时,应尽快补充血容量;合并出血、感染者及时止血和抗感染治疗。

4. 脾切除　脾脏是红细胞破坏和自身抗体产生的场所,脾脏切除是治疗脾功能亢进所致的贫血、遗传性球形红细胞增多症及遗传性椭圆形红细胞增多症的首选措施,也可用于糖皮质激素治疗无效的自身免疫性溶血性贫血(AIHA)。

5. 造血干细胞移植　主要用于急性再生障碍性贫血,如果移植成功,可能获得治愈。

二、缺铁性贫血

缺铁性贫血(iron deficiency anemia,IDA)是指当机体对铁的需求与供给失衡,导致体内储存铁耗尽(iron depletion,ID),继之红细胞内铁缺乏(iron deficient erythropoiesis,IDE),最终引起缺铁性贫血。IDA 是铁缺乏症(包括 ID、IDE 和 IDA)的最终阶段,表现为缺铁导致的血红蛋白合成减少、红细胞生成障碍所引起的一种小细胞低色素性贫血。缺铁和铁利用障碍影响血红素合成,故有学者称该类贫血为血红素合成异常性贫值。是临床上最常见的一种贫血,多见于婴幼儿和育龄期妇女。

【铁的代谢】

铁是合成血红蛋白的重要原料,正常成年男性体内含铁量为 50~55 mg/kg,女性为 35~40 mg/kg。随年龄、性别、体重不同等而略有差异。

1. 铁的分布　体内铁的分布有两种状态,一部分为功能状态铁,包括血红蛋白铁(占体内铁 67%)、肌红蛋白铁(占体内铁 15%)、转铁蛋白铁(占体内铁 0.12%)、含铁酶(占体内铁 0.2%)和辅助因子结合的铁;另一部分为储存铁,以铁蛋白或含铁血黄素的形式储存于肝、脾、骨髓等单核巨噬细胞系统中,占体内铁的 16%~21%。

2. 铁的来源和吸收　铁的来源包括内源性和外源性两种。正常成人每天造血需铁 20~25 mg,主要来自衰老的红细胞(内源性铁),另外每天从食物中(外源性铁)摄取铁 1~1.5 mg(孕、乳妇 2~4 mg),即可维持体内铁平衡。铁的吸收部位主要在十二指肠和空肠上段。含铁量较丰富的食物有海带、紫菜、木耳、香菇、动物肝脏、瘦肉、动物血及豆类等,含铁最低的是乳类。动物食物中的铁约 20% 被吸收,植物食物中的铁吸收率仅 1%~7%。动物食物中肌红蛋白或血红蛋白中的铁能以完整的分子直接被肠道吸收;植物中的铁需先在胃及十二指肠内转变成游离的二价铁后方能被吸收。胃液中的盐酸能防止铁离子变成不溶于水的铁复合物,有利于铁的吸收。维生素 C 和许多还原剂能使高价铁还原成亚铁,促进铁的吸收。

3. 铁的运转　经肠黏膜吸收入血的二价铁经铜蓝蛋白氧化为三价铁,与转铁蛋白(一种由肝脏合成的 β_1 球蛋白)结合成为血清铁后被输送至组织或通过幼红细胞膜转铁蛋白受体胞饮入细胞内,再与转铁蛋白分离并还原为二价铁,参与形成血红蛋白。多余的铁可转为储存铁,待铁需要增加时动用。

4. 铁的排泄　铁的排泄量极微,正常成年男子每日一般不超过 1 mg,月经期妇女每日排泄约 2 mg。主要是通过肠黏膜脱落细胞随粪便排出,少量通过尿液、汗液、乳汁排出。正常情况下,铁的吸收和排泄保持平衡状态。

【病因和发病机制】

1. 病因

(1) 铁的需要量增加而摄入不足　婴幼儿、青少年、妊娠期或哺乳期的妇女,铁的需要量增多,如果食物中含铁量不足或偏食则易发生缺铁性贫血。

(2) 铁的吸收不良　胃大部切除及胃空肠吻合术后,胃酸分泌不足且食物迅速进入空肠,食物中的铁没有经过十二指肠,使铁吸收量减少。此外,长期腹泻、慢性肠炎、Grohn 病等均可影响铁的吸收。

(3) 铁丢失过多　慢性失血是成人 IDA 最重要的原因。常见于消化道出血或妇女月经过多,如消化性溃疡、胃癌、消化道息肉、钩虫病、食管胃底静脉曲张破裂出血、痔出血、子宫肌瘤、功能性子宫出血等。其他见于肺结核、肺癌、支气管扩张症引起的长期咯血。长期小量失血使铁丢失过多,体内储存铁逐渐耗竭,最终导致 IDA。

2. 发病机制

(1) 缺铁对铁代谢及造血系统的影响　IDA 的发生临床上分为如下 3 个阶段。①储存铁缺乏期:当体内储存铁减少到不足以补偿功能状态的铁时,骨髓中含铁血黄素和铁粒幼细胞减少,但血红蛋白和血清铁尚正常。②缺铁性红细胞生成期:当储存铁耗尽,骨髓中含铁血黄素和铁粒幼细胞缺乏,血清铁和转铁蛋白饱和度下降,总铁结合力增高和未结合铁的转铁蛋白升高,组织缺铁、红细胞内缺铁,血红蛋白无明显减少。③缺铁性贫血期:血红蛋白明显减少,呈小细胞低色素性贫血。严重时粒细胞、血小板的生成也受影响。

(2) 缺铁对组织细胞代谢的影响　组织缺铁,细胞中含铁酶和铁依赖酶的活性降低,引起许多组织细胞代谢和机能发生紊乱,导致患者精神、行为异常,儿童神经和智力发育损害,体力、免疫功能下降。缺铁还可引起黏膜组织病变和外胚叶组织营养障碍。

【临床表现】

1. 贫血表现　常见症状为疲乏无力、头晕、头痛、记忆力减退、耳鸣、皮肤黏膜苍白、心悸气短及食欲缺乏等。

2. 组织缺铁表现

(1) 上皮组织损害引起的症状　细胞内含铁酶及铁依赖酶减少,营养障碍,是上皮组织损害的主要原因。患者常出现口角炎、舌炎、舌乳头萎缩,严重者出现吞咽困难,其特点为吞咽时感觉食物黏附在咽部,是缺铁的特殊表现之一;儿童生长发育迟缓,智力低下,皮肤干燥、角化、萎缩、毛发干枯易脱落等;指(趾)甲缺乏光泽、脆裂、反甲(匙状指)等。

(2) 神经精神症状　患者表现烦躁易怒、注意力不集中、感觉异常、精神迟滞和异食癖(喜吃生米、泥土、石子等)。原因是缺铁不仅影响脑组织的氧化代谢与神经传导,也可导致与行为有关的线粒体单胺酸氧化酶的活性降低。

3. 缺铁原发病的表现　如消化性溃疡、肿瘤或痔疮导致的黑便、血便或腹部不适;慢性肠炎、肠道寄生虫感染导致的腹痛或大便性状改变;妇女月经过多;肿瘤性疾病引起的消瘦;血管内溶血引起的血红蛋白尿等。

【实验室和其他检查】

1. 血常规　呈小细胞低色素性贫血,平均红细胞体积(MCV)<80 fl,平均红细胞血红蛋白量(MCH)<27 pg,平均血红蛋白浓度(MCHC)<32%。血涂片可见红细胞体积较正常小,中央淡染区扩大。网织红细胞计数正常或轻度增高,白细胞和血小板计数可正常或减低,但有部分患者血小板计数升高。

2. 骨髓象　骨髓增生活跃或明显活跃,以红系为主,中、晚幼红细胞多见,体积变小,核染色质致密、胞质少、边缘不整齐,有血红蛋白形成不良的表现,即所谓的"核老浆幼"现象。粒系细胞和巨核细胞数量和形态均正常。

3. 铁代谢　血清铁<8.95 μmol/L;总铁结合力>64.44 μmol/L;转铁蛋白饱和度<15%,血清可溶性转铁蛋白受体(sTfR)浓度 >8 mg/L。血清铁蛋白<12 μg/L(正常男性 15~200 μg/L,女性 12~150 μg/L)。骨髓涂片用普鲁士蓝染色反应,可见含铁血黄素(细胞外铁)减少,铁粒幼细胞(细胞内铁)减少或消失,这是诊断早期缺铁的可靠方法。

4. 红细胞内卟啉代谢物　红细胞游离原卟啉(FEP)>0.9 μmol/L,锌卟啉(ZPP)>0.96 μmol/L,FEP/Hb>4.5 μg/gHb。

5. 血清转铁蛋白受体测定　血清可溶性转铁蛋白受体(sTfR)是通过细胞表面受体的蛋白水解作用衍生过来的,在铁缺乏早期就可测到sTfR浓度的升高。sTfR是功能性铁状态的一项特异性检测指标,不受各种干扰因素的影响,如急性或慢性炎症反应、怀孕等。是反映缺铁性红细胞生成的最佳指标。一般 sTfR 浓度>26.5 nmol/L(2.25 μg/mL)可诊断缺铁。

【诊断和鉴别诊断】

(一)诊断

1. ID　①血清铁蛋白<12 μg/L。②骨髓铁染色显示骨髓小粒可染铁消失,铁粒幼细胞少于15%。③血红蛋白及血清铁等指标尚正常。

2. IDE　①ID 的①+②。②转铁蛋白饱和度<15%。③FEP/Hb>45 μg/gHb。④血红蛋白尚正常。

3. IDA　①IDE 的①+②+③。②小细胞低色素性贫血:男性 Hb<120 g/L,女性 Hb<110 g/L,孕妇 Hb<100 g/L;MCV <80 fl,MCH<27 pg,MCHC<32%。

4. 病因诊断　只有明确病因,IDA 才可能根治。

(二)鉴别诊断

应与下列小细胞性贫血鉴别。

1. 慢性病性贫血　慢性炎症、感染或肿瘤引起的铁代谢异常性贫血。实验室检查:血清铁、血清铁饱和度、总铁结合力减低。由于储存铁增多,骨髓含铁血黄素明显增多,血清铁蛋白增多。一般可查出明确的感染灶或有肿瘤病史。

2. 地中海贫血　又称海洋性贫血,是由于构成血红蛋白的珠蛋白肽链合成或数量异常所致,如胎儿血红蛋白或血红蛋白 A2 增高,出现血红蛋白 H 包涵体等。有家族史,有慢性溶血表现,为不同程度的小细胞低色素性贫血,血片中见较多靶形细胞,血清铁、骨髓含铁血黄素和铁粒幼细胞都明显增多。

3. 铁粒幼细胞性贫血 是由于遗传或不明原因导致红细胞铁利用障碍性贫血。表现为小细胞性贫血,但血清铁蛋白浓度增高、骨髓小粒含铁血黄素颗粒增多、铁粒幼细胞增多,并出现特殊的环形铁粒幼细胞,血清铁和铁饱和度增高,总铁结合力不低。

4. 转铁蛋白缺乏症 系常染色体隐性遗传所致(先天性)或严重肝病、肿瘤继发(获得性)。表现为小细胞低色素性贫血。血清铁、总铁结合力、血清铁蛋白及骨髓含铁血黄素均明显降低。先天性者幼儿时发病,伴发育不良和多脏器受累。获得性者有原发病的表现。

【治疗】

治疗缺铁性贫血的原则是:根除原因;补充体内储存铁。

1. 病因治疗 病因及原发病的治疗,是纠正贫血及防止复发的关键。应尽可能地去除导致缺铁的病因,如婴幼儿、青少年和妊娠妇女营养不足引起的IDA,应改变饮食结构,多食含铁丰富的食物如瘦肉、动物血、肝、蛋黄、鱼、豆类、紫菜、海带、香菇及木耳等;月经过多引起的IDA应调理月经;寄生虫感染者需要驱虫治疗;消化性溃疡引起者应抑酸和抗幽门螺杆菌治疗;恶性肿瘤者应及早手术或放、化疗等。

2. 铁剂治疗 铁剂有无机铁和有机铁两类。无机铁以硫酸亚铁为代表;有机铁则包括右旋糖酐铁、葡萄糖酸亚铁、山梨醇铁、富马酸亚铁和多糖铁复合物等。无机铁剂的不良反应较有机铁剂明显。

(1)口服铁剂 缺铁性贫血治疗首选口服铁剂。①常用药物:硫酸亚铁 0.3 g,3 次/d;富马酸亚铁 0.2 g,3 次/d;琥珀酸亚铁 0.1 g,3 次/d;多糖铁复合物 150 mg,2 次/d。②口服铁剂注意事项:应从小剂量开始逐渐加至常规剂量;餐时或饭后服可以减少胃肠道刺激;鱼、肉类、维生素 C 可促进铁剂的吸收;谷类、乳类、咖啡、茶水、钙剂、四环素、碱性药等可抑制铁剂的吸收。③铁剂有效表现:服药 3 d 后患者自觉症状有所好转,网织红细胞计数开始升高,5~10 d 达到高峰,2 周后血红蛋白才逐渐上升,约 2 个月左右完全恢复正常。血红蛋白完全恢复正常后,小剂量铁剂治疗仍继续 4~6 个月,以补足体内铁储存量,待血清铁蛋白>12 μg/L 后停药。④如果口服铁剂不能使贫血减轻,需考虑下列可能:未按医嘱服药;所患贫血可能不是缺铁性贫血,考虑诊断有误;出血未得到纠正,失血量超过了新生成的量;同时还有炎症、感染、恶性肿瘤等疾病干扰了骨髓对铁的利用;存在腹泻或肠蠕动过速,影响了铁的吸收等。

(2)注射铁剂 ①适应证:铁吸收不良如胃切除或胃肠吻合术后、慢性腹泻等;胃肠道疾病时有些患者口服铁剂后症状加重如消化性溃疡、溃疡性结肠炎、节段性结肠炎、胃切除术后、胃肠功能紊乱及妊娠时持续呕吐等;口服铁剂减量后仍有严重的胃肠道反应。②注意事项:右旋糖酐铁是最常用的铁注射剂。注射铁的总剂量应准确计算,以免引起急性铁中毒。计算方法:铁的总需要量(mg) = (需达到的血红蛋白量 - 患者的血红蛋白量)×患者体重(kg)×0.33。首次给药须用 0.5 mL 试验剂量,1 h 后如无不良反应,可给予足量治疗。给药途径是深部肌内注射。右旋醣酐铁易发生注射局部疼痛、头痛、发热及荨麻疹等,甚至导致过敏性休克。

3. 中医中药 脾胃虚弱者以香砂六君子汤合当归补血汤加减;气血两亏者以八珍汤加减。除辨证施治外,常用中成药有阿胶口服液、生血精胶囊、归参冲剂、健脾益气丸等。

【预防】

缺铁性贫血大多是可以预防的。①科学膳食,将补充铁营养纳入缺铁性贫血的常规预防措施中。②婴幼儿喂养应增加含铁丰富的食物,青少年应纠正偏食。③预防妊娠期和哺乳期铁缺乏,月经期妇女应防治月经过多。④做好肿瘤性疾病和慢性出血性疾病防治工作。⑤定期筛查,早发现,早干预。

【预后】

单纯营养不良所致的缺铁性贫血,经积极治疗后易恢复正常。继发于其他疾病者,取决于原发病的治疗情况。

三、再生障碍性贫血

再生障碍性贫血(aplastic anemia,AA)简称再障,是一种可能由不同病因和机制引起的骨髓造血功能衰竭综合征。主要表现为骨髓造血功能低下、全血细胞减少和贫血、感染和出血,免疫抑制治疗有效。本病可发生于各年龄段,老年人发病率较高,男、女发病率无明显差别。

【病因和发病机制】

(一)病因

原因不明确,可能与下列因素有关。

1. **化学因素** ①药物:一类是与剂量有关的药物,剂量过大时任何人均能发生此病,如氮芥、环磷酰胺、6-巯嘌呤、白消安等抗肿瘤药物;另一类是与剂量无关而与个体敏感性有关的药物如氯霉素、保泰松、磺胺类等,其中氯霉素是引起 AA 最常见的病因。②化学毒物:长期接触苯及其衍生物、有机砷、染发剂、杀虫剂等可引起骨髓抑制。长期与苯接触比一次大剂量接触的危险性更大。

2. **物理因素** 骨髓对放射线最敏感。各种电离辐射如 X 射线、γ 射线、放射性同位素等可影响细胞 DNA 的复制,抑制细胞有丝分裂;并同时破坏损伤造血微环境,影响造血干细胞的增殖和分化,使造血干细胞数量减少。

3. **生物因素** 与 AA 发病关系密切的是肝炎病毒,多在患病毒性肝炎后 2 个月内发病,肝炎继发 AA 病情重,病死率高。此外,原发性再障部分患者在起病前曾有呼吸道病毒感染史如 EB 病毒、流感病毒、HIV 病毒、分枝杆菌等均可能引起骨髓抑制。

(二)发病机制

传统学说认为,在一定遗传背景下,AA 作为一组后天暴露于某些致病因子后获得的异质性"综合征",可能与下列因素有关。

1. **造血干细胞缺陷** 包括量和质的异常。各种致病因素导致骨髓造血干细胞数量减少和功能异常,引起外周血液全血细胞减少,是 AA 发生的主要机制。AA 患者骨髓造血干细胞体外培养显示,定向祖细胞减少,体外对造血生长因子反应差,免疫抑制治疗后恢复造血不完整;另外,许多 AA 患者骨髓造血干细胞移植成功,提示骨髓的缺陷能够通过植入正常骨髓干细胞而矫正。

2. **造血微环境异常** 多能干细胞在特定的微环境条件下增殖更新。AA 患者骨髓活检除发现造血干细胞减少外,还有骨髓"脂肪化"、静脉窦壁水肿、出血、毛细血管坏死;骨髓基质细胞体外培养生长情况差,基质细胞分泌的各种造血调控因子不同于正常;骨髓基质细胞受损的 AA 进行干细胞移植不易成功等。

3. **免疫异常** 近年来,很多学者研究生发现,AA 患者骨髓及外周血中淋巴细胞比例增高,T 淋巴细胞功能异常,T 淋巴细胞分泌的造血负调控因子(干扰素、肿瘤坏死因子)明显增多,使造血干细胞增殖及分化受损;T 细胞亚群失衡、细胞毒性 T 细胞直接杀伤造血干细胞,造血干细胞过度凋亡,骨髓造血功能衰竭。多数患者临床上用免疫抑制剂治疗有效,说明 AA 的发病与免疫调节异常有关。

【临床表现】

AA 的主要临床表现为进行性贫血,出血及感染,其轻重与血细胞减少的程度及发展的速度有关。

1. 重型再生障碍性贫血急性型(SAA)　起病急,进展快,病情重,少数可由非重型再障进展而来。

(1)感染　多数患者起病时出现寒战、发热,体温常在 39 ℃ 以上。以呼吸道感染最常见,其次有皮肤感染、肛门周围感染、泌尿生殖道感染等。感染菌种以革兰氏阴性杆菌、金黄色葡萄球菌和真菌为主,重者可因败血症而死亡。

(2)出血　均有不同程度的皮肤、黏膜及内脏出血。表现为皮肤瘀点、紫癜、鼻衄、齿龈出血、女性月经过多、呕血、咯血、黑便、血尿、眼底出血和颅内出血等,颅内出血常危及患者生命。

(3)贫血　多呈进行性加重,苍白、乏力、头晕、心悸及气短等症状明显。

2. 非重型再生障碍性贫血(NSAA)　大多起病和进展缓慢,主要表现为贫血症状,出血和感染较轻,内脏出血和严重感染者少见。感染时高热比重型少见,治疗后较易控制。肝、脾、淋巴结无肿大。多数患者经治疗病情可缓解甚至治愈,仅少数患者可演变为重型再障,预后较差。

【实验室和其他检查】

1. 血常规　呈"四少一多"现象,即红细胞计数、白细胞计数、血小板计数、网织红细胞计数均减少,淋巴细胞相对增多。SAA 呈重度全血细胞减少,重度正细胞正色素性贫血;网织红细胞百分数多在 0.005 以下,且绝对值 $<15×10^9/L$;中性粒细胞 $<0.5×10^9/L$;血小板减少 $<20×10^9/L$;淋巴细胞比例明显增高。NSAA 也呈全血细胞减少,但达不到 SAA 的程度。

2. 骨髓象　骨髓活检显示造血细胞均匀减少。SAA 多部位骨髓增生重度减低,粒系、红系及巨核细胞明显减少但形态大致正常,淋巴细胞及非造血细胞明显增多,骨髓小粒皆空虚。NSAA 多部位骨髓增生减低,可见较多脂肪滴,红系、粒系及巨核细胞减少,淋巴细胞及网状细胞、浆细胞比例增高,多数骨髓小粒空虚。

3. 发病机制检查　$CD4^+$ 细胞:$CD8^+$ 细胞比值减低,Th1/Th2 型细胞比值增高,$CD8^+$ T 抑制细胞和 $rδTCR^+T$ 细胞比例增高,血清 IL-2、IFN-r、TNF 水平增高;骨髓细胞染色体核型正常,骨髓铁染色示储存铁增多,中性粒细胞碱性磷酸酶染色强阳性;溶血检查均阴性。

【诊断和鉴别诊断】

1. 诊断

(1)AA 的诊断标准　①全血细胞减少,网织红细胞百分数<0.01,淋巴细胞比例增高。②一般无肝、脾大。③骨髓多部位增生减少(<正常50%)或重度减少(<正常25%),造血细胞减少,非造血细胞比例增高,骨髓小粒空虚(有条件者做骨髓活检可见造血组织均匀减少)。④除外引起全血细胞减少的其他疾病,如 PNH、Fanconi 贫血、Evans 综合征、免疫相关性全血细胞减少等。

(2)AA 分型诊断标准　①SAA-I:又称 AAA,发病急,贫血进行性加重,常伴严重感染或(和)出血。血象具备下述 3 项中 2 项:网织红细胞绝对值 $<15×10^9/L$,中性粒细胞 $<0.5×10^9/L$ 和血小板 $<20×10^9/L$。骨髓增生广泛重度减低如 SAA-I 的中性粒细胞 $<0.2×10^9/L$,则为极重型再障(VSAA)。②NSAA:又称 CAA,指达不到 SAA-I 型诊断标的 AA。如 NSAA 病情恶化,临床、血象及

骨髓象达 SAA-I 诊断标准时,称 SAA-Ⅱ型。

2. 鉴别诊断

（1）急性白血病（AL）　特别是白细胞减少和低增生性 AL,早期肝、脾、淋巴结不肿大,外周两系或三系血细胞减少,易误诊为 AA。但仔细观察血象及多部位骨髓可发现原始粒、单或原（幼）淋巴细胞明显增多;部分急性早幼粒细胞白血病可全血细胞减少,但骨髓细胞形态学检查、染色体易位 t(15;17) 和 PML-RARa 基因存在可帮助鉴别。另外,白血病多有肝、脾或淋巴结肿大,胸骨压痛等表现。

（2）阵发性睡眠性血红蛋白尿（PNH）　本病是由于红细胞膜结构的变异而引起的一种获得性慢性血管内溶血性贫血。典型病例表现为反复发作的血红蛋白尿,易鉴别;不典型者无血红蛋白尿,仅表现为全血细胞减少,骨髓可增生减低,易误诊为 AA。但 PNH 患者有网织红细胞增高、酸溶血试验阳性、蔗糖溶血试验阳性、蛇毒因子溶血试验阳性、尿中含铁血黄素试验呈阳性等,骨髓或外周血可发现 CD55-、CD59-的各系血细胞。

（3）骨髓增殖异常综合征（MDS）　本病是一组病因不明的骨髓造血干细胞功能异常的血液病。MDS 中的难治性贫血（RA）有全血细胞减少,网织红细胞有时不高甚至降低,骨髓也可低增生,与 AA 易混淆,一般抗贫血治疗无效。但 RA 有病态造血现象,早期髓系细胞相关抗原（CD34）表达增多,可有染色体核型异常等。

（4）自身抗体介导的全血细胞减少　包括 Evan 综合征和免疫相关性全血细胞减少。前者外周血中可出现成熟血细胞的自身抗体,后者则出现骨髓未成熟血细胞的自身抗体。这两类患者可有全血细胞减少并骨髓增生减低,但外周血网织红细胞或中性粒细胞比例往往不低甚或偏高,骨髓红系细胞比例不低且易见"红系造血岛",Th1/Th2 降低（Th2 细胞比例增高）、$CD5^+$ B 细胞比例增高,血清 IL-4 和 IL-10 水平增高,对糖皮质激素、大剂量静脉滴注丙种球蛋白、CD20 单克隆抗体或环磷酰胺的治疗反应较好。

（5）恶性组织细胞病　常有非感染性高热,进行性衰竭,肝、脾、淋巴结肿大,黄疸、出血较重,全血细胞减少。多部位骨髓检查可找到异常组织细胞。

【治疗】

1. 支持治疗

（1）保护措施　①预防感染:注意饮食和环境的卫生,加强皮肤、口腔及会阴部护理,对 SAA 予以保护性隔离;避免外伤和剧烈运动。②避免出血:防止外伤及剧烈活动。③杜绝接触各类危险因素:杜绝患者接触各类可能导致骨髓损伤或抑制血小板功能的药物。④心理护理。

（2）对症治疗　①纠正贫血:通常认为血红蛋白<60 g/L,患者缺氧症状明显,并对贫血耐受较差时,可输注浓缩红细胞,但需防止输血过多。②控制感染:感染性发热时,首先应及时采用经验性大剂量广谱抗生素治疗,同时采集可疑感染部位的分泌物、血、尿及粪便作细菌培养和药敏感试验;再试验结果更换有效抗生素。长期广谱抗生治疗可诱发真菌感染和肠道出群失调,真菌感染可用两性霉素 B 进行治疗。③控制出血:常选用促凝血药（如止血敏）;合并血浆纤溶酶活性增高者可用抗纤溶药（如氨基己酸,但泌尿生殖系统出血患者禁用）;女性子宫出血可肌内注射丙酸睾酮;输浓缩血小板对血小板减少引起的严重出血有效;凝血因子不足（如肝炎）时,应予纠正。

（3）护肝治疗　AA 常合并肝功能损害,应酌情选用护肝药物。

2. 针对发病机制的治疗

（1）免疫抑制剂治疗　能抑制 T 淋巴细胞,使其产生的造血负调控因子减少,解除对造血细胞的抑制和破坏，进而改善造血功能。①抗淋巴细胞球蛋白/胸腺细胞球蛋白(ALG/ATG)：主要用于急性型再障的治疗。制剂来源于马、兔、猪，不同的来源用药剂量不同，马 ALG 10~15 mg/(kg·d)，连用 5 d；兔 ATG 3~5 mg/(kg·d)，连用 5 d。用药前需做过敏试验，严格控制输注速度，每日剂量应维持点滴 12~16 h，用药过程中加用糖皮质激素以防止过敏反应。可与环孢素组成强化免疫抑制方案。②环孢素：是一种 T 淋巴细胞功能调节药。适用于全部的再生障碍性贫血的治疗。用量为 3~5 mg/(kg·d)，疗程一般长于一年。药物不良反应有肝肾功能损害、牙龈增生及消化道反应等。③其他：环磷酰胺、甲基泼尼松龙、麦考酚吗乙酯、抗 CD3 单克隆抗体等。

（2）促造血治疗　①雄激素：适用于全部的 AA，用药后 2~3 个月发挥作用。常用药物有司坦唑醇(康力龙)2 mg，3 次/d；十一酸睾酮(安雄)40~80 mg，3 次/d；达那唑 0.2 g，3 次/d；丙酸睾酮 50~100 mg，肌内注射，1 次/d。此类药物不良反应有毛发增多、痤疮、女性停经、声音低哑、乳房缩小、男性性欲亢进等。②造血生长因子：适用于全部的 AA，特别是 SAA。常用制剂有重组人粒系集落刺激因子(GM-CSF)或粒细胞集落刺激因子(G-CSF)，剂量为 5 μg/(kg·d)；红细胞生成素(EPO)50~100 U/(kg·d)。一般在免疫抑制剂治疗 SAA 后使用，维持治疗 3 个月以上为宜。

（3）造血干细胞移植　对 40 岁以下、无感染及其他并发症、有合适供体的 SAA 患者，可考虑进行造血干细胞移植。

3. 中医治疗　按中医理论，肾主骨，骨生髓，故治疗宜从补肾着手，进行辨证施治。常用中成药有补肾生血丸、贞芪扶正胶囊。

【预防】

防止滥用对造血系统有损害的药物，特别是氯霉素、保泰松等药物，必须使用时，加强观察血象，及时采取适当措施。长期接触苯及其衍生物、放射线的人员，应严格执行劳动防护措施，严格遵守操作规程，防止有害的化学和放射性物质污染周围环境。

> **助医考点**
>
> 贫血概述的概念、分类、临床表现、诊断、治疗原则；缺铁性贫血的铁代谢、病因和发病机制、临床表现、实验室检查、诊断与鉴别诊断、治疗；再生障碍性贫血的病因和发病机制、临床表现、实验室检查、诊断与鉴别诊断、治疗原则。

【预后】

如治疗得当，NSAA 患者多数可缓解甚至治愈，仅少数进展为 SAA-Ⅱ型。SAA 发病急、病情重，以往病死率>90%；近 10 年来，随着治疗方法的改进，AA 的预后明显改善，但仍有 1/3 的患者死于感染和出血。

巩固练习题

1. 成人主要的造血器官是　　　　　　　　　　　　　　　　　　　　　　　　　　　　（　）
   A. 骨髓　　　　　　　　　　B. 肝脏　　　　　　　　　　C. 脾脏
   D. 淋巴结　　　　　　　　　E. 胸腺
2. 成人男性贫血的诊断标准为 Hb 浓度可低于　　　　　　　　　　　　　　　　　　　（　）
   A. Hb<150 g/L　　　　　　　B. Hb<120 g/L　　　　　　　C. Hb<110 g/L
   D. Hb<90 g/L　　　　　　　E. Hb<60 g/L
3. 再生障碍性贫血的主要原因是　　　　　　　　　　　　　　　　　　　　　　　　　（　）
   A. 骨髓造血功能衰竭　　　　B. 红细胞破坏过多　　　　　C. 红细胞寿命缩短
   D. 造血原料缺乏　　　　　　E. 红细胞内在缺心眼子

4. 月经过多所致的出血有可能需要补充下列哪种药物治疗 ( )
   A. 泼尼松　　　　　　　　B. 铁剂　　　　　　　　C. 叶酸
   D. 维生素 B_{12}　　　　　E. 维生素 K

5. 缺铁性贫血患者应用铁剂治疗有效的最早期指标是 ( )
   A. 血红蛋白上升　　　　　B. 网织红细胞上升　　　C. 红细胞总数上升
   D. 血清铁上升　　　　　　E. 血清转铁蛋白上升

6. 患者,女,30 岁。乏力、头晕伴月经过多半年。实验室检查:Hb 60 g/L,RBC 3.5×10^{12}/L,WBC 7.3×10^9/L,红细胞中心淡染区扩大。该患者最可能的化验结果是 ( )
   A. 血清铁降低,总铁结合力降低,红细胞游离原卟啉降低
   B. 血清铁降低,总铁结合力降低,红细胞游离原卟啉增高
   C. 血清铁降低,总铁结合力增高,红细胞游离原卟啉增高
   D. 血清铁增高,总铁结合力增高,红细胞游离原卟啉降低
   E. 血清铁降低,总铁结合力增高,红细胞游离原卟啉降低

(7~8 题共用题干)

患者,女性,30 岁。全血细胞减少,骨髓有核细胞增生低下,粒系、红系低下,巨核细胞缺如。

7. 对该患者有最可能的诊断是 ( )
   A. 缺铁性贫血　　　　　　B. 再生障碍性贫血　　　C. 急性白血病
   D. 慢性白血病　　　　　　E. 特发性血小板减少性紫癜

8. 与该疾病无关的因素是 ( )
   A. X 射线接触　　　　　　B. 氯霉素　　　　　　　C. 遗传倾向
   D. 饮食因素　　　　　　　E. 病毒感染

第三节　白血病

一、概述

白血病(leukemia)是一类造血干祖细胞的恶性克隆性疾病。因白血病细胞自我更新增强、增殖失控、分化障碍、凋亡受阻,而停留在细胞发育的不同阶段。在骨髓和其他造血组织中,白血病细胞大量增生累积,使正常造血功能受到抑制并浸润其他器官和组织。临床上以出血、进行性贫血、持续发热或反复感染、外周血中出现白血病细胞(原始细胞和/或幼稚细胞)等表现为特征。

根据白血病细胞的分化成熟程度和自然病程,将白血病分为急性白血病(acute leukemia,AL)和慢性白血病(chronic leukemia,CL)。AL 的细胞分化停滞在较早阶段,骨髓和外周血中以原始细胞及早期幼稚细胞为主,病情发展迅速,自然病程仅为数月;CL 的细胞分化停滞在较晚的阶段,骨髓和外周血中多为较成熟的幼稚细胞(中幼稚、晚幼稚)和成熟细胞,病情发展缓慢,自然病程为数年。其次,根据主要受累的细胞系列,将 AL 分为急性淋巴细胞白血病(acute lymphocytic leukemia,ALL,简称急淋)和急性髓系白血病(acute myelogenous leukemia,AML,简称急粒);CL 则分为慢性髓系白血病(chronic myelogenous leukemia,CML,简称慢粒)、慢性淋巴细胞白血病(chronic lymphocytic leukemia,CLL,简称慢淋)及少见类型的白血病,如毛细胞白血病、幼淋巴细胞白血病等。

在我国白血病的发病率为(3~4)/10 万。AL:CL 约为 5.5:1。其中 AML 最多(1.62/10 万),其次为 ALL(0.69/10 万),CML(0.39/10 万),CLL(0.05/10 万)。男性发病率略高于女性(1.81:1)。

ALL 以儿童多见,AML 则以成人多见;CML 随年龄增长发病率逐渐升高;CLL 在 50 岁以后发病率才明显增多。在恶性肿瘤所致的死亡率中,白血病居第 6 位(男性)和第 7 位(女性),儿童及 35 岁以下成人中则居第 1 位。

【病因和发病机制】

1. 生物因素　主要是病毒感染和免疫功能异常。动物实验证明,一种 C 型反转录病毒能引起鸡、小鼠、猫、牛和狗患白血病。1976 年日本从成人 T 淋巴细胞白血病(ATL)恶变的 T 淋巴细胞中分离出人类 T 淋巴细胞白血病病毒Ⅰ型(HTLV-Ⅰ),从患者的血清中检出 HTLV-Ⅰ抗体,从而证实了 HTLV-Ⅰ是诱发人类 ATL 的病因。HTLV-Ⅰ具有传染性,可通过哺乳、输血和性生活传播。病毒 DNA 整合到宿主细胞 DNA 中,改变了宿主细胞的生物学特性,使正常造血干细胞转变为恶性细胞株。另外,部分免疫功能异常的患者,白血病发病危险度会增加。

2. 物理因素　电离辐射如 X 射线、γ 射线等可致白血病已被肯定。研究表明,一次大剂量或多次小剂量接受电离辐射可使骨髓抑制和机体免功能下降,DNA 发生突变、断裂和重组,从而导致白血病发生。国外调查资料证实,1929—1942 年无防护措施的放射科医师,其白血病发病率比一般医师高 10 倍;日本广岛和长崎原子弹爆炸后,遭受辐射地区比未遭辐射地区居民的白血病发病率高 30 倍和 17 倍;此外,曾对强直性脊柱炎用放射治疗的患者,真性红细胞增多症用 ^{32}P 治疗后白血病发病率也较对照组高。患者多为 AL 和 CML。

3. 化学因素　已知多种药物和化学物质可诱发白血病,如工业中广泛应用的苯、药物中的抗癌剂(尤以烷化剂)、乙双吗啉、氯霉素、保泰松、镇静剂、有机溶剂及杀虫剂等均可导致骨髓损伤而诱发白血病。化学物质所致的白血病以 AML 较多。

4. 遗传因素　染色体断裂和易位可使原癌基因的位置发生移动和被激活,癌基因的点突变、活化和抑癌基因失活、丢失是重要的发病机制。临床统计表明,家族性白血病约占白血病的 7‰。同卵孪生子女,一人患白血病,另一人患白血病的机会比正常人高 25%。有特殊遗传综合征者,如唐氏综合征(Down 综合征)、先天性再生障碍性贫血(Fanconi 贫血)、Bloom 综合征(侏儒面部毛细血管扩张)及共济失调-遗传性毛细血管扩张性症等患者的白血病发病率均较高,表明白血病与遗传因素有关。

5. 其他血液病　某些血液病最终可能发展为急性白血病,如骨髓增生异常综合征、阵发性睡眠性血红蛋白尿、淋巴瘤、多发性骨髓瘤等。

白血病的病因与发病机制至今尚未完全明了,目前认为至少有两类分子事件共同参与发病,即所谓的"二次打击"学说。一是各种原因所致的造血细胞内一些基因的决定性突变(如 ras、myc 等基因突变),激活某种信号通路,导致克隆性异常造血细胞增殖和(或)生存优势、多有凋亡受阻;二是一些遗传学改变(如形成 PMIL/RARA 等融合基因)可能会涉及某些转录因子,导致造血细胞分化阻滞或分化紊乱。

二、急性白血病

急性白血病(acute leukemia,AL)是造血干细胞的恶性克隆性疾病。发病时骨髓中白血病细胞即原始细胞及幼稚细胞大量增殖并抑制正常造血,白血病细胞可广泛浸润肝、脾和淋巴结等各种器官。临床主要表现为贫血、出血、感染及浸润等现象。

【分类】

国际上常用的是 FAB(法、美、英)分型和世界卫生组织(WHO)分型,协作组修订的分类诊断标准,将 AL 分为 AML 和 ALL。

1. FAB 分型

(1) AML 的 FAB 分型 共分为 8 型。

M_0(急性髓细胞白血病微分化型,minimally differentiated AML):骨髓原始细胞>30%,核仁明显,无嗜天青颗粒及 Auer 小体,髓过氧化物酶(MPO)及苏丹黑 B 阳性细胞<3%。CD33 及 CD13 阳性,淋巴抗原及血小板抗原阴性。此型为非常原始的细胞,有髓系特异性抗原表示才能诊断。

M_1(急性粒细胞白血病未分化型,AML without maturation):原粒细胞(Ⅰ型+Ⅱ型,原粒细胞质中无颗粒为Ⅰ型,出现少数颗粒为Ⅱ型)占骨髓非红系有核细胞(NEC,指不包括浆细胞、淋巴细胞、组织嗜碱细胞、巨噬细胞及所有红系有核细胞的骨髓有核细胞计数)的 90% 以上,其中至少 3% 以上细胞为 MPO 阳性。

M_2(急性粒细胞白血病部分分化型,AML with maturation):原粒细胞占骨髓 NEC 的 30%~89%,单核细胞<20%,其他粒细胞≥10%。

M_3(急性早幼粒细胞白血病,acute pyomyelocytic leukemia,APL):骨髓中以多颗粒增多的早幼粒细胞为主,此类细胞在 NEC 中≥30%。许多细胞内含有大的束状 Auer 小体(柴捆状),涂片时常见细胞破裂,出现由颗粒和 Auer 小体构成的背景。

M_4(急性粒-单核细胞白血病,acute myelomonocytic leukemia,AMMoL):骨髓中原始细胞占 NEC 的 30% 以上,各阶段粒细胞占≥20%,各阶段单核细胞≥20%。但不能超过 80%,外周血单核细胞和幼单细胞数增加。

M_5(急性单核细胞白血病,acute monocytic leukemia,AMoL):骨髓 NEC 中原单核、幼单核≥30%,且原单核、幼单核及单核细胞≥80%。此型分为 M5a 和 M5b 两种亚型,如果原始单核细胞≥80% 为 M5a;<80% 为 M5b。

M_6(急性红白血病,erythroleukemia,EL):骨髓中幼红细胞显著巨幼红改变,并且原始细胞计数增多,幼红细胞的比例≥50%,NEC 中原始细胞≥30%。

M_7(急性巨核细胞白血病,acute megakaryoblastic leukemia,AMeL):骨髓中原始巨核细胞≥30%。血小板抗原及血小板过氧化酶阳性。

(2) ALL 的 FAB 分型 共分为 3 型。

L_1 型:原始和幼淋巴细胞以小细胞(直径≤12 μm)为主。

L_2 型:原始和幼淋巴细胞以大细胞(直径>12 μm)为主。

L_3 型:原始和幼淋巴细胞以大细胞为主,大小较一致,细胞内有明显空泡,胞质嗜碱性,染色深。

2. WHO 分型(MICM 分型) 是指形态学(morphology)、免疫学(immunology)、细胞遗传学(cytogenetics)及分子特征(molecular)分型。此分型的特点见实验室检查。

【临床表现】

多数起病急,少数起病较缓,进展快。

1. 正常骨髓造血功能受抑制的表现

(1) 贫血 部分患者因起病急,病程短,可无贫血表现。半数患者就诊时已有重度贫血,呈进行性发展,尤其是继发于骨髓增生异常综合征(MDS)者。

(2) 发热 50%患者以发热为最早表现。热型不定，可呈低热，亦可高达40℃以上。感染可发生在各个部位，以口腔炎、牙龈炎、咽峡炎最常见；肺部感染、肛周炎、肛旁脓肿亦常见，严重时可致败血症。最常见致病菌为革兰氏阴性杆菌，如肺炎克雷伯杆菌、铜绿假单胞菌、产气杆菌等；其他有金黄色葡萄球菌、表皮葡萄球菌、肠球菌等。长期应用抗生素者，可出现真菌感染，如念珠菌、曲霉菌、新型隐球菌等。因患者伴免疫功能缺陷，可发生病毒感染，如带状疱疹病毒、单纯疱疹病毒、巨细胞病毒等。偶见卡氏肺孢子虫病。发热的病因分为：①继发感染引起的发热：高热往往提示有继发感染，常伴有畏寒、出汗、心动过速等。②白血病本身引起的发热：与白细胞破坏，释放致热原如白介素Ⅰ、前列腺素 E_2 及肿瘤坏死因子有关。其发热的特点是多为低热，即使高达40℃，也常无寒战、出汗、心动过速等中毒症状，检查无感染证据，足量抗生素治疗无效，但抗白血病治疗可使体温下降。

(3) 出血 出血是近40%患者的早期表现。以皮肤瘀点、瘀斑、牙龈出血、鼻衄、月经过多为常见。严重者可有内脏出血，如便血、尿血、咯血及呕血。其中颅内出血最为严重，主要表现为突然出现的剧烈头痛、呕吐、昏迷、瞳孔大小不等。有资料表明 AL 死于出血者占62.24%，其中80%为颅内出血。临床上 M_3 型往往出血较重。出血原因多为血小板质与量的异常；白血病细胞对血管壁的浸润或在血管内形成白细胞栓子使血管破裂；感染可进一步使血小板减少，纤溶活性增强等。

2. 白血病细胞增殖浸润的表现

(1) 肝、脾和淋巴结肿大 急性白血病患者肝、脾大一般为轻至中度，除慢性粒细胞性白血病急性变外，巨脾罕见。淋巴结肿大以急性淋巴细胞性白血病较多见。纵隔淋巴结肿大常见于急性T淋巴细胞性白血病。

(2) 骨骼和关节 成人以胸骨和肋骨浸润多见。胸骨压痛提示骨髓腔内白血病细胞过度增生，对白血病诊断有重要价值。儿童多表现为骨骼、关节疼痛。发生骨髓坏死时，可以引起骨骼剧痛。

(3) 眼部 部分 AML 常累及扁骨骨膜形成粒细胞肉瘤(绿色瘤)，以眼眶部位最常见，可引起眼球突出、复视或失明。

(4) 口腔和皮肤 由于白血病细胞浸润可使牙龈增生、肿胀；可出现蓝灰色丘疹或皮肤粒细胞肉瘤，局部皮肤隆起、变硬，呈紫蓝色皮肤结节。多见于 AL，尤其是 M_4 和 M_5 型。

(5) 中枢神经系统白血病(CNSL) 轻者表现为头痛、头晕，重者可出现呕吐、颈项强直，甚至抽搐、昏迷。侵犯颅神经时出现视力障碍、面瘫。CNSL 可发生在 AL 各个时期，但最常发生在化疗缓解期，临床上尤其以儿童 ALL 最常见。其原因是化疗药物难以通过血脑屏障，致使隐藏在中枢神经系统的白血病细胞不能被有效地被杀灭，因而引起中枢神经系统白血病。CNSL 是白血病髓外复发的主要根源。

(6) 睾丸 多为一侧睾丸出现无痛性肿大，另一侧虽不肿大，但活检时往往也有白血病细胞浸润。睾丸白血病多见于 ALL 化疗缓解后的幼儿或青年，是仅次于 CNSL 的白血病髓外复发的另一根源。

(7) 其他 白血病细胞可浸润其他组织、器官，如肺、心、消化道、泌尿系统等。

【实验室和其他检查】

1. 血常规 多数患者白细胞总数在$(10\sim50)\times10^9/L$，严重时$>100\times10^9/L$。若白细胞计数$>10\times10^9/L$ 称为白细胞增多性白血病。白细胞增多者血涂片分类检查可见数量不等的原始和(或)幼稚细胞；少数患者白细胞总数$<1.0\times10^9/L$，称白细胞不增多性白血病，白细胞不增多者血涂片分类检查很难找到原始细胞，此类患者须做骨髓穿刺检查方能确诊。此外，患者有不同程度的正细胞性贫血，少数患

者可见到大小不等的幼红细胞;约50%患者血小板<60×10⁹/L,晚期血小板往往极度减少。

2. 骨髓象　骨髓检查是诊断AL的主要依据。FAB分型将原始细胞≥骨髓有核细胞(ANC)的30%定义为AL的诊断标准,WHO分型则将这比例下降至≥20%,并提出原始细胞比例<20%但伴有t(15;17)、t(8;21)或inv(16)/t(16;16)者亦应诊断为AML。多数AL骨髓象有核细胞显著增加,以原始细胞为主;少数AL骨髓象增生低下称为低增生性AL。如果骨髓象如仅见原始细胞与成熟细胞,而无中间阶段细胞存在,称为"白血病裂孔现象"。此外,胞质中出现Auer小体(一种异常溶酶体)是AML诊断的重要标记之一。而ALL不见Auer小体。

3. 细胞化学　各系列的白血病原始细胞有时形态学难以区分,须借助骨髓细胞化学染色技术鉴别各类白血病。常用制剂有中性粒细胞碱性磷酸酶(NAP)、髓过氧化物酶(MPO)、非特异性酯酶(NSE)及糖原染色(PAS)等。常见ALL的化学染色反应见表6-3。

表6-3　常见AL的细胞化学染色反应鉴别

鉴别	急淋白血病	急粒白血病	急单白血病
髓过氧化物酶(MPO)	(-)	分化差的原始细胞(-)~(+) 分化好的原始细胞(+)~(+++)	(-)~(+)
糖原染色(PAS)	(+)成块或粗颗粒状	(-)或(+) 弥漫性淡红色或细颗粒状	(-)或(+),弥漫性淡红色或细颗粒状
非特异性酯酶(NSE)	(-)	(-)~(+) NAF抑制<50%	(+),NAF抑制≥50%

4. 血液生化改变　由于体内大量细胞的新生及死亡,嘌呤和嘧啶代谢异常,尿酸产生明显增多,特别在化疗期间,大量尿酸经肾脏排出,可出现尿酸结晶,导致急性肾衰竭。患者发生DIC时可发生凝血象异常。血清乳酸脱氢酶(LDH)可增高。

5. 免疫学　根据白血病细胞表达的系列相关抗原,确定其来源。造血干/祖细胞表达CD34,APL细胞通常表达CD13、CD33、CD117和CD9,不表达HLA-DR和CD34。急性混合细胞白血病包括急性双表型(白血病细胞同时表达髓系和淋系抗原)和双克隆(两群来源于各自干细胞的白血病细胞分别表达髓系和淋系抗原)白血病,其髓系和一个淋系积分均>2。肿瘤类型及免疫学标记见表6-4。

表6-4　肿瘤类型及免疫学标记

肿瘤类型	免疫学标记
B细胞及其肿瘤	CD10、CD19、CD20、表面Ig
NK细胞及其肿瘤	CD16、CD56
造血干/祖细胞	CD34
T细胞及其肿瘤	CD2、CD3、CD4、CD7、CD8
髓系、单核系	CD13、CD14、CD15、CD64
早期髓系	HLA-DR

6. 染色体检查　白血病常伴有特异的染色体和基因改变。应用高分辨染色体分带技术,80%~85%白血病可检查出染色体异常。如99%的M_3具有t(15;17)(q22;q21),该易位使15号染色体上的早幼粒白血病基因(PML)与17号染色体上的维A酸受体基因(RARa)形成PML/RARa融合基因,这是M_3发病的基础,也是临床上用全反式维A酸和三氧化二砷治疗M_3的分子基础。

7. 脑脊液改变　出现CNSL时,脑脊液压力增高,白细胞数增多($>0.01\times10^9$/L),蛋白质增多(>450 mg/L),而糖定量减少。涂片中可找到白血病细胞。脑脊液清浊度随所含的细胞数而异。

【诊断和鉴别诊断】

(一)诊断

根据临床表现、血象和骨髓象特点,大部分病例可做出正确诊断。根据细胞形态学、细胞化学或免疫学、染色体等技术,可对AL做出分型诊断,以便指导治疗。

(二)鉴别诊断

1. 再生障碍性贫血　常表现为进行性贫血,骨髓增生低下,无异常增多的白血病细胞。一般无胸骨压痛和肝、脾及淋巴结肿大。骨髓检查容易鉴别。

2. 某些感染引起的白细胞异常　如传染性单核细胞增多症,血涂片出现异常淋巴细胞,但形态与原始细胞不同,血清嗜异性凝集试验抗体效价逐渐上升,病程短,可自愈,易于区别。百日咳、传染性淋巴细胞增多症、风疹等病毒感染时,血象中淋巴细胞增多,但淋巴细胞形态正常;骨髓原幼细胞不增多。

3. 骨髓增生异常综合征　该病的RAEB型除病态造血外,外周血中出现原始和幼稚细胞,全血细胞减少和染色体异常,易与白血病相混淆。但骨髓中原始细胞小于20%。

4. 巨幼细胞贫血　巨幼细胞贫血有时可与红白血病混淆。但前者骨髓中原始细胞不增多,幼红细胞PAS反应常为阴性,予以叶酸、维生素B_{12}治疗有效。

【治疗】

根据患者的MICM结果及临床特点进行预后危险分层,并选择最佳的治疗方案。急性白血病治疗包括两个重要环节:一是改善患者的一般状况,防治并发症,为抗白血病治疗创造条件;二是杀灭大量白血病细胞,促进正常造血功能的恢复,使患者能长期存活,最终达到治愈目的。

(一)一般治疗

1. 紧急处理高白细胞血症　患者首诊时血中白细胞计数$>100\times10^9$/L称为高白细胞血症,$>200\times10^9$/L可发生"白细胞淤滞",表现为呼吸困难、低氧血症、反应迟钝、言语不清、颅内出血等,病理学显示白血病血栓栓塞与出血并存,是患者早期死亡的常见原因之一。高白细胞血症还可增加髓外白血病的发病率和复发率。因此当患者白细胞计数$>100\times10^9$/L时,应紧急使用血细胞分离机,单采清除过高的白细胞;同时进行化疗前预处理,如ALL用地塞米松10 mg/m^2,静脉注射;AML用羟基脲1.5~2.5 g/6 h(总量6~10 g/d)约36 h,然后进行联合化疗。需要预防白血病细胞大量溶解诱发的高尿酸血症、电解质紊乱、酸中毒、凝血异常等并发症。

2. 防治感染　白血病患者常伴有粒细胞减少,尤其在化疗、放疗期间出现的粒细胞缺乏持续相当长时间。因而在化疗过程中必须强调无菌操作;有条件时患者应安置在无菌层流病房进行治疗;加强口咽、鼻腔、皮肤及肛门周围的清洁卫生;化疗前局灶性感染要予根除;并且在化疗的同时可服用肠道不吸收的抗生素,以净化肠道细菌。患者出现发热时应做细菌培养和药敏试验,并迅速进行经验性抗生素治疗,待细菌培养和药敏试验结果出来后,再调整治疗方案。

3.成分输血 严重贫血可吸氧、输浓缩红细胞,维持Hb>80 g/L,但白细胞淤滞时,不宜马上输红细胞,以免进一步增加血黏度;如因血小板计数过低而引起出血时,需输注单采血小板悬液,为预防严重出血,需要维持血小板≥10×10⁹/L。在输血时,为防止异体免疫反应所致的无效输注和发热反应,可以采用白细胞滤器去除成分血中的白细胞。为预防输血相关移植物抗宿主病(TA-GVHD),输血前应将含细胞成分的血液辐照25~30 Gy,以灭活其中的淋巴细胞。

4.防治高尿酸血症肾病 由于白血病细胞大量破坏,特别在化疗时更甚,血清和尿中尿酸浓度增高,积聚在肾小管,引起阻塞而发生高尿酸血症肾病。因此应鼓励患者多饮水,最好24 h持续静脉补液,使每小时尿>150 mL/m²;给予碳酸氢钠碱化尿液;在化疗同时给予别嘌醇每次10 mg,每日3次,以抑制尿酸合成。当患者出现少尿、无尿、肾功能不全时,应按急性肾功能衰竭处理。

5.维持营养 给予高蛋白、高热量、高维生素、易消化食物,必要时经静脉补充营养,维持水、电解质平衡。

6.心理支持 权衡患者的知情权和保护性医疗制度,以适当的方式告诉患者和家属,并及时提供心理支持。

(二)抗白血病治疗

1.化疗原则 化疗是治疗白血病的重要手段。

(1)联合用药 作用于细胞周期不同阶段的药物联合应用,以增强相互协同作用,最大程度地杀灭白血病细胞。

(2)顺序用药 同样药物、同一剂量按不同顺序应用时,疗效和毒性各不相同,因此要注意化疗方案中的用药顺序。

(3)间歇用药 白血病细胞增殖周期约5 d左右,所以1个疗程需持续7~10 d,每一疗程结束后,间歇1~2周再进行下一疗程。间歇目的是使正常造血恢复,使处于休止期的白血病细胞进入增殖周期,有利于下一疗程化疗药物的杀灭。休止期白血病细胞常是复发的根源。

(4)阶段用药 整个化疗过程分为诱导缓解和缓解后治疗两个阶段。①诱导缓解治疗:应用化疗药物尽快杀灭白血病细胞,使病情得到完全缓解(complete remission,CR),即白血病的症状和体征消失,外周血中性粒细胞绝对值≥1.5×10⁹/L,血小板≥100×10⁹/L,白细胞分类中无白血病细胞;骨髓中原始粒Ⅰ型+Ⅱ型(或原单+幼单、原淋+幼淋)≤5%,M₃型原粒+早幼粒≤5%,无Aure小体,红细胞及巨核细胞系正常,无髓外白血病。②缓解后治疗:诱导缓解获CR后,体内的白血病细胞由发病时的10¹⁰~10¹²降至10⁸~10⁹,这些残留的白血病细胞称为微小残留病灶(MRD)。该阶段继续采用巩固、强化或维持化疗,轮换或交替使用不同的化疗方案,进一步消灭残留的白血病细胞,防止复发,延长缓解期和无病成活期,争取彻底缓解。③个体化用药:根据白血病细胞生物学特性和白血病分型及患者的年龄、性别、体质和对化疗药物的耐受性等情况,综合分析,选择最佳化疗方案。

2.常用化疗药物

(1)细胞周期非特异性药物 此类药物对增殖周期内、外的细胞均起到杀伤作用,其特点是作用快、杀伤力强、杀伤效应与剂量成正比。常用药物有环磷酰胺、柔红霉素、阿霉素、米托蒽醌等。

(2)细胞周期特异性药物 此类药物,只杀伤增殖周期某一时相的细胞,有高度选择性和特异性。由于只对增殖期细胞敏感,发挥作用慢,为时间依赖性药物。随给药时间延长而疗效增加。常用药物有阿糖胞苷、甲氨蝶呤、羟基脲、6-巯基嘌呤、高三尖杉酯碱等。

3.常见白血病的治疗

(1)ALL治疗 经过化疗方案的不断优化,目前儿童ALL的长期无病生存(DFS)已经达到

80%以上;青少年ALL宜采用儿童方案治疗。随着支持治疗的加强、多药联合和高剂量化疗方案以及HSCT的应用,成人ALL的CR率为80%~90%,预后亦有很大改善。ALL治疗方案的选择需要考虑患者年龄、ALL亚型、治疗后的MRD、是否有干细胞供体和靶向治疗药物等多重因素。①诱导缓解治疗:VP方案(VCR长春新碱+P泼尼松)是ALL诱导缓解的基础用药,其可使50%以上患者达CR,CR期3~8个月。1984年后DVLP方案(DNR柔红霉素+L-ASP门冬酰胺酶+VCR长春新碱+P泼尼松)是ALL广泛采用的治疗方案,也有在DVLP方案上再加环磷酰胺(CTX)或阿糖胞苷(Ara-C),可提高CR率和DFS率。②缓解后治疗:缓解后的治疗一般分强化巩固和维持治疗两个阶段。强化巩固治疗主要有化疗和造血干细胞移植(HSCT)两种方式,多采用间歇重复原诱导方案,定期给予其他强化方案的治疗。强化治疗时化疗药物剂量宜大,不同种类要交替轮换使用以避免蓄积毒性,如高剂量甲氨蝶呤(HD MTX)、阿糖胞苷(Ara-C)、6-巯基嘌呤(6-MP)和门冬酰胺酶(L-ASP)。HD MTX的主要不良反应为黏膜炎、肝肾功能损害,故在治疗时需要充分水化、碱化和及时亚叶酸钙解救。口服6-MP和MTX的同时间断给予VP方案化疗是普遍采用的有效维持治疗方案。对于ALL(除成熟B-ALL外),即使经过强烈诱导和巩固治疗,仍必须给予维持治疗。急性淋巴细胞性白血病化疗方案与药物不良反应见表6-5。

表6-5 急性淋巴细胞性白血病化疗方案与药物不良反应

方案简称	剂量及用法	不良反应
VP	长春新碱(V)1~2 mg,第1、8、15、22天,静脉注射	神经炎、腹痛、脱发、恶心、呕吐
	泼尼松(P)40~60 mg/d,分次口服,第1~28天	库欣综合征、高血压、糖尿病、感染
DVLP	长春新碱(V)用法同上	同上
	柔红霉素(D)45 mg/(m^2·d),第1~3天和第15~17天,静脉注射	骨髓抑制、心脏损害、食欲减退
	门冬酰胺酶(L)5 000 U/(m^2·d),第16天开始,1次/d,静脉滴注	过敏反应、肝损害
	泼尼松(P)用法同上	同上

(2)AML治疗 近年来,由于强化疗、HSCT及有力的支持治疗,60岁以下的AML患者的预后有很大改善,30%~50%的患者可望长期生存。

1)诱导缓解治疗(表6-6) 对于非APL(急性早幼粒细胞白血病),采用蒽环类药物联合标准剂量Ara-C(即3+7方案)化疗,最常用的是IA方案(IDA去甲基柔红霉素+Ara-C阿糖胞苷)和DA方案(DNR柔红霉素+Ara-C阿糖胞苷),60岁以下患者的总CR率为50%~80%。在好的支持治疗下,IDA 12 mg/(m^2·d)的IA方案与DNR 90 mg/(m^2·d)的DA方案均取得较高的CR率。如果用高三尖杉酯碱(HHT)替代IDA或DNR组成的HA方案诱导治疗AML,CR率为60%~65%。HA与DNR、阿克拉霉素(Acla)等蒽环类药物联合组成HAD(HHT+Ara-C+DNR)、HAA(HHT+Ara-C+Acla)等方案,可进一步提高CR率。另外,对于APL多采用全反式维A酸(ATRA)+蒽环类药物,如果在此基础上加用砷剂(如三氧化二砷,ATO),其作为一线药物可诱导早幼粒细胞分化和凋亡,缩短达CR时间。治疗过程中需警惕出现分化综合征(dfentia syndrome),初诊时白细胞较高及治疗后迅速上升者易发生,其机制可能与细胞因子大量释放和黏附分子表达增加有关。临床表现为发热、肌肉骨骼疼痛、呼吸窘迫、肺间质浸润、胸腔积液、心包积液、体重增加、低血压、急性肾衰竭甚至死亡。一旦出现上述任何表现，可暂停 ATRA，立即给予糖皮质激素治疗，并予吸氧利尿。除分化综合征外，ATRA 的其他不良反应有头痛、颅内压增高、肝功能损害等。APL 合并凝血功能障碍和出血者可输注血小板、新鲜冰冻血浆和冷沉淀。

2) 缓解后治疗　对初诊 WBC≥$100×10^9$/L，且伴髓外病变、M_4/M_5、伴(8;21) 或 inv(16) 的患者，应在 CR 后做脑脊液检查，并鞘内预防性用药至少 1 次，以进行 CNSL 筛查；APL 患者 CR 后至少预防性鞘内用药 3 次；非 APL 比 ALL 治疗时间明显缩短；APL 患者在获得分子学缓解后可采用化疗、ATRA 以及砷剂等药物交替维持治疗近 2 年。

对于年龄小于 60 岁的 AML 患者，应根据染色体和分子生物学检查结果对患者的预后进行危险度分组，预后不良组首选 allo-HSCT；预后良好组（非 APL）首选大剂量 Ara-C 为基础的化疗，复发后再行 allo-HSCT；预后中等组，配型相合的 allo-HSCT 和大剂量 Ara-C 为主的化疗均可采用。无法行 allo-HSCT 的预后不良组、部分预后良好组以及预后中等组患者均可考虑行自体 HSCT。无法进行危险度分组者参照预后中等组治疗，若初诊时白细胞≥$100×10^9$/L，则按预后不良组治疗。因年龄、并发症等因素无法采用上述治疗者，也可用常规剂量的不同药物组成的化疗方案轮换巩固维持，但仅 10%～15% 患者能长期生存。

表 6-6　急性髓细胞性白血病化疗方案与药物不良反应

方案简称	剂量及用法	不良反应
DA (3+7)	柔红霉素(D) 45 mg/(m^2·d)，第 1～3 天，静脉注射	骨髓抑制、心脏损害、食欲减退
	阿糖胞苷(A) 150 mg/(m^2·d)，第 1～7 天，静脉滴注	口腔溃疡、恶心呕吐、食欲减退、骨髓抑制
HA	三尖杉碱(H) 4～6 mg/(m^2·d)，第 1～7 天，静脉滴注	骨髓抑制、心脏毒性、消化道反应
	阿糖胞苷(A) 用法同上	同上
HAA	三尖杉碱(H) 用法同上	同上
	阿糖胞苷(A) 用法同上	
	阿克拉霉素(A) 20 mg/d，第 1～7 天，静脉滴注	恶心呕吐、蛋白尿、心脏毒性、骨髓抑制、转氨酶升高

(3) 中枢神经系统白血病的防治　是治疗急性白血病、减少复发的关键。CNSL 的预防要贯穿于 ALL 治疗的整个过程，对 ALL 尤为重要。CNSL 的防治措施包括颅、脊椎照射、鞘内注射化疗药（如 MTX、Ara-C、糖皮质激素）和（或）高剂量的全身化疗药（如 HD MTX、Ara-C）。颅、脊椎照射疗效确切，但其不良反应如认知障碍、继发肿瘤、内分泌受损和神经毒性（如白质脑病）限制了其应用。现在多采用早期强化全身治疗和鞘注化疗预防 CNSL 发生，而颅、脊椎照射仅作为 CNSL 发生时的挽救治疗。对于睾丸白血病患者即使仅有单侧睾丸白血病也要进行双侧照射和全身化疗。

4. 造血干细胞移植　近年来，造血干细胞移植治疗白血病已成为普遍采用的治疗手段，这种方法对于提高白血病的长期无病生存率、降低复发率有重要意义。临床研究表明，高危型白血病造血干细胞移植的疗效优于化疗。目前，临床开展新的干细胞移植技术，如 CD34+ 分选的造血干细胞移植、HLA 配型不相合的造血干细胞移植、非清髓性造血干细胞移植等，为更多的白血病患者带来治愈的希望。

5. 中医中药　中医将本病分为"气阴两虚、气血双亏、热毒炽盛、痰瘀互结"等证型,应注意辨证施治。中成药六神丸、青黛片、苦参注射液对急性白血病有一定缓解及预防复发作用。有研究发现葛根、巴豆有诱导白血病细胞向正常细胞分化的作用,苦参、莪术能抑制肿瘤细胞生长代谢。

【预后】

急性白血病若不经特殊治疗,平均生存期为3个月左右,短者甚至在诊断数天后即死亡。近年来由于治疗的进步,不少患者可长期存活。对于儿童ALL,且白细胞$<50×10^9$/L伴有超二倍体或(12;21)者预后最好,80%以上患者能够获得长期DFS甚至治愈。APL若能避免早期死亡,则多可治愈。老年、高白细胞的AL预后不良。染色体及一些分子标志能提供独立预后信息。继发性AL、复发、多药耐药、需多疗程化疗方能缓解及合并髓外白血病的AL预后较差。需要指出的是,某些指标的预后意义随治疗方案改进而变化,如L3型B-ALL的预后经有效的强化治疗已大为改观,约50%~60%的成人患者可以长期存活,加用抗CD20单克隆抗体后生存率进一步提高。然而对白血病预后的估计十分困难,一般影响预后的主要因素是白血病的生物学特性的差别,如细胞类型、细胞数量、细胞遗传学及免疫学的不同,其次与患者的年龄、体质状况等有关。

三、慢性髓系白血病

慢性髓系白血病(chronic myelocytic leukemia,CML)简称慢粒,是一种获得性造血干细胞的恶性克隆性疾病,主要涉及髓系。其特点是在受累的细胞系中可找到Ph染色体和BCR/ABL融合基因,外周血粒细胞显著增多并且不成熟,大量白血病细胞浸润引起脾脏明显肿大,临床可分为慢性期(chronic phase,CP)、加速期(accelerated phase,AP)和急性变期(biastic phase or blast crisis,BP/BC)。常以急性变而死亡。

【临床表现】

CML在各年龄组均可发病,以中年人最多见,国内中位发病年龄为45~50岁,男性多于女性。起病缓慢,早期常无自觉症状。患者可因健康检查或因其他疾病就医时才发现血象异常或脾肿大而确诊。

1. 慢性期(CP)　慢性期一般持续1~4年。

(1) 脾大　常以脾大为显著特征,往往就医时已达脐或脐以下,质地坚实、平滑、无压痛。由于脾肿大,部分患者自觉左上腹坠胀感。如果发生脾梗死则脾区压痛明显,并有摩擦音。肝脏明显肿大者较少见。

(2) 全身症状　随着病情发展,可出现乏力、低热、多汗或盗汗、体重减轻等代谢亢进的表现。当白细胞显著增高时可有眼底静脉充血及出血。白细胞极度增高时可发生"白细胞淤滞症"。

(3) 胸骨压痛　部分患者可有胸骨中下段压痛。

2. 加速期(AP)　患者常有发热、虚弱、进行性体重下降、骨骼疼痛,逐渐出现贫血和出血。脾持续或进行性肿大。原来治疗有效的药物无效。加速期可维持几个月至数年。

3. 急性变(BC)　为CML的终末期,临床表现与AL类似。多数为急粒变,少数为急淋变和急单变,偶有巨核细胞及红细胞等类型的急性变。急性变预后极差,往往在数月内死亡。

【实验室和其他检查】

1. 慢性期(CP)

(1)血象 白细胞计数显著增高,常在 20×10^9/L,可达 100×10^9/L 以上。血涂片可见中性晚幼粒、中幼粒及杆状核粒细居多。原始粒及早幼粒常<10%;嗜碱性粒细胞和嗜酸性粒细胞常增高,前者有助于诊断。血小板、红细胞早期正常,晚期减少。

(2)骨髓象 骨髓增生明显活跃或极度活跃,以粒细胞为主,粒红比例明显增高,其中中性中幼、晚幼及杆状核粒细胞明显增多,原始粒细胞<10%。嗜碱性粒细胞和嗜酸性粒细胞增多;红细胞相对减少;巨核细胞正常或增多,晚期减少。偶见 Gaucher 样细胞。

(3)细胞遗传学及分子生物学改变 95%以上的 CML 细胞中出现 Ph 染色体(小的 22 号染色体),显带分析为 t(9;22)(q34;q11)。9 号染色体长臂上 C-ABL 原癌基因易位至 22 号染色体长臂的断裂点簇集区(BCR)形成 BCR-ABL 融合基因,缺失长臂的 22 号染色体称为费城染色体(Philadelphia chromosome,Ph 染色体)。其编码的蛋白主要为 P_{210},P_{210} 具有酪氨酸激酶活性,导致 CML 发生。Ph 染色体可见于粒、红、单核、巨核及淋巴细胞中。5% 的 CML 有 BCR-ABL 融合基因阳性而 Ph 染色体阴性。

(4)生化检查 血清维生素 B_{12} 显著增高(可为正常人的 15 倍)是本病特点之一,其原因可能是与大量粒细胞破坏,释放维生素 B_{12} 结合蛋白增多有关。其他有血尿酸升高,乳酸脱氢酶升高,中性粒细胞碱性磷酸酶(NAP)活性显著降低减低或呈阴性反应。治疗有效时 NAP 活性可以恢复,疾病复发时又下降,合并细菌感染时可略升高。

2. 加速期(AP)

(1)血象和骨髓象 外周血或骨髓原粒细胞≥10%;外周血嗜碱性粒细胞>20%;不明原因的血小板进行性减少或增加。粒-单系祖细胞 CFU-GM 培养,集簇增加而集落减少。骨髓活检显示胶原纤维显著增生。

(2)细胞遗传学改变 除 Ph 染色体以外又出现其他染色体异常,如+8、双 Ph 染色体、17 号染色体长臂的等臂(i17q)。

3. 急性变(BC)

(1)血象 外周血中原粒+早幼粒细胞>30%。

(2)骨髓象 骨髓中原粒细胞或原淋+幼淋巴细胞或原单+幼单核细胞>20%;原粒+早幼粒细胞>50%;出现髓外原始细胞浸润。

【诊断和鉴别诊断】

(一)诊断

凡有不明原因的持续性白细胞数增高,根据典型的血象、骨髓象改变,脾大,Ph 染色体阳性或 BCR-ABL 融合基因阳性即可做出诊断。确诊后要做出分期诊断。CML 临床分 3 期。①慢性期:一般 1~4 年,临床无症状或仅有乏力、低热、消瘦等,原粒及早幼粒常<10%。②加速期:发热、虚弱、体重下降,脾迅速肿大,胸骨和四肢骨骼疼痛,逐渐出现贫血和出血,对原来治疗有效的药物现在无效。血及骨髓原始细胞>10%而<20%,出现 Ph 染色体以外的其他染色体,此期可持续几个月到 1~2 年。③急性变期:临床表现与急性白血病相似,骨髓或外周血原始细胞≥20%;或原始加早幼粒细胞外周血达 30%。

此外,Ph 染色体尚可见于 2% AML、5% 儿童 ALL 及 25% 成人 ALL,应注意鉴别。不具有 Ph 染色体和BCR-ABL融合基因而临床特征类似于CML的疾病归入骨髓增生异常综合征/骨髓增生性肿瘤。

(二) 鉴别诊断

1. 其他原因引起的脾大　血吸虫病、慢性疟疾、黑热病、肝硬化、脾功能亢进等均可表现为脾大。但其有原发病的临床特点，血象及骨髓象无CML的改变、Ph染色体和BCR-ABL融合基因阴性等。

2. 类白血病反应　类白血病反应常并发于严重感染、恶性肿瘤等基础疾病，并有相应原发病的临床表现。脾大常不如CML显著。粒细胞胞浆中常有中毒颗粒和空泡，嗜酸性粒细胞和嗜碱性粒细胞不增多，中性粒细胞碱性磷酸酶强阳性，细胞中Ph染色体及BCR-ABL融合基因阴性。原发病控制后，白细胞恢复正常。

3. 骨髓纤维化　原发性骨髓纤维化脾大显著，血象中白细胞增多，并出现幼粒细胞等，易与CML混淆。但骨髓纤维化外周血白细胞数一般不超过$30×10^9/L$，中性粒细胞碱性磷酸酶阳性，幼红细胞持续出现于血中，红细胞形态异常，常有泪滴状红细胞是其特点之一。Ph染色体及BCR-ABL融合基因阴性。多次多部位骨髓穿刺往往出现"干抽"。骨髓活检网状纤维染色阳性。

【治疗】

CML治疗应着重于慢性期早期，避免疾病转化，力争细胞遗传学和分子生物学水平的缓解，一旦进入加速期或急变期（统称进展期）则预后不良。

(一) CML CP的治疗

1. 细胞淤滞症的紧急处理　需用羟基脲和别嘌醇。对于白细胞计数$>100×10^9/L$ CP患者，应行治疗性白细胞单采。（详见本节急性白血病的紧急处理高白细胞血症）明确诊断后，首选伊马替尼。

2. 分子靶向治疗　第一代酪氨酸激酶抑制剂（TKI）甲磺酸伊马替尼（IM）为2-苯胺嘧啶衍生物，能特异性阻断ATP在abl激酶上的结合位点，使酪氨酸残基不能磷酸化，从而抑制BCR-ABL阳性细胞的增殖。IM也能抑制另外两种酪氨酸激酶：c-kit和血小板衍生的生长因子受体（PDGF-R）的活性。8年无事件生存率达81%，总体生存率（OS）可达85%。完全细胞遗传学缓解率83%，且随着治疗时间的延长，疗效提高。IM需要终身服用，治疗剂量400 mg/d。治疗期间应根据血液学、细胞遗传学及分子生物学等的改变，调整治疗方案。IM的不良反应有白细胞、血小板及红细胞减少，水肿、肌痉挛、腹泻、恶心、肌肉骨骼痛、皮疹、腹痛、肝酶升高、疲劳、关节痛及头痛等非血液学毒性表现。随意减、停药物容易产生继发性耐药。治疗目标为18个月内获得完全细胞遗传学反应（CCyR）。

IM治疗失败时需进行BCR-ABL基因突变的分析，并可选用第二代TKI，也可以进行异基因造血干细胞移植，对于具有异基因T315I突变的CML患者，不适合TKI治疗，宜立即行异基因造血干细胞移植或参加临床试验。

3. 干扰素　干扰素（interferon，IFN）具有抗细胞增殖作用。目前用于不适合TKI和allo-HSTC的患者。常用剂量300万~500万$U/(m^2·d)$，皮下或肌内注射，每周3~7次，持续用数月至两年不等。推荐和小剂量阿糖胞苷合用，阿糖胞苷常用剂量10~20 $mg/(m^2·d)$ 每个月连用10 d。CCyR率约为13%，但有效者10年生存率可达70%，约50%的有效者可以获得长期生存。主要不良反应包括乏力、发热、头痛、食欲下降、肌肉骨骼酸痛等流感样症状和体重下降，肝功能异常等，可引起轻至中度的血细胞减少，预防性使用对乙酰氨基酚等能够减轻流感样症状。

4. 其他药物 ①羟基脲(hydroxyurea,HU)：是细胞周期特异性抑制 DNA 合成的药物，起效快，但持续时间较短，用药后两三天白细胞即下降，停药后又很快回升。常用剂量为 3 g/d，分 2 次口服，待白细胞减至 $20×10^9/L$ 左右时，剂量减半。降至 $10×10^9/L$ 时，改为小剂量(0.5~1 g/d)维持治疗。用药期间需经常检查血象，以便调整药物剂量。耐受性好，单独应用 HU 的 CP 患者中位生存期约为 5 年。单独应用 HU，目前限于高龄、具有并发症、TKI 和 IFN-a 均不耐受的患者以及用于高白细胞淤滞时的降白细胞处理。②其他药物：阿糖胞苷、高三尖杉酯碱、砷剂、白消安等。多药联合化疗比单药化疗慢粒中数生存期明显延长，能使 Ph 阳性细胞明显减少，甚至可完全抑制，但骨髓抑制发生率较高，仅适合于中、高危病例。

5. 异基因造血干细胞移植(allo-HSCT) 是唯一可治愈 CML 的方法。随着移植技术的进步，CP 患者全相合 allo-HSCT 术后 5 年 OS 可达 80%，allo-HSCT 治疗 CML CP 的治疗相关死亡率已经下降到 10% 以下。但由于 allo-HSCT 相关毒性，自 IM 应用以来，患者如有移植意愿及具备以下条件方考虑选择 allo-HSCT：新诊断的儿童和青年；依据年龄、脾脏大小、血小板计数和原始细胞数等综合的疾病进展风险预测可能性高者，并具有全相合供者的年轻患者；TKI 治疗失败或者不耐受的患者。

(二) 进展期 CML 的治疗

AP 和 BC 统称为 CML 的进展期。CML 进入进展期之后，需要评估患者的细胞遗传学、分子学 BCR-ABL 水平以及 BCR-ABL 的突变。AP 患者如果既往未使用过 TKI 治疗，可以采用加量的一代或者二代 TKI(IM 600~800 mg/d、尼洛替尼 80 mg/d 或达沙替尼 140 mg/d)，使患者回到 CP，立即行 allo-HSCT 治疗。BC 患者明确急变类型后，可以在加量的 TKI 基础上，加以联合化疗方案使患者回到 CP 后，立即行 allo-HSCT 治疗。Alo-HSCT 干细胞来源不再受限于全相合供体，可以考虑行亲缘单倍体移植。移植后需辅以 TKI 治疗以减少复发，并可以行预防性供体淋巴细胞输注以增加疗效。移植后的复发可以通过供体淋巴细胞输注联合或不联合 TKI 治疗重新获得缓解。

进展期 CML 总体预后不佳，明显不如 CP 的移植效果，TKI 可以改善移植预后。除 allo-HSCT 外，进展期 CML 还可采用单用 TKI、联合化疗、干扰素治疗或其他治疗，疗效有限且不能持久。

【预后】

TKI 应用以来，生存期显著延长。影响 CML 预后的因素包括患者初诊时的风险评估；疾病治疗的方式；病情的演变。干扰素治疗的 OS 较化疗有所提高，患者对干扰素的反应对预后有预示作用。随着移植技术的进步，allo-HSCT 治疗 CML CP 的患者生存率明显提高；治疗进展期患者疗效不如 CP 患者，但联合 TKI 后疗效提高。

> **助医考点**
> 白血病的概述；急性白血病的 FAB 分型和 MICM 分型、临床表现、实验室检查、诊断和鉴别诊断、治疗原则；慢性粒细胞白血病的临床表现和分期、实验室检查、诊断和鉴别诊断、治疗原则。

巩固练习题

1. 高白细胞性白血病的白细胞数量最低限是 （　）
   A. $150×10^9/L$　　　　B. $80×10^9/L$　　　　C. $100×10^9/L$
   D. $200×10^9/L$　　　　E. $50×10^9/L$

2. 急性白血病引起贫血的最重要的原因是 （　）
   A. 出血　　　　B. 红系增殖受白血病细胞干扰　　　　C. 无效红细胞形成
   D. 造血原料缺乏　　　　E. 红细胞寿命缩短

3. 急性白血病并发中枢神经系统白血病最常见于白血病的 ( )
   A. 起病时   B. 缓解期   C. 化疗时
   D. 耐药时   E. 复发时
4. 慢性粒细胞白血病与类白血病反应最主要的区别是 ( )
   A. 外周血白细胞计数高   B. Ph染色体阳性   C. 脾大
   D. 骨髓检查：粒细胞增生活跃   E. 外周血可见中幼粒、晚幼细胞
5. 男，35岁。1周来乏力、发热、伴牙龈肿胀出血。化验 Hb 65 g/L，WBC $3.0×10^9$/L，分类见原始幼细胞30%，PLT $35×10^9$/L。骨髓检查原始细胞80%，POX染色部分呈弱阳性，非特异性酯酶染色阳性，NaF可抑制。该例急性白血病最可能的FAB分型是 ( )
   A. M_1型   B. M_2型   C. M_3型
   D. M_4型   E. M_5型

(6~8题共用题干)

男，26岁。5 d来鼻及牙龈出血，皮肤瘀斑。Hb 55 g/L，WBC $10.0×10^9$/L，PLT $16×10^9$/L。骨髓增生活跃，幼稚细胞占80%，胞质有大小不等颗粒及成堆棒状小体，过氧化物酶染色强阳性。

6. 该病诊断应考虑 ( )
   A. 急性早幼粒细胞性白血病   B. 急性淋巴细胞性白血病   C. 急性粒细胞性白血病
   D. 慢性粒细胞性白血病   E. 急性单核细胞性白血病
7. 该患者临床容易出现 ( )
   A. 巨脾   B. DIC   C. 严重感染
   D. 中枢神经系统受侵犯   E. 齿龈肿胀
8. 该患者治疗方案首选 ( )
   A. DA方案   B. 全反式维A酸   C. 羟基脲
   D. VP方案   E. 骨髓移植

(9~11题共用题干)

女，25岁，发热伴下肢和腹部皮肤瘀斑5 d。查体：双下肢和腹部皮肤有多处瘀斑，双侧颈部、腋窝和腹股沟可触及淋巴结肿大，活动、无压痛，最大者为 2 cm×2.5 cm，胸骨压痛(+)，腹软，肝肋下 1.5 cm，脾肋下 2 cm。化验：Hb 78 g/L，WBC $18×10^9$/L，分类可见原始和幼稚细胞，PLT $25×10^9$/L，网织红细胞0.002。

9. 该患者最可能的诊断是 ( )
   A. 急性淋巴细胞白血病   B. 非霍奇金淋巴瘤   C. 急性粒细胞白血病
   D. 霍奇金淋巴瘤   E. 系统性红斑狼疮
10. 为明确诊断，首选的检查是 ( )
    A. 骨髓细胞学检查   B. 淋巴结活检   C. 骨髓活检
    D. 腹部B超   E. ANA谱
11. 明确诊断后首选的治疗措施是 ( )
    A. ADVD方案化疗   B. VDLP方案化疗   C. 给予大剂量糖皮质激素
    D. DA方案化疗   E. CHOP方案化疗

(12~14题共用题干)

男，25岁。乏力、消瘦、腹胀2个月。查体：心肺未见异常，肝肋下 1 cm，脾肋下 8 cm。化验：Hb 38 g/L，WBC $96×10^9$/L，PLT $385×10^9$/L。分子生物学检查可见 *bcr/abl* 融合基因。

12. 该患者的诊断是 ( )
    A. 慢性粒细胞性白血病   B. 急性淋巴细胞性白血病   C. 急性粒细胞性白血病
    D. 肝硬化，门静脉高压症   E. 慢性淋巴细胞性白血病
13. 该患者应出现的染色体异常是 ( )
    A. t(9;11)   B. t(15;17)   C. t(9;22)

D. inv(6)　　　　　　　　E. t(8;21)

14. 该患者最有效的治疗是　　　　　　　　　　　　　　　　　　　　　　　　　　　　　　(   )

A. 口服伊马替尼　　　　B. VLDP 方案　　　　C. 脾切除

D. DA 方案　　　　　　E. 口服苯丁酸氮芥

第四节　白细胞减少和粒细胞缺乏症

白细胞减少(leukopenia)指外周血白细胞绝对计数持续低于 $4.0×10^9/L$。中性粒细胞减少(neutropenia)指外周血中性粒细胞绝对计数,在成人低于 $2.0×10^9/L$,儿童≥10 岁低于 $1.8×10^9/L$ 或<10 岁低于 $1.5×10^9/L$;严重者低于 $0.5×10^9/L$ 时,称为粒细胞缺乏症(agranulocytosis)。

【病因和发病机制】

中性粒细胞在骨髓内生成,其分裂成熟过程从原始粒细胞起,通过早、中、晚 3 个阶段的幼粒细胞,最后达到成熟。在骨髓中可分为干细胞池(多能造血干细胞→粒系定向祖细胞)、分裂池(原始粒细胞→中幼粒细胞)、储存池(晚幼粒细胞→成熟粒细胞)。成熟的中性粒细胞多储存于骨髓,是血液中的 8~10 倍,可随时释放入血以补充机体的需要。在血管内的中性粒细胞,约有一半聚集在血管壁上称为边缘白细胞(边缘池);另一半随血液循环流动称为循环白细胞(循环池)。

结合中性粒细胞的细胞动力学,根据病因和发病机制可大致分为 3 类。

(一)中性粒细胞生成缺陷

1. 中性粒细胞成熟障碍　维生素 B_{12}、叶酸缺乏或代谢障碍,骨髓增生异常综合征等可引起造血细胞分化成熟障碍,粒细胞在骨髓原位或释放入血后不久被破坏,出现无效造血。

2. 中性粒细胞生成减少

(1)电离辐射、化学毒物、细胞毒类药物(烷化剂和抗代谢剂)等可破坏、损伤或抑制造血干/祖细胞及早期分裂细胞;某些药物如解热镇痛药(吲哚美辛、布洛芬等)、抗生素(氯霉素、青霉素、磺胺类药物等)、抗结核药(异烟肼、对氨基水杨酸、利福平、乙胺丁醇等)、抗疟药(氯喹、伯氨喹等)、抗甲状腺素药(甲硫氧嘧啶、丙硫氧嘧啶、甲巯咪唑等)、降血糖药(甲苯磺丁脲、氯磺丙脲等)、抗惊厥及抗癫痫药(苯妥英钠、苯巴比妥、卡马西平等)、降压药(卡托普利、甲基多巴等)、免疫调节剂(硫唑嘌呤、左旋咪唑、吗替麦考酚酯等)、抗精神病药(氯丙嗪、三环类抗抑郁药等)等,均可引起剂量依赖性骨髓抑制或特异性免疫反应。

(2)影响造血干细胞的疾病,如再生障碍性贫血、周期性中性粒细胞减少症等。

(3)骨髓造血组织被白血病、骨髓瘤及转移瘤细胞等浸润,可影响骨髓正常造血细胞增生。

(4)异常免疫和感染通过综合机制起作用,导致中性粒细胞生成减少。

(二)中性粒细胞破坏或消耗过多

1. 免疫性因素

(1)药物　与药物的种类有关,与剂量无关。

(2)自身免疫性疾病　见于各种自身免疫性疾病(如系统性红斑狼疮、类风湿关节炎、Felty 综合征)及同种免疫性新生儿中性粒细胞减少。某些肝炎病例也由于自身免疫机制导致中性粒细胞减少。

2. 非免疫性因素　病毒感染或败血症时,中性粒细胞在血液或炎症部位消耗增多;脾大导致脾功能亢进,中性粒细胞在脾内滞留、破坏增多。

(三)中性粒细胞分布异常

1. 假性粒细胞减少　中性粒细胞转移至边缘池导致循环池的粒细胞相对减少,但粒细胞总数并不减少。见于异体蛋白反应、内毒素血症等。

2. 粒细胞滞留循环池其他部位　如血液透析开始后 2~15 min 粒细胞滞留于肺血管内;脾大,滞留于脾脏。

【临床表现】

根据中性粒细胞减少的程度可分为:轻度>$1.0×10^9$/L、中度($0.5~1.0$)$×10^9$/L 和重度<$0.5×10^9$/L。粒细胞轻度减少的患者临床上不出现特殊症状,多表现为原发病症状;中度和重度减少者易发生感染和出现疲乏、无力、头晕、食欲减退等非特异性症状。常见的感染部位是呼吸道、消化道及泌尿生殖道,可出现高热、黏膜坏死性溃疡及严重的败血症、脓毒血症或感染性休克。粒细胞严重缺乏时,感染部位不能形成有效的炎症反应,常无脓液,X 射线检查可无炎症浸润阴影,脓肿穿刺可无脓液。

【实验室和其他检查】

1. 常规检查　血常规检查发现白细胞减少,中性粒细胞减少,淋巴细胞百分比增加。骨髓涂片因粒细胞减少原因不同,骨髓象各异。

2. 特殊检查

(1) 中性粒细胞特异性抗体测定　包括白细胞聚集反应、免疫荧光粒细胞抗体测定法,用以判断是否存在抗粒细胞自身抗体。

(2) 肾上腺素试验　肾上腺素促使边缘池中性粒细胞进入循环,从而鉴别假性粒细胞减少。

【诊断和鉴别诊断】

(一)诊断

根据血常规检查的结果即可做出白细胞减少、中性粒细胞减少或粒细胞缺乏症的诊断。为排除检查方法上的误差,必要时要反复检查。

(二)鉴别诊断

中性粒细胞减少可以作为很多疾病的征象出现。要注意从以下几方面鉴别。

1. 病史　有药物、毒物或放射线的接触史,或放、化疗史者应考虑相关疾病诊断。有感染史,随访血常规检查数周后白细胞恢复正常,骨髓检查无特殊发现者要考虑感染引起的反应性白细胞减少。有自身免疫性疾病者可考虑是其在血液系统的表现。

2. 家族史　检查家族成员中有无相似患者。如有家族史怀疑周期性中性粒细胞减少,应定期检查血象,以明确中性粒细胞减少的发生速度、持续时间和周期性。

3. 查体　伴脾大、骨髓粒系增生者有脾功能亢进的可能。淋巴结、肝脾大,胸骨压痛者要注意外周血象和骨髓象有无白血病、转移瘤等细胞浸润表现。

4. 实验室检查　如伴有红细胞和血小板减少,应考虑各种全血细胞减少疾病的可能。肾上腺素试验阳性者提示有粒细胞分布异常的假性粒细胞减少的可能。如存在中性粒细胞特异性抗体,应考虑自身免疫性疾病等。

【治疗】

(一) 病因治疗

对可疑的药物或其他致病因素,应立即停止接触。继发性粒细胞减少者,应积极治疗原发病,病情缓解或控制后,粒细胞可恢复正常。

(二) 感染防治

粒细胞轻度减少者一般无须特殊的预防措施。中度减少者感染率增加,应注意预防,减少公共场所出入,保持卫生,去除慢性感染灶。粒细胞缺乏者极易发生严重感染,应采取无菌隔离措施。感染者应行病原学检查,以明确感染类型和部位。在致病菌尚未明确之前,可经验性地应用覆盖革兰氏阴性菌和革兰氏阳性菌的广谱抗生素治疗,之后再根据病原学检查和药敏试验结果调整用药。若3~5 d无效,可加用抗真菌药物治疗。病毒感染可加用抗病毒药物。静脉用免疫球蛋白有助于重症感染的治疗。

(三) 促进粒细胞生成的药物

可应用B族维生素(维生素 B_4、B_6)、鲨肝醇、利血生等药物,疗效不确切。重组人粒细胞集落刺激因子(rhG-CSF)和重组人粒细胞-巨噬细胞集落刺激因子(rhCM-CSF)疗效明确,可缩短粒细胞缺乏的病程,促进中性粒细胞增生和释放,并增强其吞噬杀菌及趋化功能。常用剂量为2~10 μg/(kg·d),常见的不良反应有发热、肌肉骨骼酸痛、皮疹等。

(四) 免疫抑制剂

自身免疫性粒细胞减少和免疫机制所致的粒细胞缺乏可用糖皮质激素等免疫抑制剂治疗。

【预后】

> 助医考点
> 白细胞减少和粒细胞缺乏症的病因、临床表现、诊断、治疗。

预后与粒细胞减少的病因、程度、持续时间、进展情况、能否及时去除及控制感染、恢复中性粒细胞数量的治疗措施有关。轻、中度者,若不进展则预后较好。粒细胞缺乏症病死率较高。

第五节 出血性疾病

一、概述

人体血管受到损伤时,血液可自血管外流或渗出。此时,机体将通过一系列生理性反应使出血停止,即止血。止血过程是有多种因素参与,并包含一系列复杂的生理、生化反应。止血主要依赖于血管壁的结构和功能的完整、有效的血小板的质量和数量、正常的血浆凝血因子活性及正常的神经体液调节等。因先天性、遗传性及获得性因素导致血管、血小板、凝血、抗凝及纤维蛋白溶解等止血机制的缺陷或异常而引起的以自发性或轻度损伤后过度出血为特征的疾病称为出血性疾病。

【正常止血机制】

1. **血管因素** 当血管受损时,其局部发生收缩。血管收缩是人体对出血做出的最早的生理性反应,血管收缩可使管腔变窄、破损伤口缩小或闭合。血管收缩通过神经反射及多种介质调控完成。

血管内皮细胞受损后的止血过程包括:①表达并释放血管性血友病因子(vWF),使血小板在损伤部位黏附和聚集。②表达并释放组织因子(TF),启动外源性凝血途径。③损伤血管基底胶原暴露,激活因子Ⅻ(FⅫ),启动内源性凝血途径。④表达并释放凝血酶调节蛋白(TM),调节抗凝系统。

2. 血小板因素　当血管受损时,血小板通过黏附、聚集及释放反应参与止血过程:①黏附功能:血小板膜糖蛋白Ⅰb(GPⅠb)通过 vWF,黏附于血管受损内皮下的胶原纤维和基底膜上,形成血小板血栓,修复受损血管。②聚集功能:血小板膜糖蛋白Ⅱb/Ⅲa复合物(GPⅡb/Ⅲa)通过纤维蛋白原互相连接而致血小板聚集,形成白色血栓。③释放功能:聚集后的血小板活化,分泌或释放一系列活性物质,如血栓烷 A_2(TXA$_2$)、5-羟色胺(5-HT)等,进一步促进血小板聚集、血管强烈收缩,有利于止血和伤口愈合。

3. 凝血因素　血管内皮损伤后,启动外源及内源性凝血途径,在磷脂等的参与下,经过一系列酶解反应形成纤维蛋白血栓。血栓填塞于血管损伤部位,使出血停止。同时,凝血过程中形成的凝血酶等还具有多种促进血液凝固及止血的重要作用。

【凝血机制】

血液凝固是无活性的凝血因子(酶原)被有序地、逐级放大地激活,转变为有蛋白降解活性的凝血因子的系列性酶促反应过程。凝血的最终产物是血浆中的纤维蛋白原转变为纤维蛋白。

(一)凝血因子

目前已知直接参与人体凝血过程的凝血因子有14个,分别为Ⅰ、Ⅱ、Ⅲ、Ⅳ、Ⅴ、Ⅶ、Ⅷ、Ⅸ、Ⅹ、Ⅺ、Ⅻ、ⅩⅢ、PK、HMWK,除钙离子(因子Ⅳ)外均为蛋白质,除组织因子(因子Ⅲ)外均存在于血液中。大多数凝血因子由肝脏合成,按发现的先后顺序以罗马数字编号,数字右下角加 a 表示该因子被激活,如当血液与带负电荷的胶原蛋白接触时,因子Ⅻ由酶原激活成为Ⅻa。

(二)凝血过程

血液的凝固是指血液由液体状态转变为凝胶状的固体状态的过程,大体上可以分为3步。

1. 凝血活酶生成　凝血活酶的生成过程分为外源性和内源性两种途径。①外源性途径:血管壁损伤时,内皮细胞释放组织因子,在因子Ⅶ和钙离子的参与下激活因子Ⅹ(FⅩ)。②内源性途径:血管损伤时,内皮完整性受损,内皮下胶原暴露从而使FⅫ→FⅫa,FⅫa 激活 FⅪ→FⅪa,在 Ca^{2+} 存在的条件下,FⅪa 激活 FⅨ→FⅨa,活化的因子Ⅸ(FⅨa)及磷脂在 Ca^{2+} 的参与下形成复合物,激活 FⅩ。

2. 凝血酶生成　血浆中无活性的凝血酶原在凝血活酶的作用下转变为蛋白分解活性极强的凝血酶,凝血酶形成是凝血连锁反应中的关键。

3. 纤维蛋白生成　在凝血酶作用下,纤维蛋白原依次裂解形成纤维蛋白单体,单体自动聚合,形成交联纤维蛋白,完成凝血过程。

【抗凝与纤维蛋白溶解机制】

除凝血系统外,人体还存在着完善的抗凝及纤溶系统。体内凝血与抗凝、纤维蛋白形成与纤溶维持着动态平衡,以保持血液的正常流动。

(一)抗凝系统的组成及作用

1. 抗凝血酶(AT)　AT 是人体最重要的抗凝物质,由肝脏和血管内皮细胞生成,主要功能是灭活FⅩa及凝血酶,其抗凝活性与肝素密切相关。

2. 蛋白C系统　由蛋白C(PC)、蛋白S(PS)、血栓调节蛋白(TM)等组成。前两者为维生素K依赖性因子,在肝内合成。TM是内皮细胞表面的凝血酶受体,它们与凝血酶发生一系列反应,通过灭活FV及FⅧ而发挥抗凝作用。

3. 组织因子途径抑制物(TFPI)　是一种对热稳定的糖蛋白。可能在内皮细胞内合成,其抗凝机制为:①直接对抗FⅩa。②在Ca^{2+}存在的条件下,有抗TF/FⅦa复合物的作用。

4. 肝素　为硫酸黏多糖类物质,主要由肺或肠黏膜肥大细胞合成,主要作用为抗FⅩa及凝血酶。近年研究发现,低分子肝素的抗FⅩa作用明显强于肝素。此外,肝素还有促进内皮细胞释放组织型纤溶酶活化剂(t-PA)、增强纤溶活性等作用。

(二)纤溶蛋白溶解系统的组成与激活

1. 纤溶系统的组成　①纤溶酶原(PLG):为一种单链糖蛋白,主要在脾、嗜酸性粒细胞及肾等部位生成,血管内皮细胞也有纤溶酶原表达。②组织型纤溶酶原激活剂(t-PA):是人体内主要的纤溶酶原激活剂,主要在内皮细胞合成。③尿激酶型纤溶酶原活化剂(u-PA):因为先由尿中分离而得名,又称尿激酶(UK)。④纤溶酶相关抑制物:主要包括α_2-纤溶酶抑制剂(α_2-PI)、α_1-抗胰蛋白酶(α_1-AP)及α_2-抗纤溶酶(α_2-AP)等数种,有抑制t-PA、纤溶酶等作用。

2. 纤溶系统的激活途径　①内源性途径:与内源性凝血过程有关,当FⅫ因子被激活后,生成激肽释放酶,把纤溶酶原转化为纤溶酶,致纤溶过程启动。②外源性途径:血管内皮及组织损伤时,t-PA或u-PA释放入血,激活纤溶系统。

纤溶酶作用于纤溶酶原,使之降解成小分子多肽及一系列碎片,称为纤维蛋白(原)降解产物(PDF)。

【出血性疾病分类】

1. 血管壁异常

(1)先天性或遗传性　如遗传性出血性毛细血管扩张症、家族性单纯性紫癜、先天性结缔组织病等。

(2)获得性　如败血症、过敏性紫癜、维生素C缺乏症、糖尿病、Cushing病、动脉硬化等。

2. 血小板异常

(1)血小板数量异常

1)血小板减少　①生成减少:如再生障碍性贫血、白血病、放疗及化疗后的骨髓抑制。②破坏过多:发病多与自身免疫有关如特发性血小板减少性紫癜(ITP)。③血小板消耗过多:如弥散性血管内凝血。④分布异常:如脾功能亢进。

2)血小板增多　原发性出血性血小板增多症、脾切除术后等。

(2)血小板质量异常　①先天性或遗传性:如血小板无力症、巨大血小板综合征等。②获得性:由抗血小板药物、感染、尿毒症等引起。

3. 凝血异常

(1)先天性或遗传性　①血友病A、B及遗传性FⅪ缺乏症。②遗传性凝血酶原缺乏、遗传性纤维蛋白原缺乏及减少症等。

(2)获得性　①肝病性凝血障碍。②维生素K缺乏症。③尿毒症性凝血异常等。④抗因子Ⅷ、Ⅸ抗体形成。

4. 抗凝及纤维蛋白溶解异常　主要为获得性疾病:①肝素使用过量。②香豆素类药物过量及敌鼠钠中毒。③免疫相关性抗体增多。④蛇咬伤、水蛭咬伤。⑤溶栓药物过量等。

5. 复合性止血机制异常　①先天性或遗传性：如血管性血友病(vWD)。②获得性：如弥散性血管内凝血(DIC)。

【出血性疾病的诊断】

(一)病史

1. 出血特点　包括出血部位、持续时间、出血量、是否有同一部位反复出血等。若以皮肤及黏膜的瘀点、瘀斑为主，多提示血小板性或血管性出血；如瘀斑隆起，多提示为血管性出血；如以深部组织(肌肉、关节腔等)出血为主，则提示可能与凝血障碍有关。此外，前二者往往于外伤后可即刻出血，持续时间短；后者发生缓慢，持续时间长。

2. 出血诱因　是否为自发性，与手术、创伤及使用药物的关系等。如有药物接触史，多提示血小板性；如轻伤后出血不止，多为凝血因子障碍所致。

3. 既往病史　是否患有肝病、糖尿病、尿毒症、免疫性疾病等。

4. 家族史　因遗传性出血性疾病常有一定遗传方式，应询问家族中有无类似病史或出血病史。

5. 其他　饮食、营养状况、职业及环境等。

(二)体格检查

观察出血范围、部位、出血局部平坦或高出皮表、分布是否对称、有无肌肉出血或关节腔出血等，观察是否伴有皮肤瘙痒及荨麻疹、贫血、肝、脾、淋巴结肿大、黄疸、蜘蛛痣、腹水、关节畸形及皮肤异常扩张的毛细血管团等。并注意心率、呼吸、血压、末梢循环情况等。

(三)实验室检查

出血性疾病的病史及体格检查仅有相对的意义，可能会为诊断提供一些线索，但要明确诊断往往需要实验室检查。实验室检查应按照筛选、确诊及特殊试验的顺序进行。

1. 筛选试验　简单易行，可大体估计止血障碍的部位和机制。①血管异常：出血时间(BT)、毛细血管脆性试验。②血小板异常：血小板计数、血块收缩试验、BT 及毛细血管脆性试验。③凝血异常：活化部分凝血活酶时间(APTT)、凝血酶原时间(PT)、凝血酶时间(TT)等。

2. 确诊试验　出血性疾病在筛选试验指标异常时，应进一步选择更精确的实验检查以确定诊断。

(1) 血管异常　血 vWF、内皮素-1(ET-1)及 TM 测定等。

(2) 血小板异常　血小板数量及形态，平均体积，血小板黏附、聚集功能，血小板相关抗体测定等。

(3) 凝血异常　①凝血第一阶段：测定 FⅫ、Ⅺ、X、Ⅸ、Ⅷ、Ⅶ、V 及 TF 等抗原及活性。②凝血第二阶段：凝血酶原抗原及活性，凝血酶碎片测定。③凝血第三阶段：纤维蛋白原、异常纤维蛋白原、纤维蛋白单体、FXⅢ抗原及活性等项目测定。④抗凝异常：AT 抗原及活性或凝血酶-抗凝血酶复合物(TAT)测定；PC、PS 及 TM 测定；FⅧ的 C 抗体测定；狼疮抗凝物或心磷脂类抗体测定等。⑤纤溶异常：鱼精蛋白副凝(3P)试验、FDP、D-二聚体测定；纤溶酶原；t-PA、纤溶酶原激活物抑制物(PAI)及纤溶酶-抗纤溶酶复合物(PIC)测定等。

3. 特殊试验　对某些遗传性疾病及一些特殊、少见的出血性疾病，在上述试验基础上，可能还需要进行一些特殊检查如蛋白质结构分析、氨基酸测序、基因分析及免疫病理学检查等，才能确定诊断。

(四)诊断步骤

按照先常见病后少见病及罕见病、先易后难、先普通后特殊的原则,逐层深入进行程序性诊断。①确定是否属于出血性疾病的范畴。②大致区分是血管、血小板异常或是凝血障碍及其他疾病。③判断是数量异常或质量缺陷。④通过病史、家系调查及实验室检查结果等,初步确定为先天性、遗传性或获得性。⑤如为先天或遗传性疾病,应进行基因及其他分子生物学检测。

【出血性疾病的防治】

(一)病因治疗

主要适用于获得性出血性疾病。

1. 防治基础疾病　如控制感染,积极治疗肝、胆疾病、肾病,抑制异常免疫反应等。
2. 避免接触、使用可加重出血的物质及药物　血管性血友病、血小板功能缺陷症等疾病,应避免使用阿司匹林、保泰松、吲哚美辛、噻氯匹定等药物;凝血障碍所致血友病等,应慎用抗凝药如华法林、肝素等。
3. 其他　如防止外伤,尽可能避免手术及深部肌内注射、做好血友病携带者产前检查等。

(二)止血治疗

1. 替代疗法　对凝血功能障碍所致的出血主要采用补充血小板和(或)相关凝血因子的替代疗法。新鲜血浆中含有除TF、Ca^{2+}以外的全部的凝血因子,紧急情况下可输注新鲜血浆或新鲜冷冻血浆。此外,可根据患者病情需要,补充全血、血小板悬液、纤维蛋白原、凝血酶复合物、冷沉淀物、因子Ⅷ等。

2. 止血药物

(1)作用于血管的药物　如安络血、芦丁、垂体后叶素、维生素C及糖皮质激素等,这些药物有收缩血管、增加毛细血管致密度、改善血管通透性的功能。

(2)促血液凝固的药物　如维生素K、鱼精蛋白硫酸盐、纤维蛋白原、凝血酶原复合物、立止血、抗血友病球蛋白等。

(3)抗纤溶药物　如抑肽酶、氨基己酸(EACA)、氨甲苯酸(PAMBA)及氨甲环酸等。

(4)局部止血药物　如凝血酶、巴曲酶及明胶海绵等。

(5)促进止血因子释放的药物　如去氨加压素等。

(6)重组活化因子Ⅶ(rFⅦa)　是一种新的凝血制剂,可直接或者与组织因子组成复合物,促使FX的活化与凝血酶的形成。

3. 促进血小板生成的药物　如血小板生成素、白细胞介素-11(IL-11)等。
4. 局部处理　包括局部加压包扎、固定及手术结扎局部血管等。

(三)其他治疗

1. 基因疗法　适用于某些先天性出血性疾病,如血友病等。
2. 免疫治疗　对某些免疫因素相关的出血性疾病如ITP、有高滴度抗体的重型血友病A和血友病B等,可应用抗CD20单体等免疫治疗。
3. 血浆置换　TIP等,通过血浆置换可去除抗体或相关致病因素,以减少对血小板的破坏。
4. 手术治疗　包括脾切除、血肿清除、关节成型及置换等。
5. 中医中药　中医学称出血性疾病为"血症"。中药有止血作用的药物很多如大蓟、小蓟、蒲黄、柿子叶粉、赤石脂等。

二、过敏性紫癜

过敏性紫癜(allergic purpura)又称 Schönlein-Henoch 综合征,是一种常见的血管变态反应性疾病。因机体对某些致敏物质发生变态反应,引起毛细血管脆性及通透性增加,血液外渗,出现皮肤紫癜、黏膜及某些器官出血。可同时伴随血管神经性水肿、荨麻疹等其他过敏表现。

本病多见于青少年,男性发病略多于女性,春、秋季发病较多。

【病因和发病机制】

(一)病因

1. 感染 细菌中以 β-溶血性链球菌引起的呼吸道感染最多见,其次有金黄色葡萄球菌、结核分枝杆菌和肺炎球菌等。病毒中以流感病毒、风疹病毒、水痘病毒、流行性腮腺炎病毒和肝炎病毒等为最常见。寄生虫中以蛔虫感染最多见,其次为钩虫以及其他寄生虫;另外,寄生虫的代谢产物或死后分解产物,均可使机体发生变态反应。

2. 食物 是人体对异性蛋白过敏所致,主要有鱼、虾、蟹、牛奶、蛋及鸡等。

3. 药物 常见的药物有抗生素如青霉素类、头孢菌素类和磺胺类等;解热镇痛药如水杨酸类、保泰松和吲哚美辛等;抗结核药如异烟肼等。其他引起过敏性紫癜的药物有镇静剂、阿托品、噻嗪类利尿剂等。

4. 其他 如花粉、尘埃、寒冷、外伤、昆虫叮咬、疫苗接种等。

(二)发病机制

目前认为是免疫因素介导的一种全身血管炎症。

1. 蛋白质及其他大分子致敏原作为抗原 蛋白质及其他大分子致敏原作为抗原,刺激人体产生抗体(主要为IgG),抗体与抗原结合形成抗原-抗体复合物,沉积于血管内膜并激活补体,导致中性粒细胞的游走、趋化及一系列炎性介质的释放,引起血管炎症反应。此炎症反应除导致皮肤、黏膜小动脉及毛细血管脆性及通透性增加外,尚可累及肠道、肾脏及关节腔等部位的小血管。

2. 小分子致敏原作为半抗原 小分子致敏原作为半抗原,与人体内某些蛋白质结合构成抗原,刺激机体产生抗体(主要为IgE),此类抗体吸附于血管及其周围的肥大细胞上,当上述半抗原再度进入体内时,即与肥大细胞上的抗体产生免疫反应,致肥大细胞释放一系列炎性介质,引起血管炎症反应。

【临床表现】

多数患者发病前 1~3 周有全身不适、低热、乏力及上呼吸道感染等前驱症状,随之出现典型的临床表现。

1. 单纯型(紫癜型) 为最常见的类型。表现为皮肤紫癜,主要局限于四肢,尤其是下肢及臀部,躯干极少受累。紫癜常成批出现、反复发生、对称分布,可伴有皮肤水肿、荨麻疹。紫癜大小不等,可融合成片形成瘀斑,初呈深红色,按之不褪色,数日内紫癜由紫色渐变成黄褐色、淡黄色,7~14 d消退。

2. 腹型 患者的消化道症状及体征与皮肤紫癜同时出现,偶可发生于紫癜之前。主要表现为恶心、呕吐、腹泻及黏液便、便血等。其中腹痛最为常见,常为阵发性绞痛,多位于脐周、下腹或全腹,发作时可因腹肌紧张及明显压痛、肠鸣音亢进而误诊为外科急腹症。在幼儿可因肠壁水肿、蠕动增强等而致肠套叠。有时可发生肠穿孔。

3. 关节型　除有皮肤紫癜外,患者出现关节肿胀、疼痛、压痛及功能障碍等表现。多发生于膝、踝、肘、腕等大关节,呈游走性、反复性发作,经数日而愈,不遗留关节畸形。

4. 肾型　为最严重的一种类型。发生率可高达12%～40%。在皮肤紫癜基础上,患者出现血尿、蛋白尿及管型尿,偶见水肿、高血压及肾衰竭等表现。肾损害多发生于紫癜出现后1周,亦可延迟出现。多在3～4周内恢复,少数病例因反复发作而演变为慢性肾炎或肾病综合征。

5. 混合型　皮肤紫癜合并上述两种以上临床表现时称为混合型。

6. 其他　除以上类型外,少数患者还可以因病变累及脑膜血管出现头痛、呕吐、谵妄、抽搐、瘫痪和昏迷等。累及眼部血管出现视神经萎缩、虹膜炎、视网膜出血及水肿等。累及呼吸系统出现咯血、哮喘、胸膜炎及肺炎等。

【实验室和其他检查】

1. 常规检查　肾型或混合型者尿常规检查可有血尿、蛋白尿、管型尿。腹型者便常规可有大便潜血试验(+)。

2. 肾功能检查　肾型或混合型者可有不同程度的肾功能受损,如尿素氮升高、内生肌酐清除率下降等。

3. 血小板计数、功能及凝血相关检查　除出血时间(BT)可能延长外,其他均为正常。

4. 毛细血管脆性试验　半数以上患者毛细血管脆性试验为阳性。毛细血管镜检查可见毛细血管扩张、扭曲及渗出性炎症反应。

【诊断和鉴别诊断】

1. 诊断　主要诊断要点:①发病前1～3周有低热、咽痛、全身乏力或上呼吸道感染史。②典型表现为四肢皮肤紫癜,可伴有关节痛、腹痛及血尿。③血小板计数、血小板功能及凝血功能检查正常。④排除其他原因所致的血管炎及紫癜。

2. 鉴别诊断　本病需与下列疾病进行鉴别:①血小板减少性紫癜。②遗传性出血性毛细血管扩张症。③风湿性关节炎。④外科急腹症。⑤系统性红斑狼疮。⑥肾小球肾炎等。

【治疗】

1. 病因治疗　寻找并清除变应原,避免接触或使用可能致敏的药物及食物等。

2. 一般治疗

(1) 抗组胺药　①氯苯那敏(扑尔敏)4 mg,3次/d,口服。②盐酸异丙嗪25 mg,3次/d,口服。③息斯敏10 mg,1次/d,口服。④10%葡萄糖酸钙10 mL,1次/d,静注。⑤赛庚啶4 mg,3次/d,口服。⑥氯雷他定10 mg,1次/d,口服。⑦西替利嗪10 mg,1次/d,口服等。

(2) 改善血管通透性药物　维生素C,5～10 g/d,静脉注射,持续用药5～7 d;曲克芦丁20～40 mg,2次/d,口服;安络血10 mg,2次/d,肌内注射。

3. 糖皮质激素　糖皮质激素可抑制抗原抗体反应,改善毛细血管通透性,减轻血管炎症和组织水肿,改善腹痛、关节痛及肾炎症状等,但不能预防肾炎的发生。常用泼尼松30～40 mg/d,顿服或分次口服;严重者可用氢化可的松100～200 mg/d或地塞米松5～15 mg/d,静脉滴注,连续3～5 d,病情好转后改口服。糖皮质激素疗程一般不超过30 d,肾型紫癜者可酌情延长。

4. 对症治疗　腹痛较重者可予阿托品或山莨菪碱(654-2)口服或皮下注射;关节痛可酌情应用

止痛药;呕吐严重者可用止吐药;伴有呕血、便血者,可用抑制胃酸分泌的药物等。

5. 其他 以上治疗效果不佳或近期内反复发作者,可酌情使用。①免疫抑制剂:环磷酰胺2～3 mg/(kg·d)静注;硫唑嘌呤2～3 mg/(kg·d)口服。②抗凝疗法:对于肾型患者,给予肝素100～200 U/(kg·d),静脉滴注;低分子肝素皮下注射,4周后改用华法林2～5 mg/d,2～3个月。③中医中药:以凉血、止血、清热解毒、活血化瘀为主,如银翘解毒汤加减、雷公藤及丹参,对难治性紫癜性肾炎有良好的作用。

【预防】

积极寻找变应原,避免使用诱发本病的药物或食物。加强锻炼,增强体质,预防和治疗各种感染,在春秋好发季节更应注意预防病毒和细菌感染。

【预后】

本病一般预后良好,常可自愈,病程多为2～4周。部分可复发,首次发作严重者,复发率高。肾型紫癜病程较长,可达4～5年以上,预后差。

三、特发性血小板减少性紫癜

特发性血小板减少性紫癜(idiopathic thrombocytopenic purpura,ITP)是一种复杂的多种机制共同参与的获得性自身免疫性疾病。2007年ITP国际工作组将本病更名为原发免疫性血小板减少症(immune thrombocytopenia,ITP)。此病是由于患者对自身血小板抗原的免疫失耐受,产生体液免疫和细胞免疫介导的血小板过度破坏和血小板生成受抑制,出现血小板减少,伴或不伴有皮肤黏膜出血的临床表现。

ITP的发病率为5～10/10万人。男女发病率相近,育龄期女性发病率高于同年龄段的男性,60岁以上人群发病率为60岁以下人群的2倍。

【病因和发病机制】

ITP的病因迄今不明,发病机制可能与以下因素相关。

1. 体液免疫和细胞免疫介导的血小板过度破坏 50%～70%的ITP患者血浆和血小板表面可检测到血小板膜糖蛋白特异性自身抗体;自身抗体致敏的血小板被单核巨噬细胞系统过度破坏;该患者的细胞毒T细胞可直接破坏血小板。另外,将ITP患者血浆输给健康受试者,可造成其一过性血小板减少。

2. 血小板生成不足 体液免疫和细胞免疫介导的巨核细胞数量和质量异常,血小板生成不足。自身抗体还可损伤巨核细胞或抑制其释放血小板,造成ITP患者血小板生成不足;$CD8^+$细胞毒T可通过抑制巨核细胞凋亡,使血小板生成障碍。

【临床表现】

1. 起病 成人ITP一般起病隐匿。

2. 出血倾向 多数较轻而局限,但常反复发生。可表现为皮肤、黏膜出血如瘀点、紫癜、瘀斑及外伤后出血不止等,鼻出血、牙龈出血亦很常见。严重内脏出血者较少见,但月经过多较常见,在部分患者可为唯一的临床症状。患者病情可因感染等而骤然加重,出现广泛而严重的皮肤、黏膜及内脏出血。部分患者通过偶然的血常规检查发现血小板减少。

3. 乏力　是ITP的临床症状之一,部分患者表现得更为明显。
4. 血栓形成倾向　ITP不仅是一种出血性疾病,也是一种血栓前疾病。
5. 其他　长期月经过多可出现失血性贫血。

【实验室和其他检查】

1. 血小板　血小板功能一般正常。①血小板计数减少。②血小板平均体积偏大。③出血时间延长。
2. 骨髓象　①骨髓巨核细胞数量正常或增加。②巨核细胞发育成熟障碍(巨核细胞体积变小,胞质内颗粒减少,幼稚巨核细胞增加)。③形成血小板的巨核细胞显著减少(<30%)。④红系及粒、单核系正常。
3. 血小板动力学　超过2/3的患者动力学无明显加速。
4. 血浆血小板生成素(thrombopoietin,TPO)水平　与正常人比较无差异。
5. 其他　可有不同程度的正常细胞或小细胞低色素性贫血。少数可发现自身免疫性溶血的证据(Evans综合征)。

【诊断和鉴别诊断】

1. 诊断要点　①至少2次化验血小板计数减少,血细胞形态无异常。②体检脾脏一般不增大。③骨髓检查巨核细胞数正常或增多,有成熟障碍。④排除其他继发性血小板减少症。
2. 鉴别诊断　本病的确诊需排除继发性血小板减少症如再生障碍性贫血、脾功能亢进、骨髓增生异常综合征、白血病、系统性红斑狼疮、药物性免疫性血小板减少等。
3. 分型与分期
(1)新诊断的ITP　指确诊后3个月以内的ITP患者。
(2)持续性ITP　指确诊后3~12个月血小板持续减少的ITP患者。
(3)慢性ITP　指血小板减少持续超过12个月的ITP患者。
(4)重症ITP　指血小板<10×10^9/L,且就诊时存在需要治疗的出血症状或常规治疗中发生了新的出血症状,需要用其他升高血小板药物治疗或增加现有治疗的药物剂量。
(5)难治性ITP　指满足以下3个条件的患者:脾切除后无效或者复发者;仍需要治疗以降低出血的危险;除外了其他引起血小板减少症的原因,确诊为ITP。

【治疗】

1. 一般治疗　出血严重者应注意休息。血小板低于20×10^9/L者,应严格卧床,限制活动,加强护理,避免外伤。给予大剂量维生素C以减少出血倾向,并行止血药物的应用及局部止血。
2. 观察　ITP患者如无明显出血倾向,血小板计数高于30×10^9/L者,无手术创伤,且不从事增加患者出血危险的工作或活动,发生出血的风险较小,可临床观察暂不进行药物治疗。
3. 首次诊断ITP的一线治疗
(1)糖皮质激素　一般情况下为首选治疗,近期有效率约为80%。
作用机制:①减少自身抗体生成及减轻抗原抗体反应。②抑制单核巨噬细胞系统对血小板的破坏。③改善毛细血管通透性。④刺激骨髓造血及血小板向外周血的释放等。
剂量与用法:常用泼尼松1 mg/(kg·d)分次或顿服,待血小板升至正常或接近正常后,1个月内快速减至最小维持量5~10 mg/d,无效者4周后停药。也可使用大剂量地塞米松(HD-DXM),剂量 40 mg/d×4 d,口服,无效者可在半月后重复 1 次。用药期间,注意监测患者血压、血糖的变化,预防感染,保护胃黏膜。

(2)静脉输注丙种球蛋白(IVIg)　主要用于:①ITP 的急症处理。②不能耐受糖皮质激素或者脾切除前准备。③合并妊娠或分娩前。常用剂量 400 mg/(kg·d)×5 d,或 1.0 g/(kg·d)×2 d。

4. ITP 的二线治疗

(1)脾切除

适应证:①正规糖皮质激素治疗无效,病程迁延 6 个月以上。②糖皮质激素维持量需大于 30 mg/d。③有糖皮质激素使用禁忌证。

禁忌证:①年龄小于 2 岁。②妊娠期。③因其他疾病不能耐受手术者。脾切除治疗的近期有效率为 70%~90%,长期有效率 40%~50%。无效者对糖皮质激素的需要量亦可减少。

(2)药物治疗

1)抗 CD20 单克隆抗体　抗 CD20 的人鼠嵌合抗体,375 mg/m² 静脉注射,每周 1 次,连用 4 周。可有效清除体内 B 淋巴细胞,减少自身抗体生成。

2)血小板生成药物　此类药物的耐受性良好,不良反应轻微,但骨髓纤维化、中和性抗体的产生以及血栓形成的风险等尚待进一步观察。一般用于糖皮质激素治疗无效或难治性 ITP 患者。主要包括:重组人血小板生成素(rhTPO)、TPO 拟肽罗米司亭(romiplostim)以及非肽类 TPO 类似物艾曲波帕(eltrombopag)。

3)长春新碱　每次 1 mg,每周 1 次,静脉注射,4~6 周为一个疗程。

4)环孢素 A　主要用于难治性 ITP 的治疗。250~500 mg/d,口服,3~6 周一个疗程,维持量 50~100 mg/d,可持续半年以上。

5)环磷酰胺　50~100 mg/d,口服,3~6 周一个疗程,出现疗效后渐减量,维持 4~6 周,或 400~600 mg/d 静脉注射,每 3~4 周一次。缓解率 30%~40%。

6)硫唑嘌呤　50~200 mg/d,口服,3~6 周一个疗程,之后以 25~50 mg/d 维持 8~12 周。本药不良反应小,相对安全,缓解率 40%。

7)达那唑环孢素　400~600 mg/d,口服,疗程≥2 个月,国内报道有效率 60%。其雄性作用较弱,长期用药无男性化不良反应。孕妇禁用,定期查肝功能。

8)中医中药　中医认为 ITP 为血热旺行,脾不统血,应活血化瘀,凉血止血。常用药物有生地黄、丹参、白茅根、大蓟、小蓟、藕节炭等。

5. 急症的处理　适应证:①血小板低于 $20×10^9/L$ 者。②出血严重、广泛者。③疑有或已发生颅内出血者。④近期将实施手术或分娩者。

(1)血小板输注　成人按 10~20 单位/次给予,根据病情可重复使用(从 200 mL 循环血中单采所得的血小板为 1 单位血小板)。有条件的地方尽量使用单采血小板。

(2)静脉输注丙种球蛋白(IVIg)　剂量及用法同上。作用机制与单核巨噬细胞 Fc 受体封闭、抗体中和及免疫调节等有关。

(3)大剂量甲泼尼龙　1 g/d,静脉注射,3~5 次为一个疗程,可通过抑制单核巨噬细胞系统而发挥治疗作用。

【预后】

急性型的 ITP 病程短,有自愈趋势,约 80% 患者可以缓解。50% 患者可在 6 周内恢复,其余的在半年内完全恢复,6%~20% 可转为慢性,病死率 1%,多在发病 1~2 周发生。慢性型有 10%~20%

可以自愈,多数病程较长,发作与缓解相间隔,有的呈周期性发作。个别严重患者,血小板极度减少,有颅内出血危险;颅内出血为本病的致死原因。

四、弥散性血管内凝血

弥散性血管内凝血(disseminated intravascular coagulation,DIC)是在许多疾病基础上,以微血管体系损伤为病理基础,凝血及纤溶系统被激活,导致全身微血栓形成,凝血因子大量消耗并继发纤溶亢进,引起全身出血及微循环衰竭的临床综合征。

【病因和发病机制】

(一)病因

1. 感染性疾病 占整个发病因素的31%~43%,是诱发DIC的主要病因之一。以革兰氏阴性菌感染多见如脑膜炎球菌、大肠埃希菌、铜绿假单胞菌等;其他见于金黄色葡萄球菌感染、流行性出血热、重症肝炎、脑型疟疾、钩端螺旋体病等。

2. 恶性肿瘤 占24%~34%。常见于淋巴瘤、急性早幼粒细胞白血病、胰腺癌、肝癌及前列腺癌等。

3. 病理性产科 占4%~12%。常见于羊水栓塞、重症妊娠高血压综合征、胎盘早剥、前置胎盘、感染性流产及子宫破裂等。

4. 手术及外伤 占1%~5%。如大手术、大面积烧伤、严重挤压伤及骨折等。

5. 其他 毒蛇咬伤、输血反应、恶性高血压、急性坏死性胰腺炎、急进性肾炎、糖尿病酮症酸中毒及系统性红斑狼疮等。

(二)发病机制

1. 血管内皮损伤 感染、炎症及变态反应、缺氧等引起血管内皮损伤,导致TF过度表达或异常表达及释放,进而启动凝血系统,是DIC最重要的始动机制。

2. 组织损伤 肿瘤溶解、感染、严重挤压伤、大手术等,导致组织因子或组织因子类物质释放入血,激活外源性凝血途径或直接激活FX及凝血酶原。

3. 血小板活化 各种炎症反应、药物、缺氧等均可诱发血小板聚集及释放反应,通过多种途径激活凝血系统。

4. 纤溶系统激活 组织损伤、血管内皮损伤、血小板活化亦可通过直接或间接方式激活纤溶系统,致凝血-纤溶平衡进一步失调。

在DIC发生过程中,凝血酶与纤溶酶的形成是两大关键因素,是血管内微血栓形成、凝血因子减少及纤溶亢进的两个关键机制。

【病理生理】

1. 微血栓形成 微血栓形成是DIC的基本和特征性的病理变化。主要为纤维蛋白血栓及纤维蛋白-血小板血栓。

2. 凝血功能异常 ①高凝期:为DIC的早期改变。②消耗性低凝期:出血倾向为主要表现,PT显著延长,血小板及多种凝血因子水平低下。此期持续时间较长,常构成DIC的主要临床特点及实验室检查异常。③继发性纤溶亢进期:多出现在DIC后期,纤溶系统被激活,导致纤维蛋白降解产物(FDP)增多。由于FDP是一种强力的抗凝物,故可加重DIC的出血症状。

3. 微循环障碍　由于广泛性毛细血管微血栓形成、血容量减少、心功能受损等因素造成微循环障碍。

【临床表现】

1. 出血　特点为自发性出血,部位可遍及全身,多见于皮肤、黏膜、伤口及穿刺部位;其次为某些内脏出血如咯血、呕血、血尿、便血、阴道出血,严重者可发生颅内出血。

2. 休克　为一过性或持续性血压下降,早期即出现肾、肺、大脑等器官功能不全,表现为肢体湿冷、少尿、呼吸困难、发绀及神志改变等。休克程度与出血量常不成比例。顽固性休克是 DIC 病情严重、预后不良的征兆。

3. 栓塞　栓塞部位广泛,多见于肾、肺、脑、肝、心、肾上腺、皮肤及黏膜等。栓塞可发生在浅层的皮肤、消化道黏膜的微血管,但较少出现局部坏死和溃疡。而发生在深部器官微血栓导致的器官衰竭却更为常见,可表现为呼吸衰竭、意识障碍、颅内高压和肾衰竭等。

4. 溶血　多表现为进行性贫血,贫血程度与出血量不成比例,偶见皮肤、巩膜黄染。

5. 其他　DIC 原发疾病的临床表现。

【诊断和鉴别诊断】

(一) 诊断

1. 存在引起 DIC 的基础疾病。

2. 有下列两项以上的临床表现　①多发性出血倾向。②不易用原发病解释的微循环衰竭或休克。③多发性微血管栓塞的症状、体征。④抗凝治疗有效。

3. 实验室检查　同时有下列 3 项以上实验室检查异常。①血小板$<100×10^9/L$ 或进行下降,肝病、白血病患者血小板$<50×10^9/L$。②血浆纤维蛋白原含量$<1.5\ g/L$ 或进行性下降,或$>4\ g/L$,白血病及其他肿瘤$<1.8\ g/L$,肝病$<1.0\ g/L$。③3P 试验阳性或血浆 FDP$>20\ mg/L$,肝病、白血病患者血小板 FDP$>60\ mg/L$,或 D-二聚体水平升高或阳性。④PT 缩短或延长 3 s 以上,或 APTT 缩短或延长 10 s 以上。

(二) 鉴别诊断

1. 重症肝炎　由于存在血小板减少,多种凝血因子浓度降低,以及肝脏对 FDP 及蛋白酶抑制物清除降低,在实验室检查方面与 DIC 存在相互重叠,鉴别诊断常常困难。但重症肝炎患者多有肝病史,常出现严重黄疸,但肝、肾功能损害出现较晚且少见;而 DIC 肝、肾功能损害出现较早且多见。

2. 血栓性血小板减少性紫癜　以血小板减少和微血管病性溶血为突出表现,但缺乏凝血因子大量消耗性及继发纤溶亢进的特征。

3. 原发性纤溶蛋白溶解亢进症　多为手术或产科意外诱发,微循环衰竭、微血管栓塞及微血管病性溶血少见,实验室检查指标血小板计数、血小板活化产物、D-二聚体及红细胞形态正常。

【治疗】

1. 治疗基础疾病及消除诱因　如控制感染,治疗肿瘤、产科及外伤,纠正缺血、缺氧及酸中毒等,是终止 DIC 病理过程的最为关键和根本的治疗措施。

2. 抗凝治疗　一般认为,DIC 的抗凝治疗应在处理基础疾病的前提下,与凝血因子补充同时进行。

（1）肝素　是临床上常用的抗凝药物。

肝素使用方法：①普通肝素，一般 12 500 U/d 左右，每 6 h 用量不超过 5 000 U，静脉滴注，根据病情可连续使用 3～5 d。②低分子肝素，与肝素相比，其抑制 FXa 的作用较强，较少引起血小板减少，出血并发症较少。常用量为 75～150 IUAXa（抗活化因子 X 国际单位）/(kg·d)，皮下注射，连用 3～5 d。

肝素适应证：①DIC 早期（高凝期）。②血小板及凝血因子进行性下降，微血管栓塞表现明显。③消耗性低凝期但病因短期内不能去除者，在补充凝血因子的情况下使用。

禁忌证：①近期有咯血或大量消化道出血者。②手术后或损伤创面未经良好止血者。③蛇毒所致 DIC。④DIC 晚期，患者有多种凝血因子缺乏及明显纤溶亢进。

监测：肝素治疗最常用的监测指标 APTT 可延长为正常值的 1.5～2.0 倍时即为合适量。普通肝素过量可用鱼精蛋白中和，鱼精蛋白 1 mg 可中和肝素 100 U；低分子肝素常规剂量下无须严格血液学监测。

（2）抗凝血酶Ⅲ（AT-Ⅲ）　是一种天然抗凝剂，与肝素合用，可减少肝素用量，增加疗效，降低肝素停用后的血栓发生率。用量为 1 500～3 000 U/次，2～3 次/d，静脉滴注，连用 5～7 d。

3. 替代疗法

（1）新鲜血浆、冷冻血浆等血液制品　每次 10～15 mL/kg。

（2）血小板悬液　未出血的患者血小板计数<20×10^9/L，或存在活动性出血且血小板计数<50×10^9/L 的 DIC 患者，需紧急输入血小板悬液。

（3）纤维蛋白原　首次用量 2.0～4.0 g，静脉滴注。24 h 给予 8.0～12.0 g，可使血浆纤维蛋白原升至 1.0 g/L。因其半衰期较长，一般每 3 d 用药 1 次。

（4）FⅧ及凝血酶复合物　偶在严重肝病合并 DIC 时考虑应用。

4. 纤溶抑制药　适用于 DIC 的基础疾病及诱发因素已经控制，并有明显纤溶亢进的证据，继发性纤溶亢进已成为迟发性出血主要或唯一原因的患者。一般易与抗凝剂同时应用。①氨甲苯酸：0.4～0.8 g 静脉滴注，1～2 次/d。②氨基己酸：首次剂量 4～6 g，维持量 1 g/h。

5. 溶栓疗法　由于 DIC 主要形成微血管血栓，并多伴有纤溶亢进，因此，原则上不使用溶栓剂。

6. 其他治疗　糖皮质激素不做常规应用，但出现下列情况可予以考虑：①基础疾病需要糖皮质激素治疗者。②感染-中毒性休克并且 DIC 已经有效抗感染治疗者。③并发肾上腺皮质功能不全者。

> **助医考点**
> 出血性疾病概述的发病机制分类、实验室检查、诊断、治疗原则；过敏性紫癜的常见病因、临床表现、实验室检查、诊断与鉴别诊断、治疗；特发性血小板减少性紫癜的临床表现、实验室检查、诊断与鉴别诊断、治疗。

【预后】

DIC 的预后与原发病有直接关系，一般治愈率为 40%～70%，好转率为 20%～30%，病死率为 20%～30%。

巩固练习题

1. 特发性血小板减少性紫癜较少出现　　　　　　　　　　　　　　　　　　　　　　（　）
   A. 肌肉血肿　　　　　　B. 鼻出血　　　　　　C. 月经过多
   D. 口腔黏膜出血　　　　E. 皮肤瘀点

2. 血管壁异常所致出血的特点是 ( )
   A. 内脏出血　　　　　　B. 迟发出血　　　　　　C. 皮肤黏膜出血
   D. 关节腔出血　　　　　E. 肌肉出血
3. 男,16岁。3 d来左膝关节肿胀。自幼于外伤后出血不止。查体:皮肤黏膜未见出血及紫癜。出血时间2 min,凝血时间30 min,凝血酶原时间正常。疾病分类应为 ( )
   A. 纤维蛋白生成障碍　　B. 凝血酶生成障碍　　　C. 血小板异常
   D. 凝血活酶生成障碍　　E. 血管壁生成异常
4. 女,25岁。间断牙龈出血、皮肤黏膜瘀斑2个月,反复发生口腔溃疡。查体:双下肢和腹部散在瘀斑,浅表淋巴结无肿大,巩膜无黄染,腹软,肝肋下未及,脾肋下刚可触及。化验:Hb 121 g/L,WBC 4.5×10^9/L,PLT 250×10^9/L。为除外继发免疫性血小板减少性紫癜,最重要的检查是 ( )
   A. 血小板功能　　　　　B. 血小板抗体　　　　　C. 抗核抗体谱
   D. 腹部B超　　　　　　E. 胸部X射线

(5～6题共用题干)

男,32岁。皮肤反复出现紫癜1个月,加重并出现恶心、腹痛2 d。查体:四肢皮肤散在紫癜,心肺未见异常,腹平坦,脐周轻压痛,无反跳痛和肌紧张,肝脾肋下未触及,肠鸣音活跃。

5. 下述情况对明确病因意义不大的是 ( )
   A. 有无花粉、尘埃过敏　B. 应用药物情况　　　　C. 有无食用鱼、虾、蟹等
   D. 发病前有无呼吸道感染　E. 皮肤紫癜有无瘙痒
6. 该患者目前不需要的治疗药物是 ( )
   A. 山莨菪碱　　　　　　B. 低分子肝素　　　　　C. 泼尼松
   D. 异丙嗪　　　　　　　E. 芦丁

第六节　输　血

输血是指将血液通过静脉输注给患者的一种治疗方法。狭义的输血是指输注全血,广义的输血是包括全血在内的、由血液制备的各种有形或无形成分的输注,严格来说,造血干细胞(骨髓或外周血)也算是一种特殊的输血。目前输血已经广泛应用于临床各科,对改善患者病情、提高疗效、减少死亡有非常重要的意义。

【输血种类】

(一)按血源分类

1. **自体输血**　是指当患者需要输血时,安全输入自己预先储存或失血回收的血液,称为自体输血。

(1)自体输血有3种形式　①稀释式自体输血:为减少手术中的血细胞丢失,在手术前采出患者一定量的血液,同时补充晶体液和胶体液,采出的血液于手术后期回输给患者。②保存式自体输血:把自己的血液预先储存起来,待将来自己需要时回输。③回收式自体输血:采用自体血回收装置,回收自己在外伤、手术中或手术后的失血,并将之安全回输。

(2)自体输血适应证　①拟择期手术而预期术中需输血者(术前无贫血)。②避免分娩时异体输血的孕妇。③有严重异体输血反应病史者。④稀有血型或曾配血发生困难者。⑤边远地区供血困难而可能需要输血者。⑥预存自体血以备急需时用的健康人。

(3)自体输血禁忌证 ①可能患败血症或正在使用抗生素者。②肝、肾功能异常者。③有严重心、肺疾病者。④贫血、出血和血压偏低者。⑤曾在献血中或献血后12 h内发生虚脱或意识丧失者。⑥采血可能诱发自身疾病发作或加重者。

(4)自体输血的优点 ①可避免血液传播疾病。②避免同种异体输血引起的同种免疫反应及可能的差错。③可节约血源,缓解血液供需矛盾。

2.异体输血 当患者需血时,安全输入与患者血型相同的他人(多数为献血员)提供的血液或血液成分,称为异体输血,即通常泛指的"输血"。异体输血适用于多种临床需血状态。

(二)按血液成分分类

1.输全血 安全输入定量源于异体或自体的全部血液成分,即输全血。全血制品包括新鲜血和库存血。此种输血主要为患者补充红细胞和血浆,特别是库存全血几乎不含或微含血小板、粒细胞(库存时间愈长,含量愈微),某些凝血因子也会因库存时间较长而降解。

2.成分输血 分离或单采合适供体的某种(或某些)血液成分并将其安全地输给患者,称为成分血输注。

(1)成分血制品种类 包括红细胞(浓缩红细胞、洗涤红细胞、冰冻保存的红细胞、红细胞悬液)、血小板、浓缩粒细胞悬液、血浆、血浆冷沉淀物及各类血浆成分(白蛋白、球蛋白、纤维蛋白原、因子Ⅷ、凝血酶原复合物)等。

(2)输注血液成分的优点 ①安全:单一成分输血,减少了不必要的血液其他成分进入患者体内,同时降低了输血反应的发生率。②高效:成分输血的有效成分含量高,针对性强,并且输注剂量容易控制。③保存:血液中的各种成分需要不同的保存条件,如红细胞保存适宜温度为4 ℃±2 ℃,血小板为22 ℃±2 ℃,凝血因子Ⅴ、Ⅷ需在-20 ℃以下保存,因此,针对血液中的不同成分,采取不同的保存条件,以保持其有效性。④节约血液资源:一血多用,使宝贵的血液资源得到充分的利用。

(3)常用血液成分的特性

1)红细胞 ①浓缩红细胞:新鲜血液经离心或沉淀除去血浆后的剩余部分,内含部分血浆、白细胞和血小板,可减少血浆内抗体引起的发热及过敏反应;适用于携氧能力缺陷和血容量正常的贫血患者。②悬浮红细胞:在浓缩红细胞的基础上添加红细胞保养液制成;适用于战地急救及中小手术患者。③洗涤红细胞:将浓缩红细胞用生理盐水洗涤3～4次,再加入适量生理盐水或代血浆制成,含抗体成分少;适用于对血浆蛋白有过敏反应的贫血患者、免疫性溶血性患者、脏器或组织移植患者、反复输血及肾功能不能耐受库存血中之高钾的患者。

2)浓缩粒细胞悬液 新鲜全血经离心后取其白膜层的白细胞,保存于4 ℃环境下,48 h内有效。常用于粒细胞缺乏伴严重感染患者。室温下保存不应超过24 h。

3)血小板浓缩悬液 全血离心后所得,有效期24 h;适用于因血小板减少或功能异常所致的严重自发性出血患者。

4)各种凝血制剂 如凝血酶原复合物等,适用于各种原因所致的凝血因子缺乏引起的出血性疾病。

5)血浆 全血分离后所得的液体部分。其主要成分为血浆蛋白、不含血细胞,无凝集原。主要用于各种凝血因子缺乏症患者的补充治疗。

(4)输血原则 严格掌握输血适应证,避免不必要的输血。合理评估输血风险,只有在病情危重,无法采用其他方法进行有效预防或治疗时,才可进行输血。

(5)输血适应证

1)替代治疗 应遵循"缺什么补什么"的原则进行替代性输血治疗。其适应证为原发性、继发性血液成分减少性或缺乏性疾病,如各类贫血、血小板减少、血浆凝血因子缺乏、低白蛋白血症、低转铁蛋白血症、低丙种球蛋白血症等。

2)免疫治疗　如静脉输注人血丙种球蛋白可治疗自身抗体介导的组织损伤性疾病,如自身免疫性血小板减少性紫癜、自身免疫性溶血性贫血、免疫相关性全血细胞减少等。

3)置换治疗　凡血液中某些成分(如M蛋白、胆红素、尿素氮等)过多或出现异常成分(如溶血素、毒物等),使机体内环境紊乱,进而危及患者生命时,均可采用"边去除、边输注"的置换输血治疗,以改善病情。但同时应加强病因治疗,方能取得较好疗效。

4)移植治疗　如造血干细胞移植受者在完成预处理后所接受的造血干细胞移植。

(6)血液保护　①血液保护是指通过改善生物兼容性,减少血液中某些成分激活,减少血液丢失,减少血液机械性破坏,应用血液保护药物和人工血液等各种方法,降低同种异体输血要求及风险,保护血液资源。②严格掌握输血适应证,减少不必要的输血,节约血液资源。③减少失血,手术过程中完善止血,减少失血量。④采用自体输血。

【输血程序】

(一)申请输血

申请输血主要由医护人员完成。主管医师应严格掌握输血适应证,并向患者或家属说明输血可能发生的不良反应及经血传播疾病的可能性,他们同意后在《输血治疗同意书》上签字(入病历);无家属签字的无自主意识患者的紧急输血,应报医院职能部门或主管领导同意备案并记入病历;主管医师逐项填写《临床输血申请单》并核准签字。护理人员持《临床输血申请单》和贴好标签的试管,当面核对患者姓名、年龄、病案号、病室、床号、血型和诊断后采集血样。之后将受血者血样与《临床输血申请单》送交输血科,双方逐项核对后完成科室输血申请。

(二)供血

地方血液中心根据当地医疗需血情况,依据国家相关法规,制定有关血源、采血、贮血、检血、供血计划并完成之。对所供血必须严格质检,保证各项指标符合国家有关规定。

(三)核血

医院输血科接受当地血液中心供血后,应及时核对所供血的质量、包装、血袋封闭、标签填写、储存时间、运送方式等是否符合规定;并进一步核检供血是否符合《临床输血申请单》的要求,如成分(全血或何种成分血)、量、血型、处理方式(洗涤、冻存、浓缩)等。供、受者血型鉴定是医院输血科的一项重要任务。常见的血型系统包括ABO血型、Rh血型和其他血型系统(如Lewis、Kell、Duffy、Kidd等),需要进行正定、反定技术鉴别。为防止供、受者罕见血型失配,还应做"交叉配血";直接交叉相容配血试验(供者红细胞+受者血清)、间接交叉相容配血试验(受者红细胞+供者血清),观察是否发生凝集反应,并填写交叉配血试验报告单。当确信供血各项指标均符合要求且全部核血记录完整无误时,方可向科室发血。

(四)输血

科室医护人员到输血科领血时,应与输血科人员共同查对《临床输血申请单》、交叉配血试验报告单、血袋标签和血液外观等,双方确信无误并办好签字手续后方能发血、领血。血到科室后,由2名医护人员再次逐项核对供血是否符合相应的《临床输血申请单》要求,确定各项指标符合要求且记录完整,治疗班护士到受血者床头再次核实受血者姓名、年龄、性别、血型、疾病诊断、科室床号、住院号等项目后,采用标准输血器和严格无菌技术执行输血医嘱。输血过程中,医护人员均应密切观察受血者反应(包括神志、体温、呼吸、脉搏、血压等)和病情变化,若有异常,严重者应立即停止输血,迅速查明原因并作相应处理,同时妥善保管原袋余血、记录异常反应情况并报输血科和医务科。

(五)输血后评价

输血结束后,护士应认真检查受血者静脉穿刺部位有无血肿或渗血,并做相应处理,应将输血有关化验单存入病历。主管医师要对输血疗效做出评价,还要防止可能出现的迟发性溶血性输血反应等。

【输血不良反应】

输血不良反应是指在输血过程中或之后,受血者发生了与输血相关的新的异常表现或疾病,包括溶血性和非溶血性两大类。

(一)溶血性不良反应

1. 急性输血相关性溶血 指在输血中或输血后数分钟至数小时内发生的溶血。患者常出现高热、寒战、心悸、气短、腰背痛、血红蛋白尿甚至尿闭、急性肾衰竭和DIC等表现,严重者可导致死亡。实验室检查提示血管内溶血。常见原因有:①供、受血者血型不合。②血液保存、运输或处理不当。③受血者患溶血性疾病等。处理原则:立即终止输血,应用大剂量糖皮质激素,碱化尿液、利尿,保证血容量和水、电解质平衡,纠正低血压,防治肾衰竭和DIC,必要时行透析、血浆置换或换血疗法等。

2. 慢性输血相关性溶血 又称迟发性输血相关性溶血。患者常表现为输血数日后出现黄疸、网织红细胞升高等。多见于稀有血型不合、再次输血后产生同种抗体,再次输该供血者红细胞后发生同种免疫性溶血。处理方法基本同急性输血相关性溶血。

(二)非溶血性不良反应

1. 发热 是最常见的输血反应,发生率可达40%以上。其主要表现是输血过程中发热、寒战。处理原则:暂时终止输血,用解热镇痛药或糖皮质激素治疗。原因包括:①血液或血制品中有致热原。②受血者多次受血后产生同种白细胞或(和)血小板抗体。预防该不良反应的常用方法是输血前过滤去除血液中所含致热原、白细胞及其碎片。

2. 过敏反应 输血过程中或之后,受血者出现荨麻疹、血管神经性水肿,重者为全身皮疹、喉头水肿、支气管痉挛、过敏性休克等。处理原则:一是减慢或者停止输血,二是抗过敏治疗,发生支气管痉挛时需解痉治疗,喉头水肿伴有严重呼吸困难者需做气管切开,有循环衰竭时应用抗休克处理。

3. 传播疾病 经输血传播的感染性疾病主要有各型病毒性肝炎、获得性免疫缺陷综合征(AIDS)、巨细胞病毒感染、梅毒感染、疟原虫感染及污染血导致的各种可能的病原微生物感染。该类不良反应的预防措施主要有:控制献血员资质及血液采集、储存、运送、质检、输注等环节的无菌化。

4. 其他 一次过量输血可引起急性心功能不全、左心衰、肺淤血等;多次输血或红细胞,可致受血者铁负荷过量;反复异体输血,可使受血者产生同种血细胞(如血小板、白细胞等)抗体,继之发生无效输注、发热、过敏甚至溶血反应。异体输新鲜全血(富含白细胞),可发生输血相关性移植物抗宿主病。大量输入枸橼酸钠(ACD)抗凝血或血浆,会螯合受血者的血浆游离钙,若不及时补钙,则可加重出血。大量输注库存血时还可出现酸碱失衡、枸橼酸中毒、高血钾等。需引起注意。

问题分析与能力提升

1. 沈某,男,35岁,司机。因受凉后出现发热就诊。体检:T 39.5 ℃,P 120 次/min,R 28 次/min,面色苍白,皮肤有散在的出血点,肝、脾及浅表淋巴结无肿大,胸骨无压痛,血象:RBC、WBC、PLT 均减少,淋巴细胞偏高。骨髓象:增生减低。

问题:①该患者最可能的诊断是什么?诊断依据有哪些?②应与哪些病鉴别?③请为患者制订一个初步治疗方案。

2. 患者宁某,女,34岁。因月经过多就诊,体检:面色及口唇发白,双上有肢散在出血点,胸骨压痛,P 110 次/min,R 24 次/min。妇科及B超检查未发现异常。血象:WBC 15×10⁹/L,N 85%,幼稚细胞15%。

问题:①该患者初步诊断是什么病?应进一步做哪些检查?②应采取哪些治疗措施?

3. 患者,女性,25岁。因面色苍白、头晕、乏力1年余,加重伴心慌1个月。1年前无明显诱因出现头晕、乏力,未在意。近1个月来乏力加重,伴活动后心慌,当地诊所给硫酸亚铁口服,但因服药后出现胃部不适,仅用药1 d。患者进食正常,不挑食,二便正常,无便血、黑便、尿色异常、鼻衄和齿龈出血。睡眠好,体重无明显变化。既往体健,无胃病史,无药物过敏史。结婚半年,月经初潮14岁,7 d/27 d,末次月经半个月前。2年来月经量多,近半年更加明显。查体:T 36 ℃,P 104 次/min,R 18 次/min,BP 120/70 mmHg,一般状态好,贫血貌,皮肤黏膜无出血点,浅表淋巴结不大,巩膜无黄染,口唇苍白,舌乳头正常,心肺无异常,肝脾不大。实验室检查:WBC 6.5×10⁹/L,RBC 2.5×10¹²/L,Hb 60 g/L,MCV 70 fl,MCH 25 pg,MCHC 30%,PLT 415×10⁹/L,网织红细胞1.5%,白细胞分类:中性分叶70%,淋巴27%,单核3%;尿常规:尿蛋白(−),镜检(−),大便潜血试验(−),血清铁40 μg/dL。

问题:①诊断及诊断依据?②鉴别诊断有哪些?③治疗原则有哪些?

> **助医考点**
> 合理输血的输注血液成分的优点、常用血液成分的特性、合理输血原则、输血适应证、血液保护;安全输血的输血基本程序、输血不良反应。

巩固练习题

1. 传播病毒危险性最大的血液成分是　　　　　　　　　　　　　　　　　　　　　　　( )
   A. 红细胞　　　　　　　　B. 白细胞　　　　　　　　C. 血小板
   D. 血浆　　　　　　　　　E. 冷沉淀

2. 不属于有形成分输血优点的是　　　　　　　　　　　　　　　　　　　　　　　　　( )
   A. 一血多用　　　　　　　B. 提高疗效　　　　　　　C. 减少输血反应
   D. 降低心脏负荷　　　　　E. 有效改善血流量

本章选择题参考答案:

第二节答案:ABABB　EBC

第三节答案:CBBBE　ABBAB　BACA

第五节答案:ACBBE　B

第六节答案:BE

第七章 内分泌与代谢性疾病

第一节 总论

一、内分泌系统疾病

内分泌系统(endocrine system)由内分泌腺包括垂体、甲状腺、甲状旁腺、胰腺的胰岛及性腺和分布于心血管、胃肠、肾、脂肪组织、神经系统的内分泌组织、细胞组成,它们通过神经系统、激素、细胞因子、生长因子与其他器官进行广泛的联系。其主要功能是调节机体的诸多生理活动和生命过程,包括物质代谢、器官功能、生长发育、生殖与衰老等过程,维持人体内环境的稳态和适应体内外复杂的变化。内分泌系统是一个多系统、多学科交叉的复杂系统,因此内分泌疾病的首发表现可为其他系统的症状,所以了解内分泌系统的相关知识有助于临床各个学科疾病的诊疗。

(一)激素

内分泌系统是一个重要的体液调节系统,其所有的调节活动最终都是通过作为化学信使的激素来实现的。激素(hormone)是体内含量甚少但极其重要的生理物质,其水平和作用的异常是多种疾病特别是内分泌疾病的重要基础。

1. 激素的分类

(1)氨基酸衍生物　如多巴胺、儿茶酚胺和甲状腺激素。

(2)神经小肽　如促性腺激素释放激素(GnRH)、促甲状腺激素释放激素(TRH)、生长激素抑制素(SS)、抗利尿激素(ADH)。

(3)大分子蛋白　如胰岛素、促黄体素(LH)和甲状旁腺激素(PTH)等都由经典的内分泌腺产生。

(4)类固醇类激素　如皮质醇和雌激素都从具有胆固醇结构的前体物衍生而来。

(5)维生素衍生物　如类视黄醇(维生素 A)和维生素 D。

2. 激素的功能

(1)维持生长发育　生长发育的过程受到多种激素的调节。多种激素共同作用可促进全身各组织细胞的生长、增殖、分化和成熟,参与细胞凋亡的过程,保障各系统和器官的正常发育及正常的功能活动。

(2) 保持内环境稳定　激素参与调节水、电解质和酸碱平衡,也参与体温、血压等的调节过程。还直接参与机体的应激反应,与神经、免疫系统共同作用使机体适应内环境。激素对稳态的影响较显著的如:甲状腺激素在大部分组织中控制着大约25%的基础代谢;糖皮质激素除了自身直接作用外,对其他激素有允许作用;胰岛素维持空腹和餐后正常血糖的水平等。

(3) 调节生殖过程　激素维持生殖器官的正常发育、成熟和生殖的全过程,维持生殖细胞的生成,调节妊娠和哺乳过程,保障个体生命的绵延和种族的繁衍。

(二) 内分泌系统的调控

1. 内分泌系统的调节系统　下丘脑-垂体-靶腺系统构成三级水平的调节轴。下丘脑的部分神经元核团能合成释放激素和抑制激素,通过垂体门脉系统进入腺垂体,调节腺垂体的分泌活动,组成下丘脑-腺垂体系统。腺垂体所分泌的激素对靶腺如肾上腺、甲状腺和性腺进行调控,亦可直接对靶器官、靶细胞进行调节(表7-1)。

此外,下丘脑视上核及室旁核所分泌的加压素(抗利尿激素)和催产素,经过神经轴突进入神经垂体储存并由此向血液中释放,组成下丘脑-神经垂体系统。

表7-1　下丘脑-腺垂体系统

下丘脑激素	腺垂体激素	靶腺	靶腺激素
促肾上腺皮质激素释放激素(CRH)	促肾上腺皮质激素(ACTH)	肾上腺皮质	皮质醇
促甲状腺激素释放激素(TRH)	促甲状腺激素(TSH)	甲状腺	甲状腺激素
促性腺激素释放激素(GnRH)	黄体生成素(LH) 卵泡刺激素(FSH)	睾丸 卵巢	睾酮 雌二醇
生长激素释放激素(GHRH) 生长抑素(SS)	生长激素(GH)		
催乳素释放因子 催乳素释放抑制激素	催乳素(PRL)		

2. 内分泌系统的反馈调节机制　腺垂体在下丘脑分泌的释放或抑制激素调节下分泌相应的激素,刺激靶腺合成和分泌激素,而后者又反作用于下丘脑和腺垂体,对其相应激素的合成起抑制或兴奋作用。起抑制作用者称为负反馈,起兴奋作用者称为正反馈。反馈调节是内分泌系统的主要调节机制,使相处较远的腺体之间相互联系,彼此配合。

一般而言,此系统内高位细胞分泌的激素对低位细胞的活动具有促进作用,而低位细胞分泌的激素对于高位细胞的活动具有负反馈作用。比如,甲状腺激素水平轻微的下降可以触发TRH和TSH的快速分泌,刺激甲状腺增加甲状腺激素的释放。当甲状腺激素达到正常水平时,通过负反馈机制,抑制TRH和TSH的分泌,并达到新的稳态。

(三) 内分泌系统疾病的分类

内分泌系统疾病比较常见,可因多种原因引起病理和病理生理改变,根据激素水平表现不同可分为激素过多、激素缺乏和激素抵抗3类。

1. 激素产生过多

(1) 内分泌腺肿瘤 垂体的各种肿瘤,如 ACTH 瘤、GH 瘤、PRL 瘤、TSH 瘤、促性腺激素瘤、甲状腺瘤、嗜铬细胞瘤等。

(2) 异位内分泌综合征 由非内分泌组织肿瘤分泌过多激素或类激素所致。

(3) 激素代谢异常 如严重肝病患者血中雌激素水平增加,雄烯二酮在周围组织转变为雌二醇增多。

(4) 自身免疫 TSH 受体抗体刺激甲状腺功能增强(Graves 病)。

(5) 医源性 内分泌紊乱。

2. 激素产生减少

(1) 内分泌腺破坏 常见自身免疫性疾病如 1 型糖尿病、桥本甲状腺炎,此外还有肿瘤、出血、梗死、炎症、坏死、手术切除、放射损伤等。

(2) 内分泌腺激素合成缺陷 激素基因缺失或突变、激素合成过程中的酶基因缺陷。

(3) 医源性 放射源性垂体功能和甲状腺功能减退、手术。

3. 激素抵抗 表现为激素水平升高,但激素的作用下降。多为获得性功能性激素抵抗,如 2 型糖尿病的胰岛素抵抗。

(四) 内分泌系统疾病的诊断

完整的内分泌疾病诊断应包括三方面:病因诊断、定位诊断和功能诊断。在临床诊断过程中,往往首先从临床表现及初步检查资料中确定功能诊断;经进一步检查确定病理诊断包括定性和定位;至于病因诊断,凡能明确者必须及早确定,以进行病因治疗。

1. 功能诊断 内分泌功能诊断是内分泌疾病诊断的首要步骤。

(1) 临床表现 内分泌功能主要通过相关激素的生物活性来体现,活性的高低也必然会在症状和体征中逐渐表现出来。因此,临床症状和体征是患者最基础的资料。一些典型的患者具有特殊的面容如甲状腺功能亢进症、甲状腺功能减退症、肢端肥大症、库欣综合征等;甲状腺肿大、突眼、毛发分布异常、黑棘皮病、生殖器幼稚等特征,对诊断有重要参考价值;月经紊乱、生长障碍或过度、体重变化、视力减退、抑郁、紫纹、贫血等表现则与内分泌疾病关系密切。应注意从非特异临床表现中寻找内分泌功能紊乱和内分泌疾病的诊断线索。

(2) 实验室检查

1) 代谢紊乱证据 一些激素与血清电解质和其他物质之间有相互调节作用,如血清钠、钾与醛固酮,钙、磷与甲状旁腺激素,血糖与胰岛素和胰高血糖素。测定血尿中的生化指标可间接了解相关激素分泌的状态。

2) 激素水平及相关生化产物的测定 放射免疫法使用抗体来检测特定的激素,灵敏度高,可检测到血液中微量的激素浓度,为临床诊断提供了特异、灵敏和翔实的数据,是目前内分泌学检查最重要的手段之一。

促激素和释放激素的测定有助于下丘脑-垂体-靶腺体的功能判断和定位诊断。例如,低水平的睾酮和升高的 LH 水平提示原发性的生殖腺病变,而当两者都低时很可能是下丘脑-垂体功能紊乱。TSH 水平是判断甲状腺功能的敏感指标,TSH 水平升高多为甲状腺功能减退引起,而 TSH 水平降低绝大多数是由甲状腺功能亢进所致,并且可以通过进一步检测游离甲状腺素水平加以确诊。

尿中某些激素水平的测定仍具有一定的价值,许多激素的血浆水平在一天内不断变化,通过收集 24 h 尿液可以全面地评价激素及其代谢产物的生产量,同时检测肌酐为尿样中某些激素的标准化提供可靠的参照。

3) 兴奋与抑制试验　利用内分泌腺调节轴正反馈与负反馈原理,选择给予刺激或抑制内分泌腺分泌的药物,并适时测定血、尿相关激素水平,有助于进一步了解相应内分泌腺功能状态。兴奋试验多用于分泌功能减退的情况,可估计激素的储备功能;抑制试验多用于分泌功能亢进的情况,有助于判断过多的激素分泌是由垂体还是靶腺所致。

2. 定位诊断　影像学检查是确定内分泌腺病变部位的重要手段,特别是可以进行手术治疗的功能亢进的内分泌疾病。高分辨率的 MRI 和 CT 常用于垂体或肾上腺皮质或髓质肿瘤的定位检查。B 超常用于甲状腺、卵巢、睾丸、胰腺等器官的检查。放射性核素检查用于甲状腺与肾上腺显像及功能测定。超选择性静脉插管采血有助于分泌激素的内分泌腺肿瘤定位,如岩下窦血取样并测定 ACTH 可有助于明确垂体 ACTH 瘤与异位 ACTH 分泌的鉴别诊断,颈部或胸部静脉血取样 PTH 测定有助于异位 PTH 瘤的定位;肠系膜静脉采血测定胰岛素可作为胰岛素瘤的定位等。

3. 病因诊断　下列技术有助于临床病因分析:

(1) 细胞学和免疫细胞化学技术　应用于垂体瘤和肾上腺瘤的手术标本、甲状腺细针穿刺及手术标本,可以进一步明确病变的良、恶性及分泌激素的种类,以选择治疗措施。

(2) 放射性受体分析法、重组 DNA 技术等　用于遗传性受体缺陷的检测。

(3) DNA 杂交技术　用于内分泌肿瘤样本基因检测。

(4) 各种自身免疫抗体的检测　有助于明确内分泌腺的自身免疫性疾病。

(五) 内分泌系统疾病的防治

1. 病因治疗　对病因明确者,应积极治疗病因,以期治愈。如结核性慢性肾上腺皮质功能减退症,应积极抗结核治疗;自主性高功能性甲状腺腺瘤引起的甲亢,采用手术治疗,可获根治。但目前多数内分泌疾病的病因尚未完全明确,因而不易完全消除,故其主要治疗措施在于纠正功能异常。

2. 内分泌腺功能亢进的治疗

(1) 手术治疗　切除导致功能亢进的肿瘤或增生组织。

(2) 放射治疗　毁坏内分泌腺肿瘤或增生组织,减少激素分泌。

(3) 介入治疗　近年来采用动脉栓塞的方法治疗肾上腺、甲状腺、甲状旁腺和胰岛肿瘤取得良好效果。

(4) 核素治疗　某些内分泌腺有浓聚某种化合物的特性,故可用核素标记的该化学物达到治疗目的,常用于内分泌恶性肿瘤、良性肿瘤和非肿瘤性内分泌腺功能亢进症的治疗。如 ^{131}I-胆固醇治疗肾上腺皮质肿瘤。

(5) 药物治疗　抑制激素合成和释放或抑制其作用于受体等,如奥曲肽能抑制多种激素的分泌,咪唑类和硫脲类药物抑制甲状腺素合成,溴隐亭抑制 PRL、GH 的分泌并有缩小肿瘤的作用。以靶腺激素反馈抑制促激素的合成和分泌,如用皮质醇抑制促肾上腺皮质激素。米非司酮可以阻断糖皮质激素受体,缓解库欣综合征患者的症状。化学治疗,如用米托坦治疗肾上腺皮质癌,链佐星治疗胰岛 β 细胞癌伴转移者。

3. 内分泌腺功能减退的治疗

(1) 替代治疗或补充治疗　对于病因不能根除者可采用激素替代疗法,为内分泌腺功能减退为主要治疗方法。补充生理需要量激素,如甲状腺功能减退者补充甲状腺素;肾上腺皮质功能减退者补充皮质醇;甲状旁腺功能减退者主要补充钙与维生素 D;垂体性侏儒症患者则补充生长激素制剂。

(2) 人工内分泌腺　如应用胰岛素泵治疗糖尿病。

(3) 内分泌腺或组织移植　如胰岛细胞或胰腺移植、甲状旁腺组织移植等。

4.常见内分泌疾病的筛查 由于许多内分泌紊乱和疾病主要发生在成年人,临床医生在常规体检中应当关注高患病率的内分泌代谢性疾病,对高危人群进行实验室筛查(表7-2)。

表7-2 成人常见内分泌疾病的筛查

病症	推荐的筛查项目
甲状腺功能减退	TSH;确定游离 T_4 水平 年龄>35岁妇女每5年检查1次
Graves 病	TSH;确定游离 T_4 水平
甲状腺结节和甲状腺瘤	甲状腺体格检查和穿刺活检
甲状旁腺功能亢进症	血钙;PTH;
高催乳素血症	PRL 水平;MRI

二、代谢性疾病

机体对能量摄取、利用和储存的过程称为新陈代谢。新陈代谢是生命的基本形式,更是高级生命的基础。新陈代谢使机体各组织、器官之间,机体与环境之间不断进行物质交换和转化,同时体内物质又不断进行分解、利用与更新,为个体的生存、劳动、生长、发育、生殖和维持内环境恒定提供物质和能量。新陈代谢包括物质合成代谢和分解代谢两个过程。分解代谢是指机体将复杂的大分子物质分解为小分子物质的过程,即产生和利用能量的过程;合成代谢是指机体将简单分子合成大的复杂分子的过程,即能量储存的过程。新陈代谢的过程十分复杂,因遗传和环境因素影响导致的营养不足和营养过剩及某些代谢途径的异常,均可以导致代谢相关性疾病的发生。

(一)代谢性疾病的病因和发病机制

1.遗传性代谢性疾病 遗传性代谢缺陷的病因主要是基因突变、DNA 结构改变,从而引起机体的许多蛋白质结构和功能紊乱,继而影响细胞和器官功能。青少年成年起病型糖尿病是一种以常染色体显性遗传方式的糖尿病。瘦素基因突变是最先报道的常染色体隐性遗传的单基因突变肥胖病,表现为患者血清瘦素水平极度低下,出生时体重正常,但在数月内食欲亢进,体重增加迅速,伴有严重的胰岛素抵抗,成年后发展为糖尿病。

2.获得性代谢性疾病 获得性代谢性疾病较多见,常继发于内脏器官疾病并发严重功能障碍或衰竭时造成的代谢紊乱。

(1)幽门梗阻或高位肠梗阻引起呕吐的情况下患者常因丢失大量盐酸而引起碱中毒,严重胃肠液丧失而引起酸中毒、失水和严重电解质紊乱。

(2)肝功能严重损害或衰竭时,体内多种物质代谢失常较严重,如肝细胞损伤引起的胆红素代谢和排泄的异常出现肝细胞性黄疸、血浆白蛋白降低、血氨升高和氨基酸代谢产物水平升高等。

(3)胰腺病变导致外分泌腺腺泡损坏严重时常影响蛋白质、脂肪的消化吸收出现胰源性腹泻,如引起胰岛损伤β细胞严重破坏时,常引起胰源性糖尿病。

(4)心功能衰竭及周围循环衰竭时,常因有效循环血量减少,组织灌注降低,引起组织缺氧,继而引起多种代谢紊乱,继发性醛固酮增多症和水、盐、电解质紊乱。

(5)肾功能衰竭时蛋白、脂肪、水及电解质等代谢呈多种复杂变化,表现为代谢性酸中毒。

3. 遗传和环境因素相互作用引起的复杂疾病　在许多代谢疾病的发病机制中,往往是遗传因素和环境因素共同作用的结果。肥胖和 2 型糖尿病是多基因异常和多种环境因素所致的复杂性疾病,与营养过剩、体力活动减少等不良生活方式有关。多基因异常导致的复杂病患病率高,影响人类健康,在代谢疾病中占有重要地位。

(二)代谢性疾病的分类

1. 蛋白质代谢障碍　如低白蛋白血症、血红蛋白病、先天性氨基酸代谢异常等。
2. 糖代谢障碍　各种原因所致糖尿病和糖耐量减低及低血糖症等。
3. 脂类代谢障碍　主要表现为血脂或脂蛋白异常。
4. 水、电解质代谢障碍　多为获得性。
5. 无机元素代谢障碍　如铜代谢异常所致肝豆状核变性,铁代谢异常所致含铁血黄素沉着症等。
6. 其他代谢障碍　如嘌呤代谢障碍所致痛风,卟啉代谢障碍所致血卟啉病等。

(三)代谢性疾病的诊断原则

代谢病常具有特殊的症状和体征,是提供诊断的首要线索,须进行详细的病史询问和体格检查。实验室检查是确诊依据,对临床前期患者更有价值,例如有些无症状的糖尿病患者可通过检测血糖而确诊,除常规检查外,可根据拟诊线索进行有关特殊检查,对一些不明原因的症状和体征应进行随访观察。

1. 病史　询问症状的发生、发展和相互关系,并从现病史和个人史中了解发病因素、病理特点、每日进食情况等。必要时作详细的家系调查。
2. 体格检查　需注意发育和营养状态、体型和骨骼、神经精神状态、智能、毛发、皮肤、视力和听力、舌、齿、肝、脾及四肢等。
3. 实验室检查
(1)血、尿、粪和各项生化检查及激素、物质代谢的正常或异常产物等。
(2)溶血及凝血检查　如血红蛋白电泳、凝血因子检查等,主要用于遗传性血液病的鉴别诊断。
(3)代谢试验　如糖耐量试验,氮平衡试验,水、钠、钾、钙、磷平衡试验等。
(4)影像学检查　骨密度测定、CT 和 MRI。
(5)组织病理和细胞学检查及细胞染色体、酶系检查等。
(6)血氨基酸分析　诊断氨基酸异常所引起的先天性代谢病。
(7)基因诊断　诊断遗传性代谢病。

(四)代谢性疾病的防治原则

1. 病因和诱因的防治　以环境因素和不良生活方式为主引起的代谢病,多数能进行病因防治。对常见的高发病率的代谢性疾病(肥胖、糖尿病、脂代谢紊乱等),则应积极普及和推进正确的生活方式干预,及早纠正代谢紊乱,预防和延缓代谢相关疾病的发病风险。
2. 临床前期和早期防治　早期诊断和采用防治措施可避免不可逆的形态和功能改变,使病情不致恶化,甚至终身不出现症状,如苯丙酮尿症、半乳糖血症。糖尿病如在早期使病情得到良好控制,可避免出现严重并发症。在糖调节受损和早期糖尿病阶段积极控制体重、血糖和针对多重危险因素的治疗(包括生活方式干预和药物治疗),可以预防糖尿病的发生和延缓糖、脂代谢异常损伤组织、器官从而减少糖尿病并发症及心脑血管终点事件的发生。

3. 替代治疗 1型糖尿病患者的胰岛β细胞受自身免疫损伤造成胰岛素绝对缺乏,引起严重的糖代谢紊乱,应及时采用胰岛素替代治疗纠正糖、脂代谢紊乱;2型糖尿病患者晚期β细胞功能严重受损时胰岛素不足成为突出矛盾,此时也开始胰岛素替代治疗。有些代谢病是由于作为酶反应辅助因子的亲和力降低所致,补充相应维生素可纠正代谢异常。

> **助医考点**
> 内分泌与代谢性疾病总论的内分泌系统器官组织、内分泌疾病的病因及诊断、治疗。

巩固练习题

1. 以下内分泌激素不属于腺垂体激素的是 （ ）
   A. 促甲状腺激素　　　　B. 催乳素　　　　C. 黄体生成素
   D. 生长激素　　　　　　E. 催产素
2. 以下内分泌活动的调节不存在负反馈调节的是 （ ）
   A. 生长激素作用于下丘脑　　B. 甲状腺激素作用于腺垂体　　C. 促肾上腺激素作用于肾上腺
   D. 促甲状腺激素作用于下丘脑　E. 黄体生成素作用于下丘脑
3. 以下关于内分泌系统疾病患者的检查,属于功能诊断的是 （ ）
   A. 放射性核素检查　　　　B. 高分辨率CT或MRI检查　　C. 兴奋与抑制试验
   D. 自身免疫抗体检测　　　E. DNA杂交技术
4. 鉴别原发性和继发性靶腺功能减退最好的方法是 （ ）
   A. 代谢状态的测定　　　　B. 靶腺激素的测定　　　　C. 促激素的测定
   D. 测定游离的靶腺激素　　E. 影像学检查
5. 以下方法不是用于治疗内分泌腺功能亢进的是 （ ）
   A. 内分泌腺移植　　　　　B. 手术治疗　　　　　　C. 药物治疗
   D. 放射治疗　　　　　　　E. 核素治疗

第二节　腺垂体功能减退症

腺垂体功能减退症(pituitary deficiency)是指各种病因损伤下丘脑、下丘脑-垂体通路、垂体而引起单一的、多种的或全部垂体激素分泌不足的疾病。可见于儿童期和成年期。儿童期相对少见,多因产伤、发育不全引起。成年期因肿瘤、创伤、手术而引起的,由于原发疾病的掩盖,垂体功能减退症易被疏忽,不仅影响了原发疾病的康复,而且容易在应激时出现危象而危及生命。成人腺垂体功能减退症又称为西蒙病(Simmond disease),生育后妇女因产后腺垂体缺血性坏死所致者称为希恩综合征(Sheehan syndrome)。

【病因和发病机制】

腺垂体功能减退多由下丘脑病变和垂体本身的异常引起。下丘脑释放激素不足影响垂体功能,再影响靶腺体功能,最终引起三相性腺垂体功能减退。各种原因引起的垂体坏死75%以上才会出现临床症状,垂体激素不足,使靶腺体继发性萎缩,出现继发性靶腺体功能减退。常见的垂体功能减退症病因可分为:

1. 肿瘤　常见的有垂体瘤、鞍区肿瘤(脑膜瘤、室管膜瘤、胶质瘤)、颅咽管瘤、下丘脑神经节细胞瘤、垂体转移性肿瘤(乳腺癌、肺癌、结肠癌)、淋巴瘤、白血病等。垂体瘤是成年人最常见的脑部肿瘤,瘤细胞根据有无分泌功能分为分泌性腺瘤(可出现相应的内分泌症状)和无功能腺瘤,直径大于1 cm的称为大腺瘤,小于1 cm的称微腺瘤。大腺瘤可有占位效应,压迫视神经影响视力、视野;压迫垂体引起垂体功能减退,尤其是无功能大腺瘤。

2. 脑损伤　包括颅脑外伤、蛛网膜下腔出血、神经外科手术、放射治疗、脑卒中、希恩综合征等。

垂体瘤手术后垂体功能减退症的发生率与肿瘤的大小、年龄、手术方式等因素有关。以往大腺瘤手术后垂体功能减退症发生率高达20%,近年来随着经蝶手术、经鼻三维内镜下手术的开展,该病发病率有明显减少。手术后放疗明显引起垂体功能减退发生率增高,放疗10年内引起垂体功能减退发生率高达50%,导致原因尚不明确,除肿瘤复发外,可能与放疗引起门脉血管炎及无菌性炎症损伤有关,损伤与剂量、年龄、组织的易损性有关,一般儿童、青春期敏感,血管等组织也较敏感。

卒中,尤其是垂体卒中多因无功能的大垂体瘤瘤体内梗死或出血所致,也可发生在正常垂体内,如妊娠妇女增生肥大的垂体等。产后因垂体梗死或出血引起的垂体功能减退的希恩综合征,近年来已明显减少。

3. 浸润或炎症　淋巴细胞性垂体炎、结节病、肉芽肿性垂体炎、寄生虫、结核杆菌、卡氏肺包子虫感染等。淋巴细胞性垂体炎又称自身免疫性垂体炎,女性较多见,好发于妊娠后期或产后1～2月,病变可累及腺垂体、垂体柄、神经垂体及下丘脑,组织学以淋巴细胞和浆细胞浸润为主。

4. 发育不良　垂体发育不良、垂体不发育、先天性中枢性占位、脑膨出、先天性下丘脑疾病、产伤等。

【临床表现】

起病隐匿,多为原发疾病所掩盖,症状与病因有关。一般认为,约50%以上腺垂体组织破坏后才有症状,约75%以上破坏时症状明显,达95%以上时,临床症状比较严重。Gn、GH和PRL缺乏为最早表现,TSH缺乏次之,然后可伴有ACTH缺乏。垂体及鞍上肿瘤引起者除有垂体功能减退外,常伴占位性病变的体征,如视野缺损、眼外肌麻痹、视力减退、头痛、嗜睡、多饮、多尿、多食等下丘脑综合征表现。因原发疾病不同,临床表现多样,严重程度取决于腺垂体各促激素减少的程度和相应靶腺体萎缩的程度。腺垂体功能减退主要表现为性腺、甲状腺、肾上腺皮质功能减退。

1. 性腺功能减退　女性有产后大出血、休克、昏迷病史,产后无乳、乳腺不胀、月经不再来潮、性欲减退、不育、阴道分泌物减少,外阴、子宫和阴道萎缩,阴道炎、性交痛、毛发脱落,尤以阴毛、腋毛为甚。

成年男子表现为性欲减退、阳痿、睾丸松软缩小、缺乏弹性;胡须和阴毛、腋毛稀少;无男性气质、肌肉减弱、皮脂分泌减少、骨质疏松。

2. 甲状腺功能减退　患者怕冷、嗜睡、思维迟钝、表情淡漠、少汗、食欲减退、便秘;心率减慢,心电图示低电压,T波平坦,心脏一般不扩大,有的反而缩小。严重者可出现精神失常,有幻觉、妄想、木僵、甚至狂躁等。不同于原发性甲状腺功能减退的临床表现,黏液水肿、皮肤粗糙、胡萝卜素掌心皮肤改变相对少见,补充皮质醇后或严重病例可出现。通常无甲状腺肿。

3. 肾上腺皮质功能减退　由于ACTH缺乏,皮质醇分泌减少,患者常有明显的疲乏、软弱无力、体重减轻、食欲减退、恶心、呕吐、血压偏低等。对胰岛素敏感,可出现低血糖,伴生长激素缺乏时可加重低血糖发作。不同于原发性肾上腺皮质功能减退症,无色素沉着表现,皮肤相对苍白,类似贫血貌。有些患者在非应激状态可表现为皮质醇功能正常,但是在应激时可有垂体功能减退的临床症状出现。

4. 生长激素减少　肌肉减少,无力,腹型肥胖,易疲劳、生活质量降低,注意力及记忆力衰退。

【实验室和其他检查】

(一) 内分泌功能检查

1. 腺垂体功能测定　ACTH、TSH、FSH、LH、GH 及 PRL 血浆水平低于正常。如需了解腺垂体储备功能或鉴别下丘脑性者,可做有关兴奋试验,如 TRH 兴奋试验、GnRH 兴奋试验等。

2. 靶腺功能测定

(1) 性腺功能　血睾酮、雌激素、黄体酮水平低下,阴道黏膜涂片所见角化细胞减少,基础体温测量呈不排卵曲线。男性见血睾酮水平降低或正常低值,精液检查精子数量减少,形态改变,活动度差,精液量少。

(2) 甲状腺功能　基础代谢率降低,大多数在-20%以下。血清总 T_4(TT_4)和游离 T_4(FT_4)均降低,总 T_3(TT_3)和游离 T_3(FT_3)可正常或稍低。

(3) 肾上腺皮质功能　24 h 尿游离皮质醇、24 h 尿 17-羟皮质类固醇低于正常,血浆皮质醇降低,但节律正常。

3. 功能试验

(1) 下丘脑释放激素兴奋试验　为更好地判断靶腺功能减退病变部位(即原发性或继发性)应同时测定垂体促激素和靶腺激素水平。本病垂体促激素和靶激素水平均低于正常。有关兴奋试验可帮助了解腺垂体内分泌细胞储备功能,如使用 GnRH、TRH、CRH、GHRH 等下丘脑激素来探测垂体激素的分泌反应。如病变在垂体,则在注射释放激素后,血中腺垂体激素不增高,无反应;如病变在下丘脑,则可增高,不过较正常人为缓慢,呈延迟反应。

(2) ACTH 兴奋试验　对于血皮质醇下降的患者须行 ACTH 兴奋试验,ACTH 250 μg,静脉或肌内注射后,30 min 后测血皮质醇,如>550 nmol/L(20 mg/dL),可排除皮质功能减退。由于在垂体停止分泌 ACTH 数周后,肾上腺才开始萎缩,其对外源性 ACTH 的反应性也才开始减弱,所以对新发的垂体功能不全的患者进行 ACTH 兴奋试验可能出现假阴性结果。

(3) 胰岛素低血糖激发试验　静脉注射短效胰岛素 0.10~0.15 U/kg,在 0、30、45、60、90、120 min 采血,如血糖<2.2 mmol/L(同时有出汗、手抖、乏力、饥饿、心悸等低血糖症状)提示试验成功,此时如血皮质醇>500 nmol/L(18 mg/dL)可除外此症。有缺血性心脏病史、惊厥史和严重的垂体功能减退(晨 8 点血皮质醇<180 nmol/L 或 6.5 mg/dL)的患者不宜做此试验。

(二) 影像学检查

1. 冠状面 CT　正常人垂体高度分别为:儿童≤6 mm,成人≤8 mm,孕期可达 10~12 mm,垂体上缘扁平,如呈弧形要考虑垂体增大可能。大腺瘤有鞍背上翘,鞍底吸收。

2. 头颅 MRI　分辨率高,能更好地显示软组织包括周围血管、视交叉、垂体柄。正常人垂体组织 T1 加权信号同脑组织,也可稍有不均匀,小腺瘤直径小于 10 mm,信号低,T2 加权上腺瘤信号增强。大腺瘤可呈倒雪人状(肿瘤向鞍上生长)。

【诊断和鉴别诊断】

(一) 诊断

有典型的性腺、甲状腺和肾上腺皮质等多靶腺功能减退的症状、体征,同时具有实验室检查依据者,诊断较易。少数患者早期症状不典型,或者 3 种靶腺功能减退发展不平衡,则诊断较困难。

(二)鉴别诊断

1. 多发性内分泌腺功能减退症 其主要依据是有关靶腺激素水平低,而促激素升高,可同时伴有其他内分泌腺体功能异常,如1型糖尿病或甲状旁腺功能减退。

2. 慢性消耗性疾病或神经性厌食 前者有原发疾病症状,后者有精神因素,一般无腋毛、阴毛脱落。

【治疗】

(一)一般治疗

患者宜进高热量、高蛋白、高维生素饮食,适当增加食盐的摄入量。生活要有规律,注意保暖,预防感染,避免过度劳累及精神刺激。禁用或慎用吗啡等止痛剂、巴比妥等安眠药、氯丙嗪等中枢神经抑制剂及各种降血糖药,以防诱发昏迷。

(二)病因治疗

对于不明原因的腺垂体功能减退,应积极寻找原因,尤其是颅内肿瘤,以便获得早期有效的治疗,如手术切除、放射治疗和化学治疗。

(三)激素替代疗法

1. 肾上腺皮质激素 如遇全垂体功能减退者首先宜补充肾上腺皮质激素,因甲状腺素应用会加速皮质激素的代谢,而加重其不足。放射性核素研究示正常成年人可的松的每天分泌量是 $5.7\ mg/m^2$,考虑到肝脏的首过效应及生物利用度的差异,通常给醋酸可的松 25 mg/d,或醋酸氢化可的松 20 mg/d,根据激素的昼夜节律宜在早晨8时给全日量的2/3,下午2时给余下的1/3。反映替代治疗的充分性的实验室检查较困难,临床上通常根据患者的自身感受(如体重、乏力的改善情况)来调整治疗剂量。由于醛固酮并不依赖ACTH,一般不须补充盐皮质激素。皮质激素有利尿作用,如病变累及下丘脑、垂体柄,皮质激素的替代会激发或加重垂体性尿崩症。

2. 甲状腺激素 垂体性甲状腺功能减退症较原发性甲状腺功能减退症轻,所需替代剂量也低些,常用的制剂为左甲状腺素 50 μg/片,成年人如无缺血性心脏病可从每天半片开始,逐渐增加至最适当剂量。并随访心电图,定期检测血清甲状腺激素浓度。一般需要量不超过每天2~3片。

3. 性腺激素 女性生育年龄可用人工周期疗法,雌激素应用21 d,从月经第5天起,如无月经可从任何一天起,服药第16天或21天加用孕激素5 d。常用的雌激素有乙烯雌酚 0.2 mg/d,炔雌醇 25~50 μg/d。孕激素有甲羟孕酮(安宫黄体酮)2~4 mg/d,甲地孕酮 5~10 mg/d。第二疗程可于月经停止后,再按上法重复治疗。对于席汉综合征如在此周期性治疗期间,能再生育一次有时可减轻病情,但须注意防止分娩时再次大出血而使病情恶化。

男性患者应用雄性激素可促进蛋白质合成,肌肉有力,精力充沛,常用肌内注射丙酸睾酮 50~100 mg,每周1~2次;庚酸睾酮 250 mg,每1~4周1次或口服十一酸睾酮 40~120 mg/d,不良反应有痤疮、抑制精子形成、肝损害、前列腺增生等。

4. 生长激素 成人生长激素缺乏可使肌肉无力,脂肪堆积,红细胞生成减少,抵抗力减弱,血容量不足而出现直立性低血压,易出血低血糖等。这些均是非特异性的症状,易被忽视。肌内注射或皮下注射生长激素 0.125~0.25 U/kg,1月后已使血清生长因子升高,体重增加,肌肉有力,腹部脂肪减少,伤口愈合加速。生长激素可能增加心肌收缩力、心搏出量,降低外周血管阻力,增加骨密度。

(四)危象处理

垂体功能减退性危象是垂体功能减退时,肾上腺激素和甲状腺激素缺乏,机体应激能力下降,在各种应激如感染、败血症、腹泻、呕吐、失水、饥饿、寒冷、急性心肌梗死、脑血管意外、手术、外伤、麻醉及使用镇静药等情况下,如未充分进行激素替代,可诱发垂体危象。临床呈现:①高热型(>40 ℃);②低温型(<30 ℃);③低血糖型;④低血压、循环虚脱型;⑤水中毒型;⑥混合型。各种类型可伴有相应的症状,突出表现为消化系统、循环系统和神经精神方面的症状,诸如高热、循环衰竭、休克、恶心、呕吐、头痛、神志不清、谵妄、抽搐、昏迷等严重垂危状态。

为防止危象发生,凡有腺垂体功能减退危险者,宜及时检测激素水平并加作垂体功能试验,防止遗漏亚临床垂体功能减退。对于已确诊的患者,在寒冷、感染、创伤、手术前,一般糖皮质激素的剂量宜加倍。发热、疾病、手术前醋酸可的松25 mg,每天3~4次,或肌内注射每6 h 1次;或氢化可的松100 mg/次,每天2次。危象时抢救:①快速静脉注射50%葡萄糖溶液40~60 mL后,继以静脉滴注5%葡萄糖,每分钟20~40滴,不可骤停,以防止继发性低血糖。②补液中须加氢化可的松,每天300 mg以上。③若有周围循环衰竭、感染者,治疗参见相关章节。④低温者,可用电热毯等将患者体温回升至35 ℃以上,并开始用小剂量甲状腺素制剂。⑤高热者,用物理和化学降温法,并及时去除诱发因素。⑥低钠血症,一般在补充糖皮质激素后能纠正,如系失盐性低钠血症补钠不宜过快,以防渗透压急剧升高引起脑桥脱髓鞘改变。水中毒者应记录出入量,严格控制入液量,每天水平衡保持在负1 L内。⑦去除诱因,如因垂体瘤卒中所致宜钻洞减压等。

> **助医考点**
> 腺垂体功能减退症的病因、临床表现、诊断、治疗。

问题分析与能力提升

袁某,女,38岁,6年前分娩时失血过多伴晕厥,产后无乳汁,2年前闭经,病程中伴怕冷、食欲减退、嗜睡、乏力、体位性头晕、餐前经常手抖、心悸、饥饿感,排尿正常,有便秘。查体:BP 80/50 mmHg,心率54次/min,神志清楚,言语不利,反应迟钝,查体合作。颜面苍白,嗓音低哑,毛发稀疏,腋毛、阴毛脱落。双乳房萎缩,双肺呼吸音清,未闻及干湿啰音。心率54次/min,节律齐,各瓣膜听诊区未闻及杂音。腹软,无压痛、反跳痛。双下肢非凹陷性水肿。

请分析该患者可能患了什么病?还需要做什么检查?请为患者制订一个初步治疗方案。

巩固练习题

1.腺垂体功能减退症最常见病因是 ( )

　A.席汉综合征　　　　　　B.各种垂体肿瘤　　　　　　C.原发性空泡蝶鞍综合征

　D.糖尿病血管病变　　　　E.颅内感染后遗症

2.成年女性,乏力、虚弱、食欲减退、消瘦2年,伴闭经、阴毛及腋毛脱落,无皮肤、黏膜色素沉着,时有餐前饥饿感。实验室检查:FT_3、FT_4、TSH均减少,空腹血糖2.68 mmol/L。应该考虑的诊断是 ( )

　A.甲状腺功能亢进症　　　B.甲状腺功能减退症　　　　C.肾上腺皮质功能减退症

　D.腺垂体功能减退症　　　E.慢性消耗性疾病

3.下列各项中对诊断腺垂体功能减退症无意义的是 ( )

　A.甲状腺激素测定　　　　B.性腺激素测定　　　　　　C.皮质醇测定

　D.催产素测定　　　　　　E.生长激素测定

4.全腺垂体功能减退症患者激素替代治疗应选用的方案为 ( )

　A.仅需补充肾上腺皮质激素

B. 仅需补充甲状腺激素
C. 甲状腺激素与肾上腺皮质激素同时大剂量补充
D. 补充甲状腺激素宜先于肾上腺皮质激素
E. 补充肾上腺皮质激素宜先于甲状腺激素

5. 引起席汉综合征的是　　　　　　　　　　　　　　　　　　　　　　　　　　　　　(　)
A. 垂体腺瘤压迫浸润　　　　B. 产后大出血　　　　C. 垂体卒中
D. 垂体瘤术后　　　　　　　E. 下丘脑疾病

第三节　甲状腺功能亢进症

甲状腺功能亢进症(hyperthyroidism)简称甲亢,指甲状腺呈现高功能状态,产生和释放过多的甲状腺激素所致的一组疾病,其共同特征为甲状腺激素分泌增加而导致的高代谢和交感神经系统的兴奋性增加,病因不同者各有其不同的临床表现。甲亢的患病率为1%,其中80%以上是弥漫性毒性甲状腺肿引起,此外还包括多结节性毒性甲状腺肿和甲状腺自主高功能腺瘤等,本节重点阐述弥漫性毒性甲状腺肿。

弥漫性毒性甲状腺肿又称Graves病,是一种自身免疫性疾病,临床表现为累及包括甲状腺在内的多系统的综合征群,包括高代谢症群、弥漫性甲状腺肿、突眼征、特征性皮损和甲状腺肢端病,患者可有其中一种以上的临床表现。由于多数患者同时有高代谢症群和甲状腺肿大,故称为毒性弥漫性甲状腺肿。

【病因和发病机制】

本病为一自身免疫疾病,患者的B淋巴细胞产生抗体,其中一些可以与甲状腺滤泡细胞上的促甲状腺激素(TSH)受体结合并使受体活化,刺激甲状腺的增长并产生过多的甲状腺激素。此时,甲状腺滤泡细胞的TSH受体为抗体结合的位点,抗体与其结合后,能模拟TSH的功能,刺激甲状腺产生过多的甲状腺激素,这些TSH受体抗体(TSH receptor antibody,TRAb)又称为甲状腺刺激免疫球蛋白(thyroid-stimulating immunoglobulins,TSI)。此外,还有一些TRAb存在于Graves病和桥本病的血清中,可以使甲状腺增大但无促进甲状腺激素产生的作用。还有一些抗体称为TSH受体阻断抗体(TSHRBAb)或甲状腺刺激阻断抗体(TSBAb),该抗体不能活化腺苷酸环化酶,阻止TSH或TSAb与TSH受体的结合,使甲状腺萎缩,抑制甲状腺功能,一般认为TSBAb是自身免疫性甲状腺炎致甲减的原因之一。

产生TRAb的机制尚未完全阐明。目前认为有易感基因(特异HLAII类抗原基因)人群的甲状腺细胞,在受到一些触发因子(如碘摄入过量、病毒感染、糖皮质激素治疗的撤药或应激、分娩、精神压力等)的刺激下,甲状腺细胞表面特异的HLAII类分子递呈TSH受体片段给T淋巴细胞,促使B淋巴细胞在免疫耐受缺陷时形成TRAb。

Graves病突眼的机制也未完全阐明。一般认为患者血中针对甲状腺滤泡细胞抗原的T细胞,可识别包括球后组织在内的共同抗原决定簇;球后成纤维细胞作为免疫效应细胞或靶细胞,在T细胞和细胞因子刺激下,合成糖胺聚糖,产生突眼。同时,细胞因子刺激的结缔组织的增生也起重要作用,球后组织尚可有成纤维细胞和脂肪细胞的增生。引起突眼的特异抗体,可见于20%~40%的Graves病患者中。

【病理】

1. 甲状腺　弥漫性肿大，血管丰富、扩张，腺滤泡上皮细胞增生，呈柱状，滤泡细胞壁皱褶增加呈乳头状突起伸向滤泡腔，高尔基体肥大，附近有许多囊泡，内质网增大、增粗，核糖体丰富，线粒体数目增多。甲状腺组织中有弥漫性淋巴细胞浸润，甚至出现淋巴组织生发中心。

2. 眼球后组织　组织增生，常有脂肪浸润、眼外肌水肿增粗，肌纤维变性，纤维组织增多，黏多糖沉积与透明质酸增多沉积，淋巴细胞及浆细胞浸润。

3. 皮肤黏液性水肿　病变皮肤光镜下可见黏蛋白样透明质酸沉积，伴多数带有颗粒的肥大细胞、吞噬细胞和成纤维细胞浸润；电镜下见大量微管形成伴糖蛋白及酸性糖胺聚糖沉积。

4. 其他　骨骼肌、心肌可有类似上述眼肌的改变，但较轻。久病者肝内可有脂肪浸润、灶状或弥漫性坏死、萎缩，门脉周围纤维化，甚至全肝硬化。少数病例可有骨质疏松。颈部、支气管及纵隔淋巴结增大较常见，尚有脾大等。

【临床表现】

本病多见于女性，男女之比为1:4～1:6，各年龄组均可发病，以20～40岁最多见。多起病缓慢。在表现典型时，高代谢症群、甲状腺肿和眼征三方面的表现均较明显，但如病情较轻可与神经症相混淆。有的患者可以某些特殊症状如突眼、恶病质或肌病等为主要表现。老年和儿童患者的表现常不典型。由于诊断水平的提高，轻症和不典型患者的发现已日益增多。典型病例常有下列表现。

(一)神经系统

患者易激动、神经过敏，伸舌和双手向前平举时可见细震颤、多言多动、失眠紧张、思想不集中、焦虑烦躁、多猜疑等，有时出现幻觉，甚至亚狂躁症，但也有寡言、抑郁不欢者。腱反射活跃，反射时间缩短。

(二)高代谢综合征

患者怕热多汗，皮肤、手掌、面、颈、腋下皮肤红润多汗。常有低热，发生危象时可出现高热，患者常有心动过速、心悸、胃纳明显亢进，但体重下降，乏力。

(三)甲状腺肿

多数患者以甲状腺肿大为主诉。呈弥漫性对称性肿大、质软，吞咽时上下移动。少数患者的甲状腺肿大不对称或肿大不明显。由于甲状腺的血流量增多，故在上、下叶外侧可闻及血管杂音和触及震颤，尤以腺体上部较明显。甲状腺弥漫对称性肿大伴杂音和震颤为本病一种特殊体征，在诊断上有重要意义，但应注意与静脉音和颈动脉杂音相区别。

(四)眼征

本病中有以下两种特殊的眼征。

1. 非浸润型突眼　又称良性突眼，占大多数。一般属于对称性，有时一侧突眼先于另一侧。主要因交感神经兴奋眼外肌群和提上睑肌张力增高所致，主要改变为眼睑及眼外部的表现，球后组织改变不大。眼征有以下几种：①眼裂增宽(Darymple征)，瞬目减少和凝视(Stellwag征)；②眼球内侧聚合不能或欠佳(Mobius征)；③眼向下看时，上眼睑挛缩，在眼下视时而不能跟随眼球下落(von Graefe征)；④眼上视时，额部皮肤不能皱起(Joffroy征)。

2. 浸润性突眼　又称"内分泌性突眼""眼肌麻痹性突眼症"或"恶性突眼"，较少见，病情较严重。也可见于甲状腺功能亢进症状不明显或无高代谢症的患者中,主要由于眼外肌和球后组织体积增加、淋巴细胞浸润和水肿所致。

(五)心血管系统

可有心悸、气促、稍事活动即可明显加剧。重症者常有心律不齐、心脏扩大、心力衰竭等严重表现。

1. 心动过速　常系窦性,一般心率100~120次/min,静息或睡眠时心率仍快,为本病特征之一,是诊断和疗效观察的一个重要参数。

2. 心律失常　以房性心律失常尤其是房性期前收缩为最常见,阵发性或持久性心房颤动和扑动以及房室传导阻滞等也可发生。

3. 心音和杂音　心搏出量增加,心尖区第一心音亢进,可闻及收缩期杂音,似二尖瓣关闭不全的杂音,偶可闻及舒张期杂音。

4. 心脏肥大和充血性心力衰竭　多见于长年患病的老年重病者,如合并感染或应用β受体阻断药容易诱发心力衰竭。

5. 收缩期动脉高血压　由于本病心搏出量和每分输出量增加,舒张压稍低或正常,脉压增大。

(六)消化系统

食欲亢进,体重却明显下降,两者伴随常提示本病或同时有糖尿病的可能。过多甲状腺素可兴奋肠蠕动以致大便次数增多,有时因脂肪吸收不良而类似脂肪痢。甲状腺激素对肝脏也可有直接毒性作用,致肝大和肝功能损害。

(七)血液和造血系统

周围血液中白细胞总数偏低,淋巴细胞及单核细胞增多,血小板生存期也较短,有时可出现紫癜症。由于消耗增加、营养不良和铁的利用障碍偶可引起贫血。

(八)运动系统

绝大多数患者均有肌肉软弱无力,重者可表现为特殊的甲亢性肌病,包括:①眼肌麻痹性突眼症;②急性甲亢性肌病或急性延髓麻痹;③慢性甲亢性肌病;④甲亢性周期性瘫痪;⑤甲亢性重症肌无力。

(九)生殖系统

女性患者常有月经减少,周期延长,甚至闭经,但部分患者仍能妊娠、生育。男性多有阳痿,偶见乳房发育。

(十)皮肤及肢端表现

小部分患者有典型对称性黏液性水肿,与皮肤的自身免疫性损害有关。多见于小腿胫前下段,有时也可见于足背和膝部、面部、上肢、胸部甚而头部。初起时呈暗紫红色皮损。皮肤粗厚,以后呈片状或结节状叠起,最后呈树皮状,可伴继发感染和色素沉着。少数患者尚可见到指端软组织肿胀,呈杵状,掌指骨骨膜下新骨形成,以及指或趾甲的邻近游离边缘部分和甲床分离现象,称为指端粗厚。

(十一)内分泌系统

甲状腺激素过多除可影响性腺功能外,肾上腺皮质功能于本病早期长较活跃,而在重症患者中,其功能可呈相对减退,甚或不全,垂体分泌ACTH增多,血浆皮质醇的浓度正常,但其清除率加速,说明其运转和利用增快。

(十二)特殊临床表现

1. **甲状腺危象(thyroid crisis)** 又称甲亢危象。大量甲状腺激素释放至循环血中,患者血中的甲状腺激素骤然升高时引起甲亢危象的重要机制。主要诱因为精神刺激、感染、手术前准备不充分、^{131}I治疗等。各种年龄均可发生,但多见于老年患者。危象可分为2个阶段:体温在39 ℃以下,心率在120~159次/min,烦躁、嗜睡、食欲减退、恶心、体重明显减轻等为危象前期;体温在39 ℃以上,心率在160次/min以上,大汗、谵妄、昏迷、呕吐、腹泻者为危象期。发生危象后,临床表现凶险,常因高热、虚脱、心力衰竭、肺水肿、水电解质紊乱而危及生命。甲亢危象时血白细胞常升高,血TT_3、TT_4增高,但未必明显高于一般甲亢病例,故其发病机制不能将释放大量T_3、T_4入血液循环视为唯一基础;交感神经兴奋,垂体-肾上腺皮质轴应激反应减弱均有一定关系。

2. **甲亢性心脏病(thyrotoxic heart disease)** 心血管系统表现为本病常见的症状体征,如前述。目前认为,甲亢伴有心律失常(主要是心房颤动)、心脏增大、心力衰竭、二尖瓣脱垂、心绞痛或显著心电图改变,而无其他原因的心脏病变时,有其中一项或以上者可诊断为甲亢性心脏病。此外,甲亢控制后,心脏病变有明显好转或消失。

3. **T_3型甲亢** 又称T_3型甲状腺毒症,本型可见于弥漫性、结节性或混合性甲状腺肿患者早期、治疗过程中或治疗后复发早期。临床上有甲亢表现,一般较轻。血清中TT_4与FT_4浓度不高,而TT_3与FT_3增高,甲状腺摄^{131}I率正常或偏高,T_3抑制试验呈不一致反应。发生原因可能因甲状腺腺体内碘不足,致代偿性地合成的甲状腺素以含碘少的T_3为主,或甲亢在病情发展中T_3上升得较多较快,而治疗过程中则T_4下降得较多较快所致。

4. **淡漠型甲亢(apathetic thyrotoxicosis)** 又称隐蔽型甲亢,多见于老年人,本型可能由于甲亢长期未得到诊治,机体严重消耗所致,或由于交感神经对甲状腺素不敏感及儿茶酚胺耗竭有关,亦有人认为与缺镁有关。其临床特点为:①发病较隐袭。②临床表现不典型,常突出某一系统的症状,尤其是心血管和胃肠道症状。由于年迈,伴有其他心脏病,但心动过速表现较少,不少患者合并心绞痛,有的甚至发生心肌梗死,发生心律失常和心力衰竭者较为常见,约占半数以上。老年甲亢患者中食欲减退的发生率较多,且多腹泻,致消瘦更为突出,呈恶病质,常误诊为癌症。③眼病和高代谢症群表现较少,甲状腺常不肿大,但甲状腺结节的发生率较高,尤其是女性患者。④血清总T_4测定可在正常范围内,但^{131}I摄取率增高,T_3抑制试验呈不抑制反应。测定FT_3、FT_4常见上升,血清TSH可为低值或测不出。⑤全身症状较重,羸弱,明显消瘦,全身衰竭,抑郁淡漠,有时神志模糊,甚而昏迷。

5. **妊娠期甲亢** 正常妊娠时由于多种激素分泌水平增高,可有高代谢综合征的表现,如心率可增至100次/min,甲状腺也可稍肥大,基础代谢率在妊娠3个月后较前增加可达20%~30%,并且由于雌激素分泌增加,血中甲状腺激素结合蛋白(TBG)也增高,致使血清TT_3与TT_4增高。因此,妊娠期甲亢的诊断除结合临床外,应着重观察血清FT_3、FT_4和TSH的变化。妊娠和甲亢互相影响,妊娠使甲亢加重,甲亢可导致流产、早产、死胎及妊娠高血压综合征等。因此,甲亢未控制的患者不建议怀孕。

6. **亚临床甲亢(subclinical hyperthyroidism)** 本病主要依赖实验室检查结果诊断。血清TSH水平低于正常值下限,而T_3、T_4在正常范围,不伴或伴有轻微的甲亢症状。持续性亚临床甲亢的原因包括外源性甲状腺激素替代、甲状腺自主功能腺瘤、多结节性甲状腺肿、Graves病等。本病患病率男性为2.8%~4.4%,女性为7.5%~8.5%,60岁以上女性达到15%。本病的可能不良结果是:①发展为临床甲亢;②对心血管系统影响:全身血管张力下降、心率加快、心输出量增加、心房纤颤等;

③骨质疏松:主要影响绝经期女性,加重骨质疏松,骨折发生频度增加。诊断本病需要排除引起 TSH 减低的非甲状腺因素,并且在 2~4 月内复查,以确定 TSH 降低为持续性或一过性。

7. Graves 眼病(GO)　患者自诉眼内异物感、胀痛、畏光、流泪、复视、斜视、视力下降;检查见突眼(眼球凸出度超过正常值上限 4 mm,欧洲人群的正常值上限是 14 mm),眼睑肿胀,结膜充血水肿,眼球活动受限,严重者眼球固定,眼睑闭合不全、角膜外露而发生角膜溃疡、全眼炎,甚至失明。本病男性多见,甲亢与 GO 发生顺序的关系是:43%两者同时发生;44%甲亢先于 GO 发生;有 5%的患者仅有明显突眼而无甲亢症状,TT_3、TT_4 在正常范围,称之为甲状腺功能正常的 GO。单眼受累的病例占 10%~20%。此类患者 TSH 是降低的,实际为亚临床甲亢。诊断 GO 应行眶后 CT 或 MRI 检查,可见眼外肌肿胀增粗,同时排除球后占位性病变。本病发病后 66%病例可以自发性减轻,20% 眼征无变化,14%病例眼征继续恶化。大部分病例病情活动持续 6~12 个月,然后炎症症状逐渐缓解,进入稳定期。部分病例可复发。美国甲状腺学会等国际 4 个甲状腺学会联合提出了判断 GO 活动的评分方法(clinical activity score,CAS),即以下 7 项表现各为 1 分:①自发性球后疼痛;②眼球运动时疼痛;③结膜充血;④结膜水肿;⑤肉阜肿胀;⑥眼睑水肿;⑦眼睑红斑。CAS 积分达到 3 分判断为疾病活动,积分越多,活动度越高。

【实验室和其他检查】

1. 血清总甲状腺素(TT_4)测定　代表血中结合 T_4 及游离 T_4 的总和。在患者无甲状腺激素结合球蛋白(TBG)异常情况下,TT_4 的增高(超过 164 nmol/L)提示甲亢。

2. 血清总三碘甲腺原氨酸(TT_3)　代表血中结合 T_3 及游离 T_3 的总和,正常值 1.0~2.6 nmol/L,本病是增高,幅度常大于总 T_4。患者 TBG 正常时,TT_3 的增高(超过 2.6 nmol/L)提示甲亢。如疑及 TBG 异常,必要时可同时测定游离 T_4、T_3。

3. 血清反 T_3(rT_3)的测定　rT_3 正常值为 0.5~1.0 nmol/L,甲亢时明显增高。

4. 游离 T_4(FT_4)和游离 T_3(FT_3)测定　结果不受前述 TBG 的影响,较总 T_4 和总 T_3 的结果能更正确地反映甲状腺功能状态。正常值 FT_4 为 10.3~25.7 pmol/L,FT_3 为 2.2~6.8 pmol/L。甲亢患者结果明显高于正常高限。

5. 血清超敏促甲状腺激素(s-TSH)　甲状腺功能改变时,TSH 的变化较 T_4、T_3 更迅速而显著,是反应下丘脑-垂体-甲状腺轴功能的敏感指标,尤其对亚临床型甲状腺功能异常的诊断有重要意义。用 IRMA 法测定 Graves 病患者的 TSH 水平低于正常。

6. 甲状腺摄^{131}I 率　本病近距离法通常 3 h 大于 25%,或 24 h 大于 45%。如峰值前移为 3 h,测定值不仅高于正常,也高于 24 h 值更符合本病,但增高不显著或无高峰前移则宜做 T_3 抑制试验,以区别单纯性甲状腺肿。

7. T_3 抑制试验　试验前用三碘甲腺原氨酸片 20 μg,每 8 h 1 次,1 周后,测甲状腺的摄^{131}I 率。正常及单纯甲状腺肿时第 2 次摄^{131}I 率明显下降 50% 以上。此法对老年有冠心病者不宜采用,以免引起心律失常或心绞痛。

8. 促甲状腺激素释放激素(TRH)兴奋试验　正常者滴注 TRH 后血清 TSH 水平增高。如 TSH 降低,且不受 TRH 兴奋,提示甲亢。

9. TSH 受体抗体(TRAb)与 TSH 受体刺激抗体(TSAb)　TRAb 中包括刺激性(TSAb)和抑制性(TSBAb)两种抗体,新诊断的 GD 患者 75%~96% TRAb 阳性,是诊断 GD 的指标之一,并可用于鉴别甲亢病因。TSAb 不但能与 TSH 受体结合,而且能产生对甲状腺细胞的刺激功能,新诊断的 GD 患者 85%~100% TSAb 阳性,其活性平均在 200%~300%,是诊断 GD 的重要指标之一。

10. 甲状腺刺激球蛋白(TSI)　本病患者阳性率80%~90%,经治疗病情缓解后其血清水平明显下降或转为正常,有助于疗效随访和判断停药后复发可能、选择停药时间。

11. 超声检查　采用彩色多普勒超声检查,可见患者甲状腺腺体呈弥漫性或局灶性回声减低,在回声减低处,血流信号明显增加,CDFI呈"火海征"。甲状腺上动脉和腺体内动脉流速明显加快、阻力减低。

【诊断和鉴别诊断】

(一)诊断

诊断的程序是:①甲状腺毒症的诊断:典型的症状有:心悸气促、怕热多汗、手抖、紧张焦虑、失眠、食欲亢进、消瘦、乏力、腹泻;需测定血清甲状腺激素与TSH水平。②确定甲状腺毒症是否来源于甲状腺的功能亢进。③确定甲亢的病因。

1. 甲亢的诊断　①甲状腺毒症;②甲状腺肿大;③血清甲状腺激素水平增高与TSH减低。具备以上3项诊断即可成立。应注意的是,淡漠型甲亢的甲状腺毒症不明显,仅表现为明显的消瘦或心动颤动。

2. GD的诊断　①甲亢诊断成立;②甲状腺弥漫性肿大(经触诊和B超证实),亦有少数患者无甲状腺肿大;③眼球突出(单纯性或浸润性);④胫前黏液性水肿;⑤TRAb、TSAb阳性。以上5项中,①、②项为诊断必备条件,③、④、⑤项为诊断辅助条件。

(二)鉴别诊断

1. 单纯性甲状腺肿　除甲状腺肿大外,无甲亢的症状和体征,血清TT_3、TT_4、TSH水平一般正常。

2. 多结节性毒性甲状腺肿和甲状腺自主高功能腺瘤　主要是利用甲状腺B超和甲状腺放射性核素扫描检查与GD鉴别。B超可发现甲状腺肿瘤。放射性核素扫描可见:GD为核素弥漫性分布增高;多结节性毒性甲状腺肿表现核素分布不均,增高与减弱区呈灶状分布;甲状腺自主高功能腺瘤只在肿瘤区核素浓聚,核素在其他区域分布稀疏。

3. 其他　本病低热、多汗、心动过速、消瘦,需与结核病鉴别;以腹泻为主的患者易误诊为慢性结肠炎;老年性甲亢常有淡漠、畏食、消瘦突出,易误诊为癌症;甲亢伴肌病者需与家族性周期性瘫痪和重症肌无力鉴别。

【治疗】

本病病因尚未完全阐明,目前尚无有效的针对病因和发病机制的根治方案,对症治疗主要是控制高代谢症状、促进器官特异性自身免疫的消退。常用的基本治疗措施有内科治疗、甲状腺次全切除术和^{131}I放射治疗。

(一)一般治疗

首先要使患者对自己的疾病有正确的认识,避免精神负担,注意充分休息,同时要补充足够的蛋白质、糖和维生素,以保持高代谢的需要。凡有精神紧张、容易激动或伴失眠时,可给予镇静剂如地西泮、奋乃静或巴比妥类等药物。有心悸、心动过速者可应用普萘洛尔等药物,以减慢心率,改善部分症状,但并不能控制基本病变和减低代谢率。

(二)抗甲状腺药物治疗

1. 常用药物　对于症状严重的患者,首先应该应用抗甲状腺药物(antithyroid,ATD)抑制甲状腺激素的合成和释放,首先应该应用抗甲状腺药物抑制甲状腺激素的合成和释放,缓解临床表现。常用的抗甲状腺药物有硫脲类药物丙硫氧嘧啶(propylthiouracil,PTU)和咪唑类药物甲巯咪唑(methimazole,MMI)和卡比马唑(carbimazole,CMZ)。

ATD的主要作用是抑制甲状腺的过氧化物酶,抑制碘有机化和碘-酪氨酸偶联,从而抑制甲状腺激素的合成。两类药物对甲亢患者有一定的自身免疫抑制作用,包括降低甲状腺滤泡细胞HLA Ⅱ类抗原的表达,可使TSAb下降甚至转阴。但对合成的甲状腺激素并无作用,故用药后需4周左右始能见效。PTU还有抑制周围组织T_4转为T_3的作用,在体内可以使T_3下降10%~20%。因此常用于T_3增高为主的严重甲亢或甲亢危象的患者。MMI的作用较PTU强10倍并可以长时间存在于甲状腺中,前者可以单次给药,后者宜分次间隔给药。

2. 适应证　抗甲状腺药物适用于:①症状较轻,甲状腺轻、中度肿大的患者;②20岁以下的青少年以及儿童患者;③妊娠妇女(选用PTU);④甲状腺次全切除后复发又不适合放射性治疗的患者;⑤手术前准备;⑥放射性^{131}I治疗前后的辅助治疗。抗甲状腺药物不适用于周围血白细胞持续低于$3×10^9$/L或对该类药物有过敏反应及其他毒副作用的患者。

3. 剂量和疗程　除了在妊娠前3个月、甲状腺危象、对MMI治疗反应小且拒绝行放射碘或手术治疗的患者应考虑使用PTU外,对Graves病患者的药物治疗应选用MMI。常用的PTU的初始剂量为每日300~400 mg,常分3次使用;MMI则为30~40 mg,可以单次或分2~3次服用。这样的剂量对绝大部分患者而言是有效的,但是在某些特别严重、疗效较差、甲状腺增大明显的患者中,药物可能降解较快,可以增加剂量。

由于抗甲状腺药物主要是抑制甲状腺激素的合成而不是抑制其释放,因此只有在甲状腺储存的激素消耗完以后才能见到明显的临床效果。一般在服药2~3周后患者的心悸、烦躁、乏力等症状可以有所缓解,4~6周后代谢状态可以恢复正常,此为用药的"初始阶段"。

当患者症状显著减轻,高代谢症状消失,体重增加,T_4和T_3尤其是s-TSH接近正常时可以根据病情逐渐减少药物用量,此为"减量阶段"。在减量过程中,每2~4周随访1次,每次减少MMI 5 mg或者PTU 50 mg,不宜减量过快。剂量的递减应根据症状、体征及实验室检查的结果及时作出相应的调整,约需2~3个月,逐步过渡到维持量。

"维持量阶段"所需药物常为治疗量的1/6~1/3,如MMI每日5~15 mg。当甲状腺功能正常、甲状腺肿缩小、杂音消失后再减小维持量,如MMI每日2.5~5 mg继续巩固治疗3个月左右,然后停药。故总疗程至少1年以上,一般为1.5年,有的达2年或更长。并要做到疗程中不间断服药,治疗期和停药后均不摄入含碘多的食物,以利控制及减少复发。目前ATD治疗复发率为50%~60%,复发可以选择^{131}I或手术治疗。

4. 药物不良反应

(1)粒细胞减少　这是最主要的毒性反应,MMI更多见,尤其是在治疗剂量较大时。由于Graves病本身也可能引起白细胞减少,因此在治疗开始前应该进行白细胞检测。如果在用药后白细胞出现逐步下降的趋势,一般在外周白细胞$<3×10^9$/L或中性粒细胞$<1.5×10^9$/L时,应考虑停用ATD。在用药过程中一旦出现发热与咽喉肿痛等症状时,必须立即停药并检测粒细胞,如出现粒细胞缺乏症,应立即应用广谱抗生素抗感染,粒细胞集落刺激因子促白细胞恢复。由于两类药物之间有交叉反应,出现粒细胞减少后不要换用另一种药物治疗。进一步治疗应选择其他治疗方法,如放射性^{131}I治疗。

(2)药疹　最常见,多为轻型,极少出现严重的剥脱性皮炎。一般的药疹可以加用抗组胺药或换用其他ATD,药疹严重时应立即停药并积极抗过敏治疗。

(3) 药物性肝炎　可出现血清肝酶升高或胆汁淤积性黄疸,轻者可加用保肝药物,也可以换用其他 ATD 药物。肝酶升高趋势明显或出现黄疸时即应停药,以免导致肝衰竭。用药前与用药期间的肝功能检查及密切临床随访是及早防治不良反应的重要手段。

(4) 其他　偶见关节疼痛、肌肉疼痛、神经炎、血小板减少、再生不良性贫血、脱发或头发色素改变、味觉丧失、淋巴结和涎腺肿大等,某些反应可以在停药后消失。

5. 停药指征　停药依据:①症状消失,甲状腺肿缩小,血管杂音消失;②突眼征好转或消失;③MMI 维持量小于 2.5～5 mg/d;④血 TT_3、TT_4 和 TSH 均恢复正常;⑤血 TSAb 滴定度明显下降。后二者恢复正常可能避免复发。

6. 其他辅助治疗药物　小部分 Graves 病患者可因为无法耐受抗甲状腺药物的毒性反应而不适合用此类药物,或因为妊娠或先期摄碘过多而不适用 ^{131}I 治疗,或者由于合并其他疾病而有手术高风险时,可以考虑用下列药物。

(1) 锂盐　碳酸锂可以阻抑 TRAbs 与配体的作用,从而抑制甲状腺激素的分泌,并不干扰放射性碘的聚集,对抗甲状腺药物和碘制剂过敏的患者可以每 8 h 1 次地用 300～400 mg 碳酸锂来暂时性地控制甲亢症状。但因其不良反应明显,可以导致肾性尿崩症、精神抑制等,故临床较少应用。

(2) 碘番酸　每天 1 g,疗程 2～3 个月,此类药物可以抑制 T_4 转化为 T_3,从而使 T_3 水平迅速下降。由于有碘从化合物中释出,T_4 水平也可下降。此类药物使用过久其抗甲状腺效应即可脱逸。

(3) 过氯酸钾　具有过氯酸离子,可以竞争性地抑制甲状腺的碘转运。剂量每天限于 1 g,短时间使用可以避免其严重的毒性作用,如骨髓再生障碍和胃溃疡。此药特别对碘甲亢有效,如使用胺碘酮治疗心律失常的患者出现的"碘甲亢"。造血功能不良者与胃溃疡患者禁用。用药期间应密切随访,仔细监测血象。

(4) β 受体阻断药　作用机制是:①阻断甲状腺激素对心脏的兴奋作用;②阻断外周组织 T_4 向 T_3 的转化,主要在 ATD 初治期使用,可较快控制甲亢的临床症状。通常应用普萘洛尔每次 10～40 mg,每天 3～4 次。对于有支气管疾病者,可选用 $β_1$ 受体阻断药,如阿替洛尔、美托洛尔等。

(5) 碘剂　减少碘摄入量是甲亢的基础治疗之一。过量碘的摄入会加重和延长病程,增加复发的可能性,所以甲亢患者应当食用无碘食盐,忌用含碘药物。复方碘化钠溶液仅在手术前和甲状腺危象时使用。

(三) 手术治疗

手术治疗是行甲状腺次全切,切除患者部分甲状腺,减少本病复发。

1. 适应证　①药物治疗反应不好,或者有明显毒性反应,或者药物治疗后复发的,甲状腺较大且不适合放射性 ^{131}I 治疗的患者;②甲状腺显著肿大,对邻近器官有压迫症状者;③结节性甲状腺肿伴功能亢进者;④胸骨后甲状腺肿伴甲亢;⑤伴有甲状腺结节不能除外恶性病变者。

2. 禁忌证　①曾进行过甲状腺手术者;②伴有严重的心、肺等重要器官疾病不能耐受手术者;③妊娠期妇女尤其是妊娠中、晚期的妇女,因麻醉和手术本身可能导致早产;④重症突眼者,因术后可能加重。

3. 术前准备　术前应先用抗甲状腺药物控制患者的代谢状态,手术前甲状腺功能接近正常,静息心率控制在 90 次/min 以下,这样可以显著地降低手术的死亡率。抗甲状腺药物可以控制患者的代谢状态,但是对甲状腺腺体的肿大和充血没有作用。应用复方碘制剂可以减少甲状腺的过度充血状态,抑制滤泡细胞膨胀,减少术中和术后的出血。加用复方碘溶液,每天 3 次,每次 3～5 滴,4～5 d 增至每次 10 滴,每天 3 次,连续 2 周。复方碘溶液必须在应用抗甲状腺药物、甲状腺功能正常的基础上使用,否则可能加重病情。与此同时,可以视具体情况使用普萘洛尔2~3周,以进一步消除甲状腺激素的效应以及降低 T_3 水平,保证手术安全性。

4. 手术并发症　手术并发症的发生率与术前准备是否得当以及手术的熟练程度有关。常见的并发症有:①术后出血是最严重的并发症,应警惕其在短时间内引发窒息的可能,一旦发生,需要立即进行止血术。②喉返神经受损。单侧的喉返神经受损引起的吞咽困难可能逐步恢复,患者以后可以有声音嘶哑的并发症。如果是双侧的喉返神经受损,则可能造成气道的堵塞而需要急性气管切开,预后则视损伤的恢复情况而定。③甲状旁腺的损伤或切除,会引起暂时性或永久性的甲状旁腺功能减退。④甲状腺功能减退。短暂的甲状腺功能减退比较常见,可以在1~6个月内恢复。甲亢复发的发生率在10%左右。

(四)放射性碘治疗

放射性 ^{131}I 能在组织内主要释放出射程仅为2 mm 的β射线,利用甲状腺有高度浓集碘的能力,使甲状腺滤泡受射线破坏而萎缩,致甲状腺素合成和分泌减少,同时还减少腺内淋巴细胞以致减少抗体产生,从而取得治疗甲亢作用。

1. 适应证　①成人 Graves 甲亢伴甲状腺肿大Ⅱ度以上;②ATD 治疗失败或过敏;③ATD 治疗或手术治疗后复发;④不宜手术或不愿手术者;⑤甲亢合并心脏病;⑥自主功能性甲状腺结节合并甲亢;⑦甲亢合并白细胞减少、血小板减少或全血细胞减少;⑧老年甲亢;⑨甲亢合并糖尿病;⑩毒性多结节性甲状腺肿。

相对适应证:①在某些特殊情况下 ^{131}I 可应用于青少年和儿童甲亢,用 ATD 治疗失败、拒绝手术或有手术禁忌证。^{131}I 治疗在5岁以下儿童应避免;②甲亢合并肝、肾等脏器功能损害;③浸润性突眼。对轻度和稳定期的中重度甲亢可单用 ^{131}I 治疗,对活动期患者,可以加用糖皮质激素。

2. 禁忌证　妊娠和哺乳期妇女。

3. 剂量与疗法　^{131}I 剂量主要根据临床及实验室估计的甲状腺重量,每克甲状腺组织可给2.6~3.7 MBq。对重度甲亢患者应先服用抗甲状腺药物治疗4~8周,待临床症状好转后再予以治疗。一般于治疗2~3周后,症状逐渐减轻,甲状腺缩小,3个月后约60%得到完全缓解。如半年后仍未缓解者,可考虑第2次 ^{131}I 治疗。

4. ^{131}I 治疗前后的用药　^{131}I 治疗前后服用抗甲状腺药物会降低 ^{131}I 治疗的疗效,尤其是 PTU,影响甲状腺吸碘作用可以长达55 d。因此,对轻中度的甲亢患者,足够长的抗甲状腺药物的停用期是必要的,必须在治疗前3~5 d停药,停用碘剂和含碘药物及食物须达到7 d。对于重度的甲亢患者,如静息心率达到120次/min,伴有 T_3、T_4 水平的显著升高,在放射性 ^{131}I 治疗前,应以抗甲状腺药物及普萘洛尔治疗4~8周,以迅速减少甲状腺激素的分泌及降低其效应,待临床症状好转后再予以治疗,从而减少放射性 ^{131}I 治疗后可能发生的甲亢危象。因服 ^{131}I 后有一过性的甲状腺激素升高,故视情况可在用 ^{131}I 治疗后一周继续予抗甲状腺药物治疗。

5. 疗效　^{131}I 治疗甲亢的疗效可达90%以上。在服 ^{131}I 治疗后3~4周起效,随后症状逐渐减轻。约1/3患者见效较缓慢,甚至在治疗后6个月症状才趋于好转。1/3的患者需要第2次治疗,其中又有1/3的患者需要多次治疗。重复治疗至少要间隔6个月以上。治疗后症状未完全消失者,需要延长观察期以确定其最终疗效。治疗后仅有轻度甲亢症状的患者,可辅以小剂量的抗甲状腺药物治疗,常有满意疗效。

6. 并发症　短期不良反应较轻微,甲状腺部位可以有肿胀感。由于放射性甲状腺炎,血循环中释放的甲状腺激素水平可以增加,因此在治疗的第1周可能出现甲亢症状加重的表现。远期并发症中最常见的是甲状腺功能减退,甲减的发生可能是由于^{131}I剂量过大,破坏了过多的甲状腺组织;也可能是由于辐射使得细胞核DNA受损、细胞停止分裂再生,时间越长,甲状腺功能越减退。

(五)甲亢危象的治疗

甲亢危象通常见于严重的甲状腺功能亢进者在合并其他疾病时,如:感染、败血症、精神应激和重大手术时。大量甲状腺激素释放至循环血中,患者血中的甲状腺激素骤然升高,是引起甲亢危象的重要机制。治疗包括尽快减轻甲状腺毒症并予支持疗法等。

1. 大剂量抗甲状腺药物　首选PTU,首剂600 mg口服或经胃管灌入,以后每次200 mg,每6 h 1次;或MMI首剂60 mg,以后20 mg口服,一日3~4次。待症状缓解后减量治疗。

2. 碘剂应用　抗甲状腺药物后1~2 h,即加用抑制T_3、T_4释放的药物,复方碘溶液5~10滴口服,每6~8 h 1次。或用碘化钠0.5~1.0 g溶于10%葡萄糖注射液500 mL中静脉滴注,每12~24 h 1次。待症状缓解后,逐渐减量。一般在2周内停用碘剂。

3. 降低周围组织对甲状腺激素的反应　抗交感神经药物可减轻周围组织对儿茶酚胺的作用,常用的有β肾上腺素能阻断剂,最常用的为普萘洛尔,可抑制甲状腺激素对交感神经的作用,也可使末梢中T_4转变为T_3降低。用药剂量须根据具体情况决定,在无心衰情况下普萘洛尔10~40 mg口服,每4~6 h 1次;或2 mg静脉注射。但对有心脏储备功能不全、心脏传导阻滞、心房扑动、支气管哮喘等患者,应慎用或禁用。使用洋地黄制剂心力衰竭已被纠正者,在密切观察下可以使用普萘洛尔。

4. 糖皮质激素的应用　氢化可的松100 mg稀释后静脉滴注,每6~8 h 1次,也可用相当剂量的地塞米松静脉滴注。可提高机体的应激能力,减少甲状腺素的释放和抑制T_4转变为T_3。

5. 对症治疗　①降温:可采用物理降温,严重者可用人工冬眠(哌替啶100 mg,氯丙嗪及异丙嗪各50 mg,混合后静脉持续泵入);②如镇静、输氧、纠正血压和水电解质、酸碱平衡,注意心、肾功能,防治感染等诱因或伴发病。

甲亢患者应避免精神刺激,防治感染,坚持抗甲状腺药物系统治疗,宜进低碘食物,做好^{131}I或手术治疗前准备工作,以防止危象发生。

(六)Graves眼病的治疗

1. 局部治疗　可采取外出戴茶色眼镜避免刺激,睡眠时用抗生素眼膏或眼罩,以免角膜暴露部受刺激而发生炎症,可交替滴用抗生素眼药水及可的松眼药水,或采用0.5%甲基纤维素眼药水减轻眼部刺激。

2. 全身药物治疗　①甲状腺片20~40 mg口服,一日2~3次,与抗甲状腺药物合用,以调整垂体-甲状腺轴功能。治疗过程中不可任意骤停,以避免眼加重,直到突眼征改善后逐渐减量,最后停药。②泼尼松20~40 mg口服,一日1~2次,持续2~4周,症状好转后逐渐减量。一般于4周后,递减为维持量,10~20 mg/d,最后可用最小维持量隔日服用。疗程一般需3个月以上,有时需1~2年或更长。③严重病例用甲泼尼龙0.5~1.0 g加生理盐水静脉滴注,隔日1次,连用2~3次后,继以大剂量泼尼松口服4周左右,待病情缓解后减至维持量。④亦可选用环磷酰胺等免疫抑制剂治疗。⑤应用生长抑素类似物奥曲肽和兰瑞肽治疗可使部分浸润性突眼患者突眼程度减轻,其机制为此类制剂可抑制纤维细胞增生和糖胺聚糖的合成。常用剂量为奥曲肽100 μg/d、300 μg/d、600 μg/d肌内或皮下注射;兰瑞肽40 μg/d,2周1次,肌内注射,连续治疗均可达3个月。

3. 其他治疗　如果上述治疗效果不佳,必要时可选择特种治疗如垂体或球后放射治疗、眶内减压术等。近年有用血浆置换疗法的,以去除免疫球蛋白与免疫复合物等因子,但单用此法其疗效为一过性,因而需与皮质激素和放疗三者并用。

(七)妊娠期甲亢的治疗

甲亢合并妊娠时治疗的目的是使母体达到轻微甲亢或甲状腺功能正常上限,并预防胎儿甲亢或甲减。

1. 抗甲状腺药物　用最小有效剂量,如 PTU 50～100 mg 口服,一日 2～3 次,甲亢症状控制后,尽快减至维持量,甲状腺功能在稍高于正常水平,每 2～4 周监测 1 次,避免治疗过度引起母体和胎儿甲减或胎儿甲状腺肿。

2. 由于抗甲状腺药物可从乳汁分泌,产后如需继续服药,一般不宜哺乳。如必须哺乳,应选用 MMI,监测方法同妊娠期。

3. 普萘洛尔　可使子宫持续收缩而引起胎儿发育不良、心动过缓、早产及新生儿呼吸抑制等,故应慎用或禁用。

4. ^{131}I 不能用于治疗妊娠期甲亢,由于自妊娠 12～14 周起胎儿甲状腺有聚碘功能,否则会引起胎儿甲状腺肿和甲减。

5. 妊娠期一般不宜行甲状腺次全切除术,如需手术治疗,宜于妊娠中期即妊娠第 4～6 个月施行。

(八)胫骨前黏液性水肿治疗

轻度局限性黏液性水肿一般无须特殊治疗。但病程较长者,治疗效果较差,故应争取早日治疗。如采用倍他米松软膏局部应用加塑胶包扎每晚 1 次。局部注射透明质酸酶或泼尼松龙混悬液。口服泼尼松或环磷酰胺等,有少数采用手术切除胫骨前黏液性水肿,继以植皮治疗或胫骨部及垂体 X 射线照射治疗。

(九)甲状腺毒症心脏病的治疗

1. ATD 治疗　立即给予足量抗甲状腺药物,控制甲状腺功能至正常。

2. ^{131}I 治疗　经 ATD 控制甲状腺毒症症状后,尽早给予大剂量的 ^{131}I 破坏甲状腺组织。为防止放射性损伤后引起的一过性高甲状腺激素血症加重心脏病变,给予 ^{131}I 的同时需要给予 β 受体阻断药保护心脏;^{131}I 治疗后两周继续给予 ATD 治疗,等待 ^{131}I 发挥其完全破坏作用;^{131}I 治疗后 12 个月内,调整 ATD 的剂量,严格控制甲状腺功能在正常范围;如果发生 ^{131}I 治疗后甲减,应用尽量小剂量的甲状腺素控制血清 TSH 在正常范围,避免过量甲状腺素对心脏的副作用。

3. β 受体阻断药　普萘洛尔可以控制心动过速,也可以用于由于心动过速导致的心力衰竭。为了克服普萘洛尔引起的抑制心肌收缩的副作用,需要同时使用洋地黄制剂。

4. 洋地黄　①处理甲亢合并的充血性心力衰竭的措施与未合并甲亢者相同。但是纠正的难度加大。洋地黄的用量也要增加。②心房纤颤可以被普萘洛尔和(或)洋地黄控制。控制甲亢后可以施行电转律。

> **助医考点**
> 甲状腺功能亢进症的病因、临床表现、实验室检查、诊断、抗甲状腺药物治疗、放射性碘治疗、手术治疗及术前准备。

问题分析与能力提升

患者,女,28 岁,6 个月前开始无明显原因出现怕热、多汗伴心悸,活动后加重,夜间睡眠时感觉心跳明显,伴多食,饭量是以前的 2～3 倍,易饥,经常未到进餐时间即感饥饿,且难以忍受。大便次数增多,3～5 次/d,成形,脾气急躁。无明显烦渴多饮、尿量增多,无颈前疼痛、眼球突出、胫前水肿,一直未予注意,起病以来入睡困难,小便无明显变化,体重下降 15 kg,既往体健,无长期发热、咳嗽、腹泻病史,无糖尿病、肝病、肾病和心脏病史。无吸烟嗜好。无遗传病家族史,目前有甲状腺功能亢进症病史,已治愈。查体:T 37.2 ℃,P 116 次/min,R 22 次/min,BP 120/60 mmHg。突眼(−)。甲状腺Ⅱ度弥漫性肿大,对称,未触及包块,质软,双上极可闻及血管杂音,腹平软,无压痛,肝脾肋下未及,双胫骨前无水肿,手颤(+)。辅助检查:血、尿常规均正常,肝、肾功能正常,空腹血糖 5.2 mmol/L,FT_3 和 FT_4 显著升高,TSH 降低。ECG:窦性心律过速。

请分析该患者可能患了什么病?还需要做什么检查?请为患者制订一个初步治疗方案。

巩固练习题

1. 在致甲亢的各种病因中,哪种为最多见 ( )
   A. 自主性高功能甲状腺结节　　B. Graves 病　　C. 甲状腺癌
   D. 多结节性甲状腺肿伴甲亢　　E. 亚急性甲状腺炎伴甲亢

2. Graves 症中,最明显的体液免疫特征是在患者血清中可检出 ( )
   A. TSH 受体抗体(TRAb)　　B. 甲状腺刺激性抗体(TSAb)
   C. TSH 结合抑制免疫球蛋白(TBII)　　D. 甲状腺生长免疫球蛋白(TGI)
   E. 甲状腺生长抑制免疫球蛋白(TGII)

3. 甲亢治疗方法中,最易引起甲状腺功能减退的是 ( )
   A. 丙硫氧嘧啶　　B. 甲巯咪唑　　C. 放射性^{131}I 治疗
   D. 手术次全切除甲状腺　　E. 复方碘溶液

4. 抗甲亢药物治疗一般疗程是 ( )
   A. 症状缓解即可停药　　B. 症状缓解后 3 个月　　C. 症状缓解后半年
   D. 疗程>1 年　　E. 疗程>1 年半

5. 口服药治疗甲亢的适应证是 ( )
   A. 病情轻,甲状腺较小者　　B. 年龄超过 30 岁　　C. 结节性高功能腺瘤
   D. 胸骨后甲状腺肿　　E. 中、重度甲亢

6. 用^{131}I 治疗 Graves 病后,一般需观察多久才能进行第 2 次^{131}I 治疗 ( )
   A. 1 个月　　B. 2 个月　　C. 3 个月
   D. 6 个月　　E. 12 个月

7. 男性,32 岁,系复发性甲亢患者,现药物治疗 6 个月,FT_3、FT_4 正常,甲状腺Ⅱ°肿大,TSAb 滴度仍高,且较前无明显下降,下一步的治疗应选择 ( )
   A. 加大抗甲状腺药物剂量　　B. 减少抗甲状腺药物剂量　　C. 继续目前治疗
   D. 手术治疗　　E. 除原治疗外,加免疫抑制剂

8. 男性,24 岁,心悸,多食,消瘦,易激动 4 个月,甲状腺Ⅰ°肿大,诊断为 Graves 病。首选的治疗为下列哪种 ( )
   A. 丙硫氧嘧啶治疗　　B. 甲巯咪唑治疗　　C. 普萘洛尔治疗
   D. 手术治疗　　E. ^{131}I 治疗

9. 60 岁甲亢患者,甲状腺Ⅲ度肿大,高代谢症状严重,肝、肾功能正常。首选的治疗措施为 ( )
   A. 立即手术　　B. 立即^{131}I 治疗　　C. 复方碘溶液治疗 2 周后手术
   D. 抗甲状腺药物控制症状后手术　　E. 抗甲状腺药物长期治疗

10. 抗甲状腺药物作用的机制为 ( )
    A. 抑制甲状腺过氧化物酶活性　　B. 抑制碘形成活性碘　　C. 影响酪氨酰残基碘化
    D. 抑制碘化酪氨酸的缩合　　E. 抑制甲状腺激素的释放

11. 用 ^{131}I 治疗甲亢,下列选项中属于禁忌证的是 （　）
　　A. 中度甲亢,年龄大于25岁　　　　　　　　　　　　B. 哺乳、妊娠期妇女不愿服药者
　　C. 抗甲状腺药物过敏或无效或治疗后复发　　　　　　D. 某些高功能结节
　　E. 非自身免疫性家族性毒性甲状腺肿
12. 弥漫性甲状腺肿伴甲亢的非浸润性突眼最主要的是由于 （　）
　　A. 上眼睑肌的挛缩　　　B. 眼球后的组织浸润水肿　　C. 眼球后新生物
　　D. 眼球肿胀增大　　　　E. 精神紧张
13. 妊娠7个月合并甲状腺功能亢进,下列何项治疗比较合适 （　）
　　A. 抗甲状腺药物加甲状腺片　　B. 放射性核素治疗　　C. 大剂量硫脲类药物
　　D. 手术治疗　　　　　　　　　E. 抗甲状腺药物剂量偏小
14. 抗甲状腺药物引起外周血白细胞减少时的停药指征为 （　）
　　A. 白细胞<6×10^9/L 或中性粒细胞<1×10^9/L
　　B. 白细胞<4×10^9/L 或中性粒细胞<1×10^9/L
　　C. 白细胞<3.5×10^9/L 或中性粒细胞<2.5×10^9/L
　　D. 白细胞<3×10^9/L 或中性粒细胞<1.5×10^9/L
　　E. 白细胞<5×10^9/L 或中性粒细胞<0.5×10^9/L
15. 对严重浸润性突眼的甲亢患者治疗可用 （　）
　　A. ^{131}I 治疗　　　　　　　B. 甲状腺次全切　　　　　C. 复方碘溶液
　　D. 抗甲状腺药物+糖皮质激素+甲状腺片　　　　　　　E. 抗甲状腺药物治疗

第四节　甲状腺功能减退症

甲状腺功能减退症(hypothyroidism),减称甲减,是指甲状腺激素的合成、分泌或生物效应不足所致的一组内分泌疾病。甲减的发病率有地区及种族的差异。碘缺乏地区的发病率明显较碘供给充足地区高。女性甲减较男性多见,且随年龄增加,其患病率上升。

【分类】

1. 根据病变发生的部位分类

(1) 原发性甲减(primary hypothyroidism)　由于甲状腺腺体本身病变引起的甲减,占全部甲减的95%以上,且90%以上原发性甲减是由自身免疫性(桥本)甲状腺炎、甲状腺放射性碘治疗或甲状腺手术导致。

(2) 中枢性甲减(central hypothyroidism)　由下丘脑和垂体病变引起的促甲状腺激素释放激素(TRH)或者促甲状腺激素(TSH)产生和分泌减少所致的甲减,垂体外照射、垂体大腺瘤、颅咽管瘤及产后大出血是其较常见的原因;其中由于下丘脑病变引起的甲减称为三发性甲减(tertiary hypothyroidism)。

(3) 甲状腺激素抵抗综合征　由于甲状腺激素在外周组织实现生物效应障碍引起的综合征。

2. 根据甲减起病时年龄分类　临床上,一般以甲减起病时年龄分类较为实用,可分为下列3型:①功能减退始于胎儿期或出生不久的新生儿者,称呆小病(又称克汀病);②功能减退始于发育前儿童期者,称幼年甲状腺功能减退症,严重时称幼年黏液性水肿;③功能减退始于成人期者,称甲状腺功能减退症,严重者称黏液性水肿。

3. 根据甲状腺功能减低的程度分类　临床甲减(overt hypothyroidism)和亚临床甲减(subclinical

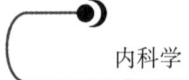

hypothyroidism)。

【病因和发病机制】

(一) 呆小病(克汀病)

1. 地方性呆小病　多见于地方性甲状腺肿流行区,因母体缺碘,供应胎儿的碘不足,以致甲状腺发育不全和激素合成不足。此型甲减对迅速生长中胎儿的神经系统特别是大脑发育危害极大,造成不可逆性的神经系统损害。

2. 散发性呆小病　见于各地,病因不明。母亲既无缺碘又无甲状腺肿等异常,推测其可能的原因有甲状腺发育不全或缺如、甲状腺激素合成障碍等。

(二) 幼年、成年甲状腺功能减退症

1. 甲状腺激素缺乏　由于甲状腺本身病变致甲状腺激素缺乏,即原发性甲减。除5%原因不明的特发性甲减,大部分病例有以下比较明确的原因:①甲状腺的手术切除或放射性碘或放射线治疗后。②甲状腺炎:与自身免疫有关的慢性淋巴细胞性甲状腺炎后期为多。③伴甲状腺肿或结节的功能减退:多见慢性淋巴细胞性甲状腺炎。④腺内广泛病变:多见于晚期甲状腺癌和转移性肿瘤。⑤药物:抗甲状腺药物治疗过量,摄入碘化物过多,甲亢患者经外科手术或^{131}I治疗后对碘化物的抑制甲状腺激素合成及释放作用常较敏感,故再服用含碘药物则易发生甲减。

2. 促甲状腺激素不足　①由于腺垂体功能减退使甲状腺激素分泌不足所致,又称为垂体性甲状腺功能减退症;②由于下丘脑疾病使促甲状腺激素释放激素分泌不足所致。

3. 末梢性甲减　系指末梢组织甲状腺激素不应症,即甲状腺激素抵抗。临床上常可见一些有明显的甲减症状,但甲状腺功能检查结果则与之相矛盾。甲状腺激素抵抗的主要原因是外周组织对甲状腺激素的敏感性降低。

【病理】

1. 呆小病　散发性者除激素合成障碍者甲状腺呈增生肿大外,多数在甲状腺部位或舌根仅有少许滤泡组织,甚至完全缺如。地方性甲状腺肿呈萎缩或肿大,腺体内呈局限性上皮增生及退行性变。

2. 黏液性水肿　原发性者甲状腺呈显著萎缩,腺泡大部分被纤维组织所替代,兼有淋巴细胞浸润,残余腺泡上皮细胞矮小,腺泡内胶质含量极少。慢性甲状腺炎者腺体大多有淋巴细胞、浆细胞浸润且增大,后期可纤维化而萎缩。继发于垂体功能减退者垂体有囊性变或纤维化,甲状腺腺体缩小,腺泡上皮扁平,腔内充满胶质。

【临床表现】

甲减可影响全身各系统,其临床表现并不取决于甲减的病因而是与甲状腺激素缺乏的程度有关。

(一) 呆小病

病因繁多,临床表现有共性,也有各型特点,于出生时常无特异表现,出生后数周内出现症状。共同的表现有:皮肤苍白,增厚,多皱褶,多鳞屑。口唇厚,舌大且常外伸,口常张开多流涎,外貌丑陋,面色苍白或呈蜡黄,鼻短且上翘,鼻梁塌陷,前额多皱纹,身材矮小,四肢粗短,手常成铲形,脐疝多见,心率缓慢,体温偏低,其生长发育均低于同年龄者,当成年后常身材矮小。

(二)幼年黏液性水肿

临床表现随起病年龄而异,幼儿发病者除体格发育迟缓和面容改变不如呆小症显著外,余均和呆小病相似,较大儿童及青春期发病者,大多似成人黏液性水肿,但伴有不同程度的生长阻滞,青春期延迟。

(三)成人甲状腺功能减退及黏液性水肿

成人甲状腺功能减退最早症状是出汗减少、怕冷、动作缓慢、精神萎靡、疲乏、嗜睡、智力减退、胃口欠佳、体重增加、大便秘结等。当典型症状出现时有下列表现。

1. **低基础代谢率症群**　疲乏、行动迟缓、嗜睡、记忆力明显减退且注意力不集中,因周围血循环差和能量产生降低以致异常怕冷、无汗及体温低于正常。

2. **黏液性水肿面容**　面部表情"淡漠""呆板""假面具样"。面颊及眼睑虚肿,垂体性黏液性水肿有时颜面胖圆,犹如满月。面色苍白,贫血或带黄色或陈旧性象牙色。有时可有颜面皮肤发绀。眼睑常下垂或眼裂狭窄。部分患者有轻度突眼,可能和眼眶内球后组织有黏液性水肿有关,但对视力无威胁。鼻、唇增厚,舌大而发音不清,言语缓慢,音调低,头发干燥、稀疏、脆弱,睫毛和眉毛脱落(尤以眉梢为甚),男性胡须生长缓慢。

3. **皮肤**　皮肤呈现特殊的蜡黄色,且粗糙少光泽,干而厚、冷、多鳞屑和角化,尤以手、臂、大腿为明显,且可有角化过度的皮肤表现。有非凹陷性黏液性水肿,有时下肢可出现凹陷性水肿。皮下脂肪因水分的集聚而增厚,致体重增加,指甲生长缓慢、厚脆,表面常有裂纹。腋毛和阴毛脱落。

4. **精神神经系统**　精神迟钝,嗜睡,理解力和记忆力减退。视力、听觉、触觉、嗅觉均迟钝,伴有耳鸣、头晕。有时可呈神经质或可发生妄想、幻觉、抑郁、偏狂。严重者可有精神失常,呈木僵、痴呆、昏睡状。偶有小脑共济失调。还可有手脚麻木,痛觉异常,腱反射异常。

5. **肌肉和骨骼**　肌肉松弛无力,主要累及肩、背部肌肉,也可有肌肉暂时性强直、痉挛、疼痛或出现齿轮样动作,腹背肌及腓肠肌可因痉挛而疼痛,关节也常疼痛,骨密度可增高。

6. **心血管系统**　心率降低,心音低弱,心输出量减低,由于组织耗氧量和心输出量的减低相平行,故心肌耗氧量减少,很少发生心绞痛和心力衰竭。严重甲减者全心扩大,常伴有心包积液。久病者易并发动脉粥样硬化及冠心病,发生心绞痛和心律不齐。

7. **消化系统**　胃纳不振、厌食、腹胀、便秘、鼓肠,甚至发生巨结肠症及麻痹性肠梗阻。因有抗胃泌素抗体存在,患者可伴胃酸缺乏。

8. **呼吸系统**　由于肥胖、黏液性水肿、胸腔积液、贫血及循环系统功能差等综合因素可导致肺泡通气量不足及二氧化碳麻醉现象。阻塞性睡眠呼吸暂停常见,可以在甲状腺激素治疗后得到纠正。

9. **内分泌系统**　血皮质醇常正常、尿皮质醇可降低,ACTH 分泌正常或降低,ACTH 兴奋反应延迟,但无肾上腺皮质功能减退的临床表现。长期患原发性甲减者垂体常常增大,可同时出现泌乳素增高,从而出现溢乳。交感神经的活性降低,患者对胰岛素敏感性增强,LH 分泌量及频率峰值均可下降,血浆睾酮和雌二醇水平下降。严重时可致性欲减退和无排卵。

10. **泌尿系统及水电解质代谢**　肾血流量降低,肾小球基底膜增厚可出现少量蛋白尿,肾脏排水功能受损,导致组织水潴留。可出现低钠血症。

11. **血液系统**　造血功能出现抑制,红细胞生成素减少,以致患者中 2/3 可有贫血。红细胞沉降率可增快。凝血因子缺乏导致机体凝血机制减弱,故易有出血倾向。

12. **昏迷**　为黏液性水肿最严重的表现,多见于年老长期未获治疗者。大多在冬季寒冷时发病,受寒及感染是最常见的诱因,其他如创伤、手术、麻醉、使用镇静剂等均可促发。昏迷前常有嗜睡病史,昏迷时四肢松弛,反射消失,体温很低,呼吸浅慢,心动过缓,心音微弱,血压降低,休克,并可伴发心、肾衰竭,常威胁生命。

【实验室和其他检查】

1. 血清TSH和T_3、T_4测定　测定TSH对甲减有极其重要的意义,血清高敏感TSH正常值为0.3~4.5 mIU/L。甲状腺性甲减,TSH可升高,而垂体性或下丘脑性甲减常偏低,也可在正常范围或轻度升高,可伴有其他腺垂体激素分泌低下。除甲状腺激素抵抗外,甲减血清TT_4和FT_4均低下。轻症患者血清T_3可在正常范围,重症患者可以降低。部分患者血清T_3正常而T_4降低,这可能是甲状腺在TSH刺激下或碘不足情况下合成生物活性较强的T_3相对增多,或周围组织中的T_4较多地转化为T_3的缘故。因此T_4降低而T_3正常可视为较早期诊断甲减的指标之一。亚临床甲减患者血清T_3、T_4均可正常。

2. 抗体测定　怀疑甲减由自身免疫性甲状腺炎所引起时,可测定甲状腺球蛋白抗体(TGAb)和甲状腺过氧化物酶抗体(TPOAb),其中,以TPOAb的敏感性和特异性较高。

3. 促甲状腺激素兴奋试验　以了解甲状腺对TSH刺激的反应。如用TSH后摄碘率不升高,提示病变原发于甲状腺,故对TSH刺激不发生反应。

4. 促甲状腺激素释放激素试验(TRH兴奋试验)　如TSH原来正常或偏低者,在TRH刺激后引起升高,并呈延迟反应,表明病变在下丘脑。如TSH为正常低值至降低,正常或略高而TRH刺激后血中TSH不升高或呈低弱反应,表明病变在垂体或为垂体TSH储备功能降低。如TSH原属偏高,TSH刺激后更明显,表示病变在甲状腺。

5. 其他检查　轻中度贫血,血清总胆固醇、三酰甘油、LDL-C增高,少数病例血清泌乳素升高、蝶鞍扩大,心电图可呈现窦性心动过缓、低电压、T波低平甚至倒置表现,部分病例X射线检查见心脏向两侧增大,或伴心包积液和胸腔积液。

【诊断和鉴别诊断】

甲减的诊断包括确定功能减退、病变定位及查明病因3个步骤。

呆小病的早期诊断和治疗可避免或尽可能减轻永久性智力发育缺陷。婴儿期诊断本病较困难,应细微观察其生长、发育、面貌、皮肤、饮食、睡眠、大便等各方面情况,及时做有关实验室检查。尽可能进行新生儿甲状腺功能筛查。

黏液性水肿典型病例诊断不难,但早期轻症及不典型者常与贫血、肥胖、水肿、肾病综合征、月经紊乱等混淆,须测定甲状腺功能以鉴别。一般来说,TSH增高伴FT_4低于正常即可诊断原发性甲减,T_3价值不大。在下丘脑性和垂体性甲减则靠FT_4减低诊断。TRH兴奋试验有助于定位病变在下丘脑还是垂体。中枢性甲减的患者常可合并垂体其他激素分泌缺乏,如促性腺激素及促肾上腺皮质激素缺乏。明确ACTH缺乏继发的肾上腺皮质功能减退症尤其重要,甲状腺激素替代治疗不可先于可的松替代治疗。

对于末梢性甲减的诊断有时不易,患者有临床甲减征象而血清T_4浓度增高为主要实验室特点,甲状腺摄^{131}I率可增高,用T_3、T_4治疗疗效不显著,提示受体不敏感。部分患者可伴有特征性面容、聋哑、不伴有甲状腺肿大。

【治疗】

1. 呆小病　及时诊断,治疗愈早,疗效愈好。初生期呆小病最初口服三碘甲状腺原氨酸5 μg,

每 8 h 1 次及左甲状腺素钠（LT_4）25 μg/d，3 d 后，LT_4 增加至 37.5 μg/d，6 d 后 T_3 改为 2.5 μg，每 8 h 1 次。在治疗进程中 LT_4 逐渐增至每天 50 μg，而 T_3 逐渐减量至停用。或单用 LT_4 治疗，首剂量 25 μg/d，以后每周增加 25 μg/d，3～4 周后至 100 μg/d，以后增加缓慢，使血清 T_4 保持 9～12 μg/d，如临床疗效不满意，可剂量略加大。年龄为 9 个月至 2 岁的婴幼儿每天需要 50～150 μg LT_4，如果其骨骼生长和成熟没有加快，甲状腺激素应增加。TSH 值有助于了解治疗是否适当，从临床症状改善来了解甲减治疗的情况比测定血清 T_4 更为有效。治疗应持续终身。儿童甲减完全替代 LT_4 可达 4 μg/(kg·d)。

2. 幼年黏液性水肿　治疗与较大的呆小病患儿相同。

3. 成人黏液性水肿　用甲状腺激素替代治疗效果显著，并需终身服用。

（1）左甲状腺素钠（LT_4）　LT_4 替代治疗的起始剂量及随访间期可因患者的年龄、体重、心脏情况以及甲减的病程及程度而不同。一般应从小剂量开始，常用的起始剂量为 LT_4 每天 1～2 次，每次口服 25 μg，之后逐步增加，每次剂量调整后一般应在 6～8 周后检查甲状腺功能以评价剂量是否适当，原发性甲减患者在 TSH 降至正常范围后 6 个月复查 1 次，之后随访间期可延长至每年 1 次。一般每天维持量为 100～150 μg LT_4，成人甲减完全替代 LT_4 剂量为 1.6～1.8 μg/(kg·d)。甲状腺激素替代尽可能应用 LT_4，LT_4 在外周脱碘持续产生 T_3，更接近生理状态。

（2）甲状腺片　从每天 20～40 mg 开始，根据症状缓解情况和甲状腺功能检查结果逐渐增加。因其起效较 LT_4 快，调整剂量的间隔时间可为数天。已用至 240 mg 而不见效者，应考虑诊断是否正确或为周围型甲减。甲状腺片由于含量不甚稳定，故一般不首先推荐。

（3）三碘甲状腺原氨酸（T_3）　T_3 20～25 μg 相当于甲状腺片 60 mg。T_3 每天剂量为 60～100 μg。T_3 的作用比 LT_4 和甲状腺片制剂快而强，但作用时间较短。不宜用于甲减的长期治疗，且易发生医源性甲亢，老年患者对 T_3 的有害作用较为敏感。

（4）T_4 和 T_3 的混合制剂　T_4 和 T_3 按 4∶1 的比例配成合剂或片剂，其优点是有近似内生性甲状腺激素的作用。年龄较轻不伴有心脏疾患者，初次剂量可略偏大，剂量递增也可较快。

4. 亚临床甲减治疗　目前认为有下述情况之一者需给予替代治疗：①TSH>10 mU/L；②TSH 6～10 mU/L，同时伴有甲状腺自身抗体阳性或甲状腺明显肿大、甲减症状、高脂血症；③妊娠期妇女；④医源性亚临床甲减。

5. 黏液性水肿昏迷的治疗

（1）甲状腺制剂　由于甲状腺片及 T_4 作用太慢，故必须选用快速作用的三碘甲状腺原氨酸（T_3）。开始阶段，最好用静脉注射制剂，首次 40～120 μg，以 T_3 每 6 h 静脉注射 5～15 μg，直至患者清醒改为口服。如无此剂型，可将三碘甲状腺原氨酸片剂研细加水鼻饲，每 4～6 h 1 次，每次 20～30 μg。无快速作用制剂时可采用 T_4，首次剂量 200～500 μg 静脉注射，以后静脉注射 25 μg，每 6 h 1 次或每天口服 100 μg。也有人主张首次剂量 T_4 200 μg 及 T_3 50 μg 静脉注射，以后每天静脉注射 T_4 100 μg 及 T_3 25 μg。也可采用甲状腺片，每 4～6 h 1 次，每次 40～60 mg，初生儿剂量可稍大，以后视病情好转递减，有心脏病者，起始宜用较小剂量，为一般量的 1/5～1/4。

（2）给氧　保持气道通畅，必要时可气管切开或插管，保证充分的气体交换。

（3）保暖　用增加被褥及提高室温等办法保暖，室内气温调节要逐渐递增，以免耗氧骤增对患者不利。

（4）肾上腺皮质激素　每 4～6 h 给氢化可的松 50～100 mg，清醒后递减或撤去。

（5）积极控制感染。

（6）升压药　经上述处理血压不升者，可用少量升压药，但升压药和甲状腺激素合用易发生心律失常。

(7) 补给葡萄糖液及复合维生素 B　但补液量不能过多,以免诱发心力衰竭。经以上治疗,24 h 左右病情有好转,则 1 周后逐渐恢复。如 24 h 后不能逆转,多数不能挽救。

6. 老年性甲减的治疗　在许多情况下,老年甲减患者很少有特异性的症状和体征,且症状极轻微或不典型,包括声音嘶哑、耳聋、精神错乱、痴呆、运动失调、抑郁、皮肤干燥或脱发等。对 60 岁以上女性甲减发生率甚高,建议对可疑者常规测定 TSH。

7. 妊娠合并甲减的治疗　多数甲减患者在妊娠期须增加 LT_4 剂量。孕期应密切监测以确保 TSH 浓度适当,并根据 TSH 浓度调整 LT_4 用量。分娩后 LT_4 即应恢复妊娠前水平,并应对其血清 TSH 浓度进行随访。

【预防】

预防极其重要,对于地方性呆小病,孕期缺碘是发病关键。因此,地方性甲状腺肿流行区,孕妇应供应足够碘化物,妊娠最后 3~4 个月每天可加服碘化钾 20~30 mg。成人的甲减多是由于手术切除或放射性 ^{131}I 治疗,妊娠合并 Graves 病用硫脲类药物治疗者,应尽量避免剂量过大,并同时加用小剂量甲状腺激素制剂。妊娠合并甲亢禁用放射性 ^{131}I 治疗。目前在国内地方性甲状腺肿流行区,由于大力开展了碘化食盐及碘油等防治工作,呆小病已非常少见。

> **助医考点**
> 甲状腺功能减退症的病因和发病机制、诊断、治疗和预防。

问题分析与能力提升

张某,女,45 岁,2 年前无明显诱因出现颜面部水肿、全身乏力,体重增加约 5 kg,伴有怕冷、脱发、腹胀、便秘。体格检查:T 36 ℃,P 65 次/min,R 20 次/min,BP 115/80 mmHg,发育正常,偏胖体型,神志清楚,皮肤苍黄而干燥,颜面部水肿,头发及眉毛稀疏,甲状腺Ⅱ度肿大,质韧,未触及结节及触痛,双肺呼吸音清,心率 65 次/min,律齐无杂音,心音较低钝,腹平坦,双下肢轻度水肿,无病理征。

请分析该患者可能患了什么病?还需要做什么检查?

巩固练习题

1. 下述哪项指标对诊断原发性甲状腺功能减低最为敏感　　　　　　　　　　　　　　　　(　)
   A. TT_3　　　　　　　　　B. FT_3　　　　　　　　　C. TT_4
   D. FT_4　　　　　　　　　E. TSH

2. 亚临床型甲减的特点是　　　　　　　　　　　　　　　　　　　　　　　　　　　　(　)
   A. 血 T_3、T_4↓,TSH↑　　B. 血 T_3↓、T_4 正常,TSH↑　　C. 血 T_3 正常、T_4↓,TSH↑
   D. 血 T_3、T_4 正常,TSH↑　E. 血 T_3、T_4↓,TSH 正常

3. 原发性甲减是指　　　　　　　　　　　　　　　　　　　　　　　　　　　　　　(　)
   A. 由于下丘脑或垂体疾病所致　B. 由于甲状腺本身疾病所致　　C. 由于下丘脑疾病所致
   D. 由于甲状腺对 TSH 有抵抗　　E. 由于靶组织对 TH 不敏感

4. 呆小症临床表现　　　　　　　　　　　　　　　　　　　　　　　　　　　　　　(　)
   A. 体格、智力发育迟缓　　　　B. 体格发育迟缓　　　　　　　C. 智力发育迟缓
   D. O 形腿　　　　　　　　　　E. 脊柱畸形

5. 黏液性水肿昏迷激素替代治疗,以下说法正确的是　　　　　　　　　　　　　　　　(　)
   A. 首选口服 LT_3 替代　　　　B. 首选口服 LT_4 替代　　　　C. 首选静脉滴注 LT_3 替代

D. 首选氢化可的松替代　　　　　E. 首选静脉滴注 LT_4 替代

6. 继发性甲减与原发性甲减鉴别在于　　　　　　　　　　　　　　　　　　　　　　　（　）
   A. T_3、T_4 升高还是降低　　B. FT_3、FT_4 升高还是减低　　C. 甲状腺是否缩小
   D. 既往是否行甲状腺手术治疗　　E. TSH 升高还是降低

7. 甲减替代首选　　　　　　　　　　　　　　　　　　　　　　　　　　　　　　　　　（　）
   A. 左甲状腺素　　　　　　　　B. 甲状腺片　　　　　　　　　C. 甲巯咪唑
   D. 泼尼松　　　　　　　　　　E. 雌激素

8. 甲减患者心血管系统表现为　　　　　　　　　　　　　　　　　　　　　　　　　　（　）
   A. 常伴有高血压　　　　　　　B. 心动过缓　　　　　　　　　C. 心动过速
   D. 脉压增大　　　　　　　　　E. 心浊音界缩小

9. 关于甲减病变部位的确定，哪项不正确　　　　　　　　　　　　　　　　　　　　（　）
   A. 原发性者 TSH↑，继发性者 TSH↓　　B. TRH 兴奋试验 TSH↑ 为垂体性甲减
   C. TSH↑，TRH 刺激后更高为原发性　　D. T_3、T_4↑，TSH↑ 而无甲亢表现为 TH 不敏感型
   E. TRH 刺激后 TSH 延迟↑ 为下丘脑性

10. 甲减水肿特点　　　　　　　　　　　　　　　　　　　　　　　　　　　　　　　（　）
    A. 胫前黏液性水肿　　　　　　B. 下肢黏液性水肿　　　　　　C. 下肢凹陷性水肿
    D. 下垂性水肿　　　　　　　　E. 单侧肢肿

第五节　甲状腺癌

甲状腺癌(thyroid cancer)占所有恶性肿瘤的1%。可发生在任何年龄，多见于年长者，高峰年龄出现于49~69岁的阶段，但年轻女性也不少见，女性发病数比男性高约3倍。恶性程度高的甲状腺癌少见于<40岁的人，但年龄>40岁后，甲状腺癌发生转移和死亡数上升。

【病因与恶变高危因素】

甲状腺结节(thyroid nodule)是临床常见病，碘充足地区1%男性和5%女性在触诊中发现甲状腺结节。应用高清晰B超，在随机选择的人群中，甲状腺结节的检出率高达19%~67%，女性和老年人群更为多见。甲状腺癌在甲状腺结节中的发现率是5%~10%，根据年龄、性别、放射接触史、家族史和其他因素发现率各异。

甲状腺结节恶变的高危因素包括：①有甲状腺癌的近亲家族史；②儿童时期有头颈部放射性外照射病史；③儿童时期或青少年时期有辐射照射史；④年龄<20岁或>70岁；⑤结节直接>1 cm 或近期明显增大；⑥在既往甲状腺手术史中曾有甲状腺癌的病理诊断；⑦核素显像有明显浓聚 ^{18}F 脱氧葡萄糖(^{18}FDG)的甲状腺结节；⑧有甲状腺癌或多种内分泌肿瘤家族史或者家族性甲状腺髓样癌，或降钙素大于100 pg/mL；⑨颈部有异常淋巴结。

【病理】

根据分化程度不同，甲状腺癌可分为分化型和未分化型。根据组织学来源，分化型甲状腺癌又可分为乳头状甲状腺癌、滤泡状甲状腺癌和甲状腺髓样癌，此外，还存在罕见的甲状腺淋巴瘤。

(一) 乳头状癌

临床最常见，恶性程度也最低，占甲状腺癌的50%~70%。任何年龄均可发病，但多见于儿童

和年轻女性患者(40岁前)。男女之比为1:2～1:3。部分年轻患者在儿童时期曾有颈部X射线治疗病史。乳头状癌生长缓慢,可在甲状腺内局限数年。病灶可经腺体内淋巴管扩散至腺体的其他部位或局部淋巴结。血行转移较少,如有则以肺转移为主;次为骨转移。随着年龄的增大,肿瘤恶性程度增高,偶尔可转为未分化癌,预后差。有时患者在甲状腺癌切除后,对侧腺体在若干年后出现复发癌。病理上可见分化良好的柱状上皮,呈乳头状突起,核清晰伴嗜酸性胞质,常可见同心圆的钙盐沉积。有时伴有滤泡癌成分,甚至占较大比重,但只要查见磨砂玻璃样核的乳头状癌结构,不论其所占成分多少均应诊断为乳头状癌。临床上除扪及甲状腺结节及局部淋巴结肿大外,症状很少,有时甚至摸不到结节。乳头状癌可由TSH的刺激而生长,用甲状腺素可使之缩小。手术如包膜完整而无转移者,预后较好。如有血管侵犯,10年存活率约1/3。

(二)滤泡细胞癌

滤泡细胞癌占甲状腺癌的10%～15%,多见于40岁以上患者,女性2～3倍于男性,儿童极少见。滤泡细胞癌很少从淋巴转移,一般通过血行远处扩散。特别扩散至骨骼、肺、肝等脏器。给予治疗剂量的甲状腺素可以抑制其扩散。病理所见可各处表现不一,有的部位组织几乎正常,有的部位则仅见有核分裂,也可见有嗜酸性胞质细胞,常可见到血管和附近组织的侵蚀,年老者更为显著。侵袭范围和程度决定滤泡细胞癌的预后。甲状腺滤泡细胞癌,多数伴乳头状癌夹杂而成混合类型。临床上患者主要有结节性甲状腺肿大,单结节多见,质硬如石,有时可累及整叶,后期可出现邻近组织侵蚀、疼痛及远处的转移。滤泡细胞癌及其转移灶有摄碘功能,偶尔可引起甲亢。

(三)髓样癌

髓样癌又称甲状腺滤泡旁细胞癌,占甲状腺癌的2%～3%。常在50岁以上患者中发病,女性略多。恶性程度较滤泡腺癌为高。甲状腺髓样癌一般分为散发型和家族型。散发型约占80%,家族型占20%。癌肿甚易侵蚀腺体内淋巴管,扩散至腺体其他部分及局部淋巴结,也同样可自血行扩散至远处。髓样癌一般无包膜。病理所见细胞形态和排列不一。细胞可为未分化,有核分裂,但无坏死或多核细胞浸润。以淀粉样沉淀为常见。肿瘤及受累的淋巴结钙化是诊断的重要线索。临床上一般先有甲状腺坚硬结节或局部淋巴结肿大,有时也可发现远处转移灶。结节不摄碘,扫描时呈"冷结节",肿瘤可分泌降钙素,故血中常可检出降钙素浓度增高,但血钙一般不低。

(四)未分化癌

未分化癌占所有甲状腺癌的5%～10%,通常见于55岁以后,女和男的比例为1.3:1到1.5:1。恶性程度高,可分为几个亚型,以小细胞癌和巨细胞癌为最重要。常可迅速侵蚀毗邻组织和全身广泛转移,如皮肤、血管、食管、肺等。病理所见主要为含有许多核分裂的不典型细胞和多核巨细胞。临床上患者常诉甲状腺肿块迅速增大、疼痛。侵及邻近组织,引起嘶哑、呼吸窘迫和吞咽困难。肿块大而压痛,与周围组织相固定,在吞咽时活动度差,质地硬如石,局部淋巴结肿大,也可向远处转移。一般情况下,未分化癌无浓聚碘的功能,扫描呈"冷结节"。治疗方面尽管原发病灶可被切除,但由于已有远处转移,总的效果欠佳。巨细胞腺癌多在诊断6个月内死亡。小细胞癌5年生存率为20%～25%。

(五)甲状腺淋巴瘤

甲状腺淋巴瘤罕见,占甲状腺癌1%～2%,男女之比为1:3。可在桥本甲状腺炎基础上发病。是淋巴瘤中唯一女性发病为主的肿瘤。这与桥本甲状腺炎多发生于女性有关。病理间质内异型淋巴细胞呈弥漫性浸润,淋巴滤泡生发中心萎缩消失,淋巴细胞成堆或环状浸润,甲状腺滤泡上皮呈瘤样损害,在滤泡腔内血管壁浸润,尤其在肌层小血管壁有淋巴细胞浸润。临床上桥本甲状腺炎或甲亢患者有迅速增大的甲状腺肿块，甲状腺扫描呈"冷结节"。

【临床表现】

甲状腺内发现肿块，质地硬而固定、表面不平是各型癌的共同表现，腺体在吞咽时上下移动性小。未分化癌可在短期内出现上述症状，除肿块增长明显外，还伴有侵犯周围组织的特性。晚期可产生声音嘶哑、呼吸、吞咽困难和交感神经受压引起 Horner 综合征，侵犯颈丛出现耳、枕、肩等处疼痛和局部淋巴结及远处器官转移等表现。颈淋巴结转移在未分化癌发生较早。有的患者甲状腺肿块不明显，因发现转移灶而就医时，应想到甲状腺癌的可能。

【实验室和其他检查】

（一）超声检查

超声对甲状腺的检查具有重要意义，能够清晰显示病灶形态结构、大小、边界、有无包膜、内部回声、钙化和后方声影等。恶性病变多表现为结构致密的低回声区或结节，且形态不规整、边界不清晰或毛糙不规则，可对周围组织产生挤压。超声检查结节中微钙化诊断甲状腺癌的特异性为 85%～95%；结节边界不规则或不清楚诊断恶性的特异性为 83%～85%；结节内部血管紊乱诊断的特异性为 81%。

1. 彩色多普勒血流显像（CDFI） 绝大多数的恶性肿瘤用 CDFI 可探及血流信号，并以内部血流为主，一般而言结节越大，血流信号越丰富，且分布凌乱。近几年应用的新技术三维能量血管成像（3D-CPA）对甲状腺癌血流分布情况的显示明显高于二维彩色血流，其可以清楚显示肿瘤内明显增多、增粗的动脉及大量粗细不均、迂回紊乱的新生血管。

2. 超声造影检查 分析造影剂通过组织的时间和研究它们的时间-强度曲线可提供定量和客观的信息。时间-强度曲线的形态可反映造影剂在灌注相和清除相的动力学状况。恶性肿瘤可能由于动-静脉短路和血流速度加快，所以显影时间早。甲状腺癌显影时间早，其峰值时间也早。

3. 超声引导下的细针抽吸细胞学检查（US-FNA） 由于其实时且可较为准确地到达所要抽吸的结节部位，在临床诊断中愈来愈受到重视。US-FNA 的主要指征有：①直径大于 10 mm 的实性低回声结节；②超声检查怀疑囊外生长或颈部淋巴结转移的任何大小的甲状腺结节；③儿童或青春期有颈部放射线接触史的患者；④甲状腺乳头状癌、甲状腺髓样癌或多发性内分泌肿瘤 2 型患者的一级亲属；⑤有甲状腺癌手术史者，在无任何干扰因素的情况下所测降钙素水平升高者；⑥直径虽小于 10 mm，但超声检查发现有与恶性病变相关征象（低回声和/或边界不规则、呈细长形、有微小钙化或结节内血流信号紊乱）的结节。

（二）核素显像

甲状腺癌 ^{131}I 显像多表现为"冷结节"，其反映了结节的功能状态，但仅依此估计肿瘤的良、恶性是非常局限的，这是因为显像为"冷结节"中只有 5%～15% 为恶性可能。^{131}I 全身显像对甲状腺癌转移的探测可检查转移病灶有无摄取 ^{131}I 功能。^{18}F 脱氧葡萄糖（^{18}PDG）为葡萄糖的类似物，是葡萄糖代谢的示踪剂，可作为示踪剂进行 PET 显像，通过观察其代谢产物在细胞内浓集的多少，判断肿瘤的良、恶性质。^{131}I 全身显像可以评价是否存在完整的钠/碘转运泵，对高分化、低度恶性的肿瘤诊断阳性率较高，而 ^{18}PDG-PET 对低分化、高度恶性的肿瘤敏感性高，对探测甲状腺癌的微小病灶有优势。

(三) CT 和 MRI

CT 可清楚显示甲状腺的解剖形态,在判断甲状腺病变对邻近器官的影响,明确肿瘤有无邻近淋巴结、血管或胸腔上部侵犯转移等方面具有较高的临床价值。MRI 具有软组织对比度佳及区分不同来源组织能力强的特点,但 MRI 对局灶性病变的诊断敏感性欠佳,在确定钙化方面有一定的不足。

【诊断和鉴别诊断】

本病的诊断主要是区别甲状腺结节的良、恶性质,临床上区别甲状腺结节良、恶性的诊断及决策总结如下。

甲状腺癌可发生于任何年龄,虽多见于年龄大的人,但是对于年龄小于 35 岁的年轻患者也应保持足够的警惕性,发病数女性比男性多见,单个结节远比多结节性甲状腺肿多见。结节的大小与癌的发生之间没有必要关系,在多发性甲状腺结节中,US-FNA 对象的确定应依据超声影像学特征而非结节的大小。质地较软、光滑、可活动的结节,大多为良性(未分化癌如有坏死或出血,可相当软),坚硬、固定、不痛的结节,当以恶性的机会大。生长得快的结节提示为癌肿,但生长急骤伴疼痛的甲状腺肿系腺瘤内出血或急性甲状腺炎的可能性大。甲状腺肿伴邻近颈淋巴结肿大者,应考虑为癌。经足量甲状腺激素抑制治疗 2~4 个月,结节无明显缩小或反而增大者,应考虑为癌。甲状腺结节引起显著压迫症状或声音嘶哑者,应考虑恶性病变可能大,而应行手术治疗。甲状腺核素显像示单个"热结节",常为良性伴功能亢进;"温结节"多见于良性肿瘤,单个"冷结节",有癌的可能,但不一定是癌。

此外,血清降钙素升高,常见于髓样癌;抗甲状腺球蛋白和抗微粒体抗体滴度升高有利于诊断慢性淋巴细胞性甲状腺炎,具有相对特异性;血清甲状腺球蛋白对诊断甲状腺癌转移有重要参考意义。当遇较复杂的病例可行超声引导下的细针穿刺细胞学检查以明确结节的性质。

【治疗】

甲状腺癌确诊后,一般均需手术治疗。术前用甲状腺激素进行抑制性治疗,使手术操作变得容易,也可减少肿瘤扩散的可能。手术中应行冰冻切片,以决定是否作根治手术,术后应作石蜡切片以求准确的病理结果。甲状腺癌患者应进行甲状腺全切除及其他根治手术,并在术后 4 周时,行 ^{131}I 全身扫描在甲状腺及转移病灶中搜索放射性活性。手术治疗后的处理主要是放射性碘和甲状腺激素抑制治疗。对于疑似肿瘤而又不能或不愿做活检者,则可使用甲状腺激素抑制肿瘤 3 个月。肿瘤中结节缩小,则应长期继续用药;如结节未缩小或更增大,应即考虑手术治疗。如结节有功能,虽无恶性证据,也应手术治疗。

全切除术后,血清甲状腺球蛋白仍增高,提示有残余癌组织。如发现甲状腺部位尚有具吸碘功能的病变残留,即可使用大量放射性碘以去除残余甲状腺组织。按病灶情况,一般剂量在 50~150 mCi,次日继以甲状腺激素充分抑制治疗,使血清 TSH 降至测不出水平。甲状腺素每天需要用 300 μg 以上,或甲状腺干制剂每天 120~240 mg。患者每 2~3 个月详细检查 1 次,包括甲状腺球蛋白测定及全身 ^{131}I 扫描,因为接受抑制治疗的患者血清甲状腺球蛋白值升高表示存在转移灶。如无转移灶发现,继续甲状腺激素治疗,直至下一次 ^{131}I 扫描检查前 4 周,改用三碘甲腺原氨酸,后者在扫描前 10 d 停用。如有复发,则需再用较前更大剂量的放射性碘,总剂量宜在 500 mCi 左右。有些患者,^{131}I 扫描没有可证明的病灶转移,但血清甲状腺球蛋白升高,有条件者可用 ^{18}FDG-PET 扫描检查以查明分泌甲状腺球蛋白的转移癌的部位。

【肿瘤复发的监测】

5%~20%的分化型甲状腺癌发生局部复发,10%~18%发生远隔转移。复发大多发生在手术后2~3年,包括局部复发和远隔转移。少数病例的转移发生在术后多年以后,所以需要终生随访。血清甲状腺球蛋白对于检测分化型甲状腺癌复发具有高度的敏感性和特异性,特别是术后和^{131}I治疗后。预测肿瘤残余或复发的甲状腺球蛋白切割值是2 ng/mL。

血清甲状腺球蛋白由3种评价方法:①甲状腺素替代状态下测定,即TSH抑制状态下的甲状腺球蛋白水平;②撤除替代的甲状腺素状态下的测定;③外源性人重组的TSH刺激下测定。后两种方法是在升高TSH状态下测定甲状腺球蛋白,增加了检测的敏感性。TSH抑制状态下的甲状腺球蛋白测定不能证实小的肿瘤复发。

判断无肿瘤组织残留的标准:患者经甲状腺全切除或次全切除,加之^{131}I治疗后,有下述的检查结果:①无肿瘤存在的临床证据;②颈部淋巴结B超检查阴性;③无肿瘤存在和转移的影像学证据,即小剂量^{131}I(2~5 mCi)扫描(诊断性全身扫描)检查阴性;④在TSH抑制状态和TSH升高状态两种情况下,血清甲状腺球蛋白检测不到。对于低危型患者的随访,在他们接受甲状腺全部切除和放射碘治疗以后,检测方法主要是测定血清甲状腺球蛋白(甲状腺替代治疗,TSH抑制状态下)和颈部B超。在临床无症状,接受甲状腺球蛋白6个月替代治疗后,应当做撤除甲状腺激素后的甲状腺球蛋白测定;如果有条件,在治疗后12个月做外源性刺激后的血清甲状腺球蛋白测定。此外,甲状腺球蛋白抗体存在于25%的甲状腺癌患者和10%的普通人群,它可以假性降低甲状腺球蛋白值。

> **助医考点**
> 甲状腺癌的病理类型及特点、诊断与鉴别诊断、治疗。

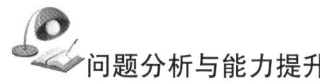

问题分析与能力提升

患者,女性,23岁,一年前体检发现右颈前肿物,约1 cm大小,无颈前憋胀不适,无心悸、手抖、多汗,无发热、食欲亢进及排便次数增多,无饮水咳嗽,无疼痛、呼吸或吞咽困难,无声音嘶哑,未予进一步诊治,近1个月来自觉肿物较前增大,发病以来体重无明显减轻,大小便正常,否认其他疾病史、无药物过敏及手术、外伤史,无饮酒嗜好。查体:T 36.2 ℃,P 70次/min,BP 120/70 mmHg,神志清楚,表情自然,自动体位,查体合作,颈软,无抵抗,气管居中,无颈静脉怒张,甲状腺右叶下部可触及一约2 cm×2 cm结节,质硬,无压痛,无震颤,表面不平整,边界清晰,与周围组织无明显粘连,随吞咽上下活动,未闻及血管杂音,右侧颈部可触及一枚肿大淋巴结,质硬,活动度可,边界清楚,余体格检查无明显异常。

请分析该患者可能患了什么病?还需要做什么检查?

巩固练习题

1. 甲状腺癌全切除术后,下列指标中可提示转移灶存在可能的是 ( )
   A. 甲状腺结合球蛋白升高　　B. 血TSH升高　　C. 血T_3、T_4升高
   D. 血CEA升高　　E. 血甲状腺球蛋白升高
2. 分泌降钙素的甲状腺癌 ( )
   A. 乳头状腺癌　　B. 滤泡状腺癌　　C. 髓样癌
   D. 未分化癌　　E. 甲状腺淋巴瘤
3. 鉴别甲状腺结节性质的首选检查方法是 ( )
   A. 超声检查　　B. 核素显像　　C. CT
   D. MRI　　E. 超声引导下的细针抽吸细胞学检查

4. 以下不属于甲状腺结节恶变高危因素的是 （　　）
   A. 有甲状腺癌的近亲家族史　　B. 儿童时期有头颈部放射性外照射病史
   C. 结节近期明显增大　　D. 男性　　E. 降钙素明显升高
5. 恶性程度最低的甲状腺癌是 （　　）
   A. 乳头状腺癌　　B. 滤泡状腺癌　　C. 髓样癌
   D. 未分化癌　　E. 甲状腺淋巴瘤

第六节　糖尿病

一、概述

糖尿病(diabetes mellitus,DM)是由多病因引起的一组以糖代谢紊乱为主要表现的临床综合征。由于胰岛素分泌缺陷或胰岛素作用缺陷或两者同时存在而引起机体代谢紊乱,临床以慢性(长期)高血糖为主要共同特征,最严重的急性并发症是感染、糖尿病酮症酸中毒、非酮症高渗性昏迷和乳酸性酸中毒。长期糖尿病可引起大血管、微血管及神经系统损伤,慢性并发症易发生心、脑、肾等多器官、组织功能障碍与衰竭,甚至危及生命,因此应高度重视,给予积极预防与治疗。

糖尿病为常见病、多发病,其患病率随人民生活水平提高逐年增长。目前全球糖尿病患者已近4亿,与2010年相比增长近40%,其中新增患者中半数以上在发展中国家。近30年来,我国糖尿病患者也呈快速增长的趋势,1996年全国11省市抽样调查结果显示,患病率达3.21%,更为严重的是60%的糖尿病未被诊断,并每年以百万人数递增,截至2019年估计现有患者超过1亿。糖尿病现已成为国际流行趋势,联合国决议自2007年起每年11月14日为"联合国糖尿病日",目的是促使各国政府及社会各界加强对糖尿病的控制,以减少糖尿病的危害。

【病因和发病机制】

本病的病因尚未完全清楚,考虑与多种因素有关,糖尿病是其相互作用的结果。

(一) 1型糖尿病

1型糖尿病是指胰岛β细胞被破坏,胰岛素绝对分泌不足而引起的糖尿病,存在酮症酸中毒倾向。本型应除外已阐明病因的非自身免疫的特异性原因引起的β细胞破坏者。1型糖尿病分为两类,其一为免疫性1型糖尿病,绝大多数与自身免疫有关。免疫性1型糖尿病又可分为急发型(儿童青少年发病)和缓发型[成年人发病,又称晚发性成人自身免疫性糖尿病(latent autoimmune diabetes in adults,LADA)]。另一类为特发性1型糖尿病,该类型患者呈现不同程度的糖尿病,频繁酮症酸中毒,但各种β细胞自身抗体检查均为阴性,无显著自身免疫反应证据,发病人数较少,多发生于非洲或亚洲某些人种(如南亚印度人等)。

(二) 2型糖尿病

2型糖尿病指胰岛素抵抗为主的糖尿病,患者胰岛素分泌相对不足或胰岛素分泌绝对不足伴胰岛素抵抗。该类型很少发生酮症酸中毒,约占糖尿病患者的90%以上,发病与遗传、环境因素等密切相关。

1. 遗传因素与环境因素　2型糖尿病是多基因与环境因素综合引起的复杂疾病。遗传易感性较 1 型强,参与发病的基因较多,其机制尚未完全清楚,多影响糖代谢的中间环节引起个体某种程度的易感性,因此罹患者多有家族史,即同一家族中出现多个糖尿病者。

环境因素包括人口老龄化、摄食过多、体力劳动不足、超重肥胖、不良生活方式、子宫内环境及应激、化学毒物等。肥胖,特别是中心性肥胖,与胰岛素抵抗和 2 型糖尿病的发生密切相关。

2. 胰岛素抵抗和 β 细胞功能缺陷　胰岛素抵抗时,若 β 细胞可代偿性增加胰岛素分泌,则可维持正常血糖;若 β 细胞功能缺陷无法代偿则会发生 2 型糖尿病。因此胰岛素抵抗与 β 细胞功能缺陷是 2 型糖尿病的两个主要发病环节。

(1) 胰岛素抵抗　指胰岛素作用的靶器官(肝脏、肌肉和脂肪组织)对胰岛素的作用敏感性降低。胰岛素抑制肝糖原产生,促进内脏组织(肝脏、胃肠道)对葡萄糖摄取,加强外周组织(骨骼肌、脂肪)对葡萄糖的利用,从而降低血糖。2 型糖尿病胰岛素功能不足,肝糖原产生增加、周围组织对葡萄糖利用减少,导致血糖升高。血糖升高后在负反馈机制作用下促使胰岛 β 细胞分泌胰岛素增加,此时既不能使血糖下降达到正常水平,又加重了胰岛负担,形成恶性循环,最终血糖持续升高。

(2) β 细胞功能缺陷　β 细胞功能缺陷包括胰岛素分泌量缺陷和分泌模式异常。胰岛素分泌量缺陷无法满足血糖的需求出现血糖升高;分泌模式异常是在静脉葡萄糖耐量试验和口服葡萄糖糖耐量试验中早期胰岛素分泌减弱或消失。β 细胞功能缺陷是糖尿病发病机制中最重要的继发性因素。

高血糖和脂质代谢紊乱,可降低胰岛素敏感性和损伤胰岛 β 细胞功能。在 2 型糖尿病的发生发展进程中,胰岛 β 细胞功能进行性减退。

2 型糖尿病进程可分为 4 个阶段:即遗传易感性;胰岛素抵抗和(或)高胰岛素血症;糖耐量减低(IGT);临床糖尿病。大多数 2 型糖尿病患者均经过 IGT 阶段发展成 2 型糖尿病。

(三) 特殊类型糖尿病

青年人中的成年发病型糖尿病(MODY)是一种单基因遗传性疾病;线粒体基因突变糖尿病是线粒体基因突变引起的糖尿病。

(四) 妊娠糖尿病(gestational diabetes mellitus,GDM)

妊娠糖尿病指既往无糖尿病及糖耐量异常史,妊娠期间发生不同程度的糖代谢异常。GDM 妇女分娩后血糖多可恢复正常,但随年龄增长有发生 2 型糖尿病的风险,GDM 患者应在产后 6～12 周筛查糖尿病,并长期追踪观察。存在糖尿病史的妊娠者称为"糖尿病合并妊娠"。

【分型】

糖尿病的分型如下:

1. 1 型糖尿病　胰岛素绝对不足。
(1) 自身免疫性。
(2) 特发性。

2. 2 型糖尿病　从胰岛素抵抗为主伴胰岛素分泌不足到胰岛素分泌不足为主伴胰岛素抵抗。

3. 其他特殊类型糖尿病
(1) 胰岛 β 细胞功能的基因缺陷。
(2) 胰岛素作用的基因缺陷。

(3) 胰腺外分泌疾病:胰腺炎、胰腺手术、肿瘤、囊性纤维化、血色病、纤维钙化性胰腺疾病及其他。

(4) 内分泌疾病:肢端肥大症、库欣综合征、胰高血糖素瘤、嗜铬细胞瘤、甲状腺功能亢进症、生长抑素瘤。

(5) 药物或化学制剂所致糖尿病。

(6) 感染:先天性风疹、巨细胞病毒感染及其他。

(7) 免疫介导的罕见类型:僵人综合征、胰岛素自身免疫综合征、胰岛素受体抗体及其他。

(8) 可伴糖尿病的遗传综合征:Down 综合征、Klinefelter 综合征、Turner 综合征、Wolfram 综合征、强直性肌营养不良、卟啉病、Prader-Willi 综合征及其他。

4. 其他　妊娠糖尿病。

【病理】

1 型糖尿病病理特征为 β 细胞数量明显减少与胰岛炎,表现为胰岛及其周围可见淋巴细胞和单核细胞浸润。其他改变有胰岛萎缩,β 细胞空泡变性等。

2 型糖尿病患者胰岛病变较轻,病理特征为淀粉样变性。光镜下可见淀粉样物质沉积于毛细血管与组织细胞间,胰岛不同程度纤维化,β 细胞数量减少不显著。

糖尿病大血管病变:表现为大、中动脉粥样硬化,中、小动脉硬化,与其他冠心病患者病理表现相似。

糖尿病微血管病变:约 70% 糖尿病患者会出现,其基本病变是 PAS(希夫过碘酸染色)阳性物质沉着于心、脑、肾、视网膜等组织的内皮下,引起毛细血管基底膜增厚,称为糖尿病性微血管病变。糖尿病性神经病变多发生在周围神经,神经纤维呈轴突变性伴节段性或弥漫性脱髓鞘改变。病变可累及神经根、椎旁交感神经节和脑神经,中枢神经病变罕见。

脂肪肝:糖尿病控制不良时常见肝脏脂肪沉积和变性。

【病理生理】

糖尿病的代谢紊乱主要由于胰岛素分泌或作用缺陷,引起胰岛素绝对或相对不足。葡萄糖在肝、肌肉和脂肪组织利用减少,输出增多,导致血糖升高。脂肪代谢紊乱,由于胰岛素不足或抵抗,脂肪组织对葡萄糖的摄取减少,清除三酰甘油能力减弱,脂肪合成减少,三酰甘油浓度升高;脂蛋白酯酶活性降低,储存脂肪分解加速,导致血游离脂肪酸浓度增高;胰岛素极度缺乏时,代谢通路受阻,脂肪组织大量动员分解,产生大量酮体,主要是脂肪酸与辅酶 A 代谢生成乙酰辅酶 A,后转化为丙酮和 β 羟丁酸(三者统称为酮体),当酮体生成过多,大量堆积形成酮症或进一步发展为酮症酸中毒。蛋白质合成减弱,分解加速,血浆中的成糖氨基酸降低,成酮氨基酸水平增高,肌肉摄取氨基酸合成蛋白质能力减弱,导致负氮平衡。患者乏力、消瘦、组织修复能力差、易感染等(表 7-3)。

【临床表现】

糖尿病由于葡萄糖不能被机体充分利用,出现以高血糖为主的一系列代谢紊乱。典型临床表现为"三多一少"症状,即多尿、多食、多饮、体重进行性下降。1 型糖尿病较 2 型糖尿病患者"三多一少"症状明显。糖尿病临床表现可归纳为以下几个方面。

表7-3　胰岛素分泌量与血糖及并发症的关系

胰岛素分泌量和敏感性	空腹血糖	餐后血糖	并发症(酮症酸中毒或高渗性昏迷)
低度不足	正常	正常或升高	无
中度不足	升高	升高	无
严重不足	升高	升高	有

(一)代谢紊乱症候群

1. 多尿　血糖过高,超过"肾糖阈"时形成糖尿,尿渗透压增加,尿量增多。当酮症酸中毒时,高钾血症多尿更为严重。

2. 多饮　渗透性利尿引起多尿,水分丢失过多,继而患者饮水量明显增加。

3. 多食　机体储存糖原减少,葡萄糖利用障碍,大部分葡萄糖又随尿排出,为补偿能量,维持机体所需,患者常易饥饿,继而多食。

4. 乏力　机体能量不足,多尿失水、电解质紊乱,因而患者乏力,精神不振。

5. 消瘦　代谢紊乱,脂肪分解增多,蛋白质分解增加合成减少,代谢呈负氮平衡,因而消瘦、体重减轻。1型糖尿病患者多起病快、症状明显,Ⅱ型患者多起病缓慢,但发病后也会有体重减轻。

(二)急性并发症

1. 糖尿病酮症酸中毒(见下文)。

2. 非酮症高渗性糖尿病昏迷。

3. 感染,糖尿病患者常反复发生疖、痈等皮肤化脓感染,可引起败血症和脓毒血症。真菌性阴道炎女性患者多见,常为念珠菌感染。糖尿病合并肺结核的发病率较血糖正常者高。尿路感染肾盂肾炎和膀胱炎多见,尤其女性患者,多迁延不愈,反复发作可转为慢性。

(三)慢性并发症

1. 糖尿病性血管病变

(1)大、中动脉粥样硬化　主要侵犯组织、器官大中动脉,如主动脉、冠状动脉、脑动脉、肾动脉等,可引起冠心病、脑血管病、肾动脉硬化等。

(2)微血管病变　微血管指微小动脉和微小静脉间,血管直径不足100 μm的毛细血管及微血管网。糖尿病微血管病变,微循环障碍、微血管瘤形成,微血管基底膜增厚,主要累及心、脑、肾、视网膜毛细血管。可引起糖尿病性肾病、糖尿病视网膜病变、糖尿病心肌病等,其中糖尿病性肾病是1型糖尿病的主要死因。

2. 糖尿病心脏病　可发生心肌损害、心律失常、心脏扩大及心功能不全等,预后较差。

3. 眼部病变　除糖尿病视网膜病变外,还可见白内障、青光眼、屈光改变及虹膜睫状体病变等。

4. 神经病变　以周围神经病变最为常见,通常为对称性,下肢较上肢严重,表现为感觉异常,如手套或袜套样改变,伴麻木、灼热或痛觉过敏,多进展缓慢;动眼神经、滑车神经、外展神经、自主神经等亦可受累。

5. 糖尿病足　糖尿病患者末梢神经病变,下肢动脉供血缺乏易合并细菌感染,引起下肢远端神经异常及周围血管病变导致足部溃疡、感染等,必要需截肢治疗。

6. 糖尿病皮肤病变　皮肤改变多种多样,常见的有糖尿病水疱病、糖尿病性皮肤病等。

7. 肌肉、关节病变　运动神经受累,多发生在手、足小肌肉和大腿肌,早期检查腱反射亢进,后期腱反射减弱或消失,可出现垂足,躯体感觉不同程度下降,亦可引起糖尿病性肌萎缩和神经性营养不良性关节炎(亦称 Charcot 关节)等。

【实验室和其他检查】

1. 尿糖测定　尿糖阳性可为糖尿病诊断提供线索,但缺乏特异性。尿糖阳性提示血糖值超过了肾糖阈值(10 mmol/L)。若糖尿病合并肾脏病变,肾小球滤过率下降,肾小管重吸收功能正常,肾糖阈升高,尿糖也可呈阴性;反之妊娠时,肾小球滤过率增加,肾糖阈降低,血糖不高尿糖也可呈阳性,故应予以鉴别。

2. 血浆葡萄糖(血糖)测定　血糖升高是诊断糖尿病的主要依据。正常空腹血糖范围在 3.9~6.0 mmol/L。抽静脉血或毛细血管血,可用血浆、血清或全血。

3. 口服葡萄糖耐量试验(OGTT)　空腹血糖高于正常范围但未达到糖尿病诊断标准者进行此项检查。清晨空腹,5 min 内饮完 250~300 mL 糖水(含 75 g 葡萄糖),饮葡萄糖水后 2 h 抽血 1 次,测定静脉血浆血糖值。儿童每千克体重给予 1.75 g,总量不超过 75 g。

4. 糖化血红蛋白 A_1($GHbA_1$)和糖化血浆白蛋白　$GHbA_1$ 为葡萄糖与血红蛋白的产物,反映患者近 8~12 周内的血糖水平,正常值 8%~10%。空腹血糖反映检查时的血糖值,$GHbA_1$ 反映近 3 个月的血糖控制情况,血糖控制不良者其检测值较正常人为高,与血糖控制不良的程度呈正相关。

血浆白蛋白与葡萄糖发生糖基化反应形成果糖胺(FA),正常值为 1.7~2.8 mmol/L,果糖胺测定可反映糖尿病患者近 2~3 周内总的血糖水平。

因此糖化血红蛋白 A_1($GHbA_1$)和糖化血浆白蛋白(FA)为糖尿病患者近期病情监测的指标;一般不可作为糖尿病诊断的直接依据。

5. 血浆胰岛素和 C 肽　正常空腹血浆胰岛素水平约为 35~145 pmol/L(5~20 mU/L),C 肽水平≥400 pmol/L。C 肽水平不受血清中胰岛素抗体和外源性胰岛素的影响,故较胰岛素能更加准确地反映胰岛 β 细胞的功能。

6. 自身免疫标记物测定　1 型糖尿病患者胰岛细胞自身抗体(ICA)、谷氨酸脱羧酶抗体(GADA)、胰岛素自身抗体(IAA)常呈阳性。

【诊断和鉴别诊断】

1. WHO 对糖尿病的诊断标准　目前国际上通用 WHO 糖尿病专家委员会提出的诊断标准,见表 7-4。

表 7-4　WHO 对糖尿病的诊断标准

指标	空腹血糖浓度 (mmol/L)	餐后 2 h 血糖浓度 (mmol/L)
正常血糖	<6.1	<7.8
空腹血糖受损	6.1~<7.0	<7.8
糖耐量减低	<7.0	7.8~<11.1
糖尿病	≥7.0	≥11.1

2.糖尿病的诊断标准

(1)有糖尿病症状(三多一少)加以下情况 ① FPG≥7.0 mmol/L;②任意时间血浆葡萄糖≥11.1 mmol/L;③OGTT中2 h PG血糖≥11.1 mmol/L,需重复确认一次,诊断即可成立。

(2)无糖尿病症状,仅一次血糖达到诊断标准者,需隔日复查,若仍未到诊断标准则应定期复查,追踪随访。

3.鉴别诊断 排除其他原因引起的尿糖阳性、血糖升高或糖耐量降低。甲状腺功能亢进症,胃空肠吻合术后,碳水化合物吸收增快,可引起餐后高血糖、尿糖,但FPG、2 h PG正常;胰腺炎、胰腺切除术后可引起胰岛素绝对减少,但患者有明确的手术史;颅脑出血、外伤可引起胰岛素拮抗激素(肾上腺素、促肾上腺皮质激素等)分泌增加,使糖耐量减低,出现血糖升高,去除病因后即可缓解。

【治疗】

糖尿病须早期、长期及个体化治疗,以纠正代谢紊乱、防止或延缓并发症,维持良好学习和劳动能力,延长寿命,降低病死率为目的。国际糖尿病联盟(IDF)提出现代综合治疗措施:糖尿病健康教育、合理饮食、运动疗法、降糖药物、病情监测5个方面。2013年2型糖尿病综合控制目标见表7-5。

表7-5 2型糖尿病的综合控制目标

检测项目	目标值
空腹血浆葡萄糖(mmol/L)	4.4~7.0
餐后2 h血浆葡萄糖(mmol/L)	≤10.0
$GHbA_1$(%)	<7.0
血压(mmHg)	<140/80
体重指数(kg/m^2)	<24
低密度脂蛋白胆固醇(mmol/L)合并冠心病	<2.6
低密度脂蛋白胆固醇(mmol/L)未合并冠心病	<1.8
高密度脂蛋白胆固醇(mmol/L)	男>1.0,女>1.3
三酰甘油(mmol/L)	<1.5
尿蛋白/肌酐(g/mol)	男<2.5,女<3.5
尿白蛋白排泄率(mg/24 h)	<30
主动有氧活动(分钟/周)	≥150

(一)健康教育

健康教育是重要基础治疗措施之一,被公认是治疗成败的关键环节。良好的健康教育可提高患者的依从性,调动患者的主观能动性。应使患者认识到糖尿病是终身疾病,需要持之以恒的治疗,使患者了解糖尿病的基础知识,学会自我进行血糖监测,掌握合理饮食的内容和体育锻炼的具体要求,能够正确使用降糖药物,并熟悉药物的不良反应与应对策略,能够使用便携式胰岛素注射器。

(二)饮食治疗

饮食治疗是另一项重要基础治疗措施,应长期坚持和严格执行。包括以下几个方面。

1. 控制总热量　①计算出理想体重,即理想体重(kg)= 身高(cm)-105。②根据体力活动的强度,计算每日所需的总热量。③生长发育期儿童、妊娠及哺乳期妇女、营养不良及低体重者应酌情增加,肥胖者应酌减。

2. 各营养成分分配　糖类占总热量的50%~60%,提高倡杂粮、粗制面的比例,忌食含糖量高的各类食物如面粉、甜点等;蛋白质一般不超过总热量的15%,成人每日每公斤体重0.8~1.2 g,儿童及哺乳期妇女、营养不良者可酌情增加;肾功能异常者每日每公斤体重应限制在0.8~0.6 g。尽量采用优质蛋白饮食,建议1/3来自动物蛋白,丰富的必需氨基酸可保证人体代谢所需;脂肪占总热量20%~30%,每日脂肪总量不超过60 g。每日膳食纤维素摄取量应超过40 g,建议食用绿色蔬菜、粗谷物、低糖水果等。

3. 合理分配　确定每日各种营养物质的组成和总热量,每克碳水化合物产热13 kJ(4 kcal)、蛋白质13 kJ(4 kcal)、脂肪38 kJ(9 kcal)。按每日三餐进行分配,配比为1/5、2/5、2/5或1/3、1/3、1/3。将热量换算为食物重量制订食谱。

(三)运动疗法

根据患者年龄、性别、病情等条件制订切实可行的适宜长期坚持的运动计划,2型糖尿病患者适当运动有利于控制体重、提高胰岛素敏感性;1型糖尿病患者宜在餐后进行运动,防止低血糖反应。

(四)病情监测

定期监测血糖,患者正确应用便携式血糖仪进行自我监测;3~6个月定期复查糖化血红蛋白,了解近期血糖控制的总体情况,及时调整治疗方案;每年全面复查1~2次,尽早发现并发症,及时治疗。

(五)降糖药物治疗

1. 口服降血糖药物

(1)促胰岛素分泌剂

1)磺脲类(sulfonylureas,SUs)　目前临床上广泛应用的SUs为第二代磺脲类药物,有格列本脲(glibenclamide)、格列吡嗪(glipizide)等。

作用机制:磺脲类降糖药通过作用胰岛β细胞膜上的ATP钾离子通道(K_{ATP}),关闭调节K_{ATP}通道,激活电压依赖性钙离子通道,启动胰岛素分泌而降低血糖。SUs可发挥正常作用的前提是机体尚存相当数量(超过30%)有功能的β细胞。

适应证:①SUs作为单药治疗适用于新诊断的2型糖尿病非肥胖患者,经饮食、运动等基本治疗未能控制;②2型糖尿病不需要应用胰岛素或每日应用胰岛素剂量在30 U以下者;③体重正常或轻度肥胖的患者;④可与胰岛素或双胍类等降血糖药联合应用。

禁忌证或不适证:①1型糖尿病;②有糖尿病酮症酸中毒、严重感染等并发症或β细胞功能极差的2型糖尿病患者;③围手术期、全胰腺切除者;④SUs过敏或中毒不良反应者;⑤儿童糖尿病、孕妇、哺乳期妇女。

不良反应:①低血糖反应,最为常见且最为重要的不良反应,常发生在高龄患者、肝肾功能不全者。剂量过大、饮食不当、饮酒行为等为常见诱因。②消化系统症状,厌食、恶心、呕吐,偶有肝功能损害、胆汁淤滞性黄疸。③皮肤反应,瘙痒、皮疹等,过敏反应时停用。④体重增加,考虑与胰岛素分泌增多有关。⑤其他不良反应,头痛、眩晕、粒细胞减少等反应,轻者对症处理,重者停用SUs类药物。

临床应用:目前广泛应用的是第二代磺脲类降糖药,常用药物及特点见表7-6。

表7-6 第二代磺脲类药物的主要特点及应用

名称	片剂量(mg)	服药次数	作用时间(h)	作用特点
格列本脲	2.5	1~2	16~24	作用强而持久,易致低血糖
格列齐特	80	1~2	12~24	降低血小板过高黏附
格列吡嗪	5	1~2	12~24	增加纤维蛋白溶解性
格列喹酮	30	1~2	4~8	5%从肾脏排泄,不易造成药物蓄积
格列苯脲	1	1	10~20	缺乏胰岛素时,也可产生胰外降糖作用
格列波脲	25	1~2	8~10	作用缓和,适用于高龄患者

常用的第二代SUs药物作用机制相似,其中格列苯脲作用最强,但作用强的片剂量较小,作用弱的片剂量较大,因而临床效能相差不多。服用时建议从小剂量开始,早餐前0.5~1 h顿服,根据血糖控制情况逐渐增加剂量,用药量较大时改为早晚餐前分两次服用。格列吡嗪、格列齐特的控释片能全天增强胰岛β细胞对血糖的控制作用,常用口服剂量5 mg,1次/d。格列本脲作用最强,价廉但易引起低血糖。高龄及肝肾功能减退者应慎用,如需服用可改为作用温和的格列吡嗪、格列齐特、格列喹酮;轻度肾功能减退(Scr>60 mL/min)时药物均可使用,中度肾功能减退(Scr 30~60 mL/min)宜使用格列喹酮、格列波脲,重度肾功能减退应慎用上述药物。各类SUs不宜联合应用,也不宜与非磺脲类降糖药联用。

2)格列奈类(非磺脲类胰岛素促泌剂) 此类药物降糖机制与磺脲类相似,激活钙离子通道,增加钙离子内流,改善胰岛素早相分泌。降血糖作用快速而短暂,可有效降低餐后高血糖,于每次进餐前或餐时口服。适用于2型糖尿病早期餐后高血糖或餐后高血糖为主的老年患者。该类药物主要从胃肠道排泄,伴肾功能不全者也可使用,可独用或与二甲双胍、胰岛素增敏剂等联用增加疗效。禁忌证与SUs相同。常用药物为:①瑞格列奈(repaglinide)剂量0.5~4 mg,每日3次,餐前即刻服用。②那格列奈(nateglinide)剂量60~120 mg,用法同前。

(2)双胍类(biguanides)

1)作用机制 抑制肝糖原输出,改善外周组织对胰岛素的敏感性,增加肌肉等外周组织对葡萄糖的利用与摄取。单独用药极少引起低血糖,与磺脲类及胰岛素合用有协同作用,对正常人无降血糖作用。

2)适应证 ①2型糖尿病:尤其肥胖及伴血脂、血压异常或高胰岛素血症患者,作为一线治疗药,可单用或联合其他药物;②1型糖尿病血糖波动大者,可减少胰岛素用量。

3)禁忌证 ①1型糖尿病不宜单独使用;②2型糖尿病有严重并发症:酮症酸中毒、高渗性昏迷、感染、代谢紊乱等;③高热、消瘦、肝、肾功能不全,糖尿病并发器质性病变者;④高龄患者慎用。

4)临床应用 目前应用最为广泛的该类药物为二甲双胍(metformin),常用剂量0.5~1.5 g/d,分2~3次口服,不超过2 g/d。

5)不良反应 消化道反应:口苦咽干、厌食、恶心、呕吐等,宜饭后服药,从小剂量开始逐渐增加剂量;皮肤过敏反应:红斑、荨麻疹等;乳酸性酸中毒:为最严重的不良反应,多见于高龄患者或大剂量用药,肝肾功能不全者。

(3)α-葡萄糖苷酶抑制剂(AGI)

1)作用机制 食物中的淀粉、双糖等物质的吸收需要小肠黏膜内的α-糖苷酶,AGI通过竞争性抑制该酶可延迟碳水化合物吸收,从而使餐后高血糖降低。

2)适应证 ①2型糖尿病:尤其空腹血糖不高餐后血糖明显升高者,可为一线用药,可单独使用或联合磺脲类、双胍类降糖药物或胰岛素应用;②1型糖尿病:在胰岛素治疗基础上应用AGI,可减少胰岛素用量和增加血糖稳定;③反应性低血糖:胰岛素不适当分泌的糖尿病患者易发生反应性低血糖,应用AGI延缓碳水化合物吸收,可使低血糖反应得到改善。

3)禁忌证 ①药物过敏者;②肠道疾病,如溃疡、炎症、胃肠功能紊乱者;③合并感染、创伤、酮症酸中毒、代谢紊乱等;④严重肝、肾功能不全者。

4)制剂与用法 ①阿卡波糖(acarbose)起始剂量25~50 mg,2~3次/d,日最大剂量300 mg;②伏格列波糖(voglibose)起始剂量0.2 mg,3次/d,日最大剂量0.9 mg。AGI应在进餐时嚼服。

5)不良反应 腹胀、腹泻、排气增加等,但数周后,由于小肠中下段α-葡萄糖苷酶被诱导激活,消化道症状即可减轻。

(4)噻唑烷二酮类(thiazolidinediones,TZDs)

1)作用机制 可增强外周组织对胰岛素的敏感性,减轻胰岛素抵抗,称为胰岛素增敏剂。TZDs可调控多种影响糖、脂代谢基因的转录,使胰岛素作用放大。主要适用于2型糖尿病,尤其肥胖、有明显胰岛素抵抗者,可单独应用或与α-葡萄糖苷酶抑制剂、二甲双胍或胰岛素联合应用。禁忌证:①1型糖尿病患者;②糖尿病急性并发症患者如酮症酸中毒、非酮症高渗性糖尿病昏迷等;③对该类药物过敏者;④有明显肝、肾功能不全、心衰者;常见不良反应有头晕、头痛、恶心、呕吐、贫血、部分病人有肝功能异常,因此用药期间需监测肝功能,本药可使围绝经期或无排卵型女性恢复排卵,故需注意避孕。

2)常用药物 ①罗格列酮(rosiglitazone)4~8 mg/d,分1~2次口服;②吡格列酮(pioglitazone)15~30 mg/d,最大剂量45 mg/d,早餐时顿服。

2. 胰岛素治疗 胰岛素是控高血糖的有效和重要手段。胰岛素制剂可分为:短效、中效、长效胰岛素3类,根据需要尚有不同比例短中效胰岛素的预混制剂。短效胰岛素主要控制第1餐后高血糖,短效胰岛素必要时可静脉注射,起效快;中效胰岛素起效较慢,作用时间较长,主要控制第2餐后高血糖;长效胰岛素无明显血药浓度高峰,主要维持基础胰岛素水平。

胰岛素类似物:近年来研制了短效和长效胰岛素类似物制剂,与人胰岛素相比,改变了部分氨基酸序列,既能发挥降血糖作用,又能改变作用时间,满足多种治疗需要。速效胰岛素类似物:赖脯胰岛素(insulin lispro)是将人胰岛素B链28位脯氨酸与29位的赖氨酸位置交换;门冬胰岛素(insulin aspart)是将人胰岛素B链28位脯氨酸换为门冬氨酸,重新组合成短效人胰岛素类似物。注射后单体吸收快,大多15 min内起效,1 h达峰值,但代谢也快,6 h即可降至基础水平。长效胰岛素类似物:甘精胰岛素(insulin glargine)是将人胰岛素A链21位的门冬酰胺换成甘氨酸,并在B30位加2个精氨酸,从而使其在中性环境中沉淀,酸性环境中溶解,减缓分解吸收,延长半衰期,通常2~3 h起效,可持续24 h;地特胰岛素(insulin detemir)是在胰岛素B29位加上14烷酰基后组成的类似物,经修饰后可与血浆白蛋白结合,从而免受降解,延长半衰期,直至与胰岛素受体结合后方与白蛋白脱离。长效胰岛素类似物提供基础胰岛素水平,平稳其血浆浓度,减少低血糖发生率。

(1)适应证

1)1型和妊娠糖尿病患者必须应用胰岛素治疗。

2)2型糖尿病患者出现以下情况也需使用胰岛素治疗:①经饮食及口服降糖药治疗未能良好控制者及新诊断的2型糖尿病伴明显高血糖或在病程中无明显诱因体重显著下降者,一开始就应用胰岛素强化治疗者;②并发重要脏器功能损害者如重症糖尿病肾病、视网膜病变;③糖尿病急性并发症如酮症酸中毒、高渗性昏迷等;④妊娠期及哺乳期;⑤合并严重感染、创伤或大手术、急性心肌梗死等;⑥某些特殊糖尿病。

(2)几种胰岛素和胰岛素类似物的制剂特点 见表7-7。

表7-7 各种胰岛素制剂和胰岛素类似物的特点

作用类别	给药途径	起效时间	峰值时间	持续时间	给药时间
超短效	皮下				
赖脯胰岛素		0.25~0.5 h	0.5~1.5 h	3~5 h	餐前
门冬胰岛素		0.25~0.5 h	1~3 h	3~5 h	餐前
短效					
胰岛素	静脉	即刻	0.5 h	2	根据病情
	皮下	0.5 h	2~4 h	6~8 h	餐前半小时
中效	皮下				
低精蛋白锌胰岛素混悬液(NPH)		1~3 h	8~12 h	18~24 h	早或晚睡前
慢胰岛素锌混悬液		同上	6~12 h	18~26 h	1~2次/d
长效	皮下				
特慢胰岛素锌悬液		3~8 h	14~24 h	30~36 h	早/晚餐前1 h
精蛋白锌胰岛素混悬液(PZI)		同上	16~18 h	24~36 h	每日1次
特慢	皮下				
甘精胰岛素		2~3 h	无峰	30 h	睡前1次
地特胰岛素		同上	同上	24 h	
预混	皮下				
诺和锐30(预混门冬胰岛素30)		10~20 min	1~4 h	14~24 h	早/晚餐前0.5 h
优泌乐25(预混赖脯胰岛素25)		15 min	0.5~1 h	16~24 h	1~2次/d

(3)使用原则和方法 胰岛素治疗应在一般治疗和饮食治疗的基础上进行。

①联合疗法:在口服降糖药基础上加用胰岛素,力求模拟生理性胰岛素分泌模式,大多数病人空腹血糖可得到满意控制,也可改善口服药反应。②个体化治疗方案:应根据患者血糖、体重、有无胰岛素抵抗等因素决定胰岛素初始剂量,根据三餐前后血糖监测调整使用剂量。③如血糖波动大或重度急性并发症宜用普通胰岛素,以便探索剂量,快速控制病情。④病情稳定后应用中、长效胰岛素于早、晚餐前皮下注射1次;或应用混合胰岛素于早、晚餐前皮下注射1次,中效与短效用时混合,比例、剂量应根据病情进行调整。⑤1型糖尿病一经确诊就应立即开始胰岛素终身替代治疗。

1型糖尿病患者应针对体内残存的β细胞数量和功能,制订个体化治疗方案。1型糖尿病患者尤其是妊娠和胰岛功能衰竭时,可采用多次皮下胰岛素注射方案或持续静脉胰岛素输注,初始剂量约为$0.5 \sim 1.0$ U/(kg·d),持续静脉胰岛素输注方法可模拟人体自身胰岛素分泌模式,控制血糖更为理想。

2型糖尿病有以下情况考虑胰岛素治疗:①经生活方式干预和多种口服降糖药联合治疗,血糖控制仍不理想者;②在治疗过程中无明显诱因体重下降;③新诊患者血糖明显升高,尤其基线 HbA_1

很高(≥9.0%),可根据患者具体血糖情况,联合其他口服降糖药或单用胰岛素,预混胰岛素 1~2 次/d 或选择基础胰岛素治疗。

胰岛素强化治疗:三餐前短效胰岛素并晚睡前中效胰岛素皮下注射或早、午餐前短效和晚餐前短效长效胰岛素注射。胰岛素强化治疗时低血糖发生率增加,应注意及早识别和处理。高龄、严重并发症及 2 岁以下幼儿不宜采用胰岛素强化治疗。

在胰岛素强化治疗时,有以下特殊情况要考虑。①索莫吉反应(Somogyi effect):胰岛素治疗过程中,易在午夜出现低血糖,而后抗胰岛素激素(肾上腺素、生长激素等)使血糖上升,低血糖过程可能掩饰,仅发现代偿性高血糖现象,从而造成错误治疗。因此,大剂量使用胰岛素治疗的患者,发现血糖升高要警惕 Somogyi 反应。②夜间胰岛素用量不足,出现夜间血糖升高。③黎明现象(dawn phenomenon):夜间血糖控制平稳,也无低血糖发生,于黎明时分因拮抗胰岛素的激素(皮质醇、生长激素等)分泌过多引起的一种清晨高血糖现象;分别于夜间 0、2、4、6、8 时多点监测血糖可有效鉴别空腹血糖升高的原因。

(4)不良反应

1)低血糖反应　胰岛素的主要不良反应,与剂量过大和(或)饮食失调有关。

2)过敏反应　有局部和全身反应,局部反应表现有注射部位红、肿、热反应,可形成结节,严重者脂肪营养不良(皮下脂肪萎缩或增生)。皮下注射时,儿童或妇女多引起无痛性皮下脂肪萎缩,成年男性则由于多次注射后局部纤维组织增生,可出现注射部位肿胀,形成血供不足的肿块;全身反应有荨麻疹,甚至过敏性休克。处理措施:停用或更换胰岛素制剂,使用抗组胺药及糖皮质激素,出现过敏性休克时应立即停用,抢救。

3)屈光变化　注射胰岛素早期有时出现一过性双眼老视,视物模糊,可能是晶状体和眼组织液中渗透压改变的结果。当糖尿病有效控制后,可自行调整恢复。

4)胰岛素水肿　胰岛素治疗中,患者可出现水肿,考虑原因如下:糖尿病未控制时,多尿引起钠的丢失,糖尿病有效控制后,肾素-血管紧张素-醛固酮系统较活跃,使钠潴留;糖尿病未控制时,血浆胰高血糖素增高,促钠排出,糖尿病有效控制后,胰高血糖素水平降低,引起钠潴留。原有心血管疾病或有糖尿病心血管并发症者,钠水潴留可引起急性心衰。

5)胰岛素抵抗　在无酮症酸中毒、感染及胰岛素抵抗因素情况下,胰岛素每日需要量超过 100~200 U,超过 48 h 以上者,称为胰岛素抵抗。胰岛素抵抗包括免疫性和非免疫性抵抗。胰岛素制剂具有免疫原性(牛胰岛素最强)会产生抗体,结合大量胰岛素,增加使用剂量,极少数患者可表现胰岛素抗药性;非免疫性抵抗常见于肥胖型糖尿病患者,体重降低后胰岛素抵抗现象可得以改善。有免疫性抵抗的部分患者,采用严格饮食控制时,皮下注射单组分人胰岛素短效制剂,如不能改善可试用静脉注射 20 U,如仍无效应迅速加大剂量,予静脉滴注,常能自行恢复对胰岛素的敏感性;如效果不好,可同时使用糖皮质激素(泼尼松不少于 40 mg/d),常在 7~10 d 内恢复敏感性。

(六)胰腺移植和胰岛细胞移植

胰腺移植和胰岛细胞移植若获成功,将使糖尿病得到"根治",是糖尿病治疗的新方向。移植对象为病程超过 2 年的 1 型糖尿病患者;合并肾功能不全者可进行胰肾联合移植。供体来源主要为胎儿胰腺,其次为尸体胰腺及自体胰腺组织。目前胰岛细胞移植进展迅速,临床应用已初步取得疗效,但仍无法推广。

(七)胰岛素泵

闭环型胰岛素泵由血糖感受器、电子计算机及注射泵组成,血糖感受器连续不断测定血糖浓度,反馈调节胰岛素注射量,葡萄糖及或高血糖素注射器进行注射,可明显降低低血糖发生率。开环型胰岛素泵是一种小型糖尿病治疗仪器,由微型电机、微型泵、驱动电路、控制电路、电源和胰岛素容器组成,无血糖感受器及电子计算机。根据预先设定剂量向体内定时输注胰岛素,根据不同情况,设置基础量和加速量两种速度释放胰岛素,使血糖控制在稳定水平。

(八)糖尿病的手术治疗

近年证实减重手术可明显改善肥胖2型糖尿病患者血糖,术后2~5年内的缓解率超过60%,某些国家手术已推荐为肥胖Ⅱ型糖尿的可选择治疗方法之一。但在手术切点位置,手术适应证规范性,如何降低并发症发生风险及手术前后对患者的管理等方面还有待进一步规范,故目前未大规模展开该项治疗。

【预防】

开展糖尿病宣传教育,提高糖尿病患者自我监护能力,提高全社会对糖尿病的认知。糖尿病预防分为三级:一级预防目的为减少糖尿病的发病率,主要针对糖尿病的高危人群(如肥胖、超重、糖尿病或肥胖家族史者),措施为改变人群中与糖尿病发病有关的环境因素,应提倡合理膳食,适宜的运动等;二级预防目的是早期发现并有效治疗糖尿病,措施为每1~2年对高危人群及45以上人群进行筛查,使糖尿病患者血糖控制达标;三级预防目的是延缓和(或)防止并发症发生、恶化,降低死亡率。

二、糖尿病酮症酸中毒

糖尿病酮症酸中毒(diabetic ketoacidosis,DKA)是糖尿病严重的急性并发症,是由于胰岛素不足、拮抗胰岛素的升糖激素(胰高血糖素、皮质醇、儿茶酚胺等)升高,所致的严重代谢紊乱综合征。以高血糖、高血酮、代谢性酸中毒为主要临床表现。常见的诱因是急性感染,其他诱因有创伤、大手术、饮食不当(过量或不足)、妊娠、分娩、胰岛素不适当减量或突然中断等,有时也可无明显诱因,DKA一旦发生,应积极治疗。

【发病机制】

胰岛素缺乏是DKA发生的基础,胰岛素严重不足时引起糖代谢紊乱加重,肝脏的酮体生成旺盛,血清酮体上升超过正常时出现酮症;酮体积聚,发生代谢性酸中毒,称为酮症酸中毒,严重时可引起昏迷。除上述因素外,其他升糖激素如高血糖素、生长激素、皮质醇、儿茶酚胺等的增多,在DKA的发生中也有一定作用。

【临床表现】

DKA可分为轻度、中度和重度。①轻度仅有酮症,早期血酮升高称酮血症;②中度除酮血症外,还有轻中度酸中毒;③重度指酸中毒伴意识障碍即酮症酸中毒昏迷。

早期酮症或酸中毒代偿阶段仅有多尿、烦渴多饮、乏力等症状加重或首次出现;病情继续加重,于2~4d发展至失代偿后病情迅速恶化,出现食欲减退、恶心、呕吐常伴头痛、烦躁、嗜睡等症状,极度口渴、尿量显著增多、呼吸深大,呼气中含有烂苹果味(丙酮气味),面颊潮红、口唇樱红色。后期患者呈严重失水,尿量减少、皮肤黏膜干燥、眼球下陷、声音嘶哑、血压下降、四肢厥冷,可并发休克或心、肾功能不全;晚期,各种反射迟钝甚至消失,患者昏迷。少数病例出现腹痛,与急腹症表现相似,易误诊,应注意鉴别。

【实验室和其他检查】

1. 尿液检查 尿糖、尿酮体阳性至强阳性,肾功能受损可有蛋白尿和管型尿。重度 DKA 机体缺氧,酮体产生减少,尿酮体检查呈阳性或弱阳性。

2. 血液检查 血糖常显著升高,一般 16.7~33.3 mmol/L(300~600 mg/dL),超过 33.3 mmol/L 时多伴高渗状态。血酮体增高,常超过 0.48 mmol/L(5 mg/dL);血 pH 值降低;二氧化碳结合力降低;碱剩余负值增大;血钠、氯常降低,血钾早期可正常或偏低,少尿时可偏高;血尿素氮和肌酐轻中度升高;血白细胞计数升高,分类计数中性粒细胞升高,无感染时也可超过 10×10^9/L。

【诊断和鉴别诊断】

1. 诊断 如尿糖、尿酮体阳性,血糖、血酮体升高,CO_2 结合力降低等变化,无论有无糖尿病史均可诊断糖尿病酮症酸中毒;糖尿病患者合并尿毒症、脑血管意外等情况时,可出现酸中毒或意识障碍,这亦可成为 DKA 的诱发因素,治疗中应注意防治与鉴别。对昏迷、酸中毒、失水、休克的患者,均应考虑本病;原糖尿病症状加重、酸中毒和(或)意识障碍更应警惕本病。DKA 患者昏迷只是少数,此时应与低血糖昏迷、乳酸性酸中毒等情况鉴别。

2. 鉴别诊断 见表 7-8。

表 7-8 DKA 鉴别诊断

鉴别诊断	酮症酸中毒	低血糖昏迷	高渗性昏迷	乳酸性酸中毒
病史	糖尿病、DKA 诱因史	糖尿病、药物治疗、少食、运动过量	多无糖尿病史,有呕吐、腹泻史	肝肾功能不全、心衰、饮酒史
临床表现				
皮肤	干燥、脱水	潮湿、多汗	干燥、脱水	潮红、脱水
呼吸	深、快	正常	快	深、快
脉搏	细速	快速	细速	细速
血压	下降或正常	正常或稍高	下降	下降
实验室检查				
血糖	16.7~33.3 mmol/L	<2.5 mmol/L	>33.3 mmol/L	正常/增高
尿糖	++++	±	++++	±
尿酮体	+~+++	-	±	±
血钠	降低/正常	正常	正常/升高	正常/升高
PH	降低	正常	正常/稍低	降低
CO_2 结合力	降低	正常	正常/降低	降低
乳酸	稍高	正常	正常	升高
血浆渗透压	正常或稍高	正常	显著升高	正常

【治疗】

DKA 所引起的病理生理变化,及时治疗大多预后良好。DKA 发病的主要原因是胰岛素缺乏,因此控制血糖,迅速补充胰岛素,纠正水、电解质及酸碱失衡是防治的关键。

1. 胰岛素治疗　一般采用短效胰岛素进行静脉滴注。0.1 U/(kg·h)胰岛素加入生理盐水中持续静脉滴注,使血糖以 3.9～6.1 mmol/(L·h)速度下降;也可采用间歇静脉注射或肌内注射,1 次/h,剂量同前。如脱水已基本纠正,血糖下降速度未达到最低标准,可加倍使用胰岛素。每 1～2 h 检测血糖,维持血糖下降速度稳定,当血糖下降至 13.9 mmol/L 时,转为第二阶段治疗,将生理盐水改为 5% 葡萄糖注射液静脉滴注,胰岛素用量应减至 0.05～0.1 U/(kg·h),待尿酮阴转后仍需间隔 4～6 h 检查血糖,维持 12 h 左右,可过渡到日常治疗。

2. 补液　补液不仅能纠正失水,改善组织低灌注,而且有助于发挥胰岛素生物效应。轻度脱水不伴酸中毒时可口服补液,中度以上 DKA 患者,静脉补液。第一阶段补给生理盐水,第二阶段当血糖下降至 13.9 mmol/L 以下时用 5% 葡萄糖注射液,补液总量按原体重的 10% 预估;补液速度先快后慢,如心、肾功能正常,可于 1～2 h 内输入 1 000～2 000 mL,以便快速改善微循环,以后再视失水、血压及尿量等具体情况决定补液量。一般第一个 24 h 内输入总量 3 000～5 000 mL,失水严重者可更多。应鼓励患者多饮水,减少静脉补液。

3. 纠正酸中毒及电解质紊乱　轻、中度 DKA 患者经上述治疗,代谢紊乱纠正后,代谢性酸中毒可得以恢复;重度酸中毒,当血 pH 值低于 7.0 或血碳酸氢根低于 5 mmol/L 应给予碳酸氢钠,可将 50 mmol 碳酸氢钠(约 5% SB 84 mL),以 200 mL 注射用水稀释至等渗溶液后静脉滴注,先快后慢。一般仅给 1～2 次即可。补充碳酸氢钠过快过多,可加重组织缺氧,诱发或加重脑水肿、低血钾,反跳性碱中毒等。DKA 患者有不同程度低钾,治疗前血钾水平下降不明显,当循环好转,尿量增多,血糖下降时,血钾可骤降,出现低钾血症,引起四肢无力,腹胀、尿潴留等,严重时可导致心律失常,使用时中要定时监测血钾和尿量(见尿给钾);一般氯化钾 24 h 总量 3～6 g,当血钾升至 3.3 mmol/L 时再开始胰岛素治疗,减少心律失常及心搏骤停发生率,同时应注意镁、磷的纠正。

4. 其他治疗　积极处理诱发因素和防治并发症,应特别注意寻找感染灶,必要时作血、尿或咽拭子培养以择用抗生素。治疗各种并发症:休克、心力衰竭、肾衰竭、脑水肿等。做好护理,是抢救 DKA 的重要环节,注意口腔、皮肤的清洁,防止压疮和感染,观察病情变化,准确记录病情等。

5. 护理　良好护理是抢救 DKA 的重要环节。应按时清洁口腔、皮肤,预防压疮和继发性感染。细致的观察病情变化,准确的记录神志、瞳孔大小和反应、生命体征、出入水量等。

【预防】

良好控制糖尿病患者的血糖,积极防治感染等诱发因素和并发症。

三、高血糖高渗综合征

高血糖高渗综合征(hyperglycemic hyperosmolar syndrome,HHs)是糖尿病急性并发症之一,以严重高血糖而无明显酮症酸中毒、高血浆渗透压、脱水,有不同程度的意识障碍为特征,好发年龄 50～70 岁,男女比例相同。约一半以上患者发病前无糖尿病史或仅有轻症病史。

常见诱因有感染、急性胃肠炎、胰腺炎、脑血管意外、严重烧伤、血液或腹膜透析、脱水、大量摄入糖分等;某些药物也可成为诱因,如利尿剂、糖皮质激素、免疫抑制剂、大量输注葡萄糖液、长期静脉营养等。

【发病机制】

机制复杂,未完全阐明。基本病因是胰岛素绝对或相对不足,原有糖代谢紊乱加重,引起高血糖,渗透性利尿导致严重失水,使血液浓缩,失钠多于失水引起高钠血症;在上述诱因的作用下,胰岛素分泌进一步减少或加重胰岛素抵抗,血糖明显升高;血浆渗透压增高,脑细胞脱水,从而导致突出的神经精神症状。

【临床表现】

起病隐匿,通常数天至数周,少有急性起病。常先有口渴、多尿、多饮,但多食不明显,反而食欲减退,反应迟钝,病情日渐加重,患者严重失水,少尿或无尿,中枢神经系统损害明显,有不同程度的意识障碍,表现为嗜睡、幻觉、偏盲、上肢拍击样粗震颤、癫痫样抽搐(多为局限性发作)等。病情严重者可并发脑血管意外、心肌梗死或肾功能不全等。

【实验室检查】

尿糖强阳性,但无酮症或较轻。肾功能损害,可有蛋白尿和管型尿。

血糖常明显升高,可达 33.3 mmol/L 以上,最高可达 267 mmol/L;血钠升高,超过 155 mmol/L,但也有正常甚或偏低者。血浆渗透压显著增高,是 HHS 的重要特征与依据,可达 330~460 mOsm/L[有效血浆渗透压 mOsm/L=2×(Na^++K^+)+血糖(以 mmol/L 计算)]。

【诊断】

本病的诊断并不困难,关键强调早期诊断和治疗。临床凡遇不明原因意识障碍及昏迷伴脱水、休克尤其中老年、血压低而尿量多者,无论有无糖尿病史,均应想到本病的可能,进行相关检查以排除本病。

HHS 应与脑血管病、糖尿病其他并发昏迷的疾病进行鉴别。

【治疗】

1. 补液　患者多失水严重,故积极补液、纠正高渗至关重要,主张先补等渗溶液,可用生理盐水和适量胶体溶液。第 1 h 可静脉滴注 500~1 000 mL,初 4 h 内可给 2 000~3 000 mL。当血糖下降至 13.9~16.7 mmol/L 时可改为 5% 葡萄糖液,并加适量胰岛素。输液总量一般按患者原体重的 10%~12% 估算,开始 2 h 给予 1 000~2 000 mL,前 12 h 给予总量的 1/2 加当日的尿量,第一日补液总量,一般约 3 000~5 000 mL,静脉滴速应根据患者血压、心率、尿量、血浆渗透压等因素,必要时进行中心静脉压监护。

如无休克或休克已纠正,在输注生理盐水 1 000~2 000 mL 后,血浆渗透压仍>350 mOsm/L,血钠>155 mmol/L 时,考虑输注 0.45% 氯化钠低渗溶液;当血浆渗透压<330 mOsm/L 时,再改为等渗溶液。低渗溶液虽可使血浆渗透压下降较快,但可能诱发脑水肿,并可能发生溶血反应,故使用中应注意防治。

2. 胰岛素治疗　治疗原则与 DKA 相同,但所需胰岛素剂量较小,当血糖>33.3 mmol/L 时,可先静脉注射胰岛素首次负荷量,当血糖下降至 16.7 mmol/L、血浆渗透压<330 mOsm/L 时,转为第二阶段治疗;输入 5% 葡萄糖盐水并加胰岛素,同时监测血糖,注意补钾及防止脑水肿。

3. 补钾　失水时多伴失钾,但失水和高渗状态时血钾未必降低,故输注生理盐水和应用胰岛素后,应根据尿量适当补钾,严密观察。

4. 诱因及并发症治疗　及时控制感染,纠正心力衰竭,改善肾功能,治疗脑水肿等。

【预防】

HHS病死率是DKA的10倍以上,因此应早发现及时控制糖尿病;积极防治各种诱因,如感染、应激等。

> **助医考点**
> 糖尿病的概念及分型、临床表现、诊断、急、慢性并发症、综合防治原则、口服降糖药物的治疗、胰岛素治疗、筛查和预防。

问题分析与能力提升

患者王某,女,65岁。发热、咳嗽3 d,上肢抽搐伴昏迷2 h来诊,患者近1月来多饮、多食伴口干。既往无疾病史记录。

体格检查:T 38.4 ℃,P 120次/min,R 22次/min,BP 120/80 mmHg;皮肤弹性差,深昏迷,双肺呼吸音粗糙,未闻及干、湿啰音,心律齐,病理反射未引出。

辅助检查:血糖35 mmol/L,血钠158 mmol/L,血浆渗透压360 mOsm/L,尿糖(++++),尿酮体(±),血乳酸1.80 mmol/L。

请分析该患者可能患了什么病?还需要做什么检查?请为患者制订一个初步治疗方案。

巩固练习题

1. 患者,女,28岁。烦渴、多尿1年,不规律用胰岛素治疗,食欲缺乏、呕吐3 d。体检:36.2 ℃,呼吸深大、有异味。血糖22 mmol/L,尿糖(++++),酮体(+++)。最可能的诊断是 ( )
   A. 急性肠炎+代谢性酸中毒　　B. 代谢性碱中毒　　C. 乳酸酸中毒
   D. 糖尿病酮症酸中毒　　E. 非酮症高渗性糖尿病昏迷

2. 患者,女,50岁。糖尿病病史9年,因双足趾端麻木,大腿皮肤刺痛3个月余来诊。查体:双手骨间肌萎缩,肌力Ⅳ级,病理反射(-)。空腹血糖14 mmol/L,血酮(-)。应考虑糖尿病慢性并发症是 ( )
   A. 周围神经病变　　B. 自主神经病变　　C. 视网膜病变
   D. 脑血管病变　　E. 肾脏病变

3. 2型糖尿病的主要特点是 ( )
   A. 胰岛素缺乏　　B. 有发生酮症酸中毒倾向　　C. 发病由自身免疫介导
   D. 大多存在胰岛素抵抗　　E. 年轻人多见

4. 双胍类降血糖药物主要适用于 ( )
   A. 妊娠糖尿病　　B. 肥胖的1型糖尿病　　C. 消瘦的1型糖尿病
   D. 肥胖的2型糖尿病　　E. 消瘦的2型糖尿病

5. 反映糖尿病病情控制的指标是 ( )
   A. 空腹及餐后2 h血糖　　B. 尿糖定性　　C. 血清胰岛素水平
   D. 口服葡萄糖耐量试验　　E. 糖化血红蛋白

6. 糖尿病酮症酸中毒静脉滴注首先选用以下哪种药物 ( )
   A. 碳酸氢钠　　B. 甘露醇　　C. 胰岛素
   D. 抗生素　　E. 多巴胺

7. 糖尿病诊断标准中,随机血糖应大于 ( )
   A. 7.0 mmol/L　　B. 11.1 mmol/L　　C. 5.6 mmol/L
   D. 6.1 mmol/L　　E. 7.8 mmol/L

8. 男,60岁,高血压病30余年,糖尿病10余年,发现双侧肾动脉狭窄2年,禁用的药物 ( )
   A. 血管紧张素Ⅱ受体阻滞剂　　B. β受体阻滞剂　　C. 钙拮抗剂
   D. 噻嗪类利尿剂　　E. 硝普钠

第七节 血脂异常和脂蛋白异常血症

血脂异常(dyslipidemia)指血浆脂质中量或质出现异常。血浆脂质与蛋白质结合,以脂蛋白的形式存在于血液中,因此,血脂异常表现为脂蛋白异常血症(dyslipoproteinemia)。血脂包括总胆固醇(TC)、三酰甘油(TAG)、脂肪酸和磷脂,血脂异常临床有高 TAG 血症,高 TC 血症、高低密度脂蛋白(LDL)血症和高密度脂蛋白(HDL)降低等表现。

【病因和发病机制】

(一)病因

分为原发性血脂异常和继发性血脂异常症。原发性血脂异常症是由于遗传缺陷所致;系统性疾病所致者称为继发性血脂异常症,如糖尿病、肾病综合征、甲状腺功能减退等多见高 TC 血症;肾病综合征、肾衰透析者、肥胖、慢性乙醇中毒多见高 TAG 血症。

根据血浆脂蛋白谱的变化可分为 5 型。①Ⅰ型:血浆乳糜微粒(主要含 TAG)浓度升高,TC 正常或稍高;多见于家族性高乳糜微粒血症。②Ⅱ型:分为 a、b 两个亚型,a 型仅血浆 LDL 升高;b 型血浆极低密度脂蛋白(VLDL)和低密度脂蛋白均升高。③Ⅲ型:血浆 TC 和 TAG 升高,见于家族性异常 β 脂蛋白血症。④Ⅳ型:血浆 VLDL 增加的 TAG 升高。⑤Ⅴ型:血浆 CM、VLDL 升高,TAG 升高为主。

(二)发病机制

1. 先天因素　脂蛋白酶是清除乳糜微粒(CM)和极低密度脂蛋白(VLDL)的酶,脂蛋白酶缺陷引起家族性 1 型高乳糜微粒血症;该酶活性下降引起 V 型高脂蛋白血症。

2. 获得性因素　①高脂饮食:饮食中脂肪摄取过多是血脂异常的常见原因。②体重增加:肥胖和 2 型糖尿病多引起血浆 TC 和 TAG 升高,肥胖时,LDL 受体功能受到抑制,多伴随高低密度脂蛋白血症。③高龄:随年龄增长 TC 升高。老年人代谢减慢,LDL 受体活性降低,另一方面,体内胆酸合成减少,肝内 TC 增加。④雌激素缺乏:雌激素促进 LDL 分解,绝经后女性雌激素水平降低,血浆 TC 升高;因此 50 岁前高 TC 血症患者男性多于女性。⑤其他:药物如糖皮质激素可引起高 TC 和 TAG 血症;高糖饮食、酒精摄入、吸烟等可引起高 TAG 血症,而长期体育运动可促进 TAG 清除。

3. 原发疾病　高血糖可引起高 TAG、TC 血症;甲减可导致血浆游离胆固醇和 TAG 升高。

【临床表现】

1. 黄色瘤　由于脂质局部沉积引起黄色瘤,表现为局部皮肤隆起,颜色为黄色、橘黄色或红棕色,呈结节或丘疹状,米粒大小,质地多柔软,最常见的是扁平黄色瘤,眼睑部位多见,发展较慢。

2. 动脉粥样硬化　脂质在血管内皮沉积可引起动脉粥样硬化,导致心脑血管和周围血管病变。血脂异常常与肥胖症、高血压、冠心病或者糖尿病等疾病同时存在。严重的高胆固醇血症可引起游走性多关节炎。

3. 其他　早发性角膜环多伴有血脂异常,严重的高三酰甘油血症可由于脂蛋白沉积于眼底微动脉,引起视网膜脂血症;TAG 沉积可引起肝脾肿大,亦可引起胰腺炎。

【实验室和其他检查】

1. **生化检查** 空腹状态(禁食 12~14 h)血浆 TC、TAG、LDL-C、HDL-C 测定是主要的检查方法。TC 为脂蛋白中全部胆固醇的总和,TAG 是三酰甘油的总和,LDL-C 指 LDL 中的胆固醇,HDL-C 则为 HDL 中的胆固醇含量。

2. **超速离心** 是脂蛋白异常血症分型的金标准,可分辨 HDL、LDL、VLDL、CM 等组分。但对仪器设备要求较高。

3. **脂蛋白电泳** 结果变异较大,目前较少应用。脂蛋白电泳共 4 条脂蛋白区带,分别为 CM、前 β、β、α,分别对应超速离心法中的 CM、VLDL、LDL 及 HDL。

【诊断】

一般认为,血浆胆固醇超过 5.2 mmol/L 诊断高胆固醇血症,血浆三酰甘油大于 1.7 mmol/L 诊断高三酰甘油血症。高密度脂蛋白低于 0.91 mmol/L 为低高密度脂蛋白血症。确定血脂异常后,应查找病因及可能的并发症,积极防治动脉硬化。

【治疗】

血脂和脂蛋白代谢紊乱与动脉粥样硬化密切相关,TC、TAG、LDL-C、VLDL-C 增高,HDL-C 降低是冠心病的危险因素,尤以 LDL-C 更为重要。因此血脂异常的治疗目的是降低血脂,减少冠心病患病率及其他心血管事件的发生率。原发性血脂异常需要采取综合性治疗措施,包括调整生活方式,改善饮食结构和药物治疗,必要时采用手术治疗和基因治疗等。具体的治疗方案应根据患者的血脂和冠心病危险因素而定。根据《中国成人血脂异常防治指南(2018 年)》建议血脂异常患者开始调脂治疗的 TC 和 LDL 值及目标值(表 7-9)。

表 7-9 血脂异常患者开始调脂治疗的 TC 和 LDL 值及目标值

危险等级	TLC 开始	药物治疗开始	治疗目标值
低危:10 年内发生缺血性心血管病危险性<5%	TC≥6.22 mmol/L LDL-C≥4.14 mmol/L	TC≥6.99 mmol/L LDL-C≥4.92 mmol/L	TC<6.22 mmol/L LDL-C<4.14 mmol/L
中危:10 年内发生缺血性心血管病危险性<5%~10%	TC≥5.18 mmol/L LDL-C≥3.37 mmol/L	TC≥6.22 mmol/L LDL-C≥4.14 mmol/L	TC<5.18 mmol/L LDL-C<3.37 mmol/L
高危:患者为冠心病或冠心病等危症或 10 年内发生缺血性心血管病危险性<10%~15%	TC≥4.14 mmol/L LDL-C≥2.59 mmol/L	TC≥4.14 mmol/L LDL-C≥2.59 mmol/L	TC<4.14 mmol/L LDL-C<2.59 mmol/L
极高危:患者有急性冠脉综合征、缺血性心血管病合并糖尿病	TC≥3.11 mmol/L LDL-C≥2.07 mmol/L	TC≥4.14 mmol/L LDL-C≥2.07 mmol/L	TC<3.11 mmol/L LDL-C<2.07 mmol/L

(一)治疗性生活方式改变(TLC)

1. **饮食治疗** 由于血浆脂质主要来源食物,因此饮食控制是治疗血脂异常的基础,应根据患者血脂异常的程度、分型、性别等制订食谱。

摄入热量应以标准体重计算,饮食中的碳水化合物以谷类为主,适当控制糖类,血浆 TC 受饮食中胆固醇摄入影响,故动物类脂肪应予以控制,适当增加不饱和脂肪酸的摄入。

2. 运动锻炼　体育运动可减轻体重,降低 TAG 和 TC 水平,保持合理的体重指数。

3. 其他　戒烟酒;限盐。

(二)调脂药物治疗

1. 羟甲基戊二酰辅酶 A(HMG-CoA)还原酶抑制剂(他汀类)　该类药物竞争性与 HMG-CoA 还原酶结合,抑制体内胆固醇生物合成,上调细胞表面的 LDL 受体,加速血浆 LDL 分解。主要用于降低血清 TC 和 LDL-C,为治疗高胆固醇血症的首选药物。常用药物洛伐他汀 20 mg/d;辛伐他汀 5~40 mg/d;普伐他汀 10~40 mg/d。晚上一次口服,药物不良反应轻微,仅少数患者有胃肠道反应,部分患者可能有转氨酶升高、血清肌酸激酶升高,极少严重者出现横纹肌溶解症。

与其他降脂药(贝特类、烟酸等)联合需谨慎,不宜与环孢霉素、雷公藤、大环内酯类抗生素等合用,儿童、孕妇及哺乳期妇女不宜使用。

2. 纤维酸衍生物(贝特类)　增强脂蛋白酶活性,促进 VLDL 和 TAG 分解,增加 TC 水解。适用于高三酰甘油血症和三酰甘油升高为主的混合性高脂血症。主要制剂:非诺贝特 0.1 g,3 次/d 或 0.2 g,1 次/d;苯扎贝特 0.2 g,3 次/d,有肝脏及胆囊病患者禁用。吉非贝齐副作用较大,临床已很少应用。主要不良反应为胃肠道反应,可出现转氨酶及肌酸激酶升高,症状严重时应及时停药;偶有皮疹与白细胞减少,禁用于肝肾功能不全者、儿童、孕妇及哺乳期妇女。

3. 烟酸　烟酸为 B 族维生素,可以指 CAMP 形成,减少脂肪分解,减少 VLDL 合成,升高 HDL-C 水平。适应证为高三酰甘油血症及以三酰甘油升高为主的混合型高脂血症。主要制剂有:烟酸 0.2 g,3 次/d 口服,目标剂量 1~2 g/d;阿昔莫司(乐脂平)人工合成烟酸衍生物,常用剂量每晚睡前服用,0.25~0.5 g。主要不良反应为面部潮红、胃肠道症状、瘙痒等,可有肝功能损害,糖尿病患者一般不宜使用。

4. 胆酸螯合剂(树脂类)　在肠道内与胆酸不可逆结合,干扰胆酸的肠肝循环,减少肠道胆固醇重吸收,从而降低血 TC。适用于高胆固醇血症和以胆固醇升高为主的混合性高脂血症。常用药物:考来稀胺(消胆胺)4~5 g/次,1~3 次/d,考来替哌(降胆宁)5~20 g/d,宜从小剂量开始服用,根据血脂逐渐加大剂量,4~12 周达最大耐受量。主要不良反应为恶心、呕吐等消化系统症状;还可干扰其他药物吸收,如贝特类、他汀类、甲状腺素、地高辛等,因此合用时,可提前 1 h 服用考来稀胺或服用考来稀胺后 4 h 服用上述药物。

高胆固醇血症首选他汀类药物;高三酰甘油血症首选贝特类或烟酸类降脂药物;混合型高脂血症,如 TAG 增高为主首选贝特类,如 TC 增高为主则首选他汀类,如 TC、LDL-C 与 TAG 均显著升高,可联合用药。

(三)其他治疗

1. 血浆净化疗法　通过滤过、吸附、沉淀等方法选择性去除血浆过高的 TAG。

2. 手术治疗　少数严重的血脂异常症,在药物控制效果不理想,或对药物过敏,无法耐受时,可采用手术治疗,包括部分回肠末端切除术、门腔静脉分流术等。

3. 基因治疗　原发性高脂血症有望通过基因疗法获得根治。

【预防】

普及健康教育,倡导健康饮食,避免不良生活习惯,增加运动,预防肥胖,监测血脂,建议 20 岁以上的成年人至少每5年测定1次血脂;40岁以上男性及绝经期后女性每年检测血脂;如有心血管疾病及高危人群,则每3~6个月测定一次。同时与糖尿病、肥胖症等慢性病防治的宣教结合,降低发病率。

问题分析与能力提升

王某,年龄60岁,经理,5年未体检,体重增加,过度肥胖的男性,近期频发头晕来诊。体格检查:T 36.4 ℃,P 85次/min,R 22次/min,BP 160/100 mmHg,肥胖,眼睑周围可见多个扁平黄色瘤,心律齐,病理反射未引出。既往无疾病史和住院史。

家族病史:父亲61岁死于心脏病,伯父2型糖尿病患者,父亲高胆固醇和三酰甘油血症。

辅助检查:空腹血糖6.0 mmol/L,TC 7.2 mmol/L,LDL-C 3.4 mmol/L,HDL-C 0.9 mmol/L。

请分析该患者可能患了什么病?还需要做什么检查?请为患者制订一个初步治疗方案。

巩固练习题

1. 血液中含胆固醇最多的脂蛋白是 ( )
   A. 乳糜微粒(CM) B. 极低密度脂蛋白(VLDL) C. 低密度脂蛋白(LDL)
   D. 高密度脂蛋白(HDL) E. 三酰甘油(TAG)

2. 血液中含三酰甘油最多的脂蛋白是 ( )
   A. 乳糜微粒(CM) B. 极低密度脂蛋白(VLDL) C. 低密度脂蛋白(LDL)
   D. 高密度脂蛋白(HDL) E. 以上都一样

3. 关于高密度脂蛋白(HDL)的结构和功能叙述错误的是 ( )
   A. HDL是结构复杂的巨大分子,体积最大,密度最大
   B. 颗粒大小、组成、功能极不均一 C. 50%蛋白质、30%磷酸、25%胆固醇、5%三酰甘油
   D. 具有抵抗动脉粥样硬化形成的作用 E. 电泳法α脂蛋白对应HDL

4. 我国成人血脂水平分层标准中对总胆固醇(TC)水平描述正确的是 ( )
   A. <5.18 mmol/L为合适范围 B. 5.18~6.19 mmol/L之间为边缘升高
   C. ≥6.22 mmol/L为升高 D. 以上都正确 E. 以上都不对

5. 我国成人血脂异常防治建议,20岁以上的成年人至少每几年检测1次空腹血脂 ( )
   A. 3 B. 4 C. 5
   D. 6 E. 7

6. 脂质代谢异常按照起因分类可以分为原发性高脂血症和 ( )
   A. 继发型高脂血症 B. 低高密度脂蛋白胆固醇血症 C. 混合性高脂血症
   D. 高胆固醇血症 E. 高三酰甘油血症

7. 关于动脉粥样硬化形成机制叙述错误的是 ( )
   A. 动脉粥样硬化的主要原因是高密度脂蛋白的氧化、糖化
   B. 巨噬细胞进入动脉内膜,吞噬修饰的低密度脂蛋白(LDL),形成泡沫细胞
   C. 胆固醇的晶体,是泡沫细胞坏死后的产物
   D. 脂蛋白颗粒沉积,诱发血管炎症反应
   E. 以上都正确

8. 影响HDL-C水平低下的因素有 ( )
   A. 严重营养不良者 B. 肥胖者 C. 长期吸烟者
   D. 长期高脂饮食 E. 以上都是

9. TC是指血液中各脂蛋白所含胆固醇之总和,影响TC水平的主要因素不包括 （ ）
   A. 年龄与性别　　　　　　B. 饮食习惯　　　　　　C. 遗传因素
   D. 感染　　　　　　　　　E. 以上都是
10. 关于低密度脂蛋白胆固醇(LDL-C)叙述错误的是 （ ）
    A. LDL-C是动脉粥样硬化形成中的必备因素
    B. LDL-C是动脉粥样硬化进展的罪魁祸首
    C. LDL-C水平与糖尿病患者的心血管疾病发生无关联
    D. LDL-C水平和心血管事件的发生呈线性相关
    E. LDL-C水平指LDL中的胆固醇含量

本章选择题参考答案：
第一节答案：ECCCA
第二节答案：BDDDB
第三节答案：BACEA　DEBDA　BAEDD
第四节答案：EDBAC　EABBB
第五节答案：ECADA
第六节答案：DADDE　CBA
第七节答案：CCADC　AAEDC

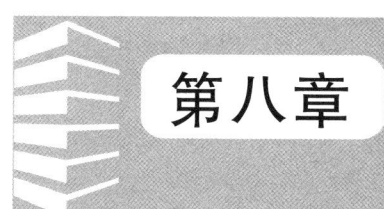

第八章 风湿性疾病

第一节 总论

【概述】

风湿性疾病(rheumatic diseases)是泛指影响骨、关节及其周围软组织,如肌肉、滑膜、肌腱、筋膜等的一组疾病。其病因可以是感染性、免疫性、代谢性、内分泌性、退行性、地理环境性、遗传性、肿瘤性等。它可以是系统性的,也可以是局限性的;可以是器质性的,也可以是精神性或功能性的。根据其发病机制、病理及临床特点被分为十大类近200种疾病,表8-1是对这一分类的简单归纳。其中弥漫性结缔组织病是风湿病的重要组成部分。

弥漫性结缔组织病简称结缔组织病(connective tissue disease,CTD)是风湿性疾病中的一大类,它有以下特点:①属器官非特异性自身免疫病,促发自身免疫性的病因不完全清楚,可能是在遗传因素基础上和环境因素中的病原体、药物、性激素、理化等因素共同作用下诱发了自身免疫反应。②血管和结缔组织慢性炎症是其病理改变的基础。③病变累及多个系统,包括肌肉、骨骼系统。④异质性,即同一疾病,在不同患者的临床表现和预后差异很大。⑤对糖皮质激素的治疗反应好。⑥疾病多为慢性病程,逐渐累及多个器官和系统,早期诊断,合理治疗才能使患者得到良好的预后。

总之,结缔组织病是一个非器官特异性自身免疫病,它的慢性病程和器官损害造成医疗中许多难点,只有早期诊断、合理治疗才能改善患者的预后。

风湿性疾病根据其发病机制、病理及临床特点做以下分类(表8-1)。

【病理】

风湿病的病理改变为炎症反应,不同的疾病其病变最突出的部位不同,因而构成其特异的临床症状。炎症性反应除痛风性关节炎是因尿酸盐结晶所致外,其余的大部分因免疫反应引起,表现为局部组织出现大量淋巴细胞、巨噬细胞、浆细胞浸润和聚集;血管病变是风湿病的另一常见共同的病理改变,以血管壁的炎症为主,造成血管壁的增厚,管腔狭窄使局部组织、器官缺血。

表 8-1 风湿性疾病的范畴和分类

分类	主要疾病名称
弥漫性结缔组织病	系统性红斑狼疮(SLE)、类风湿关节炎(RA)、干燥综合征(pSS)、硬皮病(SSc)、多肌炎(PM/DM)、血管炎等
脊柱关节病	强直性脊柱炎 AS、Reiter 综合征、银屑病关节炎、炎症性肠病关节炎等
退行性病	骨关节炎 OA
与代谢和内分泌相关的风湿病	痛风、假性痛风
和感染相关的风湿病	反应性关节炎、风湿热
肿瘤相关的风湿病	原发性(滑膜瘤、滑膜肉瘤等)、继发(多发性骨髓瘤、转移瘤等)
神经血管疾病	神经性关节病、压迫性神经病变、雷诺病等
骨与软骨病变	骨质疏松症、骨软化、肥大性骨关节病、弥漫性原发性骨肥厚等
非关节性风湿病	关节周围病变、椎间盘病变、特发性腰痛等
其他有关节症状的疾病	周期性风湿病、间歇性关节积液、药理相关的风湿综合征、慢性活动性肝炎等

【诊断】

风湿病是一个涉及多个学科、多个系统的疾病,其正确的诊断有赖于正确的病史采集和全身包括关节和脊柱的体格检查。详细询问关节受累部位及其演变过程,同时关节以外的系统受累情况也是必不可少内容。体检除一般内科体格检查外,还应进行肌肉、关节、脊柱的检查,包括肌力、关节肿胀及压痛部位、程度、关节和脊柱功能、晨僵等。因此,系统病史询问和全面的体格检查是对风湿病患者做出初步诊断、指导进一步辅助检查的基础。

【实验室和其他检查】

1. 一般检查 常规血、尿液、肝肾功能检查是必需的,它有助于病情分析和确诊,且为用药后可能出现的损害和疗效比较打下基础。

2. 特异性检查 包括关节液、血清自身抗体和补体水平的检测。

(1)关节镜和关节液的检查 关节镜是通过直视来观察关节腔表层结构的变化。关节液的检查主要是鉴别炎症性或非炎症性的关节病变及导致炎症性反应的可能原因如细菌感染、尿酸盐结晶、焦磷酸盐结晶等。

(2)自身抗体的检测 对风湿病诊断和鉴别诊断尤其是弥漫性结缔组织病的早期诊断是至关重要的。

抗核抗体(anti-nuclear antibodies,ANAs):是抗细胞核内成分的抗体。因为细胞核包含多种成分,所以 ANAs 其实是抗核内多种物质的抗体谱。根据细胞核内各种成分的理化特性和分布部位及其临床意义,将 ANAs 分成抗 DNA、抗组蛋白、抗非组蛋白和抗核仁抗体四大类。其中抗非组蛋白抗体是指抗不含组蛋白,而可被盐水提取的可溶性抗原(ENA)抗体,通称抗 ENA 抗体。

类风湿因子(rheumatoid factor,RF):见于 RA、pSS、SLE、SSc 等多种 CTD,但在诊断明确的 RA 中,RF 滴度可判断其活动性。

抗磷脂抗体:本抗体与血小板减少、动静脉血栓、习惯性自发性流产有关。

抗角蛋白抗体谱:是一组不同于 RF 而对 RA 有较高特异性的自身抗体。有抗核周因子(APF)、抗角蛋白(AKA)和抗环瓜氨酸多肽(CCP)。其中 CCP 抗体在 RA 有更好的敏感性和特异性。

(3)补体　测定血清总补体(CH50)、C3和C4有助于对SLE和血管炎的诊断、活动性和治疗后疗效反应的判定。

3.病理活组织检查所见　病理对诊断有决定性意义,并有指导治疗的作用。如肾组织病理检查对狼疮肾炎的分型有重要意义。

4.影像学　影像学在风湿病学中是一个重要的辅助检测手段,有助于各种关节脊柱病的诊断、鉴别诊断、疾病严重性分期、药物疗效的判断等。

(1)X射线平片　是骨和关节检查的最常用影像学技术,但不易发现较小的关节破坏病灶,且对关节周围软组织病变除肿胀和钙化点外很难发现其他改变,因此X射线平片对早期的关节炎不敏感。

(2)数码X射线成像　是通过电子数码来成像,影像清晰,并可通过互联网传送到远处,在电脑储存,便于会诊。

(3)计算机断层成像(CT)　用于检测有多层组织重叠的病变部位,如骶髂关节、股骨头、胸锁关节、椎间盘等,其敏感度较X射线平片高。脑CT用于SLE的中枢神经病变的诊断,高分辨率肺CT用于发现早期尚可治疗的肺间质病变和较晚期的肺间质纤维化。

(4)磁共振成像(MRI)　对脑病、脊髓炎、关节炎、骨坏死、软组织脓肿、肌肉外伤、骨髓水肿及肌炎急性期的诊断均有帮助。

【治疗】

风湿病治疗包括教育、物理治疗、矫形、锻炼、药物、手术治疗等。现就抗风湿药物种类和应用原则加以叙述。

1.非甾体抗炎药　多用于治疗各种关节炎和躯体各种轻至中度疼痛。常用药物有布洛芬、双氯芬酸(双氯灭痛)、萘普生等。本类药物的作用机制是抑制细胞分泌环氧酶,减少其代谢产物前列腺素的合成而达到抗炎的作用。

2.糖皮质激素　是许多结缔组织病的一线药物,但非根治药物。它有很强而快速的抗炎作用,同时抑制炎症性细胞因子如TNF-α、IL-1、IFNγ和花生四烯酸代谢产物前列腺素、白细胞三烯等。目前用的半衰期短的药物有可的松、氢化可的松,半衰期中度的有泼尼松、泼尼松龙等,半衰期长的有地塞米松等。激素虽是一个强劲的抗炎药,但有较多的不良反应,临床应用时需掌握适应证和药物剂量。

3.改善病情的抗风湿药　该类药具有改善病情和延缓进展的作用,其共同特点是起效慢、停药后作用消失慢,病情缓解后宜长期维持。常用药物如甲氨蝶呤、来氟米特、硫唑嘌呤、环磷酰胺、环孢素等,其他:如青霉胺和金制剂。本类药物通过抑制免疫反应过程中不同环节发挥其抗风湿作用,长期服用应注意它对血象、肝、肾、性腺细胞的不良反应,应用时要密切监测。

4.植物药制剂　①雷公藤多苷:有抑制淋巴、单核细胞及抗炎作用。其不良反应为对性腺的毒性,出现月经减少、停经、精子活力及数目降低、皮肤色素沉着、指甲变薄软、肝损害、胃肠道反应等。②青藤碱:常见不良反应有皮肤瘙痒、皮疹等过敏反应,少数患者出现白细胞减少。③白芍总苷:其不良反应有大便次数增多,轻度腹痛,食欲缺乏等。

5.生物制剂　如TNF-α、IL-1的拮抗剂和抗CD20单克隆抗体等生物制剂有特异性"靶"拮抗作用,可以阻断免疫反应中某个环节而起效,是未来用于治疗风湿性疾病的重要发展方向之一。应用生物制剂的顾虑是:①价格昂贵,不宜普遍应用;②有待于对远期疗效和长期应用后不良反应情况进一步了解和总结。

6. **辅助性治疗** 静脉免疫球蛋白、血浆置换、血浆免疫吸附等,有一定疗效。因价格昂贵又不能脱离上述3种主要药物,故可用于有一定指征的风湿病患者。

> **助医考点**
> 风湿病总论的概念、结缔组织病的特点、分类

风湿病患者病情复杂、病史长,除上述药物治疗外,患者的康复训练、健康教育及心理疏导也是必要的。

巩固练习题

1. 风湿性疾病是指 ( )
   A. 病毒感染的一类疾病　　　　B. 过敏性疾病　　　　C. 嗜酸粒细胞增多的一类疾病
   D. 累及关节及周围软组织的一类疾病　　E. 血尿酸增高的一组疾病

2. 非甾体类抗炎药最常见的不良反应是 ( )
   A. 骨髓抑制　　　　B. 肝功能异常　　　　C. 胃肠道不良反应
   D. 神经系统损害　　E. 性腺抑制

3. 环磷酰胺最常见的不良反应是 ( )
   A. 骨髓抑制　　　　B. 肝功能异常　　　　C. 胃肠道不良反应
   D. 神经系统损害　　E. 性腺抑制

4. 雷公藤最常见的不良反应是 ( )
   A. 骨髓抑制　　　　B. 肝功能异常　　　　C. 胃肠道不良反应
   D. 神经系统损害　　E. 性腺抑制

5. 关于风湿性疾病临床特点,下列哪项说法不妥 ( )
   A. 病程多呈慢性,常有反复发作与缓解　　B. 病变主要累及骨关节和其周围组织如肌腱、滑囊、筋膜等
   C. 血中常有多种自身抗体出现　　D. 非甾体抗炎药对大多数患者有消炎止肿的功效
   E. 肾上腺皮质素常有根治功效

6. 下述药物不属于慢作用抗风湿病药的是 ( )
   A. 来氟米特　　　　B. 醋酸泼尼松　　　　C. 柳氮磺吡啶
   D. 甲氨蝶呤　　　　E. 青霉胺

7. 风湿性疾病包括 ( )
   A. 弥漫性结缔组织病及各种病因引起的关节和关节周围软组织疾病
   B. 肌肉疼痛性疾病　　　　C. 发热为特点的一组疾病
   D. 以发热、皮肤损害为特点的一组疾病　　E. 以关节痛为主的一组疾病

第二节　系统性红斑狼疮

系统性红斑狼疮(systemic lupus erythematosus,SLE)是一种自身免疫性结缔组织病,由于体内有大量致病性的自身抗体和免疫复合物,造成组织损伤,临床可出现多个系统和脏器损害的症状。本病女性约占90%,常为育龄妇女。我国SLE患病率约为0.07%。

【病因和发病机制】

(一)病因

1. **遗传因素**　下述提示本病与遗传有关:①同卵双胎者发病率约为40%,而异卵双胎者仅约为

3%;②患者家属中患 SLE 者可高达约 13%;③本病的发病率在不同人种中有差异;④SLE 的易感基因,如 HLA-DR2、-DR3 等,在患者中的发生率明显高于正常人。

2. 环境因素　日光、紫外线、某些化学药品(如肼屈嗪、青霉胺、磺胺类等)、某些食物成分都可能诱发 SLE。

3. 雌激素　①本病育龄妇女与同龄男性之比为 9∶1,而在绝经期男女之比为 3∶1;②女性非性腺活动期(<13 岁,>55 岁),SLE 发病率显著减少;③SLE 患者不论男女,体内的雌酮羟基化产物皆增加;④妊娠可诱发 SLE,与妊娠期性激素水平改变有关。

(二)发病机制

SLE 具体的发病机制尚未完全清楚。可能是由于一个具有遗传素质者,在环境因素和(或)性激素的影响下,促发了体内异常的免疫应答,产生大量的自身抗体和免疫复合物,引起组织损伤。免疫复合物也可沉积在小血管壁,引起血管炎,导致各个组织和器官发生病变。故免疫复合物的形成及沉积是 SLE 发病的主要机制。

【病理】

主要病理改变为炎症反应和血管异常,它可以发生在身体任何器官。中小血管因免疫复合物沉积或抗体直接侵袭而出现管壁的炎症和坏死,继发的血栓使管腔变窄,导致局部组织缺血和功能障碍。受损器官的特征性改变是:①苏木紫小体(细胞核受抗体作用变性为嗜酸性团块);②"洋葱皮样病变",即小动脉周围有显著向心性纤维增生,明显表现见于脾中央动脉,心脏瓣膜的结缔组织反复发生纤维蛋白样变性,形成赘生物。此外,心包、心肌、肺、神经系统等亦可出现以上基本病理变化。

【临床表现】

临床症状多样,早期症状往往不典型。可损伤 1~2 个器官,因而临床表现不典型,易误诊。以后可损伤多个器官,使临床表现复杂。多数患者呈缓解与发作交替过程,因而在缓解期也需一定的治疗和随访观察。

1. 全身症状　活动期患者大多数有全身症状。约 90% 的患者在病程中出现各种热型的发热,尤以低、中度热为常见,尚可有疲倦、乏力、体重下降等。

2. 皮肤与黏膜　80% 患者在病程中出现皮疹,包括颊部呈蝶形分布的红斑、盘状红斑、指掌部和甲周红斑、指端缺血、面部及躯干皮疹,其中以颊部蝶形红斑最具特征性。40% 患者在日晒后出现光过敏,有的甚至诱发 SLE 的急性发作。30% 患者在急性期出现口腔溃疡伴轻微疼痛,40% 患者有脱发,30% 患者有雷诺现象。SLE 皮疹多无明显瘙痒。在免疫抑制和(或)抗生素治疗后有口腔糜烂,应注意口腔真菌感染。

3. 骨关节和肌肉　约 85% 的患者可有关节痛,常见于指、腕、膝等关节,伴红肿者少见。多表现为不对称的多关节痛,呈间歇性,偶有指关节变形。关节 X 射线片大多无关节骨破坏。约 40% 可有肌痛,5%~10% 出现肌炎。

4. 肾　临床表现有肾损害者为 75%,肾病理显示几乎所有患者的肾组织均有病理变化,表现为急性肾炎、急进性肾炎、隐匿性肾炎、慢性肾炎和肾病综合征,以慢性肾炎和肾病综合征较常见。早期多为无症状的尿异常,随病情发展,可出现大量蛋白尿、血尿、管型尿、氮质血症、水肿和高血压等,晚期发生尿毒症,是 SLE 死亡的常见原因。

5. 心血管　患者常出现心包炎,可为纤维蛋白性心包炎或渗出性心包炎。约 10% 患者有心肌损害,可有气促、心前区不适、心律失常,严重者可发生心力衰竭导致死亡。SLE 可以有冠状动脉受累,表现为心绞痛和心电图 ST-T 改变,甚至出现急性心肌梗死。除冠状动脉炎可能参与了发病外,长期使用糖皮质激素加速了动脉粥样硬化,抗磷脂抗体导致动脉血栓形成。

6. 肺　约 35% 的患者有胸腔积液,多为中小量、双侧性。除因浆膜炎所致外,部分是因低蛋白血症引起的漏出液。少数患者可发生狼疮肺炎,表现为发热、干咳、气促,肺 X 射线可见片状浸润阴影,多见于双下肺,有时与肺部继发感染很难鉴别。SLE 亦可出现肺间质性病变主要呈急性和亚急性期的磨玻璃样改变和慢性期的纤维化,表现为活动后气促、干咳、低氧血症。10%~20% SLE 存在肺动脉高压,其发病机制包括肺血管炎、雷诺现象、肺血栓栓塞和广泛肺间质病变。

7. 神经系统　又称神经精神狼疮(neuropsychiatric lupus, NP-SLE)。轻者仅有偏头痛、性格改变、记忆力减退或轻度认知障碍;重者可表现为脑血管意外、昏迷、癫痫持续状态等。少数患者出现脊髓损伤,表现为截瘫、大小便失禁等。有 NP-SLE 表现的均为病情活动者,往往愈后不良。引起 NP-SLE 的病理基础为脑局部血管炎的微血栓,来自心瓣膜赘生物脱落的小栓子,或有针对神经细胞的自身抗体,或并存抗磷脂抗体综合征。中枢神经受累者腰椎穿刺检查一部分颅内压升高,脑脊液蛋白量增高,白细胞数增高,少数病例葡萄糖量减少,氯化物正常。影像学检查有助于 NP-SLE 诊断。

8. 消化系统　约 30% 的患者有食欲不振、腹痛、呕吐、腹泻、腹水等。约 40% 的患者血清转氨酶增高,肝脏不一定肿大,一般无黄疸。少数可并发急腹症,如胰腺炎、肠穿孔、肠梗阻等,主要与肠壁和肠系膜的血管炎有关。

9. 血液系统　活动性 SLE 约 60% 有慢性贫血,约 40% 患者白细胞减少或淋巴细胞绝对数减少。约 20% 的患者有血小板减少,可表现为鼻出血、牙龈出血、皮肤紫癜、血尿、便血、颅内出血等。约 20% 患者有无痛性轻或中度淋巴结肿大,以颈部和腋下多见,常为淋巴组织反应性增生所致,少数为坏死性淋巴结炎。约 15% 患者有脾大。

10. 抗磷脂抗体综合征　可以出现在 SLE 的活动期,其临床表现为动脉和(或)静脉血栓形成,习惯性自发性流产,血小板减少,患者血清出现抗磷脂抗体。

11. 干燥综合征　有约 30% 的 SLE 有继发性干燥综合征并存,有唾液腺和泪腺功能不全,表现为眼干、口干。

12. 眼　约 15% 患者有眼底变化,如出血、视盘水肿、视网膜渗出物等。其原因为视网膜血管炎。另外血管炎可累及视神经,两者均影响视力,重者可数日内致盲。及时治疗,多数可逆转。

【实验室和其他检查】

1. 一般检查　血、尿常规的异常如前所述。红细胞沉降率增快,特别在急性发作期尤为明显。

2. 自身抗体　①抗核抗体(ANA):对 SLE 的敏感性为 95%,是目前最佳的 SLE 筛选试验,如多次为阴性,则 SLE 的可能性不大。由于可见于多种结缔组织病和其他慢性炎症,故对 SLE 的特异性较差,仅约 65%。②抗双链 DNA(dsDNA)抗体:特异性高达 95%,敏感性仅 70%,对确诊 SLE 和判断狼疮的活动性参考价值大。本抗体滴定度高者常有肾损害。③抗 Sm 抗体:特异性高达 99%,敏感性仅为 25%,在 SLE 不活动时也可阳性,可作为回顾性诊断的重要依据。抗 RNP 抗体阳性率 40%,亦可出现抗心磷脂抗体阳性。

3. 补体　CH50(总补体)、C3、C4 降低,有助于 SLE 的确诊并提示狼疮活动,其阳性率约为 80%。

4. 狼疮带试验　用免疫荧光法检测皮肤的真皮和表皮交界处是否有 Ig 沉积带。SLE 的阳性率约为70%,IgG沉着诊断意义较大。取腕上方伸侧部位的正常皮肤做检查,可提高试验的特异性。

5. 肾活检 对狼疮肾炎的诊断、治疗和估计预后均有价值。

6. X射线及影像学检查 有助于早期发现器官损害。如头颅MRI、CT对患者脑部的梗死性或出血性病灶的发现和治疗提供帮助;高分辨CT有助于早期肺间质性病变的发现。超声心动图对心包积液、心肌、心瓣膜病变、肺动脉高压等有较高敏感性而有利于早期诊断。

【诊断和鉴别诊断】

(一)诊断

目前普遍采用美国风湿病学会1997年推荐的SLE分类标准:①颧部红斑:平的或高于皮肤的固定性红斑。②盘状红斑:面部的隆起红斑,上覆有鳞屑。③光过敏:日晒后皮肤过敏。④口腔溃疡,经医生检查证实。⑤关节炎:非侵蚀性关节,≥2个外周关节。⑥浆膜炎:胸膜炎或心包炎。⑦肾脏病变:蛋白尿>0.5 g/d或细胞管型。⑧神经系统病变:癫痫发作或精神症状。⑨血液系统异常:溶血性贫血或白细胞减少或淋巴细胞绝对值减少或血小板减少。⑩免疫学异常:狼疮细胞阳性或抗ANA阳性或抗dsDNA或抗Sm抗体阳性。符合其中4项或4项以上者可确定SLE的诊断。

该分类标准的11项中,符合4项或4项以上者,在除外感染、肿瘤和其他结缔组织病后,可诊断SLE。其敏感性和特异性分别为95%和85%。需强调的是,患者病情的初始或许不具备分类标准中的4条,随着病情的进展渐出现其他项目的表现。11条分类标准中,免疫学异常和高滴度抗核抗体更具有诊断意义。一旦患者免疫学异常,即使临床诊断不够条件,也应密切随访,以便尽早做出诊断和及时治疗。

SLE的早期可很不典型,故在育龄妇女,应警惕SLE的可能性。

(二)鉴别诊断

1. 类风湿关节炎 育龄期妇女以发热、关节痛为主要表现的早期RA应注意与SLE鉴别,通过临床进一步询问受累关节、晨僵时间和自身抗体检查,可以明确诊断。

2. 原发免疫性血小板减少性紫癜 该类患者不伴随其他系统受累的临床表现,抗血小板抗体阳性,骨髓象示巨核细胞发育成熟障碍,有血小板形成的巨核细胞显著减少。据此可以明确诊断。

3. 原发性肾小球疾病 该类患者临床表现为单纯肾小球损害,不伴随其他系统受累的临床表现,自身抗体检查阴性,据此可以明确诊断。

4. 其他 如癫痫、精神病、各种皮炎等,通过详细病史询问、仔细体格检查及必要的自身抗体检查均可以明确诊断。

【治疗】

SLE不能根治,合理治疗后可以缓解,尤其是早期患者。治疗原则是活动且病情重者,予强有力的药物控制,病情缓解后,则接受维持性治疗。

1. 一般治疗 ①进行心理治疗使患者树立信心、保持乐观情绪;②急性活动期要卧床休息,病情稳定的慢性患者可适当工作;③及早发现和治疗感染;④避免使用可能诱发狼疮的药物,如避孕药等;⑤避免强阳光暴晒和紫外线照射;⑥缓解期方可作防疫注射,且尽可能不用活疫苗。

2. 糖皮质激素(简称激素) 一般选用泼尼松或甲泼尼龙。

对不甚严重病例,可先试用泼尼松每日0.5~1 mg/kg,晨起顿服,病情稳定后2周或疗程8周内,开始以每1~2周减10%的速度缓慢减量,减至小于每日0.5 mg/kg后,减药速度按病情适当调慢;维持治疗的激素剂量尽量小于泼尼松每日10 mg。长期使用激素会出现:向心性肥胖、血糖升高、高血压、诱发感染、股骨头无菌性坏死和骨质疏松等不良反应,应密切监测。

激素冲击疗法:用于急性暴发性危重SLE,如急进性肾衰竭、癫痫发作或明显精神症状、严重溶血性贫血等,用甲泼尼龙500~1 000 mg,溶于5%葡萄糖注射液250 mL中,缓慢静脉滴注每天1次,连用3 d为1个疗程,接着服泼尼松每日0.5~1 mg/kg,必要时,1周后可重复使用,这样能较快控制SLE暴发。

3. 免疫抑制剂　活动程度较严重的SLE,应同时给予大剂量激素和免疫抑制剂,常用的免疫抑制剂是环磷酰胺(CTX)和硫唑嘌呤。加用免疫抑制剂有利于更好地控制SLE活动,及减少激素的用量。

(1)环磷酰胺　CTX冲击疗法,每次剂量0.5~1.0 g/m²体表面积,加入0.9%氯化钠溶液250 mL内,静脉缓慢滴注1 h以上。除病情危重每2周冲击1次外,通常每4周冲击1次,冲击8次后,如病情明显好转(如尿蛋白转阴),则改为每3月冲击1次,至活动静止后至少1年,可停止冲击,冲击疗法比口服疗效好。CTX口服剂量为每日1~2 mg/kg,分2次服。CTX有胃肠道反应、脱发、肝损害等不良反应,尤其是血白细胞减少,应定期做检查,当血白细胞<3×10⁹/L时,暂停使用。

(2)硫唑嘌呤　适用于中等度严重病例,脏器功能恶化缓慢者。硫唑嘌呤不良反应主要是骨髓抑制、肝损害、胃肠道反应等,剂量每日1~2 mg/kg。

(3)环孢素　每日5 mg/kg,分2次口服,服用3个月。以后每月减少1 mg/kg,至3 mg/kg做维持治疗。其主要不良反应为肾、肝损害,使用期间应予以监测。在需用CTX的病例,由于血白细胞减少而暂不能使用者,亦可用本药。

(4)吗替麦考酚酯(mycophenolate mofetil,MMF)　剂量为每日1~2 mg/kg,分2次口服。它对白细胞、肝肾功能影响小。

(5)抗疟药　羟氯喹每次0.1~0.2 g,每日2次。对皮疹、关节痛及轻型患者有效。它对血象、肝肾功影响很小,久服后可能对视力有一定影响,应定期进行视力检测。

(6)雷公藤总苷　每次20 mg,每日3次。对本病有一定疗效。不良反应主要为对性腺的毒性,可发生停经、精子减少,尚有肝损害、胃肠道反应、白细胞减少等。有生育需要的避免使用。

4. 静脉注射大剂量免疫球蛋白(IVIG)　适用于某些病情严重和(或)并发全身性严重感染者,对重症血小板减少性紫癜有效,一般每日0.4 g/kg,静脉滴注,连续3~5 d为1个疗程。

5. 对症治疗　控制并发症及对症治疗。

6. 血浆置换、生物制剂及人造血干细胞移植生物制剂　这些治疗方法价格昂贵,疗效不持久,不作为常规治疗。

> **助医考点**
> 系统性红斑狼疮的临床表现、免疫学检查、诊断与鉴别诊断、治疗

根据病情选择具体治疗方案:

(1)轻型　以皮损和(或)关节痛为主,则可选用羟氯喹(或氯喹),辅以非甾体抗炎药。治疗无效应早服激素,每日量为泼尼松0.5 mg/kg。

(2)一般型　有发热、皮损、关节痛及浆膜炎,并有轻度蛋白尿,宜用泼尼松,每日量为0.5~1 mg/kg。

(3)重型　有系统受累及重要脏器损害的患者,应用大剂量泼尼松或泼尼松龙1 mg/(kg·d),晨起顿服;并及早加用免疫抑制剂。

(4)缓解期　病情控制后,尚需接受长期维持治疗。应使用不良反应最少的药物和用量最小有效剂量,以达到抑制疾病复发的目的,例如可每日晨服泼尼松5~10 mg。

【预后】

随着早期诊断的手段增多和治疗 SLE 水平的提高，SLE 预后已明显改善。目前 1 年存活率约 96%，5 年约 85%，10 年约 75%，20 年约 68%。急性期患者的死亡原因主要是 SLE 的多脏器严重损害和感染，有严重神经精神性狼疮和急进性狼疮性肾炎者；慢性肾功能不全和激素及其他药物不良反应者；冠状动脉粥样硬化性心脏病等，是 SLE 远期死亡的主要原因。

问题分析与能力提升

李××，女性，33 岁。面部红斑伴间断发热 6 个月。患者 6 个月前暴晒后出现面部红色皮疹，此后间断发热，体温最高 38.3 ℃，伴反复口腔溃疡，间断膝、踝关节肿痛，脱发明显，间断服退热药。发病以来有轻咳，无痰，无咽痛，无腹痛、腹泻，无尿频、尿急、尿痛，睡眠正常。既往有紫外线过敏史，无结核病史。无病毒及放射线接触史。无遗传病家族史。

查体：T 38 ℃，P 92 次/min，R 23 次/min，BP 120/70 mmHg。头发稀疏，面部红斑，略高出皮面，浅表淋巴结未触及肿大。睑结膜无苍白，巩膜无黄染。舌面有散在溃疡，咽部无充血，扁桃体无肿大。甲状腺无肿大。双肺未闻及干、湿啰音，心界不大，心率 92 次/min，律齐，未闻及杂音。腹平软，无压痛，肝脾肋下未触及，移动性浊音（-）。双下肢无水肿，双膝、双踝关节无红肿，压痛阳性，浮髌试验阴性，余关节无异常。

实验室检查：血常规示 Hb 110 g/L，WBC 4.5×10^9/L，N 66%，L 24%，PLT 105×10^9/L。尿常规：蛋白（-），镜检（-），尿蛋白定量 0.96 g/d。抗核抗体 1：640（正常值<1：40），类风湿因子 40 IU/mL（正常值 0～30 IU/mL）。

请分析该患者可能患了什么病？还需要做什么检查？请为患者制订一个初步治疗方案。

巩固练习题

1. 下列哪一项不提示 SLE 活动 （　　）
   - A. 皮疹
   - B. 发热
   - C. 抗双链 DNA 抗体效价升高
   - D. C3、CH50 水平下降
   - E. 抗 Sm 抗体阳性

2. SLE 的病因可能与下类哪一项无关 （　　）
   - A. 遗传
   - B. 性激素
   - C. 环境因素紫外线、食物等
   - D. 感染
   - E. 输血

3. 系统性红斑狼疮的心血管损害中最多见的是 （　　）
   - A. 心肌炎
   - B. 心内膜炎
   - C. 心包炎
   - D. 心功能不全
   - E. 心律失常

4. SLE 患者典型的面部表现为 （　　）
   - A. 痤疮
   - B. 湿疹
   - C. 蝶形红斑
   - D. 色素沉着
   - E. 紫癜

5. 免疫病理检查几乎所有 SLE 患者可能出现病变脏器是 （　　）
   - A. 心脏
   - B. 肾
   - C. 肺
   - D. 肝
   - E. 胰腺

6. 下列哪项不符合 SLE 的血液系改变 （　　）
   - A. 白细胞减少
   - B. 血小板减少
   - C. 自身免疫性溶血性贫血
   - D. 正色素细胞性贫血
   - E. 类白血病样改变

7. 对 SLE 诊断有意义的标志性抗体为 （　）
   A. 抗 rRNP 抗体　　　　　　　B. 抗 Sm 抗体　　　　　　　C. 抗 SSA 抗体
   D. 抗 Scl-70 抗体　　　　　　E. 抗 JO-1 抗体
8. SLE 可能损害的内脏器官为 （　）
   A. 肾脏　　　　　　　　　　　B. 神经系统　　　　　　　　C. 血液系统
   D. 心血管系统　　　　　　　　E. 以上都是
9. SLE 的典型皮损 （　）
   A. 环形红斑　　　　　　　　　B. 结节性红斑　　　　　　　C. 网状青斑
   D. 多形性红斑　　　　　　　　E. 面部蝶形红斑
10. 美国风湿病学会诊断 SLE 的标准中不包括 （　）
    A. 血象异常　　　　　　　　　B. 抗 Sm 抗体阳性　　　　　C. 抗核抗体阳性
    D. 红细胞沉降率增快　　　　　E. 狼疮细胞阳性
11. 特异性高，效价随 SLE 病情缓解而下降 （　）
    A. 抗核抗体　　　　　　　　　B. 抗 Sm 抗体　　　　　　　C. 抗双链 DNA 抗体
    D. 抗磷脂抗体　　　　　　　　E. 类风湿因子
12. 特异性高，与 SLE 活动无关 （　）
    A. 抗核抗体　　　　　　　　　B. 抗 Sm 抗体　　　　　　　C. 抗双链 DNA 抗体
    D. 抗磷脂抗体　　　　　　　　E. 类风湿因子
13. 是 SLE 的标准筛查试验，但特异性不强 （　）
    A. 抗核抗体　　　　　　　　　B. 抗 Sm 抗体　　　　　　　C. 抗双链 DNA 抗体
    D. 抗磷脂抗体　　　　　　　　E. 类风湿因子
14. 女性，22 岁。不规则低热伴关节痛 1 个月，3 d 来尿少、水肿，皮肤有瘀斑，化验尿蛋白（+++），血 ESR 40 mm/h，血 ANA1/160（+），首先考虑的诊断是 （　）
    A. 风湿性关节炎　　　　　　　B. 系统性红斑狼疮　　　　　C. 急性肾小球肾炎
    D. 关节型过敏性紫癜　　　　　E. 原发性肾病综合征
15. 女性，35 岁。间断发热 1 个月，颧部红斑，贫血。无咳嗽、咳痰、咽痛、消瘦。查体心包积液，肝肾功能正常，尿蛋白（-），下列检查更具诊断意义的是 （　）
    A. 血常规　　　　　　　　　　B. 红细胞沉降率　　　　　　C. 肝胆 B 超
    D. 肾活检　　　　　　　　　　E. 抗核抗体、抗 Sm 抗体
16. 系统性红斑狼疮最恰当的治疗 （　）
    A. NSAID+DMARD　　　　　　B. 激素+免疫抑制剂　　　　C. 硫酸氨基葡萄糖
    D. 关节融合术　　　　　　　　E. 物理治疗

第三节　类风湿关节炎

类风湿关节炎（rheumatoid arthritis, RA）是以对称性多关节炎为主要临床表现的全身性自身免疫性疾病。患者遗传背景不同，病因可能也非单一，因而发病机制不尽相同。临床表现为病程、轻重、预后、结局都会有差异。但本病是慢性、进行性、侵蚀性疾病，如未及时诊治，病情逐渐发展，出现残疾。因此早期诊治至关重要。本病呈全球性分布，是造成人类丧失劳动力和致残的主要原因之一。我国 RA 的患病率略低于 0.5%~1% 的世界平均水平，为 0.32%~0.36%。

【病因和发病机制】

类风湿关节炎的病因和发病机制至今尚未完全阐明。一般认为是一些病毒、支原体、细菌感染

后引起的自身免疫反应,流行病学调查显示类风湿关节炎患者有一定的遗传倾向。

当抗原进入人体后首先被巨噬细胞样细胞所吞噬,经消化、浓缩后与其细胞膜的 HLA-DR 分子结合成复合物,进一步激活 T 辅助淋巴细胞,通过其所分泌的细胞因子、生长因子及各种介质,不仅使 B 淋巴细胞激活分化为浆细胞,分泌大量免疫球蛋白,其中有类风湿因子和其他抗体,同时使关节出现炎症反应和破坏。免疫球蛋白和 RF 形成的免疫复合物,经补体激活后可诱发炎症。由此可见类风湿关节炎是由免疫介导的反应,虽然原始的抗原至今不明确。

1. 感染因素　目前认为一些细菌、支原体和病毒等可能通过某些途径影响 RA 的发病和病情进展,其机制为:①活化 T 细胞和巨噬细胞并释放细胞因子;②活化 B 细胞产生 RA 抗体,滑膜中的 B 细胞可能分泌致炎因子如 TNF-α,B 细胞可以作为抗原呈递细胞,提供 $CD4^+$ 细胞克隆增殖和效应所需要的共同刺激信号;③感染因子的某些成分和人体自身抗原通过分子模拟而导致自身免疫性的产生。

2. 遗传易感性　流行病学调查显示,RA 的发病与遗传因素密切相关。RA 患者的一级亲属发生 RA 的概率为 11%。单卵双生子同时患 RA 的概率为 12%~30%,而双卵孪生子同患 RA 的概率为 4%。许多研究发现 HLA-DR4 单倍型与 RA 的发病相关。

3. 免疫紊乱　免疫紊乱被认为是 RA 主要的发病机制,在病程中 T 细胞库的不同 T 细胞克隆因受到体内外不同抗原的刺激而活化增殖,滑膜的巨噬细胞也因抗原而活化,使细胞因子如 TNF-α、IL-1、IL-6、IL-8 等增多,促使滑膜处于慢性炎症状态。TNF-α 进一步破坏关节软骨和骨,结果造成关节畸形。

可见,RA 是遗传易感因素、感染因素及免疫系统失调等各种因素综合作用的结果。

【病理】

类风湿关节炎的基本病理改变是滑膜炎。在急性期表现为滑膜下层小血管扩张、内皮细胞肿胀、细胞间隙的增大,间质有水肿和嗜中性粒细胞浸润。在慢性期,滑膜肥厚并形成许多绒毛样突起,突向关节腔内或侵入到软骨和软骨下的骨质,绒毛具有很强的破坏性,是造成关节破坏、关节畸形、功能障碍的病理基础;滑膜下层有大量淋巴细胞,呈弥漫状分布或聚集成结节状,新生血管和大量被激活的纤维母细胞样细胞及随后形成的纤维组织。

血管炎可发生在患者关节外任何组织。它累及中、小动脉和(或)静脉,管壁有淋巴细胞浸润、纤维素沉着,内膜增生导致血管腔的狭窄或堵塞。类风湿结节是血管炎的一种表现,常见于关节伸侧受压部位的皮下组织,也见于任何内脏器官。结节中心为纤维素样坏死组织,周围有上皮样细胞浸润,排列成环状,外被以肉芽组织。肉芽组织间有大量的淋巴细胞和浆细胞。

【临床表现】

类风湿关节炎可发生于任何年龄,80% 发病于 35~50 岁,女性患者约 3 倍于男性。患者的临床表现多样,从主要的关节症状到关节外多系统受累的表现,多以缓慢而隐匿的方式起病,在出现明显关节症状前可有数周的低热、乏力、全身不适、体重下降等症状,以后逐渐出现典型关节症状。少数则有较急剧的起病,在数天内出现多个关节症状。

(一) 关节表现

1. 滑膜炎症状和关节结构破坏的表现　前者经治疗后有一定可逆性,但后者一经出现很难逆转。RA 病情和病程有个体差异,从短暂、轻微的少关节炎到急剧进行性多关节炎均可出现。

2. 晨僵　早晨起床后病变关节感觉僵硬,称"晨僵"(日间长时间静止不动后也可出现),持续时间至少1 h。95%以上的RA患者出现晨僵。晨僵持续时间和关节炎症的程度呈正比,它被作为观察本病活动指标之一。

3.痛与压痛　关节痛往往是最早出现的症状,最常出现的部位为腕、掌指关节、近端指间关节,其次是足趾、膝、踝、肘、肩等关节。多呈对称性、持续性,但时轻时重,疼痛的关节往往伴有压痛。

4.关节肿　多因关节腔内积液或关节周围软组织炎症引起,病程较长者可因滑膜慢性炎症后的肥厚而引起肿胀。凡受累的关节均可肿胀,多呈对称性。

5.关节畸形　见于晚期患者。关节周围的肌腱、韧带受损使关节不能保持在正常位置,出现手指关节的掌指关节的半脱位、手指向尺侧偏斜和呈"天鹅颈"样及"纽扣花样"表现。重症患者关节呈纤维性或骨性强直失去关节功能,致使生活不能自理。

6.特殊关节

(1)颈椎的可动小关节及周围腱鞘受累出现颈痛、活动受限,有时甚至因颈椎半脱位而出现脊髓受压。

(2)颞颌关节出现于1/4的RA患者,早期表现为讲话或咀嚼时疼痛加重,严重者有张口受限。

7.关节功能障碍　关节肿痛和结构破坏都引起关节的活动障碍。美国风湿病学会将因本病而影响了生活的程度分为4级。Ⅰ级:能照常进行日常生活和各项工作;Ⅱ级:可进行一般的日常生活和某种职业工作,但参与其他项目活动受限;Ⅲ级:可进行一般的日常生活,但参与某种职业工作或其他项目活动受限;Ⅳ级:日常生活的自理和参与工作的能力均受限。

(二)关节外表现

1.类风湿结节　20%~30%患者在关节隆突部及受压部位的皮下,如前臂伸面、肘鹰嘴突附近、枕、跟腱等处,可见大小不一的皮下结节。结节直经由数毫米至数厘米、质硬、无压痛、对称性分布。它的存在提示疾病处于活动阶段。

2.类风湿血管炎　可出现在患者的任何系统。眼受累多为巩膜炎,查体可见指甲下或指端出现小血管炎,少数引起局部组织的缺血性坏死。

3.肺　肺受累很常见,可为首发症状,男性多于女性。

(1)肺间质病变　是最常见的肺病变,见于约30%的患者,逐渐出现气短和肺功能不全,少数出现慢性纤维性肺泡炎。肺功能和肺影像学检查异常,高分辨CT有助早期诊断。

(2)结节样改变　肺内出现单个或多个结节,为肺内的类风湿结节表现。结节有时可液化,咳出后形成空洞。

(3)胸膜炎　见于约10%的患者。为单侧或双侧性的少量胸腔积液,偶为大量胸腔积液。胸水呈渗出性,糖含量很低。

4.心脏受累　心脏受累的表现最常见的是心包炎,通过超声心动图检查约30%出现小量心包积液,多不引起临床症状。

5.神经系统　神经受压是RA患者出现神经系统病变的常见原因。受压的周围神经病变与相应关节的滑膜炎的严重程度相关。多发性单神经炎则因小血管炎的缺血性病变所造成。

6.血液系统　患者的贫血程度通常和病情活动度相关,尤其是和关节的炎症程度相关。RA患者的贫血一般是正细胞正色素性贫血,在病情活动的RA患者常见血小板增多,其增高的程度和滑膜炎活动的关节数呈正相关。

Felty综合征是指RA患者伴有脾大、中性粒细胞减少,有的甚至有贫血和血小板减少。RA患者出现Felty综合征时并非都处于关节炎活动期,其中很多患者合并有下肢溃疡、色素沉着,皮下结节,关节畸形,以及发热、乏力、食欲减退和体重下降等全身表现。

7. 干燥综合征　30%~40% RA 患者在疾病的各个时期均可出现此综合征,随着病程的延长,干燥综合征的患病率逐渐增多。口干、眼干是此综合征的表现。

【实验室和其他检查】

1. 血象　有轻至中度贫血。活动期患者血小板可增高。白细胞及分类多正常。
2. 炎性标志物　血沉和 C 反应蛋白(CRP)常升高,并且和疾病的活动度相关。
3. 自身抗体

(1) 类风湿因子　可分为 IgM、IgG 和 IgA 型 RF。在常规临床工作中主要检测 IgM 型 RF,它见于约 70%的患者血清,其滴度一般与本病的活动性和严重性呈比例。但 RF 并非 RA 的特异性抗体,甚至在 5%的正常人也可以出现低滴度的 RF,因此 RF 阳性者必须结合临床表现,方能诊断本病。

(2) 抗角蛋白抗体　有抗核周因子(APF)抗体、抗角蛋白抗体(AKA)、抗聚角蛋白微丝蛋白抗体(AFA)和抗环瓜氨酸肽(CCP)抗体。其中抗 CCP 抗体在此抗体谱中对 RA 的诊断敏感性和特异性高。这些抗体有助于 RA 的早期诊断。

4. 关节滑液　正常人关节腔内的滑液不超过 3.5 mL。在关节有炎症时滑液增多,滑液中的白细胞明显增多,为 $2\,000 \times 10^6 \sim 75\,000 \times 10^6/L$,且中性粒细胞占优势,其黏度差,含葡萄糖量低(低于血糖)。

5. 关节影像学检查

(1) X 射线平片　对 RA 诊断、关节病变分期、病变演变的监测均很重要。初诊至少应摄手指及腕关节的 X 射线片,早期可见关节周围软组织肿胀影、关节端骨质疏松(Ⅰ期);进而关节间隙变窄(Ⅱ期);关节面出现虫蚀样改变(Ⅲ期);晚期可见关节半脱位和关节破坏后的纤维性和骨性强直(Ⅳ期)。诊断应有骨侵蚀或肯定的局限性或受累关节近旁明显脱钙。

(2) 其他　MRI 及 CT 对诊断早期 RA 有帮助。MRI 可显示关节软组织早期病变,如滑膜水肿、骨破坏病变的前期表现骨髓水肿等。CT 可以显示在 X 射线片上尚看不出的骨破坏。

6. 类风湿结节的活检　其典型的病理改变有助于本病的诊断。

【诊断和鉴别诊断】

(一) 诊断

目前 RA 的诊断仍沿用 ACR1987 年修订的分类标准:①关节内或周围晨僵持续至少 1 h;②至少同时有 3 个关节区软组织肿或积液;③腕、掌指、近端指间关节区中,至少 1 个关节区肿胀;④对称性关节炎;⑤有类风湿结节;⑥血清 RF 阳性(所用方法正常人群中不超过 5% 阳性);⑦X 射线片改变(至少有骨质疏松和关节间隙狭窄)。符合以上 7 项中 4 项者可诊断为 RA(①②③④病程至少持续 6 周)。

上述分类标准不仅适用于大规模的流行病学调查、药物验证等病例的选择,在临床医疗工作中也以此作为诊断标准,但容易遗漏一些早期或不典型的患者,2010 年 ACR 和欧洲抗风湿病联盟(EULAR)提出了 RA 新的分类标准和评分系统,见表 8-2,按照表中所示标准评分,患者评分 6 分以上,可以确诊 RA,患者评分 6 分以下,需要密切观察。

RA 是一种异质性疾病,其起病可缓可急,可为单关节性也可为多关节性,可为只有关节炎症状,也可同时有关节外表现,甚或以非关节症状如滑囊炎出现。其病程可能表现为自限性,即一次发作后自行缓解,不再发作;大部分呈间歇性发作或轻重起伏持续发展;少数为进展性的"恶性型"。

在早期诊断的问题上要特别谨慎,既要避免过度诊断、过度用药,也不能耽误治疗。

表 8-2 2010RA 诊断标准(分值表)

关节受累情况(0~5)	评分	滑膜炎的病程	评分
1个大关节	0	<6周	0
2~10个中大关节	1	≥6周	1
1~3个小关节	2	急性象反应(0~1)	评分
4~10个小关节	3	CRP或ESR正常	0
>10个关节(至少1个小关节)	5	CRP或ESR快	1
血清学(0~3)	评分		
RF和抗CCP均(−)	0		
RF或抗CCP低滴度(+)	2		
RF或抗CCP高滴度(+)	3		

(二)鉴别诊断

1. 骨关节炎　本病多见于50岁以上者。主要累及膝、脊柱等负重关节。活动时关节痛加重,可有关节肿、积液。手指骨关节炎表现为远端指关节出现骨性增生及结节,大多数患者红细胞沉降率正常,RF 阴性或低滴度阳性。X 射线示关节间隙狭窄、关节边缘呈唇样增生或骨疣形成。

2. 强直性脊柱炎　本病多见于青壮年男性,主要侵犯脊柱,外周关节受累以非对称性的下肢大关节炎为主,极少累及手关节,骶髂关节炎具典型的 X 射线改变。可有家族史,90% 以上患者 HLA-B27 阳性。血清 RF 阴性。

3. 银屑病关节炎　本病多发生于皮肤银屑病后若干年,其中 30%～50% 的患者表现为对称性多关节炎,其不同点为本病累及远端指关节处更明显,且表现为该关节的附着端炎和手指炎。同时可有骶髂关节炎和脊柱炎,血清 RF 多阴性。

4. 系统性红斑狼疮　部分患者手指关节肿痛为首发症状,但本病的关节病变较 RA 为轻,一般为非侵蚀性,且关节外的系统性症状如蝶形红斑、脱发、蛋白尿等较突出。血清 ANA、抗双链 DNA(dsDNA)抗体等多种自身抗体阳性。

5. 其他病因的关节炎　风湿热的关节炎,肠道感染后或结核感染后反应性关节炎,均各有其原发病特点。

【治疗】

目前临床上尚缺乏根治及预防本病的有效措施。减轻关节症状、延缓病情进展、防止和减少关节的破坏、保护关节功能、提高患者的生活质量,是目前的治疗目标。为达到上述目的,早期诊断和早期治疗是极为重要的。

治疗措施包括:一般性治疗、药物治疗、外科手术治疗,其中以药物治疗最为重要。

(一)一般性治疗

一般性治疗包括休息、关节制动(急性期)、关节功能锻炼(恢复期)、物理疗法等。卧床休息只适宜于急性期、发热及内脏受累的患者。

(二)药物治疗

治疗 RA 的常用药物分为四大类,即非甾体抗炎药(NSAID)、改变病情抗风湿药(DMARD)、糖皮质激素和植物药等。

1. 非甾体抗炎药　NSAID 具镇痛消肿作用,可改善关节炎症状,但不能控制病情。常用药物:①塞来昔布:每日剂量 200~400 mg,分 1~2 次服用,有磺胺过敏者禁用。②美洛昔康:每日剂量 7.5~15 mg,分 1~2 次服用。③双氯芬酸:每日剂量为 75~150 mg,分 2 次服用。④吲哚美辛:每日剂量为 75~100 mg,分 3 次服用,胃肠道反应较多。⑤萘普生:每日剂量为 0.5~1.0 g,分 2 次服。⑥布洛芬:每日剂量为 1.2~3.2 g,分 3~4 次服用。无论选择何种 NSAID,都会出现胃肠道不良反应,使用中必须注意剂量个体化;只有在一种 NSAID 足量使用 1~2 周后无效才更改为另一种;应避免两种或两种以上 NSAID 同时服用。

2. 改变病情抗风湿药　该类药物较 NSAID 发挥作用慢,临床症状明显改善需 1~6 个月,有改善和延缓病情进展的作用。RA 诊断明确都应使用 DMARD,用药物方案要根据患者的病情活动性、严重性、疗效和费用等综合考虑,一般首选甲氨蝶呤(MTX),并将它作为联合治疗的基本药物。

本类药物中常用者如下。

(1) MTX　本药抑制细胞内二氢叶酸还原酶,使嘌呤合成受抑,同时具抗炎作用。每周剂量为 7.5~25 mg,口服(1 d 之内服完),亦可静脉注射或肌内注射。4~6 周起效,疗程至少半年。不良反应有肝损害、胃肠道反应、骨髓受抑制和口角糜烂等,停药后多能恢复。

(2) 柳氮磺吡啶　剂量为每日 2~3 g,分 2 次服用,由小剂量开始,会减少不良反应,对磺胺过敏者禁用。

(3) 来氟米特(leflunomide)　主要抑制合成嘧啶的二氢乳清酸脱氢酶,使活化淋巴细胞的生长受抑。其服法为 50 mg,每日 1 次,3 d 以后 10~20 mg,每日 1 次。

(4) 羟氯喹　每日 0.2~0.4 g,分 2 次服。长期服用可出现视物盲点,眼底有"牛眼"样改变,因此每 6~12 个月宜做眼底检测。

(5) 生物制剂　生物制剂如 TNF-α 拮抗剂、IL-1 拮抗剂、CD20 单克隆抗体等,它们有抗炎及防止骨破坏的作用。其主要的副作用包括注射部位局部的皮疹,感染(尤其是结核感染),长期使用淋巴系统肿瘤患病率增加,一些难治的 RA 可考虑应用 TNF-α 拮抗剂,常用的有依那西普、类克和阿达木单抗。

(6) 其他 DMARD　①金制剂:常用的注射剂为硫代苹果酸金钠,每周肌内注射 1 次,由最小剂量开始,逐渐增至每次 50 mg,待有效后注射间隔可延长,现很少使用。口服金诺芬,每日剂量 6 mg,分两次口服,3 个月后起效。口服金制剂不良反应少,适于早期或轻型患者。②青霉胺:开始剂量为 125 mg,每日 2~3 次,无不良反应者则每 2~4 周后剂量加倍,至每日达 500~750 mg,待症状改善后减量维持。不良反应较多,包括胃肠道反应、骨髓抑制、皮疹、口异味、肝肾损害等。③硫唑嘌呤:抑制细胞的合成和功能。每日口服剂量为 100 mg,病情稳定后可改为 50 mg 维持,服药期间需监测血象及肝肾功能。④环孢素:每日剂量为每 3~5 mg/kg,分 1~2 次口服。其不良反应为血肌酐和血压上升,服药期间宜严密监测。

3. 糖皮质激素　本药有强大的抗炎作用,在关节炎急性发作可给予短效激素,一般应不超过泼尼松每日 10 mg,可使关节炎症状得到迅速而明显地缓解,改善关节功能。有系统症状如伴有心、肺、眼和神经系统等器官受累的重症患者,可予泼尼松每日 30~40 mg,症状控制后递减,以每日 10 mg 或低于 10 mg 维持。关节腔注射激素有利于减轻关节炎症状,改善关节功能。但 1 年内不宜超过 3 次。

4. 植物药制剂 ①雷公藤多苷:有抑制淋巴、单核细胞及抗炎作用。用法:每日 30~60 mg,分 3 次服用,其不良反应为对性腺的毒性,出现月经减少、停经、精子活力及数目降低、皮肤色素沉着、指甲变薄软、肝损害、胃肠道反应等。②青藤碱:青藤碱 60 mg,饭前口服,每日 3 次。常见不良反应有皮肤瘙痒、皮疹等过敏反应,少数患者出现白细胞减少。③白芍总苷:常用剂量为 0.6 g,每日 2~3 次。其不良反应有大便次数增多,轻度腹痛,食欲缺乏等。

(三)外科手术治疗

滑膜切除术可以使病情得到一定的缓解,应同时应用 DMARD,晚期患者有关节畸形并失去功能的关节可采取关节置换。

【预后】

大多数 RA 患者病程迁延,在病程早期的 2~3 年内致残率较高,如未能及时诊断和及早合理治疗,3 年内关节破坏达 70%。积极、正确的治疗可使 50%~80% 以上的 RA 患者病情缓解。仅有少数(10%)在短期发作后自行缓解,不留后遗症。男性比女性预后好;发病年龄晚者较发病年龄早者预后好;起病时关节受累数多,或有严重全身症状的常常预后不良,治疗的早晚和治疗方案的合理性对预后有重要的影响。死亡原因主要有内脏血管炎、感染和淀粉样变等。

> **助医考点**
> 类风湿关节炎的临床表现、诊断与鉴别诊断、治疗。

问题分析与能力提升

张××,女性,56 岁。双手背肿痛 4 周。患者 4 周前劳累后出现双手背肿胀、疼痛,以右手背为主。1 周前曾到医院检查,诊断为关节炎(具体不详),未予治疗。追问病史,患者 2 年前即出现双手晨僵,时间约 70 min。病后无发热,无皮疹,无口腔溃疡,无光过敏,偶腰痛,活动后无改善。大、小便及睡眠均正常。既往体健,无银屑病史,无外伤病史。喜饮酒,不偏食。一子身体健康,无遗传病家族史。

体格检查:T 36.5 ℃,P 68 次/min,R 19 次/min,BP 120/80 mmHg。皮肤未见出血点和皮疹,浅表淋巴结未触及肿大,结膜无苍白,巩膜无黄染,甲状腺无肿大。双肺未闻及干、湿啰音,心界不大,心率 68 次/min,律齐,未闻及杂音。腹平软,无压痛,肝脾肋下未触及,移动性浊音(-),双手远端指关节无肿胀,双手 2~4 掌指关节肿胀,压痛阳性;双手腕关节肿胀,压痛阳性;双膝关节无肿胀。余关节正常。

实验室检查:血常规:Hb 110 g/L,WBC 7.5×10^9/L,PLT 330×10^9/L。尿常规(-),类风湿因子 76 IU/mL(正常值 0~30 IU/mL)。红细胞沉降率 60 mm/h。双手 X 射线片:双手第 2 掌指关节、左腕关节可见小囊性变。

请分析该患者可能患了什么病?还需要做什么检查?请为患者制订一个初步治疗方案。

巩固练习题

1. 类风湿关节炎最常受累的关节是 （　　）
   A. 腕、掌指关节、近端指间关节　　B. 远端指间关节　　C. 颞颌关节
   D. 膝、髋、踝关节　　E. 颈椎小关节

2. 晨僵在哪类关节炎中表现最为突出 （　　）
   A. 骨性关节炎　　B. 类风湿关节炎　　C. 强直性脊柱炎
   D. 感染性关节炎　　E. 风湿性关节炎

3. 类风湿关节炎不包括 （　　）
   A. 对称性小关节受累　　B. 关节强直　　C. 不对称大关节受累为主

D. 关节肿痛　　　　　　　　　　E. 功能障碍
4. 类风湿关节炎出现皮下结节,说明　　　　　　　　　　　　　　　　　　　　　　　　　(　　)
   A. 病情稳定　　　　　　　B. 病情好转　　　　　　　C. 病情活动
   D. 病变扩大　　　　　　　E. 病变缩小
5. 诊断类风湿关节炎正确的是　　　　　　　　　　　　　　　　　　　　　　　　　　　(　　)
   A. 非对称性关节肿(≥6周)　　　　　　　B. 2个或2个以上关节肿(≥6周)
   C. 腕、掌指关节或近端指间关节肿(≥6周)　D. 晨僵至少每日半小时(≥6周)
   E. 类风湿因子阳性(滴度<1∶20)
6. 近端指间关节呈梭状肿胀常见于　　　　　　　　　　　　　　　　　　　　　　　　　(　　)
   A. 类风湿关节炎　　　　　B. 系统性红斑狼疮　　　　C. 痛风性关节炎
   D. 骨性关节炎　　　　　　E. 风湿性关节炎
7. 类风湿关节炎辅助检查,特异性较强的是　　　　　　　　　　　　　　　　　　　　　(　　)
   A. 红细胞沉降率增快　　　B. 类风湿因子阳性　　　　C. 抗环瓜氨酸抗体阳性
   D. X射线示关节间隙狭窄、畸形　　　　E. 狼疮细胞阳性
8. 类风湿关节炎患者的晨僵时间一般应为　　　　　　　　　　　　　　　　　　　　　(　　)
   A. ≥1 h　　　　　　　　　B. ≥30 min　　　　　　　C. ≥45 min
   D. ≥2 h　　　　　　　　　E. ≥1.5 h
9. 下列选项符合类风湿关节炎关节表现的是　　　　　　　　　　　　　　　　　　　　(　　)
   A. 颜面红斑　　　　　　　B. 雷诺现象　　　　　　　C. 类风湿结节
   D. 皮肤变硬　　　　　　　E. 肌无力
10. RA的主要表现　　　　　　　　　　　　　　　　　　　　　　　　　　　　　　　(　　)
    A. 游走性大关节肿痛　　　B. 多关节肿痛伴四肢末梢感觉障碍　　C. 对称性小关节肿痛伴晨僵
    D. 全身关节肿痛伴发热、皮疹　　　　E. 腰骶痛伴晨僵
11. 女性,41岁。双手近端指间关节、掌指关节和腕关节肿胀、疼痛伴晨僵每天1 h,时间半年。查体:近端指间关节、掌指关节和腕关节肿胀,活动受限,可能的诊断是　　　　　　　　　　　　　　　　　　　(　　)
    A. 风湿性关节炎　　　　　B. 类风湿关节炎　　　　　C. 痛风性关节炎
    D. 强直性脊柱炎　　　　　E. 骨性关节炎
12. 女性,42岁。反复双手近端指间关节、掌指关节、腕关节和踝关节肿痛1年,曾间断使用理疗和非甾体抗炎药治疗有缓解,近1个月出现低热、关节肿胀加重,并出现肘关节鹰嘴突皮下结节,检查ESR 56 mm/h,该诊断考虑为　　(　　)
    A. 系统性红斑狼疮　　　　B. 类风湿关节炎　　　　　C. 痛风性关节炎
    D. 强直性脊柱炎　　　　　E. 风湿性关节炎
13. 类风湿关节炎最恰当的治疗　　　　　　　　　　　　　　　　　　　　　　　　　　(　　)
    A. NSAID+DMARD　　　　B. 激素+免疫抑制剂　　　C. 硫酸氨基葡萄糖
    D. 关节融合术　　　　　　E. 物理治疗

第四节　痛风

高尿酸血症(hyperuricemia)与痛风(gout)是嘌呤代谢障碍引起代谢性疾病,但痛风发病有明显的异质性,高尿酸血症患者只有出现急性关节炎、痛风石、慢性关节炎、关节畸形、慢性间质性肾炎和尿酸性尿路结石,才称之为痛风。临床上分为原发性和继发性两大类,前者多由先天性嘌呤代谢异常所致,常与肥胖、糖脂代谢紊乱、高血压、动脉粥样硬化和冠心病等聚集发生,后者则由某些系

统性疾病或者药物引起。

【病因和发病机制】

病因和发病机制不清。受地域、民族、饮食习惯的影响,高尿酸血症与痛风发病率差异较大。2004年山东沿海地区流行病学调查显示高尿酸血症的患病率为23.14%,痛风为2.84%。

(一)高尿酸血症的形成

尿酸主要由细胞代谢分解的核酸和其他嘌呤类化合物及食物中的嘌呤经酶的作用分解而来。人体中尿酸80%来源于内源性嘌呤代谢,而来源于富含嘌呤或核酸蛋白食物仅占20%。血清尿酸在37℃的饱和浓度约为420 μmol/L(7 mg/dL),高于此值即为高尿酸血症,有性别和年龄的差异。

1. 尿酸排泄减少　尿酸排泄障碍是引起高尿酸血症的重要因素,包括肾小球滤过减少、肾小管重吸收增多、肾小管分泌减少以及尿酸盐结晶沉积。80%~90%的高尿酸血症具有尿酸排泄障碍,且以肾小管分泌减少最为重要。

2. 尿酸生成增多　主要由酶的缺陷所致。①磷酸核糖焦磷酸合成酶活性增高,致磷酸核糖焦磷酸的量增多;②磷酸核糖焦磷酸酰基转移酶的浓度或活性增高,降低了对嘌呤核苷酸负反馈作用的敏感性;③次黄嘌呤-鸟嘌呤磷酸核糖转移酶部分缺乏,使鸟嘌呤转变为鸟嘌呤核苷酸及次黄嘌呤转变为次黄嘌呤核苷酸减少,以致对嘌呤代谢的负反馈作用减弱;④黄嘌呤氧化酶活性增加,加速次黄嘌呤转变为黄嘌呤,黄嘌呤转变为尿酸;⑤其他。前3种酶缺陷证实可引起痛风,且为X伴性连锁遗传。

原发性高尿酸血症常伴有肥胖、糖尿病、动脉粥样硬化、冠心病和高血压等,目前认为与胰岛素抵抗有关。

(二)痛风的发生

临床上仅有部分高尿酸血症患者发展为痛风,确切原因不清。当血尿酸浓度过高和(或)在酸性环境下,尿酸可析出结晶,沉积在骨关节、肾脏和皮下等组织,引起组织病理学改变,导致痛风性关节炎、痛风肾和痛风石等。

急性关节炎是由于尿酸盐结晶沉积引起的炎症反应,因尿酸盐结晶可趋化白细胞,故在关节滑囊内尿酸盐沉积处可见白细胞显著增加并吞噬尿酸盐,然后释放白三烯B_4(LTB$_4$)和糖蛋白等化学趋化因子;单核细胞受尿酸盐刺激后可释放白细胞介素1(IL-1)。长期尿酸盐结晶沉积招致单核细胞、上皮细胞和巨噬细胞浸润,形成异物结节即痛风石。痛风性肾病是痛风特征性的病理变化之一,表现为肾髓质和锥体内有小的白色针状物沉积,周围有白细胞和巨噬细胞浸润。原发性痛风患者少数为尿酸生成增多,大多数由尿酸排泄障碍引起。痛风患者常有阳性家族史,属多基因遗传缺陷。

原发性高尿酸血症与痛风需排除其他疾病;而继发者则主要由肾脏疾病致尿酸排泄减少,骨髓增生性疾病致尿酸生成增多,某些药物抑制尿酸的排泄等多种原因所致。

【临床表现】

临床多见于40岁以上的男性,女性多在更年期后发病。常有家族遗传史。

1. 无症状期　仅有波动性或持续性高尿酸血症,从血尿酸增高至症状出现的时间可长达数年至数十年,但随年龄增长痛风的患病率增加,并与高尿酸血症的水平和持续时间有关。

2. 急性关节炎期　①多在午夜或清晨突然起病,呈剧痛,数小时内出现受累关节的红、肿、热、痛和功能障碍,单侧足趾及第1跖趾关节最常见,其余依次为踝、膝、腕、指、肘;②秋水仙碱治疗后,关节炎症状可以迅速缓解;③发热;④初发作常呈自限性,数日内自行缓解,此时受累关节局部皮肤出现脱屑和瘙痒,为本病特有的表现;⑤可伴高尿酸血症,部分患者血尿酸水平正常;⑥关节腔滑囊液偏振光显微镜检查可见双折光的针形尿酸盐结晶是确诊本病的依据。受寒、劳累、饮酒、高蛋白高嘌呤饮食及外伤、手术、感染等均为常见的发病诱因。

3. 痛风石及慢性关节炎期　痛风石是痛风的特征性临床表现,常见于耳轮、跖趾、指间和掌指关节,常为多关节受累,且多见于关节远端,表现为关节肿胀、僵硬、畸形及周围组织的纤维化和变性,严重时患处皮肤发亮、菲薄,破溃时有豆渣样的白色物质排出。形成瘘管时周围组织呈慢性肉芽肿,虽不易愈合但很少感染。

4. 肾脏病变

(1) 痛风性肾病　起病隐匿,早期仅有间歇性蛋白尿,随着病情的发展而呈持续性,伴有肾浓缩功能受损时夜尿增多,晚期可发生肾功能不全,出现水肿、高血压、血尿素氮和肌酐升高。少数患者表现为急性肾衰竭,出现少尿或无尿,最初24 h尿酸排出增加。

(2) 尿酸性肾石病　约10%～25%的痛风患者肾有尿酸结石,呈泥沙样,常无症状,结石较大者可发生肾绞痛、血尿。当结石引起梗阻时导致肾积水、肾盂肾炎、肾积脓或肾周围炎,感染可加速结石的增长和肾实质的损害。

【实验室和其他检查】

1. 血尿酸测定　正常男性为150～380 μmol/L(2.5～6.4 mg/dL),女性为100～300 μmol/L(1.6～5.0 mg/dL),更年期后接近男性。血尿酸存在较大波动,应反复监测。

2. 尿尿酸测定　限制嘌呤饮食5 d后,每日尿酸排出量超过3.57 mmol(600 mg),可认为尿酸生成增多。

3. 滑囊液或痛风石内容物检查　偏振光显微镜下可见针形尿酸盐结晶。

4. X射线检查　急性关节炎期可见非特征性软组织肿胀;慢性期或反复发作后可见软骨缘破坏,关节面不规则,特征性改变为穿凿样、虫蚀样圆形或弧形的骨质透亮缺损。

5. 计算机断层成像(CT)与磁共振成像(MRI)检查　CT扫描受累部位可见不均匀的斑点状高密度痛风石影像;MRI的T1和T2加权图像呈斑点状低信号。

【诊断和鉴别诊断】

(一) 诊断

男性和绝经后女性血尿酸>420 μmol/L(7.0 mg/dL)、绝经前女性>350 μmol/L(5.8 mg/dL)可诊断为高尿酸血症。中老年男性如出现特征性关节炎表现、尿路结石或肾绞痛发作,伴有高尿酸血症应考虑痛风。关节液穿刺或痛风石活检证实为尿酸盐结晶可做出诊断。X射线检查、CT或MRI扫描对明确诊断具有一定的价值。急性关节炎期诊断有困难者,秋水仙碱诊断性治疗有诊断意义。

(二) 鉴别诊断

1. 继发性高尿酸血症或痛风　①儿童、青少年、女性和老年人多见;②肾脏受累多见,痛风肾、尿酸结石发生率较高,甚至发生急性肾衰竭;③痛风性关节炎症状往往较轻或不典型;④高尿酸血症程度较重;⑤40%的患者24 h尿尿酸排出增多;⑥有明确的相关用药史。

2. 关节炎　①类风湿关节炎:青、中年女性多见,四肢近端小关节常呈对称性梭形肿胀畸形,晨僵明显。血尿酸不高,类风湿特异性抗体阳性,X射线片出现凿孔样缺损少见。②化脓性关节炎与创伤性关节炎:前者关节囊液可培养出细菌;后者有外伤史。两者血尿酸水平不高,关节囊液无尿酸盐结晶。③假性痛风:系关节软骨钙化所致,多见于老年人,膝关节最常受累。血尿酸正常,关节滑液检查可见焦磷酸钙结晶或磷灰石,X射线可见软骨呈线状钙化或关节旁钙化。

3. 肾结石　高尿酸血症或不典型痛风可以肾结石为最先表现,继发性高尿酸血症者尿路结石的发生率更高。纯尿酸结石能被X射线透过而不显影,所以对尿路平片阴性而B超阳性的肾结石患者应常规检查血尿酸并分析结石的性质。

【治疗】

原发性高尿酸血症与痛风的防治目的:①控制高尿酸血症预防尿酸盐沉积;②迅速终止急性关节炎的发作;③防止尿酸结石形成和肾功能损害。

1. 一般治疗　控制饮食总热量;限制饮酒和高嘌呤食物(动物内脏及海鲜等)的大量摄入;每天饮水2 000 mL以上以增加尿酸的排泄;慎用抑制尿酸排泄的药物如噻嗪类利尿药等;避免诱发因素和积极治疗相关疾病等。

2. 高尿酸血症的治疗

(1)排尿酸药　抑制近端肾小管对尿酸盐的重吸收,从而增加尿酸的排泄,降低尿酸水平,适合肾功能良好者;当内生肌酐清除率<30 mL/min时无效;已有尿酸盐结石形成,或每日尿排出尿酸盐>3.57 mmol(600 mg)时不宜使用;用药期间应多饮水,并服碳酸氢钠3～6 g/d;剂量应从小剂量开始逐步递增。常用药物:①苯溴马隆:25～100 mg/d,该药的不良反应轻,一般不影响肝肾功能;少数有胃肠道反应、过敏性皮炎、少见发热。②丙磺舒(羧苯磺胺):初始剂量为0.25 g,每日2次;2周后可逐渐增加剂量,最大剂量不超过2 g/d。约5%的患者可出现皮疹、发热、胃肠道刺激等不良反应。

(2)抑制尿酸生成药物　别嘌呤醇通过抑制黄嘌呤氧化酶,使尿酸的生成减少,适用于尿酸生成过多或不适合使用排尿酸药物者。每次100 mg,每日2～4次,最大剂量600 mg/d,待血尿酸降至360 μmol/L以下,可减量至最小剂量或别嘌呤醇缓释片250 mg/d,与排尿酸药合用效果更好。不良反应有胃肠道刺激、皮疹、发热、肝损害、骨髓抑制等,肾功能不全者剂量减半。

(3)碱性药物　碳酸氢钠可碱化尿液,使尿酸不易在尿中积聚形成结晶,成人口服3～6 g/d,长期大量服用可致代谢性碱中毒,并且因钠负荷过高引起水肿。

3. 急性痛风性关节炎期的治疗　绝对卧床,抬高患肢,避免负重,迅速给秋水仙碱,越早用药疗效越好。

(1)秋水仙碱　通过抑制中性粒细胞、单核细胞释放白三烯B_4、糖蛋白化学趋化因子、白细胞介素-1等炎症因子,同时抑制炎症细胞的变形和趋化,从而缓解炎症。口服法:初始口服剂量为1 mg,随后0.5 mg/h或1 mg/2 h,直到症状缓解,最大剂量6～8 mg/d。90%的患者口服秋水仙碱后48 h内疼痛缓解。症状缓解后0.5 mg,每天2～3次,维持数天后停药。不良反应为恶心、呕吐、厌食、腹胀和水样腹泻,发生率高达40%～75%,如出现上述不良反应及时调整剂量或停药,若用到最大剂量症状无明显改善时应及时停药。该药还可以引起白细胞减少、血小板减少等骨髓抑制表现及脱发等。

(2)非甾体抗炎药　通过抑制花生四烯酸代谢中的环氧化酶活性,进而抑制前列腺素的合成而达到消炎镇痛。活动性消化性溃疡、消化道出血为禁忌证。常用药物:①吲哚美辛,初始剂量75～100 mg,随后每次50 mg,6～8 h 1次。②双氯芬酸,每次口服50 mg,每天2～3次。③布洛芬,每次0.3～0.6 g,每天2次。④罗非昔布25 mg/d。症状缓解应减量,5～7 d后停用。

(3)糖皮质激素 上述药物治疗无效或不能使用秋水仙碱和非甾体抗炎药时,可考虑使用糖皮质激素短程治疗。如泼尼松,起始剂量为0.5~1 mg/(kg·d),3~7 d后迅速减量或停用,疗程不超过2周;糖皮质激素起效快、缓解率高,但停药后容易出现症状"反跳"。

4. 发作间歇期和慢性期的处理 治疗目的是维持血尿酸正常水平,较大痛风石或经皮溃破者可手术剔除。

5. 其他 高尿酸血症和痛风常与代谢综合征伴发,应积极行降压、降脂、减重及改善胰岛素抵抗等综合治疗。

【预后】

高尿酸血症与痛风是一种终身性疾病,无肾功能损害及关节畸形者,经有效治疗可维持正常的生活和工作。急性关节炎和关节畸形会严重影响患者生活质量,若有肾功能损害预后不良。

> **助医考点**
> 痛风的临床表现、诊断、治疗与预防。

问题分析与能力提升

赵××,男,56岁,有高尿酸血症史10年,间断左足第1趾关节肿痛1年,再发1 d。患者有高尿酸血症史10年,近1年来,每遇食海鲜和大量饮酒后,均出现左足第1趾关节红、肿、热、痛及活动受限,经休息及服消炎止痛药均能缓解。昨晚参加宴会晨起突发左足第1趾关节红、肿、热、痛及活动受限。急送入院。

体格检查:T 36.8 ℃,P 74次/min,R 18次/min,BP 130/85 mmHg;左足第1趾关节红、肿,表面皮温高,有触痛,活动受限明显,心肺及其他未见异常。

实验室检查:RBC 5.0×10^{12}/L,Hb 120 g/L,WBC 9×10^9/L,N 72%,血清Ua 502 μmol/L。

请分析该患者可能患了什么病?还需要做什么检查?请为患者制订一个初步治疗方案。

巩固练习题

1. 下列物质含量异常可作为痛风诊断指征的是 ( )
   A. 嘧啶　　　　　　　　B. 嘌呤　　　　　　　　C. β氨基异丁酸
   D. 尿酸　　　　　　　　E. β丙氨酸

2. 痛风发病的机制是以下哪项 ( )
   A. 滑膜炎　　　　　　　B. 肌腱端炎或腱鞘炎　　C. 血管炎
   D. 高脂血症　　　　　　E. 高尿酸血症

3. 以下治疗痛风的药物中,哪个主要发挥抑制尿酸合成的作用 ( )
   A. 呋塞米　　　　　　　B. 苯溴马隆　　　　　　C. 螺内酯
   D. 别嘌醇　　　　　　　E. 碳酸氢钠

4. 痛风患者常见的生化异常是 ( )
   A. 尿尿酸减少　　　　　B. 尿尿酸增多　　　　　C. 高尿酸血症
   D. 尿素氮升高　　　　　E. 高脂血症

5. 能快速缓解急性痛风性关节炎症状的药物是 ( )
   A. 青霉素　　　　　　　B. 秋水仙碱　　　　　　C. 别嘌醇
   D. 柳氮磺吡啶　　　　　E. 糖皮质激素

6. 对于痛风诊断最有价值的是 ( )
   A. 第1跖趾关节急性关节炎　B. 尿路结石　　　　　C. 高尿酸血症

D. 痛风石　　　　　　　　　　　E. 痛风家族史
7. 原发性痛风主要发病机制是　　　　　　　　　　　　　　　　　　　　　　　　　　　（　　）
　　A. 尿酸排泄减少　　　　　　　B. 次黄嘌呤-鸟嘌呤磷酸核转移缺乏　　C. 胰岛素抵抗
　　D. 磷酸核糖焦磷酸合成酶活性增强　　E. 尿酸生成增多
8. 患者,男性,60岁。宴会次日晨起时突发左足第1趾关节红、肿、热、痛、功能障碍。临床诊断首先考虑（　　）
　　A. 类风湿关节炎　　　　　　　B. 强直性关节炎　　　　　　　C. 退行性关节炎
　　D. 感染性关节炎　　　　　　　E. 痛风性关节炎
9. 患者,男性,60岁。宴会次日晨起时突发左足第1趾关节红、肿、热、痛、功能障碍。为进一步明确诊断,应首选检查　　　（　　）
　　A. 血 RF　　　　　　　　　　B. 血 ASO　　　　　　　　　　C. 血尿酸
　　D. 血致病菌培养　　　　　　　E. 右足 X 射线
10. 患者,男性,60岁。宴会次日晨起时突发左足第1趾关节红、肿、热、痛、功能障碍。若检测血尿酸不高,试验性诊断治疗用药　　　　　　　　　　　　　　　　　　　　　　　　　　　　　　　　　（　　）
　　A. 双氢芬酸钠　　　　　　　　B. 秋水仙碱　　　　　　　　　C. 吲哚美辛
　　D. 泼尼松　　　　　　　　　　E. 头孢拉定

第五节　血清阴性脊柱关节病

血清阴性脊柱关节病（seronegative spondyloarthropathies）或称脊柱关节病（spondyloarthropathies, SpA），是指以中轴、外周关节及关节周围组织慢性进展性炎症为主要表现的一组疾病。本组疾病以强直性脊柱炎（AS）为原型，包括反应性关节炎（ReA）、银屑病关节炎（PsA）、炎症性肠病关节炎（IBDA）、幼年型脊柱关节病（JSpA）及未分化脊柱关节病（uSpA）等。其临床特征为：①血清 RF 阴性；②伴或不伴脊柱炎的骶髂关节炎；③非对称性外周关节炎；④附着点病变；⑤不同程度的家族聚集倾向；⑥与 HLA-B27 呈不同程度的相关；⑦临床表现常相互重叠。

鉴于强直性脊柱炎是脊柱关节病的主要疾病，本章以其为重点，其他只做简要介绍。

一、强直性脊柱炎

强直性脊柱炎（ankylosing spondylitis, AS）多见于青少年，是以中轴关节慢性炎症为主，也可累及内脏及其他组织的慢性进展性风湿性疾病。典型病例 X 射线片表现骶髂关节明显破坏，后期脊柱呈"竹节样"变化。

【流行病学】

我国患病率 0.25% 左右。约90%患者 HLA-B_{27} 阳性，而普通人群 HLA-B_{27} 阳性率仅 4%~8% 左右。家族调查结果，HLA-B_{27} 阳性的 AS 患者一级亲属，近半数 HLA-B_{27} 阳性，其中又有近半数罹患本病；同卵双生子 HLA-B_{27} 和 AS 的一致率则超过50%，提示本病与 HLA-B_{27} 强相关。

【病因和发病机制】

至今尚未明确，一般认为，本病是一组多基因遗传病。除与 HLA-B_{27} 高度相关外，可能还和 HLA 区域内及 HLA 区域外的其他基因以及某些基因多态性相关。迄今已发现 28 种以上的 HLA-B_{27} 亚型。流行病学资料表明，AS 与 B2704、B2705 和 B2702 呈正相关，而与 B2709 和 B2706 呈负相关。环境因素中，一般认为 AS 和泌尿生殖道沙眼衣原体、某些肠道病原菌如志贺菌、沙门菌、结肠耶尔森菌等感染有关。这些病原体可能激发了机体的炎症应答和免疫应答，造成组织损伤而引起疾病。

【病理】

滑膜以及关节囊、韧带或肌腱骨附着点的复发性、非特异性炎症。也可出现虹膜炎，主动脉根炎较少见。淀粉样变性和骨折属继发性病变。尚可出现肺纤维化、心肌及传导系统病变、前列腺炎等。

骶髂关节是本病最早累及的部位。病理表现为滑膜炎，软骨变性、破坏，软骨下骨板破坏，血管翳形成以及炎症细胞浸润等。后期纤维骨化导致骶髂关节封闭。

附着点病指肌腱、韧带、关节囊等附着于骨的部位炎症、纤维化以至骨化，是本病基本病变。多见于骶髂关节、椎间盘、椎体周围韧带、跟腱、跖筋膜、胸肋连接等部位。初期表现淋巴细胞、浆细胞及少数多核白细胞浸润。炎症过程引起附着点侵蚀、附近骨髓炎症、水肿乃至造血细胞消失，进而肉芽组织形成，最后受累部位钙化、新骨形成。在此基础上又发生新的附着点炎症、修复，如此反复，渐出现椎体方形变、韧带钙化、脊柱"竹节样"变、胸廓活动受限等临床表现。

【临床表现】

起病大多缓慢而隐匿。男性多见，且一般较女性严重。发病年龄多在 10~40 岁，以 20~30 岁为高峰。16 岁以前发病者称幼年型 AS，45~50 岁以后发病者称晚起病 AS，临床表现常不典型。

(一) 症状

早期症状常为腰骶痛或不适、晨僵等。也可表现为臀部、腹股沟酸痛，症状可向下肢放射而类似"坐骨神经痛"。少数患者可以颈、胸痛为首发表现。症状在静止、休息时较重，活动后减轻。夜间腰痛可影响睡眠。

约半数患者以下肢大关节如髋、膝、踝关节炎症为首发症状，常为非对称性、反复发作与缓解，较少表现为持续性和破坏性。

其他症状如附着点炎所致胸肋连接、脊椎骨突、髂嵴、大转子、坐骨结节及足跟、足掌等部位疼痛。

典型表现为腰背痛、晨僵、腰椎各方向活动受限和胸廓活动度减少。腰椎和胸廓活动度降低，早期多为附着点炎引起，对非甾体抗炎药反应良好。后期为脊柱强直所致，对治疗反应不大。

随着病情进展，整个脊柱可自下而上发生强直。先是腰椎前凸消失，进而呈驼背畸形、颈椎活动受限。胸肋连接融合，胸廓变硬，呼吸靠膈肌运动。

关节外症状包括眼葡萄膜炎、结膜炎、肺上叶纤维化、升主动脉根和主动脉瓣病变及心传导系统失常等。神经、肌肉症状如下肢麻木、感觉异常及肌肉萎缩等。

晚期病例常伴严重骨质疏松，易发生骨折。颈椎骨折常可致死。

(二) 体征

常见体征为骶髂关节压痛，脊柱前屈、后伸、侧弯和转动受限，胸廓活动度减低，枕墙距>0 等。

骶髂关节检查常用"4"字试验。方法：患者仰卧，一腿伸直，另腿屈曲置直腿上(双腿呈"4"字状)。检查者一手压直腿侧髂嵴，另一手握屈腿膝上搬、下压。如骶髂部出现疼痛，提示屈腿侧存在骶髂关节病变。

腰椎活动度检查常用Schober试验。方法：患者直立，在背部正中线髂嵴水平作一标记为0，向下做5 cm标记，向上作10 cm标记。令患者弯腰，测量上下两个标记间距离，增加少于4 cm者为阳性。

胸廓活动度检查：患者直立，用刻度软尺测其第4肋间隙水平（女性乳房下缘）深呼、吸之胸围差，小于2.5 cm为异常。

枕墙距检查：患者直立，足跟、臀、背贴墙，收颏，眼平视，测量枕骨结节与墙之间的水平距离，正常为0。

【实验室和其他检查】

1. 实验室检查　无特异性指标。RF、阴性，活动期可有红细胞沉降率、C反应蛋白、免疫球蛋白（尤其是IgA）升高。90%左右患者$HLA-B_{27}$阳性。

2. 影像学检查　放射学骶髂关节炎是诊断的关键，因此提高其敏感性和可靠性均甚重要。

(1) 常规X射线片　经济简便，应用最广。临床常规照骨盆正位像，除观察骶髂关节外，还便于了解髋关节、坐骨、耻骨联合等部位病变。腰椎是脊柱最早受累部位，除观察有无韧带钙化、脊柱"竹节样"变、椎体方形变及椎小关节和脊柱生理曲度改变等外，尚可除外其他疾病。

(2) 骶髂关节CT检查　CT分辨率高，层面无干扰，能发现骶髂关节轻微的变化，有利于早期诊断。对常规X射线片难以确诊的病例，有利于明确诊断。

(3) 骶髂关节MRI检查　MRI检查能显示软骨变化及骨髓水肿，因此能比CT更早期发现骶髂关节炎。有利于疗效评价和预后判定。但价格较贵，尚难普及。

3. 骶髂关节活检　在CT导引下进行骶髂关节穿刺，获得组织进行病理检查，可在"放射学骶髂关节炎"出现以前进行诊断。

【诊断和鉴别诊断】

(一) 诊断

常用1984年修订的纽约分类标准。

内容如下：

1. 临床标准　①腰痛、晨僵3个月以上，活动改善，休息无改善；②腰椎额状面和矢状面活动受限；③胸廓活动度低于相应年龄、性别正常人。

2. 放射学标准（骶髂关节炎分级同纽约标准）　双侧≥Ⅱ级或单侧Ⅲ~Ⅳ级骶髂关节炎。

3. 诊断　①肯定AS：符合放射学标准和1项（及以上）临床标准者。②可能AS：符合3项临床标准，或符合放射学标准而不伴任何临床标准者。

由于"放射学骶髂关节炎"只反映骶髂关节的形态学变化。所以，当患者出现"放射学骶髂关节炎"时，实际上骶髂关节炎症已存在相当长时间。此时即便是放射学骶髂关节炎Ⅱ级，疾病也非真正的早期。临床上，40岁以前发生的炎症性腰背痛，且对非甾体抗炎药反应良好者，均有早期AS的可能。"炎症性腰（或脊柱）痛"为符合以下5项标准之4项以上者：①40岁以前发病；②隐匿发生；③持续3个月以上；④伴晨僵；⑤活动后缓解。如同时伴有$HLA-B_{27}$阳性，有前葡萄膜炎（虹膜睫状体炎）或脊柱关节病家族史等，早期AS可能性更大。对这类患者进行密切随访或骶髂关节MRI，可以达到早期诊断的目的。

(二) 鉴别诊断

慢性腰痛、僵硬、不适是十分常见的临床症状，各个年龄均可发生，多种原因，如外伤、脊柱侧凸、骨折、感染、骨质疏松、肿瘤等,皆可以引起,应注意鉴别。对青壮年来说,外伤性腰痛和椎间盘病较为多见。

1. 外伤性腰痛　外伤性腰痛有明确的外伤史,休息有利缓解症状,活动则使症状加重,不难鉴别。

2. 腰椎间盘病　腰椎间盘病和本病临床上不容易鉴别,腰椎 CT 可肯定或排除之。

3. RA　早期、尤以外周关节炎为首发症状者应与 RA 鉴别,可行 RF、$HLA-B_{27}$ 以及有关影像学检查。

【AS 的特殊类型】

幼年型 AS 发病时腰、背痛等中轴关节症状少见。由于骨骼发育不成熟,骨盆 X 射线片相对早期骶髂关节炎诊断的帮助不大。脊柱强直是发生于关节炎、附着点病等出现多年以后。临床上多为回顾性诊断,应与幼年类风湿关节炎、系统性红斑狼疮鉴别。

晚起病 AS 起病时脊柱症状轻或缺如,发生关节炎的关节数目少且轻,红细胞沉降率增快,可有下肢可凹性水肿,应与血清阴性滑膜炎鉴别。后者常见于 50 岁以后人群,预后良好。晚起病 AS 则数年后出现骶髂关节炎和脊柱受累,对非甾体抗炎药疗效不佳。

【治疗】

目前尚无肯定的疾病控制治疗方法。主要为缓解症状,保持良好姿势和减缓病情进展。治疗原则应视病情严重程度、预后指征和患者的期望值而定。最佳治疗是非药物治疗和药物治疗相结合。

1. 非药物治疗　对患者宣教是成功治疗的关键。应使患者坚定长期治疗的决心。鼓励患者坚持脊柱、胸廓、髋关节活动等医疗体育锻炼;注意立、坐、卧正确姿势;睡硬板床、低枕,避免过度负重和剧烈运动。

2. 药物治疗

(1) 非甾体抗炎药(NSAID)　为治疗关节疼痛和晨僵的一线药,对此类药物反应良好是本病的特点,用法可参照类风湿关节炎。已证明阿司匹林对本病疗效不佳。胃肠不耐受者可加胃黏膜保护剂,或改用选择性 COX-2 抑制剂。使用选择性 COX-2 抑制剂应注意心血管事件。上述治疗疗效不好、有禁忌证或不耐受者,可考虑对乙酰氨基酚和阿片类镇痛药。

(2) 改变病情抗风湿药(DMARD)　柳氮磺吡啶一般认为对轻型病例尤其外周关节受累为主者有效。甲氨蝶呤、来氟米特可用于外周关节受累为主者,雷公藤总苷由于其性腺抑制作用而限制了它的临床应用。对上述治疗无效者可用肿瘤坏死因子 α(TNF-α)拮抗剂治疗。用法同类风湿关节炎。

(3) 糖皮质激素　眼急性葡萄膜炎可局部使用,或短期使用较大剂量激素,如泼尼松 20~30 mg/d;急性膝、踝关节炎可关节腔内激素注入;小剂量激素也可用于对 NSAID 治疗不耐受者。待 DMARD 发挥作用后应尽快减量或停用。

(4) 其他　沙利度胺(反应停)和帕米膦酸钠也用于本病的治疗。前者具有免疫调节作用,后者有骨质保护作用。沙利度胺初始剂量 50 mg/d,常用量为 100~200 mg/d。帕米膦酸钠用法:每个月 1 次,前 3 个月每次 30 mg,后 3 个月每次 60 mg。

有疲劳、失眠、抑郁等精神情绪障碍者,可试用抗抑郁药治疗。

3. 外科治疗　主要用于髋关节僵直和脊柱严重畸形的晚期患者的矫形。

【疗效判定】

疗效评估对了解病情进展及对疾病控制治疗手段的发现均有重要意义。1995年国际AS评价组(ASAS)推荐的针对不同临床观察的4套核心指标。

该方法包括10项指标：①生理功能；②疼痛；③脊柱活动度；④脊柱僵硬；⑤患者总体评价；⑥外周关节和(或)附着点病；⑦急性期反应；⑧脊柱X射线片；⑨髋关节X射线片；⑩疲劳。对于控制疾病的抗风湿治疗，应观察所有10项；对于改善症状的抗风湿治疗或理疗，应观察前5项；作为临床记录，则应观察前7项。

【预后】

本病一般不危及生命，但可致残，影响患者正常生活和工作。严重脊柱和关节畸形只占少数。

二、其他血清阴性脊柱关节病

(一) 反应性关节炎

反应性关节炎或称Reiter综合征是指发生于尿道炎、宫颈炎和(或)腹泻后短期内出现的炎症性、非对称性寡关节炎，可伴有结膜炎、虹膜炎或皮肤、黏膜损害等关节外表现。本病与HLA-B_{27}相关。与HLA-B_{27}无相关性的反应性关节炎，如风湿热所出现的关节炎，不属此范围内。

临床特点为，发病急，发病前1~4周发生过泌尿生殖系感染或胃肠炎。男性为主，男女比例约9∶1。可能有性病史，男性为尿道炎，女性为宫颈炎(常无症状)。胃肠道感染引起者两性比例相当。炎症性关节炎一般为非对称性关节炎，可累及膝、踝、肩、腕、肘和髋关节，指(趾)也常累及。典型受累指(趾)呈弥漫性改变，称"腊肠指(趾)"，可因跟腱附着点炎而出现足跟或足底痛。眼受累可表现为结膜炎、虹膜炎和角膜溃疡。漩涡状龟头炎为龟头处的无痛性溃疡，可伴或不伴尿道炎。溢脓性皮肤角化病为本病的特征性皮肤表现，可见于发际、手、足、阴囊及其他部位，需与银屑病鉴别。全身症状包括发热、体重骤降、衰弱等。血象示白细胞升高，红细胞沉降率和C反应蛋白增高，70%以上患者HLA-B_{27}阳性，约1/4病例有骶髂关节病变，本病多呈自限性。

(二) 银屑病关节炎

银屑病关节炎系指发生于银屑病的骨关节慢性炎症性疾病，见于20%~30%的银屑病患者，15%的病例关节炎可发生在银屑病之前。临床表现为银屑病和关节炎。关节炎特点为非对称性远端指间关节炎，也可表现为多关节炎以及中轴或脊柱关节炎等。X射线检查可见指(趾)关节受累，典型改变呈"笔帽-笔尖样"征，长骨骨干"绒毛状"骨膜炎、骶髂关节炎及脊柱骨桥形成等。骶髂关节受累多为非对称性，也与HLA-B_{27}相关。

(三) 炎症性肠病关节炎

炎症性肠病关节炎是指和溃疡性结肠炎、克罗恩病等炎症性肠病相关的脊柱关节病。此类疾病亦与HLA-B_{27}相关，临床特点为非对称性外周寡关节炎、中轴关节炎及附着点病等。大多数病例关节病变发生于肠病之后或同时发生，少数病例关节病变也可先于肠道病变。

(四) 未分化脊柱关节病

未分化脊柱关节病(uSpA)是指有脊柱关节病的某些临床特点，而又未能诊断为上述已明确的某种脊柱关节病的临床情况。它既不指某种特定的疾病，也不是一种综合征，而只是一种临床状态或者症状谱的命名,可能为:①某种明确的脊柱关节病的早期表现,以后将发展为典型的脊柱关节病;②某种明确的脊柱关节病的"流产型"或顿挫型,以后不会发展、出现该脊柱关节病的典型表现;③属于某种重叠综合征,但不能分化为某种明确的脊柱关节病;④某种病型现在尚不清楚,将来可以明确分类的脊柱关节病。

总之,未分化脊柱关节病只是某种临床情况的临时命名。临床研究发现,很多 uSpA 最后进展为 AS。uSpA 概念的提出,有利于对早期、轻型或不典型病例进行随访和合理的治疗。

(五)诊断

对脊柱关节病中各类疾病的诊断,大多数疾病,如 AS、反应性关节炎、银屑病关节炎等,已有通用的分类标准。然而,这些标准均较为严格,不利于早期诊断。欧洲脊柱关节病研究组(ESSG)于 1991 年提出了脊柱关节病的分类标准(ESSG 标准)如下:炎症性脊柱痛或下肢的非对称性滑膜炎至少 3 个月、年龄不超过 45 岁的患者,加下列 1 项或多项:阳性家族史,银屑病,炎症性肠病,发生关节炎前 1 个月内有尿道炎、宫颈炎或急性腹泻史,交替臀区痛,附着点炎,骶髂关节炎则可诊断。

ESSG 分类标准只适用于广义上的脊柱关节病的分类,对个别的脊柱关节病的诊断,应使用相应的诊断标准,以保证病例的同质性。对 uSpA 应进行随访,以便早期诊断。

(六)治疗

和 AS 一样,患者教育是取得良好预后的关键。要使患者对所患疾病及其治疗、预后有所认识,使其配合治疗。性病型反应性关节炎如经培养证实有病原体存在,患者及其性伴侣都应服用敏感的抗生素。对肠道感染、银屑病或炎症性肠病者应给予相应的治疗。对反应性关节炎的肠道感染,可考虑四环素类抗生素。急骤起病或附着点炎明显者可短期应用糖皮质激素。甲氨蝶呤对银屑病及 PsA 疗效较好。uSpA 症状轻微者,只需非甾体抗炎药治疗,病情严重者可参照 AS 的治疗。

> **助医考点**
> 脊柱关节炎的临床表现、诊断、治疗与预防。

问题分析与能力提升

张××,男,26 岁,间断腰背疼痛 5 年,以夜间及晨起明显。间断服止疼药及理疗,病情间断缓解,近 1 周无诱因出现左膝关节肿痛。

体格检查:T 37.2 ℃,P 84 次/min,R 20 次/min,BP 120/80 mmHg。心肺未见异常,肝脾肋下未触及,左膝关节肿胀、压痛,双侧"4"字征(+),枕墙距 2 cm,Schober 试验 4 cm。

实验室检查:RBC $5.1×10^{12}$/L,Hb 120 g/L,WBC $9×10^9$/L,PLT $340×10^9$/L,红细胞沉降率 35 mm/h,HLA-B_{27} 阳性。骶髂关节 CT 示骨质硬化,关节间隙变窄,关节面毛糙,可见骨质破坏,关节面可见囊状破坏。腰椎 X 射线像示腰椎呈"竹节"样改变。

请分析该患者可能患了什么病?还需要做什么检查?请为患者制订一个初步治疗方案。

巩固练习题

1. 与强直性脊柱炎密切相关的是 ( )
   A. HLA-DRA   B. HLA-B_7 C. HLA-B_5
   D. HLA-B_{27} E. HLA-DR_3
2. 强直性脊柱炎的关节 X 射线片可显示 ( )
   A. 骨端骨质疏松   B. 关节边缘骨质增生
   C. 局限性骨质疏松,关节旁偏心性、虫蚀状骨质缺损   D. 关节边缘骨侵蚀,骨质溶解增生,间隙变窄

E. 椎体方形变,框体前缘软组织骨化呈竹节样改变

3. 强直性脊柱炎常出现 （ ）
   A. 反复口腔溃疡　　　　　　　　　　　　B. 四肢近端肌肉无力、疼痛伴下咽困难
   C. 面部及前胸部暗红色皮疹,眼睑周围的暗紫色皮疹　　D. 腰骶部隐痛,HLA-B_{27} 阳性
   E. 尿路感染、关节疼及眼色素膜炎

4. 强直性脊柱炎的基本病理改变是 （ ）
   A. 外分泌腺体萎缩,炎症细胞浸润　　B. 附着点炎　　　　　C. 滑膜炎
   D. 小血管炎　　　　　　　　　　　　E. 肌纤维变性,炎症细胞浸润

5. 患者男性,21岁。间断腰背疼痛1年,夜间及晨起明显。近1周无诱因出现左膝关节肿痛。该患者应高度怀疑 （ ）
   A. 类风湿关节炎　　　　　　B. 强直性脊柱炎　　　　C. 痛风关节炎
   D. 骨关节炎　　　　　　　　E. 结核性关节炎

6. 下列哪一种疾病不属于脊柱关节病 （ ）
   A. 强直性脊柱炎　　　　　　B. 炎性肠病性关节炎　　　C. 类风湿关节炎
   D. Reiter 综合征　　　　　　E. 银屑病关节炎

7. 强直性脊柱炎患者多见于 （ ）
   A. 青年女性　　　　　　　　B. 中年女性　　　　　　　C. 青壮年男性
   D. 老年女性　　　　　　　　E. 老年男性

8. 下列哪种疾病不属于血清阴性脊柱关节病 （ ）
   A. 强直性脊柱炎　　　　　　B. Reiter Syndrome(赖特综合征)　　C. 银屑病关节炎
   D. 炎症肠病关节炎　　　　　E. 少年型类风湿关节炎

9. Schober 试验反映 （ ）
   A. 腰椎活动度检查情况　　　B. 胸廓活动度检查情况　　　C. 枕墙距检查情况
   D. 胸廓扩张活动受限情况　　E. 颈椎后伸活动受限情况

10. 辅助检查示 HLA-B_{27} 阳性;骶髂关节 CT 示骨质硬化,关节间隙变窄,关节面毛糙,可见骨质破坏,关节面可见囊状破坏。定位像示腰椎呈"竹节"样改变。该患者诊断考虑 （ ）
    A. 类风湿关节炎　　　　　　B. 骨关节炎　　　　　　　C. 强直性脊柱炎
    D. 痛风　　　　　　　　　　E. 脊柱结核

11. 符合强直性脊柱炎的症状是 （ ）
    A. 骨擦音　　　　　　　　　B. 骶髂关节受累　　　　　C. 近端指间关节、腕关节受累
    D. 皮疹　　　　　　　　　　E. 雷诺现象

本章选择题参考答案:
第一节正确答案:DCAEE　BA
第二节正确答案:EECCB　EBEED　CBABE　B
第三节正确答案:ABCCC　ACACC　BBA
第四节正确答案:DEDCB　DAECB
第五节正确答案:DEDBB　CCEAC　B

第九章 理化因素所致疾病

第一节 中毒

一、概述

中毒(poisoning)是指化学物质进入人体,产生组织和器官损害的全身性疾病。导致中毒的化学物称为毒物,根据来源与用途可分为:工业毒物、药物、农药、有毒动植物。根据接触毒物的剂量和时间,中毒可分为:急性中毒和慢性中毒。

【病因和发病机制】

(一)病因

目前可引起中毒的化学物不足3 000种,中毒的主要毒物是镇静催眠药和抗精神病药,其次为一氧化碳中毒、变质食物或酒精等中毒,城市急性中毒多由于镇静催眠药,农村多为有机磷杀虫药中毒。

(二)发病机制

1. 毒物吸收、代谢和排泄　毒物可经口服、呼吸道吸入、皮肤黏膜吸收,也可由眼、耳、腹膜等处进入人体,蚊虫或毒蛇咬伤,毒液可经伤口进入体内。

毒物吸收后,通过肝脏代谢,少部分由呼吸道排出,多数经肾脏排泄。重金属元素等毒物也可由乳汁排出。

2. 中毒机制　不同毒物中毒机制不同。

(1)局部刺激和腐蚀作用　强酸、强碱吸收组织水分,与蛋白质或脂肪结合,引起细胞变性和坏死。

(2)麻醉作用　亲脂性强的有机溶剂和吸入性麻醉药,已通过血脑屏障进入脑组织,使脑功能抑制。

(3)缺氧　一氧化碳、硫化氢等毒物,经不同途径阻碍氧吸收、运输、利用,导致组织和器官缺氧。心脑组织损伤出现神智障碍、心律失常等。

(4)抑制酶活力　如OPI抑制胆碱酯酶,重金属抑制含巯基酶活力等。

(5)受体竞争　阿托品通过竞争性阻断M受体,产生毒性作用。

【诊断】

发生中毒后症状和体征多缺乏特异性,仅表现为消化道症状、意识障碍和代谢变化,因此常有误诊。疑为中毒时,应详细询问接触史、仔细查体、留取标本进行毒物检测。

【实验室和其他检查】

1. 尿液　红色尿液提示利福平中毒;血尿提示摄入可引起止凝血功能障碍的毒物;酚或甲酚中毒尿液呈灰色。
2. 血液　氨苯砜中毒静脉血呈褐色,提示高铁血红蛋白血症;粉红色提示溶血。
3. 心电图　重金属、抗精神病药等中毒可引起心动过速;β受体阻滞剂、钙通道阻滞剂、地高辛可引起缓慢性心律失常。
4. X射线　吸入性中毒时,胸片可见弥漫性或斑片状阴影。

【治疗】

(一)治疗原则

治疗原则包括:复苏、终止毒物接触、解毒药物应用、消化道驱除污染、支持治疗、预防并发症治疗。

(二)急性中毒治疗

1. 立即终止毒物接触　立即将患者撤离中毒现场,气体中毒应迅速转移到空气流通环境中;清除口腔毒物及呕吐物;立即脱去污染衣物,肥皂水或清水反复冲洗皮肤。
2. 紧急复苏　清理呼吸道,保持气道通畅,清除口腔及气道分泌物,昏迷患者行气管内插管,低氧血症者可给予氧疗;低血压患者静脉输注晶体液、血浆或代用品,无效时应用多巴胺;惊厥患者可给予地西泮5~10 mg静脉注射,必要时4~6 h重复给药。
3. 解毒药物　根据毒物选择相应解毒药,见表9-1。

表9-1　中毒与特效解毒药

毒物	解毒药
有机磷杀虫药	碘解磷定、阿托品
苯二氮䓬类	弗马西尼
镇痛药	纳洛酮
异烟肼	维生素 B_6
β受体阻滞剂	高血糖素
钙通道阻滞药	钙
抗胆碱药	毒扁豆碱
硫化氢	亚硝酸盐
亚硝酸盐	亚甲蓝
重金属	螯合剂
氰化物	亚硝酸钠、硫代硫酸钠

4. 清除未吸收毒物 去除未吸收的毒物包括催吐、洗胃、活性炭、导泻等。催吐法易引起误吸和阻碍活性炭使用,故使用较少,适用于意识清醒、可合作者,不适用昏迷、休克、腐蚀性毒物摄入患者。洗胃适用于:①口服毒物1h内或吸收缓慢的毒物4~6h内;②无解毒药的毒物;③毒物不易被活性炭吸附者。摄入腐蚀性毒物或患者有消化道出血、穿孔等情况禁用。活性炭吸附适用于胃肠道不易吸收或已吸收需经肠肝循环或内脏循环排出毒物的中毒者,中毒后1~2h应用可获最大疗效。导泻可减少肠道毒物吸收和停留,常用药物有枸橼酸镁、硫酸钠、山梨醇等,昏迷患者不宜应用含镁化合物,应用中应注意监测水、电解质平衡。

5. 促进已吸收毒物排出 主要方法有强化利尿、透析和血液灌注。强化利尿适用于不降解毒物从肾脏排出者。方法为:快速大量静脉补液和利尿、碱化尿液;碱性尿液(pH值>8.0)可加速毒物排出,酸化尿液适用于弱碱性毒物(士的宁、苯丙胺)中毒时,尿液pH值<5.0时可加速毒物排出。透析包括血液透析和腹膜透析,适用于中毒严重、昏迷时间长、常规治疗无效、水溶性强或半衰期长的情况。血液灌注是通过活性炭或树脂对中毒血液中毒物进行吸附,再将血液回输到患者体内。血液灌注的指征等同于透析法。

6. 对症治疗和预防并发症 绝大多数毒物中毒无特殊解毒药,需要严密观察、监测和对症支持治疗。注意卧床休息、放置导尿管;静脉补液及营养支持;维持循环血容量、纠正电解质和酸碱失衡;出现并发症的时候应积极治疗。

二、有机磷杀虫药中毒

有机磷杀虫药(organophosphorous insecticides,OPI)大多为油状或结晶状,稍有挥发性,具有蒜味。除敌百虫外,均难溶于水、有机溶剂,碱性溶液中易分解失效。OPI中毒主要通过抑制体内胆碱酯酶(cholinesterase ChE)活性,乙酰胆碱(acetylcholine,Ach)水解减少,导致Ach蓄积,持续兴奋胆碱能神经,产生毒蕈碱(M)、烟碱(N)样和中枢神经系统等症状和体征,严重者可死亡。

【病因和发病机制】

1. 病因 OPI在生产、使用过程中通过皮肤、胃肠道和呼吸道黏膜吸收中毒。生产中毒多于制作、包装、运输等环节中,通过手套破损、衣物浸湿等污染环节引起;生活中毒见于摄入被农药污染的食物、水源,误服或故意吞服OPI;使用中毒是在使用过程中,施药人员喷洒时药液沾染皮肤或吸入含有药液的空气引起中毒。

2. 毒物代谢 OPI吸收后迅速分布全身器官,其中肝脏浓度最高,肾、肺、脾次之。OPI在肝脏内进行生物转化和代谢,OPI往往氧化后毒性增强,水解后毒性减弱。如对硫磷氧化后毒性增强300倍,OPI代谢产物24h内经肾脏排泄,体内无蓄积。

3. 中毒机制 体内胆碱酯酶分为真性胆碱酯酶和假性胆碱酯酶,前者主要存于脑灰质、红细胞、交感神经节、运动终板中,水解乙酰胆碱作用强;后者存在于神经胶质细胞、血浆、肝、肾和一些腺体中,可水解丁酰胆碱等,但难水解Ach。OPI和胆碱酯酶结合成难水解的磷酰化胆碱酯酶,使Ach水解减少,大量积聚,引起毒蕈碱、烟碱样症状,患者可因呼吸衰竭而死亡。

【临床表现】

(一)急性中毒

1. M样症状 中毒后由于副交感神经末梢过度兴奋,表现为平滑肌痉挛和腺体分泌增加:瞳孔缩小、视物模糊;心率减慢;咳嗽、气促、分泌物增多,严重者发生肺水肿;腹痛、腹泻、口吐白沫、大小便失禁等。

2. N样症状 出现全身骨骼肌颤动,甚至全身肌肉强直性痉挛,呼吸肌麻痹,呼吸衰竭或停止。交感神经节兴奋,儿茶酚胺释放增多,血压升高,心律失常。

3. 中枢神经系统症状 患者头晕、烦躁不安、谵妄、共济失调等。

(二) 迟发性神经病

急性中毒症状消失后 2~3 周可出现迟发性神经损害,累及肢体末端,发生下肢瘫痪、四肢肌肉萎缩;也可出现迟发性双侧再发咽神经瘫痪。

(三) 中间综合征

中间综合征(intermediate syndrome)指重度 OPI(敌敌畏、乐果)中毒恢复后 1~4 d 发病,患者颈屈肌、颅神经支配肌肉瘫痪、呼吸肌瘫痪,出现眼睑下垂、面瘫和呼吸肌麻痹甚至呼吸衰竭而死亡。尽早给予解毒药和支持治疗可减轻症状。

【实验室和其他检查】

1. 血胆碱酯酶活性测定 是诊断 OPI 中毒的金标准。对中毒严重程度、治疗效果、判断预后有重要意义。以正常人血 ChE 活力作为 100%,轻度中毒时 ChE 活力 50%~70%;中度中毒时 ChE 活力 30%~50%;重度中毒时 ChE 活力<30%。

2. OPI 代谢产物测定 对硫磷氧化分解产生硝基酚,敌百虫中毒后产生三氯乙醇,尿中出现上述代谢产物有助于诊断。

【诊断和鉴别诊断】

根据患者 OPI 接触史,呼气大蒜味,瞳孔缩小,多汗、肌纤维颤动等临床表现,一般易于诊断。对于原因不明的意识障碍、瞳孔缩小患者,要考虑有机磷农药中毒的可能性。监测胆碱酯酶活性,可明确诊断。

OPI 中毒应与中暑、河豚毒素中毒相鉴别;M 样症状明显时应与哮喘、COPD 急性加重期、心源性哮喘等鉴别;迟发性神经病应检查肌电图、神经传导功能。

【治疗】

(一) 迅速清除毒物

立即使患者脱离中毒现场,清除未被机体吸收的毒物:脱去污染衣物,肥皂水清洗污染部位,眼部污染时使用生理盐水或 2% 碳酸氢钠溶液冲洗;清除消化道污染物,反复洗胃,直至洗出液清亮为止。

(二) 紧急复苏

呼吸抑制者迅速进行气管内插管、清除呼吸道分泌物,保持呼吸道通畅,必要时给予机械通气。OPI 中毒引起肺水肿,阿托品静脉滴注,禁用氨茶碱、吗啡。

(三) 解毒药物

1. 胆碱酯酶复活剂 主要有氯解磷定、碘解磷定、双复磷。其中氯解磷定为临床首选解毒药,用法如下:轻度中毒 0.25~0.5 g,稀释后静脉注射,必要时 2 h 重复给药;中度中毒 0.5~0.75 g,每

2 h给药0.5 g,共3次。重度中毒0.75~1 g,半小时后重复给药。

2. 抗胆碱药　阿托品主要作用于外周M受体,阻断乙酰胆碱的作用,缓解M样症状、兴奋呼吸中枢,但对N样症状无明显作用。中毒患者应及时、足量、反复应用阿托品,直到出现"阿托品化"时减少用量或停药。阿托品化有瞳孔扩大、口干、神志模糊等表现,应立即停用。

【预防】

宣传普及OPI防治中毒的常识,加强OPI生产、运输、保管和使用的安全管理,注重劳动保护,对于长期接触者,定期体检和监测全血胆碱酯酶活力。

三、急性一氧化碳中毒

一氧化碳(carbon monoxide,CO)是一种无色、无味、不溶于水的气体,由含碳物质不完全燃烧产生。吸入过量的CO可引起急性中毒,在空气中浓度超过12.5%,可发生爆炸。急性一氧化碳中毒多见于北方地区冬季取暖。

【病因和发病机制】

(一)病因

CO中毒常见主要原因有生活性中毒、职业性中毒和意外中毒。生活性中毒多见于我国北方冬季家庭燃煤取暖,燃烧不完全,室内排风不畅,导致CO积聚,也可见于燃气热水器使用中环境通风不良;职业中毒多发生在工业生产过程中,如炉门关闭不严CO逸出,石油燃料不完全燃烧或化工产品合成中CO产生并逸出;天然瓦斯爆炸或煤气泄漏,大量烟雾吸入引起CO意外中毒。

(二)发病机制

CO吸入后与血红蛋白结合形成碳氧血红蛋白(carboxyhemoglobin,COHb)。血红蛋白与CO的亲和力远远大于氧气,同时COHb解离速度是氧合血红蛋白(oxyhemoglobin,HbO_2)的1/3 600,因此即使吸入低浓度CO,也可产生大量COHb。

COHb不能携带氧气,当其浓度过高时可产生组织细胞严重缺氧。此外,CO还可影响氧的利用。正常血液中COHb浓度为1%~2%;超过10%可引起头晕或头痛;15%~40%可有中枢神经系统功能障碍;40%~60%可出现严重低氧血症,引起昏迷;超过60%时发生呼吸停止、心脏停搏等。

【临床表现】

急性CO中毒主要由缺氧和细胞中毒引起。

(一)急性中毒

1. 轻度中毒　血液COHb浓度为10%~20%,患者出现头晕、头痛、恶心、全身无力等症状。
2. 中度中毒　血液COHb浓度为20%~30%,除轻度中毒症状外,还可有腹泻、幻觉和精神神经症状,皮肤黏膜呈樱桃红色。
3. 重度中毒　血液COHb浓度超过30%,迅速出现昏迷、呼吸衰竭、心律失常及衰竭;受压部位可出现红肿、水疱,眼底检查可见视盘水肿。

(二)迟发脑病

急性CO中毒患者意识恢复后,经过2~60 d"假愈期",部分患者出现迟发脑病,主要表现为各种精神症状:如木僵、谵妄等,锥体系和锥体外系神经损害。

【实验室和其他检查】

1. 血液 COHb 测定　血液 COHb 测定是诊断 CO 中毒的金标准,且能反映 CO 中毒的严重程度,中毒 8 h 内临床意义较大,妊娠期急性 CO 中毒,胎儿血液 COHb 浓度升高较母体慢,但可持续存在。

2. 动脉血气分析　急性 CO 中毒患者氧分压和动脉血氧饱和度降低,二氧化碳分压正常,中毒者可出现代谢性酸中毒,血 pH 值和剩余碱降低。

3. 脑电图　急性 CO 患者脑电图常出现弥漫性低波幅慢波,与病情严重程度不一定一致,但与缺氧性脑病进展平行。

【诊断和鉴别诊断】

根据患者 CO 暴露史、临床表现和血液 COHb 浓度测定即可诊断。职业性中毒接触史比较明确,生活性中毒应详细询问发病环境,如通风情况,是否同屋居住者有同时发病等情况。

急性 CO 中毒应与脑血管意外、糖尿病酮症酸中毒、安眠药中毒等相鉴别。血液 COHb 测定是诊断急性 CO 中毒的有效指标,但血标本应尽早抽取,脱离中毒现场后 COHb 数小时后逐渐消失。

【治疗】

(一) 终止 CO 吸入

立即使患者脱离中毒现场,转移至通风处,终止继续吸入 CO 气体。

(二) 氧疗

中毒者给予氧疗,加速 COHb 解离与 CO 排出,是治疗急性 CO 中毒的有效措施。氧疗浓度与 COHb 半衰期成反比,吸入新鲜空气,血液 COHb 半衰期 4~5 h;吸入氧浓度 40% 时,血液 COHb 半衰期为 2 h,吸入 100% 氧浓度,血液 COHb 半衰期为 1 h;吸入 3 个大气压的纯氧即高压氧治疗,半衰期为 30 min。

1. 面罩吸氧　轻、中度患者采用密闭重复呼吸面罩吸氧,氧气流量 10 L/min,通常吸氧 2 d,COHb 浓度降至 15% 以下。

2. 高压氧治疗　增加血液中物理溶解氧含量,提高总氧含量,缩短血液 COHb 半衰期,预防迟发脑病,减少昏迷时间。

(三) 机械通气

昏迷患者应行气管内插管,吸入 100% 浓度氧气,必要时进行机械通气,严重者可考虑血浆置换。

(四) 脑水肿治疗

急性 CO 中毒后,1~2 d 脑水肿达高峰,应积极降低颅内压,恢复脑功能。

1. 脱水治疗　20% 甘露醇 1~2 g/kg 快速静脉滴入,或 50% 葡萄糖溶液 50 mL 静脉输注,也可应用呋塞米进行脱水治疗。

2. 糖皮质激素　地塞米松 10~30 mg/d,疗程 3~5 d,有助于减缓脑水肿。

3. 抽搐治疗　首选地西泮,10~20 mg 静脉注射,抽搐停止后应用苯妥英钠,0.5~1.0 g 静脉滴注,可 4~6 h 重复使用。

4. 促进脑细胞代谢　应用能量合剂,如三磷腺苷、辅酶 A、细胞色素 C 等。

【预防】

加强 CO 中毒的宣传,普及防治中毒的常识,尤其冬季取暖季,应注意烟囱是否通畅,时常检查煤气管道有无漏气等;工业生产中要严格执行安全操作规程,保持通风;加强矿井下空气中 CO 浓度的监测和报警;进入 CO 高浓度环境中,需戴好防毒面具。

【预后】

轻中度患者可完全恢复,中毒严重者,可留有精神神经后遗症,昏迷时间长者预后较差,应及时应用高压氧治疗。

问题分析与能力提升

王某,男性,23 岁,农民工。昏迷半小时急诊入院。清晨 8 时工友发现其大小便失禁,唤之不醒,屋内有炉火,遂急诊入院。既往体健,同室居住者有呕吐、头晕症状。

查体:T 36.2 ℃,P 77 次/min,R 18 次/min,BP 100/65 mmHg;意识模糊,压眶有反应,皮肤、巩膜无发绀,双侧瞳孔正大等圆,口唇呈樱桃红色,心肺无异常,病理反射未引出。

辅助检查:血常规正常,肝肾功能正常。头部 CT 未见异常。

请分析该患者可能的诊断?未明确诊断还需要做什么检查?请写出治疗原则。

助医考点

急性有机磷农药中毒的病因和发病机制、临床表现、辅助检查、诊断、治疗与预防;急性一氧化碳中毒的病因和发病机制、临床表现、诊断与鉴别诊断、治疗与预防。

巩固练习题

1. 重度有机磷中毒时,全血胆碱酯酶活力为 ( )
   A. 70% 以下 B. 60% 以下 C. 50% 以下
   D. 40% 以下 E. 30% 以下

2. 有机磷中毒所致的肺水肿,抢救应首选 ( )
   A. 速尿 B. 地高辛 C. 阿托品
   D. 解磷定 E. 吗啡

3. 有机磷中毒的原理是 ( )
   A. 胆碱酯酶失活 B. 磷酰化胆碱酯酶合成减少 C. 胆碱酯酶活性增强
   D. 交感神经兴奋 E. 肾功能受损

4. 急性有机磷中毒的主要死因是 ( )
   A. 急性肾功能衰竭 B. 中毒性休克 C. 中毒性心肌炎
   D. 呼吸衰竭 E. 脑水肿

5. 重度有机磷中毒的表现,下列组合哪项是正确的 ( )
   A. 瞳孔散大、大汗、流涎、视力模糊、肌无力
   B. 瞳孔明显缩小、大汗、流涎、视力模糊、心动过速
   C. 瞳孔明显缩小、大汗、流涎、神志模糊、血压升高
   D. 瞳孔明显缩小、大汗、流涎、神志不清、发绀
   E. 以上都不是

6. 有机磷中毒出现毒蕈碱样症状主要机制是 （　）
   A. 腺体分泌减退、运动神经兴奋　　B. 腺体分泌亢进、平滑肌痉挛　　C. 腺体分泌减退、平滑肌痉挛
   D. 腺体分泌亢进、平滑肌松弛　　　E. 运动神经兴奋、平滑肌痉挛

7. 有机磷中毒所致的呼吸肌麻痹用 （　）
   A. 新斯的明　　　　　　　　B. 阿托品　　　　　　　　C. 东莨菪碱
   D. 碳酸氢钠　　　　　　　　E. 解磷定

8. 诊断有机磷中毒的主要指标是 （　）
   A. 确切的接触史　　　　　　B. 出现毒蕈碱和烟碱样症状　　C. 血胆碱酯酶活性降低
   D. 阿托品试验阳性　　　　　E. 呕吐物和衣物有大蒜味

9. 与有机磷中毒无关的症状是 （　）
   A. 多汗　　　　　　　　　　B. 肌肉震颤　　　　　　　　C. 瞳孔缩小
   D. 唾液多　　　　　　　　　E. 呕吐物有酸腐味

10. 有机磷中毒引起毒蕈碱样症状是 （　）
    A. 肌束震颤　　　　　　　　B. 流涎　　　　　　　　　　C. 血压升高
    D. 瞳孔缩小　　　　　　　　E. 心律失常

第二节　中暑

中暑（heat illness）是在高温、高湿、无风环境中，体温调节中枢功能障碍、汗腺功能衰竭和水电解质丢失过多为特征的疾病。根据发病机制和临床表现，分为热痉挛（heat cramp）、热衰竭（heat exhaustion）、热射病（heat stroke）。三种情况可单独存在也可交叉发生，其中热射病是一种致命性疾病，病死率高。

【病因】

不能充分适应高温环境，体内产热和吸收热量超过机体散热量是致病的主要原因。在大气温度高（>32 ℃）、湿度大（>60%）的环境中，长时间滞留或强体力劳动，无充分降温措施，又缺乏高湿热环境的适应时极易发生中暑。促使中暑的原因和以下因素有关：①外环境中热量获取增加；②产热量增加：如剧烈运动、长时间发热、甲状腺功能亢进等；③散热障碍：环境温度高于体温、湿度过大、衣物透气不良、药物作用等；④汗腺功能障碍或衰竭：广泛皮肤烧伤后瘢痕形成或先天性汗腺缺乏症患者。

【发病机制】

(一) 体温调节

正常人体产热和散热保持相对平衡，维持体温相对稳定。

1. 产热　人体产热主要来自体内产热代谢过程，运动和寒战也可产生热量。气温28 ℃、静息状态人体主要通过基础代谢产热。基础代谢产热210～252 kJ/(h·m²)，躯干及内脏产热占56%，运动时肌肉产热90%。

2. 散热　体温升高时，自主神经系统调节皮肤血管扩张，皮肤血流量增加，约为平常的20倍，出汗促进散热。人体通过以下方式散热。①辐射：约占散热量的60%，室温15～20 ℃时，是人体最主要的散热方式。②蒸发：约占散热量的25%，湿度越大，蒸发越少，湿度达90%以上时，蒸发完全停

止。③对流:约占散热量的12%,散热速度取决于空气流速。④传导:约占散热量的3%,水较空气热传导强,散热速度增加20~30倍。

(二)热环境适应

热环境适应是人体对热应激的处理过程。高温环境中,正常人体生理适应需要7~14 d,适应后能逐渐产生对抗高温的代偿能力。表现为心排血量和排汗量增加,汗液含钠减少;完全适应后,出汗量可为正常的2倍。如无此适应性,即使调节功能健全的成年人也可发生中暑。

(三)高热环境对人体各系统的影响

1. 中枢神经系统 大脑和脊髓细胞死亡,继发脑水肿、局部出血、颅高压甚至昏迷。小脑对高热反应敏感,可出现构音障碍、共济失调等。

2. 心血管系统 中暑早期,皮肤血管扩张,外周血管阻力下降,常发生低血压;机体代谢加快,心排血量增加,心脏负荷加重,可引起心肌缺血、坏死,诱发心律失常或心力衰竭;进而由于心排血量减少,组织低灌注,散热进一步减少,形成恶性循环。

3. 呼吸系统 高热时,呼吸频率和通气量增加,可引起呼吸性碱中毒。肺血管内皮热损伤时易发生急性呼吸窘迫综合征(ARDS)。

4. 肾脏 中暑时有效循环血量锐减,可引起急性肾衰竭。

5. 消化系统 中暑时直接热损伤和胃肠组织低灌注可引起缺血性肠溃疡,发生大出血。还可发生不同程度的肝细胞坏死和胆汁淤积。

6. 血液系统 中暑时儿茶酚胺浓度升高,血液浓缩,易发生血栓。严重患者可出现休克甚至DIC,DIC加重组织灌注减少,引起多器官功能衰竭。

7. 水和电解质 排汗量增加,热适应后排汗量是正常人的2倍;排汗量增加致使水钠丢失,引起脱水和低血钠;肌肉细胞损伤严重,可引起高血钾、高血磷;甲状旁腺激素活性增加可引起低血钙。

8. 肌肉 劳力性热射病,肌肉局部温度增加、缺氧加重、代谢性酸中毒,常发生肌肉损伤、溶解,血清肌酸激酶升高。非劳力性热射病时,肌肉损伤少见。

【病理】

尸检可见:小脑和大脑皮质神经细胞坏死,尤其小脑细胞病变突出;心脏局灶性心肌细胞出血、坏死、溶解,心内、外膜和瓣膜组织出血;肝脏有不同程度细胞坏死和胆汁淤积;肾皮质出血;劳力性热射病可见肌肉组织变性坏死。

【临床表现】

中暑可分为热痉挛、热衰竭、热射病。

1. 热痉挛 高温环境中剧烈运动、大量排汗,活动停止可出现肌肉痉挛。常见于下肢腓肠肌或腹部肌群,无显著体温升高,持续数分钟可缓解。该现象可能与过度通气与体钠丢失有关。

2. 热衰竭 热痉挛持续发展,多发生于老年人、儿童、慢性病患者。严重热应激时,由于体液和钠离子丢失过多,表现为疲乏无力、眩晕、恶心等,有脱水时还可发生心动过速、呼吸频率增快、肌痉挛等。血液浓缩表现为血细胞比容增高、高血钠、肝肾功能异常等。继续发展,可引起热射病。

3. 热射病 是一种致命性急症,患者表现为高热(直肠温度≥41 ℃),可有行为改变和神智障碍。多器官受累,常发生于脑、肝、肾、心脏。常分为劳力性热射病和非劳力性热射病。前者主要由于在高温环境中内源性产热过多引起,后者主要由于在高温环境中体温调节功能障碍引起。

(1)劳力性热射病　好发于健康的年轻人,环境温度超过25 ℃,湿度较大,无风天气进行重体力劳动、剧烈体育运动时发生。患者大量出汗,心率可达160～180次/min,脉压增大,可伴横纹肌溶解、急性肾衰竭等。患者可因多器官衰竭及DIC死亡。

(2)非劳力性热射病　环境温度超过32 ℃,湿度大时易发生。患者早期疲乏、无力、恶心、多汗,继而出现中暑表现:直肠温度超过41 ℃,皮肤干热、发红,血压下降、心律失常、呼吸频率加快,常伴谵妄、昏迷、癫痫发作,严重时可有心力衰竭、急性肾衰竭及DIC,甚至死亡。

【实验室和其他检查】

1. 血生化　可有止凝血功能障碍,肌酸激酶增高,非劳力性热射病时血磷下降,血糖升高,劳力性热射病时血钾升高,低血钙、高血磷,血糖降低。

2. 动脉血气分析　非劳力性热射病时呼吸性碱中毒,劳力性热射病时代谢性酸中毒。

有止凝血功能障碍时需考虑DIC;尿液分析可有急性肾衰竭表现;怀疑颅内出血或感染时,应行CT或脑脊液检查。

【诊断和鉴别诊断】

在炎热的夏季,直肠温度≥41 ℃,根据患者病史和查体一般不难诊断。诊断时需与脑血管意外、甲状腺危象、伤寒等疾病鉴别。

【治疗】

虽然中暑分类与病因不同,但基本治疗相同。

(一)降温治疗

1. 体外降温　脱去患者衣物,将其转移到通风良好的低温环境,行皮肤肌肉按摩,促进散热。无循环障碍的患者,可用冰水擦浴或将躯体浸于27～30 ℃水中;循环障碍的患者,可采用蒸发散热,用冷水擦拭皮肤同时应用电风扇或空气调节器降温。

2. 体内降温　适用于体外降温无效者,行冰盐水洗胃、直肠灌洗,或无菌生理盐水腹膜腔灌洗或透析。

3. 药物降温　患者高热寒战,解热药降温无效时,氯丙嗪25～50 mg溶于500 mL生理盐水,静脉滴注,需严密监测血压。

(二)并发症治疗

1. 昏迷　保持呼吸道通畅,防止胃液、痰液误吸,必要时气管插管。颅内压升高时静脉输注甘露醇1～2 g/kg。

2. 低血压　扩充血容量,升高血压,应用生理盐水或乳酸林格液;异丙肾上腺素可升高血压,不宜使用血管收缩剂,以免影响散热。

3. 心律失常、心力衰竭、代谢性酸中毒　对症处理。代谢性酸中毒时,可静脉输注碳酸氢钠。

4. 肝肾衰竭　保证肾脏灌注,静脉输注甘露醇;急性肾衰竭时可行血液透析治疗。

【预防】

1. 普及防暑知识,尤其暑热季节需加强卫生宣传教育。改善老年体弱者、慢性病患者、产褥期妇女的居住环境,一经发现积极治疗。

2. 老年体弱、慢性病患者不宜从事高温作业。暑热季节改善劳动环境,如需高温作业,应提供防暑饮料。

3. 炎热天气衣物宜宽松透气。避免化纤紧身衣物,避免暑热天气室外剧烈运动及暴晒。

【预后】

中暑患者病死率为20%~70%,体温升高程度、持续时间与病死率正相关。影响因素主要与患者年龄、重要器官损伤程度及血乳酸浓度有关。50岁以上患者死亡率可达80%,轻、中度肝、肾功能衰竭者可在体温恢复正常后完全恢复,严重者也可遗留不同程度功能障碍。

> 助医考点
> 中暑的病因、临床表现、病程分期、诊断、处理原则。

问题分析与能力提升

张某,女,19岁,学生。参加入学军训,当天太阳很大,张某长时间站在阳光下,未用遮阳用具,刚开始张某还感觉良好,但1 h后感到头痛、头晕、眼花、恶心、呕吐,最后晕倒在地。急送入院。

体格检查:T 40 ℃,P 110 次/min,R 25 次/min,BP 140/75 mmHg;患者意识模糊,皮肤温度升高,心肺无异常,肝脾检查阴性。

请分析该患者可能患了什么病?还需要做什么检查?请为患者制订一个初步治疗方案。

巩固练习题

1. 热痉挛的发病机制是 ( )
   A. 缺钙 B. 周围血管扩张,循环血量不足 C. 体内热量蓄积,体温升高
   D. 大量出汗使水、盐丢失过多 E. 散热障碍

2. 热痉挛患者的典型表现是 ( )
   A. 腓肠肌痉挛、疼痛 B. 胸大肌痉挛、胸痛 C. 四肢肌无力
   D. 呼吸肌痉挛、呼吸麻痹 E. 肠道平滑肌痉挛、腹痛

3. 中暑的病死率与下列哪项因素直接相关 ( )
   A. 肝功能损害 B. 是否昏迷 C. 体温升高程度和持续时间
   D. 肾功能损害 E. 血乳酸浓度

4. 引起中暑的常见原因除外 ( )
   A. 环境温度过高 B. 散热障碍 C. 产热增加
   D. 体质过度虚弱 E. 汗腺功能障碍

5. 热射病的特征是 ( )
   A. 高热、昏迷 B. 周围循环衰竭 C. 乏力、眩晕、多汗
   D. 肌肉痉挛 E. 嗜睡、抽搐、呼吸快而浅

本章选择题参考答案:
第一节答案:ECADC BECEB
第二节答案:DACEB

第十章 神经系统疾病

第一节 总论

神经系统疾病主要研究神经系统各组成部分由于感染、肿瘤、血管病变、外伤等因素引起的疾病。神经系统包括中枢神经系统和周围神经系统,中枢神经系统包括颅腔内的脑和椎管内的脊髓,周围神经系统包括12对脑神经和31对脊神经。神经系统的功能紊乱可导致其他系统功能障碍,而其他系统的病变也能引起神经系统功能障碍。

一、神经系统疾病的病因

神经系统疾病的病因较复杂,常见有以下几种。

1. **血管性病变** 如血管破裂或动脉粥样硬化、动脉瘤、动-静脉畸形、动脉炎。常见病有脑出血、脑梗死、蛛网膜下腔出血等。

2. **感染** 如病毒、细菌、寄生虫、螺旋体等感染。常见病有急性化脓性脑膜炎、流行性乙脑、病毒性脑膜炎、结核性脑膜炎等。

3. **肿瘤** 包括胶质瘤、脑膜瘤和转移瘤。

4. **外伤** 常见病有硬膜下血肿(急性、亚急性和慢性)、脑及脊髓挫裂伤、外伤性蛛网膜下腔出血、周围神经损伤等。

5. **代谢障碍** 如饥饿、偏食引起的营养不良,酗酒引起的酒精中毒性脑病,糖代谢紊乱引起的脑病及肝性脑病等。

6. **中毒与环境因素** 如农药中毒、药物中毒、重金属中毒、一氧化碳中毒、癌症放疗或化疗引起的脑病等。

7. **脱髓鞘性病变** 如多发性硬化、急性炎症性脱髓鞘性多发性神经炎。

8. **其他系统疾病引起的神经系统损害** 如甲状腺、甲状旁腺疾病、心肺疾病、肝肾疾病、血液病等。

二、神经系统疾病的常见症状

神经系统疾病按症状表现可分为4种。①缺损症状:是指由于神经结构病变而导致正常功能减弱或消失。②释放症状：是指高级中枢受损后，受其控制的低级中枢出现功能亢进。③刺激症状：是指神经组织受激惹后出现的过度兴奋现象，如脑外伤后大脑皮质受刺激引起的癫痫发作。④断联休克症状：是由于中枢神经组织的严重病变，导致与其有密切联系的神经结构功能出现暂时性障碍，如脊髓炎急性期出现的弛缓性瘫痪，为脊髓休克期的表现。

神经系统疾病常见的症状有意识障碍、感觉障碍、运动障碍、头痛等。以下主要概述感觉和运动障碍及其解剖生理基础。

（一）感觉障碍

感觉是指作用于各个感受器的各种形式的刺激在人脑中的直接反映。如皮肤关节、肌腱和内脏收到的刺激由感觉传入神经如脊神经后根、后根神经节等传入中枢。其中脊神经在皮肤的分布有明显的阶段性，尤其是颈神经和胸神经，一些典型的节段分布有助于临床定位诊断。解剖学将感觉分为内脏感觉、特殊感觉、一般躯体感觉。一般躯体感觉包括浅感觉（痛觉、温度觉及触觉）、深感觉（运动觉、位置觉和振动觉）和复合感觉（实体觉、图形觉及两点辨别觉等）。感觉障碍指机体对各种形式刺激（如痛、温度、触、压、位置、振动等）无感知、感知减退或异常的一组综合征。

1.感觉障碍的分类　根据病变的性质，临床上将感觉障碍分为抑制性症状和刺激性症状两大类。

（1）抑制性症状包括感觉缺失或感觉减退。在同一部位各种感觉均缺失，称为完全性感觉缺失。患者意识清醒的情况下，同一部位只有某种感觉障碍而其他感觉保存者，称为分离性感觉障碍。

（2）刺激性症状包括感觉过敏、感觉过度、感觉异常、感觉倒错、疼痛。疼痛是临床上最常见的症状之一，可分为以下几种：局部疼痛、放射性疼痛、扩散性疼痛、牵涉性疼痛。

2.感觉障碍的定位诊断　不同解剖部位的损伤产生不同类型的感觉障碍，而典型的感觉障碍具有特殊的定位诊断价值。

（1）末梢型　表现为四肢末梢对称性手套式和袜套式分布的各种感觉减退、消失或过敏，为神经末梢受损所致。

（2）节段型　脊髓某些节段的神经根病变可产生受累节段的感觉缺失；脊髓空洞症导致的节段性痛觉缺失、触觉存在。

（3）脊髓传导束型　脊髓感觉传导束损害后产生损害平面以下的感觉障碍。①后索型：后索主要为薄束和楔束，损害后病灶水平以下同侧深感觉及精细触觉减退或消失，同时出现感觉性共济失调，见于后侧索联合变性、早期脊髓肿瘤及神经梅毒等。②侧索型：因脊髓丘脑侧束受损，产生病灶以下对侧的痛觉、温度觉障碍。③脊髓横贯损害：损害水平以下所有深、浅感觉消失，见于截瘫。

（4）脑干型　一侧病变时，典型表现为"交叉性感觉障碍"，如延髓外侧或脑桥病变时，常出现病变同侧的面部和对侧肢体的感觉缺失或减退。

（5）内囊型　病损后出现对侧偏身的深、浅感觉障碍，伴有对侧肢体上运动神经元性瘫痪和同向偏盲。其解剖基础为丘脑中央辐射经内囊后肢投射至大脑皮层中央后回及顶上小叶。

（6）皮质型　感觉中枢在中央后回及中央旁小叶后部。病变损害某一部分，常产生对侧上肢或下肢感觉障碍，称为单肢感觉缺失。皮质型感觉障碍的特点为精细性感觉障碍（形体觉、两点辨别觉、定位觉、图形觉）。

（二）运动障碍

躯体运动传导通路包括锥体系和锥体外系。其中锥体系由上运动神经元和下运功神经元组成。上运动神经元由大脑皮质中央前回运动区的巨型锥体细胞及其下行轴突形成的皮质脊髓束和皮质核束构成,其中皮质脊髓束和皮质核束合称锥体束。下运功神经元为脑神经运动核和脊髓前角运动神经细胞及它们所发出的周围神经。锥体外系主要功能是调节肌张力,协调肌肉运动、维持体态姿势和习惯性动作。锥体系和锥体外系在运动功能上是互相依赖不可分割的整体,其中任何部位受损,都可引起运动障碍。

1. 瘫痪　瘫痪是指个体随意运动功能的减弱或消失。按瘫痪程度分为完全性瘫痪和不完全性瘫痪;按病变部位可分为上运动神经元性瘫痪及下运动神经元性瘫痪;按肌张力状态分为弛缓性瘫痪和痉挛性瘫痪;按瘫痪的分布可分为偏瘫、交叉性瘫痪、四肢瘫、截瘫、单瘫等。下面介绍上运动神经元性瘫痪及下运动神经元性瘫痪。

(1) 上运动神经元性瘫痪　上运动神经元损害所致,形成以肌力减弱、肌张力增高、腱反射活跃或亢进、浅反射减退或消失、Babinski 征等病理反射阳性等为主要临床表现的一组瘫痪。因瘫痪肌的肌张力增高,故又称痉挛性瘫痪或硬瘫。由于病变损害的部位不同,在临床上可产生不同类型的瘫痪,如单瘫、偏瘫、截瘫、四肢瘫等。

单瘫:一侧上运动神经元受损可表现为一侧上肢或下肢瘫痪,称单瘫,病变部位在大脑半球、脊髓前角细胞、周围神经或肌肉等。

截瘫:双侧上运动神经元受损时双下肢瘫痪,称截瘫。多见于脊髓胸腰段的炎症、外伤、肿瘤等引起的脊髓横贯性伤害。

偏瘫:一侧面部和肢体瘫痪,常伴有瘫痪侧肌张力增高、腱反射亢进和病理征阳性等体征。多见于一侧大脑半球病变,如内囊出血、大脑半球肿瘤、脑梗死等。

交叉性瘫痪:指病变侧脑神经麻痹和对侧肢体瘫痪。中脑病变时,表现为病灶侧动眼神经麻痹,对侧肢体瘫痪。

(2) 下运动神经元性瘫痪　下运动神经元通路任何部位损伤都可导致下运动神经元性瘫痪,主要临床表现为受损神经支配肌力减弱、肌张力减低或消失,肌肉松弛、腱反射减弱或消失、肌肉明显萎缩,故又称迟缓性瘫痪。上、下运动神经元性瘫痪的鉴别见表10-1。

表10-1　上、下运动神经元性瘫痪的鉴别

临床特点	上运动神经元性瘫痪	下运动神经元性瘫痪
瘫痪分布	以整个肢体为主(如单瘫、偏瘫等)	以肌群为主
肌张力	增高	减低
腱反射	亢进	减弱或消失
病理反射	(+)	(−)
肌肉萎缩	久后有失用性肌肉萎缩	早期出现,明显
肌电图	无改变	神经传导速度异常,有失神经电位

(3) 瘫痪程度　肌力下降的程度按 0~5 级的分级法(6级)进行评价。

0 级　完全瘫痪,肌肉无收缩。

1 级　肌肉可收缩,但不能产生动作。

2 级　肢体能在床面上移动,但不能抬起。

3 级　肢体能抗地心引力而抬离床面,但不能抗阻力。

4级 能做抗阻力的运动,但未达正常。
5级 正常肌力。

2.共济失调 共济失调指由本体感觉、前庭迷路、小脑系统损害所引起的运动笨拙和不协调。根据病变部位共济失调主要有下几种类型。

(1)小脑性共济失调 小脑半球病变表现为同侧肢体共济失调,如辨距不良、意向性震颤等;小脑蚓部病变出现头和躯干的共济失调导致平衡障碍,患者站立不稳,步态蹒跚,行走时双脚分开。

(2)大脑性共济失调 临床表现与小脑性共济失调十分类似,由大脑半球额叶病变经脑桥、小脑通路影响产生,但症状较轻;顶叶、颞叶病变也可产生共济失调,其症状更轻,其区别除共济失调外,主要为分别伴有额叶、顶叶和颞叶损害的其他临床症状。

(3)感觉性共济失调 由脊髓后索病变引起共济失调,主要临床特点为双下肢位置觉、压觉、振动觉等消失,以致走路时呈"醉汉"步态,闭目和在黑暗中站立不稳。

3.不自主运动 由锥体外系病变引起的不受主观控制的无规律、无目的异常动作。临床上可分为震颤、舞蹈样运动、手足徐动、扭转痉挛、投掷动作等。所有不随意症状随睡眠而消失。

(1)震颤 两组拮抗肌交替收缩引起肢体有节律的震荡运动。病理性震颤包括静止性震颤和动作性震颤。前者在安静时出现,在做意向动作时减轻或消失,呈"搓药丸样",多伴有肌张力增高,见于帕金森病;后者在安静时症状轻微,动作时症状加重,如姿势性震颤、意向性震颤。意向性震颤多见于小脑病变。

(2)舞蹈样动作 指面、肢体、躯干等骨骼肌的不规则、无目的、不对称的运动,类似舞蹈。表现为伸臂、抬臂、挤眉弄眼、吐舌、噘嘴犹如做鬼脸等动作。精神紧张时加重,睡眠时减轻。见于亨廷顿病等。

(3)手足徐动 亦称为指划动作,指肌张力忽高忽低的肢体、手指缓慢交替进行伸屈动作,如腕过屈时手指过伸,前臂旋前,缓慢过渡为手指屈曲。拇指多屈于其他手指之下,而后其他手指相继屈曲。多见于新生儿窒息、肝豆状核变性等。

三、神经系统疾病的临床检查

神经系统临床检查包括病史采集、神经系统体格检查及相关辅助检查。随着科技进步,各种辅助检查手段相继问世,如 CT、MRI、DSA(数字减影血管造影)、TCD(经颅多普勒)等,为神经系统疾病的诊断提供了科学的、可靠的依据,是对临床的补充,但不能取代病史采集及查体。在诊断疾病时,首先要获取完整的病史资料,并进行详细系统的体格检查,特别是神经系统检查,然后才能有针对性地选择这些辅助检查手段。

(一)病史采集

神经系统病史采集与一般病史采集基本原则相同,采集过程中要注意系统完整性、真实客观、重点突出、避免暗示,包括一般情况、主诉、现病史、发育情况(儿童)、系统回顾、既往病史、个人史、家族史等,下面重点阐述现病史及既往史的问诊要点。

1.现病史(present history) 一个完整而准确的现病史可以为诊断提供充分的依据,是病史采集中最重要的部分。病史采集时重点询问神经系统常见症状如头痛、疼痛、眩晕、视力障碍、瘫痪、抽搐等,在采集过程中应重点注意以下几方面。①起病情况:包括发病时间、地点、急缓、诱因及患者发病时的处境等。如高血压病脑出血一般在活动或情绪激动时发病,时间清楚,起病突然;脑梗死通常在安静状态下发病;癫痫可在任何场所发病;一氧化碳中毒有明显的环境因素;颅内感染一般有前驱感染史等。②症状的特点:症状的部位、范围、性质和严重程度。③症状的发展演变:主要症状出现后是进行性加重,还是趋于稳定或逐渐缓解;如果多种症状同时出现,各症状之间有什么关系。④与现病相关的其他疾病情况。

2.既往史(past history) 神经系统的既往史既要重点注意患者过去有无类似发作史,又要注意与神经系统疾病有关的病史如头部外伤、脑肿瘤、内脏肿瘤、感染史、过敏中毒史等。

(二)体格检查

神经系统体格检查是医生所获得的体征,为疾病的诊断提供了可靠依据,是其他检查无法代替的。神经系统体格检查主要包括患者的意识障碍、精神状态和高级皮质功能,脑神经、感觉运动功能、腱反射、脑膜刺激征、自主神经和语言功能的检查(详见诊断学的相关内容)。

(三)辅助检查

1.脑脊液检查

(1)一般性状检查 正常是无色透明液体,如为红色主要见于穿刺损伤、蛛网膜下腔出血;黄色且离体后不久凝固成胶冻状可见于椎管阻塞等。

(2)化学检查 蛋白质增高见于脑膜炎、脑肿瘤;糖明显减少见于化脓性脑膜炎,氯化物减低常见于细菌性、真菌性脑膜炎。

(3)特殊检查 细胞学检查如脑脊液化脓性感染可见中性粒细胞增多、病毒性感染可见淋巴细胞增多。免疫球蛋白检查,正常脑脊液免疫球蛋白含量低,增高可见于中枢神经系统炎症反应、多发性硬化等。

2.神经影像学检查

(1)X射线检查 ①脊柱平片:是最常用、最基本的检查方法,一般有前后位、侧位、斜位。可观察脊柱的生理曲度、椎间孔及椎间隙有无改变、有无骨质增生、骨折、韧带钙化等。②头颅平片主要是检查颅骨有无异常、颅内有无钙化等,对颅脑外伤的诊断具有重要的价值。

(2)CT检查 目前已广泛应用于临床,可用于颅内各种疾病的诊断,尤其是脑肿瘤、脑出血和脑梗死及椎管内疾病,并通过CT增强扫描提高诊断率。也可对某些疾病进行动态观察,如脑出血后了解血肿的吸收情况。

(3)MRI检查 MRI检查对软组织分辨率较CT高、无骨性伪影,尤其适用于脑干和小脑疾病、脱髓鞘疾病、脑白质病变、脑肿瘤的诊断,鉴别陈旧性脑出血和脑梗死等。MRI对早期脑出血的诊断、急性颅骨损伤等的诊断不如CT。体内有金属植入物的患者不能使用本检查。

(4)数字减影血管造影(DSA) 主要用于颅内外和脊髓血管病变如动脉瘤、血管畸形的诊断。

3.神经电生理检查

(1)脑电图(EEG) 有助于了解脑功能有无异常,对癫痫的诊断有着重要的价值,也可用于脑炎、脑肿瘤、中毒代谢性脑病等疾病的诊断,并作为判断脑死亡的诊断指标。

(2)诱发电位 是中枢神经系统受到外来或内在刺激后产生的生物电活动,包括躯体感觉诱发电位、视觉诱发电位和脑干听觉诱发电位,能对躯体感觉、视觉和听觉等感觉、运动传导通路及认知功能进行检测。主要用于多发性硬化患者检查。

(3)肌电图(EMG) 记录肌肉在安静状态下、不同程度随意收缩时电活动,用于周围神经病、肌肉病、神经-肌肉接头病变的诊断和鉴别诊断。

(4)经颅多普勒(TCD) 用于检测颅内外大血管的病变,如狭窄、闭塞、畸形、动脉瘤、痉挛及血流中微栓子检测等。

(5) 放射性核素　包括单光子发射计算机断层脑显像(SPECT)、正电子发射断层扫描(PET)、局部脑血流测定等,用于检查脑血流和脑代谢等。

(四) 诊断原则

1. 定位诊断　是结合患者的临床表现,根据神经解剖学、生理学和病理学的知识,确定疾病损害的部位。

(1) 定位诊断原则及注意事项　①要重视患者的首发症状,这些症状常具有定位价值,可提示病变的主要部位,也能为病因诊断提供重要的线索。②明确病变的分布:局灶性是指中枢或周围神经系统某一部位的损害,如面神经麻痹、一侧丘脑出血等;多灶性是指病损发生在神经系统两个或两个以上的部位,如多发性脑梗死;播散性是指病变广泛,侵犯脑、周围神经或肌肉两侧对称性结构,如周期性瘫痪;系统性指病变选择性损害某些功能系统或传导束,如运动神经元病。③尽量用一个局限性的病灶解释所有的临床表现,如果不合理或无法解释,再考虑多灶性或弥散性病变的可能。④确定神经系统病损的水平,即是中枢性还是周围性,是神经系统的病变还是其他系统病变的并发症。

2. 定性诊断　即病因诊断,定性诊断建立在定位诊断的基础上,并将病史、体检及影像学等辅助检查结合在一起综合分析。神经系统疾病从病因学上可以分为血管性疾病、感染性疾病、脱髓鞘性疾病等多种类型。血管性疾病一般起病急骤、迅速达到高峰;脱髓鞘性疾病有缓解和复发倾向。

(五) 神经系统疾病的防治原则

1. 神经系统疾病的预防　神经系统的疾病重在预防,因为神经细胞死亡后不能再生。

(1) 预防脑血管疾病　脑血管病是神经系统的常见病和多发病,对有危险因素的人群进行宣传教育,提倡戒烟限酒、低盐饮食、控制高血压、调整血糖和血脂,培养良好的生活方式,进而减少脑血管病的患病率和发病率。

(2) 环境因素　注重外伤、中毒、营养缺乏、传染病等环境因素引起神经系统疾病的预防。如对孕妇要预防孕期感染和胎儿宫内缺氧,避免新生儿窒息和产伤、婴幼儿惊厥的发生;对有神经系统遗传病的患者进行监控,降低遗传病的发病率。

2. 神经系统疾病的治疗

(1) 治疗原则　根据神经系统疾病对治疗的反应,可将其归纳为以下几种情况:①能治愈或基本治愈,如面神经炎、脑炎等;②能控制或缓解,如重症肌无力、帕金森病等;③无有效治疗方法,如运动神经元病、肿瘤、遗传病等。对能治愈的疾病,在治疗上要达到最满意的疗效,对不能治愈的疾病,要早发现,早诊断,早治疗,在最大程度上改善预后。因此,在治疗过程中,应将各种基础治疗、心理治疗和康复治疗等结合起来,及时合理地应用各种方法,进行综合治疗,使患者得到最大程度的康复,同时要注意个体化治疗。

(2) 治疗方法　①基础治疗:常用的药物有维生素、抗生素、激素和液体。②高压氧治疗:是指在超过1个绝对大气压的环境下给氧治疗,以提高血氧含量,增加血氧弥散和组织的氧含量,迅速改善或纠正组织缺氧,防止和减轻缺氧性损害的发生和发展,以达到治疗和抢救的目的,适用于急性或慢性缺氧疾病的治疗。③血液疗法:包括血浆交换疗法、血液稀释疗法、紫外线照射充氧自血回输疗法、免疫球蛋白静脉注射等,适用于与自身免疫反应有关的疾病以及缺血性脑血管病的治疗。④物理治疗:是应用电、磁、光、声、热等物理因子防治疾病的一种方法,是综合治疗的重要组成部分。⑤康复治疗:1981年世界卫生组织解释为"康复是指应用一切有关的措施,以减轻致残因素或条件造成的影响,并使残疾者回到社会中去"。随着社会的发展和医学的进步,医生和患者已经不能满足临床治愈的标准,治疗的最终目的是,使患者的功能障碍得到全面康复,从而重返社会,提高生活质量。所以,康复治疗在神经系统疾病的治疗中起着非常重要的作用,并越来越受到重视。应在疾病的早期开始,并贯穿于全部的治疗过程。

第二节　急性炎症性脱髓鞘性多发性神经病

急性炎症性脱髓鞘性多发性神经病(AIDP)是吉兰-巴雷综合征(Guillain-Barre syndrome,GBS)中最常见的类型,称经典GBS。急性起病,表现为以周围神经(包括脑神经)及神经根脱髓鞘,常伴有脑脊液中蛋白-细胞分离的自身免疫介导的周围神经病。本病可发生于任何年龄,任何季节均可发病。

【病因和发病机制】

本病的病因与发病机制目前尚未明确,约70%患者病前有前驱感染,是一种典型的感染后疾病,感染原包括空肠弯曲菌、巨细胞病毒、EB病等。

目前认为导致GBS发病最主要的机制之一是这些病原体产生的分子模拟,导致机体免疫系统错误识别而造成破坏。

【病理】

病变主要累及运动和感觉神经根、后根神经节、脊神经和脑神经。病变的神经纤维出现水肿、变性和节段性脱髓鞘,伴有小血管和神经内膜周围炎细胞浸润,严重者出现轴索变性、碎裂。

【临床表现】

1.病史　病前1~3周常有呼吸道感染症状或疫苗接种史,部分患者有腮腺炎、带状疱疹、水痘、和病毒性肝炎等病史。

2.急性起病　进行性加重,多在2周左右达高峰。

3.症状和体征

(1)运动障碍　对称性弛缓性肢体肌肉无力是AIDP的核心症状。瘫痪一般先从下肢开始,逐渐向上波及双上肢、颅神经和躯干肌,可从一侧到另一侧。严重者可累及肋间肌和膈肌致呼吸肌麻痹。四肢腱反射常减弱,而且经常在肌力仍保留较好的情况下,腱反射已明显减低或消失,10%的患者腱反射正常或活跃。

(2)感觉障碍　比运动障碍轻,部分患者有四肢远端感觉障碍,感觉异常如麻木感、针刺感、蚁走感、烧灼感等,也可表现为手套、袜套样感觉缺失,少数可伴腓肠肌压痛等。

(3)脑神经障碍　部分患者有脑神经障碍,且可能作为首发症状就诊;以双侧面神经麻痹最多见,表现为周围性面瘫。

(4)自主神经功能障碍　常表现为皮肤潮红、手足肿胀、多汗、皮肤干燥,尿便障碍,心脏损害最严重可有心动过速、心律失常、体位性低血压。

4.病程及预后　本病预后良好,具有自限性。多数病例在发病后1~2周最严重,病程第3周后开始恢复,多为单向病程,大部分GBS患者可完全恢复正常,少数遗留后遗症。GBS病死率约3%,主要死于呼吸衰竭、感染、严重心律失常等并发症。

【并发症】

1. 肺部感染　是本病最常见的并发症,主要是由于呼吸肌麻痹造成咳嗽无力,呼吸道分泌物排泄不畅所致,机械通气可诱发或加重感染。

2. 呼吸衰竭　在疾病进展阶段20%～30%的患者会出现呼吸衰竭,是本病最危险的并发症,也是引起死亡的最主要原因。

【实验室和其他检查】

1. 脑脊液检查　脑脊液中蛋白-细胞分离现象是本病特征之一,即蛋白含量增高而细胞数正常或基本正常。一般在发病1周后蛋白开始升高,至第3周增高最明显;糖和氯化物正常。

2. 神经电生理检查　是脱髓鞘病变的重要检查方法。运动神经传导测定远端潜伏期延长、传导速度减慢等,提示周围神经存在脱髓鞘性病变。

3. 血清学检查　部分患者抗神经节苷脂抗体阳性。

4. 周围神经活检　腓肠神经活检,可作为辅助检查,但不作为必需检查。适用于临床诊断困难的患者。

【诊断和鉴别诊断】

(一)诊断标准

①常有前驱感染史,呈急性起病,进行性加重,多在2周左右达高峰。②对称性肢体和延髓支配肌肉、面部肌肉无力,重症者可有呼吸肌无力,四肢腱反射减低或消失。③可伴轻度感觉异常和自主神经功能障碍。④脑脊液出现蛋白-细胞分离现象。⑤电生理检查提示远端运动神经传导潜伏期延长、传导速度减慢、F波异常、传导阻滞、异常波形离散等。⑥病程有自限性。

(二)鉴别诊断

如果出现以下表现,则一般不支持 GBS 的诊断。①显著、持久的不对称性肢体肌无力。②以膀胱或直肠功能障碍为首发症状或持久的膀胱和直肠功能障碍。③脑脊液单核细胞数超过 $50\times10^6/L$。④脑脊液出现分叶核白细胞。⑤存在明确的感觉平面。

(1)脊髓灰质炎　起病时多有发热,本病常出现一侧下肢瘫痪,无感觉障碍、无锥体束征。CSF 蛋白-细胞均增高。

(2)全身型重症肌无力　本病可出现四肢弛缓性瘫痪,但起病缓慢,病情波动,晨轻暮重,无感觉障碍,脑脊液正常,疲劳试验、新斯的明试验阳性。

(3)低钾性周期性麻痹　肌无力有反复发作史,无感觉障碍,发作时血清钾降低,心电图出现 U 波、T 波低平等,脑脊液正常,补钾治疗后迅速恢复。

【治疗】

主要治疗措施包括辅助呼吸、病因治疗,支持和对症治疗、防治并发症。

1. 急性期治疗

(1)呼吸道管理　有呼吸困难和延髓支配肌肉麻痹的患者应注意保持呼吸道通畅,尤其注意加强吸痰及防止误吸及呼吸道感染,应及早给以人工辅助呼吸,重症患者应置于监护室。当缺氧症状明显,肺活量降至正常25%～30%甚至更低,血气分析 PaO_2 低于 70 mmHg 时,应及时给予气管插管,或行气管切开。同时要加强护理,给患者定时翻身拍背,促进呼吸道分泌物的排出,预防压疮的发生。

(2)免疫球蛋白静脉注射　推荐有条件者尽早应用,成人400 mg/(kg·d),连续5 d。此种方法目前已被列为GBS的一线治疗方法,临床应用已证实丙种球蛋白能明显缩短病程、改善预后,要及早应用。对免疫球蛋白过敏者禁用。

(3)血浆置换　是最早证明对GBS有效的免疫疗法,推荐有条件者尽早应用,血浆置换量每次30～40 mL/kg,3～5次为1个疗程。主要禁忌证有严重感染、心律失常、心功能不全及凝血机制障碍等。

(4)糖皮质激素　既往糖皮质激素曾广泛应用于GBS的治疗,国内外的GBS指南均不推荐应用糖皮质激素治疗GBS。无条件应用免疫球蛋白和血浆置换的患者可使用甲泼尼龙500 mg/d,静脉滴注,连用5～7 d。

(5)神经营养　应用大剂量B族维生素,可与其他治疗方法联合应用。

2. 对症治疗　①选用有效的抗生素控制感染;②出现吞咽困难,进食呛咳时,不可强行进食,应及早给以鼻饲,并在进食时和进食后30 min取坐位;③有心律失常者应用抗心律失常药物,如心动过速者给以β受体阻滞剂;④治疗尿潴留和便秘;⑤稳定患者情绪,及时对其进行鼓励和心理疏导,以配合治疗。

3. 康复治疗　如果病情允许应早期进行主动或被动的康复治疗,以促进瘫痪肢体的早日恢复。

【预防】

主要是避免感染,在急性期预防呼吸衰竭、心律失常、肺部感染等。

> **助医考点**
> 急性炎症性脱髓鞘性多发性神经炎的临床表现、诊断与鉴别诊断、治疗。

问题分析与能力提升

董某,男,40岁,近半月有呼吸道感染、发热、咳黄痰史,4 d前出现双下肢无力、步态不稳,四肢麻木,表现为手指、脚趾尖麻木感,持续不缓解。既往无手术史,否认肝炎、肺结核等传染病史,否认脑梗死、糖尿病病史。

体格检查:T 36.2 ℃,P 67 次/min,R 17 次/min,BP 159/86 mmHg。神志清晰,脊柱、四肢无畸形及压痛、叩击痛,关节无红肿、活动自如。四肢肌张力正常,左上肢肌力5级,左下肢肌力3级,右上肢肌力5级,右下肢肌力3级,无明显感觉障碍,跟腱反射迟钝,膝反射迟钝,双侧病理征(-)。实验室检查:脑脊液蛋白(+),白细胞正常。

请分析该患者可能患了什么病?请为患者制订一个初步治疗方案。

巩固练习题

1. 关于吉兰-巴雷综合征的描述,不正确的是　　　　　　　　　　　　　　　　　　　　　(　)
   A. 属于自身免疫性疾病　　　B. 明显的四肢弛缓性瘫痪　　　C. 手套-袜子型感觉障碍
   D. 明显的膀胱直肠功能障碍

2. AIDP患者最大的危险是　　　　　　　　　　　　　　　　　　　　　　　　　　　　　(　)
   A. 吞咽困难　　　B. 肺部感染　　　C. 呼吸肌瘫痪　　　D. 心肌炎

3. 李某,男性,40岁。2周前晨起出现四肢肌力减弱,双下肢较明显。查体:四肢肌张力减低,肌力3级,腱反射及病理反射未引出,四肢手套、袜套样感觉,5周前有腹泻史,该患者最可能的诊断是　　　　　　　　　　　(　)
   A. 急性脊髓灰质炎　　　B. AIDP　　　C. 急性脊髓炎　　　D. 周期性瘫痪

第三节 偏头痛

偏头痛是一种临床常见的慢性神经血管性疾病,多发生在单侧且反复发作的一种搏动性中重度头痛,常伴有恶心、呕吐。首次发病多在青春期,女性患病率为3%~32.6%,男性为0.7%~16.1%。

【病因和发病机制】

(一)病因

偏头痛的病因尚不明确。

1. 遗传因素　约60%的患者可有家族史,部分患者家庭中有癫痫患者。
2. 内分泌因素　月经期容易诱发,女性妊娠期或绝经期减少或停止;排卵、口服避孕药均可诱发。
3. 饮食因素　经常食用高酪胺食物如奶酪、巧克力、乙醇均易诱发偏头痛,禁食也是偏头痛诱因。
4. 心理、环境因素　紧张、过度劳累、焦虑、缺乏睡眠、强光、闪烁。

(二)发病机制

发病机制尚未明确,大体可根据血管学说、神经学说、三叉神经血管学说、视网膜-丘脑-皮质机制等。其中三叉神经血管学说近年来受到广泛的重视。该学说认为当三叉神经节及其纤维受到刺激后,可引起降钙素基因相关肽、P物质及其他神经肽释放增加,这些物质作用于邻近的脑血管,可引起血管扩张而出现搏动性头痛并可使血管通透性增加,血浆蛋白渗出,产生无菌性炎症,刺激痛觉传入中枢,形成恶性循环。

【临床表现】

(一)偏头痛的分类

"头痛疾病的国际分类(ICHD-3)"将偏头痛分为6个亚型,其中无先兆偏头痛和有先兆偏头痛最为常见。具体分类如下:

1. 无先兆性偏头痛。
2. 有先兆性偏头痛:①典型先兆偏头痛性头痛;②脑干先兆性偏头痛;③偏瘫性偏头痛;④视网膜型偏头痛。
3. 慢性偏头痛。
4. 偏头痛并发症。
5. 很可能的偏头痛。
6. 与偏头痛可能相关的周期性疾病。

(二)偏头痛的临床表现

偏头痛的临床表现包括前驱期、先兆期、头痛期、恢复期。前驱期患者可有激惹、反复哈欠、颈部发硬等不适;有先兆偏头痛包括视觉障碍、感觉改变等。头痛一般持续4~72 h,可自行缓解,但患者可有疲乏、注意力不集中、倦怠等其他不适。持续72 h消失以上不缓解者称头痛持续状态。下面介绍偏头痛主要类型临床表现。

1. 无先兆偏头痛(普遍型偏头痛)　最为常见,约占80%。主要表现为一侧或双侧额颞部搏动性疼痛,常伴有恶心、呕吐、畏光、畏声、出汗、全身不适等症状。发作较频繁,可严重影响患者的生活和工作。

2. 有先兆偏头痛（典型偏头痛）

（1）伴典型先兆偏头痛　本型占偏头痛10%，发作前可有前驱期症状，在头痛或头痛发作时，可出现可逆性局灶性脑功能异常，其中视觉性先兆最常见，如闪光性暗点、视物变形等；其次是感觉先兆，表现面部或上肢为主的针刺感等。先兆症状通常持续5～20 min，不超过60 min。头痛多出现在先兆期或先兆消失后，表现为一侧或双侧额颞部或眶后搏动性头痛，常伴有恶心、呕吐、畏光、畏声、出汗、多尿、易激惹和疲劳感等症状。患者多喜卧床休息，活动可加重头痛。

（2）偏瘫型偏头痛　很少见，先兆表现为偏瘫，合并视觉、感觉和言语3种先兆之一，症状持续5～24 min，症状可逆。有家族史者称家族性偏瘫性偏头痛，若无则称为散发性偏头痛。

（3）脑干先兆性偏头痛　又称基底型偏头痛，少见。先兆表现为眩晕、耳鸣、复视、构音障碍、共济失调、意识障碍等，先兆60 min内出现符合偏头痛特征的头痛，伴恶心、呕吐。

3. 慢性偏头痛　在没有药物过度使用的情况下，连续3个月或3个月以上，每月发作超过15 d，且每月有8 d或8 d以上的头痛具有偏头痛性头痛特点。

【诊断和鉴别诊断】

（一）诊断

1. 无先兆偏头痛诊断标准

（1）符合（2）～（4）特征的至少5次发作。

（2）头痛持续4～72 h消失（未经治疗或治疗无效）。

（3）至少有下列中2项头痛特征：①单侧性；②搏动性；③中或重度头痛；④日常活动（如步行或上楼梯）会加重头痛，或头痛时会主动避免此类活动。

（4）头痛过程中至少伴有下列1项：①恶心和（或）呕吐；②畏光和畏声。

（5）不能归因于其他疾病。

2. 有先兆偏头痛诊断标准

（1）符合（2）～（4）特征的至少2次发作。

（2）至少出现以下一种完全可逆的先兆症状：①视觉症状，包括阳性表现（如闪光、亮点、亮线）和（或）阴性表现（如视野缺损）；②感觉异常，包括阳性表现（如针刺感）和（或）阴性表现（如麻木）；③言语功能障碍；④运动症状。

（3）至少满足下列2项：①至少1个先兆症状是单侧的；②至少1个先兆症状逐渐发展的过程≥5 min，和（或）不同先兆症状接连发生，过程≥5 min；③每个症状持续5～60 min；④头痛伴随先兆发生，或发生在先兆之后，间隔时间少于60 min。

（4）在先兆症状的同时或先兆发生后60 min内出现头痛，头痛符合无先兆偏头痛诊断标准（2）～（4）。

（5）不能归因于其他疾病。

3. 慢性偏头痛的诊断标准

（1）每月头痛（紧张型头痛或偏头痛性）≥15 d，持续3个月以上，且符合（2）和（3）。

（2）患者至少有5次发作符合无先兆偏头痛标准（2）～（4）和（或）有先兆偏头痛诊断标准的（2）和（3）。

（3）头痛持续3个月以上，每次发作≥8 d且符合下列任1项：①无先兆偏头痛标准的（3）和（4）；②有先兆偏头痛标准（2）和（3）。

（4）不能归因于其他疾病。

(二)鉴别诊断

1. **紧张型偏头痛** 多见于青、中年女性,心理或情绪因素可加重头痛,活动不加重,表现为双侧枕部或全头部紧缩性或压迫性持续性钝痛。不伴恶心、呕吐,活动不加重。

2. **丛集性偏头痛** 多见于男性患者,多无家族史,表现为固定单侧眶部、眶上、颞部剧烈锐痛或钻痛,具有反复密集发作特点,多伴同侧结膜充血、流泪、流鼻涕等,持续 15 min ~ 3 h,发作从隔天 1 次到每日 8 次,几乎发生在每日同一时间。

3. **药物过度使用性头痛** 属于继发性头痛,与药物过度使用有关。

【治疗】

1. **防治原则** 积极开展患者教育,帮助其确立科学合理性的防治观念和目标,教育患者保持健康的生活方式,学会寻找和避免各种诱发因素,鼓励患者记头痛日记。充分利用各种非药物干预手段,如按摩、理疗、针灸、认知行为治疗等。

2. **急性期药物治疗** 急性期治疗目的是:快速止痛、持续止痛、减少本次头痛再发、恢复患者功能。偏头痛发作时尽早使用药物治疗。药物包括非特异性药物如非甾体抗炎药,以及特异性药物如麦角类制剂。

   (1)**轻、中度头痛** 非甾体抗炎药可作为一线药物首选。单用非甾体抗炎药如阿司匹林、布洛芬、双氯芬酸、罗通定等,如无效再用特异性治疗药物。

   (2)**中-重度头痛** 既往对于非甾体抗炎药有效的重度偏头痛患者,仍可选用非甾体抗炎药。严重发作可直接选用偏头痛特异性治疗药物以改善症状。麦角类制剂适用于发作持续时间长的患者,曲普坦类为 5-HT1B/1D 受体选择性激动剂。麦角类和曲普坦类药物应用过频会引起药物过量使用性头痛。应限制药物使用频度。

3. **预防性治疗** 适用于频繁发作、严重影响工作生活的患者,或者是急性期治疗无效或因禁忌证和副作用无法进行急性期治疗的患者。可能导致永久性神经功能缺损的偏头痛应考虑预防性治疗。

   常见的预防药物有以下几种。

   (1)**β受体阻滞剂** 普萘洛尔,一般用量为 10 ~ 60 mg/次,2 次/d。

   (2)**钙离子通道阻滞剂** 氟桂利嗪 5 ~ 10 mg/次,1 次,睡前。

   (3)**抗癫痫药** 丙戊酸 400 ~ 600 mg/次,2 次/d。

   (4)**抗抑郁药** 阿米替林 25 ~ 75 mg/d,睡前。

   (5)**5-HT 受体拮抗剂** 苯噻啶 0.5 ~ 3 mg/d,3 次/d。

> **助医考点**
> 偏头痛的临床表现、治疗。

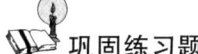
巩固练习题

1. 最常见的偏头痛为 ( )
   A. 典型偏头痛　　　　　　B. 普通偏头痛　　　　　　C. 特殊型偏头痛
   D. 丛集型偏头痛

2. 偏头痛临床特点不包括 ( )
   A. 发作前都有视觉先兆
   B. 头痛常伴恶心、呕吐、畏光、怕声,活动加重,睡眠后减轻
   C. 多数在儿童和青年期发病,女性多于男性
   D. 反复发作的一侧性搏动性头痛,可扩展至全头部

3. 预防偏头痛发作的常用药物有 ( )
   A. 麦角衍生物类　　　B. β受体阻滞剂　　　C. 曲普坦类　　　D. 神经安定类

第四节　面神经炎

面神经炎(idiopathic facial palsy)又称面神经麻痹、贝尔麻痹(Bell palsy),俗称"面瘫""歪嘴巴""吊线风",是指原因不明的、一侧茎乳突孔内面神经的急性非化脓性炎症所致的周围性面神经麻痹。

【病因和发病机制】

确切病因尚未完全阐明。一般认为骨质的面神经管刚能容纳面神经,一旦有缺血水肿,则将有水肿与压迫性缺血的恶性循环。有人根据其早期病理变化主要为面神经水肿、髓鞘及轴索有不同程度的变性,推测可能面部受冷风吹袭,面神经营养微血管痉挛,引起的局部组织缺血、缺氧所致。也有的认为与病毒感染有关,但一直未分离出病毒。膝状神经节综合征则是带状疱疹病毒感染,使膝状神经节和面神经发生炎症所致。近年来也有人认为与变态反应有关。

【病理】

主要病理变化是面神经水肿,髓鞘及轴突的不同程度的变性。

【临床表现】

本病可见于任何年龄,以20~50岁最多,无性别差异。常为单侧,极少双侧,发病与季节无关,起病急。常于晨起洗脸时发现口角流涎或歪斜。部分患者起病前1~3 d患侧外耳道耳后乳突区疼痛。体检可见一侧面部表情肌瘫痪,额纹消失,不能皱眉,眼裂增大,眼睑不能闭合或闭合不全,露出白色的巩膜,称为贝尔现象。患侧鼻唇沟变浅、口角下垂,示齿时口角偏向健侧。鼓腮和吹口哨不能,进食时食物常滞留于齿颊之间。

除面部表情肌瘫痪外,因面神经损害部位不同,可出现其他定位体征,如表10-2所示。

表10-2　面神经各段损害的症状

体征	周围性面瘫	舌前2/3味觉障碍	唾液分泌障碍	听觉过敏	泪腺分泌障碍	膝状神经节综合征
膝状神经节	+	+	+	+	+	+
镫骨肌支以上	+	+	+	+	−	−
鼓索支以上	+	+	+	−	−	−
茎乳孔以下	+	−	−	−	−	−

【诊断和鉴别诊断】

1. 诊断　诊断要点:①起病较急,病前常有受凉吹风史;②多为单侧面部表情肌瘫痪;③面神经损伤部位不同,临床表现不同;④排除其他原因所致的面瘫。

2. 鉴别诊断

(1) 中枢性面瘫　系由大脑或脑干病变引起的面瘫,具体鉴别要点详见表10-3。

表10-3　中枢性面瘫与周围性面瘫鉴别要点

项目	中枢性面瘫	周围性面瘫
神经元的部位	对侧上运动神经元	同侧下运动神经元
面瘫范围	眼裂及下面肌瘫	全面肌瘫
蹙额皱眉	正常	不能完成
眼闭合不全	正常或轻	明显
角膜反射	正常	减退或消失
偏瘫及其他神经症	常有	无

(2) 急性炎症性脱髓鞘性多发性神经病　可有周围性面神经麻痹,但常为双侧性,绝大多数伴有肢体对称性瘫痪和脑脊液蛋白-细胞分离现象等。

(3) 继发性面神经麻痹　常见于腮腺炎、迷路炎、乳突炎、中耳炎等疾病的并发症,多有原发病的临床表现及病史。

【治疗】

早期以改善局部血液循环,消除面神经的炎症和水肿为主,后期以促进神经机能恢复为主要治疗原则。

1. 激素治疗　泼尼松 20～30 mg/d,口服;或地塞米松 10 mg/d,静脉滴注,连续 7～10 d。

2. 神经营养代谢药物的应用　维生素 B_1 50～100 mg,维生素 B_{12} 500 μg,胞磷胆碱 250 μg,辅酶 Q_{10} 5～10 mg 等,肌内注射,1 次/d。

3. 物理治疗　是最主要、针对性最强的治疗手段之一,早期可改善血循环,控制炎症发展,消除局部神经水肿;后期可改善神经营养,提高神经兴奋性,促进神经功能恢复,防止肌肉萎缩。常用的理疗有超短波、低中频电疗、激光、药物导入等。

4. 手术治疗　长期不愈者可考虑面神经-舌下神经、面神经-副神经吻合术,但疗效不肯定。

【预防】

应注意锻炼,增强体质,寒冷季节注意颜面及耳后部位保暖,避免头朝风口、窗隙久坐或睡眠。

【预后】

临床及电生理资料证实,70%～80%病例完全恢复,10%～20%病例部分恢复,遗留有面肌痉挛或病理性联合运动,其余 10% 病例,其功能只有极少恢复,或完全无恢复。少数病例可有另侧面神经麻痹再发。合并糖尿病者容易再发。有 Hunt 综合征倾向于恢复差。

问题分析与能力提升

> **助医考点**
> 面神经炎的临床表现、治疗。

男性,45岁,头痛伴右侧面部麻木1 d。1 d前患者吹空调后出现头痛伴右侧面部麻木,晨起洗漱时发现右侧面部额纹消失,右眼不能完全闭合,张口说话及微笑时口角左斜,漱口时液体不自主地由右嘴角流出,吃早饭时食物易残留在右侧口腔中,无头晕、恶心,无肢体麻木、乏力。发病以来,神志清晰,精神欠佳,饮食睡眠可,大小便正常。既往体检,无烟酒史。

查体:T 36.8 ℃,P 88次/min,R 18次/min,BP 130/70 mmHg。自主体位,查体合作,右侧前额纹消失,眼睑闭合不全,右侧鼻唇沟变浅,示齿口角歪向左侧,伸舌居中。耳郭无畸形,外耳道无异常分泌物,乳突区无压痛。肺心腹部检查无异常,生理反射存在,病理反射未引出。

请分析该患者可能患了什么病?诊断依据是什么?请为患者制订一个初步的治疗方案。

巩固练习题

1. 特发性面神经麻痹不应有的症状是 ( )
   A. 额纹消失　　　　　　B. Bell(贝尔)现象　　　　C. 耳后或下颌角后疼痛
   D. 舌前2/3味觉障碍　　　E. 外耳道或鼓膜出现疼痛疱疹

2. 患右侧额纹消失,右侧眼睑不能闭合,右侧鼻唇沟变浅,露齿时口角偏左侧,可能是 ( )
   A. 右侧中枢性面神经麻痹　B. 左侧中枢性面神经麻痹　C. 右侧周围性面神经麻痹
   D. 左侧周围性面神经麻痹　E. 双侧周围性面神经麻痹

3. 中枢性面瘫和周围性面瘫区别的关键在前者具有 ( )
   A. 面部感觉减退　　　　B. 口眼歪斜,鼓腮困难　　　C. 构音困难
   D. 能闭目　　　　　　　E. 面肌无萎缩

4. 特发性面神经麻痹可能与下列哪项有关 ( )
   A. 中耳炎　　　　　　　B. 脑膜炎　　　　　　　　C. 腮腺炎
   D. 冷风、病毒感染　　　E. 颅后窝肿瘤

5. 对面神经炎的治疗原则,描述错误的是 ( )
   A. 减轻脑水肿　　　　　B. 减轻面神经水肿　　　　C. 缓解神经受压
   D. 促进神经功能恢复　　E. 改善局部血液循环

6. 下面哪项不是面神经炎的临床表现 ( )
   A. 常为一侧　　　　　　B. 起病突然　　　　　　　C. 症状于2周左右达高峰
   D. 面部表情肌瘫痪　　　E. 病初伴有耳后乳突区、下颌角疼痛

7. 对面神经炎,下述哪项是不正确的? ( )
   A. 常无贝尔(Bell)现象　B. 多为单侧　　　　　　　C. 多可治愈
   D. 常有耳周围疼痛　　　E. 额纹消失

8. 面神经炎急性期于患侧见到的是 ( )
   A. 额纹消失　　　　　　B. 眼裂变窄　　　　　　　C. 面肌萎缩
   D. 乳突区及下颌角周围无疼痛　E. 张口时,下颌歪向患侧

(9~10题共用题干)

20岁,男性,昨日午临窗睡觉,醒后自觉有乳突部疼痛,下午发现有右闭合不全,口角向左歪斜。检查:右侧额纹消失,右侧Bell现象阳性,右侧鼻唇沟变浅,口角向左歪斜。

9. 该例患者的诊断是 ( )
   A. TIA　　　　　　　　B. 右Bell麻痹　　　　　　C. 脑干梗死

D. 中耳炎　　　　　　　　　　E. Guillain-Barre 综合征
10. 该例患者的治疗应采取　　　　　　　　　　　　　　　　　　　　　　　　　　　　（　　）
    A. 新斯的明肌内注射　　　　B. 皮质类固醇激素　　　　　　C. 手术治疗
    D. 青霉素　　　　　　　　　E. 非甾体抗炎药

第五节　急性脊髓炎

急性脊髓炎(acute myelitis)是指非特异性炎症引起脊髓白质脱髓鞘病变或坏死,导致急性横贯性脊髓损害,也称为急性横贯性脊髓炎或非感染性炎症性脊髓炎,临床特点为病变水平以下肢体的瘫痪,各种感觉缺失,自主神经功能障碍。

【病因和发病机制】

病因不明,目前认为可能是病毒感染后或疫苗接种后所诱发的一种自身免疫性疾病,而不是感染因素的直接作用,外伤和过度疲劳可能为其诱因,该病脑脊液中未检出抗体,神经组织未分离出病毒。

【病理】

炎症可累及脊髓的不同部位,但以上胸髓($T_3 \sim T_5$ 节段)最多见。病变部位的脊髓肿胀、质地变软,软脊膜充血、有炎性渗出物,切面边缘不整,灰白质界限不清,可见点状出血。镜下可见有灰质神经元肿胀、破碎、消失,尼氏体溶解,软脊膜充血和炎症细胞浸润。晚期可发生萎缩及瘢痕形成。

【临床表现】

本病以青壮年多见,无性别差异,散在发病。病前 1~2 周多有发热、全身不适或上感、腹泻等症状。多有劳累、外伤、着凉等诱因。急性起病,常在数小时至 2~3 d 内达高峰,出现典型脊髓横贯性损害的表现。首发症状为双下肢麻木,无力,病变部位根痛,或病变节段束带感,随之发展为脊髓完全性横贯性损害。

1. 运动障碍　以胸髓受损害后引起的截瘫最常见。急性期出现脊髓休克,当脊髓受到急性严重的横贯性损害时,瘫痪肢体肌张力降低、腱反射消失、病理反射阴性和尿潴留。通常于 2~3 周后,逐渐过渡到痉挛性瘫痪。恢复期主要表现为肌张力增高、腱反射亢进、病理反射阳性,肌力由远端逐渐恢复。

2. 感觉障碍　急性期:病变平面以下各种深浅感觉消失,感觉消失平面上缘可有束带感,感觉过敏带。恢复期:感觉平面逐渐下降,但较运动功能恢复慢。

3. 自主神经功能障碍　急性期因为骶髓排尿中枢及其反射的功能受到抑制,排尿功能丧失,产生充盈性尿失禁。当脊髓休克期过后,因骶髓排尿中枢失去大脑的抑制性控制,排尿反射亢进,膀胱内少量尿液即可引起逼尿肌收缩和不自主排尿,产生反射性尿失禁。如病变继续好转,可逐步恢复随意排尿能力。此外,脊髓休克期尚有大便秘结、损害平面以下躯体无汗或少汗、皮肤干燥、苍白、发凉、立毛肌不能收缩。脊髓休克期过后,皮肤出汗及皮肤温度均可改善,立毛肌反射也可增强。

【实验室和其他检查】

1. 血象　外周血液白细胞总数正常或轻度增高。

2. 脑脊液　脑脊液压力不高,细胞数、蛋白含量轻度升高或正常,奎氏试验通畅,少数患者急性期脊髓水肿严重可有不全性梗阻。

3. 脊髓 MRI　病变节段脊髓增粗,斑片状长 T_1、长 T_2 信号。但也有脊髓 MRI 始终未显示异常者。

【诊断和鉴别诊断】

(一)诊断

根据急性起病,前驱感染史,脊髓横贯性损害的临床表现及脑脊液、脊髓 MRI 的检查可以诊断本病。

(二)鉴别诊断

1. 急性感染性多发神经炎　是一组急性或亚急性发病的双侧对称性、四肢弛缓性瘫痪的自身免疫性疾病,以神经根、外周神经损害为主,一般无大小便障碍,脑脊液常有细胞-蛋白分离现象。

2. 脊髓压迫症　脊柱结核或转移肿瘤,造成椎体破坏,逐渐发展为横贯性脊髓损害,通过脊髓 MRI 鉴别。

3. 急性脊髓血管病　病变部位常出现根痛、短时间内出现截瘫、痛温觉缺失、尿便障碍,但深感觉保留。可通过脊髓 MRI 和脑脊液检查鉴别。

【治疗】

治疗原则为:及时治疗、精心护理、预防并发症和早期康复训练。

1. 药物治疗

(1) 糖皮质激素　急性期可采用甲泼尼龙短程冲击疗法,500~1 000 mg 静脉滴注,1 次/d,连用 3~5 d。后期可改为口服,每日 40~60 mg,病情缓解后逐渐减量,维持 4~6 周后停药。

(2) 免疫球蛋白　15~20 g/d,静脉滴注,3~5 d 为 1 个疗程。

(3) B 族维生素　有助于神经功能恢复,常有维生素 B_1 100 mg/d,维生素 B_{12} 1 000 mg/d,肌内注射。

2. 预防并发症

(1) 维护呼吸功能　保持呼吸道通畅,防治肺部感染,应按时翻身、变换体位、协助排痰,必要时做气管切开,如呼吸功能不全可酌情做辅助呼吸。

(2) 加强护理,防止褥疮发生,勤翻身,保持皮肤洁净。

(3) 排尿障碍应行无菌导尿,留置尿管,预防泌尿道感染。

(4) 预防便秘,鼓励患者多吃含粗纤维的食物,并可服缓泻剂,必要时灌肠。

(5) 预防深静脉血栓,做被动的肢体运动,必要时口服阿司匹林、氯吡格雷等抗血小板聚集药物。

3. 康复治疗　早期宜进行被动活动、按摩、针灸、理疗等康复治疗,部分肌力恢复时应鼓励患者主动活动。

【预后】

预后取决于急性脊髓损伤程度、病变范围及并发症的控制。如无严重并发症,多 3~6 月内基本恢复,生活自理。急性上升性脊髓炎和高颈段脊髓炎预后差,短期内可死于呼吸循环衰竭。

> **助医考点**
> 急性脊髓炎的临床表现、辅助检查、诊断与鉴别诊断、治疗。

问题分析与能力提升

患儿,男,12岁,因"发热9 d,头痛6 d,双下肢麻木、排尿困难1 d"入院。患儿于9 d前无明显诱因下出现发热,治疗1 d后体温平稳2 d,6 d前患儿再次出现发热,伴有头痛、呕吐,1 d前患儿出现双下肢麻木、排尿困难,予导尿。

查体:T 36.8 ℃ P 80次/min R 25次/min BP 117/78 mmHg,神清,精神尚可,呼吸平,颈强直,心肺腹检查无明显异常,留置导尿中,导尿管通畅在位,颈、腰部棘突轻度叩击痛,双上肢肌力、肌张力正常,双下肢肌力3～4级、肌张力稍增高,腰腹部及双下肢麻木,部分痛觉消失,无肌肉挛缩,腹壁反射及提睾反射未引出,膝腱反射存在,布氏征、克氏征阴性,双侧Babinski征阳性。

血常规 WBC 11.56×10⁹/L,L 11.8%,Hb 141 g/L,PLT 472×10⁹/L;CRP<8 mg/L。头部CT未见明显异常。

请分析该患儿可能患了什么病?还需要做什么检查?请为患者制订一个初步的治疗方案。

巩固练习题

1. 急性脊髓炎最常受累的部位是 ( )
   A. 胸髓 B. 颈髓 C. 腰髓
   D. 骶髓 E. 腰、骶髓

2. 急性脊髓炎好发年龄为 ( )
   A. 青壮年 B. 儿童 C. 老年
   D. 儿童(男性) E. 儿童(女性)

3. 急性脊髓炎的药物治疗首选 ( )
   A. 皮质类固醇激素 B. 丹参 C. 尼莫地平
   D. 胞二磷胆碱 E. B族维生素

4. 急性脊髓炎的常见并发症为 ( )
   A. 吞咽困难 B. 肢体痉挛 C. 构音不清
   D. 肺炎、压疮、泌尿系统感染 E. 以上都不是

5. 急性脊髓炎不应出现 ( )
   A. 脑脊液蛋白轻度增高 B. 脑脊液为血性 C. 脑脊液正常
   D. 脊髓休克 E. 急性脊髓横惯性损害

6. 急性脊髓炎骨髓休克期不会出现 ( )
   A. 深反射消失 B. 大便秘结 C. 无汗或少汗
   D. 充盈性尿失禁 E. 反射性尿失禁

(7～10题共用题干)

男,33岁,急性双下肢无力4 d,双上肢无力2 d,吞咽费力1 d,病前有上感史,检查:神清,双上肢肌力4级,双下肢肌力2级,肌张力低,腱反射消失,病理征(-),颈5平面以下各种感觉消失,尿潴留。

7. 可能的诊断是 ( )
   A. 脊柱结核 B. 脊柱转移性肿瘤 C. 上升性脊髓炎
   D. 脊髓出血 E. 吉兰-巴雷综合征

8. 目前患者应特别注意观察 ( )
   A. 血压 B. 呼吸 C. 神志
   D. 瞳孔 E. 脉搏

9. 检查首选 （　　）
    A. 颈椎 MRI B. 胸椎 MRI C. 腰椎 MRI
    D. 头部 MRI E. 腰穿压颈试验
10. 治疗应优先选用 （　　）
    A. 抗生素 B. 改善循环剂 C. 维生素
    D. 皮质类固醇激素 E. 神经营养药

第六节　急性脑血管病

急性脑血管病(Acute cerebrovascular diseases)又称"脑血管意外""中风"或"卒中"(stroke)。指一组突然起病的脑部血液循环障碍，以局灶性神经功能缺失为共性的疾病，包括颅内和颅外动脉、静脉及静脉窦的疾病，但以动脉疾病为多见。

本病十分常见，严重威胁人类健康。其发病率109/10万～217/10万，患病率719/10万～745/10万，死亡率为116/10万～141/10万，约占所有疾病死亡人数的10%，是目前人类疾病（恶性肿瘤、心脏病、脑血管疾病）的三大死亡原因之一，幸存者中50%～70%遗留有残疾。脑卒中的发病率、患病率和死亡率随年龄增长而增加，男女之比为1.3∶1～1.7∶1，北方发病率明显高于南方。

【脑血管疾病的分类】

根据神经功能缺失和症状持续时间分为短暂性脑缺血发作和脑卒中。前者病程不足24 h，后者病程超过24 h。

按发病缓急可分为慢性脑血管病和急性脑血管病。急性脑血管病起病突然，出现脑血流循环障碍，表现为局限性的神经功能丧失，如脑梗死等。慢性脑血管病起病隐匿，因慢性的血供不足而致脑代谢障碍和功能衰退，如血管性痴呆等。

按脑的病理性质改变可以分为缺血性脑血管病和出血性脑血管病（图10-1）。前者包括短暂性脑缺血发作和脑梗死（脑血栓形成、脑栓塞、腔隙性脑梗死），后者包括脑出血和蛛网膜下隙出血。

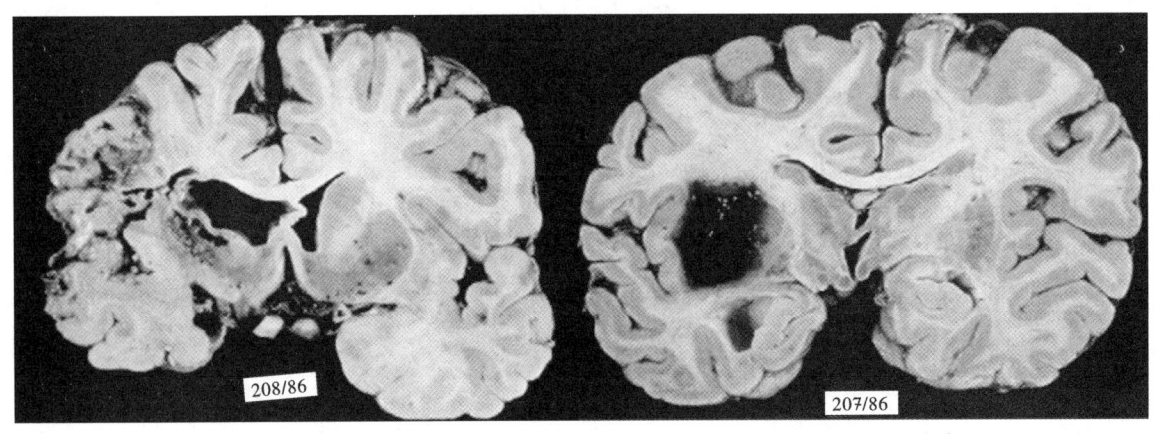

a. 缺血　　　　　　　　　　　　　　　　b. 出血

图10-1　脑组织的缺血和出血示意图

【脑部的血液供应】

脑部的血液由两个动脉系统供应,即颈内动脉系统和椎-基底动脉系统。脑组织重 1 300～1 500 g,约占体重的20%,但耗氧量大,心脏每分输出血液5 000 mL,15%～20%即750～1 000 mL供应脑组织。供应脑的血液约85%即765 mL经双侧颈内动脉;约15%即135 mL经双侧椎动脉。

1. 颈内动脉系统 颈内动脉的主要分支由眼动脉、脉络膜前动脉、后交通动脉、大脑前动脉和大脑中动脉。供应眼部和大脑半球前3/5部分(额叶、颞叶、顶叶和基底节内囊等)的血液。

2. 椎-基底动脉系统 左右椎动脉在脑桥下缘汇合成基底动脉。该系统供应大脑半球后2/5的部分、丘脑、脑干和小脑的血液。

颈内动脉和椎-基底动脉通过几组吻合支形成丰富的侧支循环,两侧大脑前动脉由前交通动脉连接,两侧颈内动脉、大脑后动脉由后交通动脉连接,形成脑底动脉环(Willis环,图10-2)。脑底动脉环对脑部血液供应有极其重要的作用。在正常情况下,颈内动脉系统和椎动脉系统之间不发生相互分流,但在病理的情况下,可以对大脑的血液供应起平衡、调节的作用。

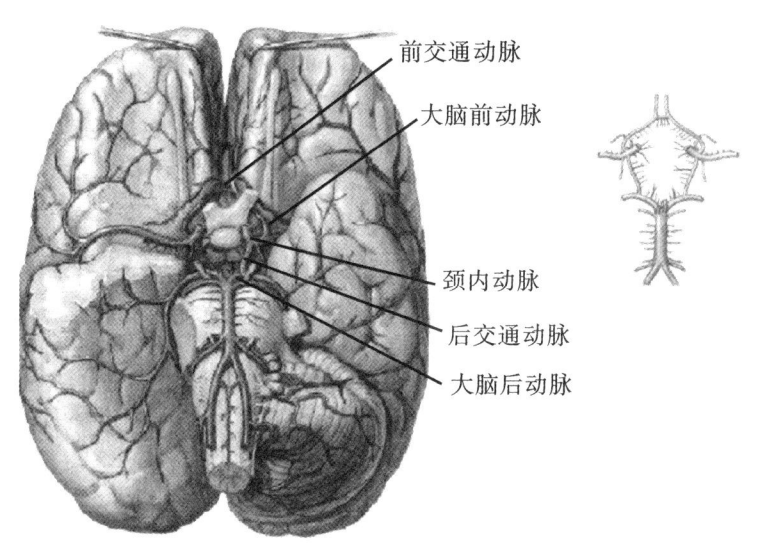

图10-2 大脑动脉环

从大脑前动脉、大脑中动脉、椎-基底动脉、脑底动脉环垂直发出细小的中央动脉供应深部脑实质,其中以大脑中动脉的豆纹动脉最为重要。豆纹动脉供应内囊和基底节的血液。

【脑血管的结构特征】

1. 血管壁中层肌细胞少、外膜结缔组织不发达,又无外弹力层,因此,脑血管管壁薄,特别容易在多年的高血压患者中形成微动脉瘤。

2. 小动脉垂直从主干发出。

3. 脑动脉分叉较多,在动脉分叉处易形成动脉瘤和动脉粥样硬化。

4. 先天性脑血管发育不全而导致脑血管畸形。

上述这些脑血管解剖结构上的特征,在相关因素的作用下,形成了脑梗死和脑出血的发病基础。

【脑血管病的病因】

1. 血管壁病变　以高血压性动脉硬化和动脉粥样硬化所致的血管损害最常见。其次为多种原因(风湿、结核、梅毒、结缔组织疾病)所致的动脉炎,还有先天性血管病变(如动脉瘤、血管畸形和先天性狭窄)、各种原因(外伤、中毒、肿瘤等)所致的血管损伤。

2. 血流动力学异常　血压异常、心功能不全、颈部大血管的病变(颈椎病、颈部肿瘤压迫)、心律失常,特别是心房纤颤。

3. 血流成分的改变　包括各种原因所致(如脱水、红细胞增多症、高纤维蛋白原血症、白血病等)的高黏血症和凝血机制异常性疾病。

4. 诱发因素　过度劳累、情绪激动、精神紧张、便秘、气候突变等因素可促使脑血管病的发生。

【脑血管病的危险因素】

1. 高血压　高血压是脑卒中最重要和独立的危险因素。研究表明血压的异常改变与脑出血或脑梗死的发病危险性均呈正相关,控制高血压可以显著降低脑卒中的发病率。

2. 心脏病　各种心脏疾病如瓣膜病、心律失常、冠心病、心肌病导致的心力衰竭会增加脑卒中的发病率。

3. 糖尿病　是脑血管病重要的危险因素。

4. 高脂血症　可增加血液的黏滞度,促使动脉粥样硬化的发生。

5. 其他因素　①年龄:随着年龄的增加,脑血管病的发病率明显增高。②遗传因素。③饮食习惯。④是否有脑血管病的病史。

【脑血管病的预防】

对脑血管病的危险因素进行早期干预,可以有效降低脑血管病的发病率。脑血管病的预防包括一级预防和二级预防。

1. 一级预防　指发病前的预防,即在社区人群中早期识别具有卒中危险因素尚无卒中发作的特定人群,积极开展宣传教育,普及卫生知识。对高危人群,定期进行健康检查,采取一系列的干预措施,如合理膳食、适量运动、纠正不良生活习惯、保持充足睡眠等。

2. 二级预防　指发病后防复发的预防,对已经发生卒中的患者应更加严格地控制其卒中危险因素,积极寻找和纠正病因,以达到预防或降低再次发生卒中的危险,减轻残疾程度的目的。在二级预防过程中,普遍认为阿司匹林可作为高危人群的常规预防用药。

一、短暂性脑缺血发作

短暂性脑缺血发作(transient ischemic attack,TIA)是指伴有局部症状的短暂的脑血流循环障碍。症状发生迅速,消失亦快,通常持续数秒至数十分钟,并在 24 h 内完全缓解,不留任何神经功能缺损。多为脑梗死的先兆。

【病因和发病机制】

TIA 的病因尚不完全清楚,目前有多种学说。

1. 微栓塞　栓子主要来源于大动脉粥样硬化斑块的脱落,栓子由纤维蛋白、血小板和胆固醇结晶组成。其次来源于心脏瓣膜或室壁血栓。栓子的脱落导致脑部小血管的阻塞,随着血流的冲击,栓子被带到更小的血管或消失,随之脑功能恢复。

2. 脑血管痉挛　脑血管受各种刺激血管痉挛时,使所支配的脑组织发生缺血。

3. 血液成分、血流动力学的改变　血液系统疾病如血小板增多症、白血病、异常蛋白血症等可致血液处于高凝状态,心功能不全、严重的心律失常、颈椎病导致的颈动脉受压等均可引起短暂性脑缺血发作。

【临床表现】

TIA 好发于中老年人(50～70岁),男性多于女性。发病突然,持续时间短暂,常为数分钟至数小时,最长不超过 24 h。恢复完全,一般不遗留神经功能缺损。多反复发作,每次发病的症状大同小异。

1. 颈内动脉系统 TIA　可产生一过性单瘫、偏瘫、偏麻、偏盲、失语和一过性失明等。
2. 椎-基底动脉系统 TIA　表现为脑干、小脑、枕叶缺血症状,常有发作性眩晕、呕吐、构音障碍、复视、共济失调、吞咽困难等,少数猝倒。

据统计 90% 的 TIA 发生在颈内动脉供血区域,7% 在椎-基底动脉供血区域,3% 二者共有。

【实验室和其他检查】

EEG、脑 CT 和 MRI 检查一般无明显异常,但部分病例可见到脑内有小软化灶。数字减影血管造影或磁共振成像血管造影(DSA/MRA)可发现脑动脉粥样硬化斑块或狭窄处。部分患者有血液流变异常。血液生化检查可有高血脂和高血糖。心电图常显示冠状动脉供血不足。

【诊断和鉴别诊断】

(一) 诊断

主要依据病史做出诊断。

诊断要点为:①中老年患者,常有高血压、糖尿病等脑血管疾病高危因素;②突然发病,持续时间短暂,可反复发作;③神经功能障碍仅限于某个受累血管的分布范围;④症状体征在 24 h 内完全恢复;⑤间歇期无任何神经系统阳性体征。

(二) 鉴别诊断

诊断时应注意与以下疾病鉴别。

1. 局限性癫痫　以抽搐或感觉性发作为主要表现,间歇期有局灶神经体征。脑电图有异常。常继发于脑部疾病。

2. 梅尼埃病　发作性眩晕、恶心、呕吐与椎-基底动脉 TIA 相似,但每次发作持续时间往往超过 24 h,伴有耳鸣、耳阻塞感,反复发作后听力减退等症状,除眼球震颤外,无其他神经系统定位体征。发病年龄多在 50 岁以下。

3. 阿-斯综合征　系心源性晕厥。因严重的心律失常,引起阵发性脑供血不足,出现头晕、晕倒和意识障碍。心电图和超声心动图检查有异常改变。

【治疗】

治疗目的是消除病因、预防复发、防止发生完全性脑卒中和保护脑功能。

1. 病因治疗　尽可能明确病因,以进行针对性治疗,如调整血压、治疗心律失常或心肌病变、纠正血液成分异常等。

2.药物治疗

(1)抗血小板聚集治疗　主要是抑制血小板聚集和释放,使之不能形成微小血栓。此类药物安全简便,易被患者接受。常用肠溶阿司匹林,50~100 mg,每日1次;双嘧达莫50~100 mg,1日3次。

(2)扩容治疗　低分子右旋糖酐及706代血浆具有扩容、改善微循环和降低血液黏度的作用,常用低分子右旋糖酐或706代血浆500 mL静脉滴注,每日1次,14 d为1疗程。

(3)抗凝治疗　若患者发作频繁,用其他药物疗效不佳,又无出血疾病禁忌者,可抗凝治疗。常用药物肝素、双香豆素等。如肝素可用超小剂量1 500~2 000 μg加5%~10%葡萄糖500 mL静脉滴注,每日1次,7~10 d为1个疗程。必要时可重复应用,疗程间隔时间为1周,但在应用期间,要注意出血并发症。

(4)脑血管扩张剂　①尼莫地平20 mg,2~3次/d。②氟桂利嗪10 mg,1次/d,晚餐后服用。③桂利嗪25~50 mg,3次/d,口服。④0.4%培他啶500 mL静脉滴注。

(5)活血化瘀中药　丹参、川芎、桃仁、红花等,有活血化瘀,改善微循环,降低血液黏度的作用,对治疗短暂性脑缺血发作有一定作用,可选用。

3.手术治疗　脑血管造影或多普勒证实有颅内动脉狭窄者,药物治疗无效时,可考虑手术治疗。

【预后】

未经治疗或治疗无效的病例,1/3发展为脑梗死,1/3继续发作,1/3可自行缓解。

二、脑梗死

脑梗死(cerebral infarction,CI)是缺血性卒中(ischemic stroke)的总称,包括脑血栓形成、腔隙性梗死和脑栓塞等,约占全部脑卒中的75%,是脑血液供应障碍引起脑部病变。脑梗死是由于脑组织局部供血动脉血流的突然减少或停止,造成该血管供血区的脑组织缺血、缺氧导致脑组织坏死、软化,并伴有相应部位的临床症状和体征,如偏瘫、失语等神经功能缺失的症候。

(一)脑血栓形成

脑血栓形成(Cerebral thrombosis)是缺血性脑血管病中最常见的类型,指脑动脉管壁发生病损,形成血栓,使脑血管狭窄、闭塞,导致相应区域脑组织血流中断,引起局部脑组织缺血、缺氧,软化坏死,并出现一系列的神经系统症状和体征。

1.病因和发病机制　动脉粥样硬化是本病基本病因,导致动脉粥样硬化性脑梗死,常伴高血压病、糖尿病和高脂血症。红细胞增多症、血小板增多症、血栓栓塞性血小板减少性紫癜、弥漫性血管内凝血、镰状细胞贫血等血液系统疾病引起者少见;脑淀粉样血管病、Moyamoya病、肌纤维发育不良和颅内外(颈动脉、颅内动脉和椎动脉)夹层动脉瘤等罕见。

脑动脉管壁病变是脑血栓形成的基础。由于动脉粥样硬化斑块溃疡,造成管壁粗糙,管腔狭窄,内膜不光滑,在血液黏滞性增高、血流缓慢、血压下降和心功能不全时,可促使血小板、纤维素等血中有形成分黏附沉积形成脑血栓。

2.病理　血栓多发生于脑动脉分叉处、大脑中动脉、颈内动脉起始处和虹吸部。血栓形成对脑组织的损害在病理上可分为5个时期。

(1)超早期(1~6 h)　部分血管内皮细胞、神经细胞、星形胶质细胞肿胀,线粒体肿胀空化。

(2)急性期(6~24 h)　缺血脑组织苍白,轻度肿胀,神经细胞、胶质细胞、内皮细胞明显缺血改变。

(3)坏死期(24~48 h)　大量神经细胞消失,胶质细胞坏变,中性粒细胞、淋巴细胞、巨噬细胞浸润,脑组织水肿。

(4)软化期(3 d~3周)　病变区液化变软。

(5)恢复期(3~4周后)　坏死脑组织被清除,脑组织萎缩,小病灶形成胶质瘢痕,大病灶形成中风囊。

3.临床表现　脑血栓形成多在安静或睡眠中发病,部分病例有短暂性脑缺血发作(TIA)前驱症状如肢体麻木无力等,突然出现偏侧上下肢麻木无力、口眼歪斜、言语不清等症状。

不同动脉闭塞后的临床特点如下。

(1)颈内动脉系统

1)颈内动脉　临床表现复杂多样,常见的表现为病变对侧肢体有不同程度的瘫痪和感觉障碍,眼动脉受损时可出现同侧眼睛一过性失明,同霍纳征;血栓发生在优势半球还可出现失语、失读、失算、失写等言语障碍;少数患者伴有病变侧头痛。

2)大脑前动脉　多出现对称性下肢为主的偏瘫和感觉丧失,同时伴大小便功能障碍。

3)大脑中动脉　大脑中动脉及其分叉是血栓形成的好发动脉。主干闭塞出现对侧偏瘫、偏身感觉障碍和偏盲(三偏征),在优势半球发生者还出现失语、失读、失算、失写等言语障碍;皮层支闭塞可出现面部和上肢为主的偏瘫和感觉障碍;深穿支闭塞出现上下肢程度一致的偏瘫,而无感觉障碍和偏盲。

(2)椎-基底动脉系统

1)大脑后动脉　皮质支闭塞可出现病变对侧同向偏盲,病变在优势半球可有失读及感觉性失语。一般无瘫痪和深浅感觉障碍。深支血栓形成可出现丘脑综合征,对侧肢体为主的偏身感觉障碍或自发性疼痛,可有一过性较轻的对侧偏瘫。部分患者可出现锥体外系症状,如舞蹈样运动、手足徐动、震颤等。

2)椎-基底动脉主干闭塞　可迅速出现眩晕、呕吐、四肢瘫痪,延髓麻痹,高热、昏迷,常迅速死亡;如为基底动脉个别分支闭塞,出现脑干和小脑的梗死,常表现为与梗死部位相应性的交叉瘫,如基底动脉短旋支闭塞引起的米德勒-克贝莱(Millard-Gubler)综合征;内听动脉闭塞可表现为同侧突发性耳鸣、耳聋、眩晕等。

3)小脑后下动脉　其主干闭塞引起的延髓背外侧综合征(Wallenberg syndrome),表现为眩晕、恶心、呕吐、眼球震颤;同侧面部及对侧偏身感觉障碍;同侧Horner征,同侧肢体共济失调;软腭及声带麻痹,声音嘶哑、吞咽困难。

4.并发症

(1)肺部感染　是主要并发症之一,重症卧床患者常合并肺部感染。

(2)上消化道出血　是脑血管病的严重并发症之一,即应激性溃疡。发生机制为下视丘和脑干病变所致,现在认为与视丘下前部后部灰白结节及延髓内迷走神经核有关。自主神经中枢在视丘下部,但其高级中枢在额叶眶面海马回及边缘系统,消化道出血的机制与脑梗死累及上述部位有关。

(3)压疮　即皮肤压迫性溃疡,主要是躯体长期不变动体位,而致局部皮肤及组织受到压迫时间过长而发生缺血、坏死的一系列表现。脑血管病患者,由于高龄患者较多,肢体瘫痪长期卧床,活动不便,容易对于骨隆起等部位压迫使局部组织缺血坏死溃烂而形成压疮。

(4)情绪异常 包括抑郁状态和焦虑状态。

5.实验室和其他检查

(1)血液检查 感染时可出现白细胞增高,患者可有血糖和血脂升高。

(2)脑脊液检查 大多为正常,出现梗死后脑脊液中可有少量的红细胞。

(3)头部CT 多数病例发病24 h后头部CT逐渐显示低密度梗死灶。发病后2~15 d可见均匀片状或楔形的明显低密度灶,大面积脑梗死伴脑水肿和占位效应,出血性梗死呈混杂密度。但有时CT不能显示脑干、小脑较小梗死灶。

(4)头部MRI MRI可清晰显示早期缺血性梗死脑干及小脑梗死静脉窦血栓形成等。梗死后数小时即出现T_1低信号T_2高信号病灶,出血性梗死显示其中混杂T_1高信号。功能性MRI弥散加权成像(DWI)可早期诊断缺血性卒中,发病2 h内即显示缺血病变,为早期治疗提供重要信息。故头颅CT检查不能确定时可做MRI检查,特别是怀疑小脑或脑干梗死时。

(5)脑血管造影(DSA) 可发现血管狭窄及闭塞部位,显示动脉炎、烟雾病(也称Moyamoya病)、动脉瘤和动静脉畸形等。

(6)经颅多普勒(TCD) 可发现颈动脉及颈内动脉狭窄、动脉粥样硬化斑或血栓形成。

6.诊断和鉴别诊断

(1)诊断

诊断要点:①多发于中老年人(50岁以上);②安静情况下发病;③神经系统受损的定位体征,数小时或数日内达高峰;④脑CT提示症状相应的部位有低密度影或脑MRI显示长T1和T2异常信号;⑤脑脊液检查:颅内压、脑脊液常规、生化正常;⑥既往有高血压、糖尿病、高脂血症、心脏病和(或)TIA发作史。

(2)鉴别诊断

本病的鉴别诊断有:

1)脑血栓形成应与脑栓塞、脑出血等脑血管病相互鉴别(表10-4)。

表10-4 急性脑血管病的鉴别诊断

鉴别	脑血栓形成	脑栓塞	脑出血	蛛网膜下腔出血
年龄	50~60岁	青壮年多见	50~60岁	中青年多见
常见病因	动脉粥样硬化	风心病	高血压伴动脉硬化	动脉瘤、血管畸形
起病情况	安静状态	不定	活动状态	活动状态
起病急缓	较缓(h、d)	最急(min、s)	急(min、h)	急(min)
头痛呕吐	多数无	多数无	有	剧烈
意识状态	清醒	清醒或昏迷	多数昏迷	多数清醒
脑膜刺激征	阴性	阴性	阳性	阳性
偏瘫	有	有	有	无
脑脊液检查	正常	正常	血性	血性
CT检查	低密度影	低密度影	高密度影	蛛网膜下腔高密度影

2)颅内占位病变 卒中样发病的颅内肿瘤、硬膜下血肿、脑脓肿等表现可与脑血栓形成相似,

但多有颅内压增高症状,硬膜下血肿多有外伤史,肿瘤一般呈慢性病程,脓肿多有感染史。CT 和 MRI 检查可确诊。

7. 治疗　本病的治疗要特别重视超早期治疗(指发病 1~6 h 内)和急性期(指发病 48 h 内)的处理。对大面积脑梗死应减轻脑水肿,及时防治脑疝。注意综合化和个体化治疗相结合,强调早期康复和加强护理。

(1) 急性期治疗　立即溶栓、改善缺血梗死区的血液循环,防止血栓进展;消除脑水肿,减轻脑组织损伤;强调早期进行神经功能锻炼,促进康复;防止复发。

1) 一般治疗　①嘱患者卧床休息,维持水、电解质、酸碱平衡,吸氧和通气支持,发病后 24 h 内应给予常规心电监测,不能进食者需鼻饲,防止褥疮和呼吸道感染等并发症。②调整血压,一般不使用降压药物,以免减少脑循环灌注量加重梗死。当收缩压超过 220 mmHg 时,可慎用降压药,逐步将血压调整至 160 mmHg 左右,血压不宜低于发病前的水平。若出现低血压,应查明原因,适当给予补液或升压药,如多巴胺等。③控制血糖,梗死后血糖升高较常见,可以是原有的糖尿病或应激反应。血糖超过 10 mmol/L 时应给予胰岛素治疗,血糖应控制在 7.8~10 mmol/L。发生低血糖时可口服或经静脉注射 10%~20% 葡萄糖。④降低颅内压,消除脑水肿,脑脊液压力超过 200 mmH$_2$O,可用 20% 甘露醇 250 mL 快速静脉滴注,1~3/d,连续 5~7 d。或 10% 甘油 250~500 mL 静脉缓慢滴注,2/d,连续 3~5 d。⑤其他治疗措施,如有发热应针对病因治疗并可依据患者情况采取物理降温或化学降温。

2) 溶栓治疗

溶栓治疗适应证:年龄小于 75 岁,血压低于 180/110 mmHg,无严重的心、肝、肾疾病,无出血素质。

溶栓药物:链激酶(sk)、尿激酶(uk)、组织型纤维蛋白溶酶原激活剂(t-PA)、单链尿激酶型纤维蛋白溶酶原激活剂(sw-PA)等。①尿激酶:剂量分为两种;大剂量,100 万~200 万 U 溶于生理盐水 500~1 000 mL,静脉滴注,仅用 1 次。小剂量,20 万~50 万 U 溶于生理盐水 500 mL,静脉滴注,1 次/d,连用 3~5 d。动脉内注射的剂量为 10~30 万 U。②链激酶:临床应用死亡率高,效果欠佳,已少用。组织型纤维蛋白溶酶原激活剂(t-PA)、单链尿激酶型纤维蛋白溶酶原激活剂(sw-PA),临床效果较好,但价格昂贵,国内使用较少。

可能的并发症:①梗死灶继发出血或身体其他部位出血;②致命性再灌注损伤和脑水肿;③溶栓后再闭塞。

3) 抗凝治疗　目前用于防止血栓扩展和新血栓形成。常用药物有肝素、低分子肝素及华法林等,肝素可用超小剂量 1 500~2 000 U 加 5%~10% 葡萄糖 500 mL 静脉滴注,每日 1 次,7~10 d 为 1 个疗程。必要时可重复应用,疗程间隔时间为 1 周,但在应用期间,要注意出血并发症。

4) 抗血小板聚集治疗　主要是抑制血小板聚集和释放,使之不能形成微小血栓。此类药物安全简便,易被患者接受。常用肠溶阿司匹林,50~100 mg,每日 1 次;双嘧达莫 50~100 mg,1 日 3 次。

5) 扩容、扩张血管治疗　低分子右旋糖酐:10% 低分子右旋糖酐 500~1 000 mL,静脉滴注,1/d,10~15 d 为 1 个疗程。可在间隔 10~20 d 后,再重复使用一疗程。心功能不全、颅内压增高、有出血倾向者禁用。糖尿病者,应同时加用相应胰岛素;盐酸培他啶 10 mg,肌内注射,1~2/d。或 0.4% 培他啶 500 mL 静脉滴注,1/d。

6) 手术治疗和介入性治疗　清除坏死组织。颈内动脉闭塞者,可采用颈内动脉内膜切除术或颅内外血管吻合术。颅内压增高可进行脑室引流。介入性治疗的效果目前未确定。

（2）康复治疗　主张早期进行康复治疗,降低脑血栓形成患者的致残率,提高生活质量。针对不同的患者可采用按摩、针灸、理疗、肢体功能锻炼和语言训练等。

8.预后　急性期病死率为5%～15%,致残率为30%～50%,多数遗留不同程度的后遗症。

(二)脑栓塞

脑栓塞(cerebral embolism)是指血液中的各种栓子(如心脏内的附壁血栓、动脉粥样硬化的斑块、脂肪、肿瘤细胞、纤维软骨或空气等)随血流进入脑动脉而阻塞血管,当侧支循环不能代偿时,引起该动脉供血区脑组织缺血性坏死,出现局灶性神经功能缺损。脑栓塞常发生于颈内动脉系统,椎-基底动脉系统相对少见。脑栓塞占缺血性脑卒中的15%～20%。

1.病因和发病机制　依据栓子来源不同,可分为心源性、非心源性和不明原因性3种。

（1）心源性脑栓塞　是脑栓塞中最常见的,约75%的心源性栓子栓塞于脑部,引起脑栓塞的常见心脏疾病有心房颤动、心脏瓣膜疾病、感染性心内膜炎、心肌梗死、心肌病、心脏手术、先天性心脏病(来自体循环静脉系统的栓子,经先天性心脏病如房间隔缺损、卵圆孔未闭等的异常通道,直接进入颅内动脉而引起脑栓塞,为反常栓塞)、心脏黏液瘤等。

（2）非心源性脑栓塞　动脉来源包括主动脉弓和颅外动脉(颈动脉和椎动脉)的动脉粥样硬化性病变、斑块破裂及粥样物从裂口逸入血流,能形成栓子导致栓塞;同时损伤的动脉壁易形成附壁血栓,当血栓脱落时也可致脑栓塞;其他少见的栓子有脂肪滴、空气、肿瘤细胞、寄生虫卵、羊水和异物等。

（3）来源不明　少数病例利用现在检查手段和方法查不到栓子的来源。

2.病理和病理生理　脑栓塞多发生在颈内动脉系统,以大脑中动脉最为常见。当栓子进入血液循环,突然阻塞脑动脉,引起脑血管痉挛,由于侧支循环一时难以建立,因而常导致脑栓塞区域的脑组织发生急性坏死及不同程度的脑水肿甚至脑疝。当血管痉挛减轻,侧支循环建立后,栓子破裂溶解移向远端,脑缺血范围随之减小,其症状亦相应减轻。病理改变和脑血栓形成类似,所不同的是脑栓塞的病灶可为多发性,且出血性梗死发生率较高。

3.临床表现

(1)病史　任何年龄均可发病,患者发病前多有风湿性心脏病、心房颤动或大动脉粥样硬化等病史。

(2)急性起病　一般发病无明显诱因,也很少有前驱症状,急性起病,症状常在数秒或数分钟之内达高峰,多为完全性卒中,偶尔病情在数小时内逐渐进展,症状加重,可能是脑栓塞后有逆行性的血栓形成。

(3)临床表现　根据栓塞部位不同,临床表现也不完全相同。

1)大脑中动脉的栓塞最常见,主干闭塞时引起病灶对侧偏瘫、偏身感觉障碍和偏盲,优势半球主干栓塞可有失语、失写、失读。如梗死面积大时,病情严重者可引起颅内压增高、昏迷、脑疝、甚至死亡;大脑中动脉深穿支或豆纹动脉栓塞可引起病灶对侧偏瘫,一般无感觉障碍或同向偏盲,优势半球受损,可有失语。大脑中动脉各皮质支栓塞可引起病灶对侧偏瘫,以面部和上肢为重,优势半球可引起运动型失语、感觉性失语、失读、失写、失用;非优势半球可引起对侧偏身忽略症等体象障碍。少数半球栓塞可出现局灶性癫痫。

2)大脑前动脉栓塞时可产生病灶对侧下肢的感觉和运动障碍,对侧中枢性面瘫、舌肌瘫及上肢瘫痪,亦可发生情感淡漠、欣快等精神障碍及强握反射,可伴有尿潴留。

3)大脑后动脉栓塞可引起病灶对侧同向偏盲或上象限盲,病灶对侧半身感觉减退伴丘脑性疼痛,病灶对侧肢体舞蹈样徐动症,各种眼肌麻痹等。

4）基底动脉栓塞最常见症状为眩晕、眼球震颤、复视、交叉性瘫痪或交叉性感觉障碍,肢体共济失调。若基底动脉主干栓塞可出现四肢瘫痪、眼肌麻痹、瞳孔缩小,常伴有面神经、外展神经、三叉神经、迷走神经及舌下神经的麻痹及小脑症状等,严重者可迅速昏迷、四肢瘫痪、中枢性高热、消化道出血甚至死亡。

5）其他脏器栓塞的症状:由于栓子顺血流流动,根据流动的部位不同,可以引起相应的器官的梗死,所以临床上常有其他部位栓塞的征象,如视网膜、皮肤、黏膜、脾脏、肾脏等栓塞的临床表现。

4. 实验室和其他检查

（1）CT扫描　CT扫描表现与脑梗死相似,即发病24 h后CT可见栓塞部位有低密度梗死灶,边界欠清,并有一定的占位效应。脑CT对于明确梗死部位、大小及周围脑水肿情况有较大价值。若为出血性梗死,在低密度灶内可见高密度出血影。对于患病早期和怀疑病变部位在颅后窝或病变部位较小者应选择脑MRI检查。

（2）MRI检查　能较早发现梗死灶及小的栓塞病灶,对脑干及小脑病变脑MRI检查明显优于CT。早期梗死灶在MRI上表现为T_1低信号,T_2高信号,脑MRI弥散成像能较早反映新的梗死病变。

（3）心电图或24 h动态心电图　能了解有无心律失常如房颤、心肌梗死等。

（4）DSA、MRA、经颅多普勒超声检查　可提示栓塞血管,如血管腔狭窄、动脉粥样硬化溃疡、血管内膜粗糙等。

（5）血常规　对于感染性疾病有指导意义,如果血象增高提示可能有感染性疾病存在。

（6）X射线检查　胸片检查可以发现胸部疾病如气胸、肺脓肿及心脏扩大等疾病,必要时做胸部CT扫描。

5. 诊断和鉴别诊断　本病诊断主要依靠临床特点及相应的辅助检查:本病任何年龄均可诱发,以青壮年较多见,病前多有风湿性心脏病、心房颤动及大动脉粥样硬化等病史。起病急,症状常在数秒或数分钟内达高峰,多数患者有神经系统体征,可表现为偏瘫、失语等局灶性神经功能缺损。CT或MRI可以确定病灶的部位、范围以及是否合并出血。

本病需要与脑血栓形成、脑出血相鉴别(表10-5)。

6. 治疗　本病治疗包括针对脑栓塞本身的治疗及针对原发病即栓子来源的治疗。治疗原则为:积极改善侧支循环、减轻脑水肿、防治出血和治疗原发病。

（1）脑栓塞的治疗　急性期和恢复期的治疗与脑血栓形成的治疗基本相同。主张抗凝和抗血小板凝集治疗,但应注意:伴出血性梗死或出现大片缺血性水肿、亚急性心内膜炎时,禁用抗凝治疗。伴有心功能不全者,给予脱水剂时应适当减量,甘露醇与呋塞米交替使用。若气体栓塞者,可应用高压氧治疗。脂肪栓塞者,加用5%碳酸氢钠250 mL,静脉滴注,2/d;也可用小剂量肝素10～50 mg,6～8 h 1次;或10%乙醇溶液500 mL,静脉滴注,以求溶解脂肪作用。及时调整血压,防治脑水肿。

（2）原发病的治疗　因疾病不同而异,其目的在于消除栓子来源,防止复发。

7. 预后　脑栓塞的预后取决于栓塞脑血管的大小、部位和栓子的数量,以及原发病的严重程度。急性期病死率为5%～15%,多死于严重脑水肿引起的脑疝,肺炎和心力衰竭等。脑栓塞容易复发,10%～20%在10 d内发生第2次栓塞,复发者病死率更高。

(三) 腔隙性脑梗死

腔隙性脑梗死(lacunar infarction, LI)是指大脑半球或脑干深部的小穿通动脉,在长期高血压的基础上,血管壁发生病变,导致管腔闭塞,形成小的梗死灶。据统计其发病率相当高,占脑梗死的

20%~30%。常见的发病部位有壳核、尾状核、内囊、丘脑及脑桥、少数位于放射冠及脑室管膜下区。在这些部位的动脉多是一些称为深穿支的小动脉,它们实际上是脑动脉的末梢支,又称终末支。由于深穿支动脉供血范围有限,所以单一支的阻塞只引起很小范围脑组织的缺血坏死,即形成所谓的腔隙。腔隙性脑梗死为直径 0.2~15 mm 的囊性病灶,呈多发性,小梗死灶仅稍大于血管管径。坏死组织被吸收后,可残留小囊腔。

腔隙性脑梗死是脑梗死的一种。只是因为发生闭塞的血管较小,如穿支动脉,限于其较小的供血区,病灶较小,所以一般危害较小。

1. 临床表现　一般症状有头晕头痛、肢体麻木、眩晕、记忆力减退、反应迟钝、抽搐、痴呆,无意识障碍,精神症状少见。主要临床体征为舌僵、说话速度减慢,语调语音变化,轻度的中枢性面瘫,偏侧肢体轻瘫或感觉障碍,部分锥体束征阳性,而共济失调少见。

2. 诊断　中、老年患者,有多年高血压病史,急性起病,出现局灶性神经功能障碍,CT 或 MRI 检查可发现相应的脑部有腔隙性病灶,可做出诊断。

3. 治疗　根据患者年龄、病情程度和基础疾病等采取最适当的治疗;采取支持疗法、对症治疗和早期康复治疗;对卒中危险因素如高血压、糖尿病和心脏病等及时采取预防性干预,减少复发率和降低病残率。

4. 预后　本病预后较好。

三、脑出血

脑出血(cerebral hemorrhage)是指非外伤性脑实质内血管破裂引起的出血,占全部脑卒中的20%~30%,急性期病死率为30%~40%。发生的原因主要与脑血管的病变有关,即与高脂血症、糖尿病、高血压、血管的老化、吸烟等密切相关。脑出血的患者往往由于情绪激动、费劲用力时突然发病,早期死亡率很高,幸存者中多数留有不同程度的运动障碍、认知障碍、言语吞咽障碍等后遗症。

【病因和发病机制】

常见病因是高血压合并小动脉硬化,微动脉瘤或者微血管瘤,其他包括脑血管畸形、脑膜动静脉畸形、淀粉样脑血管病、囊性血管瘤、颅内静脉血栓形成、特异性动脉炎、真菌性动脉炎、烟雾病和动脉解剖变异、血管炎、瘤卒中等。此外,血液因素有抗凝、抗血小板或溶栓治疗、嗜血杆菌感染、白血病、血栓性血小板减少症、颅内肿瘤、酒精中毒及交感神经兴奋药物等。用力过猛、气候变化、不良嗜好(吸烟、酗酒、食盐过多、体重过重)、血压波动、情绪激动、过度劳累等为诱发因素。

高血压性脑出血的发病机制未确定。目前公认为高血压引起动脉管壁缺氧、纤维素样坏死,易形成动脉瘤或夹层动脉瘤。同时动脉还可发生痉挛或闭塞,造成该动脉所供应的脑组织发生缺血性梗死,减轻了该动脉周围组织的支持力,在血压突然升高时即可发生该动脉破裂出血。脑内血管结构的特点(中层肌细胞和外膜结缔组织少使管壁薄弱)也可能是其发病机制之一。

【病理】

脑出血的常见部位是壳核,其次为丘脑、脑叶、脑桥、小脑及脑室等。病理检查可见血肿中心充满血液,周围水肿。血肿较大时引起颅内压增高,可使脑组织和脑室移位、变形,重者形成脑疝。急性期后血块溶解,吞噬细胞清除含铁血黄素和坏死脑组织,胶质增生,小出血灶形成胶质瘢痕,大出血灶形成中风囊。

【临床表现】

脑出血以 50~70 岁的高血压患者多见,男性稍多于女性,冬春两季发病率较高。多在情绪激动、活动或过度用力时突然发病,发病后病情常于数分钟至数小时内达到高峰,表现为血压明显升高,并出现头痛、呕吐、肢体瘫痪、不同程度的意识障碍、脑膜刺激征和痫性发作等。临床表现的轻重取决于出血量和出血部位,根据出血部位不同可分为以下几种类型(表 10-5)。

1. 基底节区出血 其中壳核出血是最常见的出血部位,占 50%~60%,丘脑出血约占 24%,尾状核出血少见。

(1) 壳核出血 系豆纹动脉尤其是其外侧支破裂所致,常表现为病灶对侧偏瘫、偏身感觉缺失和同向性偏盲(三偏征),还可出现双眼向病灶侧凝视,优势半球受累可有失语。

(2) 丘脑出血 系丘脑膝状体动脉和丘脑穿通动脉破裂所致,常有对侧偏瘫、偏身感觉障碍,通常感觉障碍重于运动障碍。深、浅感觉均受累,而深感觉障碍更明显。优势侧丘脑出血可出现丘脑性失语、精神障碍、认知障碍和人格改变等。也可表现为眼球运动障碍,出现眼球向上注视麻痹,常向内下方凝视。

2. 脑叶出血(皮质下出血) 大脑皮质动脉的破裂可导致脑叶出血。占脑出血 10%。其特点为出血量不多,病情较轻,主要表现为颅内压增高和各脑叶局灶损伤的症状和体征。如额叶出血可表现为病灶对侧偏瘫、运动性失语或/和精神障碍。顶叶出血者的偏瘫较轻,而偏身感觉障碍显著,可伴对侧下象限盲,优势半球出血者可出现感觉性失语或混合性失语。颞叶出血多表现为对侧中枢性面舌瘫及上肢为主的瘫痪,可出现对侧上象限盲,优势半球出血时可出现感觉性失语或混合性失语,可有颞叶癫痫、幻嗅、幻视。枕叶出血多无肢体瘫痪,可出现对侧同向性偏盲,并有黄斑回避现象,也可有一过性黑矇和视物变形。

3. 脑干出血 原发性脑干出血约占脑出血的 10%。其中绝大多数为桥脑出血,少部分为中脑出血。桥脑出血表现为突然头痛、呕吐、交叉性瘫痪和共济失调性偏瘫等;继而出现意识障碍、高热、大汗、针尖样瞳孔、去大脑强直、呼吸困难等;可伴有胃出血、急性肺水肿、急性心肌缺血甚至心肌梗死。

4. 小脑出血 约占脑出血的 10%。大量出血(出血量超过 15 mL),表现为突然出现头痛、呕吐,甚至昏迷、脑疝而死亡。出血量在 15 mL 以下者,病情发展缓慢,症状较轻,如眩晕、眼球震颤、呕吐、一侧共济失调等。患者存活率较高。

5. 脑室出血 约占脑出血的 4%,大量脑室出血,起病急骤,迅速出现针尖样瞳孔、眼球分离性斜视或眼球浮动、四肢弛缓性瘫痪、昏迷、去大脑强直等,预后极差。小量出血,临床表现与蛛网膜下腔出血相同。预后较好。

表 10-5 脑出血临床特点

部位	昏迷	瞳孔	运动、感觉障碍	偏盲	癫痫发作
壳核	较常见	正常	主要为轻偏瘫	常见	不常见
丘脑	常见	小,光反射迟钝	主要为偏身感觉障碍	可短暂出现	不常见
脑叶	少见	正常	轻偏瘫或偏身感觉障碍	常见	常见
脑桥	早期出现	针尖样瞳孔	四肢瘫	无	无
小脑	延迟出现	小,光反射存在	共济失调步态	无	无

【实验室和其他检查】

1.实验室检查

(1)脑脊液检查 诊断明确者,一般不做脑脊液检查,以防脑疝发生,但在无条件做脑CT扫描或脑MRI检查时,腰穿仍有一定诊断价值,脑出血后由于脑组织水肿,颅内压力一般较高,80%患者在发病6h后,脑脊液呈血性或黄色,但腰穿脑脊液清亮时,不能完全排除脑出血的可能,术前应给脱水剂降低颅内压,有颅内压增高或有脑疝的可能时,应禁忌做腰穿。

(2)血常规,尿常规和血糖 重症患者在急性期血常规检查可见白细胞增高,可有尿糖与蛋白尿阳性,脑出血急性期血糖增高由应激反应引起,血糖升高不仅直接反映机体代谢状态,而且反映病情的严重程度,血糖越高,应激性溃疡、脑疝、代谢性酸中毒、氮质血症等并发症发生率越高,预后越差。

2.神经影像学检查

(1)CT检查 颅脑CT扫描可清楚显示出血部位、出血量大小、血肿形态、是否破入脑室及血肿周围有无低密度水肿带和占位效应等。病灶多呈圆形或卵圆形均匀高密度区,边界清楚,脑室大量积血时多呈高密度铸型,脑室扩大。1周后血肿周围有环形增强,血肿吸收后呈低密度或囊性变。动态CT检查还可评价出血的进展情况。

(2)MRI和MRA检查 对发现结构异常,对检出脑干和小脑的出血灶和监测脑出血的演进过程优于CT扫描,对急性脑出血诊断不及CT。

(3)数字减影脑血管造影(DSA) 可检出脑动脉瘤、脑动静脉畸形、Moyamoya病和血管炎等。

(4)心电图检查 脑血管病患者因为脑-心综合征或心脏本身就有疾病,可有心脏功能和血管功能的改变:①传导阻滞,如P-R间期延长,结性心律或房室分离;②心律失常,房性或室性期前收缩;③缺血性改变,S-T段延长、下降,T波改变;④其他,假性心肌梗死的心电图改变等。

(5)经颅多普勒超声(TCD)检查 有助判断颅内高压和脑死亡,当血肿>25 mL,TCD显示颅内血流动力学不对称改变,表示颅内压力不对称,搏动指数较平均血流速度更能反映颅内压力的不对称性。

3.其他检查 包括血液生化、凝血功能和胸部X射线摄片检查。外周白细胞和尿素氮水平可暂时升高,凝血活酶时间和部分凝血活酶时间异常提示有凝血功能障碍。

【诊断和鉴别诊断】

诊断要点:①中老年人在活动状态下突然出现头痛、呕吐、局限性神经功能障碍。②既往有高血压病史。③脑CT、脑MRI检查,发现有出血灶。④脑脊液检查:血性脑脊液,颅压增高。

1.脑出血与其他急性脑血管病相鉴别(表10-5)。

2.与其他可引起昏迷的疾病相鉴别,如糖尿病酮症酸中毒、高渗性非酮症糖尿病昏迷、尿毒症、肝昏迷、一氧化碳中毒、有机磷农药中毒等。

【治疗】

治疗原则为安静卧床、脱水降颅压、调整血压、防止继续出血、加强护理、维持生命功能。防治并发症,以挽救生命,降低死亡率、残疾率、减少复发。

1.急性期治疗

(1)内科治疗

1)一般处理 绝对卧床休息2~4周,保持安静,避免情绪激动和血压升高。严密观察体温、脉搏、呼吸和血压等生命体征,注意瞳孔变化和意识改变;保持呼吸道通畅,清理呼吸道分泌物或吸入物。必要时及时行气管插管或切开术;有意识障碍、消化道出血者禁食24～48 h,必要时应排空胃内容物;维持水、电解质平衡和补充营养,每日入液量可按尿量+500 mL计算,如有高热、多汗、呕吐,维持中心静脉压在5～12 cmH₂O水平。注意防止水电解质紊乱,以免加重脑水肿。每日补钠、补钾、糖类、补充热量,必要时给脂肪乳剂注射液(脂肪乳)、人血白蛋白、氨基酸或能量合剂等。

2)控制血压　及时进行降血压治疗非常必要。因高血压可导致再出血。但是,降血压不宜过低,血压过低可导致脑供血不足。一般认为,使血压降至病前水平即可;或控制在(150～180)/(90～100)mmHg。

3)降低颅内压　脑出血后脑水肿约在48 h达到高峰,维持3～5 d后逐渐消退,可持续2～3周或更长。脑水肿可使颅内压增高,并致脑疝形成,是影响脑出血死亡率及功能恢复的主要因素。可采用20%甘露醇250 mL,快速静脉滴注(20 min内滴完),6～8 h 1次,可连续用7 d。或速尿每次20～40 mg,每日2～4次静脉注射,常与甘露醇交替使用,可增强脱水效果,用药过程中应注意监测肾功能和水、电解质平衡。

(2)外科治疗　目的是尽快清除血肿、降低颅内压、挽救生命,其次是尽可能早期减少血肿对周围脑组织的压迫,降低致残率。

手术适应证:①出血量,通常为皮质下、壳核出血≥30 mL,丘脑出血≥15 mL,小脑出血≥10 mL或直径≥3 cm者需手术治疗。②出血范围,壳核出血发展到内囊后肢,累及丘脑或丘脑下部,破入或不破入脑室者需手术治疗。③临床症状,患者处于昏睡、浅昏迷或脑疝早期,意识状态进行性加重、内科治疗无好转者应手术治疗。

手术方法可酌情选用去骨瓣减压术、小骨窗开颅血肿清除术、钻孔穿刺血肿碎吸术、内窥镜血肿清除术、微创血肿清除术和脑室穿刺引流术等。

2.康复治疗　脑出血后,只要患者的生命体征平稳、病情不再进展,宜尽早进行康复治疗。早期分阶段综合康复治疗对恢复患者的神经功能,提高生活质量有益。

【预后】

死亡率高约40%,脑水肿、颅内压增高和脑疝形成是致死的主要原因。脑干、丘脑和大量脑室出血者预后较差。70%的存活患者遗留不同程度的残疾。

四、蛛网膜下腔出血

蛛网膜下腔出血(subarachnoid hemorrhage,SAH)指脑底部或脑表面的病变血管破裂,血液直接流入蛛网膜下腔引起的一种临床综合征,又称为原发性蛛网膜下腔出血,约占急性脑卒中的10%,是一种非常严重的常见疾病。世界卫生组织调查显示中国发病率约为2.0/10万人年,亦有报道为每年(6～20)/10万人。

【病因和发病机制】

凡能引起脑出血的病因均能引起本病。常见的病因如下。

1.颅内动脉瘤　占50%～85%,好发于脑底动脉环的大动脉分支处,以该环的前半部较多见。

2.脑血管畸形　主要是动静脉畸形,多见于青少年,占2%左右,动静脉畸形多位于大脑半球大脑中动脉分布区。

3.其他原因　脑底异常血管网病(Moyamoya病)约占1%;夹层动脉瘤、血管炎、颅内静脉系统血栓形成、结缔组织病、血液病、颅内肿瘤、凝血障碍性疾病、抗凝治疗并发症等。

部分患者出血原因不明。

动脉瘤可能由于动脉壁先天性肌层缺陷或后天获得性内弹力层变性所致,其发生存在一定程度的遗传倾向和家族聚集性。随着年龄增长,由于动脉壁粥样硬化、高血压和血涡流冲击等因素影响,动脉壁弹性减弱,管壁薄弱处逐渐向外膨胀突出,形成囊状动脉瘤。当动脉瘤破裂,血液涌入蛛网膜下腔,压迫脑组织,可迅速出现脑水肿和颅内压增高等表现。脑动静脉畸形是发育异常形成的畸形血管团,血管壁薄弱处于破裂临界状态,激动或不明显诱因可导致破裂,形成蛛网膜下腔出血。

【病理】

动脉瘤好发于脑底动脉分叉处,多见于颈内动脉系统的小动脉分叉处,其次为椎-基底动脉分叉处。脑血管畸形多发生于幕上脑表面。蛛网膜下腔出血后,脑脊液中含有大量的血细胞,可使脑脊液容量增加。也可使脑膜受血液刺激,引起炎症反应。

【临床表现】

任何年龄均可发病,青壮年更常见,动脉瘤破裂所致者好发于30~60岁,女性多于男性,血管畸形多见于青少年。起病急,以数秒或数分钟速度发生的头痛是最常见的起病方式。患者常能清楚地描述起病的时间和情景。发病前多有明显诱因,如剧烈运动、情绪激动、用力、排便、咳嗽、饮酒等;少数可在安静情况下发病。

1. 主要症状

(1) SAH 典型临床表现为突然发生的剧烈头痛、恶心、呕吐。剧烈活动中或活动后出现爆裂性局限性或全头部剧痛,难以忍受,呈持续性或持续进行性加重,有时上颈段也可出现疼痛。病后两周疼痛减轻,若再次加重常提示再出血可能。

(2) 50%患者可出现不同程度的意识障碍,可发生短暂的昏迷后又恢复清醒。也有始终无意识障碍者,主要是出血量少或老年人脑萎缩明显,不至于引起明显颅压增高。

(3) 部分患者(约1/4)在急性期有烦躁、谵妄、欣快、幻觉等症状。

2. 主要体征

(1) 脑膜刺激征 患者出现颈强直、Kernig 征和 Brudzinski 征等脑膜刺激征,其中以颈强直最多见。

(2) 眼部症状 20%患者可见玻璃体下片状出血、视盘水肿或视网膜出血。

(3) 局灶性症状 部分患者可出现局灶性神经功能缺损症状,表现为短暂或持久的单瘫、偏瘫、失语等。

3. 常见并发症

(1) 再出血 是 SAH 的急性严重并发症,病死率约为50%左右。出血后24 h 内再出血危险性最大,发病1个月内再出血的风险都较高。2 周内再出血发生率为20%~30%,1 个月为30%。再出血原因多为动脉瘤破裂。入院时昏迷、高龄、女性、收缩压超过170 mmHg 的患者再出血的风险较大。临床表现为:在病情稳定或好转的情况下,突然发生剧烈头痛、恶心呕吐、意识障碍加深、抽搐、原有症状及体征加重或重新出现等。确诊主要依据上述表现、CT 显示原有出血的增加或腰椎穿刺脑脊液含血量增加等。

(2) 脑血管痉挛 是死亡和致残的重要原因。20%~30%的 SAH 患者出现脑血管痉挛,引起迟发性缺血性损伤,可继发脑梗死。早发性脑血管痉挛出现于出血后,历时数分钟或数小时缓解;迟发性脑血管痉挛始发于出血后 3~5 d,5~14 d 为高峰,2~4 周逐渐减少。临床表现为意识改变、局灶神经功能损害(如偏瘫、失语等),动脉瘤附近脑组织损害的症状通常最严重。

(3)正常颅压脑积水　蛛网膜下腔出血数月至数年后,逐渐出现以脑室扩大为主要表现的交通性脑积水,患者表现为进行性精神智力障碍、下肢活动障碍、大小便障碍、抽搐等。

(4)其他　5%~10%的患者发生癫痫发作,少数患者还可发生低钠血症。

【实验室和其他检查】

1. 影像学检查

(1)头颅 CT　是诊断 SAH 的首选方法,CT 显示蛛网膜下腔内高密度影可以确诊 SAH。根据 CT 结果可以初步判断或提示颅内动脉瘤的位置:如位于颈内动脉段常是鞍上池不对称积血;大脑中动脉段多见外侧裂积血;前交通动脉段则是前间裂基底部积血;而出血在脚间池和环池,一般无动脉瘤。动态 CT 检查还有助于了解出血的吸收情况,有无再出血、继发脑梗死、脑积水及其程度等。CT 对于蛛网膜下腔出血诊断的敏感性在 24 h 内为 90%~95%,3 d 为 80%,1 周为 50%。

(2)头 MRI　当病后数天 CT 的敏感性降低时,MRI 可发挥较大作用。4 d 后 T_1 像能清楚地显示外渗的血液,血液高信号可持续至少 2 周,在 FLAIR 像则持续更长时间。因此,当病后 1~2 周,CT 不能提供蛛网膜下腔出血的证据时,MRI 可作为诊断蛛网膜下腔出血和了解破裂动脉瘤部位的一种重要方法。

(3)脑血管造影(DSA)　是诊断颅内动脉瘤最有价值的方法,阳性率达 95%,可以清楚显示动脉瘤的位置、大小、与载瘤动脉的关系、有无血管痉挛等,血管畸形和烟雾病也能清楚显示。条件具备、病情许可时应争取尽早行全脑 DSA 检查以确定出血原因和决定治疗方法、判断预后。但由于血管造影可加重神经功能损害,如脑缺血、动脉瘤再次破裂出血等,因此造影时机宜避开脑血管痉挛和再出血的高峰期,即出血 3 d 内或 3~4 周后进行为宜。

(4)经颅超声多普勒(TCD)　动态检测颅内主要动脉流速是及时发现脑血管痉挛(CVS)倾向和痉挛程度的最灵敏的方法。

2. 脑脊液(CSF)检查　通常 CT 检查已确诊者,腰穿不作为临床常规检查。如果出血量少或者起病时间较长,CT 检查可无阳性发现,而临床可疑下腔出血需要行腰穿检查 CSF。最好于发病 12 h 后进行腰椎穿刺,以便于穿刺误伤鉴别。均匀血性脑脊液是蛛网膜下腔出血的特征性表现,且示新鲜出血,如 CSF 黄变或者发现吞噬红细胞、含铁血黄素或胆红素结晶的吞噬细胞等,则提示已存在不同时间的 SAH。

【诊断和鉴别诊断】

(一)诊断

突然发生的剧烈头痛、恶心、呕吐和脑膜刺激征阳性的患者,无局灶性神经缺损体征,伴或不伴意识障碍,应高度怀疑本病,结合 CT 证实脑池与蛛网膜下腔内有高密度征象可诊断为蛛网膜下腔出血。如果 CT 检查未发现异常或没有条件进行 CT 检查时,可根据临床表现结合腰穿 CSF 呈均匀一致血性、压力增高等特点做出蛛网膜下腔出血的诊断。

(二)鉴别诊断

1. 与脑梗死和脑出血相鉴别　见表 10-5。
2. 颅内感染　各种类型的脑膜炎如结核性、真菌性、细菌性和病毒性脑膜炎等,虽有头痛、呕吐和脑膜刺激征,但常先有发热,发病不如 SAH 急骤,CSF 性状提示感染而非出血,头 CT 无蛛网膜下腔出血表现等特点可以鉴别。

3. 血管性头痛　偏头痛和丛集性头痛的患者可突然出现剧烈头痛及呕吐,有先兆性偏头痛者还伴有局灶性神经功能障碍的症状。但是,血管性头痛病人既往有反复类似发作史,脑膜刺激征阴性,腰穿或脑 CT 扫描检查无异常发现。

【治疗】

治疗目的是降低颅内压,防治再出血、脑血管痉挛及脑积水等并发症,寻找出血原因,治疗原发病,降低病死率和致残率。

1. 一般处理及对症治疗　绝对卧床休息4~6周,避免搬动和过早离床。密切监测生命体征和神经系统体征的变化;保持气道通畅,维持稳定的呼吸、循环系统功能。安静休息,避免引起血压及颅内压增高的诱因,如用力排便、咳嗽、喷嚏、情绪激动、疼痛及恐惧等。注意液体出入量平衡,纠正水、电解质平衡紊乱;烦躁者给予镇静药;头痛者给予镇痛药;痫性发作时可以短期采用抗癫痫药物如安定、卡马西平或者丙戊酸钠。

2. 降低颅内压　适当限制液体入量,防治低钠血症。临床常用甘露醇、呋塞米等脱水剂降低颅内压,也可酌情选用白蛋白。当伴有较大的脑内血肿时,可手术清除血肿以降低颅内压抢救生命。

3. 防治再出血　①安静休息,绝对卧床4~6周。②控制血压,患者可能因为剧痛导致血压升高,注意去除疼痛等诱因。③应用抗纤溶药物,以防动脉瘤周围血块溶解引起再出血,常用药物有氨基己酸、氨甲苯酸等。④外科手术消除动脉瘤是防止动脉瘤性 SAH 再出血最好的办法。

4. 防治脑血管痉挛　①维持血容量和血压,必要时予胶体液扩容、多巴胺静脉滴注,3 H 疗法(高血容量、升高血压、血液稀释)在国外较多用于治疗 SAH 后脑血管痉挛。②早期使用尼莫地平等钙离子拮抗剂。③早期手术去除动脉瘤、移除血凝块。

5. 防治脑积水　①予乙酰唑胺抑制脑脊液分泌,或应用甘露醇、呋塞米等脱水药。②内科治疗无效时可行脑脊液分流术:脑室-心房或脑室-腹腔分流术,以免加重脑损害。

6. 手术治疗　早期或超早期手术,可消除动脉瘤,防止蛛网膜下腔出血。

【预后】

约10%的患者在接受治疗以前死亡。30 d 内病死率约为25%或更高。再出血的病死率约为50%,2 周内再出血率为20%~25%,6 个月后的年复发率为2%~4%。影响预后最重要的因素是发病后的时间间隔及意识水平,死亡和并发症多发生在病后2周内,6个月时的病死率在昏迷患者中是71%,在清醒患者中是11%。其他因素,如老年的患者较年轻患者预后差;动脉瘤性 SAH 较非动脉瘤性 SAH 预后差。

> **助医考点**
> 脑出血的病因、临床表现、辅助检查、诊断与鉴别诊断、治疗与预防;蛛网膜下腔出血的病因、临床表现、诊断、治疗与预防;缺血性脑卒中的病因、临床表现、诊断要点、治疗。

问题分析与能力提升

例一:男性,67 岁。既往有高血压病史 20 余年,未正规治疗。本次于 2003 年下午 4:00 打麻将时突然出现头痛、呕吐,呕吐为非喷射样,伴右侧肢体活动不灵,大小便失禁。查体:嗜睡,血压 200/120 mmHg,左侧鼻唇沟浅,左侧肢体肌力 0 级,左侧 Babinski 征(+),颈略抵抗。

例二:女性,73 岁,既往有糖尿病、冠心病多年。病前 3 d 有多次发作性右侧肢体麻木、无力,数分钟后自行缓解。本次发病主要为清晨起床时感穿衣困难,口齿不清,右侧肢体活动不灵活,无明显头痛,感头晕,无恶心、呕吐。查体:BP 150/90 mmHg,神清,混合性失语,右侧鼻唇沟略浅,右侧肢体肌力Ⅲ级,右侧偏身感觉减退,右侧Babinski征(+),颈部无抵抗。

例三:男性,32岁。既往史无特殊。劳动时发病,主要表现为头痛,为后枕部炸裂样痛,伴恶心,剧烈呕吐,呈喷射样,呕吐物为胃内容物。起初无明显肢体无力表现,10 min后患者出现意识障碍,四肢抽搐,二便失禁。查体:血压140/85 mmHg,深昏迷,颈部抵抗明显,四肢可见阵发性抽搐,双侧Babinski征(+),双侧Kernig征(+)。

请分析以上患者可能患了什么病,还需要做什么检查。请为患者制订一个初步的治疗方案。

巩固练习题

1. 短暂脑缺血发作的临床表现是 ( )
   A. 血压突然升高,短暂意识不清,抽搐　　　　　　　B. 眩晕、呕吐、耳鸣持续一至数日
   C. 发作性神经系统功能障碍,24 h内完全恢复　　　　D. 昏迷、清醒、再昏迷
   E. 一侧轻偏瘫,历时数日渐恢复
2. 脑血栓形成最常见的原因是 ( )
   A. 高血压动脉玻璃样变　　　　B. 血液高凝状态　　　　C. 心房纤维颤动
   D. 动脉粥样硬化导致管腔狭窄　　E. 血管痉挛
3. 脑出血的首选检查是 ( )
   A. 腰穿检查脑脊液　　　　B. 颅脑MRI　　　　C. 颅脑CT
   D. 经颅多普勒超声(TCD)　　E. 脑电图
4. 脑出血CT常有以下哪种改变 ( )
   A. 脑沟、脑池、外侧裂池高密度影　　B. 脑实质内高密度影　　C. 脑室内高密度影
   D. 脑实质内低密度影　　E. 以上都对
5. 脑栓塞最常见的栓子来源是 ( )
   A. 左房黏液瘤　　　　B. 慢性心房纤颤　　　　C. 颈动脉粥样硬化斑块
   D. 肺静脉血栓　　E. 主动脉粥样硬化斑块
6. 心源性脑栓塞时,栓塞多发生在 ( )
   A. 大脑前动脉　　　　B. 大脑中动脉　　　　C. 椎动脉
   D. 基底动脉　　E. 大脑后动脉
7. 脑栓塞的临床表现中,下列哪项是不正确的 ( )
   A. 起病多急骤　　　　B. 年龄多较大　　　　C. 大多意识清楚
   D. 常见局限性抽搐、偏瘫、失语　　E. 多有风湿性心脏病
8. 脑梗死临床表现中,不应有的症状或体征 ( )
   A. 意识不清　　　　B. 肢体瘫痪　　　　C. 头痛
   D. 抽搐　　E. 凯尔尼格征阳性
9. 脑出血最常见的原因是 ( )
   A. 高血压动脉硬化　　　　B. 脑内动静脉畸形　　　　C. 先天性动脉瘤
   D. 血液病　　E. 脑栓塞
10. 高血压脑出血最常见的出血血管是 ( )
    A. 小脑的齿状核动脉　　　　B. 基底动脉的旁正中动脉　　　　C. 大脑中动脉的豆纹动脉
    D. 脉络膜前动脉　　E. 颞极动脉
11. 女性,55岁,半年内出现3次突然不能言语,每次持续30 min左右,第3次伴右侧肢体麻木,既往有房颤病史,神经系统检查正常,最可能诊断是 ( )
    A. 癫痫小发作　　　　B. 偏头痛　　　　C. 颈椎病

D. 短暂性脑缺血发作　　　　　　　　E. 顶叶肿瘤

12. 男性,61岁,突然意识不清1 h,头颅CT显示右侧大脑半球3 cm×3 cm×6 cm高密度影,最可能诊断是 （　　）

    A. 昏厥　　　　　　　　B. 脑出血　　　　　　　　C. 脑栓塞
    D. 脑血栓形成　　　　　E. 高血压脑病

13. 男性,36岁,突起昏迷,四肢瘫痪,双侧瞳孔"针尖样"缩小。其最可能的疾病是 （　　）

    A. 额叶出血　　　　　　B. 脑桥出血　　　　　　　C. 小脑出血
    D. 基底节出血　　　　　E. 蛛网膜下腔出血

14. 54岁女性,脑动脉硬化病史3年,突感眩晕、呕吐、言语不清。查体:声音嘶哑、吞咽困难、言语含混,左眼裂小、瞳孔小、水平眼震、左面部右半身痛觉减退,左侧指鼻试验不准,诊断 （　　）

    A. 左侧大脑前动脉血栓形成　　B. 右侧颈内动脉血栓形成　　C. 左侧颈内动脉血栓形成
    D. 右侧小脑后下动脉血栓形成　　E. 左侧小脑后下动脉血栓形成

15. 38岁女性,洗衣时突发右侧肢体活动不灵,查体:意识清,失语,二尖瓣可闻双期杂音,心律不齐,右侧偏瘫,上肢重于下肢,偏身痛觉减退,首先考虑的诊断 （　　）

    A. 脑血栓形成　　　　　B. 脑栓塞　　　　　　　　C. 脑出血
    D. 蛛网膜下腔出血　　　E. 短暂脑缺血发作

第七节　癫痫

癫痫(epilepsy)即俗称的"羊角风"或"羊癫风",是大脑神经元突发性异常放电,导致短暂的大脑功能障碍的一种慢性疾病。据中国最新流行病学资料显示,国内癫痫的总体患病率为7.0‰,年发病率为28.8/10万,1年内有发作的活动性癫痫患病率为4.6‰。据此估计中国约有900万的癫痫患者,其中500万~600万是活动性癫痫患者,同时每年新增加癫痫患者65万~70万,30%左右为难治性癫痫。

【病因】

癫痫不是独立的疾病,引起癫痫的病因非常复杂。根据病因,癫痫可分为两类。

1. 特发性癫痫　又称原发性癫痫,病因未明,未见脑内有器质性或功能性病变。其发病与遗传有密切关系。

2. 症状性癫痫　又称继发性癫痫,系脑部疾病、系统障碍等引起脑部结构损伤或功能异常所致,如先天性畸形、围生期损伤、缺氧、中枢神经系统感染、遗传代谢病、皮质发育障碍、神经系统变性疾病、药物和毒物、低血钙、甲状旁腺功能减退、低血糖、糖尿病等引起。

【影响发作的因素】

1. 遗传　可影响癫痫的易患性,遗传因素可降低特发性全面强直-阵挛发作、高热惊厥的癫痫阈值。

2. 年龄　特发性癫痫发病与年龄密切相关,如婴儿痉挛症在1岁内起病、儿童失神癫痫发病高峰在6~7岁等。同时,各年龄段癫痫的常见病因也不同。一般来说,婴幼儿癫痫主要与产伤、先天性疾病和代谢障碍等有关;儿童和青少年多为特发性癫痫、围产期损伤和发热惊厥等;成年发病者多为特发性癫痫、颅脑外伤、血管畸形、脑肿瘤;老年发病者多为脑血管病、脑肿瘤、糖尿病等。

3. 睡眠　癫痫发作与睡眠觉醒周期有密切关系,如婴儿痉挛症多在醒后和睡前发作、全面强直-阵挛发作常在晨醒后发作等。

4. 内环境改变　内分泌失调、电解质紊乱和代谢异常等均可导致癫痫发作。如少数患者仅在月经期或妊娠早期发作,为月经期癫痫和妊娠性癫痫;睡眠不足、疲劳、饥饿、便秘、饮酒、感情冲动和一过性代谢紊乱、过敏反应等都可导致癫痫发作。

5. 诱发因素　常见的诱发因素有疲劳、饥饿、过饱、饮酒、睡眠不足、情感冲动、便秘、一过性代谢紊乱、过度换气、发热及突然停服抗癫痫药物等。

【发病机制】

癫痫的发病机制非常复杂。中枢神经系统兴奋与抑制间的不平衡导致癫痫发作,其主要与离子通道神经递质及神经胶质细胞的改变有关。

1. 离子通道功能异常　离子通道是体内可兴奋性组织兴奋性调节的基础,其编码基因突变可影响离子通道功能,从而导致某些遗传性疾病的发生。目前认为很多人类特发性癫痫是离子通道病,即有缺陷的基因编码有缺陷的离子通道蛋白而发病,其中钠离子、钾离子、钙离子通道与癫痫相关性的研究较为明确。

2. 神经递质异常　癫痫性放电与神经递质关系极为密切,正常情况下兴奋性与抑制性神经递质保持平衡状态,神经元膜稳定。当兴奋性神经递质过多或抑制性递质过少,都能使兴奋与抑制间失衡,使膜不稳定并产生癫痫性放电。

3. 神经胶质细胞异常　神经元微环境的电解质平衡是维持神经元正常兴奋性的基础。神经胶质细胞对维持神经元的生存环境起着重要的作用。当星形胶质细胞对谷氨酸或γ氨基丁酸的摄取能力发生改变时可导致癫痫发作。

【分类】

目前普遍应用的是国际抗癫痫联盟在1981年提出的癫痫发作分类方案。癫痫发作分为部分性/局灶性发作、全面性发作、不能分类的发作。2010年国际抗癫痫联盟提出了最新的癫痫发作分类方案,新方案对癫痫发作进行了重新分类和补充。新方案总结了近年癫痫学研究的进展,更为全面和完整。

1. 部分性/局灶性发作　是指发作起始症状及脑电图改变提示"大脑半球某部分神经元首先被激活"的发作。包括单纯部分性发作、复杂部分性发作、继发全面性发作。

2. 全面性发作　是指发作起始症状及脑电图改变提示"双侧大脑半球同时受累"的发作。包括失神、肌阵挛、强直、阵挛、强直-阵挛、失张力发作。

3. 不能分类的发作　由于资料不充足或不完整而不能分类,或在目前分类标准中无法归类的发作(如痉挛性发作)。

4. 近年新确认的发作类型　包括肌阵挛失神、负性肌阵挛、眼睑肌阵挛、痴笑发作等。

【临床表现】

不同类型的癫痫具有不同的临床发作特征,但所有癫痫发作都有共同的特征:①发作性:发作突然发生,迅速恢复,间歇期正常;②短暂性:每次发作持续数秒或数分钟,除癫痫持续状态外很少超过半小时;③重复性:是指第1次发作后,经过不同间隔时间会有第2次或更多次的发作;④刻板性:指每次发作的临床表现几乎一致。

(一) 部分性发作

1. 单纯部分性发作 又称局限性发作,无意识障碍,发作时间较短,常在 1 min 之内,可分为 4 型。

(1) 部分运动性发作 癫痫发作时仅局限于一侧肢体、一侧面部、口角、单个指(趾)的抽动;也可出现言语中断或发出声音。若发作自某处开始沿大脑皮质运动区分布顺序扩散,如发作从一侧拇趾开始沿踝部、膝部、臀部扩散,称杰克逊(Jackson)癫痫。发作后肢体可遗留短暂的无力,称为 Todd 瘫痪。

(2) 感觉性发作 表现为身体某一局部感觉异常。如针刺感或麻木感、本体感觉或空间知觉障碍,也可出现特殊性感觉发作如:视觉性发作、听觉性发作、嗅觉性发作、味觉性发作、眩晕性发作等。常为严重发作的先兆和早期症状。

(3) 自主神经性发作 表现为腹部疼痛、肠鸣、呕吐、皮肤苍白或潮红、出汗、心悸、大小便失禁。

(4) 精神性发作 常有发作性意识障碍、精神异常、遗忘症、错觉等。表现为似曾相识或似不相识感;时间失真感、不真实感、梦样状态、超然感;恐惧、抑郁、发怒;视觉错觉为单眼复视、视物变大变小,变远变近等。

2. 复杂部分性发作 发作时伴有不同程度的意识障碍。表现为突然动作停止,两眼发直,叫之不应,不跌倒,面色无改变。有些患者可出现自动症,为一些不自主、无意识的动作,如舔唇、咂嘴、咀嚼、吞咽、摸索、擦脸、拍手、无目的走动、自言自语等,发作过后不能回忆。其大多起源于颞叶内侧或者边缘系统,但也可起源于额叶。

3. 复杂性发作继发全面性发作 先出现部分性发作,随后出现全身性发作。

(二) 全面性发作

最初的症状学和脑电图提示发作起源于双侧脑部,多在发作初期就有意识丧失。

1. 全面强直-阵挛发作 通常称为大发作,以意识丧失和双侧强直后出现阵挛为特征。发作可分为 3 期。

(1) 强直期 表现为全身骨骼肌持续性收缩。头后仰或偏向一侧,眼球上翻或斜视。喉肌和呼吸肌强直性收缩致患者尖叫一声,其后牙关紧闭,常咬破舌头,此时呼吸停止、发绀、瞳孔扩大、光反射消失;上肢由上举后旋转为内收旋前,下肢先屈曲后猛烈伸直,持续 10~20 s 后进入阵挛期。

(2) 阵挛期 肌肉交替性收缩与松弛。每次阵挛后都有一短暂间歇,阵挛频率逐渐变慢,间歇时间逐渐延长。本期可持续 30~60 s 或更长。在一次剧烈阵挛后,发作停止,进入发作后期。此时呼吸停止、血压升高、心率加快、瞳孔散大、巴宾斯基征阳性等。

(3) 发作后期 此期尚有短暂阵挛,可引起牙关紧闭和大小便失禁。呼吸首先恢复,随后瞳孔、血压、心率渐至正常。肌张力松弛,意识逐渐恢复。从发作到意识恢复历时 5~15 min。醒后患者常感头痛、全身酸痛、嗜睡,部分患者有意识模糊,此时强行约束患者可能发生伤人和自伤。

2. 失神发作 表现为突然发生,动作中止,凝视,叫之不应,可有眨眼,但基本不伴有或伴有轻微的运动症状,结束也突然。通常持续 5~20 s,罕见超过 1 min 者。主要见于儿童失神癫痫。

3. 强直发作 表现为发作性全身或者双侧肌肉的强烈持续的收缩,肌肉僵直,使肢体和躯体固定在一定的紧张姿势,如轴性的躯体伸展背屈或者前屈。常持续数秒至数十秒,但是一般不超过 1 min。强直发作多见于有弥漫性器质性脑损害的癫痫患者,一般为病情严重的标志,主要为儿童,如 Lennox-Gastaut 综合征。

4. 阵挛性发作 几乎都发生在婴幼儿,特征是重复阵挛性抽动伴意识丧失,类似于全面强直-

阵挛发作中的阵挛期表现。

5.肌阵挛发作　是肌肉突发快速短促的收缩,表现为类似于躯体或者肢体电击样抖动,有时可连续数次,多出现于觉醒后。可为全身动作,也可以为局部的动作。

6.失张力发作　是由于双侧部分或者全身肌肉张力突然丧失,导致不能维持原有的姿势,出现猝倒、肢体下坠等表现,发作时间相对短,持续数秒至10余秒多见,发作持续时间短者多不伴有明显的意识障碍。

(三)癫痫持续状态

癫痫持续状态是指一次癫痫发作持续30 min以上或连续多次发作,发作间歇期意识或神经功能未恢复至通常水平。任何类型癫痫均可出现癫痫持续状态,但通常是指全面强直-阵挛发作持续状态。

【并发症】

吸入性肺炎、跌伤或撞伤(骨折、颅脑外伤)、意外伤害(如交通事故)等。

【实验室及其他检查】

1.常规检查　血常规检查以了解白细胞计数、分类及嗜酸性细胞计数等;尿常规检查是否有尿液异常;大便检查是否有虫卵;脑脊液检查确定大脑是否有病变。

2.脑电图(EEG)检查　是诊断癫痫最重要的辅助检查方法。EEG对发作性症状的诊断有很大价值,有助于明确癫痫的诊断、分型和确定特殊综合征。理论上任何一种癫痫发作都能用脑电图记录到发作或发作间期痫样放电,但实际上仍有部分癫痫患者的脑电图检查始终正常。部分正常人中偶尔也可记录到痫样放电,因此不能单纯依据脑电活动的异常或正常来确定是否为癫痫。

3.CT、MRI检查、脑血管造影　可确定癫痫是否颅内病灶引起的。

4.其他　光电子发射计算机断层脑显像(SPECT)、正电子发射断层扫描(PET),阳性率较高,可达70%以上,PET对颞叶癫痫病灶的定位有及其重要的价值。

【诊断和鉴别诊断】

(一)诊断

诊断程序为首先确定是否为癫痫,然后判定癫痫的类型和病因。根据癫痫发作的临床表现形式和脑电图检查发现有痫样放电表现是诊断癫痫的主要依据。

详细而又准确的病史对明确癫痫发作的特征和临床表现形式至关重要。由于患者发作时大多数有意识障碍,难以描述发作时的情形,故应详尽询问患者及亲属或目击者,以了解起病年龄、发作的详细过程、病情发展过程、发作诱因、是否有先兆、发作频率和治疗经过。同时还应详细询问既往史,包括过去所患重要疾病(如颅脑外伤、脑炎、脑膜炎、心脏疾病或肝肾疾病)、母亲妊娠是否异常、围生期是否异常等。

(二)鉴别诊断

1.假性发作　是一种非癫痫性的发作性疾病,是由心理障碍而非脑电紊乱引起的脑部功能异常(表10-6)。

2.晕厥　与失神发作相鉴别。①常有明确的病因如疼痛、精神刺激;②多在站立、咳嗽、排尿等情况下发生;③发作时出冷汗、面色苍白、血压下降、眼前漆黑;④患者恢复较慢。

3. 短暂性脑缺血发作 TIA多见于老年人,常有动脉硬化、冠心病、高血压、糖尿病等病史,持续时间数分钟到数小时,一般表现为神经功能的缺失症状,脑电图无痫样放电。

4. 低血糖 血糖水平低于2 mmol/L时可产生局部癫痫样抽动或四肢强直发作,伴意识丧失,多见于长期口服降糖药物的2型糖尿病患者,病史和血糖水平有助于鉴别。

表10-6 癫痫发作与假性癫痫发作的临床鉴别

临床特点	癫痫发作	假性癫痫发作
发作场合	在任何情况下	常在精神刺激后和有人在场时
发作特点	突然及刻板式发作,可发生摔伤、舌咬伤或尿失禁	发作形式多样,强烈自我表现,如闭眼、哭叫、手足抽动和过度换气等
眼位和面色	上睑抬起,眼球上窜或向一侧偏转,面色发绀	眼睑紧闭,眼球乱动,面色苍白或发红
瞳孔	散大,对光反射消失	正常,对光反射存在
对抗被动运动	不能	可以
Babinski征	常为(+)	(-)
持续时间及终止方式	1~2 min,自行停止	可长达数小时,需安慰或暗示

【治疗】

癫痫的治疗主要包括病因治疗和控制发作。

(一)病因治疗

对继发性癫痫,应消除病因。如脑肿瘤摘除、脑异物清除、脑寄生虫治疗等。

(二)药物治疗

目前国内外对于癫痫的治疗主要以药物治疗为主。癫痫患者经过正规的抗癫痫药物治疗,约70%的患者其发作是可以得到控制的,其中50%~60%的患者经过2~5年的治疗是可以痊愈的,患者可以和正常人一样地工作和生活。因此,合理、正规的抗癫痫药物治疗是关键。

1. 抗癫痫药物治疗

(1)抗癫痫药物使用指征 癫痫的诊断一旦确立,应及时应用抗癫痫药物控制发作。但是对首次发作、发作有诱发因素或发作稀少者,可酌情考虑。

(2)正确选择药物 抗癫痫药物的选择主要依据癫痫发作的类型、同时还要考虑患者的年龄、性别及药物的效果、毒性、价格和来源等进行个体化治疗。可参考表10-7选用抗癫痫药物。

(3)单药治疗 抗癫痫药物治疗应该尽可能采用单药治疗,直到达到有效或最大耐受量。单药治疗失败后,可联合用药。尽量将作用机制不同、很少或没有药物间相互作用的药物配伍使用。合理配伍用药应当以临床效果最好、患者经济负担最轻为最终目标。

(4)不突然停药 抗癫痫治疗需持续用药,不应轻易停药。目前认为,至少持续3年以上无癫痫发作时,才可考虑是否可以逐渐停药。停药过程中,每次只能减停一种药物,并且需要1年左右时间逐渐停用。

表 10-7 常用抗癫痫药物

药物	适应证	治疗有效浓度(mg/L)	剂量(mg/d)	不良反应
卡马西平(CBZ)	大发作、单纯部分性发作、复杂部分性发作	2~10	600~1 200	胃肠反应、复视、共济失调、嗜睡、牙龈增生、皮疹、剥脱性皮炎、再障、白细胞减少
苯妥英钠(PHT)	肌阵挛性小发作、单纯部分性发作、复杂部分性发作、大发作	9~20	300~600	皮疹、共济失调、嗜睡、剥脱性皮炎
苯巴比妥(PB)	单纯部分性发作、大发作	20~50	90~300	
扑痫酮(PMD)	大发作、单纯部分性发作、复杂部分性发作	4~14	750~1 500	眩晕、烦躁、共济失调、嗜睡、剥脱性皮炎
乙琥胺(ESM)	失神发作	45~90	750~1 500	胃肠反应、粒细胞缺乏症、眩晕、血小板减少
氯硝西泮	肌阵挛性小发作、复杂部分性发作、小发作	0.015~0.05	4~6	眩晕、共济失调、皮炎、精神症状
丙戊酸钠(VPA)	肌阵挛性小发作、大发作、失神发作	50~100	600~1 800	胃肠反应、共济失调、皮炎、血小板减少、肝损害

2. 癫痫持续状态的治疗 治疗原则:保证生命体征平稳,迅速控制发作、预防和控制各种并发症,积极寻找病因。

(1)立即制止抽搐 ①首选地西泮 10~20 mg,缓慢静脉注射(≤2 mg/min),30 min 可重复 1 次,24 h 总量≤100 mg,或地西泮 100~200 mg 12 h 内缓慢静脉滴注;氯硝西泮:药效是地西泮的 5 倍,首次剂量为 3 mg,注射后数分钟即奏效,对各型癫痫持续状态效果俱佳。但对呼吸及心脏的抑制较强。②异戊巴比妥钠 0.25~0.5 g 溶于注射用水 10 mL,静脉注射,≤0.1 g/min。③10% 水合氯醛 20~30 mL,保留灌肠,或副醛 8~10 mL,加等量植物油保留灌肠。

抽搐停止后,给苯巴比妥钠 0.1~0.2 g 肌内注射,8 h 1 次,或苯妥英钠 500~1 000 mg 加入 5% 葡萄糖 500 mL,静脉滴注,1/d,连续 3 d。

(2)保持呼吸道通畅 给氧,必要时气管切开,及时应用抗生素防治肺部感染。

(3)加强护理、防治并发症 有脑水肿者,应戴冰帽保护脑组织,20% 甘露醇 250 mL 快速静脉滴注,或用快速利尿剂。亦可用地塞米松 10~20 mg 静脉滴注。预防性应用抗生素,并检查血糖、电解质、动脉血气分析以了解有无水、电解质、酸碱失衡。高热者,宜物理降温。

3. 手术治疗 对药物治疗无效的难治性癫痫,可考虑手术治疗。

【预防】

1. 优生优育,禁止近亲结婚。孕期头 3 个月,一定要远离辐射,避免病毒和细菌感染。规律孕检,分娩时避免胎儿缺氧、窒息、产伤等。

2. 小儿发热时应及时就诊,避免孩子发生高热惊厥,损伤脑组织。还应看护好孩子,避免其发生头外伤。

3.青年人、中年人、老年人应注意保证健康的生活方式,以减少患脑炎、脑膜炎、脑血管病等疾病发生。

【预后】

癫痫患者经过正规的抗癫痫药物治疗,约70%患者其发作是可以得到控制的,其中50%~60%的患者经2~5年的治疗是可以痊愈的,患者可以和正常人一样地工作和生活。手术治疗和神经调控治疗可使部分药物难治性癫痫患者的发作得到控制或治愈,从一定程度上改善了难治性癫痫的预后。

助医考点
癫痫的病因、临床表现、诊断与鉴别诊断、治疗。

问题分析与能力提升

患者女,62岁,以"反复抽搐20余年,发作2 d"为主诉入院。患者20余年前无明显诱因出现头晕,四肢无力随即突然倒地,意识不清,肌肉阵挛抽搐,无口吐白沫,无大小便失禁,经他人抢救(掐人中)能缓解,醒后疲乏无力,20年来抽搐反复发作,发作间隔时间不等,未经任何检查及系统治疗。2 d前无明显诱因又突然出现头晕,耳鸣,双眼黑矇后发生意识不清一次,肌肉阵挛抽搐,持续时间大约5 min(他人述说),发作时面色青紫,牙关紧闭,无呕吐,口吐白沫,无大小便失禁,醒后倦怠,精神差,无语言不利,无肢体障碍,被他人发现并送至我院就诊,病发以来精神欠佳,睡眠、饮食尚可,二便正常,体重无明显变化。既往体健。

查体:T 36.5 ℃,P 75次/min,R 17次/min,BP 150/90 mmHg。神志清楚,步入病房,自由体位,营养中等,皮肤及巩膜无黄染,全身淋巴结未触及无压痛。头颅与五官无畸形,头发色黑白,瞳孔等大等圆对光反射存在,耳鼻部无分泌物鼻腔畅通无堵塞,听力正常,口唇无发绀,气管居中,甲状腺未触及,颈静脉无怒张,胸廓对称无畸形,肺部触诊语颤正常,双肺听诊无异常呼吸音,心律整齐无杂音,心率75次/min,腹部平坦无压痛肝脾未触及,肠鸣音正常,双下肢无水肿,脊柱正常生理弯曲,四肢无畸形关节活动自如,四肢肌力5级,肌张力正常,生理反射存在,病理反射未引出。

请分析该患者可能患了什么病,还需要做什么检查。请为患者制订一个初步的治疗方案。

巩固练习题

1.癫痫全面性强直-阵挛发作时瞳孔　　　　　　　　　　　　　　　　　　　　　　　　(　)
　A.缩小对光反应存在　　　　B.缩小对光反应消失　　　　C.扩大对光反应存在
　D.扩大对光反应消失　　　　E.瞳孔无改变

2.关于癫痫正确的描述是　　　　　　　　　　　　　　　　　　　　　　　　　　　　(　)
　A.大发作开始为阵挛性痉挛,然后移行至强直性痉挛
　B.失神发作多于抽搐后陷入睡眠状态　　　　C.复杂部分性发作多由额叶肿瘤引起
　D.Jackson癫痫发作是全面性发作的一种表现　　E.以上都不是

3.关于癫痫强直-阵挛发作哪一种描述是正确的　　　　　　　　　　　　　　　　　　(　)
　A.只有神志丧失　　　　　　B.抽搐自一侧肢体开始　　　C.先有精神混乱
　D.对发作过程可以记忆　　　E.以意识丧失和全身对称性抽搐为特征

4.男性,31岁,近半年来反复发生一侧口角、眼睑、上肢抽搐,每次半分钟左右自行缓解,应考虑(　)
　A.肌阵挛发作　　　　　　　B.自动症　　　　　　　　　C.部分运动性癫痫发作
　D.小舞蹈病　　　　　　　　E.低钙抽搐

5. 对癫痫持续状态患者的急救首要处置是 （ ）
   A. 从速给药.控制发作　　　B. 按压人中　　　C. CT,发现病因
   D. 使用脱水剂　　　　　　　E. 详细询问病史

6. 特发性全面性强直-阵挛发作,首选药物为 （ ）
   A. 苯妥英钠　　　　　　　　B. 卡马西平　　　C. 丙戊酸钠
   D. 乙琥胺　　　　　　　　　E. 苯巴比妥

7. 女孩,7岁,在一次进餐中突然两眼向前瞪视,呼之不应,持续数秒。过后对上述情况全无记忆,以后反复有类似发作,有时一日犯几次,本患者可诊断为 （ ）
   A. 局限性癫痫　　　　　　　B. 失神发作　　　C. 癔症
   D. 精神运动性发作　　　　　E. 肌阵挛发作

（8～10题共用备选答案）
   A. 局部起始,无意识障碍
   B. 发作起始出现精神症状或特殊感觉症状,随后出现意识障碍、自动症
   C. 意识短暂中断,呼之不应,两眼瞪视不动,持续3～15 s
   D. 突发短暂的快速的某一肌肉或肌群收缩,发作时间短,无意识障碍
   E. 意识丧失,全身骨骼肌持续收缩,头后仰,躯干先屈曲后反张

8. 失神发作 （ ）
9. 单纯部分性发作 （ ）
10. 复杂部分性发作 （ ）

本章选择题参考答案：
第二节答案:DCB
第三节答案:BAB
第四节答案:ECDDA　CAABB
第五节答案:AAADB　ECBAD
第六节答案:CDBBB　BBEAC　DBBEB
第七节答案:DEECA　CBCAB

参考文献

[1] 薛宏伟,王喜梅.临床医学概要[M].2版.北京:人民卫生出版社,2015.
[2] 葛均波,徐永健,王辰.内科学[M].9版.北京:人民卫生出版社,2018.
[3] 葛均波,徐永健.内科学[M].8版.北京:人民卫生出版社,2013.
[4] 孙建勋,郭茂华.内科护理[M].郑州:河南科学技术出版社,2016.
[5] 朱大年,王庭槐.生理学[M].8版.北京:人民卫生出版社,2013.
[6] 柏树令.系统解剖学[M].7版.北京:人民卫生出版社,2016.
[7] 岳新荣,陈方军.内科学[M].武汉:华中科技大学出版社,2013.
[8] 黄振元,邓雪松.内科学[M].北京:人民卫生出版社,2016.
[9] 王庸晋,宋国华.内科学[M].7版.北京:人民卫生出版社,2014.
[10] 李相中,李广元.西医内科学[M].2版.北京:中国中医药出版社,2018.
[11] 田爱兰,王建军,王左生.神经病学[M].郑州:郑州大学出版社,2003.
[12] 陆再英,钟南山.内科学[M].7版.北京:人民卫生出版社,2008.
[13] 陈文彬,潘祥林.诊断学[M].7版.北京:人民卫生出版社,2008.
[14] 刘又宁.呼吸内科学高级教程[M].北京:人民军医出版社,2013.